THERAPEUTISCHES
TASCHENBUCH

für

homöopathische Ärzte

zum Gebrauch

am Krankenbett

und beim Studium

der reinen Arzneimittellehre

herausgegeben

von

Dr. C. von Bönninghausen

Königl. Preußischem Reg. - Rat a.D., ausübendem homöopathischen Arzt
und vieler gelehrten Gesellschaften des In- und Auslandes wirklichem, Ehren-,
oder korrespondierendem Mitglied.

Münster 1846

Druck und Verlag der Coppenrath' schen Buch-
und Kunsthandlung

Clemens von Bönninghausen

Therapeutisches Taschenbuch

Nachdruck der Ausgabe von 1846

1. Auflage 2007
2. Auflage 2008
3. Auflage 2014
ISBN 978-3-921383-78-0

Herausgeber:
Narayana Verlag GmbH,
Blumenplatz 2, 79400 Kandern
Tel.: +49 7626 974970-0
E-Mail: info@narayana-verlag.de
www.narayana-verlag.de

INHALT

Seite

VORWORT DER HERAUSGEBER 6

VORREDE VON C. V. BÖNNINGHAUSEN 8

I. ABTEILUNG: GEMÜT UND GEIST 22

II. ABTEILUNG: KÖRPERTEILE UND ORGANE 30

III. ABTEILUNG: EMPFINDUNGEN UND BESCHWERDEN .. 157

1. ÄUSSERE UND INNERE KÖRPERTEILE IM ALLGEMEINEN 157
2. DRÜSEN 229
3. KNOCHEN 235
4. HAUT UND ÄUSSERES 240

IV. ABTEILUNG: SCHLAF UND TRÄUME 299

1. SCHLAF 299
2. TRÄUME 309

V. ABTEILUNG: FIEBER 316

1. BLUTLAUF 316
2. FROST 320
3. HITZE 323
4. KÄLTE 328
5. SCHAUDER 329
6. SCHWEISS 330
7. ZUSAMMENGESETZTE FIEBER 336

VI. ABTEILUNG: ÄNDERUNGEN DES BEFINDENS 341

1. VERSCHLIMMERUNG NACH DER ZEIT 341
2. VERSCHLIMMERUNG NACH LAGE UND UMSTÄNDEN 344
3. BESSERUNG DURCH LAGE UND UMSTÄNDE 406

VII. ABTEILUNG: KONKORDANZEN DER HOMÖOPATHISCHEN ARZNEIEN 430

NAMEN DER ARZNEIEN UND IHRE ABKÜRZUNGEN 565

Vorwort der Herausgeber

Bönninghausens Methode kann als wertvolle Ergänzung des Kent'schen Ansatzes gesehen werden. Während Kents Repertorium auf akribische Detailgenauigkeit der Symptome Wert legt und damit der Strukturgeber aller neueren großen Repertorien wurde, benützt Bönninghausen oft nur die Kernbestandteile vollständiger Symptome als allgemeinere Bausteine und verwendet diese als Allgemeinsymptome. Sein Repertorium ist eher wie ein Baukastensystem aufgebaut, und wer mit seinen Elementen zu spielen gelernt hat, kann sehr flexibel arbeiten. Boger und Phatak führten diesen Ansatz weiter.

In unseren Tagen hat Scholtens Methode mit Serien und Stadien viele Parallelen zu diesem Vorgehen. Auch Sankarans Pflanzenempfindungen, die er mit den Miasmen präzisiert, folgt einem Schema, das zuerst die allgemeinen Grundzüge definiert, bevor man in die Details geht. Damit ist nicht gemeint, dass Kents Repertorium die Details zu sehr in den Vordergrund stellt. In seiner Einleitung schreibt er ebenfalls, dass man zuerst die allgemeinen Züge ins Auge fassen soll, um dann die Details einzufügen. Doch die Struktur seines Repertoriums verführt manchen zum umgekehrten Vorgehen. Eine Verbindung beider Ansätze dürfte die aussichtsreichste Methode sein, um wirklich gute Mittel für unsere Patienten zu finden.

Die vorliegende Ausgabe ist eine neugesetzte Fassung der Originalausgabe des „Therapeutischen Taschenbuchs" von 1846. Der Text der Orginalfassung wurde beibehalten, wobei die Rechtschreibung modernisiert wurde. Die Mittelabkürzungen wurden auf den heutigen Stand gebracht. Heute nicht mehr gebräuchliche Begriffe wurden mit einer Erklärung in Klammern versehen. Druckfehler, die in der Originalausgabe bereits separat notiert wurden, wurden im Text korrigiert.

Das Therapeutische Taschenbuch ist ein zeitloser Klassiker. Wir sind überzeugt, dass diese neugesetzte Auflage zur Verbreitung dieser zukunftsweisenden Methode beitragen wird.

Kandern im Juni 2007 Die Herausgeber

Vorrede[1]

Über fünfzehn Jahre sind verflossen, als ich zuerst diejenige Form eines "Repertoriums der homöopathischen Arzneien" einführte, welche sich entweder in meinen ursprünglichen Ausgaben, oder in den, nach meinem Muster bearbeiteten und im Wesentlichen unveränderten Handbüchern unseres fleißigen Jahr einer großen Verbreitung erfreut und eben dadurch ihre Brauchbarkeit bewährt hat.

Ein ebenso langer, ununterbrochener Gebrauch war mehr als hinreichend, über die Vorteile und Mängel derselben zu urteilen, und dass noch bis zur neuesten Zeit herab ähnliche Werke erscheinen und reichlichen Absatz finden, beweist zur Genüge, dass dem Bedürfnis derselben noch immer nicht hinreichend abgeholfen ist.

Es liegt wohl außer allem Zweifel, dass das fleißige und umsichtige Studium der reinen Arzneimittellehre durch kein Repertorium, es möge sein, welches es wolle, vollständig ersetzt werden kann. Auch ist nichts weniger jemals meine Absicht gewesen, als jene entbehrlich zu machen; vielmehr halte ich sämtliche Werke, die solches bezwecken, für unbedingt schädlich. Dagegen lässt sich ebenso wenig in Abrede stellen, dass der homöopathische Arzt sich nur in den, ihm oft sparsam genug zugemessenen Mußestunden solchem Studium widmen kann, in der Praxis aber irgendeiner abgekürzten, leicht übersichtlichen und das Charakteristische hervorhebenden Zusammenstellung der Symptome bedarf, um seinem Gedächtnis zu Hilfe zu kommen, damit er im Stand sei, bei jedem konkreten Krankheitsfall unter den im Allgemeinen indizierten Mitteln das homöopathisch passendste Heilmittel mit Sicherheit und ohne zu großen Zeitverlust zu finden.

Die Mängel der seitherigen Repertorien haben, meines Erachtens, ihren Grund hauptsächlich darin, dass die Bearbeitung derselben sich auf dasjenige beschränkte, was in der

1 Originalvorrede von C. v. Bönninghausen

reinen Arzneimittellehre vorlag, verbunden mit den, allerdings vorher sorgfältig geprüften Ergebnissen der Praxis, niemals aber die Gesamtheit beider benutzt wurde, um zur Wertsbestimmung jedes Symptoms, zur Ergänzung der Unvollständigen unter ihnen und zur Ausfüllung zahlreicher, dem Praktiker jeden Augenblick aufstoßenden Lücken Anleitung zu geben.

Wenn eine Menge von Symptomen dadurch unvollständig wird, dass entweder die genaue Angabe des Körperteils, oder jene der Empfindungen, am häufigsten aber die der Verschlimmerung oder Besserung durch Zeit, Lage und Umständen dabei vermisst wird: so werden die Schwierigkeiten der richtigen Auffassung und Erkenntnis ihrer Werte für den Heilbedarf dadurch noch umso mehr erschwert, dass das Charakteristische sich nie in einem einzelnen, auch noch so vollständigen Symptome ausspricht, dass die Individualität des Prüfenden durchgängig auf die Prüfungen einen bedeutenden, leicht irreleitenden Einfluss übt, dass überdem, neben manchen Wechselwirkungen untergeordneten Ranges, auch Nachwirkungen mit unterlaufen, und dass überhaupt der Wert oder Unwert der meisten Zeichen erst durch mühsame Vergleichung des Ganzen, niemals aber ohne Vorstudium im Augenblick selbst, wo man dessen bedarf, aus der bloßen reinen Arzneimittellehre beurteilt werden kann.

Eine unausbleibliche Folge hiervon war deshalb bei der alten Einrichtung der Repertorien einerseits die Zerstreuung vieler, mehr oder weniger wichtiger Zeichen unter verschiedenen Rubriken, welches die Auffassung der Gesamtheit erschwert, andererseits eine Unzahl von Lücken, zu deren Ausfüllung jede Grundlage fehlte, worauf die Analogie hätte fußen können.

Diese Unsicherheit und Unvollständigkeit bei aller Weitläufigkeit, welche jedem Homöopathen zur Genüge bekannt ist, veranlasste mich seit mehreren Jahren, eine Einrichtung zu suchen, welche die vorerwähnten Mängel wenigstens insoweit beseitigte, als solches nach dem bisherigen Stand unserer Wissenschaft möglich war, und ich muss es dankbar den Mahnen meines verewigten Lehrers und Freundes Hahnemann nachrühmen, dass er mich dabei in ununterbrochenem Briefwechsel mit trefflichem Rat unterstützt hat.

Aus Scheu vor noch weiter getriebener Zerteilung der Symptome, als bisher geschehen und von mehreren Seiten missbilligt war, ging anfangs meine Absicht dahin, die bisherige Form und Einrichtung meines ursprünglichen, von Hahnemann, seinen wiederholten Versicherungen gemäß, allen anderen vorgezogenen Repertorien beizubehalten, dasselbe aber, außer der Vereinigung in einem Band, nicht nur in allen Teilen schärfer zu bestimmen, sondern auch sowohl aus der Analogie als aus der Erfahrung möglichst zu vervollständigen. Aber das, ungefähr zur Hälfte fertige Manuskript wuchs mir unter den Händen, weit über alle Erwartung, zu solchem Umfang heran, dass ich endlich umso mehr davon Abstand nahm, als ich einsah, dass höchst wahrscheinlich derselbe Zweck auf einfachere Art und dabei noch vollständiger zu erreichen war, wenn ich durch Hervorhebung des Eigentümlichen und Charakteristischen der Mittel nach ihren verschiedenen Beziehungen einen Weg in das weite Feld der Kombination eröffnete, welcher bisher noch nicht betreten war.

Um sicher zu sein, die homöopathische Literatur mit keinem unnützen Buch zu vermehren, musste jedoch erst die Erfahrung befragt werden, und nachdem diese während des Gebrauches einer ähnlichen, aber bloß auf die Polychreste beschränkten Anordnung sich über Erwarten günstig dafür ausgesprochen und ebenso der verewigte Stifter der neuen Schule meine Idee eine „vortreffliche und überaus folgenreiche" genannt hatte, trug ich kein Bedenken mehr, dasselbe ganz auszuarbeiten, wie ich solches in der Gestalt des vorliegenden Taschenbuches, mit der Bitte um freundliche Aufnahme und um Nachsicht mit unvermeidlichen Mängeln und Irrtümern, dem homöopathischen Publikum übergebe.

Der Zweck dieses Taschenbuches ist ein zwiefacher, wie auf dem Titel angegeben, nämlich einmal, um am Krankenbette dem Gedächtnis des Arztes bei der Wahl der Mittel, zu Hilfe zu kommen, und andermal, um beim Studium der reinen Arzneimittellehre als ein Leitfaden zu dienen, vermittelst dessen man sich gehörig orientieren, über den größeren oder geringeren Wert jedes Symptoms ein Urteil fällen und diese selbst vervollständigen und schärfer bestimmen kann.

Bei der großen Menge der, unter fast jeder Rubrik vorkommenden Mittel war es für beide Zwecke unerlässlich, durch Verschiedenheit des Drucks den verschiedenen Wert anzudeuten, wie in meinen früheren Repertorien geschah und welches Hahnemann wiederholt als ein notwendiges Erfordernis bezeichnete. Demzufolge finden sich durchlaufend durch das ganze Werkchen unter den genannten Arzneien fünf durch die Schrift kennbar gemachte Rangordnungen, wovon die vier Wesentlicheren in der ersten Abteilung (Gemüt und Geist) unter der Rubrik „Habsucht" sehr übersichtlich vorkommen und zum erklärenden Beispiele dienen mögen.

Das daselbst mit gesperrten Kursiv-Lettern gedruckte Wort *P u l s.* nimmt die oberste, ausgezeichnetste, am öftesten zutreffende Stelle ein [Anm. Hrsg.: entspricht in vorliegender Version **PULS.** (fett, Grossbuchstaben)]. Darauf folgen in absteigender Rangordnung die mit einfachen Kursiv-Lettern gedruckten Wörter *Ars.* und *Lyc.* als weniger ausgezeichnet, aber doch noch sowohl durch die Charakteristik der Mittel, als durch die Praxis vorzugsweise bewährt [Anm. Hrsg.: entspricht in vorliegender Version **Ars., Lyc.** (fett)]. Noch untergeordneteren Ranges sind die mit gesperrter Antiqua-Schrift gegebenen Wörter N a t r. und S e p. [Anm. Hrsg.: entspricht in vorliegender Version *Natr., Sep.* (kursiv)] und auf der untersten Wertsstufe steht hier Calc., welches Wort mit nichtgesperrter Antiqua-Schrift gedruckt ist [Anm. Hrsg.: entspricht in vorliegender Version Calc. (normal)]. Die fünfte, allerniedrigste Stelle nehmen die zweifelhaften, näherer Bestätigung bedürfenden, am seltensten vorkommenden Mittel ein, welche in Klammern eingeschlossen sind, wie S. 108 die Wörter: (Arg.) (Asar.) (Bism.) (Cic.) und einige folgende [Anm. Hrsg.: gleich in vorliegender Version].

Es ist einleuchtend, dass die Bestimmung und Abgrenzung dieser Wertsstufen, deren Anzahl zu vermehren weder zweckmäßig noch leicht ausführbar schien, keine mathematische Genauigkeit gestatteten, ja nicht einmal das mehr oder weniger

Hinneigen zu dem vorhergehenden oder dem folgenden Range anzudeuten, sondern nur so viel zu erreichen war, dass der Fehler unter dem einer halben Stufe blieb. Ohne die Anmaßung zu haben, behaupten zu wollen, dass überall innerhalb der erwähnten Grenzen das Richtige getroffen sei, kann ich doch die Versicherung geben, dass kein Fleiß, keine Sorgfalt und Umsicht gespart wurde, um so viel als möglich Irrtümer zu vermeiden. Daher unterzog ich mich nicht allein der überaus langweilen Mühe der Korrektur, sondern veranstaltete gleichzeitig für das Ausland eine englische und eine französische Ausgabe in der Weise, dass überall, wo die alphabetische Ordnung und der Vorrat von Typen es immer zuließ, nur die Rubrikwörter ausgehoben und vertauscht wurden, der übrige, sorgfältig revidierte Text aber stereotypartig stehen blieb. Die englische Übersetzung verdanke ich einem der ausgezeichnetsten, mit der englischen Literatur und Sprache vollkommen vertrauten deutschen Homöopathen, der jedoch nicht genannt zu sein wünscht. Die Französische ist von mir selbst, und wenn namentlich in dieser hie und da Verstöße gegen den Genius der nicht sehr wortreichen französischen Sprache vorkommen, so darf ich wohl als Ausländer auf billige Nachsicht Anspruch machen. – Wie schwierig übrigens die Korrektur selbst war, davon zeugt der sechste Bogen, welcher einer nötigen Reise wegen von einem anderen Korrektor besorgt wurde, und worin namentlich mehrere versetzte, übrigens keinen Zweifel lassende Buchstaben übersehen sind. Die wenigen irreführenden Druckfehler oder Auslassungen ganzer Wörter sind am Schlusse angezeigt.

Die Einrichtung des Werks ist leicht zu übersehen und es bedarf deshalb hier nur weniger Erläuterungen und Bemerkungen. Es zerfällt in sieben, deutlich und bestimmt voneinander geschiedenen Abteilungen und in jeder derselben ist so viel möglich, um das Nachschlagen zu erleichtern, die systematische Ordnung mit der alphabetischen Reihenfolge verbunden. Obwohl jede Abteilung als ein für sich abgeschlossenes Ganzes zu betrachten ist, so gibt sie doch jedes Mal nur einen Teil eines Symptoms, welches seine

Vollständigkeit erst durch ein oder mehrere der anderen Abteilungen erhält. Beim Zahnweh z. B. findet sich der Sitz des Schmerzes in der zweiten Abteilung, die Art des Schmerzes in der Dritten, die Erhöhung oder Linderung nach Zeit, Lage und Umständen in der Sechsten, und was sonst als Nebenzeichen zur Vollendung des Krankheitsbildes und zur Sicherung der Wahl des Heilsmittels nötig ist, lässt sich ebenso in den verschiedenen Abteilungen nachschlagen.

Zur *ersten Abteilung* ist insbesondere zu erwähnen, dass einesteils unsere reine Arzneimittellehre nirgends mehr Nachwirkungen enthält, als unter den Symptomen des Gemüts, und dass anderntheils die meisten angehenden Homöopathen diesen Teil eines vollständigen Krankheitsbildes am öftesten zu übersehen pflegen, oder Fehlgriffe machen. Ich hielt es daher für angemessen, hier nur das Wesentlichste und Vorherrschende unter möglichst wenigen Rubriken zusammenzuziehen, um das Auffinden zu erleichtern. Auch die Rubrik „Verstand" konnte bedeutend vereinfacht werden, weil viele Zeichen (z.B. Wahnsinn durch die verschiedene Gemütsbeschaffenheit), anderweitig ihre genauere Bestimmung erhalten.

In der *zweiten Abteilung*, „Körperteile und Organe", ist eben so zusammengezogen, was immer zusammenzuziehen war, weil der Tendenz des ganzen Werks gemäss das eine durch das andere seine nähere Bestimmung erhalten soll; dagegen wird man darin mehrere, in der Praxis wichtig befundene Zeichen (z.B. am äußeren Kopf, Angesicht, Husten) angeführt finden, welche man in anderen Schriften vergeblich suchen wird. Übrigens dient diese Abteilung im Wesentlichen dazu, anzugeben, welche Arzneien in höherem oder niederem Grad auf die verschiedenen Körperteile und Organe einwirken, und nur bei einzelnen Organen sind einige andere Zeichen angegeben, die sich bloß auf diese beschränken und anderwärts keine passende Stelle fanden.

Die *dritte Abteilung* enthält in alphabetischer Ordnung die sämtlichen Empfindungen und Beschwerden, und zwar 1) im Allgemeinen, dann insbesondere 2) an den Drüsen, 3) an den Knochen und 4) an der Haut und dem Äußeren, und soll ebenso das mehr oder weniger Charakteristische in der Art der Beschwerden, wie die Vorhergehende den betroffenen Körperteil, darstellen.

Die *vierte Abteilung* handelt vom Schlaf und von den Träumen, sowie die Fünfte von den Fiebern, und zwar in beiden nur nach den wesentlichen und scharf ausgesprochenen Verschiedenheiten.

In Beziehung auf die *zweite, vierte und fünfte Abteilung* ist insbesondere über die mehrmals vorkommende Rubrik: „Begleitende Beschwerden" folgende Erläuterung zu geben. Überzeugt von der Wichtigkeit der Zeichen, welche mit anderen zusammentreffen und damit eine Symptomen-Gruppe bilden, sammelte ich seit vielen Jahren zu den, in der reinen Arzneimittellehre vorkommenden Nebensymptomen alles dahin Gehörige, was fremde und eigene Erfahrung lieferte, und die Zahl derselben war dadurch so unglaublich angewachsen, dass ich im Stande war, daraus allgemeine Regeln zu abstrahieren. Diese ergaben nun mit großer Sicherheit, dass das eine Mittel weit mehr, als das andere zu solchen vorher, während oder nachher erscheinenden Nebenbeschwerden geneigt sei, dass dann aber diese Letzteren nicht auschließlich aus diesem oder jenem bestehen, sondern dass überhaupt jede Art von Beschwerde, welche zum Wirkungskreis des Mittels gehört, obwohl die Charakteristischen öfter als die Anderen, dabei als Begleiterin auftreten kann. Auf dieser, seit langer Zeit geprüften und durchaus richtig befundenen Wahrnehmung beruht die Zusammenziehung der „Begleitenden Beschwerden" unter einer Rubrik, mit Andeutung der Rangordnung der Mittel, wie überall, durch die Verschiedenheit der Schrift, und wo solche zur Berücksichtigung kommen, müssen sie unter den Eigentümlichkeiten der mehr oder weniger dabei konkurrierenden Mittel gesucht werden.

Die *sechste Abteilung*, welche die Veränderungen des Befindens nach Zeit, Lage und Umständen enthält, steht an Wichtigkeit keiner der Vorhergehenden nach, aber sie bedarf bei der Anwendung die meiste Vorsicht. Insbesondere hat man sich zu hüten, das für eine Verschlimmerung anzusehen, was eigentlich nur in der Nachwirkung (oder Wechselwirkung) des Mittels liegt, wenn es sich auch übrigens als eine Verschlimmerung des Befindens im Allgemeinen zu erkennen gibt. So ist z. B. der, bloß in der Morgenzeit eintretende Durchfall sehr oft durch *Bry.* zu heilen, obwohl Verstopfung und abendliche Verschlimmerung zur eigentlichen Erstwirkung dieses Mittels gehören. Solcher Erscheinungen, die man bei den Arzneiprüfungen mit den Namen „Nach- oder Wechselwirkungen" belegt, gibt es auch viele bei natürlichen Krankheiten, wo ein, dem eigentlichen Leiden entgegengesetzter, aber ebenfalls leidender Zustand eintritt, welcher den Unkundigen leicht zu einer falschen Mittelwahl verleiten kann. In anderer Hinsicht stehen die hier verzeichneten Bedingungen der Verschlimmerung oder Besserung in einer weit ausgedehnteren Beziehung zu dem Gesamtleiden und dessen einzelnen Zeichen, als gewöhnlich geglaubt wird, und beschränken sich niemals ausschließlich auf das eine oder andere Symptom; im Gegenteil hängt sehr oft vorzugsweise von dieser die richtige Wahl des passenden Heilmittels ab. So reichte, – um nur ein Beispiel zu geben, – mein hiesiger Freund, der Dr. Lutterbeck, in meiner Abwesenheit einem meiner Patienten, die in solchen Fällen stets an ihn verwiesen werden, und den ich von einer sehr weit gediehenen Phthisis tuberculosa geheilt hatte, gegen einige noch bestehende Beschwerden, worunter namentlich eine unangenehme Glätte der Zähne mit vielem Schleime daran vorherrschte, und welches nach jedem Rasieren zwei Tage lang schlimmer wurde, mit dem entschiedensten und dauerhaftesten Erfolge Carb. an. 30, obwohl das einzige Haut-Symptom des Gesichtes (152), wobei es Dr. Adams beobachtet hatte, gar nicht vorhanden und überhaupt dieses Verschlimmerungs-Zeichen nicht einmal völlig konstatiert war. – Der erfahrene Homöopath wird daher leicht finden, dass ich dieser Abteilung ganz besonderen Fleiß zugewendet und darin manches Selbsterprobte aufgenommen habe, was man in der reinen Arzneimittellehre und anderwärts vergeblich suchen wird.

Die *siebte und letzte Abteilung* gibt unter der Rubrik „Konkordanzen" die Resultate einer Vergleichung der Wirkungen sämtlicher vorkommenden Arzneien untereinander, und zwar zuerst in Beziehung auf die hier vorgenannten und mit der jedes Mal entsprechenden Ziffer bezeichneten Abteilungen und am Ende (unter Ziffer VII) nach dem daraus gezogenen Mittel, überall mit Angabe der Rangordnung in gleicher Weise, wie in den vorhergehenden Abteilungen. — Diese mühsame und großen Zeitaufwand erfordernde Arbeit, (welche indessen meine Bekanntschaft mit der reinen Arzneimittellehre bedeutend erweitert und berichtigt hat), lasse ich an die Stelle der früher (1836), von mir herausgegebenen „Verwandtschaften" treten, welche damals freilich noch mangelhaft genug waren, deren Nutzen aber mein Rezensent (Hygea IV. S. 369 ff.) im Widerspruch mit sich selbst nachträglich dadurch anerkannt hat, dass er sie in seinem „Handbuche der homöopathischen Arzneimittellehre" (Leipzig bei Schumann) mit allen Mängeln und Irrtümern und wenigen, größtenteils fehlerhaften Zusätzen, wörtlich abschrieb, ohne die früher, verhöhnte Quelle zu nennen, woraus er solche geschöpft hatte. Ich darf daher hoffen, dass niemand diese Abteilung in dieser verbesserten Gestalt und möglichst von Irrtümern gereinigt, als unnütz, und überflüssig ansehen wird. Für mich selbst, der ich seit 15 Jahren die reine Arzneimittellehre, als einen der wesentlichsten Teile der Homöopathie, zu meinem Hauptstudium gemacht habe, waren diese Konkordanzen von der entschiedensten Wichtigkeit, sowohl zur Erkenntnis des Genius der Arzneien, als auch zur Prüfung und Sicherung der Wahl und zur Bestimmung der Aufeinanderfolge der verschiedenen Mittel, namentlich in chronischen Krankheiten. Freilich ist dazu erforderlich, dass man in der reinen Arzneimittellehre schon ziemlich bewandert ist, aber es erleichtert für den Anfänger gar sehr den Gebrauch dieser Konkordanzen, dass die symptomenreichen Polychreste, wie natürlich, die meisten Berührungspunkte darbieten und daher eine genauere Kenntnis dieser Letzten ihn schon in den Stand setzt, sich ihrer leicht und mit großem Nutzen zu bedienen. — Am Schlusse sind mit *Antid.* die bekannten Antidote, und mit *Noc.* die schädlichen Mittel angegeben. Ich bemerke noch, dass auch jetzt dieselben Gründe, welche mich im Jahre 1835 veranlassten, außer Osmium noch manche andere Mittel auszuschließen, fortbestehen und dass ich nicht gern Sicheres und Erprobtes mit Zweifelhaftem und Unbewährtem vermengen mochte.

Für die Anfänger in der Homöopathie dürfte es noch erforderlich sein, über den Gebrauch dieses Taschenbuches, welches hauptsächlich für sie bestimmt ist, einige Worte zu sagen, und zwar in Bezug auf den zwiefachen, oben erwähnten Zweck desselben.

Beim Studium der reinen Arzneimittellehre habe ich es am einfachsten und förderlichsten gefunden, nach der Ordnung dieses Taschenbuchs jedes Mal alle, durch die oben erläuterte Auszeichnung des Drucks bezeichneten charakteristischen Zeichen, am Besten in den Originalwerken, sonst aber auch in meinem oder einem anderen Repertorium etwa mit Blei zu unterstreichen und die fehlenden nachzutragen, was wenig Zeit und Mühe kostet und dann eine leichte Übersicht gewährt, welche nach Maßgabe weiterer Erfahrungen immer mehr vervollständigt werden kann. In solcher Weise erlangt man nicht nur eine gründliche Kenntnis von den wichtigsten Zeichen und von dem Genius jedes Mittels, sondern auch eine bleibende schriftliche Sammlung des Wissenswertesten, welche sich bei der Bearbeitung dem Gedächtnisse tief einprägt, später aber bei verwickelten Fällen nachgesehen werden kann und dann nicht selten zu einer richtigen Wahl die erheblichsten Dienste leistet.

Beim Gebrauch am Krankenbett hängt sehr viel davon ab, ob jemand noch ganz und gar Anfänger, oder schon mehr oder weniger in der Homöopathie bewandert und eingeübt ist. Wo einer noch gar nichts weiß, da ist er freilich genötigt, alles ohne Ausnahme mühsam nachzuschlagen. Je mehr er weiß, desto weniger hat er noch zu suchen und braucht am Ende nur hier oder da seinem Gedächtnisse zu Hilfe zu kommen. Ein Beispiel dürfte dies am besten erläutern und ich wähle zu dem Ende ein Krankheitsbild aus meiner jüngsten Praxis, wofür die Mittelwahl zwar nicht schwierig und anfangs sehr leicht schien, aber bei mangelnder Aufmerksamkeit doch auch zu verfehlen war und welches manchem angehenden Homöopathen nebenbei dazu dienen kann, sich selbst über das Maß seines Wissens zu prüfen.

E. N. aus L, ein Mann von einigen 50 Jahren, blühender, fast allzu roter Gesichtsfarbe, in der Regel heiteren, bei den heftigeren Anfällen aber zu Zornausbrüchen geneigten Gemüts mit deutlich nervöser Aufgeregtheit, leidet schon seit ein paar Monaten, — (nach vorgängiger allopathischer Vertreibung eines sogenannten rheumatischen Schmerzes der rechten Augenhöhle durch äußere Mittel, welche nicht zu erfahren waren,) — an einer eigenen Art von heftigen Schmerzen am rechten Unterschenkel, welche die sämtlichen Muskeln der hinteren Seite, namentlich die Wade bis zur Ferse herab, jedoch nicht die Gelenke des Knies oder Unterfußes ergreifen. Den Schmerz selbst beschreibt er als ein höchst schmerzhaftes klammartiges, zuckendes Reißen, oft von Stichen unterbrochen, die von innen nach außen gehen, in der Morgenzeit aber, wo der Schmerz überhaupt viel erträglicher ist, dumpf wühlend und wie zerschlagen. Die Schmerzen verschlimmern sich gegen Abend und in der Ruhe, besonders, nach vorgängiger Bewegung, im Sitzen und Stehen, und namentlich wenn er dies bei einem Spaziergange im Freien tut. Während des Gehens selbst springt der Schmerz oft plötzlich von der rechten Wade in den linken Oberarm, und wird dann am unerträglichsten, wenn er die Hand in die Rocktasche oder in den Busen steckt und den Arm ruhig hält, während er durch Bewegung des Arms gelindert wird und davon oft plötzlich zur rechten Wade zurückkehrt. Die meiste Erleichterung gewährt auf und ab gehen in der Stube und Reiben des leidenden Teils. Die Nebenbeschwerden bestehen in Schlaflosigkeit vor Mitternacht, abendlichen, öfters wiederkehrenden Anfällen von schnell überlaufender Hitze mit Durst, ohne vorgängigen Frost, widrig fettigem Mundgeschmack mit Übelkeit im Hals und in einem, fast beständigen, drückenden Schmerz in dem unteren Teil der Brust und in der Herzgrube, als wenn sich daselbst etwas herausdrängen wollte.

Jeder tüchtige, mit den Wirkungen seiner Heilmittel vollkommen vertraute Homöopath wird bei einem so vollständigen und genauen Krankheitsbild über die hier hilfreiche Arznei nicht lange in Zweifel stehen, indem die Gesamtheit der Zeichen nur einer derselben durchaus homöopathisch entspricht, während der Anfänger sich genötigt sehen wird, fast jedes Zeichen nachzuschlagen und erst nach langem Suchen die Angemessenste unter den konkurrierenden Mitteln findet. Zwischen diesen beiden Extremen von Wissen und Nicht-Wissen liegen zahlreiche Stufen von Halb-Wissen, welche das Nachschlagen öfter oder seltener nötig machen.

Der Eine, z.B., weiß, dass die schnell überspringenden Schmerzen von einem Teil auf den anderen, die gegen Abend und in der Ruhe schlimmer sind, dabei der fettige Mundgeschmack, die Schlaflosigkeit vor Mitternacht und noch einige andere der angeführten Symptome vorzugsweise der Wirkung der Pulsatilla angehören, ist aber nicht sicher, ob auch die übrigen Zeichen zutreffen, und wird, wenn er gewissenhaft verfahren will, sich der Mühe nicht überheben, auch diese letztern zu vergleichen. Dann aber wird er bald einsehen, dass die Pulsatilla in der Tat das rechte homöopathische Heilmittel nicht sein kann, weil außer den Gemüts-Symptomen auch noch mehrere andere gar nicht in Ähnlichkeit zutreffen, oder gar mit denen dieser Arznei im Widerspruch stehen.

Ein Anderer hat mehr die Eigentümlichkeit der Schmerzen studiert und erinnert sich deutlich, dass die China den lähmigen und Zerschlagenheits-Schmerzen, sowie dem klammartigen, zuckenden Reißen und den Stichen von innen nach außen vorzugsweise entspricht, und dass auch Schmerzen dabei vorkommen, die von einem Teil auf den anderen überspringen. Er glaubt überdem zu wissen, dass auch andere Zeichen, wie die Schlaflosigkeit vor Mitternacht, die Verschlimmerung in der Ruhe, sowie die Besserung durch Bewegung und Reiben, nebst der fliegenden Hitze mit Durst zutreffen; und muss also nachschlagen. Da wird er nun sehr bald, ebenso wie der Vorige, auf Widersprüche stoßen, welche ihm die Unangemessenheit der China für den vorliegenden Fall deutlich zu erkennen geben.

Keinem von beiden wird es nun noch einfallen, dem Kranken versuchsweise ein Mittel zu reichen, dessen Heilkraft in diesem Fall so unwahrscheinlich ist, sondern als gewissenhafter homöopathischer Arzt weiter forschen und vergleichen, und mit Hilfe dieses Taschenbuchs ohne große Mühe bald das einzige, hier wahrhaft homöopathisch angezeigte Heilmittel finden.

Wenn aber ein Dritter in der Homöopathie bewandert genug ist, um gleich von vornherein die Gegenanzeigen von *Puls.*, *Chin.*, und anderen konkurrierenden Arzneien zu erkennen, die den Hauptzeichen entsprechende Valeriana aber nicht hinlänglich kennt, um seiner Sache mit diesem, seltener anwendbaren Mittel völlig sicher zu sein, so wird schon ein schnelles Aufsuchen einiger zweifelhaften Zeichen hinreichen, ihm bald die Überzeugung zu gewähren, dass diese Arznei unter den bekannten die hilfreichste sein müsse, wie auch der Erfolg bestätigte, indem nach einer einzigen, hochpotenzierten, ungemein kleinen, in Wasser aufgelöst genommenen Gabe binnen drei Tagen das ganze Leiden mit sämtlichen Nebenbeschwerden völlig gehoben war. Ein Halbwisser aber, welcher bloß in den Quellen nachschlagen will und jede Art von Repertorium verschmäht, wird nicht leicht darauf kommen, dieses nur selten für ähnliche Beschwerden gebräuchliche Heilmittel im zweiten Band des Archivs nachzusuchen, und vorher wenigstens mit der Vergleichung anderer, häufiger vorkommenden Arzneien viel Zeit und Mühe verschwenden, die nützlicher anzuwenden war. Und wenn er nun doch endlich darauf gekommen ist, so wird er selbst hier auf Anstände und Zweifel treffen, die für den Uneingeweihten, ohne andere Hilfsmittel, nicht so leicht zu überwinden sind, weil die meisten der hier zur Anwendung kommenden Symptome einer größeren oder geringeren Vervollständigung aus der Charakteristik des Mittels erfordern, um genau zu passen, und, außer mehreren Druckfehlern in den Anmerkungen, viele Nachwirkungen, die nicht als solche bezeichnet und nicht leicht zu erkennen sind, die Unsicherheit vermehren.

Bei weitem schwieriger noch ist ohne Repertorium für den nicht sehr bewanderten Homöopathen die Heilung von Krankheiten mit wenigen Symptomen, wofür sehr viele Mittel konkurrieren. So grassiert z. B. hier und in der Umgegend unter den Kindern gegenwärtig ein bösartiger Keuchhusten, welcher zu Anfang nur ausnahmsweise die für die übrigen gewöhnlichen Keuchhusten-Mittel darbot. Indessen war gleich bei den erkrankten Kindern eine auffallende Aufgedunsenheit und Geschwulst, nicht so sehr des Gesichtes, als besonders gleich über den Augen, zwischen den Lidern und Brauen, bemerkbar, wo es häufig wie ein dickes „Säckchen“ heraustrat, ein Symptom, welches bisher noch von keinem anderen Mittel, als allein von *Kali carb.* (219) beobachtet ist, und in der Tat war im Beginn der gegenwärtigen Epidemie diese Arznei das einzige, schnell und dauerhaft helfende Heilmittel. Nur in der letzten Periode ging dieselbe Krankheit in eine andere Form über, welche durch den kalten Stirnschweiß beim Erbrechen in den Anfällen *Verat.alb.* verlangte.

Es ist hier der Ort nicht, über die Größe und Wiederholung der Gaben, worüber außerdem die Akten noch nicht geschlossen sind, ausführlich zu reden. Dennoch kann ich mich nicht enthalten, mit Hinweisung auf dasjenige, was ich darüber im „Neuen Archiv für die homöopathische Heilkunst“ gesagt habe, die Versicherung zu geben, dass meine Erfahrungen sich fortwährend, aufs Entschiedenste für die „Hochpotenzen“, für sehr langes Wirkenlassen und gegen die Wiederholungen ohne Zwischenmittel aussprechen. Selbst bei Knochenleiden, wie z.B. Krümmungen des Rückgrats und Auswachsen von Schultern oder Hüften, habe ich nach Hochpotenzen in so kurzer Zeit die vollständigsten Heilungen erfolgen sehen, wie niemals früher bei Anwendung tieferer Dynamisationen. Ich kann daher aus meiner ziemlich ausgedehnten Praxis nur bestätigen, was unsere echt-hahnemannischen Koryphäen, darüber mitgeteilt haben, und ich bin mit meinen Resultaten seit zwei Jahren, wo ich fast nur „Hochpotenzen“ reiche, noch weit besser zufrieden, als früher, obwohl der bei Weitem größte Teil meiner Patienten von der Art ist, wie sie so häufig aus den Händen der Allopathen in die Unsrigen gelangen.

Schließlich empfehle ich dieses Werkchen, als die Frucht einer beinahe dreijährigen Arbeit, einer gründlichen und vorurteilsfreien, aber freundlichen Prüfung, und mich selbst dem Wohlwollen aller derjenigen, welche nur das Gute wünschen und mit mir den festen Entschluss gefasst haben, den ganzen noch übrigen Rest ihres Lebens der Homöopathie und der leidenden Menschheit zu widmen.

Münster im Oktober 1845 **C. v. Bönninghausen**

THERAPEUTISCHES TASCHENBUCH
für
Homöopathische Ärzte

I. ABTEILUNG

GEMÜT UND GEIST

1. GEMÜT

Angegriffenheit überhaupt: **Acon.,** Agar., Agn., *Alum.,* Ambr., *Am-c.,* Am-m., **Anac.,** Ang., *Ant-c.,* Ant-t., Arn., **Ars.,** Asaf., Asar., **AUR.,** *Bar-c.,* **BELL.,** Bism., Borx., *Bov., Bry.,* Calad., **Calc.,** Camph., *Cann-s., Canth., Caps., Carb-an., Carb-v.,* **Caust., Cham.,** Chel., *Chin., Cic.,* Cina, Clem., **Cocc.,** *Coff.,* Colch., Coloc., **Con.,** *Croc., Cupr., Cycl.,* Dig., Dros., Dulc., Euph., Euphr., *Ferr.,* **Graph.,** Guaj., Hell., *Hep.,* **Hyos., IGN.,** *Iod., Ip., Jod.,* Kali-c., Kali-n., Kreos., **Lach.,** Laur., Led., **LYC.,** M-ambo., *M-arct.,* M-aust., Mag-c., Mag-m., Mang., Meny., **Merc.,** Mez., Mosch., Mur-ac., **NAT-C., Nat-m.,** *Nit-ac.,* Nux-m., **Nux-v.,** Olnd., **Op.,** Par., Petr., **PHOS.,** *Ph-ac.,* **PLAT.,** Plb., **PULS.,** Ran-b., Ran-s., Rheum, Rhod., *Rhus-t.,* Ruta, Sabad., Sabin., Samb., Sars., Sec., Sel., Seneg., **Sep., Sil.,** Spig., *Spong.,* Squil., *Stann., Staph.,* **Stram.,** Stront-c., **Sulph.,** *Sul-ac.,* Tarax., Teucr., Thuj., *Valer.,* **VERAT.,** Verb., Viol-o., *Viol-t., Zinc.*

Angst: Acon., Agn., *Alum.,* Ambr., *Am-c.,* Am-m., **Anac.,** Ant-c., Ant-t., **Arn., ARS., Aur., Bar-c., Bell.,** Borx., **Bry.,** Calad.,

Calc., Canth., *Carb-an.,* **Carb-v.,** *Caust.,* **Cham.,** Chin., Cic., **Cocc.,** *Coff., Con., Cupr., Cycl., Dig.,* Dros., **Graph., Hell.,** Hep., *Hyos.,* **Ign.,** Kali-c., *Kali-n.,* Lach., **Lyc.,** M-arct., M-aust., Meny., *Merc.,* Mur-ac., *Nat-c., Nit-ac.,* **Nux-v.,** *Op., Petr., Phos.,* Ph-ac., *Plat.,* **Puls., Rhus-t.,** Ruta, Sabad., Samb., **Sep.,** Sil., *Spig., Spong., Stann.,* **Stram.,** Stront-c., **Sulph.,** Thuj., Valer., **Verat.**

Boshaftigkeit: Acon., Agar., Am-c., Am-m., **ANAC.,** Arn., **Ars.,** Aur., *Bell.,* Borx., *Caps.,* Caust., Chin., Cic., Coloc., **Cupr.,** *Guaj.,* **Hyos.,** Ign., *Lach.,* Led., **Lyc.,** Mang., *Nat-c.,* **Nat-m.,** *Nit-ac.,* **NUX-V.,** *Par.,* Phos., *Plat.,* Squil., Sec., **Stram., Verat.**

Dreistigkeit: Acon., Ant-t., Bov., *Calad.,* **IGN., M-arct.,** Mez., Nat-c., **OP.,** *Puls.,* Squil., Tarax., Verat.

Ernsthaftigkeit: *Alum.,* Ambr., *Am-c.,* Am-m., Anac., Ang., Ant-c., Ars., Aur., *Bar-c.,* Bov., *Cann-s.,* Caust., *Cham.,* Cina, **Cocc.,** *Con.,* Cycl., **Euph.,** Ign., Iod., **Led.,** *Lyc., Merc., Nat-c.,* Nux-m., Olnd., Ph-ac., *Plat.,* Plb., Puls., Rhus-t., Seneg., *Sep.,* Spig., Staph., Sulph., **Sul-ac., Thuj.,** Verat.

Fröhlichkeit: Alum., *Ang.,* Ant-t., **Aur., Bell., Cann-s.,** Caps., **Carb-an.,** *Cic.,* **COFF.,** Con., **CROC.,** *Cupr., Cycl., Ferr.,* **Hyos.,** *Ign., Iod.,* Lach., Laur., *Lyc., Meny.,* **NAT-C.,** Nat-m., Nux-m., **OP., Phos.,** Ph-ac., **Plat.,** Plb., **Puls.,** Sabad., Sars., Seneg., Spig., **Spong., Stram., Tarax.,** *Valer.,* **Verat.,** *Verb.,* **Zinc.**

Gereiztheit: ACON., Ambr., Am-m., *Anac., Ang.,* Ant-c., *Arn., Ars.,* **AUR.,** *Bar-c.,* **Bell.,** Borx., **Bry.,** *Calc.,* Camph., Canth., Carb-an., *Carb-v.,* Caust., **CHAM.,** Chin., Cocc., **COFF.,** Croc., Cupr., Dulc., **Ferr.,** *Hep.,* **Hyos.,** *Ign.,* Iod., *Ip.,* Kreos., *Lach.,* Laur., **Lyc.,** M-ambo., M-arct., *M-aust.,* Merc., Nat-c., **Nat-m.,** Nit-ac., **NUX-V.,** Olnd., Op., *Petr.,* **Phos.,** Ph-ac., Puls., Ran-b., *Seneg.,* **Sep.,** Stann., *Stram., Stront-c.,* **Sulph.,** Sul-ac., Teucr., *Valer.,* **Verat.,** *Zinc.*

Gleichgültigkeit: Agar., Alum., Am-m., *Anac.,* Arn., *Ars.,* Asaf., Asar., *Bell.,* Calc., Caust., *Cham.,* **Chin.,** Cic., Clem., **Cocc., Con.,** *Cycl.,* Dig., *Euphr.,* Graph., *Hell.,* **Ign.,** Ip., Laur., Lyc., Meny., Merc., Mez., *Mur-ac.,* **Nat-m.,** Nit-ac., Nux-v., Olnd., *Op.,*

PHOS., PH-AC., Plat., **PULS.,** Rheum, Rhod., *Squil.,* **SEP., Sil.,** *Staph.,* Stram., *Sulph.,* **Viol-t.,** *Zinc.*

Habsucht: Ars., Calc., **Lyc.,** *Nat-c.,* **PULS.,** *Sep.*

Hoffart: Anac., Arn., Aur., *Caust.,* Chin., Cic., Cupr., Dulc., *Ferr.,* Guaj., *Hyos.,* Ign., Ip., *Lach.,* **LYC.,** Merc., Nux-v., Par., *Phos.,* **PLAT., Stram., VERAT.**

Hoffnungslosigkeit: *Acon.,* Agn., Ambr., Am-m., *Ant-t.,* **Ars., AUR.,** *Bar-c., Bell., Bry.,* **Calc.,** Camph., Canth., Carb-an., Carb-v., **Caust.,** Cham., *Chin.,* Coff., Colch., **Con.,** Dig., **Graph.,** *Hep.,* **IGN.,** Iod., **Lyc.,** *M-arct., Merc.,* **Nat-c.,** Nit-ac., Nux-v., Phos., Ph-ac., Plb., **Puls., Rhus-t.,** Ruta, *Sep., Sil.,* Spig., *Stann.,* **Sulph.,** *Sul-ac.,* Thuj., Verb.

Misstrauen: Anac., *Ant-c., Aur.,* **BAR-C., Bell.,** Calc., **CAUST.,** Cham., **CIC.,** *Dig.,* **Dros., Hell., Hyos.,** *Lach.,* **LYC.,** M-arct., *Meny.,* Merc., Nat-c., *Nit-ac.,* Op., Phos., **Ph-ac.,** *Plb.,* **PULS.,** Ruta, Staph., **Sul-ac.**

Sanftheit: *Ambr.,* Anac., Asar., Aur., Bov., **Calad.,** Caps., Carb-an., Caust., *Cic.,* Clem., **Cocc.,** Croc., Cupr., Euph., Euphr., Hell., *Ign.,* Iod., **Lyc.,** *M-arct.,* Mag-m., Mang., Mur-ac., Nat-c., Nat-m., Op., Ph-ac., Plb., **PULS.,** Rhus-t., **Sil.,** *Stann.,* Stram., *Sulph.,* Verat., Zinc.

Traurigkeit: ACON., Ambr., Am-c., Asar., *Aur.,* **Bell.,** Bov., *Bry., Calc.,* Camph., Carb-an., Caust., **Cham.,** *Chel., Chin.,* Cic., Cina, *Cocc., Coff., Con.,* Cupr., Cycl., Dig., **Graph.,** Hell., Hep., Hyos., **IGN.,** Iod., Ip., Kali-c., Kreos., Laur., **Lyc.,** M-arct., Meny., Merc., Mez., Nat-c., **NAT-M.,** Nit-ac., *Nux-v.,* Petr., Phos., Ph-ac., **Plat., Puls.,** Ran-sc., Rheum, **Rhus-t.,** *Sep.,* Sil., Spig., Spong., *Staph., Stram., Sulph., Verat.,* Viol-o., Viol-t.

Verdrießlichkeit: *Acon.,* **Alum.,** *Am-c., Am-m.,* **Anac.,** Ang., Ant-c., Arn., *Ars., Asaf.,* Asar., **Aur.,** *Bell., Bism.,* Borx., *Bov., Bry.,* **CALC.,** *Cann-s.,* Canth., *Caps.,* Carb-v., **Caust., Cham.,** *Chin.,* Cic., *Cina, Clem., Cocc.,* Coff., Colch., *Coloc.,* **Con.,** Cupr., Cycl., Dros., Dulc., *Graph.,* Guaj., **Hep.,** Hyos., **Ign., Ip.,** Kali-c.,

Kreos., Lach., Laur., *Led.*, **LYC.**, *M-aust.*, Mag-c., *Mag-m.*, Mang., Meny., **Merc.**, Mez., *Mur-ac.*, **Nat-c.**, Nat-m., **Nit-ac.**, *Nux-v.*, **Phos.**, **Ph-ac.**, **Plat.**, **Puls.**, *Ran-b.*, Rhus-t., Ruta, Sabin., **Sars.**, Seneg., *Sep.*, **Sil.**, *Spong.*, Squil., Stann., **Staph.**, Stram., Stront-c., **SULPH.**, Sul-ac., Teucr., Thuj., Verat., Verb., **Viol-t.**, *Zinc.*

Verliebtheit: Acon., **Ant-c.**, Bell., Calad., *Calc.*, Cann-s., **CANTH.**, Carb-v., *Chin.*, Coff., *Coloc.*, *Con.*, Croc., Dulc., **Graph.**, **HYOS.**, **Ign.**, Kali-c., **LACH.**, **Lyc.**, M-aust., Meny., *Merc.*, *Mosch.*, *Nat-c.*, **Nat-m.**, Nux-m., **Nux-v.**, *Op.*, **PHOS.**, **PLAT.**, Plb., **Puls.**, Rhus-t., Ruta, *Sabin.*, Sel., **Sil.**, *Staph.*, **Stram.**, Sulph., Thuj., **VERAT.**, Verb., *Zinc.*

Wechselnde Stimmung: Acon., *Agn.*, **ALUM.**, Ant-t., Arn., *Asaf.*, Asar., **Aur.**, *Bell.*, *Bism.*, Bov., Cann-s., *Caps.*, **Carb-an.**, Caust., Con., *Croc.*, Cupr., *Cycl.*, Dros., **FERR.**, **Graph.**, *Hyos.*, **IGN.**, *Iod.*, **Kali-c.**, *Lyc.*, M-arct., Merc., Nat-c., *Nat-m.*, Nux-m., Op., *Phos.*, **PLAT.**, *Puls.*, Sars., Stram., *Sulph.*, **SUL-AC.**, *Valer.*, **ZINC.**

2. VERSTAND

Angegriffenheit überhaupt: **Acon.**, *Agar.*, Agn., Alum., *Ambr.*, Am-c., **Anac.**, *Ang.*, *Ant-c.*, *Arn.*, *Ars.*, Asar., **Aur.**, *Bar-c.*, **BELL.**, Bov., *Bry.*, Calad., **Calc.**, Camph., **Cann-s.**, *Canth.*, Caps., Carb-v., *Caust.*, *Cham.*, *Chin.*, *Cic.*, **Cocc.**, *Coff.*, Colch., *Con.*, Croc., *Cupr.*, Cycl., Dulc., Graph., **Hell.**, Hep., **HYOS.**, **Ign.**, Iod., Kali-c., **LACH.**, Laur., Led., **Lyc.**, M-arct., Meny., **Merc.**, Mez., Mosch., *Mur-ac.*, **Nat-c.**, *Nat-m.*, Nit-ac., *Nux-m.*, **Nux-v.**, *Olnd.*, **OP.**, Par., Petr., **Phos.**, **PH-AC.**, **Plat.**, Plb., **Puls.**, Ran-b., Rheum, **Rhus-t.**, Ruta, *Sabad.*, *Sec.*, *Sel.*, **SEP.**, *Sil.*, Spig., Spong., *Stann.*, *Staph.*, **STRAM.**, **Sulph.**, Sul-ac., Tarax., Thuj., *Valer.*, **VERAT.**, Verb., *Viol-o.*, Zinc.

Aufgeregtheit: Acon., **Agar.**, Alum., Ambr., Am-c., Anac., *Ang.*, *Ant-c.*, *Bell.*, Cann-s., *Chin.*, **COFF.**, Hyos., **LACH.**, Laur., Lyc., *Mur-ac.*, **OP.**, **Phos.**, Plat., Sabad., *Stram.*, Sulph., **Sul-ac.**, **Valer.**, *Verb.*, **Viol-o.**, Zinc.

Begreifen, leichtes: Ambr., *Ang.*, Bar-c., Cann-s., Caust., **COFF.**, Hyos., **Lach.**, Lyc., **OP.**, Phos., *Sabad.*, Sep., Sulph., *Valer.*, *Verat.*, **Viol-o.**

Begreifen, schweres: *Agn.*, *Alum.*, **Ambr.**, Am-c., *Anac.*, Ant-c., *Ars.*, Asaf., *Asar.*, *Aur.*, *Bar-c.*, *Bell.*, Borx., Bry., *Calc.*, Camph., **Cann-s.**, Caps., Carb-v., Caust., *Cham.*, Chin., Cocc., *Colch.*, **Con.**, Cupr., **Cycl.**, Dulc., **Hell.**, Hep., *Hyos.*, **Ign.**, **Laur.**, **LYC.**, M-arct., **Meny.**, **Merc.**, **Mez.**, Mosch., Mur-ac., **NAT-C.**, *Nat-m.*, Nit-ac., **Nux-m.**, *Nux-v.*, **Olnd.**, **OP.**, *Petr.*, Phos., **PH-AC.**, Plat., Puls., **Ran-b.**, Rheum, **Rhus-t.**, *Ruta*, *Sabad.*, *Sec.*, **Sel.**, *Sep.*, **Sil.**, **Spig.**, *Spong.*, Stann., **Staph.**, **Stram.**, *Sulph.*, **Thuj.**, *Verat.*, Viol-o., Viol-t., *Zinc.*

Bewusstlosigkeit: Acon., Agn., Alum., Ambr., Am-c., Anac., Ant-t., **Arn.**, Ars., Asar., **Bar-c.**, **BELL.**, Bov., *Bry.*, *Calc.*, **Camph.**, Cann-s., *Canth.*, *Cham.*, Chel., Chin., **Cic.**, Cocc., Colch., Con., **Cupr.**, Guaj., **Hell.**, **Hyos.**, Ip., **Kali-c.**, Lach., Laur., **LYC.**, M-ambo., M-arct., *Merc.*, Mez., Mosch., **Mur-ac.**, Nat-c., **Nat-m.**, *Nit-ac.*, **Nux-m.**, *Nux-v.*, *Olnd.*, **Op.**, *Phos.*, **PH-AC.**, *Plat.*, Plb., *Puls.*, Ran-b., Rheum, Rhod., **Rhus-t.**, Ruta, Sec., Sel., Sep., Sil., Spig., Stann., Staph., **Stram.**, Sulph., *Tarax.*, Valer., *Verat.*, Viol-o.

Blödsinn: **ANAC.**, *Ant-c.*, **Ars.**, Asar., Aur., *Bar-c.*, **BELL.**, Bov., *Calc.*, Cann-s., *Caps.*, *Cham.*, Cocc., *Con.*, Cupr., Cycl., *Dulc.*, *Hell.*, **HYOS.**, *Ign.*, Lach., **Laur.**, **Lyc.**, *Merc.*, Mez., Mosch., *Mur-ac.*, **NAT-C.**, *Nat-m.*, *Nux-m.*, Nux-v., Olnd., **Op.**, **Par.**, Petr., **PH-AC.**, **Plb.**, Puls., *Ran-b.*, Rheum, Rhus-t., Ruta, **Sabad.**, **SEC.**, Sel., Seneg., **Sep.**, Sil., Spong., *Stann.*, *Staph.*, **Stram.**, Sul-ac., Verat.

Delirien: Acon., *Agar.*, Am-c., *Anac.*, Ant-c., Arn., **Ars.**, **Aur.**, **BELL.**, Bism., *Bry.*, Calc., *Camph.*, *Cann-s.*, *Canth.*, Cham., Chin., Cic., Cina, Coloc., Con., *Croc.*, **Cupr.**, *Dulc.*, **HYOS.**, Ign., Iod., Kali-c., **Lach.**, **Lyc.**, Merc., Nux-m., *Nux-v.*, **OP.**, *Par.*, *Phos.*, Ph-ac., *Plat.*, *Plb.*, Puls., Rheum, Rhus-t., Sabad., Samb., *Sec.*, Spong., **STRAM.**, *Sulph.*, Sul-ac., Tarax., Valer., **VERAT.**

Einbildungen: Acon., Ambr., Anac., Ang., Ant-c., Aur., Bar-c., **BELL.,** *Bry., Calc., Cann-s., Canth.,* Carb-an., *Carb-v., Caust., Chin.,* **Cic., COCC.,** Coff., Con., Croc., Cupr., Euphr., **Hell.,** Hep., **Hyos., IGN.,** Iod., Kali-c., Lach., Led., **Lyc.,** M-arct., Mag-m., *Merc.,* Mur-ac., Nit-ac., *Nux-v.,* **Op., Phos., PH-AC., Plat., Puls., Rhus-t., SABAD.,** Samb., **Sec.,** *Sep.,* **Sil.,** Spong., *Stann.,* **Staph., Stram., SULPH.,** Thuj., **Valer.,** *Verat.,* Verb., Viol-o.

Ekstasen: ACON., Agar., Agn., Ang., **Ant-c.,** Arn., *Bell.,* Bry., Cham., *Lach.,* M-arct., Olnd., **Op., PHOS.,** Ph-ac., Plat., Stann., *Stram.,* Verat.

Wahnsinn: Acon., Agar., **Anac.,** Ant-c., *Ars.,* **Aur., BELL.,** Cann-s., *Canth.,* Caust., **Cic.,** *Cocc.,* Coloc., Con., *Croc.,* **Cupr.,** Dig., Dulc., **HYOS.,** *Ign., Lach.,* **LYC.,** Merc., *Nat-c.,* Nux-m., Nux-v., Olnd., *Op.,* Par., *Phos.,* **Plat.,** Plb., Rhus-t., Sec., *Sep.,* Squil., **STRAM., Sulph., VERAT.,** Zinc.

Zerstreutheit: Acon., Agn., Alum., **Am-c.,** Anac., *Ang.,* **Arn.,** Aur., **Bar-c.,** *Bell.,* **Bov., Calad.,** Calc., *Cann-s.,* **CAUST., CHAM.,** *Chin., Cic.,* **Cocc.,** Colch., *Croc.,* Cycl., Dulc., *Graph.,* **Hell.,** Hep., **Ign.,** *Kali-c.,* Lach., Led., **Lyc.,** M-ambo., *M-aust.,* Mang., **Merc.,** *Mez.,* Mosch., Nat-c., *Nat-m.,* Nit-ac., Nux-m., **Nux-v.,** *Olnd.,* **Op.,** Petr., Phos., *Ph-ac.,* Plat., **PULS.,** Rhod., Rhus-t., **SEP.,** *Sil.,* Spig., Stram., *Sulph.,* Sul-ac., *Thuj.,* **Verat.,** Verb., Viol-o., Viol-t.

3. GEDÄCHTNIS

Lebhaftes: Acon., *Anac.,* Ang., **Aur., BELL., Coff.,** *Croc.,* **Cycl., HYOS., Op.,** *Phos.,* Seneg., *Viol-o.*

Schwaches: *Acon.,* **Alum.,** Am-c., **ANAC.,** Arn., *Ars.,* Aur., *Bar-c.,* **BELL.,** *Bov.,* **Bry.,** *Calc., Carb-v.,* Caust., Cocc., *Colch.,* **Con.,** *Croc.,* **Cycl.,** Dig., **Graph., Guaj., Hell.,** Hep., **HYOS.,** *Ign.,* Kali-c., *Kreos., Lach.,* **Laur., LYC.,** M-arct., Merc., Mez., Mosch., **Nat-m., Nux-m., Olnd.,** *Op.,* **Petr.,** Phos., Plat., Plb., *Puls.,* Rhod., **Rhus-t.,** *Sabin.,* **Sel.,** *Sep., Sil.,* **Spig.,** *Staph.,* **Stram.,** Stront-c., **Sulph.,** Sul-ac., **VERAT.,** *Verb.,* **Viol-o.,** *Zinc.*

Verlorenes: Anac., BELL., *Bry.*, Camph., **Con.,** Cycl., *Graph.*, Hell., **HYOS.,** Kali-c., **Lyc., Nat-m.,** Olnd., Op., **Petr.,** *Puls.*, Rhus-t., *Sel.*, *Sil.*, Spig., Staph., **Stram.,** Sulph., **VERAT.**

4. BENEBLUNG

Beneblung: Acon., **Agar.,** *Alum.*, *Am-m.*, Ang., Ant-t., **Arg.,** Ars., *Asar.*, Aur., **BELL.,** *Bov.*, **BRY., Calc.,** Camph., **Cann-s.,** *Caps.*, *Carb-v.*, *Caust.*, *Cham.*, Chin., Cic., **Cocc.,** *Coff.*, **Con.,** *Croc.*, Dulc., Graph., Hell., **Hyos.,** Ign., Ip., **Kali-c.,** Kreos., **LAUR.,** *Lyc.*, **Mag-m.,** Merc., **Mez.,** Mosch., Nat-c., *Nat-m.*, *Nux-m.*, **Nux-v., OP.,** *Petr.*, *Phos.*, **Ph-ac., Puls., Rheum,** *Rhod.*, **Rhus-t.,** Sabad., *Samb.*, Sars., *Sec.*, *Sep.*, **Sil.,** Spong., Squil., **Stram.,** Sulph., Sul-ac., Tarax., *Thuj.*, *Valer.*, **Verat.**

Betäubung: Acon., Agar., Alum., *Ant-t.*, Arg., *Arn.*, **Ars.,** Asar., *Bar-c.*, **BELL., Bov., Bry., Calc., Camph.,** *Cann-s.*, Caps., Caust., *Cham.*, Chin., **Cic.,** Cocc., *Coff.*, **Con., Cupr.,** Dulc., Graph., **Hell., HYOS.,** Ip., *Kali-c.*, Kali-n., Lach., **Laur.,** Led., Lyc., Mag-m., *Merc.*, *Mez.*, *Mosch.*, Mur-ac., Nat-c., **Nat-m., Nux-m., Nux-v.,** *Olnd.*, **OP., Phos., Ph-ac.,** Plb., **Puls., Rheum,** *Rhod.*, **RHUS-T.,** Sabad., *Sec.*, Sep., *Sil.*, Spig., Stann., **STRAM.,** *Sulph.*, Tarax., Thuj., *Valer.*, **VERAT.,** Verb.

Eingenommenheit: Acon., *Agar.*, Alum., Ambr., *Am-c.*, *Am-m.*, **Anac.,** *Ang.*, *Ant-t.*, *Arn.*, **Ars.,** *Asaf.*, *Asar.*, Aur., *Bar-c.*, **Bell.,** *Bism.*, Borx., **Bov., Bry.,** Calad., **CALC.,** Camph., *Cann-s.*, *Canth.*, Caps., **Carb-an.,** *Carb-v.*, *Caust.*, **Chin.,** *Cic.*, Clem., *Cocc.*, Coff., Colch., Coloc., *Con.*, **Croc.,** *Dig.*, Dros., Euphr., **Ferr., Graph., Hell.,** Hep., *Hyos.*, *Ign.*, *Iod.*, **Kali-c.,** *Kali-n.*, **Kreos.,** Lach., *Laur.*, Led., *Lyc.*, M-arct., *M-aust.*, **Mag-c.,** *Mag-m.*, *Mang.*, **Meny., MERC., Mez., Mosch.,** Mur-ac., **Nat-c., NAT-M.,** *Nit-ac.*, **Nux-m., NUX-V.,** *Olnd.*, **OP.,** Par., **PETR., Phos., Ph-ac.,** *Plb.*, **Puls.,** Ran-b., *Rheum,* **Rhod., RHUS-T.,** *Ruta,* **Sabad.,** *Sabin.*, Samb., Sars., **Sec., Seneg., SEP., SIL., Spig.,** Spong., *Squil.*, *Stann.*, **Staph., Stram.,** Stront-c., **SULPH.,** *Sul-ac.*, Tarax., **Thuj.,** Valer., *Verat.*, Verb., *Vio-o.*, *Viol-t.*, **Zinc.**

Schwindel: Acon., *Agar.,* Agn., *Alum.,* Ambr., Am-c., Am-m., *Anac.,* Ang., Ant-c., Ant-t., *Arg.,* **Arn.,** Ars., Asaf., Asar., *Aur.,* Bar-c., **BELL.,** Bism., Borx., *Bov.,* **Bry.,** Calad., **CALC.,** Camph., **Cann-s.,** Canth., Caps., *Carb-an.,* Carb-v., **Caust.,** *Cham.,* Chel., Chin., **Cic.,** *Cocc.,* Coff., Coloc., **Con.,** *Croc., Cupr.,* Cycl., Dig., *Dros.,* Dulc., *Euph.,* Euphr., *Ferr., Graph.,* Hell., *Hep., Hyos., Ign.,* Iod., *Ip., Kali-c.,* Kali-n., *Kreos.,* Lach., **Laur.,** Led., *Lyc.,* M-ambo., M-arct., M-aust., Mag-c., Mag-m., Meny., *Merc., Mez.,* **Mosch.,** Mur-ac., *Nat-c.,* **Nat-m.,** Nit-ac., *Nux-m.,* **NUX-V.,** *Olnd., Op.,* Par., **Petr., PHOS., Ph-ac.,** Plat., Plb., **Puls., Ran-b.,** Ran-s., *Rheum, Rhod.,* **RHUS-T.,** Ruta, *Sabad.,* Sabin., Samb., Sars., *Sec.,* Seneg., **Sep., Sil.,** *Spig., Spong., Squil.,* Stann., *Staph.,* **Stram.,** Stront-c., **Sulph.,** *Sul-ac., Tarax., Thuj.,* **Valer., Verat.,** *Verb., Viol-o.,* **Zinc.**

Begleitende Beschwerden: ACON., Agar., *Alum.,* Ambr., *Am-c.,* Am-m., Anac., *Ant-c., Ant-t.,* **Arg.,** Arn., **Ars.,** Asaf., Aur., *Bar-c.,* **Bell.,** Bov., *Bry.,* Calad., **CALC.,** Camph., *Canth., Carb-an.,* Carb-v., Caust., **Cham.,** Chel., **CHIN.,** Cic., Cina, **COCC.,** Coff., Coloc., Con., *Croc., Cupr.,* Dig., Dulc., *Ferr.,* Graph., Hell., *Hep., Hyos., Ign.,* Iod., *Ip.,* Kali-c., Kali-n., **Lach., Laur.,** Led., *Lyc., Mag-c., Mag-m.,* **Merc.,** Mez., **Mosch.,** Nat-c., *Nat-m., Nit-ac., Nux-m.,* **NUX-V.,** Olnd., Op., Par., *Petr.,* **PHOS.,** Ph-ac., Plat., Plb., **PULS.,** Ran-s., Rhod., *Rhus-t.,* Ruta, *Sabad., Sabin.,* Sars., Sec., Sel., Seneg., *Sep.,* Sil., *Spig.,* Spong., Squil., Stann., Staph. **STRAM.,** *Stront-c., Sulph.,* **Verat.,** Verb., Zinc.

II. ABTEILUNG

KÖRPERTEILE UND ORGANE

1. INNERER KOPF

Im Allgemeinen: Acon., *Agar., Agn., Alum., Ambr.,* **Am-c.,** *Am-m.,* **Anac.,** Ang., *Ant-c., Ant-t., Arg.,* Arn., *Ars., Asaf., Asar., Aur., Bar-c.,* **Bell., Bism.,** *Borx., Bov., Bry.,* **Calc.,** Camph., Cann-s., *Canth., Caps.,* **Carb-an., Carb-v.,** *Caust.,* Cham., *Chel.,* **Chin.,** Cic., Cina, Clem., **Cocc.,** Coff., *Colch.,* Coloc., Con., *Croc., Cupr., Cycl.,* Dig., **Dros.,** *Dulc.,* Euph., Euphr., Ferr., Graph., *Guaj., Hell.,* **Hep., Hyos., IGN.,** *Iod.,* Ip., **Kali-c.,** *Kali-n.,* **Kreos.,**Lach., **Laur.,** Led., **Lyc.,** M-ambo., *M-arct., M-aust., Mag-m., Mang.,* Meny., **MERC., Mez.,** *Mosch., Mur-ac.,* Nat-c., **NAT-M., Nit-ac., Nux-m., NUX-V.,** *Olnd.,* Op., *Par.,* **PETR., PHOS., Ph-ac., Plat.,** *Plb.,* **Puls.,** *Ran-b., Ran-s.,* Rheum, Rhod., *Rhus-t.,* Ruta, **SABAD., SABIN.,** Samb., *Sars.,* Squil., Sec., Sel., *Seneg.,* **Sep., SIL., Spig.,** *Spong.,* Squil., **Stann.,** *Staph.,* Stram., Stront-c., **Sulph.,** *Sul-ac.,* Tarax., Teucr., **Thuj.,** *Valer.,* **Verat., VERB.,** Viol-o., Viol-t., **Zinc.**

Vorderkopf: ACON., *Agar.,* Agn., *Alum., Ambr.,* **AM-C., AM-M.,** *Anac.,* Ang., **Ant-c., Ant-t.,** Arg-met., *Arn.,* **ARS.,** Asaf., **Asar.,** *Aur., Bar-c.,* **BELL., BISM.,** Borx., Bov., **Bry., Calc.,** *Camph., Cann-s., Canth.,* **CAPS.,** *Carb-an.,* **Carb-v.,** *Caust., Cham., Chel.,* **Chin.,** *Cic.,* Cina, Clem., **COCC.,** *Coff., Colch., Coloc., Con., Croc., Cupr.,* Cycl., Dig., **DROS., Dulc.,** *Euph.,* Euphr., **Ferr.,** *Graph., Guaj., Hell.,* **HEP., HYOS., IGN.,** *Iod., Ip.,* **Kali-c.,** *Kali-n.,* **Kreos.,** *Lach.,* **LAUR.,** *Led., Lyc.,* M-ambo., M-arct., M-aust., **Mag-c., Mag-m.,** *Mang., Meny.,* **MERC., MEZ.,** *Mosch., Mur-ac.,* **NAT-C., NAT-M.,** *Nit-ac., Nux-m.,* **NUX-V., Olnd.,** *Op., Par.,* **Petr., PHOS.,** Ph-ac., **Plat.,** *Plb.,* **Puls., Ran-b.,** Ran-s., Rheum, *Rhod., Rhus-t., Ruta,* **Sabad., Sabin.,** Samb., Sars., *Sec., Sel., Seneg.,* **Sep., SIL., SPIG., Spong.,** *Squil.,* **STANN., Staph.,** Stram., Stront-c., **Sulph.,** *Sul-ac., Tarax.,* Teucr., **Thuj., Valer.,** *Verat.,* **Verb., Viol-o.,** *Viol-t.,* **Zinc.**

Schläfen: *Acon.*, **Agn.**, *Agar.*, **Alum.**, Ambr., Am-c., Am-m., **ANAC.**, Ang., Ant-c., Ant-t., **ARG.**, *Arn.*, Ars., *Asaf.*, *Asar.*, Aur., Bar-c., *Bell.*, *Bism.*, Borx., Bov., *Bry.*, **Calc.**, Camph., Cann-s., *Canth.*, Caps., Carb-an., Carb-v., Caust., Cham., Chel., **CHIN.**, *Cina*, *Clem.*, **Cocc.**, Coff., Colch., Coloc., Con., Croc., *Cupr.*, **CYCL.**, *Dig.*, Dros., *Dulc.*, Euph., Euphr., Graph., *Guaj.*, *Hell.*, Hep., Hyos., Ign., Iod., Ip., **KALI-C.**, Kali-n., **KREOS**., *Lach.*, *Laur.*, Led., *Lyc.*, *M-arct.*, *M-aust.*, **Mag-c.**, Mag-m., **Mang.**, Meny., **Merc.**, *Mez.*, Mosch., *Mur-ac.*, Nat-c., *Nat-m.*, *Nit-ac.*, **NUX-M.**, Nux-v., *Olnd.*, **PAR.**, **Petr.**, *Phos.*, **Ph-ac.**, **PLAT.**, **Plb.**, **PULS.**, *Ran-b.*, *Ran-s.*, Rheum, *Rhod.*, **Rhus-t.**, Ruta, **Sabad.**, **SABIN.**, *Samb.*, *Sars.*, *Seneg.*, Sep., *Sil.*, *Spig.*, Spong., *Squil.*, **Stann.**, *Staph.*, *Stram.*, *Stront-c.*, *Sulph.*, **Sul-ac.**, *Tar.*, *Teucr.*, **THUJ.**, Valer., Verat., **VERB.**, *Viol-t.*, **Zinc.**

Seiten des Kopfs: Acon., *Agar.*, Alum., Am-c., Am-m., Anac., Ang., Ant-t., Arg., Arn., Ars., **Asaf.**, Asar., Aur., *Bar-c.*, Bell., Borx., **Bov.**, Bry., Calc., Camph., Cann-s., **Canth.**, *Caps.*, Carb-an., Carb-v., Caust., Cham., Chel., Chin., Cic., Cina, *Clem.*, Cocc., Coff., Colch., Coloc., Con., *Croc.*, Cupr., Cycl., Dig., Dros., Dulc., Euph., Euphr., Ferr., *Graph.*, **Guaj.**, Hell., Hep., Hyos., Ign., Iod., *Kali-c.*, Kreos., Lach., **Laur.**, Led., *Lyc.*, M-ambo., **M-arct.**, **M-aust.**, *Mag-c.*, *Mag-m.*, *Mang.*, Meny., Merc., Mez., Mosch., Mur-ac., Nat-c., Nat-m., Nit-ac., Nux-m., *Nux-v.*, Olnd., Par., Petr., Phos., **PH-AC.**, *Plat.*, Plb., *Puls.*, Rhod., Rhus-t., Ruta, Sabad., Sabin., Sars., Sep., Sil., Spong., Squil., Stann., Staph., Stront-c., *Sulph.*, Sul-ac., Tarax., Teucr., **Thuj.**, Valer., **Verat.**, **Verb.**, Viol-t., **ZINC.**

Scheitel: Acon., Agar., *Agn.*, Alum., *Ambr.*, Am-c., Am-m., *Anac.*, Ant-c., Ant-t., Arg., Arn., Ars., Asaf., Asar., Aur., Bar-c., Bell., Borx., Bov., Bry., Calc., Cann-s., Canth., Caps., **Carb-an.**, Carb-v., *Caust.*, Chel., *Chin.*, Cina, *Cocc.*, Colch., Coloc., *Con.*, Croc., **Cupr.**, Cycl., Dig., *Dulc.*, Ferr., Graph., Guaj., Hell., Hep., Hyos., Ign., Iod., Ip., Kali-c., Kali-n., *Kreos.*, *Lach.*, Laur., *Led.*, Lyc., **M-ambo.**, **M-ARCT.**, *M-aust.*, Mag-c., Mang., *Meny.*, Merc., Mez., Mosch., Mur-ac., *Nat-c.*, *Nat-m.*, **Nit-ac.**, **Nux-m.**, Nux-v., Olnd., *Par.*, Petr., **Phos.**, Ph-ac., Plat., Puls., Ran-b., **RAN-S.**, Rheum, Rhod., Rhus-t., Ruta, *Sabad.*, Sabin., Samb., Sars., *Sep.*, *Sil.*, **Spig.**,

Spong., Squil., *Stann.*, *Staph.*, *Stram.*, Stront-c., *Sulph.*, Sul-ac., *Thuj.*, *Valer.*, **VERAT.**, *Verb.*, Viol-t., Zinc.

Hinterkopf: *Acon.*, Agar., Alum., **Ambr.**, Am-c., Am-m., *Anac.*, Ang., Ant-t., Arg., Arn., Ars., Asaf., Asar., Aur., *Bar-c.*, *Bell.*, *Bism.*, Borx., Bov., Bry., *Calc.*, Camph., Cann-s., Canth., Caps., **Carb-an.**, **CARB-V.**, Caust., **Chel.**, *Chin.*, Cic., Cina, Cocc., Coff., **Colch.**, Con., Croc., Cupr., Cycl., Dig., Dros., Dulc., *Euph.*, Euphr., *Graph.*, Guaj., Hell., Hep., **Ign.**, Iod., Ip., *Kali-c.*, **Kali-n.**, Kreos., Laur., Led., *Lyc.*, *M-ambo.*, M-arct., M-aust., *Mag-c.*, **Mag-m.**, *Mang.*, *Meny.*, *Merc.*, **Mez.**, **Mosch.**, *Mur-ac.*, **Nat-c.**, Nat-m., *Nit-ac.*, Nux-m.,**Nux-v.**, Olnd., Op., Par., **PETR.**, *Phos.*, Ph-ac., Plat., Plb., *Puls.*, *Ran-b.*, Ran-s., Rhod., *Rhus-t.*, Ruta, Sabad., **Sabin.**, Samb., Sars., *Sec.*, **Seneg.**, **Sep.**, **Sil.**, *Spig.*, *Spong.*, *Squil.*, *Stann.*, Staph., Stront-c., **Sulph.**, Sul-ac., *Tarax.*, Teucr., **Thuj.**, Valer., Verat., Verb., Viol-t., **Zinc.**

Halbseitig: Acon., **Agar.**, *Agn.*, **ALUM.**, Ambr., Am-c., *Am-m.*, **ANAC.**, Ang., Ant-c., *Ant-t.*, **Arg.**, *Arn.*, Ars., **ASAF.**, *Asar.*, Aur., **Bar-c.**, *Bell.*, Bism., Borx., *Bov.*, Bry., **Calc.**, Camph., Cann-s., **Canth.**, Caps., Carb-an., *Carb-v.*, *Caust.*, Cham., *Chel.*, *Chin.*, Cic., **Cina**, Clem., *Cocc.*, Coff., Colch., Coloc., Con., *Croc.*, Cupr., **Cycl.**, *Dig.*, Dros., **Dulc.**, Euph., Euphr., Ferr., *Graph.*, **Guaj.**, *Hell.*, *Hep.*, Hyos., *Ign.*, Iod., **KALI-C.**, Kali-n., *Kreos.*, Lach., *Laur.*, *Led.*, *Lyc.*, *M-arct.*, *M-aust.*, *Mag-c.*, *Mag-m.*, **Mang.**, *Meny.*, *Merc.*, **Mez.**, Mosch., **Mur-ac.**, *Nat-c.*, Nat-m., *Nit-ac.*, *Nux-m.*, *Nux-v.*, **Olnd.**, **Par.**, Petr., **Phos.**, **PH-AC.**, **PLAT.**, *Plb.*, Puls., Ran-b., Ran-s., Rheum., *Rhod.*, Rhus-t., Ruta, **Sabad.**, **Sabin.**, Samb., **SARS.**, Sel., Seneg., Sep., Sil., **Spig.**, *Spong.*, *Squil.*, *Stann.*, **Staph.**, **Stront-c.**, Sulph., **SUL-AC.**, *Tarax.*, *Teucr.*, *Thuj.*, Valer., Verat., **VERB.**, Viol-o., Viol-t., **Zinc.**

Halbseitig - Rechts: Acon., **Agar.**, *Agn.*, **Alum.**, Am-c., Am-m., Anac., *Ang.*, Ant-t., Arg., Arn., Ars., Asaf., Aur., Bar-c., *Bell.*, *Bism.*, *Borx.*, Bov., *Bry.*, Calc., Camph., **Canth.**, Caps., *Carb-an.*, Carb-v., **Caust.**, *Cham.*, Chel., Chin., Cic., Cina, Clem., Cocc., *Coff.*, Colch., Coloc., Con., Croc., Cycl., *Dig.*, **Dros.**, Dulc., Euph., *Euphr.*, Graph., *Guaj.*, Hell., **Hep.**, Hyos., **Ign.**, Iod., Kali-c., *Kali-n.*, Kreos., Laur., Led., *Lyc.*, M-arct., M-aust., Mag-c., Mag-m., Mang., Meny., Merc., Mez., **Mosch.**, *Mur-ac.*, Nat-c., Nat-m., Nit-ac., Nux-m., Nux-v., Olnd., Par., Petr., Phos.,

Ph-ac., Plat., **Plb.,** Puls., **Ran-b.,** Rheum, Rhod., *Rhust.*, **Ruta, Sabad., Sabin.,** Sars., *Seneg.*, Sep., *Sil.*, Spig., Spong., *Squil.*, Stann., Staph., Stront-c., Sulph., *Sul-ac.*, Tarax., **Teucr.,** Thuj., *Valer.*, Verb., Viol-t., Zinc.

Halbseitig - Links: *Acon.*, Agar., Agn., Alum., *Ambr.*, Am-c., Am-m., Anac., Ang., *Ant-c.*, **Ant-t.,** *Arg.*, **Arn.,** Ars., **Asaf., Asar.,** *Aur.*, Bar-c., Bell., Bism., Borx., Bov., Bry., **Calc.,** *Camph.*, *Cann-s.*, Canth., *Caps.*, Carb-v., Caust., **Cham.,** *Chel.*, **Chin.,** *Cic.*, Cina, Clem., Cocc., **Colch., Coloc.,** *Con.*, **Croc., Cupr.,** *Cycl.*, Dig., Dros., *Dulc.*, *Euph.*, Euphr., Ferr., Graph., Guaj., Hell., Hyos., Ign., **Iod.,** Kali-c., Kali-n., Kreos., **Lach.,** Laur., Led., Lyc., *M-arct.*, *M-aust.*, Mag-c., *Mag-m.*, Mang., Meny., **Merc.,** Mez., Mur-ac., Nat-c., Nat-m., **Nit-ac.,** *Nux-m.*, *Nux-v.*, Olnd., Par., *Petr.*, Phos., Ph-ac., Plat., Plb., Puls., Ran-b., Ran-s., **Rhod.,** Rhus-t., Sabad., Sabin., *Samb.*, Sars., **Sel.,** Seneg., *Sep.*, **Spig.,** Spong., Squil., *Stann.*, *Staph.*, Stront-c., **Sulph.,** Sul-ac., **Tarax.,** Teucr., Thuj., Valer., *Verat.*, *Verb.*, *Viol-o.*, *Viol-t.*, Zinc.

2. ÄUSSERER KOPF

Bewegungen des Kopfs: *Agar.*, Agn., **Alum.,** Am-m., Ang., Ant-t., Arg., *Asar.*, Aur., **BELL.,** Bry., **Camph.,** Canth., Caust., Cham., Chin., **CIC., Cina,** *Cocc.*, Colch., **CUPR.,** *Dig.*, Ferr., *Hell.*, Hep., **Hyos., Ign.,** Kali-c., Kreos., *Lach.*, Lyc., M-arct., Merc., Nat-m., Nux-m., Nux-v., Olnd., *Op.*, Par., Phos., Puls., Rheum, Rhus-t., **Sep.,** Spig., **Spong.,** Staph., **Stram.,** *Tarax.*, Verat., Viol-o., Viol-t.

Empfindungen: Acon., *Agar.*, *Agn.*, **Alum.,** *Ambr.*, Am-m., *Ang.*, *Arg.*, **ARN.,** *Ars.*, Asar., Aur., **BAR-C., BELL.,** Bism., Borx., Bov., *Bry.*, **CALC.,** *Cann-s.*, Canth., Caps., *Carb-an.*, *Carb-v.*, **Caust.,** *Cham.*, Chel., **Chin.,** Cina, Clem., Cocc., Coloc., Cycl., *Dig.*, *Dros.*, Ferr., **Graph., Guaj.,** *Hell.*, *Hep.*, Hyos., Ign., Iod., *Ip.*, Kali-c., *Kali-n.*, Kreos., Lach., *Laur.*, *Led.*, **Lyc.,** M-arct., *Mag-m.*, *Mang.*, Meny., **Merc., Mez.,** Mosch., *Mur-ac.*, Nat-c., Nat-m., *Nit.*, *Nit-ac.*, Nux-m., **NUX-V.,** *Olnd.*, Op., **Par.,** *Petr.*, **Phos.,** *Ph-ac.*, Plat., *Puls.*, *Ran-b.*, *Ran-s.*, *Rhod.*, **RHUS-T., RUTA,** *Sabad.*, Sars., *Sel.*, **Sep.,** *Sil.*, **Spig.,** *Spong.*, Stann., **STAPH., Sulph.,** Sul-ac., Tarax., **Thuj., Verat.,** Viol-o., **Zinc.**

Haare: *Acon.*, Agar., **Alum.**, **Ambr.**, Am-m., Ant-c., *Arn.*, **Ars.**, Asar., Aur., **Bar-c.**, **BELL.**, **BORX.**, Bov., *Bry.*, **Calc.**, *Canth.*, Caps., *Carb-an.*, **Carb-v.**, *Caust.*, Chel., **Chin.**, Cina, Cocc., Colch., *Con.*, Cycl., Dulc., **Ferr.**, **GRAPH.**, **HEP.**, *Ign.*, *Iod.*, **KALI-C.**, Kali-n., *Kreos.*, Lach., *Laur.*, **LYC.**, Mag-c., Mag-m., Mang., Meny., **Merc.**, *Mez.*, Mur-ac., Nat-c., **NAT-M.**, **Nit-ac.**, *Nux-v.*, *Par.*, *Petr.*, **Phos.**, *Ph-ac.*, **Plb.**, Puls., **Rhus-t.**, Sabad., Sars., Sec., **Sel.**, *Sep.*, **Sil.**, *Spig.*, *Spong.*, *Staph.*, **SULPH.**, Sul-ac., Thuj., **Verat.**, *Zinc.*

Haare, dunkle*): **ACON.**, Ambr., *Am-m.*, **Anac.**, *Ant-c.*, Arg., **Arn.**, **Ars.**, Asar., *Bell.*, Bry., Calc., *Cann-s.*, Caps., **Carb-v.**, **Caust.**, *Chin.*, Clem., Con., Dros., **Dulc.**, Euphr., *Graph.*, **Guaj.**, Hell., Hep., Ign., Iod., Ip., **Kali-c.**, Lach., *Led.*, Lyc., Mag-m., Merc., **Mosch.**, Mur-ac., *Nat-c.*, **Nat-m.**, **NIT-AC.**, **NUX-V.**, *Olnd.*, Petr., **PHOS.**, **Ph-ac.**, **PLAT.**, *Plb.*, **Puls.**, Rheum, Rhod., Rhus-t., Ruta, Sabin., Sars., **SEP.**, Sil., *Stann.*, **Staph.**, **Sulph.**, Verat., *Verb.*, *Zinc.*

Haare, helle: **AGAR.**, Ambr., Am-m., **Ang.**, *Ars.*, Aur., Bar-c., Bell., **Borx.**, Bov., **Bry.**, **CALC.**, **CAPS.**, Caust., **Cham.**, Cina, **Clem.**, **COCC.**, Coff., **Con.**, *Croc.*, *Cupr.*, **Dig.**, Euph., Ferr., **Graph.**, Hell., Hep., **HYOS.**, Ign., **Iod.**, *Ip.*, Kali-c., **Lach.**, Laur., **Lyc.**, *Mag-c.*, Mag-m., **Merc.**, **Mez.**, Mosch., Mur-ac., *Nat-c.*, Nux-v., Op., **Petr.**, Phos., *Ph-ac.*, Plat., *Puls.*, Rheum, **Rhus-t.**, Ruta, *Sabad.*, **Sel.**, **Seneg.**, Sep., **SIL.**, **Spig.**, **Spong.**, Stann., Staph., *Stram.*, **Sulph.**, **Sul-ac.**, **Thuj.**, *Verat.*, Viol-o.

Haut: *Alum.*, Ambr., Anac., Ant-c., *Ant-t.*, Arg., Arn., **ARS.**, Aur., *Bar-c.*, Bell., **Borx.**, *Bov.*, *Bry.*, **CALC.**, Caps., Carb-an., *Carb-v.*, *Caust.*, **Chel.**, Chin., Cic., *Clem.*, *Cycl.*, *Dros.*, Ferr., **Graph.**, Hell., **Hep.**, *Kali-c.*, *Laur.*, *Led.*, *Lyc.*, Mag-c., Mag-m., **MERC.**, **Mez.**, Mosch., Mur-ac., **Nat-m.**, *Nit-ac.*, Nux-v., **OLND.**, *Par.*, **Petr.**, **Phos.**, *Puls.*, Ran-s., **RHUS-T.**, **Ruta**, *Sabad.*, Sars., Sel., **Sep.**, **SIL.**, Spig., **STAPH.**, *Sulph.*, *Sul-ac.*, *Thuj.*, Zinc.

---

*) Anm. Die in dieser und in der folgenden Rubrik angeführten Zeichen sind das Ergebnis viele Jahre hindurch fortgesetzter, sorgfältiger Beobachtungen, welche ich nicht vorenthalten wollte, obschon sie noch weiterer Bestätigung bedürfen.

Knochen: Agn., *Ant-c.*, Ang., *Arg.*, Ars., **AUR.**, Bar-c., **Bell.**, Bry., **Calc.**, *Canth.*, Carb-v., Caust., Cham., **Chin.**, Cocc., *Cupr.*, Graph., Guaj., **Hep.**, Ign., *Ip.*, Kali-n., **Lyc.**, *Mang.*, **MERC.**, *Mez.*, Nat-m., **NIT-AC.**, Nux-v., **Phos.**, **Ph-ac.**, *Puls.*, Rhod., *Rhus-t.*, **RUTA**, Sabad., *Sabin.*, *Samb.*, **Sep.**, **Sil.**, Spig., **Staph.**, *Sulph.*, Verat., *Viol-t.*, Zinc.

Backenbart: Agar., *Ambr.*, **Calc.**, *Graph.*, **Mez.**, Nat-c., *Nat-m.*, *Nit-ac.*, Plb., Sil.

Haargrenze: Calc., **Nat-m.**, **Sep.**

Hinterkopf: *Ambr.*, Am-c., Am-m., Ant-c., *Ant-t.*, *Ars.*, Bar-c., Bell., *Borx.*, Bry., **Calc.**, *Carb-an.*, **CARB-V.**, *Caust.*, *Chel.*, *Chin.*, **Clem.**, *Cycl.*, Euph., *Graph.*, **Hep.**, *Iod.*, **Lyc.**, Merc., *Mez.*, **Nat-c.**, *Nat-m.*, Nit-ac., *Olnd.*, **PETR.**, Puls., Rhus-t., *Ruta*, **Sep.**, **SIL.**, Spig., **Staph.**, **Sulph.**, **Thuj.**, *Viol-o.*, Zinc.

Hinter den **Ohren:** *Alum.*, Ambr., Am-c., Am-m., Anac., Ant-c., **Ang.**, Arg., **Arn.**, Aur., **BAR-C.**, **Bell.**, *Bry.*, **Calc.**, Cann-s., **Canth.**, Carb-an., Carb-v., **CAUST.**, Chel., Chin., *Cic.*, Cina, Cocc., **Con.**, Dros., **GRAPH.**, Hell., **Hep.**, *Kali-c.*, *Kali-n.*, Lach., **Lyc.**, Meny., *Merc.*, *Mez.*, **Mur-ac.**, *Nit-ac.*, **Olnd.**, **PETR.**, Phos., *Ph-ac.*, **Puls.**, *Rhus-t.*, Ruta, **Sabad.**, Sabin., Sars., Sel., **Sep.**, **SIL.**, Spong., Stann., **STAPH.**, **Sulph.**, Tarax., Thuj., Verb., Viol-t., Zinc.

Schläfen: *Alum.*, **Anac.**, Ant-c., **Arg.**, *Asar.*, Bar-c., *Bell.*, Bry., **Calc.**, Carb-v., Caust., Chel., **Chin.**, *Cocc.*, *Cycl.*, *Dros.*, Ign., **Kali-c.**, **Kreos.**, Lach., **Lyc.**, Mang., **Merc.**, **Mur-ac.**, **NAT-M.**, *Nit-ac.*, **Par.**, *Petr.*, Phos., *Ph-ac.*, Plat., **Puls.**, *Rhus-t.*, Sabad., **Sabin.**, Sep., Sil., *Sul-ac.*, **Thuj.**, Zinc.

Seiten des Kopfs: Agar., Ambr., Ars., *Bar-c.*, **Bov.**, Carb-an., **Caust.**, Coloc., Dros., **Graph.**, *Guaj.*, *Kali-c.*, Lyc., Nit-ac., Phos., **Ph-ac.**, *Ruta*, *Sars.*, **Staph.**, Thuj., *Verat.*, Viol-t., **ZINC.**

Stirn: Alum., *Ambr., Ant-c., Aur.,* Bar-c., **Bov., Calc.,** Carb-an., **Carb-v., Caust.,** Chel., *Cic.,* **Clem.,** *Con.,* **Dros.,** *Graph.,* **HEP.,** Iod., **Kreos., LED.,** *Lyc., Meny.,* Merc., *Mur-ac.,* **Nat-m.,** *Nit-ac.,* Nux-v., **Par., Phos., PH-AC.,** Rhod., **Rhus-t.,** Sabad., Sars., **SEP.,** *Sil., Spig.,* **Staph., SULPH.,** Verat., *Viol-o.,* Viol-t., Zinc.

Vorder- (Haar-) **Kopf:** *Agar.,* Alum., Am-c., Am-m., *Anac.,* **ARS.,** Bar-c., **Bell.,** Bism., Bry., Calc., *Carb-v.,* Cic., *Con., Dros.,* Dulc., Graph., **Hep.,** *Kali-c., Kreos., Lyc.,* Mag-c., *Mag-m.,* **MERC.,** *Mez., Nat-c.,* **Nat-m.,** Olnd., *Par., Petr.,* **Phos.,** Plat., *Ran-b., Sabad., Sep.,* **Sil.,** Staph., *Sulph., Thuj.,* **Viol-t.,** Zinc.

Wirbel (Scheitel): Agar., Ars., **Bar-c.,** Bry., **Calc., Carb-an.,** Carb-v., *Caust.,* Cupr., **GRAPH., Hep., Lyc.,** *Meny.,* **Mez., Nit-ac.,** Par., Phos., Plb., **Ran-s., Sel.,** *Sep.,* **Sil.,** *Spig.,* Spong., Squil., Staph., **Verat., Zinc.**

3. AUGEN

Augapfel überhaupt: **ACON.,** Agar., Agn., *Alum., Ambr.,* Am-c., Am-m., Anac., Ang., Ant-c., Ant-t., Arg., **Arn., Ars.,** Asaf., **Asar.,** *Aur., Bar-c.,* **BELL.,** Bism., *Borx.,* Bov., **Bry.,** Calad., **CALC.,** Camph., Cann-s., *Canth.,* Caps., Carb-an., *Carb-v.,* **Caust., Cham.,** Chel., *Chin.,* Cic., Cina, **Clem.,** Cocc., Coff., Colch., Coloc., **Con., Croc.,** Cupr., Cycl., **Dig.,** Dros., Dulc., Euph., **EUPHR.,** Ferr., *Graph.,* Guaj., Hell., **HEP.,** Hyos., *Ign.,* Iod., Ip., **Kali-c.,** Kali-n., *Kreos.,* Lach., Laur., *Led.,* **Lyc.,** M-ambo., *M-arct.,* M-aust., *Mag-c.,* Mag-m., Mang., Meny., **Merc.,** Mez., Mosch., Mur-ac., *Nat-c., Nat-m., Nit-ac.,* Nux-m., **Nux-v.,** Olnd., Op., *Par., Petr.,* **Phos.,** *Ph-ac., Plat.,* **Plb., Puls.,** *Ran-b.,* Ran-s., Rheum, Rhod., **Rhus-t.,** *Ruta,* Sabad., Sabin., Samb., Sars., Sec., Sel., **Seneg., Sep., Sil., SPIG.,** Spong., Squil., **Stann., Staph.,** *Stram.,* **Stront-c., SULPH.,** *Sul-ac.,* Tarax., Teucr., **Thuj.,** Valer., **Verat.,** Verb., Viol-o., Viol-t., *Zinc.*

Bindehaut: ACON., Agar., Alum., **Ambr.,** Am-c., Am-m., Ang., *Ant-c.,* Ant-t., Arg., *Arn.,* **Ars.,** *Asar., Aur., Bar-c.,* **BELL.,** Bism., Borx., **Bry.,** *Calc.,* Camph., Cann-s., Canth., Caps., Carb-v., Caust., *Cham., Chel.,* **Chin., Clem.,** Cocc., Coff., Coloc., *Con.,*

Op., *Par.*, Petr., **Phos.**, **Ph-ac.**, Plat., *Plb.*, **Puls.**, Ran-b., Ran-s., *Rheum*, *Rhod.*, **RHUS-T.**, Ruta, Sabad., Sabin., Sars., Sec., Sel., *Seneg.*, **SEP.**, **Sil.**, **SPIG.**, *Spong.*, Squil., *Stann.*, **Staph.**, *Stram.*, Stront-c., **SULPH.**, Sul-ac., *Tarax.*, Teucr., Thuj., *Valer.*, **Verat.**, Verb., *Viol-o.*, Viol-t., **Zinc.**

Oberlider: Acon., Agar., Agn., **Alum.**, Ang., Arg., Arn., Ars., *Asaf.*, *Asar.*, Aur., *Bar-c.*, *Bell.*, Borx., **Bry.**, **Calc.**, Camph., *Cann-s.*, Canth., Carb-an., Carb-v., **CAUST.**, *Cham.*, **Chel.**, Chin., Cina, Clem., Colch., Coloc., *Con.*, **Croc.**, *Cycl.*, Dulc., *Ferr.*, Graph., Hell., **Hep.**, Hyos., Ign., *Kali-c.*, Kreos., Laur., *Lyc.*, M-arct., Mag-c., Mag-m., *Mang.*, *Merc.*, Mez., Mosch., Mur-ac., *Nat-c.*, Nat-m., Nux-v., *Olnd.*, Op., **Par.**, **Phos.**, *Ph-ac.*, *Plb.*, **Puls.**, Rheum, Rhod., **Rhus-t.**, Sabin., Seneg., **SEP.**, *Sil.*, **SPIG.**, Spong., Squil., *Stann.*, **Staph.**, *Stram.*, **Sulph.**, Tarax., Teucr., Thuj., **Verat.**, Viol-o., **Zinc.**

Unterlider: Agar., *Alum.*, *Am-m.*, Arg., **Ars.**, Asar., Aur., *Bell.*, **Bry.**, **CALC.**, *Canth.*, Carb-v., *Caust.*, Cham., Chin., Cic., *Colch.*, Coloc., *Croc.*, **Dig.**, Dros., Euph., Euphr., Ferr., Graph., Iod., *Lach.*, Laur., Lyc., M-aust., **Mag-c.**, **Merc.**, Mez., Nat-c., **Nat-m.**, Olnd., Petr., **PH-AC.**, *Puls.*, Ran-b., **Rhus-t.**, **RUTA**, Sabin., Sec., **SENEG.**, **Sep.**, Sil., Spig., *Stann.*, Sulph., Sul-ac., *Zinc.*

Lidränder: *Arg.*, Arn., **Bell.**, **BORX.**, Calc., Canth., **Cham.**, **Clem.**, *Colch.*, **Dig.**, **Euphr.**, **Hep.**, *Kreos.*, Lyc., **MERC.**, Mez., **Nux-v.**, *Ph-ac.*, **PULS.**, Rhus-t., Sabad., *Seneg.*, **Sep.**, *Sil.*, **Spig.**, **Staph.**, *Stram.*, **SULPH.**, **VALER.**, Zinc.

Innere Lidfläche: **Acon.**, Agar., **ARS.**, **Bell.**, *Borx.*, *Bry.*, *Calc.*, Canth., Caust., *Cham.*, Con., Dros., Ign., **Merc.**, Nat-m., **Nux-v.**, *Par.*, **Phos.**, **Puls.**, **RHUS-T.**, Sep., *Sil.*, **Sulph.**

Augenwinkel: Acon., **AGAR.**, **Alum.**, Am-c., Am-m., Anac., Ang., *Ant-c.*, *Ant-t.*, Arg., Arn., Ars., *Asar.*, **Aur.**, *Bar-c.*, **Bell.**, Bism., **Borx.**, Bov., **Bry.**, **CALC.**, Camph., *Carb-an.*, **CARB-V.**, **Caust.**, Cham., *Chel.*, Chin., Cic., *Cina*, *Clem.*, Coff., Colch., Coloc., *Con.*, Dig., **Euph.**, **Euphr.**, *Graph.*, Guaj., *Hell.*, Hep., Hyos., *Ign.*, Iod., Ip., *Kali-c.*, Kali-n., Lach., *Laur.*, Led., Lyc., M-ambo., M-arct., M-aust., *Mag-c.*, Mag-m., Meny., Merc., Mez.,

Mosch., *Mur-ac.*, Nat-c., **NAT-M.,** Nit-ac., **NUX-V.,** Olnd., Par., **Petr., PHOS.,** *Ph-ac.*, Plat., Plb., **PULS., Ran-b.,** *Ran-s.*, Rhod., Rhus-t., *Ruta,* Sabad., Sars., Seneg., **Sep., SIL.,** Spig., Spong., *Squil.*, **Stann., STAPH.,** *Stront-c.*, **SULPH.,** Sul-ac., *Tarax.*, Teucr., **Thuj.,** Valer., Verat., *Zinc.*

Äußerer Winkel: Agar., *Alum.*, Anac., Ant-c., Asar., **Bar-c.,** *Borx.*, *Bry.*, **CALC.,** Camph., Carb-an., Carb-v., Cham., Chel., *Chin.*, Cina, Colch., Con., **Euph.,** Euphr., Graph., *Hep.*, Hyos., **Ign.,** Ip., *Kali-c.*, Kali-n., Laur., Lyc., M-ambo., M-arct., Merc., Mosch., *Mur-ac.*, Nat-c., **Nat-m.,** Nit-ac., **Nux-v.,** Phos., Ph-ac., Puls., **RAN-B.,** Ran-s., Rhus-t., Ruta, Sabad., Sars., Seneg., *Sep.*, Sil., Spig., *Spong.*, **Squil.,** *Stann.*, **Staph.,** Stront-c., **SULPH.,** Sul-ac., Tarax., *Thuj.*

Innerer Winkel: AGAR., Alum., Anac., Ang., Ant-c., **Ant-t.,** Arn., Asar., **Aur.,** Bar-c., **BELL.,** Borx., *Bry.*, **Calc.,** *Carb-an.*, **Carb-v., Caust.,** Chel., Cic., Cina, **Clem.,** Coloc., **Con.,** Dig., *Euphr.*, *Graph.*, *Hell.*, Hyos., Lach., *Laur.*, Led., *Lyc.*, M-ambo., M-arct., M-aust., **Mag-c.,** Mag-m., Meny., Merc., Mez., Mosch., Mur-ac., Nat-c., *Nat-m.*, Nit-ac., **Nux-v.,** *Par.*, **Petr., Phos.,** *Ph-ac.*, **Puls.,** *Rhod.*, Rhus-t., *Ruta,* Sars., *Sep.*, **Sil.,** Spig., *Stann.*, **STAPH.,** Stront-c., *Sulph.*, Sul-ac., Tarax., Teucr., *Thuj.*, Valer., Verat., Zinc.

4. GESICHT

Bewegungen vor dem Gesicht: Bell., **Cic., Con., Euphr.,** Hyos., Ign., *Laur.*, *Lyc.*, M-ambo., Meny., Merc., *Mosch.*, **Nux-v., Olnd.,** *Par.*, Petr., Sabad., **Sep.,** Stram.

Blenden der Augen: *Bar-c.*, **Calc.,** *Camph.*, Carb-an., *Caust.*, Chel., Cic., Con., Dig., **Dros.,** *Euphr.*, Graph., Hyos., Ign., **KALI-C.,** *Lyc.*, Mang., *Merc.*, Nat-c., *Nit-ac.*, *Nux-v.*, Olnd., **Phos.,** *Ph-ac.*, Seneg., **SIL.,** Stram., Sulph., **Valer.**

Blindheit: *Acon.*, Am-m., Anac., Ant-c., *Ant-t.*, Arn., Ars., **Aur.**, *Bar-c.*, **Bell.**, **Calc.**, *Cann-s.*, **Caust.**, **Chel.**, *Chin.*, **Cic.**, Cocc., **CON.**, *Croc.*, **Dig.**, *Dros.*, Dulc., Euph., **Euphr.**, *Graph.*, Guaj., Hep., **HYOS.**, Iod., *Kali-c.*, Kali-n., Laur., *Lyc.*, Mag-c., *Merc.*, Nat-c., **Nat-m.**, Nit-ac., Nux-v., *Olnd.*, **Op.**, *Petr.*, **Phos.**, Ph-ac., Plat., *Plb.*, **PULS.**, Rhus-t., *Ruta*, Sars., **Sec.**, Seneg., *Sep.*, **SIL.**, *Spig.*, Staph., **STRAM.**, Stront-c., **Sulph.**, Thuj., Valer., *Verat.*, *Viol-o.*, Zinc.

Blindheit, periodische: Acon., Am-c., Anac., *Ant-c.*, **Ant-t.**, *Bar-c.*, Bell., *Calc.*, Caust., **Chel.**, **Chin.**, *Con.*, Croc., **Dig.**, **Euphr.**, Graph., **Hyos.**, Kali-n., *Lyc.*, Merc., Nat-c., **Nat-m.**, *Nux-v.*, Petr., **Phos.**, Plb., **Puls.**, Rhus-t., Ruta, *Sec.*, **Sep.**, **Sil.**, Spig., *Staph.*, Stram., **Sulph.**, *Verat.*

Flimmern vor den Augen: *Alum.*, **Am-c.**, **Ant-t.**, Ars., *Bell.*, Borx., Calc., *Carb-v.*, **Caust.**, **Cham.**, *Chin.*, Con., *Dig.*, Dros., **GRAPH.**, *Hep.*, Hyos., *Ign.*, **Iod.**, **Led.**, **Lyc.**, M-ambo., Mez., Mur-ac., **Nux-v.**, *Olnd.*, **Petr.**, Phos., Ph-ac., *Plat.*, Puls., Sec., *Seneg.*, *Sep.*, **Staph.**, Stront-c., *Sulph.*, Verat.

Gesichtstäuschungen in ***Farben,*** **dunkle:** Acon., *Agar.*, Ambr., *Am-m.*, **Anac.**, *Arn.*, Ars., Asaf., **Bell.**, **Calc.**, Carb-v., *Caust.*, Cham., **Chin.**, Cic., **Cocc.**, **Con.**, Cupr., Dig., Dros., **Euphr.**, Ferr., *Hep.*, Kali-c., Laur., Lyc., *Mag-c.*, Mang., Meny., **Merc.**, *Mosch.*, Mur-ac., *Nat-c.*, *Nat-m.*, **Nit-ac.**, Nux-v., Olnd., Op., Petr., **Phos.**, Ph-ac., Plb., *Ruta*, Sabad., Sec., **Sep.**, **Sil.**, Squil., *Staph.*, **Stram.**, *Sulph.*, Thuj., Verat., Verb.

– **helle:** Alum., *Am-m.*, **Ant-t.**, Ars., **Aur.**, *Bar-c.*, **Bell.**, **Borx.**, *Bry.*, **Camph.**, *Cann-s.*, Caust., Chel., Cic., Coloc., *Con.*, *Croc.*, *Dig.*, Dros., Dulc., Euphr., *Graph.*, **Hyos.**, Ign., *Iod.*, **Kali-c.**, Lyc., *M-ambo.*, Mang., Meny., Mez., Nat-m., **Nux-v.**, Olnd., Op., Ph-ac., Plat., **Puls.**, Rhus-t., Sabin., Sec., Seneg., *Spig.*, *Stront-c.*, **Valer.**, *Verat.*, *Viol-o.*, *Zinc.*

Farbe, blau: Bell., **Lyc.**, *Stram.*, *Stront-c.*, Sulph., Zinc.

– **bunt: Bell.**, **Cic.**, *Dig.*, Euph., *Kali-c.*, *Kali-n.*, **Phos.**, **Ph-ac.**, *Stram.*, Sulph.

Farbe, gelb: *Alum.,* Am-m., Ars., **Bell., Canth., Dig.,** Hyos., *Kali-c.,* Mang., **Sep.,** *Sil., Stront-c.,* Sulph., Zinc.

— **grau:** Nit-ac., (Nux-v.), **Phos.,** Sep., **Sil.,** *Stram.*

— **grün: Dig.,** Merc., **Phos., Ruta,** *Sep., Stront-c.,* Sulph., *Zinc.*

— **regenbogenfarbig: Bell.,** *Cic.,* **Con.,** Dig., Euph., *Kali-c., Kali-n.,* **Phos., Ph-ac.,** Stann., *Stram.,* Sulph.

— **rot: Bell.,** Cann-s., **Con.,** *Croc.,* Dig., **Hep., Hyos.,** Sabad., Sars., Spig., Stram., *Stront-c.,* **Sulph.**

— **schwarz:** Acon., Am-m., Aur., Bar-c., **Bell.,** *Calc.,* Caps., Carb-v., *Chin.,* Cic., *Cocc., Euphr.,* **Kali-c.,** *Lyc.,* **Mag-c.,** Mang., Merc., Mosch., Nit-ac., (Nux-v.), Petr., **PHOS.,** Ph-ac., Ruta, Sec., **Sep., Sil.,** *Staph.,* **Stram.,** Valer., Verat.

— **streifig: Am-c.,** Am-m., *Bell.,* Cham., **Con.,** Iod., Kali-c., M-ambo., **Nat-m.,** Phos., *Puls.,* **Sep.**

— **weiß:** Alum., *Am-c.,* Bell., Cann-s., Caust., Chel., Dig., **Kali-c.,** Ph-ac., Sulph.

Gesichtstäuschungen in *Form:* **Doppelsehen:** Agar., Am-c., *Aur.,* Bar-c., **Bell.,** Cham., **Cic.,** *Con.,* **Dig., Euph.,** Graph., **HYOS.,** *Iod.,* (Kali-c.), Led., **Lyc.,** *M-aust.,* Merc., **Nat-m.,** *Nit-ac.,* **Olnd.,** Petr., **Puls., Sec.,** Seneg., *Stram.,* **Sulph., Verat.**

— **halbseitiges:** Cham.

— **horizontales: Olnd.**

Zu **entfernt: Anac.,** *Carb-an.,* Cic., *Nat-m., Nux-m.,* **Phos., Stann.,** Stram., *Sulph.*

Zu **nahe: Bov.,** Cic., Stram.

Zu **groß:** *Euph.,* **Hyos.,** *Laur.,* **Nat-m., Phos.,** Staph., Verb.

Zu **klein:** Hyos., **Plat.,** *Stram.*

Halbsehen: *Aur.,* Calc., Caust., **Lyc.,** Mur-ac., *Nat-m.*

— **horizontales: Aur.**

— **senkrechtes:** Caust., **Lyc., Mur-ac.,** *Nat-m.*

Zu **hell:** *Camph.,* Carb-an., **Con., HYOS.,** *Nux-v.,* **Valer.**

Unrichtigsehen: Bell., Bov., Euph., **Hyos.,** *Kali-c.,* **Plat.,** *Stram.*

Verworren: Con., *Graph.,* Iod., Led., Lyc., **Plat.,** *Sil., Stram.*

Gesichtstäuschungen in ***fremden*** Dingen: **Blitze:** Bell., *Croc., Kali-c.,* M-ambo., M-arct., **Nat-c., Nux-v.,** Olnd., *Sec.,* **Spig.,** Staph., Zinc.

Feurige: *Am-m.,* Ars., **Aur.,** *Bar-c.,* **BELL., Bry.,** Calc., Cann-s., Carb-v., **Caust.,** Cham., Coloc., *Con.,* **Croc.,** *Dig., Dulc.,* Graph., **Hyos.,** Iod., **KALI-C.,** *M-ambo.,* M-arct., Mang., *Merc.,* Mez., **Nat-c., Nat-m., Nux-v.,** Olnd., Op., Petr., Phos., Ph-ac., **Puls.,** *Sec., Sep., Sil.,* **SPIG.,** *Staph., Stram.,* Stront-c., *Sulph.,* Valer., *Verat., Viol-o.,* **Zinc.**

Fleckige: Acon., *Agar.,* Alum., *Am-c.,* **AM-M.,** *Anac.,* **Aur., Bar-c., Bell., Calc.,** Cann-s., Carb-v., Caust., Chel., Chin., Cocc., **Con.,** Dig., Dros., *Euphr.,* Hyos., **KALI-C.,** *Lyc.,* **Mag-c.,** Mang., *Merc.,* Mosch., *Nat-c.,* **Nat-m., Nit-ac.,** *Petr.,* **PHOS.,** *Ph-ac.,* Ruta, *Sec.,* Seneg., **Sep., SIL.,** Stront-c., *Sulph.,* Thuj., *Valer.*

Fliegen, (mouches volantes): **Agar.,** *Am-m.,* Ant-t., *Aur.,* **Bell., Calc.,** *Cann-s.,* Caust., **Chin.,** *Cocc., Coff.,* **Con.,** Dig., *Dulc.,* Hep., Hyos., Mag-c., **Merc.,** *Nat-m.,* **Nit-ac.,** Op., **Phos.,** Plb., Puls., **Rhus-t.,** *Ruta,* Sec., **Sep., Sil.,** Spig., **Stram.,** *Sulph.,* Zinc.

Gestalten, (Fratzen): Agar., Ambr., **Bell.,** *Bry.,* Calc., *Caust.,* Chin., **Cocc.,** *Con.,* Hep., **Hyos.,** Merc., **Op.,** Phos., Ph-ac., *Rhus-t.,* Samb., Sec., *Sil.,* **Stram.,** Sulph., *Verat.*

Nebel, (Flor): Acon., *Agar., Alum.,* Ambr., Am-m., Anac., Ang., *Ant-t.,* Arg., *Arn.,* Ars., *Asaf.,* Aur., *Bar-c.,* **Bell.,** Bism., Bov., *Bry.,* **CALC.,** Cann-s., Carb-an., **CAUST.,** Chel., Chin., Cina, *Con.,* **CROC.,** Cycl., *Dig.,* Dros., Dulc., Euph., *Euphr.,* Graph., Hep., Hyos., *Ign.,* Iod., Kali-c., *Kreos., Laur.,* **Lyc.,** M-arct., M-aust., Mag-c., *Merc., Nat-c.,* **Nat-m.,** *Nit-ac.,* Op., Par., *Petr.,* **PHOS., Ph-ac.,** Plat., *Plb., Puls.,* Ran-b., Rhod., Rhus., **Ruta,** *Sabin., Sars.,* **Sec.,** Seneg., *Sep., Sil., Spig., Staph., Stram.,* **Sulph.,** Thuj., Verb., Viol-t.

Schein um das Licht: Alum., Anac., **Bell.,** Calc., *Cic.,* **Dig.,** *Euph.,* Kali-c., **Kali-n., PHOS.,** Ph-ac., **Puls., Ruta,** *Sars.,* **Sep.,** *Stann.,* Staph., *Stront-c.,* **SULPH.,** Zinc.

Kurzsichtigkeit: *Agar.,* **Am-c.,** *Anac., Ang.,* **Ant-t., Calc.,** *Carb-v.,* **Chin., Con., Cycl.,** Euph., **Euphr.,** Graph., *Hep.,* **Hyos., Lach., Lyc.,** *Mang.,* Mez., *Nat-c., Nat-m.,* **Nit-ac., Petr., PHOS., Ph-ac.,** *Plb.,* **PULS., Ruta,** Sel., Spong., **Stram., Sulph., Sul-ac.,** *Thuj.,* **Valer.,** Verb., *Viol-o.,* Viol-t.

Langsichtigkeit: Alum., Am-c., *Bell.,* Bry., **Calc., Carb-an.,** *Caust.,* **Con., Dros.,** *Hyos.,* **Lyc.,** Mag-m., Mez., **Nat-m., Nux-v., Petr., SEP., SIL.,** *Spig.,* Sulph.

Lichtscheu: ACON., Agar., Agn., Alum., *Am-c., Am-m.,* Anac., *Ant-c.,* **Arn., ARS.,** *Bar-c.,* **BELL.,** Borx., **Bry., Calc.,** Camph., Carb-an., *Caust.,* **Cham., Chin.,** *Cic., Cina, Clem.,* **Coff.,** *Colch.,* **Con., Croc.,** Cupr., **Dig.,** *Dros.,* **EUPHR., Graph.,** *Hell.,* **Hep., Hyos., Ign.,** Kali-c., **Kali-n.,** *Laur.,* **Lyc.,** *M-arct.,* Mag-c., Mang., **Merc.,** Mur-ac., **Nat-c.,** *Nat-m.,* Nit-ac., Nux-m., **NUX-V., Phos.,** Ph-ac., **Puls., RHUS-T.,** Sars., *Seneg.,* **Sep.,** *Sil., Spig.,* Staph., **Stram., SULPH.,** Sul-ac., Tarax.

Lichtsucht: Acon., Am-m., **Bell.,** *Stram.*

Schwäche des Gesichts (undeutliches Sehen): **Agar.,** Alum., Am-m., **ANAC.,** Ang., Ars., *Aur.,* Bar-c., **Bell.,** Borx., Bry., **Calc., Cann-s.,** Canth., *Caps., Carb-an.,* Carb-v., Cham., **Chel.,** *Chin., Cic.,* Cina, Coff., *Con., Croc., Dig.,* **Dros.,** Dulc., **Euphr.,** Graph., **Hep.,** *Hyos.,* **Ign.,** *Iod., Kreos.,* Lach., Laur., **Led., Lyc.,** Mag-c.,

Mang., Merc., Nat-c., Nat-m., Nit-ac., Par., Petr., *Phos.,* Ph-ac., *Plat.,* Plb., *Rheum,* Rhod., Rhus-t., **Ruta,** Sabad., Sars., *Sec.,* Seneg., *Sep.,* **Sil.,** *Spig.,* **Staph., Stram.,** *Stront-c.,* **Sulph.,** Thuj., Verat., Verb., Zinc.

Sehnerven-Lähmung: Acon., *Agar.,* Alum., Ambr., Am-c., Am-m., *Anac.,* Ang., Ant-c., Ant-t., Arn., Ars., Asaf., **Aur.,** *Bar-c.,* **BELL.,** Borx., *Bry.,* **Calc.,** Camph., Cann-s., Canth., *Caps.,* Carb-an., Carb-v., **Caust.,** Cham., *Chel.,* **Chin.,** *Cic., Cocc.,* **CON.,** *Croc.,* Cycl., **Dig.,** *Dros.,* Dulc., *Euphr., Ferr.,* Graph., Hep., **HYOS.,** Ign., Iod., *Kali-c.,* Kreos., *Laur.,* Led., **Lyc.,** M-ambo., M-arct., Mag-c., Mang., **Merc.,** Mez., *Nat-c.,* **Nat-m.,** *Nit-ac.,* Nux-v., *Olnd.,* **Op.,** Par., *Petr.,* **PHOS.,** Ph-ac., *Plb.,* **PULS., Rhus-t., Ruta,** Sabad., Sabin., Sars., **SEC.,** Seneg., *Sep.,* **SIL.,** *Spig., Staph.,* **STRAM.,** Stront-c., **SULPH.,** Thuj., **Verat.,** Verb., *Zinc.*

Star, grauer: Acon., Agar., Am-c., Am-m., Anac., Ang., Ant-t., Arn., Ars., Aur., *Bar-c., Bell.,* Bov., Bry., **Calc., Cann-s.,** Caps., **Caust.,** *Chel., Chin.,* Cina, **Con.,** Croc., *Dig.,* Dulc., Euph., **EUPHR., Hep.,** *Hyos.,* Ign., Kreos., *Lyc., Mag-c.,* Mang., *Merc.,* Nat-c., *Nat-m., Nit-ac., Op.,* **Phos.,** Plb., **PULS.,** *Rhus-t., Ruta,* Sars., Seneg., Sep., **SIL.,** Spig., Stann., Staph., Stram., **SULPH.,** Tarax., Valer., Verat.

— **grüner: Phos., Puls.**

— **netzförmiger: Caust.,** Plb.

— **schwarzer** (s. Sehnerven-Lähmung)

Starrsehen: *Acon.,* Am-c., **Ang.,** Ant-t., *Arn.,* **Ars.,** *Asar.,* **BELL.,** *Bry., Camph.,* Canth., Cham., Chin., **CIC.,** Cina, **Cocc.,** *Con.,* **Cupr., Dig.,** *Hell.,* **Hep., Hyos., Ign., Kali-c.,** *Laur.,* M-ambo., *M-arct., Merc.,* Mosch., **Mur-ac.,** Nux-m., *Nux-v.,* **Op., Ph-ac.,** *Rhus-t.,* Ruta, **Sec.,** *Seneg., Sep.,* Spig., *Squil.,* **STRAM., Sulph., Verat.**

Trübsichtigkeit: *Acon., Agar.,* Alum., *Am-c.,* Am-m., *Anac., Ang.,* Ant-t., *Arn., Ars.,* Asaf., *Aur.,* **Bar-c., Bell.,** *Bov.,* Bry., **CALC., CANN-S.,** Canth., *Caps.,* Carb-an., **CAUST.,** Cham.,

Chel., Chin., Cic., *Cina, Clem.,* Cocc., **CON.,** *Croc.,* Cupr., Cycl., *Dig.,* Dros., *Dulc.,* Euph., **EUPHR.,** Ferr., Graph., **HEP., Hyos.,** *Ign.,* Iod., Ip., *Kreos.,* Lach., Laur., Led., **Lyc.,** M-aust., **Mag-c.,** Mag-m., *Mang.,* **Merc.,** Mosch., *Nat-c.,* **Nat-m., Nit-ac.,** Nux-v., **Op.,** Petr., **PHOS.,** Ph-ac., Plat., *Plb.,* **PULS.,** Rheum, Rhod., *Rhus-t.,* **Ruta,** Sabad., *Sars.,* Sec., *Seneg., Sep.,* **SIL.,** *Spig., Stann., Staph., Stram.,* Stront-c., **SULPH.,** Sul-ac., Tarax., Thuj., Valer., Verat., Verb.

Vergehen des Gesichts: *Acon.,* **Agar.,** Alum., Ambr., *Anac.,* Ant-t., Arg., *Arn.,* Ars., Asaf., *Asar.,* **Aur., BELL.,** Borx., *Bry.,* **Calc.,** Camph., Cann-s., Caps., Carb-an., **Caust.,** *Cham., Chel.,* Chin., **CIC.,** Cina, Clem., **Con.,** *Croc.,* Cupr., *Cycl., Dig.,* **Dros.,** Dulc., *Euphr.,* **Ferr.,** *Graph.,* **Hep., HYOS.,** *Iod., Kali-c.,* **Kali-n.,** Lach., Laur., Led., *Lyc.,* M-aust., Mag-c., Mag-m., **Mang.,** Meny., **MERC.,** Mez., *Mosch., Mur-ac.,* **NAT-M.,** Nit-ac., *Nux-v.,* **OLND.,** *Op.,* Petr., **PHOS.,** Plat., Plb., **PULS.,** Ran-b., *Ruta,* Sabad., *Sabin., Sec.,* Seneg., Sep., *Sil.,* **Spig.,** Squil., *Staph.,* **STRAM.,** *Sulph.,* Tarax., *Thuj.,* Verat., Viol-t., *Zinc.*

Zittern vor den Augen: Bell., **Con.,** *Led.,* **Lyc.,** Phos., *Plat.,* Sabin., Seneg., *Stram.,* Thuj., *Viol-o.*

Zusammenfließen der Buchstaben beim Lesen: *Bell.,* Bry., **Chin., Dros., Graph.,** Hyos., Lyc., **NAT-M.,** Seneg., **Sil.,** Stram., *Viol-o.*

5. OHREN

Äußeres Ohr: Acon., **ALUM.,** Ambr., Am-c., Am-m., **Anac., Ang.,** *Ant-c.,* **Arg., Arn.,** Ars., Asaf., Asar., Aur., **Bar-c., Bell.,** Bism., **Borx.,** Bov., **Bry., Calc.,** *Camph., Cann-s., Canth., Caps.,* Carb-an., *Carb-v., Caust.,* Cham., **Chel., Chin.,** *Cic.,* Cina, Clem., Cocc., Colch., *Coloc.,* Con., *Cupr., Dig.,* **Dros.,** Dulc., Ferr., Graph., Guaj., *Hell., Hep.,* Hyos., Iod., **KALI-C., KREOS.,** *Laur., Lyc.,* M-ambo., *M-aust., Mang.,* Meny., **Merc.,** *Mur-ac.,* Nat-c., *Nat-m.,* Nit-ac., Nux-v., **Olnd.,** Par., **Petr., Phos., PH-AC.,** Plat., *Plb.,* **Puls.,** Rhus-t., **Ruta, Sabad.,** *Sabin.,* **Sars., Sep., Sil., SPIG.,**

Spong., Squil., *Stann.,* Staph., Sulph., *Tarax.,* Thuj., *Verat.,* Verb., Viol-o., Viol-t., *Zinc.*

Inneres Ohr: Acon., Agar., **Alum.,** Ambr., **Anac.,** *Ang., Ant-c.,* Arg., *Arn., Ars.,* Asaf., **Asar.,** Aur., *Bar-c.,* **Bell.,** Bism., **Borx.,** Bov., *Bry.,* **CALC.,** Camph., Cann-s., *Canth.,* Caps., Carb-an., *Carb-v.,* **CAUST.,** Cham., *Chel.,* Chin., Cic., Cina, Clem., *Colch.,* Coloc., *Con.,* Croc., Cupr., *Cycl.,* Dig., **Dros., Dulc.,** Euph., Euphr., Ferr., **Graph.,** Guaj., Hell., Hyos., *Ign.,* Iod., Ip., **KALI-C., Kreos.,** Lach., **Laur., LYC.,** *M-ambo.,* M-arct., *M-aust.,* **MANG.,** *Meny.,* **Merc.,** *Mez., Mur-ac.,* Nat-c., **Nat-m., Nit-ac.,** *Nux-v.,* Olnd., Par., **Petr.,** *Phos.,* **Ph-ac., Plat.,** *Plb.,* **PULS.,** *Ran-b.,* Rheum, Rhus-t., *Ruta,* Sabad., Sabin., Samb., *Sars.,* Seneg., **SEP.,** *Sil.,* **SPIG.,** *Spong.,* Squil., *Stann., Staph.,* Stram., *Sulph.,* Sul-ac., *Tarax., Teucr., Thuj.,* Valer., *Verat.,* **Verb.,** Viol-o., *Zinc.*

Vor den **Ohren:** *Arg., Bry., Calc.,* Carb-v., Mur-ac., Olnd., Sars., **Sep.,** Sil., Verb., **Zinc.**

Hinter den **Ohren:** Acon., Alum., *Ambr.,* Am-c., *Am-m.,* Anac., **Ang.,** Ant-c., Arg., *Arn.,* Asar., Aur., **BAR-C., Bell.,** Borx., *Bry.,* **Calc.,** *Cann-s.,* **CANTH.,** Caps., Carb-an., Carb-v., **CAUST.,** Cham., Chel., Chin., *Cic., Cina,* Cocc., Colch., Coloc., **Con.,** Dig., Dros., **GRAPH.,** Hell., **Hep.,** Kali-c., *Kali-n.,* **Lach., Lyc.,** Mag-c., Mang., Meny., Merc., **Mez., Mur-ac.,** *Nit-ac.,* **OLND., PETR.,** Phos., *Ph-ac.,* Plat., Plb., **Puls.,** Rhod., Rhus-t., Ruta, **Sabad.,** Sabin., Sars., Sel., *Sep.,* **Sil.,** Spong., Squil., Stann., **STAPH., Sulph.,** Tarax., Thuj., Verat., *Verb.,* Viol-o., Viol-t., *Zinc.*

Unter den **Ohren:** Alum., *Arg.,* Asar., Aur., **Bar-c., BELL., Calc.,** Carb-an., Carb-v., **Chel.,** *Chin.,* Cina, Cocc., Dros., Iod., Mang., Nat-c., *Nit-ac.,* **Olnd., Phos.,** *Puls.,* **Ruta,** *Sars.,* **Sep., Sil., Sulph.,** Verat., *Zinc.*

Am **Ohrläppchen:** Alum., Ambr., Ang., **Arg.,** *Arn.,* **BAR-C.,** *Bry.,* Camph., Carb-v., **CAUST.,** Chel., **CHIN.,** Colch., Graph., Hyos., **Kali-c., Kali-n., KREOS.,** Merc., **Nat-m.,** *Nit-ac.,* Olnd., Phos., **Ph-ac.,** Plat., **Sabad., Sars., Sep.,** Stann., *Teucr.,* Verat.

An den **Ohrdrüsen:** *Am-c.,* Arg., *Arn.,* Aur., *Bar-c.,* **BELL., Bry., Calc.,** Caps., **Carb-an., Carb-v.,** Caust., **CHAM.,** *Chin.,* Cocc., **CON.,** Dig., Dulc., Euph., Graph., Hep., *Hyos.,* **Ign., Kali-c.,** Lyc., Mag-c., Mang., **MERC.,** Mez., Nat-c., *Nit-ac.,* Nux-v., Petr., *Phos.,* Ph-ac., **Puls., RHUS-T., Sabad.,** *Sep.,* **Sil.,** *Staph.,* **Sulph.,** Thuj.

Ausfluss aus den Ohren: Alum., Am-c., Am-m., Anac., **Asaf.,** Aur., Bell., *Borx.,* Bov., Bry., **Calc.,** *Carb-an.,* **Carb-v., Caust.,** Cic., *Colch.,* **CON.,** Croc., *Graph., Hep.,* Iod., **Kali-c.,** *Lach.,* **LYC.,** M-ambo., Meny., **MERC.,** Mosch., *Nat-m.,* **Nit-ac., Petr.,** *Phos.,* **PULS.,** *Rhus-t.,* **Sel.,** *Sep.,* **Sil.,** *Spig., Sulph.,* Zinc.

— von **Blut:** *Bell.,* Bry., **Calc.,** Cic., *Con.,* Graph., Lach., *Lyc.,* **Merc.,** Mosch., **NIT-AC.,** Petr., *Phos.,* **Puls.,** Rhus-t., *Sep., Sil.,* **Sulph.,** Zinc.

— von **Eiter:** Alum., **Am-c., Asaf., Aur.,** Bell., **Borx., Bov., Calc.,** Carb-an., *Carb-v., Caust., Con.,* Graph., *Hep., Kali-c.,* Lach., **Lyc., Merc.,** Nat-m., *Nit-ac., Petr.,* Phos., **Puls.,** *Rhus-t.,* Sep., **SIL.,** *Sulph.,* Zinc.

— von **Feuchtigkeit:** *Asaf., Carb-an.,* **Caust.,** *Colch.,* Kreos., M-ambo., Meny., **Merc.,** Nat-m., **Nit-ac.,** Phos., Spig.

— von flüssigem **Ohrschmalz:** Am-m., **Con.,** Iod., *Lach.,* **Merc.,** Mosch., *Sel., Sil.*

Ausfluss von **Schleim:** Alum., Bell., Borx., **Calc.,** Graph., **Lyc.,** M-ambo., **MERC.,** *Phos.,* **PULS.,** *Sulph.*

6. GEHÖR

Empfindlichkeit des Gehörs: **Acon.,** Alum., Ambr., *Am-c.,* Am-m., *Anac.,* Ang., *Ant-c.,* **Arn.,** *Ars.,* Asaf., **Asar., AUR.,** *Bar-c.,* **Bell.,** Borx., Bry., Calad., **Calc.,** Camph., Cann-s., *Canth.,* Caps., Carb-an., Carb-v., *Caust.,* **Cham.,** *Chel., Chin.,* Cina, *Cocc.,* **COFF.,**

Colch., **Con.,** *Cupr.*, Dig., **Graph.,** Hell., Hep., *Hyos.*, Ign., Iod., Ip., *Kali-c.*, Lach., Laur., **LYC.,** M-ambo., M-arct., M-aust., *Mag-c.*, Mag-m., *Merc.*, Mur-ac., *Nat-c.*, Nit-ac., Nux-m., **Nux-v.,** Olnd., **Petr., Phos.,** Ph-ac., **Puls.,** *Sabad.*, Sabin., Sars., Sel., Seneg., **SEP.,** *Sil.*, **SPIG.,** Squil., Staph., *Sulph.*, Thuj., Valer., *Verat.*, Viol-o., Zinc.

Feines Gehör: *Acon.*, Agar., Alum., Arn., *Ars.*, **Aur., Bell.,** Calc., **Chin.,** *Cocc.*, **COFF.,** *Colch.*, **Con.,** Cupr., **Hep., Kali-c.,** Lach., *Lyc.*, M-aust., *Mur-ac.*, **Nux-v.,** Phos., Thuj.

Geräusch in den Ohren im Allgemeinen: *Acon.*, Agar., Agn., Alum., Ambr., *Am-c.*, Am-m., Anac., Ant-c., *Arn.*, Ars., Asaf., *Asar.*, **Aur., Bar-c., BELL., Borx.,** Bov., *Bry.*, **CALC.,** Cann-s., Canth., Carb-an., *Carb-v.*, **CAUST.,** *Cham.*, **Chel.,** *Chin.*, Cic., *Cocc.*, **Con.,** Cupr., Dros., *Dulc.*, Euph., *Ferr.*, **GRAPH., Hep.,** Hyos., Ign., Iod., **Kali-c.,** Kreos., *Lach.*, **Led., Lyc.,** M-ambo., *M-arct.*, *M-aust.*, *Mag-c.*, Mag-m., Mang., *Meny.*, *Merc.*, Mez., *Mosch.*, *Nat-c.*, **Nat-m.,** Nit-ac., **Nux-v.,** *Olnd.*, Op., Par., **Petr.,** *Phos.*, Ph-ac., **Plat., PULS.,** Rheum, *Rhod.*, *Rhus-t.*, Ruta, **Sabad.,** Sars., Sec., **Sep., Sil., SPIG.,** Spong., *Stann.*, *Staph.*, **SULPH.,** *Sul-ac.*, *Teucr.*, Thuj., Valer., *Verat.*, Viol-o., Zinc.

Geräusch — Brausen: *Acon.*, Agar., Agn., Alum., Ambr., Am-c., *Am-m.*, Anac., Ant-c., Ant-t., *Arn.*, Ars., Asar., **Aur.,** Bar-c., **BELL., Borx.,** Bov., **Bry., Calc.,** Cann-s., Canth., *Carb-an.*, *Carb-v.*, **CAUST.,** Chem., *Chel.*, Chin., Cic., *Cocc.*, Colch., **Con.,** Croc., Cupr., Dig., *Dros.*, *Dulc.*, Ferr., **GRAPH.,** *Hep.*, *Hyos.*, Ign., *Iod.*, **Kali-c.,** Kreos., **Lach.,** Laur., *Led.*, **Lyc.,** M-ambo., *M-arct.*, M-aust., *Mag-c.*, Mag-m., Mang., Meny., **Merc.,** Mosch., Mur-ac., Nat-c., **Nat-m.,** *Nit-ac.*, **NUX-V.,** Olnd., Op., **Petr.,** *Phos.*, Ph-ac., **Plat., PULS.,** Rheum, *Rhod.*, Rhus-t., Ruta, *Sabad.*, Sec., **Sep.,** *Sil.*, **SPIG.,** Spong., Stann., Staph., Stram., Stront-c., **SULPH.,** Sul-ac., Teucr., Thuj., *Verat.*, Viol-o., Zinc.

Geräusch — Flattern: Acon., Alum., Ant-c., *Aur.*, *Bar-c.*, **Bell.,** Borx., **Calc.,** *Caust.*, Cham., Chin., Cocc., Con., Cupr., Dros., Dulc., **Graph.,** Hep., *Kali-c.*, Lach., Laur., M-ambo., *M-arct.*, M-aust., Mag-c., Mag-m., Meny., Merc., Mosch., Nat-m.,

Nit-ac., Olnd., *Petr.*, Phos., **Plat., Puls.,** Rheum, Rhod., *Sabad.*, Sep., *Sil.*, **SPIG.,** Spong., Stann., *Sulph.*, Zinc.

Geräusch — Klingen: Acon., Agar., Agn., Alum., Ambr., Am-c., Am-m., Ang., Ant-c., Arn., Ars., Asaf., Asar., *Aur.*, Bar-c., *Bell.*, **Borx.,** Bry., **CALC.,** Camph., Cann-s., Canth., Carb-an., *Carb-v.*, **CAUST.,** *Cham.*, **Chel.,** Chin., Cic., Clem., **Con.,** Croc., Dulc., *Euph.*, Ferr., **Graph.,** *Hep.*, Hyos., Ign., **Kali-c.,** Kali-n., Kreos., *Lach.*, *Led.*, **Lyc.,** M-ambo., M-arct., M-aust., *Mag-c.*, Mang., **Meny.,** *Merc.*, Mez., *Mur-ac.*, **Nat-m., Nux-v.,** *Olnd.*, Op., Par., **Petr.,** Phos., Ph--ac., *Plat.*, **PULS.,** Rhod., *Rhus-t.*, Ruta, Sabad., *Sars.*, *Sep.*, **Sil.,** *Spig.*, Spong., Stann., Staph., **Sulph.,** Sul-ac., Tarax., Teucr., Thuj., Valer., Verat., Viol-o., Zinc.

Lähmung der Gehörnerven: *Acon.*, Alum., Ambr., Am-c., *Anac.*, Ang., *Ant-c.*, *Arn.*, *Ars.*, *Asar.*, *Aur.*, *Bar-c.*, **BELL.,** *Borx.*, *Bry.*, **Calc.,** Cann-s., *Caps.*, Carb-v., **Caust.,** Cham., **Chel.,** *Chin.*, **Cocc., Con.,** Cycl., *Dros.*, **Dulc., Graph., HYOS.,** *Ign.*, Iod., *Kali-c.*, *Led.*, **Lyc.,** *M-ambo.*, M-arct., M-aust., *Mag-c.*, Mang., **Merc.,** *Nat-c.*, *Nat-m.*, **Nit-ac., Nux-v.,** Olnd., **Op., Petr.,** *Phos.*, Ph-ac., **PULS.,** Rhod., *Rhus-t.*, Ruta, Sabad., **Sec.,** *Sep.*, **SIL.,** *Spig.*, Staph., *Sulph.*, *Verat.*

Schwerhörigkeit: Acon., Agar., Agn., Alum., **Ambr.,** *Am-c.*, Am-m., **Anac.,** *Ang.*, *Ant-c.*, Arg., *Arn.*, *Ars.*, Asaf., *Asar.*, **Aur.,** *Bar-c.*, **BELL.,** *Borx.*, Bov., **Bry.,** Calad., **CALC.,** Cann-s., Canth., **Caps.,** Carb-an., Carb-v., **Caust.,** Cham., *Chel.*, *Chin.*, *Cic.*, **Cocc.,** Coff., Colch., *Con.*, Croc., *Cycl.*, Dig., **Dros.,** *Dulc.*, Euph., **Graph.,** *Hep.*, **HYOS.,** *Ign.*, *Iod.*, Ip., **Kali-c.,** Kali-n., Kreos., Lach., **Laur., Led., LYC.,** *M-ambo.*, *M-arct.*, M-aust., **Mag-c.,** *Mag-m.*, Mang., Meny., *Merc.*, Mez., Mosch., Mur-ac., **Nat-c.,** *Nat-m.*, **NIT-AC., Nux-v., Olnd., OP.,** Par., **PETR., Phos., Ph-ac.,** Plat., **Plb., PULS.,** Ran-b., Rheum, *Rhod.*, **Rhus-t., Ruta,** *Sabad.*, Sabin., Sars., **SEC.,** Sel., **Sep., SIL.,** *Spig.*, Spong., Squil., Stann., *Staph.*, **Stram., SULPH.,** Sul-ac., Tarax., Teucr., Thuj., Valer., **Verat.,** *Verb.*, Viol-o., Zinc.

Verstopftheit der Ohren: Anac., Ang., Arg., Ars., *Asar.*, Bism., Borx., **Bry.,** Calad., *Calc.*, *Carb-v.*, *Caust.*, Cham., **Chel.,** Chin., Colch., **CON.,** *Cycl.*, *Graph.*, Guaj., **Iod.,** *Kali-c.*, *Lach.*,

Led., **LYC.,** M-ambo., **Mang., Meny., Merc.,** Mez., Nat-c., **Nit-ac.,** Nux-m., *Petr.,* Phos., **PULS.,** Rhus-t., **Sel., Sep., SIL., Spig.,** Spong., Stann., **Sulph.,** Sul-ac., Teucr., **Verat., Verb.**

7. NASE

Äußere Nase: Acon., *Alum.,* Ambr., *Ant-c., Arn.,* **AUR.,** *Bar-c., Bell., Borx.,* Bov., Bry., **Calc.,** Cann-s., *Canth., Caps.,* Carb-an., *Carb-v.,* **CAUST.,** Cham., Chel., *Chin.,* Cic., Clem., Coff., Colch., *Con.,* Dros., Dulc., Euphr., *Graph.,* Hell., Hep., Hyos., *Iod.,* **KALI-C.,** *Laur.,* Lyc., M-arct., Mag-c., Mag-m., Meny., **MERC.,** Mez., **NAT-C., Nat-m.,** Nit-ac., *Petr., Phos.,* **PH-AC., Plb., PULS.,** Rheum, Rhod., **RHUS-T.,** Ruta., *Samb.,* Sars., *Sep., Sil.,* **SPIG.,** Spong., *Staph., Sulph., Sul-ac.,* Tarax., **Thuj.,** Verat., Viol-o., Viol-t., Zinc.

Innere Nase: Acon., *Agar., Alum.,* Ambr., *Am-c.,* Am-m., *Anac.,* Ang., **ANT-C.,** Ant-t., Arg., *Arn.,* Ars., Asar., **AUR., Bell.,** *Borx.,* Bov., **Bry., CALC.,** Camph., **Canth.,** *Caust., Cham.,* Chel., Chin., *Cic.,* Cina, *Cocc., Coff.,* **Colch.,** Coloc., *Con.,* Cycl., Dros., Euph., **GRAPH.,** Guaj., Hep., *Hyos.,* **Ign.,** Iod., **Kali-c.,** *Kali-n.,* **Kreos.,** Lach., Laur., Led., *Lyc.,* M-ambo., *M-arct.,* Mag-c., Mag-m., Mang., Meny., **Merc.,** *Mez.,* Mur-ac., Nat-c., Nat-m., *Nit-ac.,* Nux-v., Petr., *Phos.,* Ph-ac., Plb., **Puls., Ran-b.,** Ran-s., *Rhus-t.,* Ruta, **Sabad.,** Sars., *Sel.,* Seneg., *Sep.,* **SIL., SPIG., Squil.,** Stann., **Staph.,** *Sulph.,* **Teucr.,** Thuj., **Verat.,** *Zinc.*

Nasen — Flügel: Alum., Ambr., **Aur.,** *Canth.,* Carb-v., *Caust.,* Con., Dulc., *Euphr.,* Hell., Kali-c., *Mag-m., Merc.,* Nat-c., **Nat-m.,** Phos., *Plb., Puls., Rhus-t.,* **Sil.,** Spig., Staph., **THUJ.,** Viol-t., Zinc.

— Knochen: Anac., Arn., Ars., **AUR.,** *Calc.,* Carb-an., *Colch.,* Con., *Hep.,* Hyos., Lach., **MERC.,** *Nat-m.,* Petr., Plat., **Sil.,** Spong., Thuj., Verat.

Nasen — Rücken: *Alum.*, Calc., Canth., Chin., Con., Olnd., **PH-AC.,** Ruta, Samb., *Spig.*, Spong., *Thuj.*

— **Scheidewand:** Aur., Bry., Caust., Cina, Colch., Con., Iod., *Lyc., Merc.*, Petr., Ruta, **Sil.,** Staph.

— **Spitze:** Aur., *Bell., Borx.*, Bry., **Calc.,** *Canth.*, **CARB-AN., CARB-V., CAUST.,** Chel., Clem., Colch., Con., *Kali-n., M-arct.*, Merc., *Mosch.*, **Nit-ac.,** *Ph-ac.*, Rheum, **Rhus-t.,** Samb., **SEP., Sil.,** *Spong.*, **Sulph.,** *Sul-ac.*, Viol-o.

— **Wurzel: Acon.,** Agar., Agn., *Am-m.*, Ant-t., *Arn.*, **Asar.,** Bar-c., Bell., **Bism., Calc.,** Camph., Cann-s., Carb-v., Caust., Cina, Colch., *Coloc.*, Con., Ferr., Hell., Hep., **HYOS.,** Ign., Kali-c., Laur., Meny., Merc., *Mosch., Nat-m., Olnd.*, Petr., **Puls.,** Ran-b., Rheum, **Ruta,** Staph., Viol-t.

Bluten: Acon., Agar., Alum., Ambr., Am-c., Am-m., Anac., Ang., **ANT-C.,** Ant-t., Arg., **Arn.,** *Ars., Asar.*, **Aur.,** Bar-c., **BELL.,** Bism., Borx., Bov., **Bry., CALC.,** Cann-s., **Canth.,** *Caps., Carb-an., Carb-v.*, Caust., **Cham., Chin.,** Cina, Clem., Cocc., Coff., *Colch.*, Coloc., Con., **CROC.,** *Cupr.*, Dig., *Dros.*, **Dulc.,** Euphr., **Ferr., Graph.,** Hep., **HYOS.,** *Ign.*, Iod., **Ip.,** *Kali-c.*, **Kali-n., Kreos.,** *Lach., Led., Lyc.*, M-ambo., M-arct., Mag-c., Mag-m., **MERC.,** Mez., **Mosch.,** Mur-ac., *Nat-c., Nat-m.*, **NIT-AC.,** *Nux-m.*, **Nux-v.,** Op., Par., Petr., **Phos.,** *Ph-ac.*, **Plat.,** Plb., **PULS.,** Rhod., **RHUS-T.,** Ruta, *Sabad.*, **SABIN.,** Samb., Sars., **Sec.,** Sel., Seneg., **Sep., Sil.,** Spong., *Squil.*, Stann., *Staph.*, **Stram.,** Stront-c., **Sulph.,** Sul-ac., Tarax., *Thuj.*, Valer., *Verat.*, Viol-o., *Zinc.*

Bluten mit **blassem** (hellroten) Blut: Am-m., *Ant-t.*, **Arn.,** Ars., **BELL.,** Borx., Bov., *Bry., Calc.*, Canth., *Carb-v.*, Chin., Dig., *Dros.*, **DULC.,** Ferr., Graph., **HYOS.,** *Ip.*, Kali-n., Kreos., Laur., **Led.,** Mag-m., *Merc.*, Nat-c., Nux-m., **Phos.,** *Puls.*, **Rhus-t.,** *Sabad.*, **SABIN., Sec.,** Sep., Sil., Stram., *Stront-c.*, Sulph., *Zinc.*

— mit **dunklem** (schwarzen) Blut: Acon., *Am-c., Ant-c., Arn.*, **Asar.,** Bell., *Bism., Bry., Canth.*, Carb-v., **Cham.,** *Chin., Cocc.*, Con.,

CROC., *Cupr.,* Dig., Dros., Ferr., Graph., *Ign.,* Kali-n., **Kreos., Lach.,** Led., *Lyc., Mag-c.,* Mag-m., *Nit-ac.,* **Nux-m., NUX-V.,** Phos., **Ph-ac.,** *Plat.,* **Puls.,** *Sec., Sel.,* **Sep., Stram.,** *Sulph.*

Bluten mit **geronnenem** Blut: *Arn.,* **Bell.,** Bry., *Canth.,* Carb-an., *Caust.,* **CHAM., Chin.,** *Con., Croc.,* **Ferr., Hyos., Ign., Ip.,** Kreos., *Mag-m., Merc., Nit-ac.,* Nux-v., *Ph-ac.,* **PLAT., Puls., RHUS-T., Sabin.,** Sec., Sep., **Stram.,** *Stront-c.*

— mit **zähem** Blut: **CROC., Cupr.,** Mag-m., *Sec.*

Blutschnauben: *Agar.,* Ambr., *Am-c.,* Am-m., **ANT-C.,** Arg., Asar., Bar-c., Borx., *Canth.,* Caps., *Caust.,* Cupr., *Dros.,* **Ferr., Graph.,** Hep., *Kali-c., Lach.,* Led., Lyc., Mag-c., Mag-m., Meny., *Merc., Mez.,* Nat-c., *Nat-m.,* **Nit-ac.,** *Nux-v., Par.,* Petr., **PHOS.,** Ph-ac., **Puls.,** Ran-b., *Rhus-t.,* Ruta, *Sabad.,* **Sep.,** *Sil.,* Spig., *Stront-c.,* **SULPH.,** *Thuj.*

Gestank aus der Nase: Alum., Asaf., **AUR., Bell., Calc.,** Caust., *Con.,* Dig., **Graph.,** Hep., Lyc., Mag-m., Merc., *Nat-c.,* **Nit-ac.,** *Nux-v.,* Phos., Ph-ac., **PULS.,** *Rhus-t.,* Sep., *Sulph.,* Thuj.

— **harnartiger: Graph.**

— **süßlicher: Nit-ac.**

8. GERUCH

Empfindlicher: Acon., *Agar.,* Am-c., *Anac.,* Ant-c., Arn., Ars., *Asar.,* **AUR.,** *Bar-c.,* **BELL.,** Bry., *Calc., Canth.,* **Cham., Chin.,** Cina, *Cocc.,* **Coff.,** *Colch., Con., Cupr.,* Dig., **Graph.,** *Hep., Hyos.,* Ign., Ip., Kali-c., **LYC.,** M-arct., *Mag-c., Nat-c.,* Nux-m., **NUX-V.,** *Petr.,* **PHOS.,** Ph-ac., **Plb.,** *Puls.,* Sabad., Sel., **SEP.,** Sil., *Spig.,* **Sulph.,** Valer., Viol-o., Zinc.

Feiner: *Acon.,* Agar., Alum., **Aur., Bell.,** *Cham.,* **Chin.,** *Cocc.,* **Coff.,** Colch., Con., Cupr., *Graph.,* Hep., **Lyc.,** Nat-c., **Nux-v.,** *Phos.,* Puls., **Sep.,** Spig., *Sulph.,* Thuj., Valer.

Schwacher (verminderter oder verlorener): **Alum.,** Am-m., **Anac.,** *Ant-t., Aur.,* **BELL.,** *Bry.,* **CALC., Caps.,** Carb-an., *Caust.,* Chel., *Cocc.,* Con., *Cycl.,* Graph., Hep., **HYOS., Ip.,** *Kali-c., Laur.,* **Lyc.,** Mag-arct., M-arct., **Mag-m.,** *Mang.,* **Mez.,** *Nat-m., Nit-ac., Nux-v., Olnd.,* **Op., Phos., PLB., PULS.,** Rhod., **Rhus-t.,** Ruta, **Sec., SEP., SIL.,** *Stram., Sulph.,* Sul-ac., *Verat., Zinc.*

Geruchstäuschungen im Allgemeinen: *Agn.,* Alum., **Anac.,** *Ars.,* **Aur., BELL., CALC.,** Canth., *Chin.,* Con., Dig., **Graph.,** Hep., Kreos., Laur., Lyc., **M-ambo., M-arct., Meny.,** Merc., Mez., **Nit-ac., Nux-v., PAR.,** *Phos.,* Ph-ac., *Plb.,* **Puls., Seneg.,** *Sep.,* Sil., **Sulph.,** Valer., **Verat.**

— wie **Blut:** Nux-v., Sil.

— **eitrige:** *Seneg.,* Sulph.

— **faule:** Anac., **Aur., BELL., Calc.,** Canth., Chin., Con., Dig., *Graph., Kreos.,* M-ambo., *M-arct.,* **Meny.,** Merc., Mez., **Nit-ac.,** *Nux-v.,* **PAR., PHOS.,** Ph-ac., *Plb.,* Seneg., **Sep.,** Sulph., Valer., *Verat.*

— **erdige:** Anac., **Calc.,** M-ambo., *M-arct.,* Sulph., **Verat.**

— **pechartige:** Ars., Con.

— **saure:** Alum., Bell.

— nach altem **Schnupfen:** *Graph.,* Merc., **PULS., SULPH.**

— **schwefelige:** Anac., *Ars.,* Calc., Graph., **Nux-v.,** Plb.

Geruchstäuschungen süßliche: Aur., Nit-ac., Nux-v., Sil.

— wie von **Verbranntem: Anac.,** Calc., *Graph.,* **Nux-v.,** Sulph.

— **wohlriechende: Agn.,** *Puls.*

9. ANGESICHT

a. Äußeres Aussehen

Abmagerung bloß des Gesichts: *Calc.*, Mez., *Sel.*

Aufgedunsenheit (Geschwulst): *Acon.*, Alum., *Am-c.*, Am-m., **Arn.**, **ARS.**, *Aur.*, *Bar-c.*, **BELL.**, Borx., *Bov.*, **BRY.**, *Calc.*, *Canth.*, *Caps.*, Carb-an., Carb-v., Caust., **CHAM.**, Chel., Chin., Cic., Cina, Cocc., *Colch.*, Coloc., Con., Cupr., Dig., Dros., **Dulc.**, *Euph.*, Ferr., *Graph.*, Guaj., **Hell.**, *Hep.*, *Hyos.*, Iod., Ip., **KALI-C.**, Kreos., *Lach.*, Laur., *Led.*, **Lyc.**, M-arct., *Mag-c.*, Mag-m., **Merc.**, Mosch., Nat-c., Nat-m., *Nit-ac.*, *Nux-m.*, **Nux-v.**, Olnd., *Op.*, Petr., **Phos.**, Ph-ac., Plb., *Puls.*, Rheum, *Rhus-t.*, Ruta, Sabin., *Samb.*, Sec., **Sep.**, Sil., *Spig.*, *Spong.*, *Stann.*, Staph., *Stram.*, Sulph., Sul-ac., Teucr., *Verat.*

Aufgedunsenheit um die **Augen: Ars.**, *Ferr.*, **Phos.**, Puls., *Rheum.*

— **unter** den **Augen: Ars.**, *Bry.*, Cham., *Nux-v.*, Olnd., **PHOS.**, *Puls.*

— **über** den **Augen:** Ruta, **Sep.**

— **zwischen** den **Augenlidern** und **Brauen: Kali-c.**

— der **Backen:** Am-c., Am-m., **ARN.**, *Ars.*, **Aur.**, Bar-c., *Bell.*, Borx., *Bov.*, *Bry.*, *Calc.*, *Canth.*, Caust., **CHAM.**, *Chin.*, *Euph.*, Ferr., *Graph.*, *Hep.*, Iod., **Kali-c.**, Lach., *Lyc.*, **M-ARCT.**, Mag-c., Mag-m., **Merc.**, Nat-c., Nat-m., *Nit-ac.*, *Nux-v.*, Petr., *Phos.*, Ph-ac., **PULS.**, *Rhus-t.*, Samb., **Sep.**, Sil., Spig., *Spong.*, **Stann.**, *Staph.*, *Sulph.*

— der **Lippen:** *Alum.*, Arg., **Arn.**, Ars., *Asaf.*, *Aur.*, *Bar-c.*, **BELL.**, *Bov.*, **Bry.**, *Calc.*, *Canth.*, Caps., Carb-an., *Carb-v.*, Caust., Chin., Con., Dig., Graph., Hell., Hep., *Kali-c.*, *Lyc.*, M-ambo., *Merc.*, *Mez.*, Mosch., Mur-ac., Nat-c., **NAT-M.**, *Nit-ac.*, Nux-m., Olnd., Op., Par., Petr., *Phos.*, **Puls.**, **Rhus-t.**, **Sep.**, *Sil.*, **Staph.**, Stram., *Sulph.*, Thuj., Zinc.

Aufgedunsenheit der **Oberlippe:** Arg., *Bar-c.,* **Bell.,** *Bov.,* Bry., Calc., *Canth.,* Carb-v., Con., Graph., Hep., *Kali-c.,* Lyc., *Merc.,* Mez., **Nat-m.,** *Nit-ac.,* Par., Petr., *Phos., Rhus-t.,* Sil., **Staph.,** *Sulph.,* Thuj., Zinc.

— — der **Unterlippe:** Alum., Asaf., Calc., Cuast., *Lyc., Mez., Mur-ac.,* Nat-m., **Puls., Sep.,** Sil.

— — der **Nase:** *Acon.,* Agn., Alum., Ambr., Am-c., Am-m., Ant-c., *Arn.,* **Ars., Aur.,** *Bar-c.,* **BELL.,** Borx., Bov., **Bry., Calc.,** Cann-s., **Canth.,** Caps., Carb-an., Carb-v., **CAUST.,** *Cham.,* Chel., *Chin.,* Cic., Cocc., Con., Croc., Dulc., Euph., Graph., Hell., **Hep.,** Hyos., Ign., Iod., **KALI-C.,** Kali-n., Lach., *Lyc.,* **MERC.,** Mez., **NAT-C.,** *Nat-m.,* **Nit-ac., Nux-v.,** Petr., **Phos., PH-AC., Plb., PULS.,** *Ran-b.,* Rhod., **RHUS-T.,** Ruta, *Samb.,* **SEP., Sil., Spig.,** *Spong.,* Stann., Staph., *Stram.,* **Sulph., Thuj.,** Verat., Zinc.

Augen eingefallen: Ambr., **Anac., Ars.,** Calc., **Camph., CHIN., Cic., Coloc., Cupr.,** *Cycl., Dros.,* **Ferr.,** Hyos., *Iod., Kali-c.,* Lach., **Lyc.,** Nit-ac., **Nux-v.,** *Olnd.,* Op., *Phos.,* **Ph-ac.,** *Puls.,* **Sec.,** *Spong., Stann., Staph.,* **Sulph.,** *Teucr.,* **Verat.**

— **hervorgetreten: Acon.,** *Ang., Arn.,* **Ars.,** *Aur.,* **Bell.,** Borx., Canth., Caps., *Chin.,* Cic., *Cocc.,* Con., Cupr., **Guaj., Hep., Hyos.,** Laur., M-arct., **Merc.,** Mosch., *Nux-v.,* **Op.,** Rhus-t., Spig., **Spong.,** Squil., *Stann.,* Staph., *Stram., Verat.*

Ausschlag: Agar., Agn., *Alum., Ambr., Am-c.,* Am-m., **ANT-C.,** Arg., *Ars.,* Aur., *Bar-c.,* **Bell.,** Borx., **Bov., Bry., Calc.,** Cann-s., *Canth.,* Caps., *Carb-an., Carb-v.,* **Caust.,** *Cham., Chel., Cic.,* Clem., Cocc., **Con.,** Dig., Dulc., Euph., *Graph.,* Hell., *Hep.,* Hyos., Ign., Kali-c., Kali-n., **KREOS., Lach.,** Laur., **LED.,** Lyc., M-arct., *Mag-c.,* Mag-m., Mang., *Merc.,* Mur-ac., *Nat-c.,* **Nat-m.,** *Nit-ac., Nux-v.,* Olnd., *Par., Petr.,* **Phos.,** *Ph-ac.,* Puls., **RHUS-T.,** Ruta, Sabad., Sabin., *Sars.,* Sel., **SEP, Sil.,** Spong., **Staph.,** Stront-c., **Sulph.,** Sul-ac., *Tarax.,* Thuj., **Verat., Viol-t.,** *Zinc.*

— um die **Augen:** *Agn.,* **Ars.,** Calc., *Con.,* **Hep.,** Ign., **Merc.,** Olnd., Petr., Sil., Spong., *Staph.,* **Sulph.**

Ausschlag in den **Augenbrauen:** Ars., **Caust.,** Hell., **Kali-c.,** Nat-m., *Par.,* Rhus-t., **Sel.,** Sep., Sil., *Staph.,* Sulph., Thuj.

— auf den **Backen:** Agar., *Agn.,* Alum., *Ambr.,* Am-c., Anac., Ang., **ANT-C.,** Arn., Asaf., Bar-c., **Bell.,** Borx., **Bov.,** *Bry.,* **Calc.,** *Canth.,* Carb-v., **Caust.,** *Cham.,* Chel., Cina, *Con.,* Cycl., *Dig.,* Dulc., Euph., Graph., Hep., Hyos., Kali-n., **KREOS., Lach.,** Laur., Mag-m., Merc., Mez., *Nat-c.,* **Nat-m.,** Nit-ac., Nux-v., *Olnd., Phos.,* **RHUS-T.,** Ruta, Sabad., Sabin., Sars., **Sep., Sil.,** *Spong.,* **STAPH.,** *Stront-c., Tarax.,* Thuj., Valer., **Verat.,** Verb., *Viol-t.*

— am **Kinn:** Agn., Alum., Ambr., Am-c., Anac., **Ant-c.,** *Bell.,* Borx., *Calc.,* Canth., *Caust.,* Cic., Clem., *Con.,* Dig., Dros., Dulc., *Graph., Hep.,* Hyos., *Kali-c.,* **Kreos.,** Laur., **Lyc.,** M-ambo., M-aust., Mag-c., **Merc.,** *Mez.,* Nat-c., *Nat-m.,* Nit-ac., Nux-m., Nux-v., Olnd., **Par.,** *Phos., Ph-ac.,* Plat., Puls., **RHUS-T.,** Sabin., *Sars.,* **Sep., Sil.,** *Spig.,* Spong., Squil., *Stront-c., Sulph.,* Tarax., Thuj., *Verat.,* Verb., *Zinc.*

— um den **Mund:** Acon., Agar., *Alum., Am-c.,* Am-m., Anac., *Ant-c.,* Arn., **ARS.,** *Bar-c., Bell.,* Borx., **Bov., BRY., Calc.,** *Cann-s.,* Canth., *Caps.,* Carb-an., Carb-v., **Caust.,** Cham., Chin., Cic., Clem., Cocc., Coloc., *Con.,* Dig., Dulc., *Graph.,* Hell., Hep., *Hyos., Ign.,* Ip., **Kali-c., KREOS.,** *Laur., Led., Lyc.,* M-ambo., M-arct., *Mag-c., Mag-m.,* Mang., *Merc., Mez.,* **Nat-c., NAT-M.,** Nit-ac., **Nux-v., Par.,** *Petr.,* Phos., *Ph-ac.,* Plat., Rhod., **RHUS-T.,** Ruta, Sabad., Samb., **SEP., Sil.,** Spig., *Spong.,* Squil., **STAPH., Sulph.,** *Tarax.,* Thuj., *Verat.,* Zinc.

— an der **Oberlippe:** Acon., Ant-c., Arn., **ARS., Bar-c.,** *Bell.,* Canth., *Carb-v., Caust.,* Cic., Con., *Graph.,* Hell., Hep., **KALI-C., KREOS.,** Lyc., M-ambo., Mag-c., Mag-m., *Merc.,* **Nat-c., Nat-m.,** Nit-ac., **Par.,** Petr., Plat., **Rhus-t.,** *Sabad., Sil.,* Spig., **STAPH., SULPH.,** *Thuj., Zinc.*

— an der **Unterlippe:** Alum., *Borx.,* **BRY., Calc.,** *Caust.,* Cham., Clem., **Ign.,** *Mez.,* **Nat-m.,** Phos., *Ph-ac.,* Rhod., **SEP.**

Ausschlag am **Mundwinkel: Ant-c.,** Arn., **Bell., Calc.,** Carb-v., **Caust.,** Coloc., *Graph.,* Hell., *Hep., Ign.,* **Kreos.,** M-arct., *Mang.,* **Merc.,** Mez., *Nat-c.,* **Nat-m.,** *Petr.,* **Phos.,** Rhod., **Sep., Sil.,** Verat., Zinc.

— an der **Nase:** Agar., Agn., **Alum.,** Am-c., Am-m., Anac., *Ant-c.,* Arn., Ars., **Aur.,** *Bar-c., Bell.,* Borx., *Bov.,* Bry., *Calc.,* Cann-s., *Canth., Caps.,* **Carb-an., Carb-v., CAUST.,** Cham., Chel., Chin., Cina, **Clem.,** Coloc., Con., Dulc., Euphr., *Graph.,* Guaj., Hell., Hep., Ign., Iod., **Kali-c.,** *Kali-n.,* Lach., Laur., Lyc., M-arct., *Mag-c., Mag-m.,* Mang., **Merc.,** Mez., Mur-ac., **Nat-c.,** *Nat-m.,* **Nit-ac.,** Nux-v., Olnd., *Petr., Phos.,* **PH-AC.,** Plat., *Plb.,* **Puls.,** Rhod., **Rhus-t.,** Sabad., Sabin., Samb., *Sars., Sel.,* Seneg., **SEP., SIL., Spig.,** Spong., *Staph.,* Stront-c., **Sulph.,** Sul-ac., Tarax., *Thuj.,* Verat., *Viol-t.,* Zinc.

— **um** die **Nase:** Alum., Am-c., **Ant-c.,** Bar-c., *Bov.,* Calc., **Caust.,** Dulc., M-arct., Mag-m., *Nat-c.,* Par., **RHUS-T., Sep.,** *Sil., Sulph.,* Sul-ac., Tarax., Zinc.

— an den **Schläfen:** *Alum.,* Ambr., Anac., **Ant-c.,** *Arg.,* Arn., Bar-c., **Bell.,** *Bry., Carb-v., Caust.,* Cocc., *Lach.,* **Lyc.,** *Mur-ac.,* **Nat-m.,** Nit-ac., Sabin., Spig., *Sulph.,* Thuj.

— auf der **Stirn:** Agar., Agn., Alum., *Ambr.,* Am-c., Am-m., Anac., **ANT-C.,** Arg., Arn., Ars., Aur., Bar-c., *Bell.,* **Bov.,** *Bry., Calc.,* Canth., Caps., Carb-an., *Carb-v.,* **Caust.,** *Cham.,* Chel., Cic., *Clem.,* Cocc., *Con.,* Dig., Dulc., Euph., Graph., Hell., **Hep.,** Kali-c., **KREOS.,** Laur., **LED.,** Lyc., Mag-c., Mag-m., Merc., Mez., Mur-ac., Nat-c., **Nat-m.,** Nit-ac., Nux-v., Olnd., *Par.,* **Phos., Ph-ac.,** Puls., Rhod., **RHUS-T.,** Ruta, Sabad., Sars., **SEP.,** *Sil., Staph.,* **SULPH.,** Sul-ac., Valer., *Verat., Viol-t.,* Zinc.

Falten, tiefe, im **Gesicht: LYC., Sep.,** *Stram.*

— vor der **Stirn:** Am-c., Bry., *Cham.,* Graph., **Hell., LYC.,** Nux-v., *Rheum, Rhus-t.,* **Sep., Stram.,** Viol-o.

Farbe, blass: Acon., Alum., Ambr., *Am-c.,* Am-m., **Anac., Ant-t.,** *Arn.,* **ARS.,** *Bell.,* Bism., Borx., Bov., **Bry.,** *Calc., Camph.,*

Cann-s., *Canth.*, Caps., *Cab-an.*, Carb-v., *Caust.*, *Cham.*, Chel., **CHIN**., *Cic.*, **CINA, Clem**., **Cocc.,** Colch., *Coloc.*, **Con**., Croc., **Cupr.,** *Dig.*, Dros., Dulc., Euph., Euphr., **Ferr.,** Graph., *Hell.*, Hep., Hyos., *Ign.*, Iod., *Ip.*, **Kali-c.,** Kali-n., Kreos.,Lach., Laur., *Led.*, **Lyc.,** M-ambo., M-arct., Mag-c., *Mag-m.*, **Mang.,** Merc., Mez., Mosch., Nat-c., **Nat-m.,** *Nit-ac.*, Nux-m., **Nux-v.,** Olnd., Op., Par., *Petr.*, **Phos., PH-AC., Plat**., *Plb.*, **Puls**., Rheum, **Rhus-t.,** *Sabin.*, Samb., **Sec.,** Sel., **SEP**., **Sil**., **Spig**., *Spong.*, **Stann**., *Staph.*, Stram., **SULPH**., Sul-ac., *Teucr.*, **VERAT**., *Zinc.*

Farbe, bläulich: *Acon.*, Agar., **Ang**., *Ant-t.*, **Ars**., Asar., **Aur**., **Bell**., **Bry**., **CAMPH**., Cham., Cic., **Cina, CON., CUPR**., **DIG.,** Dros., **Hep., HYOS., Ign.,** Ip., *Lach.*, *Lyc.*, Merc., Mez., **OP**., Phos., Puls., **Samb**., **Spong**., *Staph.*, Stram., **VERAT**.

— — um die **Augen:** *Anac.*, **ARS**., *Bism.*, Calc., Cham., **CHIN**., Cina, **Cocc**., **Cupr**., *Ferr.*, Graph., *Hep.*, **Ign**., **IP**., Kali-c., *Lach.*, *Lyc.*, Merc., *Mez.*, Nat-c., *Nux-m.*, *Nux-v.*, **OLND**., *Phos.*, **Ph-ac., RHUS-T., Sabad**., *Sabin.*, **SEC**., *Sep.*, Spig., **Staph.,** Stram., *Sulph.*, **Verat**.

— — um den **Mund:** *Cina,* **Cupr.**

— **bräunlich:** *Bry.*, Carb-v., *Hyos.*, **Iod.,** Kreos., **Nit-ac.,** *Op.*, *Puls.*, Sec., **Sep.,** *Staph.*, *Stram.*, **Sulph.**

— **erdfahl: Ars.,** Bism., **Borx., Bry.,** *Canth.*, **CHIN., Cic.,** *Croc.*, Euphr., **FERR.,** Hyos., **Ign.,** Ip., *Kreos.*, *Laur.*, **Lyc.,** *Mag-c.*, **MERC.,** Mosch., *Nat-m.*, **Nit-ac., Nux-v.,** *Op.*, **Phos.,** Plb., *Samb.*, Sec., *Sep.*, **Sil.,** Zinc.

— **fettglänzend:** Agar., Aur., Bry., *Chin.*, **Mag-c.,** Merc., **Nat-m.,** *Plb.*, **Rhus-t., Sel.,** Stram.

— **fleckig:** *Alum.*, *Ambr.*, *Am-c.*, *Ars.*, *Bell.*, Bry., **Calc.,** Cann-s., Canth., **CARB-AN.,** *Colch.*, *Croc.*, *Ferr.*, Hell., *Kreos.*, *Laur.*, Led., **Lyc.,** M-arct., *Merc.*, Mosch., **Nat-c.,** Nux-m., Nux-v., Op., Par., *Phos.*, **RHUS-T.,** *Ruta,* **Sabad.,** *Samb.*, Sars., Sec., Sep., **SIL.,** *Sulph.*, Teucr., *Verat.*, Zinc.

Farbe, gelb: *Acon.,* **Ambr.,** Ant-c., *Arn., Ars.,* Asaf., Aur., *Bell.,* **Bry.,** *Calc.,* Cann-s., **Canth., Carb-v.,** Caust., **Cham.,** Chel., **Chin.,** (Cina), Cocc., **CON., Croc.,** (Cupr.), **Dig.,** Dulc., Euph., **FERR.,** Graph., Hell., *Hep., Ign., Iod., Kali-c., Lach., Laur.,* **Lyc.,** Mag-m., **Merc.,** Nat-c., Nat-m., **Nit-ac., NUX-V., Op.,** *Petr.,* **Phos.,** (Ph-ac.), **PLB.,** *Puls.,* Ran-b., Rheum, *Rhus-t.,* Ruta, Sabad., Sec., **SEP.,** Sil., *Spig.,* Stann., **SULPH.,** Sul-ac., Tarax., *Verat.*

— — um die **Augen: Nit-ac.,** *Nux-v.,* **Spig.**

— — um den **Mund:** *Nux-v.,* **Sep.**

— — um die **Nase:** *Nux-v.,* **Sep.**

— — an den **Schläfen: Caust.**

— **grau: Carb-v.,** *Kreos., Lach.,* Laur.

— **grünlich:** *Ars.,* **Carb-v.,** Verat.

— — um die **Augen: Verat.**

— **kupferig** (Gesichtskupfer): Alum., **Ars.,** *Calc.,* Cann-s., **Carb-an.,** *Kreos., Led.,* **Rhus-t., Ruta,** *Verat.*

— **rot: ACON.,** *Agar.,* Agn., Alum., Ambr., *Am-c., Am-m., Anac.,* Ang., Ant-c., Ant-t., Arg., **Arn.,** *Ars.,* Asaf., Asar., Aur., *Bar-c.,* **BELL.,** Borx., Bov., **BRY.,** Calad., *Calc.,* Camph., *Cann-s.,* **Canth.,** *Caps.,* Carb-an., Carb-v., *Caust.,* **CHAM.,** Chel., **CHIN.,** Cic., *Cina,* Clem., **Cocc., Coff.,** *Coloc., Con., Croc., Cupr.,* Cycl., Dig., *Dros., Dulc.,* Euph., Euphr., **Ferr.,** Graph., Guaj., Hell., **Hep., HYOS., Ign.,** Ip., *Kali-c., Kali-n., Kreos.,* Lach., *Laur.,* Led., **Lyc.,** M-ambo., *M-arct.,* M-aust., Mag-c., Mag-m., Mang., Meny., **Merc.,** Mez., Mosch., *Mur-ac., Nat-c.,* Nat-m., Nit-ac., Nux-m., **NUX-V.,** *Olnd.,* **OP.,** Par., *Petr., Phos., Ph-ac.,* **Plat.,** Plb., **Puls., Ran-b.,** Ran-s., Rheum, Rhod., **Rhus-t.,** *Ruta,* **Sabad.,** Sabin., **Samb.,** Sars., Sec., Sel., Seneg., *Sep., Sil.,* **Spig., Spong.,** *Squil.,* **Stann.,** *Staph.,* **Stram.,** *Stront-c.,* **Sulph.,** Sul-ac., **Tarax.,** Teucr., *Thuj.,* **Valer., Verat.,** Viol-o., *Viol-t.,* Zinc.

Farbe, rot-bläulich: Acon., Agar., **Ang.,** Ant-t., *Ars.,* Asar., *Aur.,* **BELL., BRY.,** *Camph., Cham.,* Cic., Cina, *Con.,* **CUPR.,** Dig., Dros., *Hep., Hyos., Ign., Ip., Lach.,* Lyc., *Merc.,* **Op.,** Phos., *Puls.,* **Samb.,** *Spong.,* Staph., Stram., *Verat.*

— **rotlaufartig: ACON.,** Am-c., *Ars.,* Bar-c., **BELL.,** Borx., *Bry.,* Calc., **Camph.,** Canth., *Carb-an.,* **Cham.,** Clem., **Euph., GRAPH., HEP., Lach.,** Lyc., *Merc.,* Nat-c., Phos., *Puls.,* **RHUS-T.,** *Ruta,* Samb., Sep., *Sil.,* Stram., *Sulph.,* Thuj.

— **rot-umschrieben** der Backen: *Acon.,* Ars., *Bry.,* Calc., Carb-v., **CHIN.,** Con., Croc., *Dros.,* **Dulc., FERR.,** Hep., **Iod., Kali-c.,** Kali-n., **Kreos.,** *Lach.,* Laur., *Led.,* **LYC.,** M-arct., Merc., Nat-m., Nit-ac., Nux-v., **PHOS.,** Ph-ac., **Puls.,** Seneg., *Sep.,* Sil., Spong., **Stann.,** *Stram.,* **SULPH.**

— **wechselnd: Acon.,** Agn., **Alum.,** Asaf., *Aur.,* **BELL.,** Bism., *Bov.,* **Caps.,** *Carb-an.,* **Cham.,** *Chin.,* **Cina, Croc.,** Cycl., **Ferr.,** *Graph., Hyos.,* **IGN.,** Iod., Kali-c., **Led.,** Lyc., *Mag-c.,* Mur-ac., Nat-c., Nat-m., Nux-v., *Olnd.,* Op., **PHOS., Ph-ac., PLAT.,** *Puls., Squil., Stram.,* Sulph., **Sul-ac.,** Valer., Verat., **Zinc.**

Miene verändert: Alum., Ant-c., **Ars.,** *Bell., Bism.,* Bry., Calc., **Camph.,** *Canth.,* **Caust., Cham.,** *Chin.,* **Colch.,** Coloc., Cupr., *Graph., Hell.,* Hyos., Ign., Iod., Lach., Laur., **Lyc.,** Mag-c., Nux-v., *Olnd.,* **Op.,** *Ph-ac.,* Plb., Puls., *Ran-s.,* Rheum, **Rhus-t.,** *Sec.,* Sep., Sil., *Spig.,* Spong., **STRAM., VERAT.,** Viol-o., Zinc.

Mund Offenstehen: Acon., **Ang.,** *Ars.,* **BELL.,** Carb-v., *Camph.,* **Hyos., Lyc.,** M-ambo., **Op.,** Plb., *Puls.,* Samb., **Squil.**

Schweißlöcher, schwarze (Mitesser): *Dig.,* Dros., **Graph., Nat-c., Nit-ac., Sabad.,** *Sabin.,* **Sulph.**

Sommersprossen: Am-c., Ant-c., Ant-t., *Bry.,* **Calc.,** Carb-v., Con., *Dros.,* **Dulc., Graph.,** Hyos., Iod., *Kali-c.,* Lach., Laur., **Lyc.,** *Merc.,* Mez., **Nat-c., Nit-ac.,** *Nux-m.,* Petr., **PHOS.,** Plb., **Puls., Sep.,** *Sil.,* Stann., **SULPH.,** Thuj.

Verzogenheit des Gesichts: Acon., *Ambr.*, Am-c., **Ang.**, Ant-t., **Ars., BELL., Bism.,** *Bry.*, Calc., **Camph.,** Cann-s., *Canth.*, Carb-v., **Caust., Cham., Cic.,** *Cocc.*, Colch., **Cupr.,** Dig., *Dulc.*, **Graph.,** Guaj., Hep., *Hyos.*, **Ign.,** Iod., **Ip.,** Kali-c., *Lach.*, Laur., **LYC.,** M-ambo., M-arct., **Merc.,** Mosch., Nat-c., Nux-m., *Nux-v.*, Olnd., **OP.,** Phos., Ph-ac., **Plat.,** Plb., *Puls.*, *Ran-b.*, Ran-s., Rheum, **Rhus-t.,** Samb., **Sec.,** Sep., *Sil.*, *Spig.*, *Spong.*, **Squil.,** Staph., **STRAM.,** Sulph., **Verat.**

b. Empfindungen

Stirn: *Agar.*, Agn., Alum., **AMBR**., *Am-c.*, *Am-m.*, Anac., **Ant-c.,** *Arg.*, *Arn.*, Ars., *Aur.*, *Bar-c.*, *Bell.*, **Bov**., Bry., *Calc.*, *Canth.*, *Caps.*, Carb-an., **Carb-v., Caust**., **Cham**., *Chel.*, *Chin.*, Cic., **Clem**., Cocc., Colch., Coloc., *Con.*, Croc., Dig., *Dros.*, Dulc., Euph., Graph., *Guaj.*, *Hell.*, **HEP**., Iod., Ip., Kali-c., **Kreos.,***Laur.*, **LED**., *Lyc.*, Mag-c., *Mag-m.*, Mang., *Meny.*, *Merc.*, *Mur-ac.*, Nat-c., **Nat-m.,** *Nit-ac.*, Nux-v., *Olnd.*, **Par., Phos., PH-AC.,** Puls., *Rheum*, *Rhod.*, **RHUS-T.,** *Ruta*, *Sabad.*, *Samb.*, Sars., **SEP.,** *Sil.*, *Spig.*, *Squil.*, *Staph.*, **SULPH**., Sul-ac., Teucr., Valer., *Verat.*, *Verb.*, Viol-o., Viol-t., *Zinc.*

Schläfen: *Alum.*, Ambr., Anac., **ANG**., Ant-c., *Arg.*, Arn., Asar., Bar-c., *Bell.*, Bry., *Carb-v.*, Caust., Cocc., Lach., **LYC**., *Mur-ac.*, *Nat-m.*, Nit-ac., Sabin., Spig., Sulph., Thuj., **Verb**.

Jochbein: *Acon.*, *Agar.*, *Alum.*, Ambr., Am-m., *Anac.*, *Ang.*, Ant-c., *Ant-t.*, **Arg.**, Arn., Ars., *Asaf.*, **Aur.,** Bar-c., **Bell**., *Bism.*, *Borx.*, **Bry**., **Calc**., Cann-s., Canth., *Caps.*, *Carb-v.*, Caust., *Chel.*, *Chin.*, **Cina,** *Cocc.*, **Colch**., *Coloc.*, *Con.*, **Dig**., *Dros.*, Ferr., Graph., *Guaj.*, Hell., Hep., *Ign.*, **Kali-c.,** Laur., Led., *Lyc.*, Mag-c., **Mag-m.,** *Mang.*, *Merc.*, *Mez.*, *Mosch.*, *Mur-ac.*, Nat-c., *Nat-m.*, *Nit-ac.*, *Nux-v.*, **OLND.,** Par., Phos., *Plat.*, *Plb.*, *Puls.*, Rhus-t., *Ruta*, Sabad., *Sabin.*, *Samb.*, **Sep., Spig.,** Spong., **STANN., STAPH.,** Stront-c., *Sulph.*, **Sul-ac.,** *Thuj.*, *Valer.*, Verat., **VERB., Viol-o.,** Zinc.

Backen: Acon., Agn., *Alum.*, *Ambr.*, Am-c., Am-m., Anac., *Ang.*, *Ant-c.*, Arg., **Arn.,** Ars., *Asaf.*, *Asar.*, Aur., **Bell., Borx.,** Bov., Bry., **Calc.,** Cann-s., *Canth.*, Carb-an., **Carb-v., CAUST.,** *Cham.*,

Chel., *Chin.*, Cina, Clem., Cocc., Coloc., *Con.*, Cycl., *Dig.*, *Dros.*, *Dulc.*, *Euph.*, Euphr., Ferr., *Graph.*, Guaj., *Hep.*, Hyos., Ign., Ip., *Kali-c.*, Kali-n., Kreos., Lach., Laur., *Lyc.*, M-ambo., **M-arct.,** M-aust., Mag-m., Mang., *Meny.*, *Merc.*, Mez., Nat-m., Nit-ac., **Nux-v.,** *Olnd.*, Par., *Phos.*, Ph-ac., *Plat.*, **Puls.,** **RHUS-T.,** Ruta, Sabad., Sabin., Samb., *Sars.*, *Sep.*, Sil., *Spig.*, **Spong.,** **Stann.,** **STAPH.,** Stront-c., Sulph., Sul-ac., Tarax., *Thuj.*, Valer., *Verat.*, Verb., Viol-t.

Oberkiefer: Acon., **Agar.,** **Alum.,** *Ambr.*, **AM-C.,** *Am-m.*, *Ang.*, Arn., Asar., **Aur.,** **Bell.,** Borx., Bov., *Bry.*, **Calc.,** *Canth.*, *Carb-an.*, **CARB-V.,** *Caust.*, *Cham.*, Chel., **CHIN.,** Clem., Coff., Colch., Con., Cycl., Dulc., *Euph.*, Euphr., Graph., Guaj., *Hell.*, Hyos., **Kali-c.,** *Kali-n.*, **KREOS.,** *Lyc.*, M-ambo., M-aust., Mag-c., **Mag-m.,** *Mang.*, *Meny.*, Merc., **Mez.,** *Mur-ac.*, **Nat-c.,** **Nat-m.,** **Nit-ac.,** *Nux-m.*, Nux-v., **Phos.,** *Ph-ac.*, Plat., Puls., **Ran-s.,** Rheum, Rhod., Rhus-t., *Sabad.*, Samb., Sars., Seneg., *Sep.*, Sil., **Spig.,** **Spong.,** Stann., *Staph.*, Stront-c., *Sulph.*, **Sul-ac.,** Teucr., **Thuj.,** Verat., *Verb.*, **ZINC.**

Unterkiefer: *Acon.*, **Agar.,** Agn., *Alum.*, *Ambr.*, **Am-c.,** Am-m., *Anac.*, *Ang.*, Ant-t., Arg., *Arn.*, Asaf., Asar., **Aur.,** *Bar-c.*, **BELL.,** Borx., *Bov.*, **Bry.,** Calc., Camph., Cann-s., **CANTH.,** Caps., *Carb-an.*, **Carb-v.,** **CAUST.,** **CHAM.,** Chel., **Chin.,** Cic., *Cina,* Clem., Cocc., Coff., Colch., Coloc., Con., **Cupr.,** Dig., *Dros.*, Dulc., Euph., *Euphr.*, *Graph.*, Guaj., *Hell.*, Hep., *Hyos.*, Ign., Kali-c., Kali-n., *Kreos.*, **LAUR.,** Led., *Lyc.*, M-ambo., **M-ARCT.,** *Mag-c.*, Mag-m., *Mang.*, Meny., *Merc.*, Mez., *Mur-ac.*, **NAT-C.,** Nat-m., *Nit-ac.*, *Nux-m.*, *Nux-v.*, Olnd., Op., Par., Petr., **Phos.,** Ph-ac., *Plat.*, **PLB.,** **Puls.,** Ran-b., Ran-s., Rheum, Rhod., **Rhus-t.,** Ruta, *Sabad.*, **Sabin.,** **Sars.,** Sel., Seneg., *Sep.*, **Sil.,** *Spig.*, *Spong.*, Squil., *Stann.*, **STAPH.,** *Stront-c.*, *Sulph.*, *Sul-ac.*, Teucr., *Thuj.*, Valer., **Verat.,** *Verb.*, Viol-o., Viol-t., **ZINC.**

Kiefergelenk: *Acon.*, Alum., Am-c., Am-m., **Ang.,** *Arn.*, *Asaf.*, *Asar.*, **BELL.,** *Bry.*, Calc., **Camph.,** *Canth.*, *Caust.*, Cham., **Cic.,** *Cocc.*, **Colch.,** Con., Cupr., Dros., Euphr., Graph., *Hyos.*, **IGN.,** Kali-c., Lach., *Laur.*, M-ambo., **M-arct.,** Mang., Meny., **MERC.,** Mur-ac., Nat-c., Nat-m., *Nit-ac.*, Nux-m., **Nux-v.,** *Op.*, *Petr.*, Phos., Ph-ac., *Plat.*, *Plb.*, **RHUS-T.,** *Sabad.*, Sabin., Sars., Sec.,

Sep., Sil., **Spig., Spong.,** Stann., *Staph., Stram.,* Sulph., Sul-ac., Thuj., *Verat., Verb.*

Lippen: Acon., Agar., *Alum., Am-c., Am-m.,* Ang., Ant-c., **Arn., Ars.,** Asaf., **Bar-c., BELL.,** *Borx., Bov.,* **BRY., Calc.,** Cann-s., Canth., *Caps.,* Carb-an., *Carb-v.,* **Caust.,** *Cham., Chin.,* Cic., Clem., **Con.,** Croc., Cycl., Dig., Dulc., **Graph.,** Hell., **Hep.,** Hyos., **Ign.,** Ip., **Kali-c.,** *Kreos.,* Laur., *Lyc.,* M-ambo., Mag-c., Mag-m., **Merc., Mez.,** *Mur-ac., Nat-c.,* **NAT-M.,** Nit-ac., **Nux-v.,** Olnd., Op., *Par.,* **Phos., Ph-ac., Plat., Puls.,** Rhod., **RHUS-T., Sabad., SEP., Sil.,** Spig., Spong., Squil., **Staph.,** Stram., Stront-c., **SULPH.,** Tarax., *Thuj.,* Valer., *Verat.,* **Zinc.**

Oberlippe: *Acon.,* Agar., Am-c., Am-m., *Ant-c.,* Arg., *Arn.,* **Ars., BAR-C., Bell.,** Borx., Bov., Bry., Calc., *Canth.,* Caps., **Carb-v.,** *Caust.,* Chel., Chin., *Cic.,* Coff., *Colch., Con., Cycl.,* Dig., Dulc., **Graph.,** *Hell., Hep.,* Ign., **KALI-C., Kreos.,** Laur., Led., *Lyc., M-ambo.,* M-arct., *Mag-c., Mag-m.,* **Merc.,** Mez., Mosch., Mur-ac., **Nat-c.,** *Nat-m., Nit-ac.,* Nux-v., Olnd., **Par.,** *Petr.,* Phos., Ph-ac., *Plat.,* Plb., Puls., Rheum, *Rhus-t.,* **Sabad.,** Sars., Sel., Seneg., Sep., *Sil., Spig.,* Squil., **Staph., Stront-c., SULPH.,** Sul-ac., Tarax., **Thuj.,** Valer., Verat., **Zinc.**

Unterlippe: Agar., *Alum.,* Am-c., Am-m., Arn., Ars., *Asaf.,* Aur., Bar-c., Bell., **Borx.,** Bov., **BRY., Calc.,** Caps., Carb-v., *Caust., Cham.,* Chin., *Clem.,* Con., Dros., Euph., Graph., Hep., Hyos., **IGN.,** Kali-c., Laur., Lyc., M-ambo., M-arct., Mag-c., Mang., Merc., **Mez.,** Mur-ac., Nat-c., *Nat-m.,* Nux-v., Olnd., *Op.,* Par., *Phos.,* **Ph-ac.,** Plat., **PULS.,** *Ran-s.,* Rheum, *Rhod.,* Rhus-t., Sabad., Sabin., Samb., Sars., **SEP.,** Sil., Spig., Spong., *Stann.,* Staph., Sulph., *Teucr., Valer.,* Zinc.

Lippenwinkel: Ambr., Am-m., **ANT-C.,** *Arn.,* Asaf., Bar-c., **BELL.,** Bov., Bry., **Calc.,** Cann-s., Canth., *Carb-v.,* **Caust.,** Chel., Coloc., Dros., **Graph.,** *Hell.,* **Hep., Ign.,** Ip., *Kreos.,* Laur., Lyc., *M-arct.,* **Mang., MERC.,** *Mez., Nat-c., Nat-m.,* Nux-v., *Olnd.,* Op., Par., **Petr., PHOS.,** Ran-b., *Ran-s.,* Rheum, *Rhod.,* Rhus-t., *Seneg., Sep.,* **Sil.,** Stront-c., Sulph., *Sul-ac.,* Tarax., *Verat., Zinc.*

Kinn: Agar., Agn., Alum., Ambr., Am-c., Am-m., *Anac.,* **Ant-c.,** *Asaf.,* Aur., **Bell.,** Borx., *Bov.,* Bry., Calc., Cann-s., **Canth.,** Carb-v., **CAUST.,** Chel., Cic., *Clem.,* Cocc., Coloc., *Con., Cupr.,* Dig., Dros., *Dulc.,* Euph., *Euphr.,* Graph., **Hep.,** Hyos., *Kali-c.,* **Kreos., Laur.,** Led., Lyc., **M-ambo.,** *M-aust., Mag-c.,* Mag-m., *Mang.,* **Merc.,** *Mez., Nat-c., Nat-m.,* Nit-ac., *Nux-m.,* Nux-v., *Olnd.,* Op., Par., *Phos.,* Ph-ac., **PLAT.,** Plb., Puls., Ran-b., **Rhus-t.,** Sabin., **Sars.,** *Sep.,* **SIL.,** *Spig.,* **Spong.,** Squil., *Stann., Staph.,* Stram., **Stront-c., Sulph.,** Tarax., *Thuj.,* **Verat.,** *Verb.,* **Zinc.**

10. ZÄHNE

Zahnschmerzen überhaupt: **Agar.,** *Alum.,* **Ambr.,** *Am-c.,* Am-m., Anac., Ang., Ant-c., Ant-t., Arg., Arn., Asar., Aur., *Bar-c.,* **Bell.,** Bism., **Borx.,** *Bov.,* **BRY.,** Calad., *Calc., Canth.,* Carb-an., **Carb-v., Caust., CHAM., CHIN.,** Clem., Cocc., Coff., *Colch.,* Coloc., Con., Croc., Cycl., Dros., Euph., Graph., Guaj., Hell., Hep., **Hyos.,** Ign., Iod., Ip., **Kali-c.,** Kali-n., **Kreos.,** Lach., Laur., *Lyc.,* M-ambo., **M-arct.,** M-aust., *Mag-c.,* **Mag-m.,** Mang., *Merc.,* **Mez.,** Mur-ac., **NAT-C.,** *Nat-m., Nit-ac.,* **Nux-m., Nux-v.,** Olnd., Par., Petr., **Phos.,** *Ph-ac., Plat.,* Plb., **Puls., Ran-s.,** Rheum, *Rhod.,* **Rhus-t.,** Ruta, *Sabad., Sabin.,* Sars., Sel., Seneg., **SEP.,** Sil., **Spig.,** Spong., Squil., **STAPH.,** *Stront-c., Sulph., Sul-ac.,* Tarax., *Teucr.,* Thuj., Verat., Verb., **ZINC.**

Schneidezähne: Agar., Alum., *Ambr.,* Am-c., Am-m., Ang., Arg., Asar., Aur., Bell., Borx., Bov., Calc., Canth., *Carb-v., Caust.,* Cham., *Chin.,* Cocc., Coff., **COLCH.,** Dros., Ign., Iod., **Kali-c.,** *Kreos.,* Lyc., M-ambo., *M-arct.,* Mag-c., **Mag-m.,** *Merc.,* Mez., Mur-ac., Nat-c., **Nat-m.,** *Nit-ac.,* **Nux-m.,** Nux-v., *Petr., Phos.,* Ph-ac., Plat., *Ran-s.,* Rhod., **Rhus-t.,** Sars., Seneg., **Sep.,** *Sil., Spig.,* Spong., *Staph.,* **Stront-c., Sulph.,** *Sul-ac.,* Tarax., *Teucr.,* Thuj., **Zinc.**

Augenzähne (Eckzähne): Am-c., Anac., Calc., Laur., Mag-m., Mur-ac., *Nat-c.,* Petr., **Rhus-t.,** Sep., Staph., Stront-c., Sul-ac., Zinc.

Backenzähne: Agar., *Alum.*, Ambr., **Am-c.**, Anac., Ang., Ant-t., Arn., Asar., Aur., Bar-c., Bell., Bism., Borx., Bov., **BRY.**, Calad., *Calc.*, *Canth.*, Carb-an., **Carb-v.**, *Caust.*, *Cham.*, **CHIN.**, Clem., Cocc., Coff., Colch., Coloc., Croc., *Cycl.*, *Euph.*, Graph., Guaj., *Hell.*, *Hyos.*, Ign., Iod., *Kali-c.*, Kali-n., **KREOS.**, Laur., *Lyc.*, *M-arct.*, *Mag-c.*, **Mag-m.**, *Mang.*, Merc., *Mez.*, Mur-ac., **Nat-c.**, *Nit-ac.*, *Nux-m.*, *Nux-v.*, *Olnd.*, Par., Petr., **Phos.**, *Ph-ac.*, Plat., Plb., *Puls.*, **Ran-s.**, Rheum, **Rhod.**, Rhus-t., *Sabad.*, Sabin., Sars., Seneg., *Sep.*, Sil., Spig., Spong., **Staph.**, Stront-c., Sulph., Sul-ac., Teucr., Thuj., Verat., *Verb.*, **ZINC.**

Hohle Zähne: Alum., *Ambr.*, Am-c., Anac., Ang., **Ant-c.**, Asar., **Bar-c.**, **BELL.**, **BORX.**, **Bov.**, Bry., **Calc.**, Carb-an., *Carb-v.*, Caust., **Cham.**, *Chin.*, Clem., Cocc., Coff., *Con.*, Graph., *Hep.*, **Hyos.**, *Ip.*, *Kali-c.*, Kali-n., *Kreos.*, **Lach.**, **Lyc.**, M-ambo., **M-ARCT.**, *M-aust.*, **Mag-c.**, *Mag-m.*, Mang., **Merc.**, **MEZ.**, **NAT-C.**, *Nat-m.*, Nit-ac., **Nux-v.**, *Par.*, Petr., **Phos.**, *Ph-ac.*, **Plat.**, **PLB.**, *Puls.*, *Rheum*, Rhod., **Rhus-t.**, Ruta, *Sabad.*, **Sabin.**, *Sel.*, **SEP.**, *Sil.*, **Spig.**, **STAPH.**, *Sulph.*, *Sul-ac.*, **TARAX.**, *Thuj.*, *Verat.*, *Zinc.*

Oberzähne: **Agar.**, **Alum.**, *Ambr.*, **AM-C.**, *Am-m.*, *Ang.*, Arn., Asar., **Aur.**, **Bell.**, Borx., Bov., *Bry.*, **Calc.**, *Canth.*, *Carb-an.*, **CARB-V.**, *Caust.*, *Cham.*, **CHIN.**, Clem., Coff., Colch., Con., Cycl., *Euph.*, Graph., Guaj., *Hell.*, Hyos., **Kali-c.**, *Kali-n.*, **KREOS.**, *Lyc.*, M-ambo., *M-arct.*, M-aust., Mag-c., **Mag-m.**, *Mang.*, Merc., **Mez.**, *Mur-ac.*, **Nat-c.**, **Nat-m.**, **Nit-ac.**, *Nux-m.*, Nux-v., **Phos.**, *Ph-ac.*, Plat., Puls., **Ran-s.**, Rheum, Rhod., Rhus-t., *Sabad.*, Sars., Seneg., *Sep.*, Sil., **Spig.**, **Spong.**, *Staph.*, *Sulph.*, **Sul-ac.**, Teucr., **Thuj.**, Verat., *Verb.*, **ZINC.**

Unterzähne: **Agar.**, *Alum.*, *Ambr.*, **Am-c.**, Am-m., *Anac.*, *Ang.*, Ant-t., Arg., *Arn.*, Asar., **Aur.**, *Bar-c.*, **BELL.**, Borx., *Bov.*, **Bry.**, Calc., **CANTH.**, *Carb-an.*, **Carb-v.**, **CAUST.**, **CHAM.**, **Chin.**, Clem., Cocc., Coff., Colch., Coloc., Con., *Dros.*, Euph., *Graph.*, Guaj., *Hell.*, Hep., *Hyos.*, Ign., Kali-c., Kali-n., *Kreos.*, **LAUR.**, *Lyc.*, M-ambo., **M-ARCT.**, *Mag-c.*, Mag-m., **Mang.**, *Merc.*, Mez., *Mur-ac.*, **NAT-C.**, Nat-m., *Nit-ac.*, *Nux-m.*, *Nux-v.*, Olnd., Par., Petr., **Phos.**, Ph-ac., *Plat.*, **PLB.**, *Puls.*, Ran-s., Rheum, Rhod., **Rhus-t.**, Ruta, *Sabad.*, **Sabin.**, **Sars.**, Sel., Seneg., *Sep.*, **Sil.**, *Spig.*,

Spong., Squil., **STAPH.**, *Stront-c.*, *Sulph.*, *Sul-ac.*, Teucr., *Thuj.*, **Verat.**, *Verb.*, **ZINC.**

Zahnfleisch: Agar., Agn., Alum., *Ambr.*, *Am-c.*, Am-m., Anac., Ant-c., Arg., Arn., *Ars.*, Aur., *Bar-c.*, **Bell.**, Bism., **BORX.**, *Bov.*, Bry., **Calc.**, *Canth.*, Caps., **Carb-an.**, **Carb-v.**, **Caust.**, Cham., Chin., Cic., Colch., Con., **Graph.**, *Hep.*, Hyos., *Iod.*, *Kali-c.*, Kali-n., *Kreos.*, Lach., *Lyc.*, M-ambo., *M-arct.*, Mag-c., Mag-m., **MERC.**, *Mur-ac.*, Nat-c., **Nat-m.**, *Nit-ac.*, Nux-m., **NUX-V.**, Par., *Petr.*, **Phos.**, *Ph-ac.*, Plb., *Puls.*, Ran-s., Rhod., *Rhus-t.*, **Ruta**, Sabad., *Sabin.*, *Sars.*, Sec., **Sep.**, *Sil.*, Spig., Spong., Stann., **STAPH.**, *Stront-c.*, *Sulph.*, Sul-ac., Teucr., *Thuj.*, Zinc.

Oberes Zahnfleisch: *Agar.*, Am-c., Ang., *Aur.*, **Bar-c.**, Bell., **CALC.**, *Canth.*, Carb-an., Colch., Graph., Kali-c., **Kreos.**, Lyc., *Mag-m.*, Mur-ac., *Nat-m.*, *Nit-ac.*, **RUTA**, Sep., *Stront-c.*

Unteres Zahnfleisch: **Am-c.**, Am-m., Anac., Canth., Carb-an., Caust., Laur., Mag-m., **Nat-c.**, **Petr.**, Phos., Rhod., *Sabin.*, **SARS.**, Spong., **Staph.**, *Sulph.*, Sul-ac., *Teucr.*, *Thuj.*, Zinc.

Inneres Zahnfleisch: Agar., Ambr., Am-c., Arn., *Graph.*, Kali-c., Nat-c., *Nat-m.*, Ph-ac., *Puls.*, Rhus-t., **Ruta**, Sep., **STAPH.**

11. MUND

Mundhöhle überhaupt: **Acon.**, Agar., Agn., **Alum.**, *Ambr.*, *Am-c.*, Am-m., Anac., Ang., Ant-c., Ant-t., *Arg.*, Arn., *Ars.*, *Asaf.*, Asar., Aur., *Bar-c.*, **BELL.**, Bism., **Borx.**, Bov., *Bry.*, Calad., **Calc.**, Camph., Cann-s., **Canth.**, **Caps.**, *Carb-an.*, **Carb-v.**, *Caust.*, **Cham.**, *Chel.*, **Chin.**, Cic., Cina, *Cocc.*, Coff., *Colch.*, Coloc., Con., *Croc.*, Cupr., Cycl., *Dig.*, *Dros.*, Dulc., Euph., Ferr., *Graph.*, Guaj., *Hell.*, *Hep.*, *Hyos.*, **Ign.**, *Iod.*, *Ip.*, *Kali-c.*, Kali-n., *Kreos.*, **Lach.**, *Laur.*, Led., *Lyc.*, M-ambo., M-arct., M-aust., *Mag-c.*, Mag-m., Mang.,

Meny., **MERC., Mez.,** Mosch., Mur-ac., *Nat-c., Nat-m.,* **Nit-ac.,** *Nux-m.,* **NUX-V.,** Olnd., Op., *Par.,* Petr., **PHOS.,** *Ph-ac.,* Plat., *Plb.,* **Puls.,** Ran-b., Ran-s., Rheum, *Rhod., Rhus-t.,* Ruta, **Sabad.,** Sabin., Samb., *Sars.,* Sec., Sel., *Seneg.,* **Sep.,** *Sil., Spig.,* Spong., Squil., Stann., *Staph.,* **Stram.,** *Stront-c.,* **Sulph.,** *Sul-ac.,* Tarax., Teucr., *Thuj.,* Valer., **Verat.,** Viol-o., **Zinc.**

Harter Gaumen: Ambr., Am-c., Ant-c., Arn., *Ars., Aur.,* **Bar-c., BELL.,** *Borx.,* Bov., **Calc.,** *Camph.,* Cann-s., *Canth.,* **Caps.,** *Carb-v.,* Caust., Cham., Chin., *Cocc., Coloc., Croc.,* Dig., Dulc., *Euph.,* Hell., Hyos., *Ign.,* Iod., *Kali-c.,* Lach., Laur., Led., M-ambo., Mag-c., Mag-m., *Meny.,* Merc., **Mez.,** Mur-ac., Nat-m., **Nit-ac.,** Nux-m., **NUX-V., Par., Phos.,** Ph-ac., *Puls.,* Ran-b., Ran-s., Rhod., *Rhus-t.,* Ruta, *Sabad.,* Sep., Sil., *Spig., Spong.,* **Squil., Staph.,** Thuj., **Zinc.**

Weicher Gaumen: *Acon.,* Ant-c., *Arg.,* **Aur.,** *Bell.,* Calc., Canth., Caps., *Carb-v.,* Caust., Cham., Chin., **Coff.,** *Dig.,* Dulc., Hell., Hep., Iod., Kali-c., *Kali-n.,* Lach., Led., Mag-c., Meny., **MERC.,** Mez., **Nat-m.,** Nit-ac., Nux-m., Nux-v., Par., **Phos., Ph-ac.,** *Ran-b.,* **Ran-s.,** Rhod., Ruta, *Sars.,* Seneg., Sep., Sil., Staph., **Stram.,** Thuj., Valer., Zinc.

Schlund: Acon., Agar., Agn., **Alum.,** *Ambr.,* Am-c., Am-m., Anac., Ang., Ant-c., Ant-t., **Arg.,** Arn., *Ars.,* Asaf., Asar., Aur., *Bar-c.,* **BELL.,** Bism., Borx., Bov., *Bry.,* Calad., **Calc.,** Camph., Cann-s., **Canth.,** *Caps., Carb-an.,* **Carb-v.,** *Caust.,* **Cham.,** Chel., *Chin.,* Cic., Cina, *Cocc.,* Coff., Colch., Coloc., Con., Croc., Cupr., Cycl., Dig., **Dros.,** Dulc., Euph., Ferr., *Graph.,* Guaj., Hell., *Hep.,* **Hyos., Ign., Iod.,** *Ip., Kali-c.,* Kali-n., *Kreos.,* **Lach.,** *Laur.,* Led., *Lyc.,* M-ambo., M-arct., M-aust., Mag-c., Mag-m., Mang., *Meny.,* **Merc.,** *Mez.,* Mosch., Mur-ac., **Nat-c.,** *Nat-m.,* **Nit-ac.,** Nux-m., **Nux-v.,** Olnd., Op., *Par.,* Petr., **PHOS.,** *Ph-ac., Plat., Plb.,* **PULS.,** Ran-b., Ran-s., Rhod., *Rhus-t.,* Ruta, **Sabad.,** *Sabin.,* Samb., Sars., Sec., Sel., **Seneg., Sep.,** Sil., Spig., **Spong.,** Squil., *Stann., Staph.,* **Stram.,** Stront-c., **Sulph.,** *Sul-ac.,* Tarax., Teucr., *Thuj.,* Valer., **Verat.,** Verb., *Zinc.*

Zunge: Acon., *Agar.,* Alum., Ambr., Am-c., Anac., Ang., Ant-c., Arg., *Arn.,* **ARS.,** Asar., Bar-c., **BELL.,** Bism., Borx., Bov.,

Bry., *Calc.,* Cann-s., **Canth.,** Carb-an., *Carb-v.,* **Caust., Cham.,** Chel., **Chin.,** Cic., Cina, Clem., *Cocc.,* Coff., *Colch.,* Coloc., Con., *Croc.,* Cupr., Cycl., Dig., Dros., Dulc., Ferr., Graph., *Hell.,* Hep., **Hyos., Ign.,** Iod., *Ip.,* Kali-c., Kali-n., Kreos., *Lach.,* Laur., Led., **Lyc.,** M-ambo., M-arct., M-aust., Mag-c., *Mag-m.,* Mang., Meny., **MERC.,** *Mez.,* Mosch., **Mur-ac.,** *Nat-c.,* **Nat-m., Nit-ac.,** *Nux-m.,* **Nux-v.,** Olnd., Op., Par., Petr., **PHOS.,** *Ph-ac.,* Plat., **PLB., PULS.,** *Ran-s.,* Rheum, Rhod., Rhus-t., Ruta, **Sabad.,** Sabin., Sars., **Sec.,** Sel., Seneg., **Sep.,** Sil., *Spig.,* Spong., Stann., *Staph., Stram.,* Stront-c., **SULPH.,** Sul-ac., **Tarax.,** Teucr., *Thuj.,* **Verat.,** *Verb.,* Viol-t., Zinc.

Zungen-Belegtheit: Acon., *Agar.,* Alum., *Ambr.,* Am-c., Anac., Ang., *Ant-c.,* Ant-t., **Arn., Ars.,** Asar., Bar-c., **BELL.,** *Bism.,* Borx., Bov., **BRY.,** Calc., *Cann-s., Canth., Carb-v.,* Caust., **Cham.,** Chel., **Chin.,** *Cina,* Cocc., Coloc., Croc., Cupr., Cycl., Dig., Euph., Graph., Guaj., *Ign.,* Iod., Ip., *Kali-n.,* Lach., Laur., Lyc., M-arct., Mag-c., Mag-m., Mang., **MERC.,** Mez., Mur-ac., *Nat-c., Nat-m., Nit-ac.,* Nux-m., *Nux-v.,* Olnd., Par., *Petr.,* **Phos.,** Ph-ac., **Plb., PULS.,** Ran-b., Ran-s., Rheum, Rhus-t., Ruta, Sabad., *Sabin.,* Sars., **Sec.,** *Sel., Seneg.,* **Sep.,** Sil., Spig., Stann., Staph., *Stront-c.,* **Sulph.,** *Tarax.,* Thuj., **Verb.,** Viol-t., *Zinc.*

Speichel-Vermehrung: Acon., Agar., **Alum., Ambr.,** Am-c., *Am-m.,* Anac., Ang., **Ant-c.,** Ant-t., **Arg.,** Arn., Ars., Asaf., *Asar.,* Aur., **Bar-c.,** *Bell.,* Bism., *Borx., Bov.,* **Bry., Calc.,** *Camph.,* Cann-s., **Canth.,** *Caps., Carb-an., Carb-v.,* **Caust., Cham.,** Chel., **Chin.,** Cic., *Cina,* Cocc., Coff., **Colch.,** Con., *Croc.,* Cupr., Cycl., Dig., **Dros., Dulc.,** *Euph.,* Ferr., **Graph.,** Guaj., **Hell.,** *Hep.,* **Hyos., Ign., Iod., Ip., Kali-c.,** Kali-n., Kreos., **Lach., Laur.,** Led., **Lyc., M-ambo.,** *M-arct.,* M-aust., Mag-c., **Mag-m.,** Meny., **MERC.,** Mez., Mur-ac., **Nat-c., Nat-m., Nit-ac.,** *Nux-m.,* **NUX-V.,** Olnd., Op., **Par.,** *Petr.,* **PHOS.,** Ph-ac., *Plat., Plb.,* **PULS., Ran-b.,** Ran-s., Rheum., Rhod., **RHUS-T.,** *Sabad.,* Sabin., Samb., *Sars.,* Sec., Sel., **Seneg., Sep., Sil., Spig.,** Spong., Squil., *Stann.,* **Staph., Stram.,** Stront-c., **Sulph., Sul-ac.,** *Tarax.,* Teucr., Thuj., Valer., **Verat.,** Verb., Viol-t., **Zinc.**

Speichel-Verminderung: *Acon.,* Agar., Agn., Alum., *Ambr.,* Am-c., Am-m., Anac., Ang., Ant-c., Ant-t., Arg., *Arn.,* **Ars.,** *Asaf.,* Asar., Aur., **Bar-c., BELL.,** Borx., Bov., **Bry.,** Calad., **Calc.,**

Camph., Cann-s., *Canth.*, Caps., *Carb-an.*, Carb-v., *Caust.*, **Cham.,** Chel., Chin., Cina, Clem., **Cocc.,** Coff., Colch., Con., Croc., Cupr., *Cycl.*, *Dulc.*, Euph., Ferr., Graph., *Hell.*, Hep., **Hyos.,** Ign., Iod., *Ip.*, *Kali-c.*, Kali-n., **Lach.,** Laur., Led., **Lyc.,** M-ambo., M-arct., Mag-c., Mag-m., Mang., *Meny.*, **Merc.,** Mez., *Mosch.*, *Mur-ac.*, *Nat-c.*, Nat-m., **Nit-ac., NUX-M., Nux-v.,** Olnd., **Op., Par.,** *Petr.*, **PHOS.,** *Ph-ac.*, Plat., **Plb., Puls.,** Ran-b., Ran-s., Rheum, Rhod., *Rhus-t.*, Ruta, *Sabad.*, Sabin., Samb., *Sars.*, Sec., Sel., **Seneg., Sep.,** Sil., Spig., *Spong.*, Squil., *Stann.*, Staph., **STRAM., Stront-c., SULPH.,** Sul-ac., Tarax., *Thuj.*, **VERAT.,** *Zinc.*

Mund-Gestank: *Acon.*, *Agar.*, Alum., *Ambr.*, Am-c., *Anac.*, Ang., Ant-c., Ant-t., **Arn., Ars.,** Asar., **Aur.,** Bar-c., *Bell.*, *Bism.*, Borx., **Bry.,** Calc., Camph., Canth., Caps., *Carb-an.*, **CARB-V., Cham., Chin.,** Cocc., *Coff.*, *Croc.*, Cupr., Dig., Dros., **Dulc.,** Ferr., *Graph.*, Hell., Hep., Hyos., Ign., *Iod.*, *Ip.*, Kali-c., Kali-n., Lach., Laur., Led., Lyc., *M-ambo.*, M-arct., M-aust., **MERC.,** Mez., Nat-m., **Nit-ac.,** Nux-m., *Nux-v.*, Olnd., *Petr.*, Phos., Ph-ac., Plb., **Puls.,** Rheum, Rhus-t., Ruta, Sabin., Sars., **Sep.,** Sil., *Spig.*, Stann., *Stram.*, Stront-c., **Sulph.,** Thuj., *Valer.*, Verb., *Zinc.*

12. HUNGER UND DURST

Appetitlosigkeit: Acon., *Agar.*, *Alum.*, Ambr., *Am-c.*, Am-m., Anac., Ang., **Ant-c.,** *Ant-t.*, *Arg.*, **Arn., Ars.,** Asaf., Aur., **Bar-c., Bell.,** *Borx.*, Bov., **Bry.,** Calad., **Calc.,** Cann-s., **Canth.,** Caps., Carb-an., Carb-v., Caust., *Cham.*, Chel., **CHIN., Cic.,** *Clem.*, **Cocc.,** Coff., *Colch.*, Coloc., **Con.,** Croc., Cupr., **CYCL.,** *Dig.*, Dros., *Dulc.*, Euph., Euphr., *Ferr.*, Graph., *Guaj.*, *Hell.*, Hep., Hyos., **Ign.,** Iod., *Ip.*, Kali-c., *Kali-n.*, Kreos., *Lach.*, *Laur.*, Led., **Lyc.,** *M-ambo.*, M-arct., *M-aust.*, Mag-c., *Mag-m.*, *Mang.*, **Merc.,** *Mez.*, Mosch., Mur-ac., Nat-c., **Nat-m.,** *Nit-ac.*, Nux-m., **NUX-V.,** *Olnd.*, **Op.,** Petr., *Phos.*, Ph-ac., **Plat.,** Plb., **Puls.,** Ran-b., Ran-s., *Rheum*, *Rhod.*, **RHUS-T., Ruta, Sabad.,** Sabin., *Sars.*, Sec., *Sel.*, Seneg., **SEP., SIL.,** Spig., Spong., Squil., *Stann.*, Staph., Stram., Stront-c., **Sulph.,** *Sul-ac.*, Teucr., **Thuj.,** Valer, *Verat.*, Verb., Viol-t., Zinc.

Hunger: *Agar.*, Agn., *Alum.*, *Am-c.*, Am-m., Anac., **Ang.,** *Ant-c.*, *Ant-t.*, **Arg.,** Arn., *Ars.*, Asar., **Aur.,** *Bar-c.*, **Bell.,** Borx.,

Bov., **Bry.**, Calad., **CALC.**, Canth., Caps., Carb-an., *Carb-v.*, Caust., Cham., **CHIN.**, *Cic.*, **CINA**, *Cocc.*, **Coff.**, Coloc., Cupr., Cycl., Dig., Dulc., Euph., Euphr., **GRAPH.**, Guaj., **Hell.**, *Hyos.*, *Ign.*, *Iod.*, Kali-c., Kali-n., Lach., Laur., **Lyc.**, *M-ambo.*, M-arct., M-aust., Mag-c., Mag-m., Mang., Meny., *Merc.*, *Mez.*, Mosch., *Mur-ac.*, *Nat-c.*, *Nat-m.*, Nit-ac., **Nux-m.**, *Nux-v.*, **Olnd.**, **Op.**, *Par.*, *Petr.*, *Phos.*, *Plat.*, *Plb.*, **PULS.**, Ran-b., Rheum., Rhod., *Rhus-t.*, Ruta, **Sabad.**, Sars., **Sec.**, Seneg., **Sep.**, *Sil.*, Spig., *Spong.*, *Squil.*, **Stann.**, **Staph.**, Stram., *Stront-c.*, Sulph., Sul-ac., *Teucr.*, Valer., *Verat.*, Verb., Zinc.

Hunger ohne Appetit: Agar., *Alum.*, Ang., Ant-c., Ant-t., Arg., **Ars.**, **Bar-c.**, *Bell.*, *Borx.*, **Bry.**, Calad., *Calc.*, Canth., Carb-v., Caust., **Chin.**, *Cic.*, Clem., *Cocc.*, Coff., Colch., Coloc., *Cycl.*, Dig., **Dulc.**, Euphr., Ferr., **Hell.**, Hep., *Ign.*, *Iod.*, Kali-n., *Lyc.*, *M-ambo.*, Mag-c., **Mag-m.**, *Merc.*, Mez., Nat-c., **NAT-M.**, *Nux-v.*, **Olnd.**, **OP.**, Plat., *Puls.*, *Rheum*, *Rhod.*, **RHUS-T.**, Ruta, *Sabad.*, **Sil.**, Staph., *Sulph.*, **Sul-ac.**, *Thuj.*, Valer., Verat., Verb.

Heißhunger: Agar., Am-c., Ant-t., Ars., Asaf., Aur., **Bry.**, **CALC.**, *Caps.*, Caust., Cham., **CHIN.**, **CINA**, **Cocc.**, *Con.*, Dros., Graph., Guaj., *Hell.*, Hep., *Hyos.*, Ign., **IOD.**, **Kali-c.**, Kali-n., Lach., **LYC.**, *M-aust.*, Mag-c., Mag-m., *Meny.*, *Merc.*, Mur-ac., Nat-c., **Nat-m.**, Nit-ac., Nux-m., **NUX-V.**, **Olnd.**, *Op.*, **Petr.**, **Phos.**, Ph-ac., Plat., **Puls.**, **Rhus-t.**, Ruta, **Sabad.**, Sec., Sep., **SIL.**, *Spig.*, *Squil.*, Stann., Staph., *Sulph.*, Sul-ac., Valer., **VERAT.**

Durst: ACON., Am-c., **Am-m.**, *Anac.*, Ang., **Ant-c.**, Ant-t., **Arn.**, **ARS.**, Aur., *Bar-c.*, **Bell.**, *Bism.*, *Borx.*, *Bov.*, **BRY.**, Calad., **CALC.**, Cann-s., *Canth.*, *Caps.*, Carb-an., **Carb-v.**, *Caust.*, **CHAM.**, **CHIN.**, *Cic.*, *Cina*, Cocc., Coff., **Colch.**, Coloc., Con., *Croc.*, **Cupr.**, Cycl., Dig., *Dros.*, *Dulc.*, Ferr., Graph., Guaj., Hell., **Hep.**, **Hyos.**, *Ign.*, *Iod.*, Ip., *Kali-c.*, Kali-n., Kreos., Lach., *Laur.*, Led., Lyc., M-aust., Mag-c., *Mag-m.*, **MERC.**, *Mez.*, Mur-ac., *Nat-c.*, **Nat-m.**, **Nit-ac.**, **Nux-v.**, Op., Petr., Phos., Ph-ac., Plat., *Plb.*, *Puls.*, Ran-b., *Ran-s.*, Rheum, Rhod., **Rhus-t.**, *Ruta*, *Sabad.*, Samb., **Sec.**, Sel., Seneg., *Sep.*, **Sil.**, Spig., *Spong.*, Squil., *Stann.*, Staph., **Stram.**, *Stront-c.*, **SULPH.**, *Sul-ac.*, Thuj., Valer., **Verat.**, *Verb.*, Zinc.

Durstlosigkeit: Agar., **Agn.,** *Ambr.,* Am-c., Am-m., *Ang.,* Ant-c., *Ant-t.,* Arg., Arn., **Ars., Asaf.,** Asar., Aur., *Bell.,* Bov., Bry., *Calad.,* Calc., **Camph.,** Cann-s., *Canth., Caps.,* Carb-v., Caust., *Chel., Chin.,* Cina, *Cocc.,* Coff., *Coloc.,* **Con., Cycl.,** Dig., Dros., Dulc., **Euph., HELL.,** Hep., Hyos., Ign., *Ip.,* Kali-c., *Kali-n.,* Kreos., Lach., *Led.,* Lyc., M-ambo., *M-arct., M-aust.,* **Mang., MENY.,** Merc., *Mosch., Mur-ac.,* Nat-c., Nit-ac., **NUX-M.,** *Nux-v.,* **Olnd.,** *Op.,* Petr., *Phos., Ph-ac.,* Plat., **PULS.,** Rheum, Rhod., *Rhus-t.,* Ruta, **Sabad.,** *Sabin.,* **Samb.,** *Sars.,* **Sep., Spig.,** Spong., *Squil.,* **Staph.,** Stram., *Sulph., Tarax.,* Thuj., Valer., *Verat.*

Durst mit **Abscheu** gegen Getränke: *Agn.,* Arn., **Bell., Canth.,** Caust., **Hyos.,** *Lach.,* Lyc., *Nat-m.,* **Nux-v.,** Rhus-t., Samb., **Stram.**

Trinklust ohne Durst: **Ars.,** *Calad.,* Camph., *Cocc., Coloc.,* Graph., Nux-m., Phos.

***Abneigung* gegen:**

Bier: Alum., Asaf., Bell., Cham., Chin., **Cocc., Nux-v.,** Phos., Spig., Spong., *Stann., Sulph.*

Branntwein: Ign., Merc.

Brot: Agar., **Con.,** Ign., Kali-c., **Lyc.,** Mag-c., **NAT-M.,** *Nit-ac.,* **Nux-v.,** *Phos., Ph-ac.,* **Puls.,** Rhus-t., **Sep.,** *Sulph.*

— **schwarzes:** *Kali-c.,* **Lyc.,** *Nux-v.,* Puls., *Sulph.*

Butter: (S. Fette Speisen)

Feste Speisen: *Ang., Ferr.,* Merc., **Staph.**

Fette Speisen: **Ang.,** *Ars.,* Bell., **Bry.,** Calc., **Carb-an., Carb-v.,** *Colch.,* Croc., *Cycl.,* Dros., Hell., *Hep., Meny.,* Merc., **Nat-m., PETR., Puls.,** Rheum, Rhus-t., Sep., *Sulph.*

Fische: *Graph.,* **Zinc.**

Fleisch: Alum., Am-c., Arn., *Ars.,* Aur., *Bry.,* **Calc., Carb-v.,** Caust., *Ferr.,* **Graph.,** Hell., *Ign.,* Kali-c., **Lyc.,** Mag-c., *Merc., Mez.,* **MUR-AC.,** Nat-c., *Nat-m., Nit-ac.,* Nux-v., Op., **PETR., Plat.,** Puls., **Rhus-t., Sabad., Sep., SIL.,** Stront-c., **SULPH., Zinc.**

Fleisch-Brühe: Arn., *Ars.,* Bell., (Cham.), *Graph.,* Rhus-t.

Gemüse: Hell., *Mag-c.*

Käse: Olnd.

Kaffee: Bell., **Bry., Calc.,** Carb-v., **Cham.,** Chin., **Coff.,** Dulc., *Lyc.,* Merc., *Nat-m.,* **NUX-V., Phos.,** Rhus-t., *Sabad.,* Spig., *Sul-ac.*

– ungesüßten: Rheum.

Knoblauch: Sabad.

Mehlspeisen: Ars., *Phos.*

Milch: Am-c., *Ant-t.,* Arn., Bell., **Bry., Calc.,** *Carb-v., Cina,* **Guaj,** *Ign.,* M-arct., M-aust., *Nat-c.,* Nux-v., Phos., **Puls.,** Rheum, **Sep., Sil.,** Stann., *Sulph.*

Säuerliches: Bell., *Cocc.,* **Ferr.,** Ign., *Nux-v.,* Ph-ac., **Sabad., Sulph.**

Salziges: *Carb-v.,* Graph., **Sel.**

Süßes: *Ars.,* **Caust.,** Graph., *Merc.,* Nit-ac., *Phos.,* **Sulph.,** Zinc.

Wasser: Bell., *Bry.,* **Calad.,** Canth., Caust., Chin., Lyc., *Nat-m.,* **Nux-v., Stram.**

Wein: *Ign.,* Lach., M-aust., **Merc.,** *Rhus-t.,* **Sabad.,** Sulph.

***Verlangen* nach:**

Bier: Acon., Bry., Calad., Calc., *Caust.,* Chin., *Cocc.,* Graph., *Lach.,* M-ambo., Mang., **Merc.,** Mosch., **Nat-c., Nux-v.,** *Op.,* **Petr.,** *Ph-ac.,* **Puls.,** Rhus-t., **Sabad.,** *Spig.,* Spong., **Stront-c.,** *Sulph.,* Zinc.

Bitterem: *Dig.,* **Nat-m.**

Branntwein: *Acon.,* Arg., **Ars.,** Bov., Bry., Calc., Chin., Cic., **Hep.,** Mosch., Mur-ac., **Nux-v., OP.,** Puls., **Sel., Sep.,** *Spig., Staph.,* **Sulph.,** *Sul-ac.*

Brot: Am-c., **Ars.,** Bell., Bov., Ferr., Hell., Ign., Mag-c., Nat-c., *Nat-m.,* **Plb.,** Puls., Staph., *Stront-c.*

Butterbrot: Ferr., Ign., **Mag-c.,** Merc., (Puls.)

Erquickendem: Carb-an., *Caust.,* **Cocc.,** M-ambo., **Phos., Ph-ac., Puls.,** *Rheum,* **Valer.**

Fetten Speisen: **Nux-v.,** *Nit-ac.*

Fleisch: Hell., *Mag-c., Meny.,* Sulph.

Flüssigen Speisen: *Ang., Ferr.,* Merc., **Staph., Sulph.**

Gebackenem: Plb.

Geräuchertem: Caust.

Gemüse: *Alum.,* **Mag-c.**

Gurken: *Ant-c.,* Verat.

Heringen: *Nit-ac.,* Verat.

Käse: Ign.

Kaffee: ANG., *Ars.,* **Aur., Bry., Caps.,** *Chin.,* Colch., *Con.,* Mosch., Nux-m., **Sel.**

Kalk, (Kreide): **Nit-ac., Nux-v.**

Kohl: Cic.

Leckereien, (Süßigkeiten): **Am-c.,** Calc., Carb-v., **Chin.,** *Ip.,* **Kali-c., Lyc.,** *Mag-m.,* **Nat-c.,** Nux-v., Petr., *Rheum,* **Rhus-t., Sabad.,** *Sulph.*

Mehlspeisen: Sabad.

Milch: Anac., *Ars.,* **Aur.,** Bov., *Bry., Calc.,* **Chel.,** M-ambo., Mang., **Merc.,** Nat-m., Nux-v., *Ph-ac.,* Rhus-t., **Sabad.,** Sabin., **Sil.,** *Staph., Stront-c.*

Obst: *Alum., Ant-t.,* Chin., **Ign.,** Mag-c., Puls., **Sul-ac., VERAT.**

Saftigem: Ph-ac.

Salzigem: *Calc.,* Carb-v., **Caust.,** *Con., Nit-ac.,* Phos., **Verat.**

Sauerkraut: *Carb-an.,* Cham.

Saurem: Ant-c., Ant-t., **Arn., Ars.,** Borx., **Bry.,** Carb-an., **Cham.,** Chin., Con., *Dig.,* **Hep.,** *Ign., Kali-c.,* Kreos., *Lach.,* Mag-c., Mang., **Phos.,** *Puls.,* Sabin., *Sec., Sep.,* **Squil., Stram., Sulph., VERAT.**

Semmeln: *Aur.*

Süßem: (S. Leckereien)

Warmen Speisen: Ang., Cycl., **Ferr.,** *Lyc.*

Wein: *Acon.,* Arg., Bov., *Bry.,* Calc., Chin., **Cic., Hep.,** *Lach.,* Puls., Sel., **Sep.,** *Spig.,* Staph., **Sulph.**

Nachteile von verschiedenen **Speisen** oder **Getränken** siehe in der Abteilung VI. 2. unter der Rubrik: **Genüsse**

13. GESCHMACK

Im **Allgemeinen** verändert: **Acon.,** Agar., Agn., *Alum.,* Ambr., Am-c., Am-m., Anac., Ang., Ant-c., *Ant-t., Arn.,* **Ars., Asaf.,** Asar., *Aur., Bar-c.,* **Bell.,** Bism., Borx., Bov., **Bry.,** Calad., *Calc.,* Camph., Cann-s., *Canth.,* **Caps.,** *Carb-an., Carb-v., Caust.,* **Cham.,** Chel., **CHIN., Cocc.,** Coff., Colch., Coloc., Con., *Croc.,* **Cupr.,** Cycl., Dig., Dros., Dulc., *Euph.,* Euphr., Ferr., Graph., Guaj., Hell., *Hep.,* Hyos., **Ign.,** *Iod., Ip.,* **Kali-c.,** Kreos., Laur., Led., **Lyc.,** M-ambo., M-arct., M-aust., *Mag-c., Mag-m., Mang.,* Meny., **Merc.,** *Mez.,* Mosch., *Mur-ac.,* **Nat-c., Nat-m.,** Nit-ac., *Nux-m.,* **Nux-v.,** Olnd., Op., Par., **Petr., Phos.,** *Ph-ac.,* Plat., Plb., **PULS.,** *Ran-b.,* Ran-s., *Rheum,* Rhod., **RHUS-T.,** Ruta, *Sabad.,* **Sabin., Sars.,** Sec., Sel., Seneg., **Sep.,** *Sil.,* Spig., Spong., **Squil.,** *Stann.,* **Staph.,** Stram., Stront-c., **Sulph.,** Sul-ac., *Tarax.,* Teucr., *Thuj., Valer.,* **Verat.,** Verb., Viol-t., *Zinc.*

Bitter: Acon., *Alum.,* Ambr., Am-c., *Am-m.,* Anac., Ang., Ant-c., Ant-t., **Arn., Ars.,** *Asaf.,* Asar., Aur., *Bar-c., Bell.,* Bism., (Borx.), Bov., **BRY., Calc.,** *Camph., Cann-s.,* Canth., *Carb-an., Carb-v.,* Caust., **CHAM.,** Chel., **Chin.,** *Cocc.,* Coff., *Colch.,* Coloc., **Con.,** Croc., Cupr., *Dig.,* **Dros.,** Dulc., Euph., Euphr., Ferr., *Graph.,* Hell., *Hep.,* Hyos., **Ign.,** Iod., *Ip.,* **Kali-c.,** Kreos., *Laur.,* Led., **Lyc.,** M-arct., *Mag-c.,* **Mag-m.,** Mang., Meny., **MERC.,** Mez., *Mur-ac.,* **Nat-c., Nat-m.,** *Nit-ac.,* Nux-m., **NUX-V.,** Olnd., Op., Par., *Petr., Phos.,* Ph-ac., *Plb.,* **PULS.,** Ran-b., Rheum, Rhod., *Rhus-t., Ruta,* **Sabad.,** *Sabin., Sars., Sec.,* **SEP.,** *Sil., Spong.,* Squil., **Stann.,** *Staph., Stram.,* Stront-c., **Sulph.,** Sul-ac., Tarax., Teucr., *Thuj.,* Valer., **VERAT.,** Verb., Viol-t., *Zinc.*

Bränzlich (verbrannt): *Bry., Cycl.,* Laur., **Puls.,** *Ran-b., Squil., Sulph.*

Erdig: Cann-s., Caps., *Chin.,* Ferr., Hep., *Ign.,* Merc., **Nux-m., Phos., Puls.**

Fade: Acon., Agar., *Alum.,* Ambr., Am-m., Anac., Ang., **Ant-c.,** Ant-t., Arg., *Arn.,* **Ars.,** Asaf., Asar., *Aur.,* Bar-c., **Bell., BRY.,** Cann-s., **Caps.,** Carb-an., Cham., Chel., **CHIN.,** Cocc., Colch., Coloc., Cupr., *Cycl.,* Dig., Dulc., Euph., *Euphr.,* Guaj.,

Hell., Hep., **IGN.,** *Ip., Kali-c.,* Kreos., *Lyc.,* M-ambo., M-arct., Mag-c., *Mag-m.,* Mang., Merc., Mez., *Nat-c.,* **Nat-m.,** *Nux-m.,* Nux-v., Olnd., Op., Par., **Petr.,** *Phos., Ph-ac.,* Plat., **Puls.,** Ran-b., *Rheum,* Rhod., *Rhus-t., Ruta,* Sabad., *Sabin.,* Sars., *Sec.,* Seneg., Sep., Spig., *Stann.,* **STAPH.,** Stram., *Stront-c.,* **Sulph.,** Sul-ac., *Thuj., Valer.,* Verat., **Verb.**

Faul: Acon., Anac., Ang., Ant-t., **ARN.,** Ars., Asar., Aur., **Bell.,** Bov., *Bry.,* Calc., Caps., *Carb-an.,* **Carb-v.,** Caust., **Cham.,** Chin., *Cocc., Coff.,* Coloc., **Con.,** *Cupr.,* Cycl., *Dros.,* Euph., Ferr., Graph., Hep., Hyos., Ign., Kali-c., Kreos., *Lyc.,* M-ambo., Mag-c., Mag-m., **Merc.,** Mosch., Mur-ac., Nat-m., Nux-m., **Nux-v.,** Olnd., Petr., *Phos.,* Ph-ac., **PULS.,** Rheum, **Rhus-t.,** Ruta, **Sep.,** Spig., *Stann., Staph.,* **Sulph.,** Sul-ac., Teucr., Thuj., Valer., *Verat.,* Zinc.

Fettig: Alum., Ambr., **ASAF.,** Bar-c., Bry., Carb-v., **CAUST.,** *Cham.,* Euph., Ign., Ip., Laur., **Lyc.,** *Mag-m.,* **Mang.,** *Mur-ac., Petr., Phos.,* Ph-ac., **PULS.,** Ran-s., Rhod., *Rhus-t.,* Sabad., Sabin., *Sil., Thuj.,* **VALER.**

Kräuterig (kräuterartig): *Calad.,* **NUX-V.,** *Ph-ac.,* Puls., *Sars.,* Stann., Verat.

Metallisch: Agn., Alum., Bism., *Calc.,* **Cocc.,** Coloc., **CUPR.,** Hep., *Ip.,* M-ambo., *M-aust.,* Merc., *Nat-c.,* **Nux-v.,** Plb., **Ran-b., RHUS-T.,** Sars., Seneg., Sulph., **Zinc.**

Salzig: *Alum.,* Ambr., *Am-c.,* Anac., Ant-c., **Ant-t.,** Arn., **ARS.,** *Bar-c., Bell., Bov.,* Calc., Cann-s., **Carb-v.,** Caust., **Chin.,** Coff., Croc., Cupr., Dig., Dros., *Euph., Graph., Hyos.,* **Iod., Lyc.,** *Mag-c., Mag-m.,* **MERC.,** Mez., **Nat-c.,** *Nux-m.,* Nux-v., **PHOS., PULS.,** Rhod., **Rhus-t., SEP.,** *Stann.,* Stram., **Sulph.,** *Sul-ac., Tarax.,* **Verat.,** *Verb.,* Zinc.

Sauer: *Alum., Ambr.,* Am-c., Am-m., *Ant-t., Ars.,* Asar., Aur., *Bar-c.,* **BELL.,** Bism., Borx., *Bry.,* **CALC.,** Cann-s., Canth., *Caps., Carb-an., Carb-v.,* Caust., **Cham., CHIN.,** Cina, *Cocc., Con.,* Croc., Cupr., Cycl., Dig., Dros., Ferr., *Graph., Hep.,* **Ign.,** Iod., *Ip.,* **Kali-c.,** Kreos., Laur., **Lyc.,** M-ambo., M-arct., M-aust., Mag-c., *Mag-m.,* Mang., **Merc.,** Mez., Mur-ac., *Nat-c.,* **Nat-m.,** *Nit-ac.,* **NUX-V.,**

Olnd., Op., Par., **Petr., PHOS.,** *Ph-ac., Plb.,* **PULS.,** Ran-b., Ran-s., Rheum, Rhod., *Rhus-t.,* Sabad., *Sabin., Sars.,* Squil., Sec., *Sep.,* Sil., Spig., Spong., Squil., **Stann.,** Staph., Stram., **SULPH.,** Sul-ac., **TARAX.,** Thuj., *Verat.,* Zinc.

Süßlich: Acon., Alum., *Am-c.,* Anac., *Ars., Asar., Aur.,* Bar-c., Bell., Bism., Bov., Bry., *Calc., Canth.,* Carb-v., *Chin.,* Cocc., *Coff.,* Croc., Cupr., **Dig.,** *Ferr.,* Hep., Hyos., Iod., *Ip., Kali-c., Kreos., Laur., Lyc.,* M-aust., Mag-c., *Merc.,* Mez., Mur-ac., Nat-c., Nit-ac., *Nux-v.,* **PHOS.,** *Plat.,* **PLB., PULS.,** Ran-b., Ran-s., *Rhus-t.,* **SABAD.,** Sabin., Samb., *Sars., Sel.,* Sep., Spong., **SQUIL., Stann.,** *Sulph., Sul-ac.,* Thuj., Verat., *Zinc.*

Widrig: Agar., Am-m., Anac., Ant-t., Arg., **Ars.,** *Asaf.,* Bell., Bism., **Bry., Calc.,** Cann-s., *Canth.,* Caps., Carb-an., Caust., Cham., *Chel., Chin., Cina, Cocc.,* Croc., Cupr., Cycl., Dig., *Dros.,* Euph., Guaj., Ign., **Iod.,** *Kali-c., Led.,* M-ambo., M-arct., M-aust., Mang., **MERC.,** Mez., Nat-c., *Nat-m.,* **Nux-v.,** Par., Petr., *Phos.,* Ph-ac., Plb., **PULS.,** Rheum, Rhus-t., *Sabad.,* Sabin., *Sars.,* Sec., *Sel.,* Seneg., **Sep.,** Sil., Spig., *Squil.,* **Stann.,** Staph., Stram., *Sulph.,* Sul-ac., Teucr., Thuj., **Valer.,** Verat., Verb., **Zinc.** (Vergleiche: **faul**)

Feiner: Acon., Agar., Arn., Aur., *Bar-c.,* **Bell.,** *Camph.,* **CHIN.,** *Cocc.,* **COFF.,** Colch., Con., Hep., M-aust., Nux-v., Thuj.

Schwacher: *Alum., Am-m., Anac.,* **Ant-c.,** Ant-t., Arg., *Ars.,* Bar-c., *Bell., Bry.,* **Calc.,** Cann-s., *Canth., Caps.,* Carb-an., Carb-v., Caust., Chin., Cic., Cina, *Cocc.,* Colch., Cupr., *Cycl.,* Dros., Hell., Hep., Hyos., Ign., *Ip., Kali-c.,* Kali-n., Kreos., Lyc., *M-ambo., M-arct.,* M-aust., Mag-c., *Mag-m.,* Mang., *Merc.,* Mosch., *Nat-c., Nat-m.,* **Nux-v.,** *Olnd.,* Op., **Par.,** Phos., Ph-ac., Plb., **PULS.,** Rheum, **Rhod.,** *Rhus-t.,* Ruta, *Sars.,* **Sec.,** Seneg., **Sil.,** Spong., **Squil.,** Staph., **Stram.,** Stront-c., **Sulph.,** *Sul-ac.,* Tarax., Thuj., *Verat.,* Viol-t.

Verlorener: Acon., *Alum.,* **Am-m., Anac.,** *Ant-c., Ant-t.,* Arg., *Ars.,* Aur., Bar-c., **Bell.,** Bry., **Calc.,** Canth., Carb-an., Carb-v.,

Caust., Cina, Cocc., Hell., Hep., *Hyos.*, *Ip.*, *Kali-c.*, Kali-n., *Kreos.*, *Lyc.*, *M-arct.*, M-aust., *Mag-c.*, **Mag-m.**, *Merc.*, Nat-c., **Nat-m.**, Nux-v., *Op.*, *Par.*, Phos., Ph-ac., Plb., **PULS.**, Rheum, **Rhod.**, Rhus-t., Ruta, Sabad., Sars., **Sec.**, Seneg., *Sep.*, **SIL.**, Spig., Staph., *Stram.*, Stront-c., *Sulph.*, *Sul-ac.*, Thuj., *Verat.*

14. AUFSTOSSEN

Aufschwulken: *Acon.*, Alum., Am-m., *Ant-c.*, **ANT-T.**, *Arg.*, **ARN.**, Ars., *Bar-c.*, *Bell.*, **BRY.**, **Calc.**, Camph., **Cann-s.**, Canth., *Carb-v.*, Caust., Cham., Chin., Cic., Cina, **Con.**, Cycl., Dig., *Dros.*, Dulc., Ferr., **Graph.**, *Hep.*, **Ign.**, Kali-c., Lach., Laur., *Lyc.*, M-ambo., Mag-m., **Merc.**, Mez., Mosch., Mur-ac., Nat-c., *Nat-m.*, Nit-ac., **NUX-V.**, Olnd., Par., *Petr.*, **PHOS.**, Plat., **Plb.**, **Puls.**, Rhod., Rhus-t., Sabin., **SARS.**, Sep., Spong., Staph., Stront-c., **Sulph.**, **SUL-AC.**, **Teucr.**, Thuj., Valer., *Verat.*, Verb., *Zinc.*

Aufsteigen, (Aufdämmen): *Acon.*, Alum., Ambr., **ASAF.**, Asar., Bell., *Calc.*, *Cann-s.*, Canth., *Carb-v.*, *Caust.*, Chel., *Chin.*, Cic., Coff., **Con.**, *Croc.*, Cycl., Dulc., *Hell.*, *Hep.*, *Ign.*, Kali-c., Lyc., *M-aust.*, Mag-m., Mang., **MERC.**, *Nat-c.*, Nit-ac., *Nux-m.*, *Nux-v.*, **Phos.**, *Ph-ac.*, **PLAT.**, Plb., *Puls.*, *Ran-b.*, *Rhus-t.*, Ruta, *Sabad.*, *Sars.*, **Spig.**, *Stann.*, *Sul-ac.*, **Valer.**, **Verat.**

Aufstoßen: Acon., *Agar.*, Agn., **Alum.**, **Ambr.**, Am-c., *Am-m.*, Anac., Ang., **Ant-c.**, *Ant-t.*, **ARN.**, *Ars.*, *Asaf.*, *Asar.*, **Bar-c.**, **BELL.**, Bism., *Bov.*, **BRY.**, Calad., **Calc.**, Camph., Cann-s., **Canth.**, *Caps.*, **Carb-an.**, **Carb-v.**, **Caust.**, *Cham.*, *Chel.*, **Chin.**, Cic., *Cina*, **COCC.**, *Coff.*, Colch., Coloc., **CON.**, Croc., Cupr., **Cycl.**, Dig., *Dros.*, *Dulc.*, Euph.,Euphr., *Ferr.*, **Graph.**, Guaj., *Hell.*, *Hep.*, Hyos., **Ign.**, *Iod.*, *Ip.*, **Kali-c.**, Kali-n., Kreos., *Lach.*, **Laur.**, Led., **Lyc.**, *M-ambo.*, M-arct., M-aust., *Mag-c.*, *Mag-m.*, Mang., Meny., **MERC.**, *Mez.*, *Mosch.*, *Mur-ac.*, **Nat-c.**, **NAT-M.**, *Nit-ac.*, Nux-m., **NUX-V.**, *Olnd.*, Op., Par., **Petr.**, **PHOS.**, *Ph-ac.*, Plat., *Plb.*, **PULS.**, *Ran-b.*, *Ran-s.*, Rhod., **RHUS-T.**, *Ruta*, **Sabad.**, *Sabin.*, **Sars.**, Sec., Sel., Seneg., **SEP.**, **Sil.**, *Spig.*, *Spong.*, **Squil.**, **Stann.**, **Staph.**, Stram., Stront-c., **SULPH.**, **Sul-ac.**, Tarax., Teucr., **Thuj.**, **Valer.**, **VERAT.**, **Verb.**, Viol-t., *Zinc.*

Schluchzen (Schluckauf): *Acon.,* Agn., **Agar.,** Alum., Ambr., Am-c., **AM-M.,** Anac., Ang., Ant-c., Ant-t., Arg., Arn., Ars., Asar., Bar-c., **Bell.,** Borx., Bov., **Bry.,** Calc., Cann-s., Canth., Carb-ac., Carb-v., Caust., Cham., Chel., **Cic.,** Cina, *Cocc.,* Coff., Colch., Coloc., Con., *Cupr.,* **CYCL.,** Dig., Dros., Dulc., Euph., Euphr., Graph., Hep., **HYOS., IGN.,** Iod., Kali-c., Lach., Laur., Led., *Lyc.,* Mag-c., *Mag-m.,* Meny., *Merc.,* Mur-ac., *Nat-c.,* Nat-m., *Nux-m.,* **NUX-V.,** Op., *Par.,* Petr., Phos., Plat., Plb., **Puls., Ran-b.,** Ran-s., Rhus-t, Ruta, Sabad., Samb., *Sars.,* Sel., Sep., Sil., *Spong.,* Stann., *Staph., Stram., Stront-c., Sulph.,* Sul-ac., Tarax., **TEUCR.,** Thuj., **Verat.,** *Verb.,* Zinc.

Sodbrennen: Agar., *Alum., Ambr.,* **Am-c.,** Ant-c., *Arg.,* Arn., Ars., Asaf., *Asar., Bar-c., Bell., Borx.,* Bov., **CALC.,** *Canth.,* **Caps., Carb-an., Carb-v.,** *Caust.,* Cham., **Chin.,** *Cic.,* Coff., **CON., CROC.,** Dig., *Dulc.,* Euph., Ferr., *Graph.,* Guaj., *Hell., Hep.,* Hyos., *Ign.,* **Iod.,** *Kali-c., Kali-n.,* **Lyc.,** *M-arct.,* M-aust., *Mang.,* **Merc.,** Mosch., Mur-ac., **Nat-m.,** *Nit-ac., Nux-m.,* **NUX-V.,** Par., *Petr.,* **Phos.,** *Ph-ac.,* Plat., **Puls.,** Ran-s., *Sabad., Sabin.,* Sec., **Sep.,** *Sil.,* Squil., *Staph., Sulph., Sul-ac.,* Tarax., Thuj., **Valer., Verat.,** *Zinc.*

Wasserzusammenlaufen im Mund, (Würmerbeseigen): Acon., *Alum.,* Ambr., **Am-c., Am-m.,** *Anac.,* Ant-c., **Ant-t.,** Arn., **Ars.,** *Asar.,* **Bar-c.,** Bell., Bov., **BRY., Calc.,** Cann-s., *Canth.,* Caps., *Carb-an.,* **Carb-v., Caust.,** Chel., *Chin., Cic.,* **Cina,** Clem., **Cocc.,** Colch., Con., Croc., Cupr., *Cycl., Dig.,* **Dros.,** Dulc., *Euph.,* Ferr., *Graph., Hell., Hep.,* **Ign.,** Iod., Ip., *Kali-c.,* Lach., Laur., *Led.,* **LYC.,** M-ambo., M-arct., Mag-c., *Mag-m.,* Mang., Meny., **Merc., MEZ.,** Mosch., Mur-ac., **Nat-c., Nat-m., Nit-ac.,** Nux-m., **Nux-v.,** *Olnd.,* **PAR., Petr., Phos.,** Ph-ac., Plat., Plb., *Puls.,* **Ran-b.,** Ran-s., **Rhod., Rhus-t., SABAD.,** Sabin., *Sars.,* Seneg., **Sep., SIL.,** *Spig.,* Spong., Squil., Stann., **STAPH., SULPH.,** *Sul-ac., Tarax., Thuj., Valer.,* **Verat.,** Verb., Zinc.

15. ÜBELKEIT

Brecherlichkeit: Acon., Agar., *Alum.*, *Am-c.*, Am-m., Anac., *Ant-c.*, *Ant-t.*, Arg., *Arn.*, Ars., Asaf., *Asar.*, Aur., Bar-c., *Bell.*, Bism., Borx., Bov., **Bry.,** Calc., Camph., Cann-s., Canth., **Caps.,** Carb-an., Carb-v., Caust., **CHAM.,** Chel., Chin., Cina, **Cocc.,** Coff., Colch., Con., Croc., *Cupr.*, Cycl., Dig., **Dros.,** Dulc., Euph., Ferr., *Graph.*, *Hell.*, *Hep.*, Hyos., Ign., Iod., **Ip., Kali-c.,** Kali-n., Kreos., Lach., Laur., *Led.*, Lyc., M-ambo., M-arct., M-aust., *Mag-c.*, Mag-m., Mang., Meny., **Merc.,** Mez., Mosch., Mur-ac., *Nat-c.*, Nat-m., *Nit-ac.*, Nux-m., **Nux-v.,** *Olnd.*, Op., *Phos.*, *Ph-ac.*, *Plat.*, *Plb.*, **PULS.,** Ran-s., Rheum, Rhod., **RHUS-T.,** *Ruta,* **Sabad.,** Sabin., *Sars.*, Sec., Seneg., Sep., *Sil.*, Spig., Spong., *Squil.*, *Stann.*, Staph., Stram., Stront-c., *Sulph.*, *Sul-ac.*, Teucr., Thuj., *Valer.*, **VERAT.,** Verb., Zinc.

Brechwürgen: Acon., Ambr., Anac., *Ant-c.*, Ant-t., Arg., **Arn.,** *Ars.*, **Asar.,** Aur., **BELL.,** Bism., **Bry.,** Cann-s., *Canth.*, Carb-v., **Chin.,** Cocc., Colch., *Coloc.*, *Cupr.*, Dig., Dros., Dulc., Graph., Hell., *Hep.*, *Hyos.*, Ign., Iod., **IP.,** *Kali-c.*, Kali-n., **Kreos.,** Led., Lyc., Mag-c., Merc., Mez., Mosch., Nat-m., **Nux-v.,** Olnd., *Op.*, *Plb.*, **Puls.,** Rhus-t., Sabin., Sars., *Sec.*, Seneg., Sep., Sil., *Squil.*, Stann., Stram., Stront-c., *Sulph.*, Thuj., **Verat.,** Viol-t., Zinc.

Ekel: *Acon.*, Alum., Am-c., Anac., **Ant-c., Ant-t.,** Arg., *Arn.*, Ars., Asaf., Asar., Bar-c., **Bell.,** Borx., **Bry.,** Calc., *Canth.*, Carb-v., Caust., *Cham.*, *Chin.*, *Cocc.*, *Colch.*, Con., Cupr., Cycl., Dig., Dulc., *Euph.*, Ferr., *Guaj.*, *Hell.*, Hep., Ign., Iod., **IP., KALI-C.,** Lach., Laur., Lyc., Mag-c., Mag-m., Mang., Meny., *Mosch.*, Mur-ac., Nat-c., Nat-m., Nux-v., Olnd., *Op.*, Petr., Phos., *Plat.*, Plb., Puls., *Rheum,* Rhod., Rhus-t., Ruta, *Sars.*, *Sec.*, Seneg., **Sep., Sil.,** Spig., Stann., Stram., *Sul-ac.*, Thuj., Valer.

Erbrechen im Allgemeinen: *Acon.*, Am-c., Am-m., Anac., **Ant-c.,** *Ant-t.*, Arg., *Arn.*, **ARS.,** *Asar.*, Bar-c., **Bell.,** Bism., *Borx.*, Bov., **BRY., Calc.,** Camph., *Cann-s.*, *Canth.*, Caps., Carb-v., Caust., **CHAM., Chin.,** Cic., **Cina,** Cocc., Coff., *Colch.*, Coloc., *Con.*, **CUPR.,** *Dig.*, **Dros.,** *Dulc.*, Euph., **FERR.,** *Graph.*, Hell., *Hep.*, **Hyos., Ign.,** Iod., **IP.,** Kali-c., Kali-n., *Kreos.*,Lach., Laur., Led., *Lyc.*, Mag-c., *Merc.*, Mez., Nat-c., Nat-m., Nit-ac., Nux-m.,

NUX-V., *Olnd., Op.,* Petr., **Phos.,** Ph-ac., **Plb., PULS.,** Rhod., Rhus-t., Sabad., Sabin., Samb., **Sec.,** Seneg., **Sep., SIL.,** Squil., *Stann., Stram.,* **SULPH.,** Sul-ac., Thuj., Valer., **VERAT.,** Zinc.

Erbrechen, blutiges: Acon., *Ant-c.,* **ARN.,** *Ars.,* Asar., *Bell.,* Borx., Bry., *Calc.,* Camph., *Cann-s.,* **Canth.,** Caps., Carb-v., *Caust., Cham.,* **Chin.,** Cic., Con., *Cupr., Dros.,* **FERR.,** Hep., *Hyos.,* Iod., **IP.,** Kali-n., Kreos., *Led., Lyc., Merc.,* Mez., *Nit-ac.,* **Nux-v.,** Op., **PHOS., Plb., Puls.,** *Rhus-t., Sabin.,* Sec., **Sep.,** *Sil., Stann.,* Stram., **Sulph.,** Sul-ac., Thuj., Verat., Zinc.

— **galliges,** (bitteres): **Acon.,** *Ant-c.,* Ant-t., *Arn.,* **ARS.,** Asar., **Bell.,** *Bism.,* Borx., **BRY.,** *Calc.,* Camph., *Cann-s.,* Canth., Carb-v., **CHAM., Chin.,** Cina, Cocc., *Colch., Coloc.,* **Con., Cupr.,** *Dig., Dros.,* **Dulc.,** Hell., *Hep.,* Hyos., **Ign.,** Iod., **IP.,** *Kali-c.,* Lach., **Lyc.,** Mag-c., **MERC.,** Mez., Mur-ac., *Nat-c., Nat-m.,* Nit-ac., **NUX-V.,** *Olnd.,* Op., **Petr.,** *Phos.,* **Plb., PULS.,** Rhod., Rhus-t., *Sabad., Sabin.,* **Sec., SEP.,** *Sil.,* **Stann.,** *Stram.,* **Sulph.,** *Thuj.,* Valer., **VERAT.,** Zinc.

— der **genossenen Getränke:** *Acon.,* Ant-c., **Ant-t.,** *Arn.,* **ARS., Bry., Cham.,** *Chin.,* Cic., Cocc., *Con.,* **Dulc.,** Ferr., **Ip.,** Nat-m., **Nux-v.,** Puls., Rhus-t., Sec., **Sil.,** Sulph., *Verat.*

— der **genossenen Speisen:** Acon., **Am-c.,** Anac., **Ant-c.,** *Ant-t., Arn.,* **ARS.,** Bell., Bism., *Borx.,* Bov., **BRY., Calc.,** *Canth.,* Caps., Carb-v., *Cham., Chin.,* **Cina,** Cocc., Coff., *Colch., Coloc.,* Con., **Cupr.,** *Dig.,* **Dros., FERR.,** Graph., **Hyos., Ign.,** *Iod.,* **Ip.,** Kali-c., *Kreos.,* Lach., Laur., Led., **Lyc.,** *Mag-c., Merc.,* Mosch., Mur-ac., Nat-c., **Nat-m.,** *Nit-ac.,* **NUX-V.,** *Olnd., Op.,* **Phos.,** *Ph-ac., Plb.,* **Puls.,** Rhus-t., *Ruta,* Sabin., Samb., Sec., **Sep., SIL., Stann., Sulph.,** *Sul-ac.,* Thuj., **Verat.,** *Zinc.*

— **kotiges: Bell.,** Bry., **Nux-v., OP.,** Plb.

— **saures:** *Am-c.,* Ant-t., **Ars.,** *Asar.,* Bar-c., **Bell.,** Bry., **CALC.,** Caps., Carb-v., *Caust.,* **Cham., CHIN.,** Cocc., Con., *Ferr., Graph.,* Hep., *Ign.,* **Ip.,** *Kali-c.,* **LYC.,** Nat-c., *Nat-m.,* Nit-ac., **NUX-V.,** Olnd., Op., Petr., **PHOS.,** Ph-ac., **Puls.,** Sabin., *Sars.,* Sec., Sep., *Stann.,* Stram., **SULPH.,** Thuj., *Verat.*

Erbrechen, schleimiges: Acon., *Am-m., Ant-c., Ant-t.,* **Ars.,** Bar-c., **Bell.,** *Borx.,* Bov., *Bry.,* Calc., Cann-s., Canth., Caps., **Cham., Chin.,** *Cina,* Cocc., Colch., **Con.,** *Cupr.,* **Dig., DROS.,** *Dulc.,* Ferr., Graph., *Guaj., Hep.,* **Hyos., Ign.,** Iod., **Ip.,** *Kali-n., Kreos.,* Lyc., Mag-c., **Merc.,** Mez., Mosch., Nat-c., **Nux-v.,** Olnd., Phos., **PULS.,** Samb., **Sec.,** *Sil.,* Spig., *Stram., Sulph.,* Thuj., Valer., **Verat.,** Zinc.

— **schwarzes: ARS.,** Bism., Calc., Camph., *Chin.,* Hep., *Ip.,* Laur., *Lyc.,* **NUX-V.,** Op., **Petr., Phos., Plb.,** Sec., Squil., Stram., Sulph., *Sul-ac.,* **Verat.**

— **übelriechendes:** Ant-t., Arn., **Ars.,** *Bell.,* Bism., Bry., *Calc.,* **Cocc.,** Coff., **Cupr.,** Guaj., **Ip.,** *Led., Merc.,* Nat-c., **Nux-v., Op.,** Ph-ac., Plb., Sec., **SEP., Stann., Sulph.,** Thuj., Valer., Verat.

— **wässriges:** *Acon.,* Am-c., Ant-c., Ant-t., *Arg.,* **Arn.,** *Ars., Asar.,* Bar-c., **Bell.,** Bov., *Bry.,* **Cann-s., CAUST., Chin.,** Cina, **Con., Cupr.,** Cycl., *Dros.,* Ferr., Graph., *Guaj., Hep.,* Hyos., **Ip.,** Kali-c., Kali-n., *Kreos.,* Laur., Mag-c., *Mag-m.,* Merc., Nat-c., **Nux-v.,** *Olnd.,* Par., *Petr., Phos., Plb., Puls.,* Sars., Sep., *Sil.,* Spig., **Stann.,** *Stram.,* Stront-c., **Sulph., Sul-ac.,** *Thuj.,* **Verat.,** Verb., Zinc.

— von **Würmern: Acon.,** Anac., Ars., **Cina,** Coff., **Ferr.,** *Hyos.,* Merc., Nat-m., **Sabad., Sec.,** *Sil., Spig., Verat.*

Übelkeit im **Allgemeinen: Acon.,** Agar., *Agn., Alum.,* Ambr., *Am-c.,* Am-m., Anac., *Ang.,* **Ant-c., Ant-t., Arg.,** *Arn.,* **Ars.,** Asaf., **Asar.,** Aur., Bar-c., **Bell.,** *Bism., Borx., Bov.,* **Bry.,** Calad., **Calc.,** Camph., *Cann-s., Canth.,* Caps., Carb-an., **Carb-v.,** *Caust.,* **Cham.,** Chel., **Chin.,** *Cic.,* Cina, Clem., **Cocc.,** *Coff.,* Colch., Coloc., **Con.,** *Croc.,* **Cupr., Cycl., Dig.,** *Dros., Dulc.,* Euph., Euphr., Ferr., **Graph.,** Guaj., **Hell.,** *Hep.,* Hyos., *Ign.,* Iod., **IP., Kali-c.,** Kali-n., Kreos., Lach., Laur., Led., **Lyc.,** M-arct., M-aust., *Mag-c., Mag-m.,* Mang., Meny., **Merc.,** *Mez.,* **Mosch.,** Mur-ac., *Nat-c.,* **Nat-m., Nit-ac.,** Nux-m., **NUX-V.,** Olnd., Op., *Par., Petr.,* **Phos.,** *Ph-ac.,* Plat., Plb., **PULS.,** *Ran-b.,* Ran-s., Rheum, Rhod., **RHUS-T.,** *Ruta, Sabad.,* Sabin., Samb., *Sars.,* Sec., Seneg., **Sep., SIL.,** *Spig.,* Spong., **Squil., Stann.,** *Staph.,* Stram., Stront-c.,

SULPH., Sul-ac., Tarax., Teucr., Thuj., **Valer., VERAT.,** Viol-t., Zinc.

Übelkeit in der **Brust:** *Acon.,* Anac., Arg., Asaf., Bry., *Croc., Merc.,* Nux-v., Par., **Rhus-t.,** Sec., Staph.

— im **Hals:** Acon., Anac., Ant-t., Arg., *Ars.,* Asar., Aur., *Bell.,* Cann-s., *Chin.,* Cocc., Coff., Croc., **Cupr., CYCL.,** Ferr., Merc., Nit-ac., *Olnd.,* **PH-AC., Puls.,** Rhus-t., Sars., Spig., Squil., **STANN.,** *Staph.,* Sulph., Tarax., **Valer.**

— im Magen: *Acon.,* **Agn.,** Ang., **Ant-t.,** *Arn., Asar.,* Aur., Bar-c., Bell., *Bism.,* Borx., Bov., *Calc., Cann-s., Canth., Caps.,* Carb-an., Carb-v., Caust., *Cham., Chel., Chin.,* Cina, *Cocc.,* Coff., Colch., *Croc.,* **Cupr.,** Cycl., *Dig.,* Dros., **HELL., Ip.,** *Kali-c.,* Laur., Led., **Lyc.,** M-aust., Mag-c., *Mag-m.,* Mang., Meny., *Merc.,* Mez., *Mosch.,* Mur-ac., *Nat-c., Nat-m., Nit-ac.,* Nux-m., **Nux-v.,** Par., **Phos.,** Ph-ac., Plat., Plb., **Puls.,** *Rheum, Rhus-t., Ruta,* Sabad., Sabin., *Samb., Sars.,* Sec., Seneg., *Sil., Squil.,* Stann., Stront-c., **Sulph.,** *Sul-ac.,* Teucr., Thuj., Valer., **VERAT.,** Zinc.

— im **Unterleib:** *Agn., Ant-t., Bell.,* **Bry.,** Cic., Cocc., Croc., *Cupr., Cycl.,* Hell., Hep., Ip., M-arct., *Mang.,* Nux-m., Par., **Puls.,** *Rheum,* Ruta, *Samb.,* Sil., Stann., Staph., Teucr., Valer.

Wabblichkeit, (Weichlichkeit): **Acon.,** Ambr., Ant-t., Arg., Arn., **ARS.,** Bar-c., Bell., Bry., Calc., Canth., **Caps.,** *Carb-an.,* Carb-v., **CAUST., Cham.,** Chel., Chin., Cic., *Cina,* Coff., *Croc.,* **Cycl.,** Dig., Euph., Hep., Ign., *Ip.,* Kali-c., *Laur., Lyc.,* M-arct., Meny., Merc., Mosch., **NAT-C.,** Nat-m., *Nit-ac.,* **Nux-v.,** *Olnd., Petr.,* Phos., Plat., *Puls., Rhus-t., Sabad.,* Sabin., Sil., **Staph.,** Stront-c., **SULPH.,** Tarax., *Thuj., Verat.,* Zinc.

---

16. INNERER BAUCH

Magen: Acon., Agar., Agn., *Alum.,* Ambr., Am-c., Am-m., Anac., Ang., *Ant-c., Ant-t.,* Arg., *Arn.,* **ARS.,** *Asaf.,* Asar., Aur.,

Bar-c., *Bell., Bism.,* Borx., Bov., **BRY., ** *Calad.,* **CALC.,** Camph., Cann-s., *Canth.,* Caps., *Carb-an., Carb-v.,* **Caust.,** *Cham., Chel.,* **Chin.,** *Cic.,* Cina, **Cocc.,** Coff., *Colch.,* Coloc., *Con.,* Croc., *Cupr.,* Cycl., *Dig.,* Dros., Dulc., *Euph., Ferr., Graph.,* Guaj., **Hell.,** *Hep., Hyos.,* **IGN.,** *Iod.,* **IP., Kali-c.,** *Kali-n.,* Kreos., Lach., *Laur.,* Led., **Lyc.,** M-ambo., M-arct., Mag-c., Mag-m., Mang., Meny., *Merc.,* Mez., *Mosch.,* Mur-ac., **Nat-c., Nat-m.,** Nit-ac., Nux-m., **NUX-V.,** Olnd., Op., *Par., Petr.,* **PHOS.,** Ph-ac., *Plat., Plb.,* **PULS.,** Ran-b., Ran-s., Rheum, Rhod., **Rhus-t.,** *Ruta, Sabad., Sabin.,* Samb., Sars., *Sec.,* Seneg., **Sep., Sil.,** Spig., Spong., Squil., **Stann.,** *Staph.,* Stram., Stront-c., **SULPH., Sul-ac.,** *Teucr.,* Thuj., *Valer.,* **VERAT.,** Verb., *Zinc.*

Hypochondern beide: ACON., Alum., Am-m., Ang., Ant-c., Ant-t., *Arn.,* Ars., **Asaf.,** Asar., Aur., Bell., Bism., Bov., **Bry., Calc., Camph.,** Cann-s., *Canth.,* Caps., Carb-an., **Carb-v.,** Caust., **Cham., CHIN.,** Cocc., Coff., Colch., **Con.,** *Cupr., Dig., Dros., Ferr., Graph.,* Hell., Hep., **Ign.,** *Ip.,* Kali-c., Kali-n., Lach., **Laur.,** Led., *Lyc.,* M-ambo., *M-arct.,* M-aust., Mag-c., Mag-m., Mang., Meny., Merc., **Mosch.,** *Mur-ac., Nat-c.,* Nat-m., *Nit-ac.,* **Nux-v.,** *Op., Phos., Ph-ac.,* Plat., *Plb.,* **Puls., RAN-B.,** Ran-s., **Rhod.,** Rhus-t., *Ruta,* Sabad., Sars., Sec., Sel., Seneg., **Sep.,** *Sil.,* Spig., Spong., **Stann., Staph.,** *Stront-c.,* **Sulph.,** *Sul-ac.,* Tarax., *Teucr.,* Thuj., Valer., *Verat.,* Verb., **Zinc.**

Leber: ACON., Agar., Agn., **Alum.,** Ambr., Am-c., *Am-m.,* Anac., Ang., **Arn.,** *Ars., Asaf.,* Bar-c., *Bell.,* Bov., **BRY.,** Calad., **Calc.,** *Camph.,* Cann-s., Canth., **Carb-an.,** *Carb-v., Caust.,* **Cham., Chin.,** Clem., **Cocc.,** *Colch.,* **Con.,** Croc., Dig., Dulc., Ferr., *Graph.,* Hell., Hyos., **Ign.,** *Iod.,* Ip., **KALI-C., Kali-n.,** Kreos., Lach., *Laur.,* **Lyc.,** M-arct., *Mag-c.,* **MAG-M., MERC.,** Mosch., *Mur-ac., Nat-c.,* **Nat-m.,** Nit-ac., Nux-m., **NUX-V.,** Op., Par., Petr., *Phos.,* Ph-ac., Plat., *Plb., Puls., Ran-b., Ran-s.,* Rhod., *Rhus-t.,* **Ruta, Sabad.,** Sabin., Sars., Sec., Sel., Seneg., **SEP.,** *Sil.,* Spig., Spong., Stann., Staph., *Sulph.,* Sul-ac., Tarax., Teucr., Thuj., Valer., *Verat.,* Verb., **Zinc.**

Milz: Acon., Agar., Agn., *Alum., Am-c., Am-m., Anac.,* Ant-t., Arg., *Arn., Ars.,* **ASAF.,** Asar., Aur., Bar-c., Bell., Bism., **Borx,** Bov., Bry., Calad., *Camph.,* **Cann-s.,** Canth., Caps., Carb-an.,

Carb-v., Caust., *Cham.*, Chel., **CHIN.**, *Colch.*, *Con.*, Dros., **Dulc.**, Ferr., Graph., Guaj., Hep., **IGN.**, Iod., Ip., *Kali-n.*, Kreos., **Laur.**, Lyc., Mag-c., Mag-m., Mang., *Merc.*, Mez., Mosch., **Mur-ac.**, **Nat-c.**, *Nat-m.*, Nit-ac., Nux-m., Nux-v., Olnd., Petr., Phos., Ph-ac., **Plat.**, **Plb.**, Puls., **RAN-B.**, Ran-s., Rheum, *Rhod.*, *Rhus-t.*, **Ruta**, Sabad., *Sars.*, Sec., *Sel.*, Seneg., Sep., *Sil.*, *Spig.*, Spong., **Stann.**, *Sulph.*, **Sul-ac.**, Tarax., *Teucr.*, Thuj., *Valer.*, Verat., *Verb.*, Viol-t., **Zinc.**

Nieren: Acon., *Alum.*, **Bell.**, *Borx.*, Camph., **Cann-s.**, **CANTH.**, **Clem.**, *Cocc.*, *Colch.*, Dig., **Hep.**, **KALI-C.**, Kali-n., Merc., **Nux-v.**, Ph-ac., Plb., Puls., *Ran-s.*, Squil., Sulph., *Thuj.*, **Zinc.**

Unterleib im **Allgemeinen:** *Acon.*, Agar., Agn., *Alum.*, *Ambr.*, Am-c., Am-m., *Anac.*, Ang., Ant-c., *Ant-t.*, Arg., *Arn.*, **Ars.**, **Asaf.**, Asar., *Aur.*, *Bar-c.*, **Bell.**, Bism., Borx., *Bov.*, **Bry.**, Calad., **Calc.**, Camph., *Cann-s.*, **Canth.**, *Caps.*, Carb-an., **Carb-v.**, *Caust.*, *Cham.*, Chel., **CHIN.**, Cic., *Cina*, Clem., **Cocc.**, Coff., *Colch.*, **COLOC.**, *Con.*, *Croc.*, *Cupr.*, Cycl., *Dig.*, Dros., *Dulc.*, *Euph.*, Euphr., Ferr., *Graph.*, Guaj., *Hell.*, *Hep.*, *Hyos.*, **Ign.**, *Iod.*, *Ip.*, **Kali-c.**, Kali-n., *Kreos.*, Lach., *Laur.*, Led., **Lyc.**, M-ambo., *M-arct.*, M-aust., *Mag-c.*, *Mag-m.*, Mang., Meny., **Merc.**, *Mez.*, Mosch., Mur-ac., *Nat-c.*, *Nat-m.*, Nit-ac., *Nux-m.*, **NUX-V.**, *Olnd.*, *Op.*, Par., Petr., **Phos.**, *Ph-ac.*, **Plat.**, **PLB.**, **PULS.**, *Ran-b.*, Ran-s., *Rheum*, Rhod., **RHUS-T.**, *Ruta*, *Sabad.*, *Sabin.*, Samb., *Sars.*, *Sec.*, Sel., *Seneg.*, **SEP.**, *Sil.*, *Spig.*, *Spong.*, Squil.,*Stann.*, **Staph.**, *Stram.*, *Stront-c.*, **SULPH.**, *Sul-ac.*, Tarax., Teucr., *Thuj.*, *Valer.*, **Verat.**, *Verb.*, Viol-t., **Zinc.**

Oberbauch: Acon., Agar., *Agn.*, *Ambr.*, *Am-c.*, Am-m., *Anac.*, *Ant-c.*, Ant-t., **Arn.**, *Ars.*, Asaf., Asar., Aur., *Bar-c.*, *Bell.*, *Borx.*, Bov., *Bry.*, **Calad.**, **Calc.**, *Camph.*, Cann-s., **Canth.**, *Caps.*, **Carb-v.**, **CAUST.**, **CHAM.**, **Chel.**, **CHIN.**, **Cina**, **COCC.**, *Colch.*, *Coloc.*, *Con.*, *Croc.*, Cupr., *Cycl.*, Dig., Dros., Dulc., Euph., Ferr., Guaj., Hell., Hep., Hyos., **Ign.**, **Iod.**, *Ip.*, *Kali-c.*, Kali-n., Lach., *Laur.*, **Lyc.**, *M-ambo.*, **M-arct.**, *M-aust.*, Mag-m., Meny., **Merc.**, Mez., *Mosch.*, Mur-ac., *Nat-c.*, **Nat-m.**, *Nux-m.*, **NUX-V.**, Olnd., Op., *Par.*, *Petr.*, **Phos.**, Ph-ac., Plat., *Plb.*, **PULS.**, *Ran-b.*, Ran-s., *Rhod.*, *Rhus-t.*, Ruta, *Sabad.*, Sabin., *Samb.*, *Seneg.*, *Sep.*, Sil., Spig., *Spong.*,

Stann., **Staph.,** *Stram.*, *Stront-c.*, Sulph., Sul-ac., Tarax., *Teucr.*, Thuj., *Valer.*, Verat., *Verb.*, Viol-t., *Zinc.*

Nabel: Acon., *Alum.*, Ambr., Am-c., **Am-m., Anac.,** Ant-c., Ant-t., *Arn.*, *Asaf.*, Bar-c., **Bell., Bov., BRY.,** Calad., *Calc.*, Camph., Cann-s., Canth., *Caps.*, *Carb-an.*, *Carb-v.*, *Caust.*, *Cham.*, **Chel., Chin., Cina,** *Cocc.*, Colch., *Coloc.*, *Con.*, *Dig.*, **Dulc.,** *Graph.*, Guaj., *Hell.*, Hep., *Hyos.*, **Ign.,** Iod., **Ip.,** Kali-c., *Kali-n.*, **KREOS.,** Lach., *Laur.*, M-ambo., M-arct., M-aust., *Mag-c.*, *Mag-m.*, *Mang.*, Meny., Merc., *Mez.*, **Mosch.,** *Mur-ac.*, **Nat-c., Nux-m., Nux-v., Olnd.,** Op., Par., *Phos.*, **PH-AC., Plat., PLB.,** *Puls.*, *Ran-b.*, *Ran-s.*, **Rheum,** Rhod., **RHUS-T.,** Ruta, Sabin., *Sars.*, Seneg., **Sep.,** *Sil.*, **Spig.,** Spong., *Stann.*, *Staph.*, Stram., **Stront-c., Sulph., Sul-ac.,** Tarax., Teucr., Thuj., *Valer.*, **VERAT., VERB.,** Viol-t., *Zinc.*

Bauch-Seiten: *Agar.*, Agn., *Alum.*, Ambr., *Am-c.*, Am-m., Anac., *Ang.*, Ant-c., *Arn.*, *Ars.*, **ASAF.,** *Asar.*, *Aur.*, *Bar-c.*, *Bell.*, Bism., Borx., Bov., *Bry.*, Calad., *Calc.*, Camph., *Cann-s.*, **Canth.,** *Caps.*, Carb-an., **CARB-V., Caust.,** *Cham.*, Chel., **CHIN.,** Cina, *Clem.*, **Cocc.,** *Coff.*, Colch., Coloc., *Croc.*, Cycl., *Dig.*, *Dros.*, Dulc., *Euph.*, Ferr., Graph., Guaj., Hell., Hep., Hyos., **IGN.,** Iod., *Ip.*, Kali-c., Kali-n., *Kreos.*, **Laur., Led., Lyc.,** M-ambo., *M-arct.*, *M-aust.*, *Mag-c.*, *Mag-m.*, Mang., *Meny.*, *Merc.*, Mez., Mosch., Mur-ac., **Nat-c.,** *Nat-m.*, **Nit-ac.,** Nux-m., **Nux-v.,** Olnd., Op., *Par.*, *Petr.*, *Phos.*, *Plat.*, Plb., Puls., *Ran-b.*, *Ran-s.*, *Rheum*, *Rhod.*, *Rhus-t.*, *Ruta*, *Sabad.*, Sabin., Samb., **Sars.,** Sec., Seneg., *Sep.*, Sil., *Spig.*, Spong., *Stann.*, **Staph.,** Stront-c., **Sulph., TARAX.,** *Teucr.*, **Thuj.,** Valer., Viol-t., **Zinc.**

Lenden: *Acon.*, *Agar.*, *Agn.*, *Ambr.*, Am-m., Anac., *Ant-c.*, Arg., *Arn.*, **Asaf., Aur.,** Bell., Bov., *Calc.*, Camph., Cann-s., **CANTH.,** *Carb-an.*, Carb-v., Caust., Cham., **Chel.,** *Chin.*, Cina, Clem., Cocc., *Colch.*, **Coloc.,** Dig., *Dros.*, Euph., Hep., *Hyos.*, Ign., Iod., Kali-c., **Kali-n.,** Kreos., **Lach., Laur.,** Led., **Lyc.,** M-arct., Mag-c., *Meny.*, Merc., **Mez.,** Nat-c., *Nit-ac.*, Nux-v., Olnd., **Plb.,** *Puls.*, **Ran-b.,** *Ran-s.*, **RHEUM,** Rhus-t., *Ruta*, Sabad., Sabin., Samb., Sars., *Sec.*, **Sep.,** Spig., Spong., **Staph.,** Stront-c., Sulph., Tarax., *Teucr.*, **THUJ.,** Valer., Verat., Verb., Viol-t., **ZINC.**

Unterbauch: Agar., Agn., Alum., **Ambr.,** Am-c., Am-m., *Anac., Ang.,* Ant-c., *Ant-t., Arg.,* **Arn.,** Ars., *Asaf., Asar.,* **Aur., Bar-c., BELL., Bism.,** Borx., Bov., **BRY.,** Calad., **Calc.,** *Camph.,* Cann-s., *Canth.,* **Caps.,** Carb-an., **CARB-V., Caust.,** Cham., *Chel.,* **Chin.,** Cic., Cina, Clem., **Cocc.,** Coff., Colch., **Coloc.,** *Con.,* Croc., Cupr., **Cycl.,** Dig., Dros., Dulc., Euph., Euphr., Ferr., Graph., Guaj., Hell., Hep., *Hyos.,* **Ign.,** Iod., **Kali-c.,** Kali-n., *Laur.,* Led., **LYC.,** M-ambo., M-arct., M-aust., Mag-c., *Mag-m.,* Mang., Meny., **Merc.,** *Mez.,* Mosch., *Nat-c.,* Nat-m., Nit-ac., Nux-m., **Nux-v.,** Olnd., Par., **Phos.,** *Ph-ac.,* Plat., Plb., Puls., **RAN-B.,** Rheum, Rhod., *Rhus-t.,* **Ruta,** Sabad., *Sabin.,* Samb., Sars., Seneg., **SEP., Sil., Spig.,** *Spong.,* **SQUIL., Stann.,** Staph., *Stront-c., Sulph.,* Sul-ac., **Tarax.,** Teucr., **Thuj.,** *Valer.,* **Verat.,** *Verb.,* Viol-t., *Zinc.*

Bauchring: Agar., Agn., **Alum.,** *Am-c.,* **AM-M.,** Anac., *Ant-c.,* Ant-t., *Arg., Ars.,* Asaf., Asar., **AUR.,** Bar-c., *Bell.,* Bov., **Calc.,** Camph., *Cann-s., Canth.,* Caps., **Carb-an.,** Carb-v., Caust., **Cham.,** Chel., *Chin.,* Cic., **Clem., Cocc.,** Coff., **Coloc.,** Con., *Croc., Dig.,* Dros., Dulc., *Euph., Graph.,* Guaj., Hell., **Ign.,** Iod., *Kali-c.,* Kali-n., Kreos., Laur., **LYC.,** M-ambo., **M-arct.,** *M-aust., Mag-c.,* Mag-m., Meny **Merc.,** *Mez.,* Mur-ac., Nat-c., Nat-m., *Nit-ac.,* **NUX-V.,** *Op.,* Par., Petr., Phos., Ph-ac., *Plat.,* Plb., Ran-b., Ran-s., Rheum, **Rhod., Rhus-t.,** Sabad., Sars., *Sep.,* **Sil., Spig.,** Spong., *Stann.,* Staph., Stram., **Stront-c., Sulph., SUL-AC.,** Tarax., Teucr., **Thuj.,** *Valer.,* **Verat.,** Viol-t., *Zinc.*

Leistenbruch: *Alum.,* Am-c., **AM-M.,** Anac., Ant-c., Arg., *Asar.,* **AUR.,** *Bell., Calc.,* Camph., *Cann-s., Caps.,* Carb-an., **Cham.,** Chin., **Clem., Cocc.,** Coff., *Coloc.,* Dig., Euph., *Graph., Guaj.,* Hell., *Ign., Kali-c.,* Kali-n., **LYC.,** *M-ambo.,* **M-arct.,** M-aust., *Mag-c., Merc.,* Mez., Nat-m., **Nit-ac., NUX-V.,** *Op.,* Petr., Phos., Ph-ac., Plat., *Plb.,* Rheum, **Rhus-t.,** Sep., **Sil.,** Spig., Spong., Stann., Staph., Stram., Stront-c., *Sulph.,* **SUL-AC.,** Teucr., Thuj., **VERAT.,** *Zinc.*

17. ÄUSSERER BAUCH

Herzgrube: Acon., Alum., *Ant-c., Ars.,* Aur., Bar-c., **Bell., Bell., BRY., Calc.,** Caps., *Caust., Cham.,* Chin., **Cic., Cocc.,** Coff., Con., Croc., *Euph.,* Ferr., **Hell.,** *Hep., Ign., Kali-c.,* Lach., **Lyc.,** M-aust., Mang., Mez., *Mosch.,* Nat-c., **NAT-M.,** *Nux-v.,* Op., Petr., Phos., *Plat.,* **Puls.,** *Ran-b., Ran-s.,* Ruta, *Sabad.,* Sabin., Sec., Spig., *Spong.,* Stann., Zinc.

Bauch: Acon., Alum., **Ambr.,** Am-m., Anac., Ang., Ant-c., *Arg.,* Arn., *Ars.,* Asaf., Asar., Aur., Bar-ac., **Bell.,** *Bov.,* **BRY.,** *Calc.,* Camph., Cann-s., **Canth.,** Caps., Carb-v., Caust., Cham., Chel., *Chin.,* Cic., Cocc., Colch., **Coloc.,** Con., Croc., Cupr., Dig., *Dros.,* Euph., Ferr., Graph., Guaj., **Hyos.,** Ign., Iod., Ip., Kali-c., Lach., Led., *Lyc.,* M-ambo., M-arct., Mag-c., *Mag-m.,* Mang., Meny., **MERC.,** Mosch., Mur-ac., *Nat-c.,* Nit-ac., **NUX-V.,** Olnd., Op., *Par.,* Petr., Phos., Ph-ac., *Plat.,* Plb., **PULS.,** Ran-b., *Ran-s.,* Rheum, Rhod., **Rhus-t.,** Ruta, **Sabad.,** *Sabin., Samb.,* Sars., **SEL.,** Seng., **Sep.,** Sil., Spig., Spong., *Squil.,* Stann., *Staph.,* Stram., Stront-c., **Sulph.,** Sul-ac., Tarax., *Thuj., Valer., Verat., Viol-t.,* Zinc.

Bauchring: Alum., Ambr., Am-c., *Am-m.,* **ARS.,** *Aur., Bov.,* Calc., Camph., Cann-s., *Canth.,* Chin., Cic., Cocc., Dig., Euph., Graph., *Guaj.,* Kali-c., **Lyc.,** M-ambo., M-arct., Mag-m., **MERC.,** Mez., Mur-ac., Nat-c., Nit-ac., *Nux-v.,* Ph-ac., *Puls., Sars.,* **Sel.,** Sep., **Sil.,** *Spig.,* Stront-c., *Sulph., Sul-ac.,* Thuj.

Schamhügel: Anac., Ant-t., Arg., Asaf., *Aur., Bell.,* Hell., Hyos., **Meny.,** *Nat-c.,* Nat-m., *Nit-ac.,* Nux-v., Plb., **RHUS-T.,** *Ruta,* Sabad., *Sel.,* Staph., **Valer.,** *Viol-t.*

Leisten-Drüsen: *Ant-c.,* **Ars.,** *Asaf.,* Aur., Bar-c., **Bell., CALC.,** *Cann-s.,* **CLEM.,** *Con.,* **Dulc.,** *Graph.,* **HEP.,** *Iod.,* Lyc., M-ambo., *Meny.,* **MERC.,** Mez., Nat-c., **NIT-AC.,** Nux-v., *Phos.,* Ph-ac., Puls., *Rheum, Sil.,* **Spong.,** Stann., *Staph.,* Stram., *Sulph.,* **THUJ.**

18. BLÄHUNGEN

Blähungen im **Allgemeinen:** *Acon., Agar.,* Agn., Alum., *Ambr.,* Am-c., **Am-m.,** Anac., Ang., *Ant-c.,* **Ant-t.,** Arg., **ARN.,** *Ars.,* **Asaf.,** Asar., **Aur.,** Bar-c., **Bell.,** Bism., Borx., *Bov.,* **Bry.,** Calad., *Calc.,* Camph., Cann-s., **Canth.,** *Caps.,* **Carb-an., CARB-V., Caust., CHAM.,** Chel., **CHIN.,** *Cic.,* Cina, Clem., **Cocc.,** Coff., Colch., *Coloc.,* **Con.,** Croc., Cupr., Cycl., Dig., Dros., Dulc., *Euph.,* Euphr., Ferr., **GRAPH.,** Guaj., **Hell., Hep.,** *Hyos.,* **IGN.,** Iod., Ip., **Kali-c.,** Kali-n., Kreos., Lach., *Laur.,* Led., **LYC., M-AMBO.,** *M-arct.,* **M-aust.,** Mag-c., *Mag-m.,* Mang., *Meny., Merc., Mez.,* Mur-ac., **Nat-c., Nat-m., Nit-ac., Nux-m., NUX-V.,** *Olnd.,* Op., Par., Petr., **PHOS., Ph-ac.,** *Plat.,* **PLB., PULS.,** Ran-b., Ran-s., *Rheum,* **Rhod., Rhus-t.,** Ruta, *Sabad.,* Sabin., Samb., *Sars.,* Sec., Sel., Seneg., **Sep., Sil.,** *Spig.,* Spong., **Squil.,** Stann., **STAPH.,** *Stram., Stront-c.,* **SULPH.,** *Sul-ac.,* Tarax., **TEUCR.,** *Thuj.,* Valer., **VERAT.,** Verb., Viol-t., **Zinc.**

Blähungen, faulriechende: Acon., Alum., *Ant-t.,* **Arn., ARS.,** *Asar., Aur.,* Bell., *Bov., Bry., Calad.,* Calc., **CARB-V.,** *Cham., Chin.,* **Cocc.,** *Coff.,* Coloc., **Dulc.,** *Graph., Hep.,* Ign., *Iod., Ip.,* Kreos., Lyc., M-ambo., Merc., *Nat-c.,* Nat-m., **Nit-ac.,** Nux-m., **Nux-v., Olnd.,** *Par.,* **Puls.,** *Ruta,* Sabin., Sars., Sec., *Sep.,* Sil., Spig., *Staph.,* Stram., **Sulph.,** *Teucr.,* **Valer.,** Zinc.

— wie **faule Eier:** *Ant-t.,* **Arn.,** *Coff.,* Kreos., Sep., Stann., *Sulph., Teucr., Valer.*

— **feuchtwarme: Carb-v.**

— **geruchlose:** *Ambr.,* Arn., **Bell.,** Cann-s., Carb-v., Coff., *Lyc.,* Merc., *Teucr.,* Zinc.

— **heiße:** *Acon.,* Ant-t., *Cham.,* Cocc., **M-ambo.,** Mag-m., Nux-v., *Phos.,* Plb., **Puls.,** *Staph.,* **Teucr.,** *Zinc.*

— **kalte: Con.**

— nach **Knoblauch** riechende: **Agar.,** *Mosch.,* Phos.

— **laute:** Am-m., Canth., **Lach.,** Laur., M-ambo., *Merc.,* Squil., *Teucr.*

Blähungen, sauerriechende: *Arn.,* Bell., **Calc.,** *Cham.,* Coloc., Dulc., **Graph.,** *Hep.,* M-aust., *Mag-c.,* **Merc., Nat-c.,** Petr., Phos., **Rheum,** *Sep.,* **Sulph.**

— **stinkende:** Acon., Agar., Alum., Am-m., Ang., Ant-c., *Ant-t.,* **Arn., ARS., ASAF.,** *Asar.,* **Aur.,** Bar-c., Bell., Bism., **Borx.,** *Bov.,* **Bry.,** Calad., **Calc.,** Canth., *Carb-an.,* **CARB-V.,** Caust., **Cham., Chin.,** *Cocc.,* Coff., Coloc., Dros., **Dulc., Graph.,** *Guaj., Hell.,* Hep., Ign., *Iod., Ip.,* Kali-c., Kali-n., Kreos., *Lach.,* Lyc., **M-ambo.,** M-arct., Mag-c., *Merc.,* Mur-ac., *Nat-c.,* Nat-m., **Nit-ac.,** Nux-m., **Nux-v., Olnd.,** *Op., Par.,* Petr., Phos., *Ph-ac.,* **Plb., PULS.,** Ran-b., Ran-s., Rheum., *Rhod.,* Rhus-t., Ruta, Sabin., *Sars.,* Sec., *Sep.,* **SIL.,** Spig., **Squil., Staph., Stram.,** *Stront-c.,* **SULPH.,** *Sul-ac.,* **Teucr.,** *Valer.,* Verat., Zinc.

Blähungs-Getöse: *Acon.,* **Agar.,** Agn., *Alum., Ambr., Am-c., Am-m.,* Anac., *Ang., Ant-c.,* **Ant-t.,** Arg., **Arn.,** Ars., *Asaf.,* Asar., *Aur.,* Bar-c., *Bell., Bism.,* Borx., *Bov.,* **Bry.,** *Calc.,* **Canth.,** Caps., *Carb-an.,* **Carb-v., CAUST., Cham.,** Chel., **CHIN.,** *Cic.,* Cina, Clem., Cocc., Coff., Coloc., *Con.,* Croc., Cupr., *Cycl., Dig., Dulc.,* Euph., Euphr., Ferr., *Graph.,* Guaj., **HELL.,** *Hep.,* Hyos., **Ign.,** Iod., Ip., Kali-c., Kali-n., *Laur.,* Led., **LYC., M-AMBO.,** M-arct., *M-aust.,* Mag-c., *Mag-m.,* Men., *Merc., Mez.,* Mosch., *Mur-ac., Nat-c.,* **Nat-m.,** *Nit-ac.,* Nux-m., **NUX-V.,** *Olnd., Par., Petr.,* **PHOS., PH-AC.,** Plat., **Plb., PULS.,** Ran-b., Ran-s., *Rheum, Rhod., Rhus-t.,* Ruta, *Sabad.,* Sabin., Samb., **Sars.,** Sec., Sel., Seneg., **Sep.,** *Sil.,* **Spig.,** Spong., **Squil.,** *Stann.,* **Staph.,** *Stram., Stront-c.,* **SULPH.,** *Sul-ac., Tarax.,* **Teucr.,** *Thuj.,* Valer., **Verat.,** *Verb., Zinc.*

Blähungs-Schmerz: Acon., Alum., *Ambr.,* Am-c., Am-m., **Anac.,** Ant-c., **Ant-t.,** Arg., **Arn., Asaf.,** *Asar.,* **Aur.,** Bell., *Bism.,* Bry., Calc., Camph., Cann-s., *Canth., Caps.,* Carb-an., **CARB-V., Cham.,** Chel., **CHIN.,** Cic., **Cocc.,** Coff., Colch., Coloc., **Con.,** Cycl., Dros., Euph., Ferr., **Graph.,** *Guaj.,* Hell., Hep., **Hyos., Ign.,** Iod., Ip., Kali-c., Lach., *Laur.,* **LYC.,** *M-ambo.,* **M-arct., M-aust.,** Mag-c., *Meny., Mez.,* Nat-c., *Nat-m., Nit-ac.,* **Nux-m., NUX-V.,** Op., Par., **Phos.,** *Plat.,* **Plb., PULS.,** Ran-b., **Rheum., RHOD.,**

Rhus., Ruta, Sabin., Samb., *Sel.,* Seneg., Sep., *Sil.,* Spig., *Spong.,* **Squil., STAPH.,** Sulph., Sul-ac., Tarax., **Teucr.,** *Thuj.,* Valer., **VERAT.,** *Verb., Zinc.*

Blähungs-Versetzung: *Acon.,* Agar., *Ambr.,* Am-c., Am-m., Ang., **Ant-c., ANT-T., Arn., Asar.,** *Aur., Bar-c., Bell., Borx., Calc.,* Camph., Cann-s., **Canth.,** *Caps., Carb-an.,* **CARB-V.,** *Caust.,* **CHAM., Chin.,** *Cic.,* **COCC.,** *Coff.,* Colch., **Coloc., Con.,** Euph., **GRAPH.,** *Guaj.,* Hell., *Hep.,* Hyos., **IGN.,** *Iod.,* **KALI-C.,** Kali-n., *Lach.,* **LYC., M-ambo., Mag-arct.,** M-aust., *Mag-m., Meny., Mez., Mosch.,* **Nat-c., Nat-m., NIT-AC., Nux-m., NUX-V.,** Op., Petr., **Phos., Ph-ac., Plat., PLB., PULS., Rheum,** *Rhod., Rhus-t.,* Ruta, Sabad., Sabin., Sel., *Sep.,* **Sil.,** *Spig., Spong.,* **Squil.,** Stann., **STAPH.,** Stram., Stront-c., *Sulph.,* Sul-ac., *Teucr.,* Thuj., Valer., **Verat.,** Verb., Zinc.

19. STUHLAUSLEERUNG

Durchfall: Acon., *Agar.,* Agn., *Alum.,* Ambr., Am-c., **Am-m.,** Anac., *Ang.,* **ANT-C.,** *Ant-t.,* Arg., *Arn.,* **Ars., Asaf.,** *Asar., Aur., Bar-c., Bell.,* Bism., **Borx.,** Bov., **Bry., Calad., Calc.,** Cann-s., *Canth., Caps.,* Carb-an., *Carb-v., Caust.,* **CHAM.,** *Chel.,* **CHIN.,** Cic., Cina, Clem., *Cocc., Coff.,* Colch., *Coloc.,* **Con.,** Croc., *Cupr.,* Cycl., **Dig.,** *Dros., Dulc., Euph., Ferr., Graph.,* Guaj., *Hell.,* Hep., **Hyos.,** *Ign., Iod., Ip.,* Kali-c., *Kali-n.,* **Lach.,** *Laur.,* Led., *Lyc.,* M-ambo., M-arct., *M-aust., Mag-c., Mag-m.,* Mang., **MERC.,** *Mez., Mur-ac.,* Nat-c., **Nat-m., Nit-ac.,** *Nux-m., Nux-v., Olnd., Op., Par.,* **Petr., PHOS., PH-AC.,** Plat., Plb., **PULS.,** Ran-b., *Ran-s.,* **Rheum,** *Rhod.,* **RHUS-T.,** Ruta, *Sabad., Sabin.,* Sars., *Sec.,* Seneg., **Sep., Sil.,** *Spig.,* Spong., *Squil.,* Stann., *Staph., Stram., Stront-c.,* **SULPH.,** *Sul-ac., Tarax.,* Teucr., *Thuj., Valer.,* **VERAT.,** Verb., *Viol-t., Zinc.*

— **schmerzhafter:** *Agar.,* Alum., *Am-c., Am-m., Anac.,* Ang., Ant-t., **Ars.,** *Asaf., Asar.,* Bar-c., Bell., Bor., *Bov.,* **Bry.,** Calad., Calc., *Canth.,* **Caps.,** Carb-an., *Carb-v.,* Caust., **Cham.,** *Chin., Colch., Coloc.,* Con., Croc., Cupr., Dig., Dros., **Dulc.,** *Euph.,* Graph., Hell., Hep., *Ign.,* Ip., Kali-c., *Kali-n.,* Laur., Lyc., M-arct., M-aust., Mag-c., Mag-m., Mang., Meny., **Merc.,** Mez., *Nat-c.,* Nat-m., Nit-ac., **Nux-v.,** Op., **Petr.,** *Phos.,* Plb., **Puls., RHEUM,**

RHUS-T., Sabad., Sars., Seneg., *Sep.*, Sil., *Spig.*, Spong., Stann., Staph., Stront-c., **Sulph.,** Thuj., **Verat.,** Viol-t., Zinc.

Durchfall, schmerzloser: Acon., *Ambr.*, Anac., Ant-t., Arn., **ARS.,** Aur., *Bar-c.*, **Bell.,** *Borx.*, *Bov.*, Bry., *Calc.*, *Canth.*, *Carb-an.*, Carb-v., **Cham., Chel., Chin.,** Cic., *Clem.*, *Cocc.*, Coloc., *Con.*, Croc., Cupr., Dig., *Dulc.*, **FERR.,** *Graph.*, *Hell.*, **HYOS.,** *Ign.*, Ip., *Kali-n.*, *Laur.*, Led., **LYC.,** *M-ambo.*, *M-aust.*, *Mag-c.*, Mag-m., *Merc.*, Mur-ac., Nat-m., *Nit-ac.*, Nux-m., Nux-v., *Olnd.*, **Op.,** Petr., **PHOS., PH-AC., Plat.,** *Puls.*, *Ran-b.*, *Rhod.*, *Rhus-t.*, Sabin., Sars., *Sec.*, Sep., Sil., *Spig.*, Spong., Staph., **STRAM.,** Stront-c., **Sulph.,** Thuj., Valer., *Verat.*, *Zinc.*

Verstopfung: *Acon.*, Agar., Agn., **Alum.,** *Ambr.*, *Am-c.*, *Am-m.*, Anac., Ang., *Ant-c.*, Ant-t., Arg., Arn., *Ars.*, *Asaf.*, Asar., *Aur.*, *Bar-c.*, **Bell.,** Borx., *Bov.*, **BRY.,** Calad., **CALC.,** Camph., *Cann-s.*, **Canth.,** Caps., Cab-an., **Carb-v.,** *Caust.*, Cham., *Chel.*, *Chin.*, Cic., *Cina*, **COCC., Coff.,** *Colch.*, *Coloc.*, **Con.,** Cupr., Cycl., Dig., Dros., **Dulc.,** Euph., Euphr., Ferr., **Graph.,** *Guaj.*, Hell., *Hep.*, *Hyos.*, Ign., *Iod.*, **Kali-c.,** Kali-n., **Kreos.,** *Lach.*, **Laur.,** *Led.*, **LYC.,** M-ambo., *M-arct.*, *Mag-c.*, *Mag-m.*, *Mang.*, **Meny., Merc.,** *Mez.*, Mosch., Nat-c., *Nat-m.*, **Nit-ac.,** Nux-m., **NUX-V.,** *Olnd.*, **OP.,** Par., *Petr.*, **Phos.,** *Ph-ac.*, **Plat., PLB.,** *Puls.*, Ran-b., Rheum, *Rhod.*, *Rhus-t.*, Ruta, **Sabad.,** *Sabin.*, **Sars.,** *Sel.*, *Seneg.*, **Sep., SIL.,** Spig., *Spong.*, *Squil.*, **Stann., STAPH.,** *Stram.*, Stront-c., **SULPH., Sul-ac.,** *Thuj.*, **Verat., Verb.,** Viol-o., Viol-t., **Zinc.**

Verstopfung wegen **Untätigkeit** der **Gedärme:** Acon., Agn., **ALUM.,** Am-c., Am-m., **Anac.,** Ang., Ant-c., Ant-t., **Arn.,** Asaf., Aur., *Bar-c.*, Bov., *Bry.*, Calc., **Camph.,** *Canth.*, Carb-an., **Carb-v.,** Caust., *Cham.*, **Chin., Cocc.,** Coff., *Colch.*, Dulc., Euph., **Graph., HEP.,** Hyos., **Ign.,** Iod., **KALI-C.,** Kali-n., Kreos., Lach., **Lyc.,** *M-arct.*, Mag-c., **Mag-m.,** Mang., *Merc.*, Mez., Mosch., Mur-ac., **Nat-c., NAT-M.,** *Nit-ac.*, **Nux-m., NUX-V.,** *Olnd.*, **Op.,** Par., **Petr.,** *Phos.*, Ph-ac., *Plat.*, Plb., **Puls.,** *Rheum*, *Rhod.*, Rhus-t., **Ruta,** *Sabad.*, *Sars.*, Sel., Seng., *Sep.*, *Sil.*, *Spig.*, Squil., Stann., **Staph.,** Stram., Stront-c., **Sulph.,** Sul-ac., *Tarax.*, **Thuj.,** Valer., **Verat.,** Verb., Zinc.

— wegen **Verhärtung** des **Kots:** Acon., *Agar.*, Agn., *Alum.*, **Am-c.,** *Am-m.*, Ang., *Ant-c.*, Ant-t., Arg., Arn., *Ars.*, *Asaf.*, Asar., **Aur.,** *Bar-c.*, *Bell.*, Bov., **BRY.,** *Calc.*, Camph., *Cann-s.*, *Canth.*, Caps., **Carb-an.,** *Carb-v.*, **Caust.,** Cham., **Chel.,** Chin., *Cina*, *Cocc.*, Colch., Coloc., *Con.*, Cycl., Dulc., Euphr., **Graph.,** *Guaj.*, Hell., *Hep.*, Hyos., *Ign.*, *Iod.*, **Kali-c.,** *Kali-n.*, *Kreos.*, Lach., *Laur.*, *Led.*, *Lyc.*, **M-arct., Mag-c., MAG-M.,** Mang., *Meny.*, **Merc.,** Mez., Mur-ac., *Nat-c.*, *Nat-m.*, *Nit-ac.*, Nux-m., **Nux-v.,** *Olnd.*, **OP.,** Par., **Petr.,** Phos., *Ph-ac.*, *Plat.*, **PLB.,** Puls., *Ran-b.*, *Rheum*, Rhod., Rhus-t., **Ruta,** *Sabad.*, *Sabin.*, Sars., *Sel.*, *Seneg.*, **Sep., Sil.,** *Spig.*, Spong., Squil., *Stann.*, *Staph.*, *Stront-c.*, **Sulph., Sul-ac., Thuj.,** *Verat.*, **VERB.,** Viol-t., *Zinc.*

Blutige: Acon., *Alum.*, Ambr., *Am-c.*, Am-m., Anac., *Ant-c.*, Ant-t., **Arn., Ars., Asar.,** Bar-c., *Bell.*, Borx., **Bry., Calc., CANTH., Caps.,** Carb-an., **Carb-v.,** Caust., *Cham.*, **Chin.,** Colch., *Coloc.*, *Con.*, *Croc.*, *Cupr.*, **Dros.,** *Dulc.*, **Ferr.,** *Graph.*, *Hep.*, *Hyos.*, Ign., Iod., **IP.,** Kali-c., Kali-n., Lach., **Led., Lyc.,** *Mag-m.*, **MERC.,** Mez., *Mur-ac.*, *Nat-c.*, *Nat-m.*, **Nit-ac.,** Nux-m., **NUX-V.,** Petr., **Phos.,** Ph-ac., Plat., Plb., **PULS., Rhus-t.,** Ruta, *Sabad.*, **Sabin.,** Sars., *Sec.*, *Sel.*, **SEP., Sil.,** Squil., Stann., *Stram.*, **SULPH.,** *Sul-ac.*, Tarax., Thuj., Valer., Verat., *Zinc.*

Zu **dick** geformt: *Ant-c.*, *Aur.*, **BRY.,** Calc., **Graph., Ign., KALI-C., M-arct.,** Merc., Nux-v., Ran-b., Ruta, Seneg., Stann., *Sul-ac.*, *Thuj.*, **Verat.,** Zinc.

Zu **dünn** geformt: Asar., *Bell.*, **Caust.,** Graph., *Hyos.*, **Merc.,** *Mur-ac.*, *Nux-v.*, Puls., **Sep.,** *Staph.*, *Sulph.*, Verat.

Eitrige: Arn., *Bell.*, *Calc.*, Cann-s., **Canth.,** *Chin.*, Clem., *Cocc.*, Con., Ign., Iod., *Kali-c.*, **Lyc., MERC.,** Nux-v., Petr., **Puls.,** Sabin., *Sep.*, **SIL., Sulph.**

Gallige: *Ars.*, Bism., **CHAM.,** Chin., Coloc., **Dulc., Ip.,** *Merc.*, Nux-v., *Olnd.*, **PULS.,** Sulph., **Verat.**

Graue, (aschfarbige, weißliche): Acon., Am-m., Arn., Ars., *Asar.*, Aur., Bell., **Calc.,** Carb-v., Caust., *Cham.*, *Chin.*, Cina, Cocc., *Colch.*, **DIG.,** Dros., Dulc., *Hep.*, *Ign.*, Iod., **Lach.,** *Merc.*, Nux-m., Nux-v., *Op.*, Phos., *Ph-ac.*, Plb., *Puls.*, Rheum, *Rhus-t.*, **Sep.,** Spig., **Spong.,** Stront-c., *Sulph.*, Sul-ac., *Verat.*

Grüne: Am-m., *Ars.*, *Bell.*, Borx., Canth., Carb-an., **CHAM.,** Coloc., **Dulc.,** *Hep.*, *Ip.*, Laur., *Mag-c.*, **Merc.,** *Nit-ac.*, Nux-v., **PHOS., Ph-ac., PULS.,** *Rheum*, *Sep.*, **Stann., SULPH.,** Sul-ac., *Valer.*, **Verat.**

Sauerriechende: *Arn.*, Bell., **Calc.,** *Cham.*, Coloc., Dulc., **Graph.,** *Hep.*, M-aust., *Mag-c.*, **Merc., Nat-c.,** Petr., Phos., **Rheum.,** *Sep.*, **Sulph.**

Schaflorbeerartige (schafskotartige), (Knotige): *Agar.*, *Alum.*, **Am-c.,** Am-m., Ang., Arn., Asar., Aur., *Bar-c.*, Bell., Borx., Bry., **Carb-an., Caust., Chel.,** Chin., **Graph.,** *Guaj.*, *Iod.*, *Kali-c.*, Kali-n., *Led.*, *Mag-c.*, **MAG-M.,** *Mang.*, **MERC.,** *Nat-c.*, Nit-ac., **Nux-v.,** Olnd., **OP.,** *Petr.*, *Ph-ac.*, *Plat.*, **PLB.,** *Ruta*, **Sep.,** *Sil.*, Spig., *Stann.*, Staph., *Stront-c.*, **SULPH., Sul-ac., Thuj., VERB.,** *Viol-o.*

Scharfe: *Acon.*, *Alum.*, Ang., **Ant-c., ARS.,** Bry., Calc., Cann-s., Canth., Caps., Caust., **Cham., CHIN., Dulc., Ferr., Graph.,** Hell., **IGN., Kali-c., Lach.,** *M-ambo.*, **MERC.,** Nat-c., *Nat-m.*, Nux-m., **Nux-v.,** Petr., **Phos.,** Ph-ac., **PULS.,** *Sabin.*, Sars., Sel., Spong., Stann., **Staph., Sulph., Verat.**

Schaumige: Calc., *Canth.*, **Chin., Coloc.,** Iod., **Mag-c.,** Merc., Op., **Rhus-t.,** *Ruta*, *Sulph.*, Sul-ac.

Schleimige: Agar., *Alum.*, Am-c., Am-m., Ang., *Ant-c.*, Ant-t., **Arn., Ars., ASAR.,** Bar-c., *Bell.*, **BORX.,** Calc., *Canth.*, **CAPS.,** Carb-an., **Carb-v.,** *Caust.*, **CHAM.,** Chel., *Chin.*, *Colch.*, **Coloc.,** Con., Dig., *Dros.*, Dulc., Ferr., **Graph.,** Guaj., **Hell.,** *Hep.*, *Hyos.*, *Ign.*, *Iod.*, **Ip., Kali-c.,** Kali-n., Lach., Laur., *Led.*, Lyc., M-aust., Mag-c., **Mag-m., Merc.,** *Nat-c.*, Nat-m., *Nit-ac.*, Nux-m., **NUX-V.,** Par., **Petr., PHOS.,** *Ph-ac.*, **PULS., Rheum, Rhus-t.,** Ruta, *Sabad.*, *Sabin.*, *Sec.*, Sel., Seneg., **Sep.,** Sil., **Spig.,** Squil., *Stann.*, Staph., **SULPH.,** Sul-ac., *Verat.*, *Viol-t.*

Schwarze: **Ars.,** **Bry.,** Calc., Camph., **Chin.,** Coloc., *Hep.,* Iod., *Nux-v., Op.,* Phos., *Squil.,* Stram., Sulph., **Sul-ac.,** *Verat.*

Übelriechende: Acon., Agar., Alum., Am-m., Ang., Ant-c., *Ant-t.,* **Arn.,** **ARS.,** **ASAF.,** *Asar.,* **Aur.,** Bar-c., Bell., Bism., **Borx.,** *Bov.,* **Bry.,** Calad., **Calc.,** Canth., *Carb-an.,* **CARB-V.,** Caust., **Cham.,** **Chin.,** *Cocc.,* Coff., Coloc., Dros., **Dulc.,** **Graph.,** *Guaj., Hell.,* Hep., Ign., *Iod., Ip.,* Kali-c., Kali-n., Kreos., *Lach.,* Lyc., **M-ambo.,** M-arct., Mag-c., *Merc.,* Mur-ac., *Nat-c.,* Nat-m., **Nit-ac.,** Nux-m., **Nux-v.,** **Olnd.,** *Op., Par.,* Petr., Phos., *Ph-ac.,* **Plb.,** **PULS.,** Ran-b., Ran-s., Rheum, *Rhod.,* Rhus-t., Ruta, Sabin., *Sars.,* Sec., *Sep.,* **SIL.,** Spig., **Squil.,** **Staph.,** **Stram.,** *Stront-c.,* **SULPH.,** *Sul-ac.,* **Teucr.,** *Valer.,* Verat., Zinc.

Ungenügende, (zu geringe): *Acon.,* Agar., **Alum.,** Ambr., Am-m., *Anac.,* Ang., Ant-c., Arg., **ARN.,** Asar., *Bar-c., Bell.,* Bov., *Bry., Calad., Calc.,* Camph., *Canth.,* Caps., Carb-ac., *Carb-v.,* **CHAM.,** Chin., Cocc., **Colch.,** *Euphr.,* Graph., Hell., *Hep.,* **Hyos.,** Ign., Ip., *Kali-c., Lach., Laur.,* Led., Lyc., Mag-c., **MAG-M.,** Mang., Merc., Mez., **NAT-C.,** Nat-m., Nit-ac., Nux-m., **NUX-V.,** Olnd., Petr., Plat., Plb., Rhus-t., *Ruta,* **Sabad.,** Sabin., *Sars.,* Seneg., **Sep.,** Sil., Spong., *Squil., Stann.,* **Staph.,** **SULPH.,** Thuj., Valer., Verb., *Zinc.*

Unverdaute: *Ant-c., Arn.,* **Ars.,** *Asar., Borx.,* **Bry.,** *Calc.,* Cham., **CHIN.,** *Con.,* **FERR.,** Graph., **Meny.,** *Nit-ac.,* Nux-m., **OLND.,** **Phos.,** **Ph-ac.,** *Rheum,* Rhod., *Rhus-t., Sil.,* Squil., Sulph., *Sul-ac.,* Valer.

Unwillkührlich abgehende: *Acon.,* Ant-t., *Arn.,* **Ars.,** **Bell.,** *Bry.,* Carb-v., *Chin., Cina,* Cocc., *Colch.,* Con., *Dig., Hell., Hyos.,* Ign.,*Lach., Laur.,* M-aust., Merc., **Mur-ac.,** **Nat-m.,** *Nux-v.,* Olnd., *Op.,* **PHOS.,** **PH-AC.,** Puls., *Rhus-t., Sec.,* Sep., Spong., Squil., *Staph.,* **Sulph.,** **VERAT.,** *Zinc.*

Mit **Band-Würmern:** Alum., *Ambr.,* Anac., *Ars.,* **CALC.,** Carb-an., **Carb-v.,** Caust., *Chin.,* Cina, Coff., Colch., Croc., **GRAPH.,** *Ign., Kali-c.,* Laur., Lyc., *Mag-m., Merc., Nat-c.,* Nat-m., **Nux-v.,** **Petr.,** **Phos.,** **PLAT.,** **PULS.,** Rhus-t., **SABAD.,** *Sabin.,* Sep., **SIL.,** Spig., Spong., *Stann.,* **SULPH.,** *Teucr., Valer.,* Zinc.

Mit **Maden-Würmern:** Acon., Alum., *Ambr.*, **Asar., CALC., CHIN., CINA,** Colch., Croc., Dig., **FERR.,** Graph., Hyos., **IGN.,** Kali-c., Mag-c., *Merc.*, Nat-c., Nux-m., **Nux-v.,** Petr., *Phos.*, **Plat.,** Rhus-t., Sabad., Sabin., *Sep.*, **Sil., Spig., Spong., Squil., SULPH., TEUCR.,** *Valer.*, Zinc.

Mit **Spul-Würmern: Acon., Anac.,** *Ars.*, *Bar-c.*, Bell., Borx., *Calc.*, Caust., **Cham.,** *Chin.*, **Cic., CINA,** Coloc., **Graph.,** Hyos., Iod., *Kali-c.*, *Lyc.*, Mag-c., Mag-m., *Merc.*, **Nat-m.,** Nux-m., Nux-v., Petr., Phos., **Ruta, SABAD., Sec., SIL., SPIG., SULPH.,** Valer.

Zähe: Ars., **Asar.,** Calc., Carb-v., **Caust.,** *Hell.*, Hep., Ign., Kali-c., **MERC.,** Mez., Nat-c., *Nux-v.*, *Plb.*, **Sars.,** Verat.

STUHLBESCHWERDEN

Vor dem **Stuhlgang:** *Acon.*, Agar., Agn., Alum., Ambr., Am-c., *Am-m.*, Anac., Ang., **Ant-t.,** Arn., *Ars.*, Asaf., *Asar.*, **Bar-c.,** Bell., **Borx.,** Bov., **Bry.,** *Calad.*, *Calc.*, Camph., Cann-s., *Canth.*, **Caps.,** *Carb-an.*, *Carb-v.*, **Caust., Cham.,** Chel., Chin., Cina, *Cocc.*, *Colch.*, Con., Croc., Cupr., **Cycl.,** *Dig.*, Dros., **Dulc.,** Euph., *Ferr.*, Graph., Guaj., Hell., Hep., Ign., **Kali-c.,** Kali-n., *Lach.*, Laur., Lyc., M-arct., *M-aust.*, Mag-c., *Mang.*, Meny., **MERC., Mez.,** Mosch., *Nat-c.*, Nat-m., Nit-ac., *Nux-v.*, Olnd., **Op.,** *Petr.*, **Phos.,** Ph-ac., Plat., **Puls.,** *Rheum*, *Rhod.*, **Rhus-t.,** Ruta, **Sabad.,** Sars., Sec., Sel., Seneg., *Sep.*, Sil., **Spig.,** Spong., Stann., *Staph.*, Stram., *Stront-c.*, *Sulph.*, Sul-ac., *Thuj.*, Valer., **VERAT.,** Viol-o., Viol-t., Zinc.

Bei dem **Stuhlgang:** *Acon.*, *Agar.*, Agn., *Alum.*, Ambr., *Am-c.*, *Am-m.*, *Anac.*, *Ang.*, **Ant-c.,** Ant-t., Arg., Arn., **ARS.,** Asaf., Asar., Aur., *Bar-c.*, Bell., *Borx.*, Bov., *Bry.*, *Calad.*, **Calc.,** Camph., Cann-s., *Canth.*, **Caps.,** *Carb-an.*, **Carb-v.,** *Caust.*, **CHAM.,** Chel., **Chin.,** Cocc., Colch., **Coloc.,** *Con.*, Cupr., Cycl., Dig., Dros., **Dulc.,** *Euph.*, **Ferr.,** *Graph.*, Guaj., *Hell.*, **Hep.,** Hyos., *Ign.*, Iod., **Ip.,** *Kali-c.*, Kali-n., Kreos., *Lach.*, *Laur.*, *Lyc.*, Mag-c., M-aust., Mag-c., Mag-m., Meny., **MERC.,** Mez., Mosch., *Mur-ac.*, *Nat-c.*,

Nat-m., Nit-ac., *Nux-m.,* **Nux-v.,** *Olnd.,* Op., Par., Petr., **Phos.,** Ph-ac., Plat., Plb., **PULS.,** Ran-b., *Rheum,* Rhod., **Rhus-t.,** Ruta, *Sabin., Sars., Sel.,* Seneg., **Sep.,** *Sil.,* **Spig.,** *Spong.,* Squil., Stann., **Staph.,** Stram., *Stront-c.,* **SULPH.,** *Sul-ac.,* Tarax., Thuj., **VERAT.,** Verb., Viol-t., *Zinc.*

Nach dem **Stuhlgang:** Acon., Agar., Agn., *Alum., Ambr., Am-c., Am-m.,* Anac., Ang., Ant-t., Arg., Arn., **Ars.,** Asar., Bar-c., Bell., *Borx.,* Bov., Bry., **Calc.,** Camph., **Canth.,** *Caps., Carb-an.,* **Carb-v., CAUST.,** Cham., **Chin.,** *Cocc., Coloc., Con.,* Cupr., Dig., Dros., Dulc., Euph., Ferr., Graph., *Hell., Hep.,* Hyos., *Ign.,* Iod., Ip., **Kali-c.,** Kali-n., **Lach.,** Laur., *Lyc., M-ambo.,* M-arct., Mag-c., **Mag-m., Merc., Mez.,** Mur-ac., *Nat-c., Nat-m.,* **Nit-ac.,** *Nux-m.,* **NUX-V.,** Olnd., Op., Petr., **PHOS.,** Ph-ac., *Plat.,* Plb., *Puls.,* **Rheum,** Rhod., *Rhus-t.,* Ruta, Sabad., Sabin., Sars., Sec., **SEL.,** *Seneg., Sep.,* Sil., Spig., Spong., *Stann.,* **Staph.,** *Stront-c.,* **Sulph.,** Sul-ac., Tarax., *Teucr.,* Thuj., Valer., **Verat.,** Zinc.

Stuhldrang: Agar., *Alum.,* Ambr., Am-c., **Anac.,** Ang., *Ant-c.,* Ant-t., *Arg., Arn.,* **Ars.,** *Asaf., Asar.,* **Bar-c.,** *Bell.,* Bism., Borx., Bov., Calc., **Camph., Canth.,** Caps., *Carb-an., Carb-v., Caust.,* Chel., Chin., Cocc., Coff., *Colch.,* Coloc., Con., Croc., Dig., *Dulc.,* Euph., Ferr., Graph., Hell., **Hep., Hyos.,** *Ign., Kali-c.,* **Kali-n., Lach.,** Lyc., M-ambo., M-arct., Mag-c., **Mag-m.,** Meny., **MERC.,** *Mez.,* Mosch., Mur-ac., *Nat-c., Nat-m.,* **Nit-ac.,** Nux-m., *Nux-v.,* Op., *Petr.,* **Phos.,** *Plat.,* Plb., **Puls.,** *Ran-s.,* **Rheum, Rhod.,** *Rhus-t., Ruta, Sabad., Sars.,* Sec., Sel., Seneg., *Sep., Sil.,* Spig., Squil., *Stann.,* **Staph.,** Stram., Stront-c., **SULPH.,** Sul-ac., Tarax., Teucr., *Thuj., Verat., Verb.,* Viol-o., *Viol-t.,* Zinc.

— **vergeblicher: Acon.,** Agar., Alum., Ambr., Am-c., Am-m., *Anac.,* **Arn.,** *Ars., Asaf.,* Bar-c., **Bell.,** *Bism., Bov.,* **Calc., Canth., CAPS.,** *Carb-an., Carb-v., Caust.,* Chin., **Cocc., Colch.,** Coloc., **Con.,** *Dulc., Euph., Graph.,* **Hell.,** *Hep.,* Hyos., **Ign.,** Iod., *Ip., Kali-c., Kali-n., Kreos., Lach., Laur.,* **Lyc.,** M-ambo., Mag-c., *Mag-m.,* Mang., **MERC.,** Mez., Mosch., **Nat-c.,** *Nat-m., Nit-ac.,* Nux-m., **NUX-V.,** *Olnd.,* **Op.,** *Par., Phos.,* Ph-ac., Plat., *Plb.,* **Puls., RHEUM,** Rhod., **RHUS-T.,** *Ruta, Sabad.,* Sabin., *Sars.,* Sel., Seneg., **Sep.,** *Sil., Spig., Spong., Stann.,* **Staph.,** *Stram.,* Stront-c., **SULPH.,** *Sul-ac.,* Tarax., *Thuj.,* Valer., **Verat.,** Viol-o., Zinc.

20. AFTER

After: *Acon., Agar., Agn.,* **Alum.,** *Ambr., Am-c., Am-m., Anac.,* Ang., **Ant-c.,** Ant-t., Arn., **Ars.,** Asar., Aur., **Bar-c.,** *Bell.,* Borx., Bov., Bry., **Calc.,** Camph., Cann-s., *Canth., Caps.,* **Carb-an., CARB-V., Caust.,** Cham., *Chin.,* Cic., Cina, Cocc., **Colch.,** *Coloc., Con., Croc.,* Cupr., Cycl., Dulc., Euph., Euphr., *Ferr.,* **GRAPH.,** Hell., Hep., Hyos., **Ign.,** Iod., Ip., **KALI-C.,** Kali-n., Kreos., *Lach.,* Laur., Led., **Lyc.,** *M-ambo.,* M-arct., M-aust., Mag-c., Mag-m., Mang., Meny., **Merc.,** Mez., Mosch., **Mur-ac.,** *Nat-c.,* **Nat-m., Nit-ac.,** Nux-m., **NUX-V.,** Olnd., *Op.,* Petr., **PHOS.,** *Ph-ac., Plat., Plb.,* **Puls.,** Ran-b., Ran-s., Rheum., Rhod., Rhus-t., Ruta, *Sabad., Sabin.,* Sars., Seneg., **SEP.,** *Sil.,* Spig., *Spong.,* Squil., *Stann., Staph.,* Stront-c., **SULPH.,** Sul-ac., *Teucr., Thuj.,* Valer., Verat., Verb., *Zinc.*

After-Aderknoten, (Hämorrhoiden): Acon., *Alum.,* Ambr., **Am-c.,** Am-m., *Anac.,* Ang., **Ant-c.,** Ant-t., Arn., **Ars.,** *Bar-c.,* Bell., Borx., **Calc.,** Canth., **Caps., Carb-an., Carb-v., Caust.,** Cham., Chin., *Coloc.,* Cupr., Euphr., **Ferr., GRAPH.,** Hell., Hep., Hyos., **Ign., KALI-C.,** Kali-n., Lach., Led., Lyc., **M-ambo.,** M-aust., Mag-c., Merc., **MUR-AC., Nat-m., Nit-ac., Nux-v.,** Petr., **Phos.,** *Ph-ac.,* Plb., **PULS.,** Ran-b., Rhod., *Rhus-t., Sabin.,* **Sep.,** Sil., Spig., Stann., Staph., *Stram.,* Stront-c., **Sulph.,** *Sul-ac.,* Thuj., Valer., Verat., Verb., Zinc.

Mastdarm: Acon., **Alum., Ambr.,** Am-c., Am-m., *Anac.,* Ang., Ant-c., *Ant-t.,* Arn., *Ars.,* **Asar.,** Aur., **Bell.,** *Borx.,* Bov., Bry., **CALC.,** Camph., *Canth.,* Carb-an., *Carb-v.,* **Caust.,** Cham., **Chin.,** Cic., *Cina, Cocc., Colch.,* Con., Cupr., *Dulc., Euph.,* **Ferr.,** *Graph., Hell.,* Hep., **IGN.,** Iod., **Kali-c.,** *Kreos., Lach.,* Laur., **LYC.,** *M-ambo.,* M-arct., M-aust., Mag-c., **Mag-m.,** Mang., Meny., **Merc.,** *Mez.,* Mur-ac., *Nat-c.,* **NAT-M., Nit-ac., NUX-V.,** Op., *Petr.,* **PHOS.,** Ph-ac., Plat., *Plb., Puls., Rhod., Rhus-t.,* **Ruta, Sabad.,** Sars., **SEP.,** *Sil., Spig.,* Spong., *Stann.,* Staph., Stram., *Stront-c.,* **SULPH.,** Sul-ac., *Teucr., Thuj.,* Valer., Verat., Zinc.

Mittelfleisch: AGN., ALUM., *Am-m.,* **Ant-c., Ant-t.,** Ars., *Asaf., Bell.,* Bov., Bry., Calc., Cann-s., **CARB-AN., CARB-V.,** *Caust.,* Chin., **CYCL.,** Graph., Hep., Ign., **Lyc.,** Mag-m., *Merc.,*

Mez., Mur-ac, **Nux-v., Petr.,** Phos., **Plb., Rhod.,** Rhus-t., Seneg., *Sep., Spig.,* **SULPH., Tarax.,** *Thuj.*

21. HARN

a. Harnbeschaffenheit

Blasser: Agar., Alum., Ambr., *Anac.,* **Ang.,** Ant-c., Ant-t., **Arn.,** Ars., Aur., **Bell.,** *Bism.,* Bry., Calc., Cann-s., Canth., Carb-v., Caust., Cham., *Chel., Chin., Cocc.,* **Colch., Coloc., CON.,** *Dig.,* Dros., *Dulc.,* Euphr., Hell., Hep., Hyos., **Ign.,** *Iod.,* Kali-c., **KALI-N.,** *Kreos., Lach., Laur.,* M-aust., Mag-c., Mag-m., Merc., Mez., Mosch., *Mur-ac.,* Nat-c., *Nat-m., Nux-v.,* Op., Par., *Phos.,* **PH-AC.,** *Plat.,* Plb., **Puls.,** Rheum, *Rhod.,* **Rhus-t.,** Samb., **Sars., Sec.,** Sep., Spig., Spong., **Squil.,** *Staph.,* **Stram., Stront-c.,** *Sulph.,* Sul-ac., *Teucr.,* Thuj., Verat., *Zinc.*

Dunkler: ACON., Agn., Alum., Ambr., Am-c., Am-m., **Ant-c., ANT-T., Arn.,** Ars., *Asaf.,* Aur., Bar-c., **BELL.,** Bov., **BRY., Calc.,** Camph., *Cann-s.,* **Canth., Carb-v.,** Caust., Chel., *Chin.,* Clem., Coff., **COLCH.,** *Coloc.,* Con., Cupr., **Dig.,** Dros., Dulc., Graph., Hell., **Hep.,** Iod., **Ip.,** *Kali-c.,* Kali-n., Kreos., Lach., Led., *Lyc.,* M-arct., **MERC.,** Mez., Nat-c., *Nit-ac., Nux-m.,* Nux-v., Olnd., *Op., Par., Petr., Phos.,* Ph-ac., Plat., Plb., **Puls.,** Rheum, *Rhod.,* Sabin., Sars., **Sel., SEP.,** Sil., Squil., **Staph.,** Stront-c., **Sulph.,** *Sul-ac.,* Thuj., Valer., **VERAT.**

Grünlicher: Ars., Aur., Bov., **CAMPH.,** Chin., *Iod., Kali-c.,* Mag-c., **Rheum,** Rhod., *Ruta,* Sulph., **Verat.**

Milchfarbiger: Ant-t., **Aur.,** Cann-s., Chin., **Cina,** Con., Cycl., *Dulc.,* Hep., *Iod., Merc., Mur-ac.,* **PH-AC.,** Rhus-t., Sulph.

Trüber: Alum., **Ambr.,** Am-c., *Anac., Ant-t., Ars., Aur., Bell.,* Bov., Bry., Calc., Camph., **Cann-s.,** *Canth.,* Carb-an., Carb-v., Cham., **Chin., CINA,** *Colch., Coloc.,* **CON.,** Cupr., *Cycl., Dig.,* **Dulc.,** Ferr., *Hep.,* Hyos., **Ign.,** *Iod., Ip., Kali-c.,* Kali-n., Kreos., Lach., Lyc., Mag-c., Mag-m., **MERC.,** Mez., *Mosch., Mur-ac.,*

Nat-c., Nit-ac., Nux-v., Petr., **Phos.,** *Ph-ac., Plb.,* **Puls., Rhus-t.,** Ruta, **SABAD.,** *Sars.,* Sec., Seneg., **Sep.,** Sil., Sulph., *Sul-ac.,* Valer., Verat., Viol-t., Zinc.

Trübe werdend: *Ambr., Am-c.,* Am-m., *Ang.,* Arn., Aur., Bell., **BRY.,** *Calc.,* **Caust., CHAM.,** Chin., *Cina,* Cocc., *Coloc., Con.,* Dig., Dulc., *Graph.,* Hell., *Hep.,* Iod., *Kali-n., Laur., Mang.,* **Merc.,** *Mez.,* Nat-c., *Par., Petr.,* Phos., **PH-AC.,** *Plat.,* Rhod., **Rhus-t.,** Sabin., *Sars.,* **Seneg.,** *Sulph., Sul-ac., Thuj.,* **Valer.,** *Zinc.*

Blutiger: *Acon.,* Ambr., Ant-c., *Ant-t., Arn.,* **Ars.,** Bell., **Calc.,** Camph., *Cann-s.,* **CANTH., Caps.,** *Carb-v.,* Caust., Chel., *Chin., Coloc., Con.,* Dig., Dulc., Euph., *Hep.,* **Ip.,** Lach., **Lyc., Merc., Mez.,** Nit-ac., **Nux-v.,** Op., Petr., **Phos.,** *Ph-ac.,* Plb., **PULS.,** Sabad., Sars., **Sec., Sep.,** *Squil.,* **Sulph.,** Sul-c., Thuj., **Zinc.**

Eitriger: Acon., *Cann-s.,* **CANTH.,** Caps., **CLEM.,** *Con.,* Ip., Kali-c., **Lyc.,** *Nit-ac.,* Nux-v., Petr., *Puls.,* **Sabin.,** Sars., *Sep.,* Staph., Sulph.

Flockiger, (faseriger): Ant-t., *Cann-s.,* **CANTH., Cham.,** Kali-c., *Kali-n.,* Merc., **MEZ.,** Par., *Sars.,* Seneg., Squil., *Zinc.*

Mit schillernder (Fett-) **Haut:** *Calc., Hep., Iod.,* **PAR.,** *Petr., Phos.,* **Puls.,** Sulph.

Heißer: Acon., *Alum.,* Am-m., **ARS.,** Bell., Borx., *Bry.,* Calc-c., Camph., *Cann-s.,* **CANTH., Caps.,** Carb-an., Caust., **Cham.,** Chin., **Colch., Dig.,** Dulc., Ferr., **HEP.,** Ign., Ip., *Kali-c., Kreos.,* Lyc., **Merc.,** Mez., Nat-c., Nat-m., *Nit-ac., Nux-v.,* Olnd., Par., Phos., **Ph-ac.,** Puls., Rhod., Rhus-t., *Sabad.,* Sabin., Sars., Seneg., *Sep.,* Sil., **Squil.,** *Staph.,* Stram., Sulph., Sul-ac., *Thuj.,* Verat., *Zinc.*

Kalter: Agar., *Nit-ac.*

Klebriger: Arg., Canth., **COLOC.,** *Cupr., Kreos., Ph-ac.*

Riechend ammoniakalisch: Ant-t., **ASAF.,** *Borx.,* Calc., Carb-an., *Carb-v.,* Dig., Graph., Iod., Kreos., **Mosch., Nit-ac.,** Petr., **Phos.,** Rhod., *Stront-c.,* Viol-t.

— **sauer:** *Ambr.,* Calc., *Graph.,* M-aust., **Merc.,** *Nat-c.,* Petr.

— **übel,** (stinkend): *Agar., Ambr.,* **Ars.,** Borx., *Calc.,* Camph., *Carb-an.,* **Carb-v.,** *Coloc., Cupr.,* Dros., **DULC.,** *Guaj., Kreos., Merc.,* **Nat-c., Nit-ac.,** *Petr.,* Phos., **Ph-ac., Puls.,** *Rhod.,* Sep., Stann., *Sulph.,* **Viol-t.**

Scharfer: Ambr., Ant-t., *Arn.,* Ars., Borx., *Calc.,* Camph., **Cann-s.,** *Canth.,* Caps., Carb-v., **Caust.,** Cham., Chin., **Clem.,** *Graph.,* Guaj., **HEP.,** Ign., *Iod., Kali-c.,* Laur., M-aust., **MERC.,** *Nat-m.,* **Par.,** Petr., **Rhus-t.,** Sabin., *Sars., Seneg.,* Sep., **Thuj.,** *Verat.*

Schäumender: *Lach.,* **Lyc.,** Seneg., Spong.

Schleimiger: Ant-c., Ars., *Aur., Bry., Calc.,* Cann-s., *Canth., Carb-v.,* Caust., Cham., Chin., Cina, **Coloc.,** *Con.,* **Dulc.,** *Hep.,* Ip., Kali-n., *Merc.,* Mez., *Nat-c.,* **NAT-M.,** *Nit-ac., Nux-v., Petr.,* Phos., **PULS.,** Rheum, *Sars., Seneg.,* Sep., *Sulph.,* Sul-ac., **Valer.**

b. Bodensatz

Im **Allgemeinen:** *Acon., Alum.,* **Ambr.,** *Am-c.,* Am-m., Anac., **Ant-c.,** *Ant-t., Arn.,* Ars., Aur., Bell., Bov., *Bry.,* **Calc.,** *Cann-s.,* **CANTH.,** Caps., Carb-an., Carb-v., *Caust., Cham.,* **Chin.,** Cina, Clem., Colch., **COLOC., Con.,** Dig., **Dulc.,** Euph., *Graph.,* Hep., Hyos., Ign., Iod., *Ip., Kali-c., Kali-n., Kreos.,* Lach., *Laur.,* Led., **LYC.,** Mag-m., **Mang.,** Meny., **Merc., Mez.,** Nat-c., **Nat-m., Nit-ac.,** *Nux-m.,* Nux-v., Olnd., *Op., Par.,* **Petr., Phos., PH-AC.,** Plat., **PULS.,** Rheum, Rhod., *Rhus-t., Ruta,* **Sars.,** Sec., *Sel.,* **Seneg., SEP., Sil.,** Spig., *Spong.,* Squil., **Sulph.,** *Sul-ac.,* **Thuj., VALER., ZINC.**

Gelber: Am-c., Am-m., Anac., Bry., Canth., **Cham.,** Chin., Lach., Lyc., Mang., *Phos.,* Ph-ac., Seneg., *Sil., Spong., Sul-ac.,* Thuj., **Zinc.**

Grauer: Ant-t., **Con.,** Hyos., Led., Mang., *Spong.*

Rötlicher: Acon., Alum., **Ambr.,** Am-m., **Ant-c.,** Ant-t., **Arn.,** Bell., Bov., Calc., Cann-s., **CANTH.,** Carb-v., **Chin.,** *Coloc., Dulc.,* Graph., *Ip.,* Kali-c., *Kreos.,* Lach., Laur., **Lyc.,** *Mang., Mez.,* **NAT-M., Nit-ac.,** Nux-m., *Op.,* Par., *Petr., Phos., Ph-ac.,* Plat., **PULS.,** Rhod., Ruta, Sars., Sec., *Sel., Seneg.,* **SEP.,** *Sil.,* Squil., *Sulph.,* Sul-ac., *Thuj.,* **VALER.,** Zinc.

Weißlicher: *Am-c.,* Ant-t., Bell., *Calc.,* Canth., Caps., Chin., *Colch.,* **Coloc., Con.,** Dulc., Euph., *Graph.,* **Hep.,** Hyos., Ign., Kreos., Led., **Nit-ac., Olnd., Petr., PHOS., Ph-ac., RHUS-T.,** Seneg., **Sep., Spig.,** *Spong.,* **Sulph., Valer.,** Zinc.

Blutiger: *Acon.,* Ant-t., Arn., *Calc., Cann-s.,* **CANTH.,** Caps., Chin., *Coloc.,* Con., **Dulc.,** Ip., **Lyc.,** *Merc., Mez., Phos.,* **PH-AC., PULS.,** Sec., **SEP.,** *Sulph.,* Sul-ac., **Zinc.**

Eitriger: Calc., Cann-s., **CANTH., CLEM.,** *Con., Kali-c.,* **Lyc.,** Nit-ac., Petr., **Puls.,** Sabin., *Sep.,* Sulph.

Faseriger, (Flockiger): Ant-t., Cann-s., **CANTH.,** *Cham.,* Kali-c., Kali-n., *Merc.,* **MEZ.,** Par., *Sars., Seneg.,* Squil., **Zinc.**

Lehmiger: Am-m., *Anac.,* Canth., Ign., Kali-c., Mang., *Sars., Sep.,* **Sulph.,** Thuj., **ZINC.**

Mehlartiger: Ant-t., **Calc.,** Chin., *Graph.,* Hyos., Merc., *Nat-m.,* Ph-ac.

Sandiger, (Griesartiger, Steiniger): Acon., Alum., *Ambr.,* **Ant-c.,** Ant-t., *Arn.,* **Calc.,** Cann-s., Canth., *Chin.,* Graph., Ip., Kali-c., Lach., Led., **Lyc.,** Mang., *Meny., Nat-m., Nit-ac., Nux-m.,*

Nux-v., Op., Petr., **Phos.**, Ph-ac., *Puls.*, Rhod., **Ruta, SARS.**, Sel., Sep., **Sil.**, Sulph., Sul-ac., *Thuj.*, Valer., **Zinc.**

Schleimiger: *Ant-c.*, Ars., *Aur.*, *Bry.*, Calc., Canth., Carb-v., *Caust.*, Cham., Chin., Cina, *Coloc.*, *Con.*, **Dulc.**, Ip., Kali-n., *Merc.*, *Nat-c.*, **Nat-m.**, Nit-ac., Nux-v., Petr., Phos., *Ph-ac.*, **PULS.**, Rheum, *Sars.*, *Seneg.*, Sep., *Sulph.*, *Sul-ac.*, **Valer.**

Wolkiger: Alum., *Ambr.*, Am-m., Bov., **Bry.**, *Caust.*, Chin., Kali-c., **Kali-n.**, *Laur.*, Mag-m., *Merc.*, Par., *Petr.*, Phos., **Ph-ac.**, Plat., Rhod., Sars., **Seneg., Thuj.**, *Valer.*, Zinc.

c. Harnabgang

Harndrang im **Allgemeinen: Acon.**, *Agar.*, Agn., *Alum.*, Ambr., Am-c., Am-m., Anac., Ang., Ant-c., **Ant-t.**, *Arg.*, **Arn.**, *Ars.*, Asar., Aur., **Bar-c., Bell.**, Bism., *Borx.*, Bov., **BRY.**, *Calc.*, Camph., *Cann-s.*, **Canth., Caps.**, *Carb-an.*, Carb-v., **CAUST.**, *Cham.*, Chel., Chin., Cic., Cina, Clem., **Cocc.**, Coff., **Colch.**, **Coloc.**, *Con.*, Croc., Cupr., *Cycl.*, **Dig.**, Dros., **Dulc.**, Euph., **Graph., Guaj., Hell.**, *Hep.*, **Hyos.**, *Ign.*, Iod., *Ip.*, **Kali-c.**, *Kali-n.*, *Kreos.*, *Lach.*, Laur., Led., **Lyc.**, M-arct., *M-aust.*, Mag-c., Mag-m., Mang., *Meny.*, **Merc.**, Mosch., **Mur-ac.**, *Nat-c.*, *Nat-m.*, *Nit-ac.*, Nux-m., **NUX-V.**, Olnd., Par., *Petr.*, **Phos., PH-AC.**, *Plb.*, **PULS.**, Ran-b., Rhod., **Rhus-t., Ruta, Sabad., SABIN.**, *Samb.*, **SARS.**, Sec., *Sel.*, Seneg., *Sep.*, *Sil.*, **Spig.**, Spong., **SQUIL.**, *Stann.*, **STAPH.**, Stram., Stront-c., **SULPH.**, **Tarax.**, Thuj., Valer., *Verat.*, **VERB., Viol-t.**, *Zinc.*

— **vergeblicher: Acon.**, *Agar.*, Alum., Am-c., Anac., Ant-c., **Arn.**, *Ars.*, *Aur.*, Bar-c., *Bell.*, Bism., Borx., Bov., Bry., Calc., **Camph.**, Cann-s., **CANTH.**, *Caps.*, Carb-an., Carb-v., **Caust.**, Chel., *Chin.*, *Cic.*, *Clem.*, *Colch.*, **Coloc.**, *Con.*, Croc., Cupr., **DIG.**, *Dulc.*, Euph., *Graph.*, Guaj., *Hell.*, *Hep.*, **Hyos.**, Iod., Ip., **Kali-c.**, Kali-n., Lach., *Laur.*, Led., *Lyc.*, Mag-m., Mang., *Merc.*, *Mur-ac.*, Nat-c., Nat-m., Nit-ac., Nux-m., **Nux-v.**, Par., Petr., **Phos., Ph-ac.**, **Plb., Puls.**, Rhus-t., *Ruta*, Sabad., *Sabin.*, **SARS.**, *Sec.*, *Sep.*, *Sil.*, Squil., Stann., *Staph.*, *Stram.*, Stront-c., **Sulph.**, Thuj., *Verat.*, Viol-t., Zinc.

Harnabgang zu **geringer: Acon.,** *Agar.,* Ambr., Am-c., Am-m., *Anac., Ant-c.,* **Ant-t., Arn.,** *Ars., Aur.,* Bar-c., **Bell.,** Bism., **Bry.,** Calc., *Camph., Cann-s.,* **CANTH.,** *Caps., Carb-v.,* **Caust.,** Cham., Chel., **Chin.,** Cic., Clem., *Cocc.,* Coff., **COLCH.,** *Coloc., Con., Cupr.,* Cycl., **DIG.,** Dros., **Dulc.,** *Euph.,* **GRAPH., HELL., Hep., Hyos.,** *Iod., Ip.,* **Kali-c.,** Kali-n., Kreos., Lach., **Laur.,** *Led., Lyc.,* M-aust., Mag-c., Mag-m., Mang., *Meny.,* Merc., *Mez.,* Nat-c., Nat-m., **Nit-ac.,** *Nux-m.,* **Nux-v., OP.,** Par., *Petr.,* **Phos.,** *Ph-ac.,* **Plb., Puls.,** Rhus-t., **RUTA,** *Sabad.,* Sabin., Samb., *Sars., Sec.,* Sel., Sep., Sil., Spong., Squil., *Stann.,* **STAPH.,** *Stram.,* Stront-c., **Sulph.,** Sul-ac., **Verat.,** Viol-t., Zinc.

— zu **viel:** *Acon.,* Agar., **Agn.,** *Alum.,* Ambr., Am-m., Ant-c., Ant-t., **ARG.,** Arn., *Ars.,* Aur., **Bar-c.,** *Bell.,* **Bism.,** Bov., *Bry.,* Calc., Cann-s., **Canth.,** *Carb-an.,* Carb-v., Caust., Cham., Chel., Chin., *Cic.,* Cina, Clem., Cocc., Coff., Colch., *Coloc.,* Con., Cupr., *Cycl.,* Dig., Dros., Dulc., *Euphr.,* Graph., **Guaj.,** Hell., Hep., *Hyos.,* **Ign.,** Iod., Kali-c., **Kali-n.,** *Kreos.,* Lach., *Led.,* Lyc., *M-arct.,* M-aust., Mag-c., Mang., **Merc.,** Mosch., **MUR-AC.,** *Nat-c.,* Nat-m., Nit-ac., Nux-v., Olnd., Par., Petr., Phos., **Ph-ac.,** Puls., Rheum., Rhod., **RHUS-T.,** Ruta, Sabad., *Sabin., Samb., Sars.,* Sec., *Sel.,* **Seneg.,** Sep., **SPIG.,** Spong., **SQUIL.,** Stann., Staph., *Stram.,* Stront-c., *Sulph.,* Sul-ac., **Tarax.,** Teucr., *Thuj., Valer., Verat.,* **VERB., Viol-t.,** Zinc.

— zu **oft:** Acon., *Agn.,* Alum., Am-c., *Anac.,* Ang., *Ant-c.,* **ARG.,** *Arn.,* Ars., **BAR-C.,** *Bell.,* Bism., **Bry.,** *Calc., Cann-s.,* Canth., Caps., **CAUST.,** Cham., *Chel.,* Chin., Cic., Cina, *Clem., Cocc.,* **Coff.,** Colch., Coloc., Con., Cupr., *Cycl.,* Dig., Dulc., Euph., *Euphr.,* Graph., *Guaj., Hell.,* Hyos., **Ign.,** Iod., **Kali-c., KALI-N., Kreos., Lach.,** Laur., *Led., Lyc.,* M-ambo., M-arct., M-aust., Mag-c., Mag-m., **MERC.,** Mez., Mosch., **Mur-ac., Nat-c.,** *Nat-m., Olnd., Petr., Phos.,* **Ph-ac.,** Plb., Puls., **RHUS-T.,** Ruta, Sabin., Samb., **Sars.,** Sec., **Sel.,** *Seneg.,* Sep., *Sil.,* **Spig.,** Spong., **SQUIL.,** Stann., **STAPH.,** Stram., *Sulph., Tarax.,* **Thuj.,** *Valer.,* Verat., *Verb., Viol-t.,* Zinc.

— zu **selten: Acon.,** *Agar.,* Alum., Am-c., Am-m., **Arn.,** Ars., **Aur.,** *Bell.,* Bism., Bry., Calc., **Camph.,** Cann-s., **CANTH.,** Caps., *Carb-v.,* Caust., Chel., *Chin., Cic.,* Clem., Colch., Coloc., Con.,

Cupr., Dig., Dulc., Euph., Graph., Hell., **Hep., Hyos.,** Iod., Ip., Kali-c., Lach., **Laur.,** Led., Lyc., M-arct., *M-aust.,* Merc., Mez., Mur-ac., Nit-ac., **Nux-v., Op.,** Par., Petr., Phos., Ph-ac., **Plb., Puls., Ruta,** Sabin., Sars., *Sec.,* Sep., Squil., Stann., Staph., **Stram.,** Stront-c., Sulph., *Sul-ac., Verat.,* Zinc.

Harnabgang, tropfenweiser: Agar., Ant-c., **Arn.,** Ars., Bell., Bov., Calc., **Camph.,** Cann-s., **CANTH.,** *Caps.,* Carb-an., *Caust.,* Cham., *Chin.,* **Clem.,** Coff., *Colch., Coloc.,* Con., *Dig.,* Dros., **Dulc.,** Euph., *Graph.,* Guaj., *Hell.,* Kali-c., Kreos., *Led.,* Lyc., **M-AUST.,** Mag-m., Merc., Nit-ac., *Nux-m., Nux-v.,* Op., **Petr.,** *Ph-ac.,* Plb., *Puls.,* Rheum, *Ruta,* Sabin., Samb., Sec., *Sil.,* Spig., Spong., **Staph.,** *Stram.,* **SULPH.,** *Thuj.,* Zinc.

— **unterbrochener:** *Agar.,* Bov., Caps., Carb-an., *Caust.,* **CLEM., CON., Dulc.,** Kali-c., Led., **M-aust.,** *Op., Ph-ac.,* Sabin., **Sulph.,** *Thuj.,* **Zinc.**

— **unwillkührlicher:** Acon., *Am-c.,* Ant-c., Ant-t., *Arn., Ars.,* Bar-c., **Bell.,** Borx., *Bry., Calc.,* Camph., Cann-s., *Canth.,* Caps., Carb-an., *Carb-v.,* **CAUST.,** Cham., *Chin., Cic., Cina,* Clem., *Cocc.,* Colch., Coloc., *Con.,* Cycl., *Dig.,* **Dulc.,** *Ferr., Graph.,* Guaj., *Hep., Hyos.,* Ign., Kali-c., **Kreos.,** Lach., *Laur.,* Led., **Lyc.,** *M-aust., Mag-c.,* Mag-m., Meny., **Merc.,** *Mur-ac.,* Nat-c., **Nat-m.,** *Nit-ac.,* Nux-m., *Nux-v.,* Op., **Petr.,** *Phos., Ph-ac.,* Plb., **PULS.,** Rheum, **RHUS-T., Ruta,** Sec., *Seneg.,* **Sep., Sil., Spig.,** Spong., *Squil.,* Staph., *Stram.,* **Sulph.,** Sul-ac., Thuj., *Verat., Zinc.*

— — **nachts** im **Bette,** (Bettpissen): *Acon.,* Am-c., Ant-c., Ant-t., *Arn.,* **Ars.,** *Bar-c.,* **BELL.,** Borx., **Bry.,** *Calc.,* Camph., Cann-s., Canth., Caps., Carb-an., Carb-v., **Caust., Cham.,** *Chin.,* Cic., Cina, Clem., Cocc., Colch., Coloc., Con., Cycl., Dig., *Dulc.,* Ferr., Graph., Guaj., *Hep., Hyos., Ign., Kali-c., Kreos.,* Lach., Laur., Led., *Lyc.,* M-aust., Mag-c., Mag-m., Meny., **Merc.,** Mur-ac., Nat-c., *Nat-m.,* Nit-ac., *Nux-v.,* **Op.,** *Petr., Phos., Ph-ac.,* Plb., **PULS.,** *Rheum,* **RHUS-T.,** *Ruta,* Seneg., **Sep., SIL.,** *Spig.,* Spong., Squil., Staph., **Stram., SULPH.,** Sul-ac., Thuj., Verat., Zinc.

— **verhaltener: Acon.,** Agar., **ARN.,** Ars., *Aur., Bell.,* Bism., Calc., **Camph.,** Cann-s., **CANTH.,** *Caps.,* Carb-v., Caust., Chel.,

Chin., Cic., Clem., Colch., *Coloc., Con., Cupr., Dig.,* Dulc., Euphr., *Graph.,* Hell., **Hep., Hyos.,** Iod., Ip., Lach., **Laur.,** Led., **LYC.,** M-arct., Merc., Mez., Mur-ac., Nit-ac., *Nux-v.,* **Op.,** Ph-ac., **Plb., Puls.,** Rhus-t., **Ruta,** Sabin., Sars., *Sec.,* Sep., Sil., Squil., Stann., Staph., **STRAM.,** *Sulph., Verat.,* Zinc.

d. Begleitende Beschwerden

Vor dem **Harnen:** Alum., Ang., **Ant-t., Arn.,** Asaf., Aur., *Bell.,* **BORX., Bry.,** Calc., *Cann-s., Canth.,* Caust., *Cham.,* Chel., *Chin.,* Cic., Cocc., Coff., *Colch.,* **COLOC.,** Con., Croc., **Dig.,** *Dulc., Graph., Hep.,* Hyos., Kreos., Merc., Mosch., Nat-c., **NUX-V.,** Op., **Ph-ac.,** Plb., **PULS.,** *Rhod.,* **Rhus-t.,** *Sabad.,* **Sulph.,** Sul-ac.,Tarax., Thuj., Zinc.

Zu **Anfang** des **Harnens:** *Canth.,* Caust., *Clem.,* **Merc.**

Beim Harnen: Acon., *Alum.,* Ambr., Am-c., *Anac.,* Ang., *Ant-c.,* Ant-t., Arn., *Ars.,* Asaf., Asar., Bar-c., *Bell.,* Borx., Bov., *Bry.,* Calad., *Calc.,* Camph., **CANN-S., CANTH.,** *Caps.,* Carb-an., *Carb-v., Caust., Cham.,* Chel., *Chin.,* **Clem., Colch.,** Coloc., **Con.,** *Cupr.,* Cycl., Dig., *Dulc.,* Euph., Ferr., *Graph.,* Guaj., Hell., **HEP.,** Hyos., *Ign.,* **Ip.,** *Kali-c.,* Kali-n., Kreos., Lach., Laur., **LYC.,** M-aust., Mag-c., Mag-m., **MERC.,** *Mez., Mur-ac., Nat-c., Nat-m.,* **Nit-ac.,** *Nux-m.,* **Nux-v.,** Op., Par., *Petr.,* **Phos., PH-AC.,** Plat., Plb., **PULS.,** Rheum, Rhod., *Rhus-t.,* Ruta, Sabad., Sabin., **Sars.,** Sec., *Seneg.,* **Sep.,** Sil., *Spig.,* Squil., Stann., *Staph.,* Stram., Stront-c., **Sulph.,** Sul-ac., Teucr., **THUJ., Verat.,** Viol-t., *Zinc.*

Zu **Ende** des **Harnens:** Bry., **Canth.,** Petr., Phos., *Sulph.*

Nach dem **Harnen:** Agn., Alum., Ambr., **Anac.,** *Ang., Ant-t.,* **Arn.,** Ars., *Asaf., Asar.,* Bar-c., **Bell.,** *Borx.,* Bov., Bry., **Calc.,** Camph., **Cann-s., CANTH., Caps.,** Carb-v., *Chel.,* **Chin.,** *Clem.,* Colch., **COLOC., Con., Dig.,** Graph., *Guaj.,* **HEP.,** Ign., *Kali-c.,* Kreos., *Lach., Laur.,* Led., *Lyc.,* M-ambo., M-arct., Mag-c., **Merc.,** *Mur-ac.,* **Nat-c., NAT-M.,** *Nit-ac.,* **Nux-v., Par.,** *Phos.,* Ph-ac., Plat., Plb., **Puls.,** *Rhod.,* Rhus-t., **Ruta,** Sabad., *Sars., Sel., Seneg.,*

Sep., Sil., Spig., Squil., *Stann.*, **Staph.**, **Sulph.**, Sul-ac., Teucr., **THUJ.**, Verat., Viol-t., **Zinc.**

22. HARNORGANE

Harnblase: **Acon.**, Alum., Ambr., Am-c., Am-m., Ang., **Ant-c.**, *Ant-t.*, **Arn.**, Ars., Asaf., Asar., *Aur.*, **Bell.**, Bry., **Calad.**, *Calc.*, *Camph.*, *Cann-s.*, **CANTH.**, **Caps.**, Carb-an., Carb-v., Caust., Cham., *Chin.*, *Cic.*, Coff., *Colch.*, Coloc., Con., *Dig.*, **Dulc.**, Guaj., Hell., Hep., **HYOS.**, *Ign.*, Ip., *Kali-c.*, *Lach.*, Laur., Led., **LYC.**, M-ambo., **M-aust.**, Mag-m., Mang., Meny., Merc., Mez., *Mosch.*, **Mur-ac.**, *Nat-m.*, Nit-ac., **NUX-V.**, *Op.*, **Petr.**, Phos., Ph-ac., Plb., **PULS.**, Ran-b., *Rheum*, Rhod., Rhus-t., **RUTA**, Sabad., Sabin., **Sars.**, Seneg., **Sep.**, Sil., Spig., **Squil.**, Stann., **Staph.**, Sulph., Sul-ac., Thuj., Valer., Verat., *Zinc.*

Harnröhre: Acon., Agar., *Agn.*, *Alum.*, *Ambr.*, Am-c., Am-m., Anac., Ant-c., Ant-t., *Arn.*, Ars., Asar., Aur., Bar-c., Bell., Borx., *Bov.*, **Bry.**, **Calc.**, Camph., **CANN-S.**, **CANTH.**, **CAPS.**, Carb-an., *Carb-v.*, **Caust.**, Cham., *Chel.*, **Chin.**, Cic., **CLEM.**, Cocc., Coff., **Colch.**, Coloc., **Con.**, Croc., *Cupr.*, Cycl., Dig., Dulc., Euph., Ferr., *Graph.*, Guaj., Hell., *Hep.*, *Ign.*, Iod., *Ip.*, *Kali-c.*, Kali-n., *Lach.*, Laur., Led., **LYC.**, M-ambo., *M-aust.*, Mag-c., Mag-m., Mang., **MERC.**, **Mez.**, Mur-ac., *Nat-c.*, **Nat-m.**, **Nit-ac.**, Nux-m., **Nux-v.**, Op., Par., *Petr.*, **PHOS.**, **Ph-ac.**, Plb., **Puls.**, Rhod., *Rhus-t.*, Ruta, Sabad., **Sabin.**, Samb., *Sars.*, Sec., Sel., Seneg., **Sep.**, Sil., Spig., Squil., Stann., *Staph.*, Stram., **Sulph.**, *Teucr.*, **THUJ.**, Verat., Viol-t., **Zinc.**

Anm. Vergleiche außerdem die **Geschlechtsteile** und siehe die **Nieren** unter Rubr. 16 (Innerer Bauch)

23. GESCHLECHTSTEILE

Geschlechtsteile überhaupt: Acon., Agar., **Agn.**, *Alum.*, *Ambr.*, *Am-c.*, Am-m., Anac., Ang., *Ant-c.*, Ant-t., (Arg.), **ARN.**, **Ars.**, Asaf., (Asar.), *Aur.*, Bar-c., *Bell.*, (Bism.), Borx., Bov., *Bry.*, *Calad.*, **Calc.**, Camph., **Cann-s.**, **Canth.**, *Caps.*, Carb-an., *Carb-v.*,

Caust., Cham., Chel., **Chin.,** (Cic.), (Cina), **Clem.,** *Cocc.*, Coff., Colch., Coloc., *Con.*, Croc., Cupr., (Cycl.), Dig., (Dros.), Dulc., Euph., Euphr., Ferr., **Graph.,** Guaj., Hell., **Hep.,** Hyos., **Ign.,** *Iod.*, Ip., **Kali-c.,** Kali-n., Lach., Laur., Led., **Lyc.,** M-ambo., M-arct., **M-aust.,** Mag-c., Mag-m., Mang., Meny., **MERC.,** *Mez.*, (Mosch.), Mur-ac., *Nat-c.*, **Nat-m., NIT-AC.,** Nux-m., **NUX-V.,** Op., (Par.), *Petr.*, *Phos.*, **Ph-ac.,** Plat., *Plb.*, **PULS.,** Ran-s., (Rheum.), **Rhod., Rhus-t.,** Ruta, Sabad., **Sabin.,** (Samb.), Sars., Sec., *Sel.*, Seneg., **SEP., Sil.,** Spig., *Spong.*, Squil., Stann., **Staph.,** (Stram.), **SULPH.,** Sul-ac., Tarax., Teucr., **THUJ.,** Valer., Verat., Viol-t., *Zinc.*

a. Männliche Geschlechtsteile

Im **Allgemeinen:** Acon., Agar., **Agn.,** *Alum.*, *Ambr.*, Am-c., Am-m., Anac., Ang., *Ant-c.*, Ant-t., Arg., **ARN., Ars.,** Asaf., Asar., *Aur.*, Bar-c., *Bell.*, Bism., Borx., Bov., Bry., *Calad.*, *Calc.*, Camph., **CANN-S., Canth.,** *Caps.*, Carb-an., *Carb-v.*, *Caust.*, Cham., Chel., *Chin.*, Cic., **Clem.,** Cocc., Coff., Colch., Coloc., *Con.*, Croc., Cupr., (Cycl.), Dig., Dros., Dulc., Euph., Euphr., Ferr., **Graph.,** Guaj., Hell., *Hep.*, Hyos., **Ign.,** *Iod.*, Ip., **Kali-c.,** Kali-n., Kreos., Lach., Laur., Led., **Lyc.,** M-ambo., M-arct., *M-aust.*, Mag-c., Mag-m., Mang., Meny., **MERC.,** *Mez.*, (Mosch.), Mur-ac., *Nat-c.*, *Nat-m.*, **NIT-AC.,** Nux-m., **NUX-V.,** Op., Par., *Petr.*, *Phos.*, **Ph-ac.,** Plat., *Plb.*, **PULS.,** Ran-s., **Rhod., Rhus-t.,** Ruta, Sabad., **Sabin.,** Samb., Sars., Sec., Sel., Seneg., **Sep.,** *Sil.*, Spig., *Spong.*, Squil., Stann., **Staph.,** Stram., **SULPH.,** Sul-ac., Tarax., Teucr., **THUJ.,** Valer., Verat., Viol-t., *Zinc.*

Rute (Penis): Acon., Agar., *Agn.*, *Alum.*, *Ambr.*, Am-c., Am-m., Anac., Ang., *Ant-c.*, *Ant-t.*, **ARN., Ars.,** Asaf., Asar., Aur., Bar-c., Bell., Borx., *Bov.*, *Bry.*, **Calc.,** Camph., **CANN-S., CANTH., Caps.,** Carb-an., *Carb-v.*, **Caust.,** Cham., *Chel.*, *Chin.*, Cic., **CLEM.,** Cocc., Coff., **Colch.,** Coloc., **Con.,** Croc., *Cupr.*, Cycl., Dig., Dros., Dulc., Euph., Ferr., **Graph.,** Guaj., Hell., **Hep., Ign.,** *Iod.*, *Ip.*, **Kali-c.,** Kali-n., Kreos., *Lach.*, Laur., *Led.*, **Lyc.,** M-ambo., *M-aust.*, Mag-c., Mag-m., Mang., **MERC., Mez.,** Mosch., *Mur-ac.*, *Nat-c.*, **Nat-m., Nit-ac.,** Nux-m., **Nux-v.,** Op., Par., *Petr.*, **Phos., Ph-ac.,** *Plb.*, **Puls.,** Ran-s., Rhod., *Rhus-t.*, Ruta, *Sabad.*, **Sabin.,** Samb., *Sars.*, Sec., Sel., Seneg., **Sep.,** Sil., *Spig.*,

Spong., Squil., Stann., *Staph.,* Stram., **SULPH.,** *Teucr.,* **THUJ.,** Verat., *Viol-t.,* **Zinc.**

Eichel: Acon., *Alum.,* Ambr., Ang., Ant-c., Ant-t., Arn., *Ars.,* Asaf., Aur., Bell., Borx., Bry., *Calad.,* Calc., **Cann-s.,** *Canth.,* Caps., *Carb-v., Caust., Chin.,* Coff., Colch., Con., Cupr., Dig., Dros., Euph., Euphr., Graph., Hell., Hep., Ign., Iod., Ip., *Kali-c., Led.,* **Lyc.,** *M-aust.,* Mag-m., Mang., **MERC., Mez.,** *Nat-c.,* **Nat-m., NIT-AC., Nux-v.,** *Petr.,* Phos., **Ph-ac.,** Puls., Ran-s., *Rhod.,* **Rhus-t., Sabin.,** Sars., Sel., Seneg., **Sep.,** Sil., Spig., Spong., Squil., Stann., *Staph., Sulph.,* Sul-ac., Tarax., **THUJ.,** Valer., Viol-t., Zinc.

Vorhaut: Acon., Agar., Alum., Ang., Arn., *Ars.,* Bell., Bry., **CALAD.,** *Calc.,* Camph., **Cann-s.,** Canth., Carb-v., *Caust.,* Cham., Chin., Cocc., Coloc., Con., Croc., Euph., Euphr., *Graph., Hep.,* **Ign.,** *Lach.,* Lyc., *M-ambo., M-arct.,* M-aust., Mang., **MERC.,** *Mez.,* Mur-ac., Nat-c., Nat-m., **Nit-ac.,** *Nux-v.,* Phos., Ph-ac., Plb., *Puls.,* Rhod., **Rhus-t.,** Sabin., Sars., *Sep., Sil.,* **Sulph.,** Tarax., **Thuj.,** Verat., *Viol-t.*

Hoden: Acon., Agar., **Agn.,** Alum., (Ambr.), *Am-c.,* Ant-c., Ant-t., Arg., **ARN.,** Ars., Asaf., **AUR.,** Bar-c., Bell., Bism., Bry., *Calc.,* (Camph.), Cann-s., Canth., Caps., *Carb-v., Caust.,* **Chin., CLEM.,** *Cocc.,* Coff., **Con.,** Dig., Euph., Euphr., Graph., Hep., Hyos., *Ign., Iod.,* Ip., *Kali-c.,* Kali-n., *Lyc.,* M-ambo., M-arct., *M-aust.,* Mang., Meny., **Merc.,** Mez., *Nat-c.,* Nat-m., **Nit-ac., NUX-V.,** Petr., *Phos.,* **Ph-ac.,** Plat., *Plb.,* **PULS., RHOD.,** Rhus-t., Ruta, Sabad., Sabin., Sel., *Sep.,* Sil., *Spig.,* **SPONG.,** Squil., **Staph., Sulph.,** Sul-ac., *Tarax., Teucr.,* **Thuj.,** Valer., Verat., **Zinc.**

Hodensack: Acon., Agar., *Agn.,* Alum., *Ambr.,* Am-c., Anac., Ang., *Ant-c.,* Ant-t., **ARN., Ars.,** Aur., *Bar-c.,* Bell., Calc., Camph., Cann-s., Canth., Caps., Carb-an., *Carb-v.,* Caust., Cham., **Chin., Clem.,** *Cocc.,* Coff., *Con.,* Dig., Dulc., Euph., **Graph.,** Hell., **Hep.,** *Ign.,* Iod., *Kali-c.,* Lach., *Lyc.,* M-aust., Mag-m., *Meny.,* Merc., Mezer., Mur-ac., *Nat-c.,* Nat-m., Nit-ac., *Nux-v.,* **PETR.,** *Ph-ac., Plat.,* Plb., **Puls.,** Ran-s., **Rhod., Rhus-t.,** Samb., *Sel.,* Sep., **Sil.,** Spig., Spong., *Staph.,* **Sulph.,** Teucr., **Thuj.,** *Viol-t., Zinc.*

Samenstränge: Agn., Alum., Ambr., Am-c., *Am-m.*, Ang., *Ant-c., Arn.*, Bell., Cann-s., Canth., Caps., Chin., *Clem.*, Colch., Graph., Iod., *Kali-c.*, Kali-n., M-ambo., **M-aust.**, *Mang.*, Meny., Merc., Nat-c., *Nit-ac.*, Nux-m., *Nux-v.*, Phos., *Ph-ac.*, Plb., **PULS.**, Rhod., Sabad., Sabin., Sil., **SPONG.**, **Staph.**, Sulph., Teucr., *Thuj.*, Verat., Zinc.

b. Weibliche Geschlechtsteile

Im **Allgemeinen:** *Acon.*, Agar., Agn., Alum., **AMBR.**, Am-c., *Ant-c.*, Ant-t., *Arn.*, *Ars.*, **Asaf.**, **Aur.**, **Bell.**, *Borx.*, Bov., *Bry.*, **Calc.**, Camph., Cann-s., **Canth.**, **Carb-an.**, **Carb-v.**, *Caust.*, **Cham.**, Chel., **Chin.**, Cina, *Cocc.*, *Coff.*, Colch., Coloc., **Con.**, *Croc.*, Cupr., Dig., Dros., Dulc., **Ferr.**, **Graph.**, Hep., *Hyos.*, *Ign.*, Iod., Ip., **Kali-c.**, Kali-n., **KREOS.**, *Lach.*, Laur., **Lyc.**, M-aust., Mag-c., *Mag-m.*, **Merc.**, Mez., Mosch., Mur-ac., *Nat-c.*, *Nat-m.*, **Nit-ac.**, Nux-m., **NUX-V.**, *Op.*, *Petr.*, *Phos.*, Ph-ac., **Plat.**, Plb., **PULS.**, Ran-b., Ran-s., Rheum, **Rhus-t.**, Ruta, Sabad., **Sabin.**, *Sars.*, **SEC.**, **SEP.**, *Sil.*, Stann., **Staph.**, **SULPH.**, Sul-ac., **THUJ.**, Verat., *Zinc.*

Äußere Teile: Acon., Agar., Alum., **Ambr.**, Am-m., Ant-t., Ars., Bell., Borx., Bry., **Calc.**, *Canth.*, **Carb-v.**, Caust., Cham., Chin., Cocc., Coff., **Con.**, Croc., Dulc., **Ferr.**, *Graph.*, Hep., Hyos., **Kali-c.**, **Kreos.**, *Lyc.*, **Merc.**, Nat-c., *Nat-m.*, **Nit-ac.**, *Nux-v.*, *Petr.*, Plat., Puls., *Rhus-t.*, Sars., *Sec.*, **SEP.**, *Sil.*, **Staph.**, **Sulph.**, **THUJ.**, Verat., Zinc.

Scheide: Ambr., *Ars.*, *Aur.*, **Bell.**, Borx., Bry., **CALC.**, **Canth.**, Carb-an., *Carb-v.*, *Caust.*, Cham., **Chin.**, *Cocc.*, *Coff.*, *Con.*, Croc., Dulc., **Ferr.**, *Graph.*, Hep., Hyos., Ign., Iod., **KALI-C.**, **Kreos.**, **Lyc.**, Mag-c., Mag-m., **Merc.**, Nat-c., *Nat-m.*, *Nit-ac.*, Nux-m., **Nux-v.**, *Petr.*, *Phos.*, *Plat.*, **Puls.**, Rheum., **Rhus-t.**, *Sabin.*, Sars., *Sec.*, **SEP.**, Sil., Stann., *Staph.*, **Sulph.**, Sul-ac, **Thuj.**, Zinc.

Gebärmutter: Acon., Ant-c., Ant-t., *Arn.*, *Asaf.*, Aur., **BELL.**, Borx., Bov., *Bry.*, *Calc.*, Camph., **Carb-an.**, Carb-v., Caust., **CHAM.**, *Chin.*, Cina, *Cocc.*, *Coff.*, **Con.**, **Croc.**, Cupr., Dros., **Ferr.**, *Graph.*, *Hyos.*, *Ign.*, Iod., *Ip.*, **KALI-C.**, *Kreos.*, Lach., Lyc., Mag-c.,

Mag-m., Merc., *Mosch.*, Mur-ac., *Nat-c.*, *Nat-m.*, Nux-m., **Nux-v.**, **Op.**, Phos., *Ph-ac.*, **PLAT.**, **PULS.**, **Rhus-t.**, Ruta, Sabad., **SABIN.**, **Sec.**, **SEP.**, Stann., **Sulph.**, Sul-ac., *Thuj.*, Zinc.

Eierstöcke: *Acon.*, Agar., Agn., *Ambr.*, *Ant-c.*, Arn., **Asaf.**, **Aur.**, Bell., Calc., **CANTH.**, **Carb-an.**, *Carb-v.*, Caust., *Chel.*, **Chin.**, *Coloc.*, Dros., *Graph.*, Hyos., *Ign.*, **Kali-c.**, Kali-n., **Lach.**, Laur., **Lyc.**, *Merc.*, *Mez.*, Nat-c., *Nit-ac.*, *Nux-v.*, Plb., Puls., **Ran-b.**, *Ran-s.*, Ruta, Sars., **Sec.**, **Sep.**, **STAPH.**, *Sulph.*, **THUJ.**, **Zinc.**

Wehenartiger Schmerz: *Acon.*, Ant-c., Ant-t., **Arn.**, Asaf., Aur., **BELL.**, *Borx.*, Bov., **Bry.**, *Calc.*, Camph., *Carb-an.*, Carb-v., Caust., **CHAM.**, *Chin.*, Cina, *Cocc.*, **Coff.**, *Con.*, *Croc.*, Cupr., Dros., **Ferr.**, *Graph.*, Hyos., *Ign.*, Iod., *Ip.*, **KALI-C.**, **Kreos.**, *Lach.*, Lyc., Mag-c., *Mag-m.*, Merc., **Mosch.**, Mur-ac., *Nat-c.*, *Nat-m.*, Nux-m., **Nux-v.**, **Op.**, Phos., *Ph-ac.*, **PLAT.**, **PULS.**, **Rhus-t.**, Ruta, Sabad., **Sabin.**, **SEC.**, **SEP.**, Stann., **Sulph.**, Sul-ac., *Thuj.*, Zinc.

Wehen aufhörend: *Arn.*, Asaf., **BELL.**, *Borx.*, Bry., Calc., *Camph.*, Carb-an., *Carb-v.*, **Cham.**, *Chin.*, *Cocc.*, Coff., *Graph.*, Hyos., *Ign.*, **KALI-C.**, Kreos., *Lyc.*, Mag-c., *Mag-m.*, Merc., Mosch., *Nat-c.*, **Nat-m.**, *Nux-m.*, **Nux-v.**, **OP.**, Phos., *Plat.*, **PULS.**, Rhus-t., **Ruta**, **SEC.**, **Sep.**, Stann., *Sulph.*, Sul-ac., *Thuj.*, Zinc.

— **krampfhafte:** Arn., Asaf., **Bell.**, Bry., Calc., Carb-an., Carb-v., *Caust.*, **CHAM.**, **Cocc.**, *Cupr.*, Ferr., **HYOS.**, *Ign.*, **Ip.**, *Kali-c.*, Lyc., Mag-m., Mosch., Nux-m., **Nux-v.**, *Op.*, Phos., **PULS.**, *Sec.*, **Sep.**, *Stann.*, Stram., Zinc.

— **schmerzhafte:** Acon., Ant-c., Arn., *Aur.*, **Bell.**, **CHAM.**, Chin., Cocc., **Coff.**, *Con.*, Cupr., Hyos., *Lyc.*, Mag-c., Nat-c., **Nux-v.**, *Phos.*, *Sec.*, **SEP.**, Sulph.

— zu **schwache:** *Arn.*, Asaf., **BELL.**, *Borx.*, Bry., Calc., *Camph.*, Carb-an., *Carb-v.*, **Cham.**, *Chin.*, *Cocc.*, Coff., *Graph.*, Hyos., *Ign.*, **KALI-C.**, Kreos., *Lyc.*, Mag-c., *Mag-m.*, Merc., Mosch., *Nat-c.*, **Nat-m.**, *Nux-m.*, **Nux-v.**, **OP.**, Phos., *Plat.*, **PULS.**, Rhus-t., **Ruta**, Sabad., **SEC.**, **Sep.**, Stann., *Sulph.*, Sul-ac., *Thuj.*, Zinc.

Wehen, zu **starke:** (s. schmerzhafte)

Nachwehen: Acon., **ARN.,** Asaf., *Aur.*, **Bell.**, Borx., **Bry.,** *Calc., Carb-an.,* Carb-v., **CHAM.,** *Chin.*, Cic., *Cina,* Cocc., **Coff.,** Con., *Croc.,* **Cupr., Ferr.,** Graph., *Hyos., Ign.,* Iod., Ip., **Kali-c.,** Kreos., Lach., Lyc., Nat-c., **Nat-m.,** Nux-m., **Nux-v.,** *Op.*, Plat., **PULS., RHUS-T., Ruta, SABIN.,** *Sec.,* **Sep., Sulph.,** *Sul-ac.,* Zinc.

24. GESCHLECHTSTRIEB

Geschlechtstrieb, zu **schwacher:** Agar., **Agn.,** *Alum., Ambr., Am-c.,* Anac., Ant-c., Arn., **Bar-c.,** Bell., *Borx.,* **Calad.,** Calc., Cann-s., Canth., *Caps., Carb-an.,* Carb-v., **CAUST.,** *Clem.,* Con., *Euph.,* Ferr., *Graph.,* **Hep.,** Hyos., Ign., *Kali-c.,* Laur., *Lyc.,* M-ambo., **Mag-c.,** Mag-m., Meny., **Mur-ac.,** *Nat-m., Nit-ac.,* Nux-m., *Petr.,* Phos., **Ph-ac.,** Plat., **Rhod.,** *Sabad.,* Sabin., Sel., Seneg., *Sep.,* Sil., Spig., Stann., Staph., *Sulph.,* Sul-ac., *Teucr.*

— zu **starker:** Acon., *Agar.,* Alum., Ambr., Anac., **Ant-c.,** Arn., *Ars.,* Asaf., *Aur.,* Bell., Borx., *Bov.,* **Calc.,** *Cann-s.,* **CANTH.,** Caps., **Carb-v.,** Caust., Cham., **CHIN.,** Clem., *Cocc.,* **Coff.,** *Coloc., Con.,* Croc., *Dig., Dulc.,* Ferr., **Graph.,** Hep., *Hyos., Ign., Iod.,* Kali-c., Kali-n., **Lach.,** Laur., Led., *Lyc.,* M-ambo., *M-arct., M-aust.,* Mag-m., Mang., *Meny.,* **Merc.,** Mez., **Mosch.,** Mur-ac., **Nat-c., Nat-m.,** Nit-ac., Nux-m., **NUX-V., Op.,** Par., Petr., **PHOS., PLAT.,** *Plb.,* **PULS.,** Rhod., Rhus-t., *Ruta,* **Sabin.,** Sars., Seneg., Sep., **Sil.,** Spig., Stann., *Staph.,* **Stram.,** *Sulph.,* Sul-ac., *Thuj.,* **VERAT.,** Verb., **Zinc.**

Impotenz: *Agar.,* **AGN.,** Alum., Am-c., **Ant-c.,** *Bar-c.,* **CALAD.,** *Calc.,* **Camph.,** Cann-s., Caps., Carb-an., Carb-v., *Caust., Chin.,* Coff., Coloc., **CON.,** Dig., Dulc., Euph., Ferr., **Graph.,** Hell., *Hep.,* Hyos., *Ign.,* Iod., **Kali-c.,** Kreos., *Lach.,* **LYC.,** M-ambo., *M-aust., Mag-c., Meny.,* Merc., Mosch., *Mur-ac.,* Nat-c., **Nat-m.,** *Nit-ac., Nux-m.,* Nux-v., Op., Petr., *Phos.,* Ph-ac., Plb., Rhod., Ruta, Sabin., **SEL.,** *Sep.,* Spog., Stann., *Stram.,* **Sulph.,** Sul-ac., Teucr., Thuj., Zinc.

Rutensteifigkeit (Erektion): *Agar.*, Agn., *Alum.*, Ambr., Am-c., Am-m., *Anac.*, Ant-c., Arn., Ars., *Aur.*, Bar-c., Calad., Calc., **Cann-s.**, **CANTH.**, *Caps.*, Carb-an., *Carb-v.*, Caust., Cham., **Chin.**, **Clem.**, *Coloc.*, *Con.*, **Dig.**, **Euph.**, Ferr., **Graph.**, Hep., Hyos., **Ign.**, **Kali-c.**, *Lach.*, Led., *Lyc.*, *M-ambo.*, **M-arct.**, **Mag-m.**, **MERC.**, Mez., Mosch., Mur-ac., **NAT-C.**, **Nat-m.**, **NIT-AC.**, **NUX-V.**, **Op.**, *Par.*, *Petr.*, **PHOS.**, **Ph-ac.**, **Plat.**, *Plb.*, **PULS.**, Ran-b., Rhod., **Rhus-t.**, Sabad., *Sabin.*, Sars., *Seneg.*, Sep., *Sil.*, *Spig.*, Stann., **Staph.**, Sulph., *Sul-ac.*, *Tarax.*, **THUJ.**, Valer., Verat., *Viol-t.*, *Zinc.*

Samenergießung: Agar., *Agn.*, *Alum.*, Ambr., *Am-c.*, *Anac.*, Ang., Ant-c., Arg., *Arn.*, *Ars.*, **Aur.**, Bar-c., **Bell.**, Bism., Borx., *Bov.*, **Calad.**, **Calc.**, Camph., Cann-s., *Canth.*, Caps., *Carb-an.*, *Carb-v.*, *Caust.*, Cham., **CHIN.**, Cic., Clem., Cocc., Coff., **Con.**, Cycl., Dig., *Ferr.*, **Graph.**, Guaj., Hep., Ign., **Kali-c.**, Lach., *Led.*, **Lyc.**, *M-ambo.*, M-arct., M-aust., Mag-c., Mag-m., **Merc.**, Mosch., **Nat-c.**, Nat-m., *Nit-ac.*, **Nux-m.**, *Nux-v.*, *Op.*, *Par.*, *Petr.*, **Phos.**, **PH-AC.**, Plat., **Puls.**, *Ran-b.*, Ran-s., Rhod., Rhus-t., *Ruta*, Sabad., Samb., Sars., **SEL.**, **Sep.**, *Sil.*, **Stann.**, Staph., Stram., **Sulph.**, *Tarax.*, *Thuj.*, *Verb.*, Viol-o., Viol-t., *Zinc.*

Schwäche des **Geschlechtsvermögens:** *Agar.*, **AGN.**, Alum., Ambr., Am-c., **Ant-c.**, Arn., **Bar-c.**, Borx., **CALAD.**, *Calc.*, **Camph.**, Cann-s., Canth., Caps., Carb-an., Carb-v., *Caust.*, **Chin.**, Coff., Coloc., **CON.**, Dig., Dulc., Euph., Ferr., **GRAPH.**, Hell., *Hep.*, Hyos., **Ign.**, Iod., **Kali-c.**, Kreos., *Lach.*, **LYC.**, M-ambo., M-aust., *Mag-c.*, Mang., *Meny.*, Merc., Mosch., *Mur-ac.*, Nat-c., *Nat-m.*, *Nit-ac.*, *Nux-m.*, Nux-v., Op., Petr., *Phos.*, Ph-ac., Plat., Plb., Rhod., Rhus-t., Ruta, Sabad., Sabin., **SEL.**, *Sep.*, Sil., Spong., Stann., **Sulph.**, Sul-ac., Teucr., Thuj., *Zinc.*

Vorsteherdrüsensaft-Abgang: **AGN.**, Alum., *Am-c.*, **Anac.**, Aur., Bell., Calc., Cann-s., Carb-v., Caust., Dig., Euph., **HEP.**, *Ign.*, Iod., Kali-c., Lyc., M-ambo., **NAT-C.**, Nat-m., *Nit-ac.*, Nux-m., Petr., Ph-ac., Plat., *Puls.*, **SEL.**, **SEP.**, *Sil.*, Spig., *Staph.*, **Sulph.**, *Thuj.*, Zinc.

Beschwerden von **Beischlaf: AGAR.,** Agn., Anac., Asaf., Bar-c., Borx., **Bov., Calad., CALC.,** Canth., **Chin.,** Con., *Graph.,* **KALI-C.,** Lyc., Mag-m., Mosch., **Nat-c.,** Nat-m., Nit-ac., Nux-v., **Petr.,** *Ph-ac.,* Plb., Rhod., **Sel., SEP.,** Sil., *Staph.*

Beschwerden von **Pollutionen:** *Agar.,* **Alum.,** Ars., Borx., Bov., Calc., Cann-s., *Carb-an., Carb-v.,* Caust., *Chin.,* **KALI-C.,** Led., Lyc., M-aust., *Merc.,* Mez., *Nat-c.,* **NUX-V.,** Petr., Phos., *Ph-ac., Plb., Puls., Ran-b.,* Rhod., *Sabad.,* **Sep.,** Sil., **Staph.,** Thuj.

25. MENSTRUATION

Abort: Acon., Ant-c., *Arn., Asar.,* **BELL., Bry., Calc.,** Cann-s., *Canth.,* Caps., Carb-an., Carb-v., **CHAM., Chin., Cocc.,** Con., **CROC.,** Cupr., Cycl., **Ferr., Hyos., IP., Kali-c.,** *Kreos., Lyc.,* Merc., Nat-c., *Nit-ac.,* Nux-m., **Nux-v.,** Op., *Phos.,* **Plat.,** Plb., **Puls., Rhus-t.,** Ruta, **SABIN., SEC., SEP.,** *Sil.,* Stram., **Sulph.,** Verat., Zinc.

Blutabgang außer der **Regel:** *Ambr., Arn.,* Asar., **Bell.,** *Bov., Bry.,* **CALC.,** *Canth., Carb-v.,* **CHAM.,** *Chin.,* **Cocc.,** Coff., **Croc.,** *Ferr., Hep., Hyos.,* **IP.,** *Kali-c., Lyc.,* Mag-m., *Merc., Nit-ac., Nux-v.,* Petr., **PHOS.,** Plb., *Puls.,* **RHUS-T., SABIN., Sec.,** *Sep.,* **SIL.,** Stram., *Sulph.,* Zinc.

Blutsturz (Mutter-) (Gebärmutter-): *Acon., Ant-c.,* Arn., *Ars.,* **BELL.,** Borx., **Bry., CALC.,** *Canth.,* Caps., Carb-an., *Carb-v.,* **Cham., CHIN.,** Cina, Cocc., *Coff.,* **Croc.,** Cupr., **FERR., Hyos.,** Ign., *Iod.,* **IP., Lyc.,** M-ambo., *M-aust.,* **Merc.,** Nat-c., Nat-m., **Nit-ac.,** *Nux-m.,* **NUX-V., Phos.,** *Plat.,* Plb., **Puls.,** Rhus-t., Ruta, **SABIN.,** Samb., **Sec., Sep.,** *Sil.,* **Stram., Sulph.,** *Sul-ac.,* Zinc.

Monatliches zu **früh:** Acon., *Alum.,* **AMBR.,** Am-c., **Am-m.,** *Arn.,* Ars., *Asaf.,* **Asar.,** Bar-c., *Bell., Borx.,* **Bov.,** *Bry.,* **CALC.,** Cann-s., **Canth.,** *Carb-an.,* **CARB-V.,** Caust., **CHAM.,** *Chin.,* **Cina,** Clem., **Cocc.,** Coff., **Colch.,** *Coloc.,* Con., **Croc.,** Dig., Dulc., Ferr., Graph., Hell., *Hep.,* Hyos., **Ign.,** *Iod.,* **IP., Kali-c.,** *Kali-n.,* **Kreos.,** *Lach.,* **Laur.,** *Led.,* Lyc., **M-ambo., M-aust.,** Mag-c., *Mag-m.,* **Mang.,** Mez., *Mosch., Mur-ac., Nat-c.,* Nat-m., *Nit-ac., Nux-m.,*

NUX-V., Par., Petr., **PHOS.**, *Ph-ac.*, **Plat.**, *Plb.*, Puls., Rhod., **RHUS-T.**, Ruta, **SABIN.**, **Sec.**, **Sep.**, *Sil.*, Spig., *Spong.*, *Stann.*, Staph., Stram., Stront-c., *Sulph.*, **SUL-AC.**, *Verat.*, *Zinc.*

Monatliches zu **spät: Acon.**, **Agn.**, *Am-c.*, Arn., Ars., *Aur.*, Bell., Borx., Bov., *Bry.*, *Calc.*, Canth., Carb-an., **CAUST.**, Cham., **Chel.**, Chin., *Cic.*, **Cocc.**, Colch., Coloc., **CON.**, *Croc.*, **CUPR.**, *Dig.*, **Dros.**, **DULC.**, **Ferr.**, **GRAPH.**, *Guaj.*, Hell., Hep., *Hyos.*, Ign., Iod., **KALI-C.**, *Lach.*, **LYC.**, *M-arct.*, **MAG-C.**, *Mag-m.*, **Merc.**, Nat-c., **NAT-M.**, Nit-ac., Nux-m., Nux-v., **Petr.**, *Phos.*, Ph-ac., **PULS.**, Rhod., Rhus-t., Ruta, *Sabad.*, **Sabin.**, *Sars.*, Sec., **SEP.**, **SIL.**, Spig., *Staph.*, *Stram.*, *Stront-c.*, **SULPH.**, Sul-ac., **Valer.**, *Verat.*, **Zinc.**

— zu **kurzdauernd:** *Alum.*, **AM-M.**, Bar-c., Bov., Carb-an., Colch., **Con.**, **Dulc.**, *Euphr.*, **Graph.**, Iod., Ip., *Lach.*, Lyc., M-arct., *Mag-c.*, Mag-m., Mang., **Merc.**, Mosch., **Phos.**, Plat., **PULS.**, Rhod., *Ruta*, *Sabad.*, Sars., Sil., **SULPH.**

— zu **langdauernd:** *Acon.*, Agar., *Am-c.*, *Ars.*, *Asar.*, **Bar-c.**, *Bell.*, Borx., Bov., **Bry.**, **Calc.**, **Canth.**, *Caust.*, *Chel.*, **Chin.**, Cina, **Coff.**, **Croc.**, **CUPR.**, *Dulc.*, **Ferr.**, Hyos., **Ign.**, *Kali-c.*, Kali-n., *Laur.*, Led., **LYC.**, **M-ambo.**, **M-aust.**, Mag-c., **Merc.**, Nat-c., **NAT-M.**, **NUX-V.**, **Phos.**, **PLAT.**, **Rhus-t.**, Sabad., **Sabin.**, **SEC.**, **Sep.**, **SIL.**, Stann., *Stram.*, *Sulph.*, Sul-ac., Zinc.

— zu **schwach:** *Acon.*, *Agn.*, **Alum.**, **AM-M.**, Arn., Asaf., Aur., *Bar-c.*, Bov., Bry., Calc., Carb-an., Carb-v., **Caust.**, Chel., *Cic.*, **Cocc.**, *Colch.*, **CON.**, Croc., *Cupr.*, *Dig.*, *Dros.*, **DULC.**, *Euphr.*, Ferr., **GRAPH.**, *Guaj.*, Hep., Hyos., *Ign.*, Iod., Ip., **KALI-C.**, **Lach.**, **Lyc.**, **M-arct.**, **MAG-C.**, *Mag-m.*, *Mang.*, **Merc.**, Mosch., **Nat-m.**, Nux-v., *Petr.*, **Phos.**, Plat., **PULS.**, Rhod., Rhus-t., *Ruta*, **Sabad.**, Sabin., **Sars.**, *Sep.*, **Sil.**, **Staph.**, Stram., Stront-c., **SULPH.**, *Thuj.*, *Valer.*, Verat., *Zinc.*

— zu **stark:** Acon., *Agar.*, *Ambr.*, Am-c., *Am-m.*, *Ant-c.*, Arn., **Ars.**, Bar-c., **BELL.**, *Borx.*, *Bov.*, **Bry.**, **CALC.**, Cann-s., **Canth.**, Caps., *Carb-an.*, **Carb-v.**, Caust., **Cham.**, *Chel.*, **Chin.**, *Cina*, Clem., Cocc., **Coff.**, Coloc., **Croc.**, Cupr., *Cycl.*, Dulc., **FERR.**, *Hep.*, **Hyos.**, Ign., *Iod.*, **IP.**, *Kali-n.*, *Kreos.*, *Laur.*, *Led.*, *Lyc.*, *M-ambo.*,

M-aust., Mag-c., Mag-m., **Merc.,** Mez., *Mosch., Mur-ac., Nat-c.,* **Nat-m., Nit-ac., Nux-m., NUX-V.,** Op., **Phos.,** *Ph-ac.,* **PLAT.,** Plb., *Puls.,* Rhod., *Rhus-t.,* Ruta, Sabad., **SABIN.,** *Samb.,* **SEC.,** *Sel.,* **Sep.,** *Sil.,* Spong., *Stann.,* **STRAM.,** Stront-c., *Sulph.,* **Sul-ac.,** Verat., Zinc.

Monatliches unterdrückt: Acon., *Agn., Alum.,* **Am-c.,** Arn., *Ars.,* Aur., **Bar-c.,** Bell., *Borx., Bry.,* **Calc.,** Carb-an., Carb-v., **Caust., Cham.,** Chel., Chin., **Cocc.,** Colch., *Coloc.,* **CON.,** *Croc.,* **Cupr.,** Dig., Dros., **DULC.,** Euphr., **Ferr., GRAPH.,** Guaj., Hell., *Hyos., Ign.,* Iod., **KALI-C.,** *Lach.,* **LYC.,** M-arct., *Mag-c., Mag-m.,* Mang., *Merc.,* **Nat-m.,** Nit-ac., Nux-m., Petr., **Phos.,** Ph-ac., Plat., **PULS.,** *Rhod.,* Rhus-t., *Ruta,* **Sabad.,** Sabin., *Sars.,* Sec., **Sep., SIL., Staph.,** *Stram.,* Stront-c., **SULPH.,** Thuj., **Valer.,** *Verat., Zinc.*

— **zögernd** (der Durchbruch bei Mädchen): Acon., *Agn., Am-c.,* Aur., Bry., Calc., **CAUST.,** *Chel.,* Cic., *Cocc.,* **Con.,** Croc., Cupr., *Dig.,* Dros., *Dulc.,* **Ferr., GRAPH.,** Guaj., Hyos., **KALI-C.,** Lach., *Lyc.,* **Mag-c.,** Mag-m., Merc., **Nat-m., Petr.,** Phos., **PULS.,** Sabad., **Sabin.,** Sars., **Sep.,** *Sil.,* Spig., Staph., Stram., Stront., **SULPH.,** *Valer.,* Verat., Zinc.

Blut braun: BRY., *Calc.,* **Carb-v.,** Con., Puls., *Rhus-t.*

— **dunkel:** Acon., **Am-c., Ant-c.,** *Arn.,* **Asar.,** *Bell.,* **Bism.,** *Bry., Canth.,* Carb-v., **CHAM.,** *Chin.,* Cocc., Con., **CROC.,** *Cupr.,* Dig., Dros., Ferr., Graph., Graph., *Ign.,* Kali-n., **Kreos., Lach.,** Led., *Lyc.,* **Mag-c.,** Mag-m., **Nit-ac.,** *Nux-m.,* **NUX-V.,** Phos., *Ph-ac., Plat.,* **Puls.,** Sec., *Sel.,* **Sep.,** *Stram., Sulph.*

— **hell:** Am-c., *Ant-t.,* **Arn.,** Ars., **BELL.,** Borx., Bov., *Bry., Calc.,* Canth., Carb-an., *Carb-v.,* Chin., Dig., *Dros.,* **DULC.,** *Ferr., Graph.,* **HYOS.,** *Ip., Kali-n.,* Kreos., *Laur.,* **Led., M-aust.,** Mag-m., *Merc.,* Nat-c., Nux-m., **Phos.,** Puls., **Rhus-t.,** *Sabad.,* **SABIN., Sec.,** Sep., Sil., Stram., *Stront-c.,* Sulph., *Zinc.*

Blut scharf: *Am-c., Ars.,* Bar-c., *Bov., Canth.,* Carb-v., Graph., Hep., **KALI-C., Kali-n.,** Rhus-t., *Sars.,* **SIL.,** Sulph., Sul-ac., Zinc.

— in **Stücken** (geronnen) abgehend: *Arn.,* **Bell.,** Bry., *Canth.,* Carb-an., *Caust.,* **CHAM., Chin.,** *Con., Croc.,* **Ferr., Hyos., Ign., Ip.,** Kreos., *Mag-m., Merc., Nit-ac.,* Nux-v., *Ph-ac.,* **PLAT., Puls., RHUS-T., Sabin.,** Sec., Sep., **Stram.,** *Stront-c.*

— **übelriechend:** Ars., **BELL., BRY., Carb-an.,** Carb-v., Caust., **Cham.,** Chin., **Croc.,** *Ign.,* Kali-c., Merc., Phos., Plat., *Rheum,* **Sabin.,** Sec., *Sil.,* Sulph.

— **zäh: CROC., Cupr.,** Mag-c., *Sec.*

BEGLEITENDE BESCHWERDEN

Vor der **Regel**: *Alum.,* **Am-c.,** Am-m., *Asar.,* **Bar-c.,** Bell., Borx., Bov., Bry., **CALC.,** Canth., Carb-an., **Carb-v.,** *Caust.,* Cham., Chin., Cina, *Cocc.,* Coff., **Con.,** Croc., **CUPR.,** Dulc., *Ferr., Graph.,* Hep., *Hyos.,* Ign., *Iod.,* Ip., *Kali-c.,* Kali-n., **Kreos.,** Lach., **LYC.,** *Mag-c.,* Mag-m., *Mang.,* **Merc.,** Mez., Mosch., Mur-ac., Nat-c., **Nat-m.,** *Nux-m.,* Nux-v., Petr., **Phos., Ph-ac., Plat., PULS.,** Rhus-t., Ruta, Sabad., Sars., **SEP.,** *Sil.,* Spig., Spong., *Stann.,* Staph., **SULPH.,** Sul-ac., Valer., **VERAT.,** Zinc.

Bei **Eintritt** der Regel: **Acon.,** Asar., Bell., *Bry.,* **Caust., Cham.,** Cocc., *Coff., Graph.,* **HYOS.,** Ign., *Iod., Ip.,* **Lyc.,** *Mag-c.,* Mag-m., Merc., Mosch., *Nat-m.,* Nit-ac., **Phos., Plat., Puls.,** Ruta, Sars., **Sep.,** Sil., Staph.

Während der Regel: Acon., Alum., Ambr., **AM-C., Am-m.,** Ars., Asar., Bar-c., *Bell., Borx., Bov.,* Bry., **Calc.,** Cann-s., Canth., Caps., *Carb-an., Carb-v., Caust.,* **CHAM.,** Chel., *Chin.,* **Cocc., Coff.,** *Con.,* Croc., *Cupr.,* Ferr., **GRAPH.,** Hep., **HYOS., Ign.,** Iod., **KALI-C.,** Kali-n., **Kreos.,** Lach., Laur., **Lyc., Mag-c., Mag-m.,** Merc., Mosch., Mur-ac., *Nat-c.,* Nat-m., Nit-ac., Nux-m., **Nux-v.,**

Op., Petr., **Phos.,** Ph-ac., Plat., **PULS.,** Rhod., Rhus-t., *Sabin.,* Sars., Sec., Sel., **Sep.,** *Sil.,* Spong., Stann., Stram., Stront-c., **Sulph.,** Sul-ac., *Verat., Zinc.*

Nach der Regel: *Alum.,* Am-c., **BORX.,** Bov., Bry., *Calc.,* Canth., Carb-an., Carb-v., Chin., *Con.,* Cupr., **GRAPH.,** Iod., *Kali-c.,* **KREOS.,** Lach., **Lyc.,** *Mag-c., Merc.,* **Nat-m., NUX-V., Phos.,** *Ph-ac., Plat.,* Puls., Rhus-t., Ruta, *Sep.,* Sil., **Stram.,** Sulph., Sul-ac., Verat.

26. WEISSFLUSS

Weißfluss im **Allgemeinen:** Acon., Agn., **ALUM.,** Ambr., **Am-c.,** Am-m., Anac., Ant-c., Ant-t., *Ars.,* Bar-c., Bell., *Borx.,* **Bov.,** Bry., **CALC.,** Cann-s., *Canth., Carb-an.,* **Carb-v.,** Caust., *Cham.,* **Chin., Cocc.,** Coff., **Con.,** Dros., **Ferr., Graph.,** Guaj., Hep., Ign., *Iod., Kali-c.,* Kali-n., **KREOS., Lyc.,** *Mag-c.,* Mag-m., Mang., **MERC.,** *Mez.,* Mur-ac., *Nat-c., Nat-m., Nit-ac.,* Nux-m., Nux-v., Petr., **Phos.,** *Ph-ac.,* Plat., Plb., **PULS.,** Ran-b., *Ruta,* **Sabin.,** Sars., Sec., Seneg., **SEP., Sil.,** Squil., *Stann.,* Stront-c., **Sulph.,** *Sul-ac.,* Thuj., Viol-t., Zinc.

Weißfluss, blutfarbiger: Alum., Ant-t., *Ars.,* Canth., Carb-v., **CHIN., COCC.,** Con., **Kreos.,** *Lyc.,* Mag-m., **Nit-ac.,** *Sep., Sil., Sul-ac.*

— **brauner:** *Am-m.,* **Nit-ac.**

— **brennender:** *Am-c.,* Ars., Borx., **CALC.,** *Canth., Carb-an.,* **Con.,** *Kali-c.,* **Kreos., PULS.,** *Sul-ac.*

— **dicker:** Ambr., *Ars.,* Bov., *Carb-v.,* Mag-m., *Nat-c., Nat-m.,* **PULS., Sabin.,** Sep., *Zinc.*

— **eitriger:** Calc., *Chin.,* **Cocc.,** Ign., *Kreos.,* **Merc., Sabin.,** *Sep.*

Weißfluss, gelber: *Acon.*, Alum., Ars., Bov., *Carb-an.*, *Carb-v.*, *Cham.*, Kali-c., **Kreos.**, **Lyc.**, **Nat-c.**, *Nux-v.*, Ph-ac., **Sabin.**, **SEP.**, Sulph.

— **grünlicher:** *Bov.*, Carb-v., *Merc.*, Puls., **Sep.**

— **juckender:** **Alum.**, Anac., Ars., **CALC.**, Chin., Ferr., Kali-c., **Kreos.**, **Merc.**, Ph-ac., *Sabin.*, *Sep.*

— **milchartiger:** **Am-c.**, **CALC.**, *Carb-v.*, Con., *Ferr.*, Graph., Kreos., Lyc., Nat-m., Phos., **PULS.**, Sabin., Sep., **Sil.**, *Sulph.*, Sul-ac.

— **milder:** Calc., *Ferr.*, Kreos., Merc., Nat-m., Nux-v., **Puls.**, *Ruta*, Sep.

— **scharfer:** **ALUM.**, *Am-c.*, *Anac.*, Ant-c., **Ars.**, **Bov.**, Calc., Cann-s., Canth., Carb-an., **Carb-v.**, *Cham.*, Chin., **Con.**, **FERR.**, Hep., *Ign.*, **Iod.**, Kali-c., *Kreos.*, *Lyc.*, Mag-c., Mag-m., **MERC.**, Mez., *Nat-m.*, Nit-ac., **PHOS.**, Ph-ac., *Puls.*, *Ran-b.*, *Ruta*, **Sep.**, **Sil.**, *Sulph.*, *Sul-ac.*, Thuj.

— **schleimiger:** Alum., Ambr., *Am-m.*, Ars., Bell., **BORX.**, *Bov.*, Bry., **Calc.**, Canth., Carb-an., Carb-v., Cocc., Con., Ferr., **Graph.**, Guaj., *Kali-n.*, *Kreos.*, **MAG-C.**, Merc., **Mez.**, *Nat-m.*, *Nit-ac.*, *Nux-v.*, Petr., Phos., Plb., *Puls.*, *Sabin.*, Sars., Seneg., Sep., **Stann.**, **Sulph.**, Sul-ac., Thuj., *Zinc.*

— **übelriechender:** Chin., Kali-n., **Kreos.**, *Nat-c.*, Nit-ac., Nux-v., **Sabin.**, Sep.

— **wässriger:** *Am-c.*, Ant-c., Ant-t., Carb-an., Carb-v., Cham., Chin., **GRAPH.**, Kali-n., Kreos., Mag-c., Mag-m., Merc., Mez., *Puls.*, *Sep.*, Sil., Sulph.

— **zäher:** Acon., Am-m., **Borx.**, *Bov.*, *Mez.*, Phos., Ph-ac., *Sabin.*, **Stann.**

Begleitende Beschwerden: Alum., Ambr., Am-c., Am-m., Anac., Ant-c., *Ars.,* Bell., Borx., Bov., **Calc.,** Cann-s., Canth., *Carb-an.,* Carb-v., Caust., Cham., Chin., Cocc., **Con.,** Dros., *Ferr.,* Graph., Hep., *Ign.,* Iod., **Kali-c.,** Kali-n., **KREOS., Lyc.,** *Mag-c., Mag-m.,* **MERC.,** Mez., *Nat-c.,* **NAT-M.,** Nit-ac., *Phos.,* Ph-ac., Plat., **Puls.,** Ran-b., Ruta, Sabin., Sec., **SEP., Sil.,** *Sulph., Sul-ac.,* Thuj., Zinc.

---

27. SCHNUPFEN

Fließschnupfen: Acon., *Agar., Alum.,* Ambr., *Am-c.,* **Am-m.,** Anac., Ant-c., *Ant-t., Arg.,* **ARS.,** *Asaf.,* Asar., *Aur., Bar-c.,* Bell., *Borx., Bov.,* Bry., Calad., *Calc.,* Camph., *Canth.,* Caps., Carb-an., *Carb-v., Caust., Cham.,* Chel., Chin., *Cic., Cina,* Clem., Cocc., Coff., Colch., Coloc., **Con.,** Cupr., *Cycl., Dros.,* Euph., **Euphr.,** Ferr., **Graph.,** Guaj., Hell., Hep., *Ign., Iod., Kali-c.,* Kreos., **Lach.,** Laur., Led., *Lyc.,* M-ambo., *M-arct.,* M-aust., Mag-c., **Mag-m.,** Mang., Meny., **Merc.,** *Mez.,* Mosch., Mur-ac., **Nat-c.,** Nat-m., *Nit-ac.,* **Nux-v., Par.,** Petr., **Phos.,** Ph-ac., Plat., *Plb.,* **PULS.,** *Ran-b., Ran-s., Rhod.,* **RHUS-T.,** *Sabad.,* Sars., **SEL.,** Seneg., **Sep., Sil., Spig.,** Spong., **Squil.,** Stann., *Staph., Stront-c.,* **Sulph.,** Sul-ac., Teucr., *Thuj.,* Verat., Zinc.

Stockschnupfen: Acon., Agar., Agn., Alum., *Ambr.,* **Am-c.,** Am-m., *Anac., Ant-c.,* Arg., Ars., Asar., Aur., Bar-c., *Bell.,* Bov., **BRY., Calad., Calc.,** Camph., **Cann-s.,** Canth., Caps., *Carb-an.,* **Carb-v.,** *Caust., Cham.,* **Chel.,** Chin., Cic., Cina, Coff., **Con.,** *Cupr., Dig.,* Dros., **Dulc.,** Euph., **Graph.,** Guaj., *Hep.,* Hyos., Ign., Iod., **Ip., Kali-c.,** Kali-n., *Kreos.,* Lach., *Laur.,* **Lyc.,** M-ambo., *M-arct.,* M-aust., *Mag-c., Mag-m., Mang.,* Meny., *Merc.,* Mez., Mosch., *Mur-ac., Nat-c.,* **Nat-m., Nit-ac., Nux-m., NUX-V.,** Op., *Par.,* **Petr., Phos.,** Ph-ac., Plat., Plb., **Puls.,** Ran-b., **Rhod.,** *Sabad.,* Sabin., **Samb.,** *Sars.,* Sel., Seneg., **Sep., SIL., Spig.,** *Spong.,* Squil., *Stann.,* Staph., *Stram.,* **Sulph.,** *Sul-ac.,* **Teucr.,** *Thuj., Verat.,* Verb., *Zinc.*

Nasen-Absonderung blutig: Acon., Agar., Alum., Ambr., *Am-c.,* Ant-t., Arg., *Ars.,* Bar-c., Borx., *Bry.,* Canth., Caps., Carb-v., *Caust.,* **CHIN., Cocc.,** Con., Cupr., *Dros.,* Euphr., **Ferr.,** Graph., Hep., Iod., *Ip.,* Kali-c., *Kreos.,* Lach., *Laur.,* Led., *Lyc.,* Mag-c., Mag-m., Merc., Mez., *Nat-m., Nit-ac.,* Nux-m., Nux-v., Op., Par., Petr., **Phos.,** Ph-ac., *Puls.,* Ran-b., Rhus-t., Sabad., Sabin., Sel., **Sep.,** *Sil.,* Spig., Spong., Squil., Stront-c., Sulph., *Sul-ac.,* Thuj., *Zinc.*

— **brennend:** Am-c., **Ars.,** Calad., *Calc.,* Canth., Carb-an., *Cina, Con.,* Kali-c., *Kreos.,* M-arct., *Mez.,* Mosch., **PULS.,** Sulph., Sul-ac.

— **dick:** *Acon., Alum.,* Ambr., **Am-m.,** Ant-c., Arg., *Ars., Aur.,* Bar-c., Borx., Bov., **Calc., Carb-v.,** Caust., Dig., Graph., Iod., Ip., *Kreos.,* Lyc., Mag-c., Mag-m., Mang., Merc., Mur-ac., **Nat-c., Nat-m.,** Nit-ac., Op., Par., **Phos., PULS.,** Ran-b., *Sabad.,* Sars., *Sel.,* Sep., *Spong.,* **Stann., Staph., Sul-ac.,** *Zinc.*

— **eitrig:** Acon., Am-c., Arg., Ars., *Asaf., Asar.,* Bell., **CALC.,** *Cham.,* **Chin.,** *Cic.,* Cina, *Cocc.,* **CON.,** *Dros., Ferr.,* Graph., Guaj., Hep., Ign., *Ip.,* **Kali-c.,** *Kali-n.,* **Kreos.,** *Lach., Led.,* **Lyc.,** Mag-c., *Mag-m.,* **Merc., Nat-c.,** Nat-m., *Nit-ac.,* Nux-v., **Phos., Ph-ac.,** Plb., **Puls., Rhus-t.,** *Sabin., Samb.,* **Sep., Sil.,** *Stann., Staph.,* Sulph., Zinc.

— **gelb:** Acon., Alum., Am-c., Am-m., Ant-c., **Ars.,** Aur., Bar-c., Bell., Borx., *Bov., Bry.,* **Calc.,** Carb-an., Carb-v., Cham., *Cic.,* Con., Dig., Graph., Hep., Ign., Iod., *Kali-c.,* **Kreos., Lyc.,** Mag-c., Mag-m., Mang., Merc., Mez., Mur-ac., **Nat-c.,** *Nit-ac.,* Nux-v., **Phos.,** Ph-ac., Plb., **PULS.,** Sabad., *Sabin., Sel.,* **SEP.,** Spig., Spong., *Stann., Staph.,* Sulph., *Thuj.,* Verat.

— **grau: AMBR.,** Anac., **Ars.,** *Carb-an., Chin.,* Kali-c., Kreos., **LYC.,** Mang., *Nux-v.,* Rhus-t., Seneg., *Sep.,* **Thuj.**

— **grünlich:** *Ars.,* Asaf., Aur., Borx., Bov.,Calc., Cann-s., Carb-an., *Carb-v.,* Colch., Dros., *Ferr.,* Hyos., Iod., Kali-c., *Kreos., Led.,* Lyc., M-aust., Mang., Merc., *Nat-c.,* Nit-ac., Nux-v., **Par.,** *Phos.,* Plb., **PULS., Sep.,** Sil., *Stann.,* Sulph., Thuj.

Nasen-Absonderung, molkig: Am-c., **Ars.,** Carb-v., Ferr., *Puls., Sep., Sil.,* **Sulph.**

— **scharf: ALUM.,** *Am-c.,* **Am-m.,** *Anac.,* Ant-c., **ARS.,** *Borx.,* Calc., Cann-s., Canth., Carb-an., *Carb-v., Cham.,* Chin., *Con.,* Euph., **Ferr.,** Hep., *Ign., Iod.,* Kali-c., *Kreos., Lach., Lyc.,* M-arct., Mag-c., *Mag-m.,* Mang., **MERC.,** *Mez.,* Mur-ac., *Nat-m., Nit-ac.,* **Nux-v., Phos.,** Ph-ac., *Puls., Ran-b.,* Sep., **Sil.,** *Spig., Squil., Sulph., Sul-ac.,* Thuj.

— **schleimig:** *Acon.,* Agar., Agn., *Alum., Ambr., Am-c.,* **Am-m.,** Ant-c., *Ant-t.,* **Arg., ARS.,** Asar., Aur., Bar-c., **Bell., BORX.,** Bov., **Bry.,** Calad., **Calc.,** *Cann-s.,* Canth., Caps., Carb-an., *Carb-v., Caust., Cham.,* **CHIN., Cina,** Cocc., Coloc., Con., Dig., Dros., Dulc., *Euphr.,* **Ferr.,** *Graph.,* Guaj., Hep., *Hyos., Iod., Ip.,* Kali-n., *Kreos.,* **Laur.,** *Lyc.,* M-ambo., M-aust., **Mag-c.,** Mang., **Merc.,** *Mez.,* Mur-ac., **Nat-m.,** Nit-ac., *Nux-m., Nux-v., Op.,* **Par.,** Petr., **PHOS.,** *Ph-ac., Plb.,* **Puls.,** Rhod., Rhus-t., **Sabin.,** *Samb.,* Sars., *Sel.,* **Seneg., SEP., Sil.,** Spig., **Spong., SQUIL., Stann., Staph., Sulph.,** *Sul-ac., Thuj.,* Verat., **ZINC.**

— **übelriechend:** Alum., *Ars.,* Asaf., *Aur., Bell.,* **CALC.,** Caust., Chin., *Con., Graph., Guaj.,* Hep., *Kreos.,* **Led.,** Lyc., M-aust., *Mag-m., Merc.,* **NAT-C.,** *Nit-ac., Nux-v., Ph-ac.,* **Puls.,** Rhus-t., *Sabin.,* **Sep.,** *Stann., Sulph.,* Thuj.

— **verhärtet:** Agar., Ant-c., **Bry., Con.,** Iod., Lach., **Nat-c.,** Phos., Sep., *Sil.,* Staph., *Stront-c., Sulph.*

— **wässrig:** *Agar.,* Alum., Ambr., *Am-c., Am-m.,* Ant-c., Ant-t., Arg., *Ars.,* Asar., Bell., *Bov., Carb-an.,* **Carb-v., CHAM.,** *Chin.,* Clem., Coff., Con., **GRAPH.,** *Guaj.,* Ign., Iod., Kali-n., Kreos., **Lach.,** *M-arct., Mag-c.,* **Mag-m.,** Meny., **Merc.,** *Mez., Mur-ac., Nux-v.,* Par., Phos., *Plb., Puls.,* Ran-s., Rhus-t., Seneg., *Sep., Squil.,* Stann., Staph., **Sulph.,** Sul-ac.

— **zäh:** Acon., Agn., *Alum.,* Am-m., *Ant-c., Ant-t.,* **Ars.,** Bar-c., *Borx.,* **BOV.,** Bry., Calc., **Cann-s.,** *Canth.,* Carb-v., *Caust.,* **CHAM.,** Chin., Cocc., Colch., Dulc., Euphr., Graph., *Iod., Kali-c.,* M-ambo., *Mag-m.,* **Mez.,** Nat-c., Nux-v., **Par.,** Petr., **Phos.,** *Ph-ac.,*

Plb., Puls., Ran-b., Sabad., Sabin., **Samb.,** *Seneg.*, *Sep.*, Spig., *Spong.*, Squil., **STANN.,** *Staph.*, Verat., *Zinc.*

Niesen: Acon., Agar., Agn., Alum., Ambr., Am-c., *Am-m.*, *Anac.*, Ant-c., *Ant-t.*, Arg., *Arn.*, *Ars.*, Asaf., Asar., *Bar-c.*, **Bell.,** Borx., Bov., **Bry.,** Calad., *Calc.*, Cann-s., Canth., Caps., Carb-an., **CARB-V., Caust.,** Chel., **Chin., CINA,** Clem., Cocc., Coff., Colch., *Con.*, Croc., **Cycl.,** Dros., Dulc., *Euph.*, Euphr., Graph., Hell., *Hep.*, Iod., Ip., *Kali-c.*, Kali-n., *Kreos.*, *Lach.*, Laur., *Lyc.*, M-ambo., M-arct., M-aust., Mag-c., Mag-m., Mang., **Merc.,** Mez., Mosch., Mur-ac., **Nat-c.,** *Nat-m.*, *Nit-ac.*, Nux-m., *Nux-v.*, Olnd., *Par.*, Petr., *Phos.*, Plb., **Puls.,** Ran-s., Rhod., **RHUS-T.,** Ruta, **SABAD.,** Sars., *Seneg.*, Sep., **Sil.,** Spig., Spong., *Squil.*, *Stann.*, **Staph.,** Stront-c., *Sulph.*, Sul-ac., Tarax., **Teucr.,** Thuj., Valer., Verat., *Zinc.*

Niesen, versagendes: Acon., Alum., Canth., **CARB-V.,** *Caust.*, Cocc., Euph., Hell., *Laur.*, Lyc., *Mez.*, Mur-ac., **Nat-m.,** *Nit-ac.*, *Phos.*, **Plat.,** *Plb.*, Sars., **SIL.,** Sulph., Sul-ac., *Zinc.*

Begleitende Beschwerden: Acon., Alum., Ambr., **Am-m.,** Anac., *Ant-t.*, Arn., **ARS.,** Bar-c., *Bell.*, Borx., Bov., *Bry.*, Calad., **Calc.,** Camph., Canth., Caps., Carb-an., **Carb-v.,** *Caust.*, **CHAM.,** *Chin.*, Cic., Cina, Cocc., Coff., Cupr., Dig., Dulc., Euph., *Euphr.*, **Graph.,** *Hell.*, **Hep.,** Ign., Ip., *Kali-c.*, Kali-n., Kreos., **Lach.,** Laur., **Lyc.,** M-arct., M-aust., Mag-c., Mag-m., Mang., **MERC.,** *Mez.*, Mosch., Mur-ac., *Nat-c.*, Nat-m., *Nit-ac.*, Nux-m., **NUX-V.,** Par., Petr., *Phos.*, Ph-ac., Plat., **PULS.,** *Rhod.*, *Rhus-t.*, **Sabad.,** Samb., Sars., Seneg., **Sep.,** Sil., **Spig.,** Spong., Squil., Stann., *Staph.*, Sulph., Sul-ac., Teucr., Thuj., Verat., Zinc.

28. ATEM

Atem ängstlich: ACON., Am-c., *Anac.*, Ant-t., **Arn.,** *Ars.*, **Bell., Bry., Camph.,** Cann-s., **Cham.,** Chel., Cina, **Coff.,** Colch., Croc., Ferr., **Hep., Ign., IP.,** Kali-c., Kreos., *Lach.*, *Laur.*, Lyc.,

M-ambo., M-arct., *Nux-v.*, Olnd., *Op.*, **PHOS.**, **Plat.**, *Plb.*, **PULS.**, **Rhus-t.**, Ruta, Sabad., **Samb.**, **Sec.**, *Spig.*, *Spong.*, **STANN.**, **SQUIL.**, Staph., **Stram.**, *Thuj.*, Valer., *Verat.*, *Viol-o.*, Viol-t.

Atem heiß: Acon., *Ant-c.*, Asar., *Calc.*, *Cham.*, Coff., Ferr., *Mang.*, **Nat-m.**, *Phos.*, Plat., **Rhus-t.**, **Sabad.**, *Squil.*, **Stront-c.**, Sulph., *Zinc.*

— **kalt: Carb-v.**, *Chin.*, Mur-ac., Rhus-t.

— **keuchend:** *Acon.*, Alum., Arn., *Ars.*, *Bar-c.*, **Bell.**, **BRY.**, **CALAD.**, Camph., **Carb-an.**, **Cham.**, *Cina*, *Cocc.*, *Cupr.*, Graph., Ign., **IP.**, Kali-c., Kreos., Laur., M-ambo., Merc., *Mur-ac.*, *Nit-ac.*, *Nux-v.*, Op., Phos., *Plb.*, *Puls.*, Sec., Sil., **Spong.**, Squil., Stann., **STRAM.**

— **langsam:** Acon., Agar., Ant-c., Arn., Asaf., *Aur.*, **BELL.**, **Bry.**, Calc., *Camph.*, Cann-s., **Caps.**, Cham., *Chin.*, *Cic.*, Coff., *Croc.*, **Cupr.**, *Dig.*, *Dros.*, Ferr., *Hell.*, **Hep.**, *Hyos.*, **Ign.**, **Ip.**, Kali-c., Kreos., *Lach.*, *Laur.*, M-ambo., **M-aust.**, Merc., Mez., *Mosch.*, Mur-ac., Nat-c., *Nux-m.*, *Nux-v.*, **Olnd.**, **Op.**, Par., *Phos.*, *Plat.*, Plb., Puls., *Ran-b.*, Ran-s., Rhus-t., Ruta, Sars., Sec., Sel., Seneg., Sil., *Spong.*, *Squil.*, *Stann.*, Staph., Stram., Sulph., Thuj., Zinc.

— **schnell: ACON.**, Agar., Alum., Ambr., *Am-c.*, Anac., *Ant-t.*, *Arn.*, **Ars.**, *Asaf.*, Asar., *Aur.*, Bar-c., **BELL.**, Borx., Bov., **Bry.**, *Calc.*, *Camph.*, Cann-s., Canth., Carb-an., **CARB-V.**, Caust., *Cham.*, *Chin.*, Cic., *Cina*, *Cocc.*, Coff., Coloc., Con., **CUPR.**, *Cycl.*, Dig., Dros., *Euph.*, Euphr., Ferr., Guaj., **Hep.**, *Hyos.*, **Ign.**, **IP.**, *Kali-c.*, Kali-n., *Kreos.*, Lach., Laur., Led., **LYC.**, M-arct., M-aust., Mag-c., Mag-m., *Merc.*, *Mez.*, Mosch., **Nat-c.**, **Nat-m.**, Nit-ac., Nux-m., **Nux-v.**, *Op.*, Petr., **PHOS.**, Ph-ac., *Plat.*, Plb., **Puls.**, *Ran-b.*, *Rhod.*, **Rhus-t.**, Ruta, Sabad., Sabin., *Samb.*, Sars., Sec., **Seneg.**, **SEP.**, **Sil.**, *Spig.*, Spong., *Squil.*, **Stann.**, Staph., Stram., **SULPH.**, **Verat.**, Viol-o., *Zinc.*

— **laut** (ohne Schleimgeräusch): *Acon.*, *Alum.*, Ambr., Ant-c., Ant-t., **Arn.**, Ars., Asar., Bell., Bry., Calad., **Calc.**, Camph., *Cann-s.*, Caps., **CHAM.**, **CHIN.**, **Cina**, *Cocc.*, Coloc., Dros., Dulc., *Ferr.*, *Graph.*, **Hep.**, **Hyos.**, **Ign.**, Iod., **Kali-c.**, Laur., Lyc., *M-ambo.*,

M-aust., Mag-m., *Mur-ac.*, **Nat-m.**, Nit-ac., **Nux-v.**, **Op.**, Petr., **Phos.**, Plb., *Puls.*, *Rheum*, *Rhus-t.*, *Sabad.*, *Sabin.*, **SAMB.**, *Sep.*, *Sil.*, **SPONG.**, **Squil.**, *Stann.*, **Stram.**, **Sulph.**, *Verat.*

Atem leise: Bell., *Canth.*, Chin., *Hep.*, Ign., Laur., M-ambo., Mez., Nit-ac., *Olnd.*, Op., **PHOS.**, Sulph., *Verat.*, **Viol-o.**

— **rasselnd** (mit Schleimgeräusch): *Acon.*, Alum., Am-c., Anac., *Ang.*, Ant-c., **Ant-t.**, *Arn.*, *Ars.*, *Bell.*, *Bry.*, *Calc.*, Camph., Cann-s., *Carb-an.*, Carb-v., *Caust.*, **Cham.**, **Chin.**, *Cina*, Cocc., Croc., **CUPR.**, Ferr., **HEP.**, **Hyos.**, Ign., **Ip.**, Kali-c., Lach., **Laur.**, *Led.*, **LYC.**, Merc., Nat-c., *Nat-m.*, Nit-ac., *Nux-v.*, **Op.**, Par., *Petr.*, *Phos.*, Puls., *Samb.*, Sep., *Spong.*, Squil., **Stann.**, **Stram.**, *Sulph.*

— **riechend:** *Acon.*, *Agar.*, Alum., *Ambr.*, Am-c., *Anac.*, Ang., Ant-c., Ant-t., **Arn.**, **Ars.**, Asar., **Aur.**, Bar-c., *Bell.*, *Bism.*, Bov., **Bry.**, Calc., Camph., Canth., Caps., *Carb-an.*, **CARB-V.**, **Cham.**, **Chin.**, Cocc., *Coff.*, *Croc.*, Cupr., Dig., Dros., **Dulc.**, Ferr., *Graph.*, Hell., Hep., Hyos., Ign., *Iod.*, *Ip.*, Kali-c., Kali-n., Lach., Laur., Led., Lyc., *M-ambo.*, M-arct., M-aust., **MERC.**, Mez., Nat-m., **Nit-ac.**, Nux-m., *Nux-v.*, Olnd., *Petr.*, Phos., Ph-ac., Plb., **Puls.**, Rheum., Rhus-t., Ruta, Sabin., Sars., **Sep.**, Sil., *Spig.*, Stann., *Stram.*, Stront-c., **Sulph.**, Thuj., *Valer.*, Verb., *Zinc.*

— **schluchzend:** Ang., Asaf., Calc., *Led.*, M-ambo., Op., **Sec.**

— **seufzend:** **Acon.**, Am-c., *Ant-c.*, *Bry.*, Camph., *Caps.*, Chin., **Cocc.**, *Euph.*, Hell., *Ign.*, **Ip.**, M-aust., **Nat-c.**, **Op.**, Plb., Puls., Ran-s., **Sec.**, *Sel.*, **Sil.**, **Stram.**

— **ungleich:** Acon., **ANG.**, *Ant-t.*, Asar., **BELL.**, Camph., **Cham.**, Chin., *Cic.*, **Cina**, *Cocc.*, Coff., **CUPR.**, *Dros.*, **Ign.**, **Iod.**, Ip., **Laur.**, **Led.**, *M-arct.*, Mez., *Mosch.*, **OP.**, **Puls.**, Ruta, Sec., *Sep.*, Verat., Zinc.

Atem-Beklemmung: ACON., Agar., Alum., Ambr., *Am-c.*, Am-m., *Anac.*, Ang., Ant-c., *Ant-t.*, Arg., **Arn.**, **ARS.**, *Asaf.*, Asar.,

Aur., Bar-c., **BELL,** Bism., *Borx.,* Bov., **BRY.,** Calad., **Calc.,** *Camph., Cann-s.,* Canth., Caps., *Carb-an.,* **CARB-V.,** *Caust.,* **Cham.,** Chel., **Chin.,** *Cic., Cina,* **Cocc.,** Coff., Colch., Coloc., *Con.,* Croc., **CUPR.,** *Cycl.,* Dig., *Dros.,* Dulc., Euph., Euphr., *Ferr.,* Graph., Guaj., Hell., **Hep.,** *Hyos.,* **IGN.,** Iod., **IP., Kali-c.,** *Kali-n.,* Kreos., *Lach., Laur., Led.,* **Lyc.,** M-ambo., M-arct., M-aust., Mag-c., Mag-m., Mang., Meny., *Merc.,* **Mez.,** *Mosch.,* Mur-ac., Nat-c., Nat-m., Nit-ac., *Nux-m.,* **NUX-V.,** Olnd., **Op.,** Par., Petr., **PHOS.,** Ph-ac., **Plat.,** Plb., **PULS., Ran-b.,** Ran-s., Rheum, **Rhod., Rhus-t.,** *Ruta, Sabad.,* Sabin., **Samb.,** *Sars.,* Sec., Sel., **Seneg., SEP.,** *Sil.,* **Spig.,** *Spong., Squil.,* **Stann.,** *Staph.,* Stram., Stront-c., **SULPH.,** Sul-ac., Tarax., Teucr., Thuj., Valer., **VERAT.,** Verb., *Viol-o.,* Viol-t., **Zinc.**

Erstickungs-Anfälle: Acon., Anac., *Ant-c.,* **Ant-t., Ars.,** Asar., *Aur.,* Bar-c., *Bell.,* **Bry.,** *Calc., Camph., Cann-s.,* Canth., *Carb-an.,* **Carb-v.,** Caust., **Cham., Chin.,** Cic., Cina, Cocc., *Coff., Con., Cupr., Cycl., Dig.,* **Dros.,** Euphr., *Ferr.,* **Graph.,** *Hell.,* **HEP.,** *Hyos.,* **Ign., Iod., IP.,** Kali-n., Kreos., *Lach., Laur., Led., Lyc.,* **M-arct.,** M-aust., Mag-m., Merc., Mosch., Nat-m., Nit-ac., Nux-m., **Nux-v., Op.,** Petr., **Phos.,** *Plat.,* Plb., **Puls.,** Ran-b., Rhus-t., Sabad., **SAMB.,** *Sec., Seneg.,* Sep., Sil., *Spig.,* **SPONG.,** *Stann., Staph.,* Stram., **Sulph., Verat.**

Tiefatmigkeit: *Acon.,* Agar., Am-c., **Ant-c.,** Arn., **Aur.,** Bell., **BRY.,** Calc., Camph., Cann-s., **CAPS.,** Cham., *Chin,* Cic., *Cocc., Croc.,* **Cupr.,** Dig., Dros., **Euph.,** *Hell.,* Hep., *Ign.,* **IP.,** Kali-c., Kreos., **Lach.,** Laur., M-arct., *M-aust.,* Merc., *Mosch.,* Mur-ac., Nat-c., *Nux-m.,* Nux-v., *Olnd.,* **OP.,** Par., Phos., *Plat.,* Plb., Puls., **Ran-b.,** Ran-s., Rhus-t., Sabin., Sars., *Sec.,* **SEL.,** Seneg., **SIL.,** Spong., Squil., *Stann.,* **Stram.,** Thuj.

Versetzung des Atems: Acon., *Alum.,* Am-c., **Anac.,** *Ant-t.,* **Arn.,** Ars., Bar-c., *Bell.,* Bism., Borx., **BRY.,** Calad., **Calc.,** Camph., Cann-s., Canth., *Carb-an.,* Carb-v., Caust., Cham., Cina, Cocc., Coff., Croc., **Cupr.,** *Dros., Euphr., Hep.,* Ign., *Ip., Kali-c.,* Kali-n., Kreos., Laur., **Led., Lyc.,** M-arct., M-aust., *Mag-m.,* Merc., Mosch., Mur-ac., *Nat-m.,* Nit-ac., **Nux-m.,** *Op., Phos.,* Plat., Plb., *Puls.,* Ran-b., *Ran-s.,* Rhus-t., **Ruta,** Sabad., Sabin., *Samb.,* Sel., Sep., **Sil.,** *Spig.,* Spong., *Squil.,* Stann., Staph., Stram., *Sulph.,* Sul-ac., Tarax., Valer, *Verat.,* Verb.

Begleitende Beschwerden: Acon., Alum., *Am-c.,* Am-m., *Anac.,* Ang., Ant-c., *Ant-t.,* Arg., *Arn.,* **ARS.,** *Asaf.,* Asar., Aur., Bar-c., *Bell.,* Bism., *Borx.,* Bov., **Bry.,** Calad., **Calc.,** Camph., Cann-s., Canth., Caps., *Carb-an.,* **Carb-v.,** *Caust., Cham,* Chel., **Chin.,** *Cic., Cina, Cocc.,* Coff., Colch., Coloc., *Con.,* Croc., **CUPR.,** Cycl., Dig., *Dros.,* Dulc., Euph., Euphr., Ferr., Graph., Guaj., Hell., *Hep.,* Hyos., **Ign.,** Iod., **IP.,** *Kali-c., Kali-n.,* Kreos., *Lach.,* Laur., *Led., Lyc.,* M-ambo., M-arct., M-aust., Mag-c., Mag-m., Mang., Meny., Merc., *Mez.,* Mosch., Mur-ac., Nat-c., *Nat-m.,* Nit-ac., **Nux-m., Nux-v.,** Olnd., *Op.,* Par., *Petr.,* **PHOS.,** *Ph-ac., Plat.,* Plb., **PULS.,** *Ran-b.,* Ran-s., Rheum, **Rhod., Rhus-t.,** *Ruta, Sabad.,* Sabin., *Samb., Sars.,* Sec., Sel., **Seneg., SEP.,** *Sil.,* **Spig.,** *Spong., Squil., Stann.,* Staph., Stram., Stront-c., **Sulph.,** Sul-ac., Tarax., Teucr., Thuj., Valer., **Verat.,** Verb., Viol-o., Viol-t., *Zinc.*

29. HUSTEN

Husten im **Allgemeinen: Acon.,** Agar., Agn., *Alum., Ambr.,* Am-c., *Am-m.,* Anac., Ang., Ant-c., *Ant-t., Arg., Arn.,* **ARS.,** Asaf., Asar., Aur., Bar-c., **Bell.,** *Bism.,* Borx., Bov., **BRY.,** Calad., **CALC.,** Camph., *Cann-s.,* Canth., Caps., *Carb-an.,* **Carb-v.,** *Caust., Cham.,* **Chin.,** Cic., **Cina,** Clem., Cocc., Coff., Colch., Coloc., *Con.,* Croc., *Cupr.,* Cycl., *Dig.,* **Dros.,** Dulc., Euph., Euphr., *Ferr.,* Graph., Guaj., Hell., **Hep., Hyos.,** *Ign.,* **Iod., Ip., Kali-c**., Kali-n., *Kreos.,* Lach., *Laur.,* **Led., Lyc.,** M-ambo., *M-arct.,* M-aust., Mag-c., Mag-m., Mang., Meny., *Merc.,* Mez., Mosch., Mur-ac., *Nat-c.,* Nat-m., *Nit-ac.,* Nux-m., **Nux-v.,** Olnd., *Op., Par.,* Petr., **PHOS.,** *Ph-ac.,* Plat., *Plb.,* **PULS.,** Ran-b., Ran-s., Rheum, Rhod., **Rhus-t.,** *Ruta, Sabad.,* Sabin., *Samb.,* Sars., Sec., Sel., *Seneg.,* **SEP., Sil.,** Spig., **Spong.,** *Squil.,* **STANN.,** *Staph.,* Stram., *Stront-c.,* **SULPH.,** Sul-ac., Tarax., Teucr., *Thuj., Verat.,* Verb., *Zinc.*

Husten mit Auswurf: Acon., *Agar.,* Agn., Alum., *Ambr.,* Am-c., *Am-m.,* Anac., Ang., Ant-c., *Ant-t.,* **Arg.,** Arn., **ARS.,** Asaf., *Asar.,* Aur., *Bar-c.,* Bell., **Bism.,** Borx., *Bov.,* **Bry.,** *Calad.,* **CALC.,** *Cann-s.,* Canth., Caps., *Carb-an., Carb-v., Caust., Cham.,* **Chin., Cic.,** *Cina,* Cocc., Colch., Coloc., Con., Croc., Cupr., Dig., **Dros.,** *Dulc.,* Euph., *Euphr.,* **Ferr.,** *Graph., Guaj., Hep.,* Hyos., Ign., **Iod.,** Ip., **Kali-c**., Kali-n., **Kreos.,** Lach., Laur., *Led.,* **LYC.,**

M-ambo., *M-aust., Mag-c.,* Mag-m., *Mang.,* Merc., Mez., Mur-ac., *Nat-c.,* Nat-m., Nit-ac., Nux-m., *Nux-v.,* Olnd., Op., *Par.,* Petr., **PHOS., Ph-ac.,** *Plb.,* **PULS.,** Rheum, Rhod., *Rhus-t.,* **Ruta,** Sabad., Sabin., *Samb.,* Sec., Sel., **Seneg., SEP., Sil.,** Spig., *Spong.,* **Squil., STANN.,** *Staph.,* Stront-c., **Sulph.,** Sul-ac., Tarax., **Thuj.,** *Verat., Zinc.*

— **ohne Auswurf: ACON.,** Agar., *Alum., Ambr., Am-c., Am-m., Anac., Ang., Ant-c., Ant-t.,* Arg., *Arn.,* **Ars.,** *Asaf.,* Asar., *Aur.,* Bar-c., **Bell.,** Bov., **Bry.,** *Calad., Calc.,* Camph., Cann-s., *Canth., Caps., Carb-an.,* **Carb-v., Caust.,** *Cham.,* **Chin., Cina,** Clem., *Cocc.,* **Coff.,** *Colch., Coloc., Con., Croc.,* **Cupr.,** Cycl., *Dig.,* **Dros.,** Dulc., *Euph.,* Euphr., Ferr., Graph., Guaj., *Hell.,* **Hep., Hyos., Ign.,** Iod., **IP.,** *Kali-c.,* Kali-n., *Kreos., Lach., Laur., Led.,* Lyc., M-ambo., *M-arct.,* M-aust., Mag-c., Mag-m., Mang., *Merc., Mez.,* Mosch., *Mur-ac.,* Nat-c., *Nat-m., Nit-ac.,* Nux-m., **Nux-v.,** Olnd., *Op.,* Par., **Petr., PHOS.,** Ph-ac., *Plat.,* Plb., **Puls.,** *Ran-s.,* Rheum, Rhod., **Rhus-t.,** Ruta, *Sabad.,* Sabin., **Samb.,** Sars., Sel., *Seneg.,* **Sep.,** Sil., *Spig.,* **SPONG.,** *Squil., Stann.,* Staph., Stram., *Stront-c.,* **Sulph.,** *Sul-ac.,* Tarax., *Teucr.,* Thuj., **Verat., Verb.,** Zinc.

Husten abends mit, morgens ohne Answurf: Alum., Ant-c., *Arg.,* **Arn.,** Ars., Aur., *Bar-c., Bell.,* **Bov.,** *Bry.,* Calc., Cann-s., Canth., *Caust., Chin.,* **Cina,** *Dig.,* **Graph.,** *Ign.,* Kali-c., Kali-n., Kreos., *Lyc.,* Mur-ac., Nat-m., *Nux-v.,* Rhod., Rhus-t., **Ruta,** Sep., Sil., Stann., Staph., Sul-ac., Thuj., Verat.

— **morgens mit, abends ohne Auswurf:** *Acon.,* Alum., Ambr., **Am-c.,** *Am-m.,* **Ang., Ant-c.,** *Ant-t.,* Arn., Ars., Aur., Bar-c., *Bell.,* **BRY., Calc.,** *Caps.,* Carb-an., **CARB-V.,** *Caust.,* Cina, *Colch., Cupr.,* Dig., *Dros.,* **Euphr., Ferr., HEP.,** Hyos., Ign., *Ip., Kali-c.,* Kali-n., Kreos., Lach., Led., *Lyc., M-ambo.,* **Mag-c.,** Mag-m., **Mang.,** *Mez.,* Mur-ac., Nat-c., **Nat-m., Nit-ac.,** *Nux-v.,* **PAR., PHOS., Ph-ac., PULS.,** *Rheum,* Rhod., **Rhus-t.,** *Seneg.,* **SEP.,** Sil., *Spong.,* **SQUIL.,** Stann., Staph., **Stront-c., Sulph., SUL-AC.,** Verat., **Zinc.**

Husten nachts mit, am Tag ohne Answurf: Alum., *Am-m.*, Arn., Calc., *Caust.*, Euphr., Led., *M-aust.*, Phos., *Rhod.*, **SEP.**, **Staph.**, Sulph.

— **am Tage mit, nachts ohne Auswurf:** *Acon.*, Alum., *Am- c.*, Anac., *Ang.*, Ant-t., *Arg.*, *Arn.*, **ARS.**, Asaf., *Bell.*, Bry., **Calc.**, Caps., *Carb-an.*, Caust., **CHAM.**, *Chin.*, Cocc., *Colch.*, **Con.**, Euphr., **Graph.**, Guaj., **HEP.**, **Hyos.**, *Kali-c.*, Lach., M-ambo., *Mag-c.*, *Mag-m.*, *Mang.*, **MERC.**, **Nit-ac.**, **Nux-v.**, Op., Petr., *Phos.*, **PULS.**, Rhus-t., **Sabad.**, **SIL.**, Squil., Stann., **Stront-c.**, *Sulph.*, *Verat.*, Zinc.

— und muss das **Losgehustete niederschlingen:** **Arn.**, Calad., *Cann-s.*, **CAUST.**, **Con.**, Dig., Dros., **Kali-c.**, *Lach.*, M-aust., Nux-m., *Sep.*, Spong., *Staph.*

Auswurf blutig: **Acon.**, Alum., Ambr., *Am-c.*, Am-m., Anac., Ant-c., **Arn.**, **Ars.**, Asar., Aur., **Bell.**, *Bism.*, Borx., **Bry.**, **Calc.**, *Canth.*, Caps., Carb-an., Carb-v., Cham., **Chin.**, Cina, *Con.*, **Croc.**, *Cupr.*, Dig., **Dros.**, *Dulc.*, **FERR.**, *Hep.*, **Hyos.**, Iod., **IP.**, *Kali-c.*, *Kali-n.*, Kreos., Laur., **Led.**, **Lyc.**, M-ambo., Mag-c., Mag-m., Mang., **Merc.**, Mez., *Mur-ac.*, Nat-c., *Nat-m.*, **NIT-AC.**, *Nux-m.*, *Nux-v.*, *Op.*, **PHOS.**, Ph-ac., *Plb.*, **PULS.**, **Rhus-t.**, *Sabad.*, **Sabin.**, **Sec.**, Sel., **Sep.**, *Sil.*, Squil., Stann., Staph., **SULPH.**, *Sul-ac.*, Tarax., Thuj., **Zinc.**

— **Blut bräunlich:** **BRY**, *Calc.*, **Carb-v.**, Con., Puls., *Rhus-t.*

— — **dunkel:** Acon., **Am-c.**, **Ant-c.**, *Arn.*, **Asar.**, *Bell.*, **Bism.**, *Bry.*, *Canth.*, Carb-v., **CHAM.**, *Chin.*, Con., **CROC.**, *Cupr.*, Dig., Dros., Ferr., Kali-n., **Kreos.**, Led., *Lyc.*, **Mag-c.**, Mag-m., **Nit-ac.**, *Nux-m.*, **NUX-V.**, Phos., *Ph-ac.*, **Puls.**, Sec., *Sel.*, **Sep.**, *Sulph.*

— — **hell:** Am-c., **Arn.**, Ars., **BELL.**, Borx., *Bry.*, *Calc.*, Canth., Carb-an., *Carb-v.*, Chin., Dig., *Dros.*, **DULC.**, *Ferr.*, **HYOS.**, *Ip.*, *Kali-n.*, Kreos., *Laur.*, **Led.**, Mag-m., *Merc.*, Nat-c., Nux-m., **Phos.**, Puls., **Rhus-t.**, *Sabad.*, **SABIN.**, **Sec.**, Sep., Sil., Sulph., *Zinc.*

Auswurf, Blut scharf: *Am-c., Ars., Canth.,* Carb-v., Hep., **KALI-C., Kali-n.,** Rhus-t., **SIL.,** Sulph., Sul-ac., Zinc.

— — in **Stücken** (geronnen): *Arn.,* **Bell.,** Bry., *Canth.,* Carb-an., **CHAM., Chin.,** *Con., Croc.,* **Ferr., Hyos., Ip.,** Kreos., *Mag-m., Merc., Nit-ac.,* Nux-v., *Ph-ac.,* **Puls., RHUS-T., Sabin.,** Sec., Sep.

— — **zäh: CROC., Cupr.,** Mag-c., Sec.

— **blutstreifig:** Acon., Alum., *Am-c.,* **Arn.,** Ars., *Bism., Borx.,* **BRY.,** *Caust.,* **CHIN.,** Cocc., Con., Dros., Euphr., **FERR.,** Iod., **Ip.,** Kreos., **Laur.,** Lyc., *Nat-m.,* Nit-ac., Nux-m., *Op.,* **Phos.,** Puls., *Sabin.,* Sec., *Sel.,* **Sep.,** Sil., Spong., Squil., Sul-ac., **Zinc.**

— **eitrig:** Acon., Am-c., Anac., Arg., *Ars.,* Asaf., *Aur.,* Bell., Bry., **CALC.,** Carb-an., Carb-v., Cham., **CHIN.,** Cic., Cina, *Cocc.,* **CON., Dros.,** Dulc., **Ferr,** Graph., *Guaj., Hep.,* Hyos., Ign., Ip., **KALI-C., Kali-n., Kreos.,** Lach., *Led.,* **LYC.,** Mag-c., Mag-m., **Merc., Nat-c.,** Nat-m., *Nit-ac.,* Nux-m., Nux-v., **PHOS., Ph-ac.,** *Plb., Puls.,* **Rhus-t.,** Ruta, *Sabin.,* Samb., Sec., **SEP., SIL., Stann., Staph.,** Stront-c., *Sulph.,* Zinc.

— wie **Eiweiß:** Am-m., Arn., **Ars.,** Borx., Bov., **Chin., Ferr., Laur.,** *Mez., Petr., Seneg., Sil., Stann.*

— **gallertartig: Arg.,** *Arn.,* Bar-c., Chin., *Dig.,* **Ferr.,** *Laur.*

— **gelb: Acon.,** *Alum.,* Ambr., Am-c., **Am-m.,** Anac., Ang., Ant-c., Arg., **Ars.,** *Aur., Bar-c.,* Bell., *Bism.,* Borx., *Bov.,* **Bry., CALC.,** Carb-an., **Carb-v.,** Caust., Cham., Cic., Con., *Dig.,* Dros., Graph., Hep., Ign., *Iod.,* Ip., *Kali-c.,* **Kreos., Lyc.,** *Mag-c.,* Mag-m., *Mang.,* **Merc.,** Mez., Mur-ac., **Nat-c.,** *Nat-m., Nit-ac.,* Nux-v., Op., Par., **PHOS.,** Ph-ac., Plb., **PULS.,** Ruta, *Sabad.,* Sabin., *Sel.,* Seneg., **Sep.,** Sil., Spig., **Spong., STANN., Staph.,** *Sulph., Sul-ac.,* **Thuj.,** *Verat., Zinc.*

— **Geschmack** desselben (S. unten)

Auswurf grau: **AMBR.,** Anac., **Ars.,** *Carb-an.,* *Chin.,* Kali-c., Kreos., **LYC.,** Mang., *Nux-v.,* Rhus-t., Seneg., *Sep.,* **Thuj.**

— **grünlich:** *Ars.,* Asaf., Aur., Borx., Bov., Calc., Cann-s., Carb-an., *Carb-v.,* Colch., Dros., *Ferr.,* Hyos., Iod., Kali-c., *Kreos., Led.,* Lyc., M-austr., Mang., Merc., *Nat-c.,* Nit-ac., Nux-v., **Par.,** *Phos.,* Plb., **PULS.,** Rhus-t., **Sep.,** Sil., *Stann.,* Sulph., Thuj.

— **körnig:** Chin., **Phos.,** Sep.

— **kalt:** Bry., Cann-s., Nit-ac., *Nux-v.,* **Phos.,** *Sulph.*

— **milchartig:** Am-c., **Ars.,** Carb-v., Ferr., *Puls., Sep., Sil.,* **Sulph.**

— **scharf:** **Alum.,** Am-c., *Am-m.,* Anac., **Ars.,** Carb-v., **Caust.,** Cham., Con., *Ferr.,* Ign., Iod., Kreos., Lach., *Lyc.,* Mag-m., **Merc.,** Mez., Nat-m., Nit-ac., *Nux-v., Phos.,* **Puls.,** *Sep.,* **Sil.,** Spig., Squil., *Sulph.,* Sul-ac.

— **schaumig:** **Ars.,** Hep., *Nux-v., Op.,* **Phos.,** Plb., **Puls.,** *Sil.,* Sulph.

— **schleimig:** Acon., Agar., Agn., Alum., **Ambr.,** Am-c., *Am-m., Ang.,* Ant-c., Ant-t., **Arg.,** Arn., **ARS.,** Asar., Aur., Bar-c., *Bell., Bism., Borx.,* Bov., **Bry., CALC.,** Cann-s., Canth., Caps., Carb-an., *Carb-v., Caust., Cham.,* **CHIN., Cina,** Cocc., Croc., Cupr., Dig., *Dros.,* Dulc., Euphr., *Ferr.,* Graph., *Hep., Hyos.,* **Iod.,** Ip., *Kali-c.,* Kali-n., Kreos., Lach, **Laur., LYC.,** M-ambo., *Mag-c.,* Mag-m., Merc., Mez., Nat-c., *Nat-m.,* Nit-ac., Nux-m., **Nux-v.,** Olnd., *Op.,* **PAR., PHOS.,** *Ph-ac., Plb.,* **Puls.,** Rhod., Rhus-t., Ruta, Sabad., *Sabin., Samb.,* Sec., *Sel.,* **Seneg.,** *Sep., Sil.,* Spig., *Spong.,* **Squil., Stann., Staph.,** *Sulph.,* Sul-ac., Tarax., Thuj., Verat., **Zinc.**

— **schwärzlich:** **Chin.,** *Lyc.,* **Nux-v.,** Rhus-t.

— **verhärtet:** Agar., Am-m., Ant-c., **Bry.,** Calad., **Con.,** *Iod., Kali-c.,* Kreos., Lach., Mang., **Nat-c.,** *Phos.,* Sep., *Sil.,* **Spong.,** Staph., *Stront-c., Sulph., Thuj.*

Auswurf wässrig: Agar., Am-c., Am-m., *Arg.*, Ars., Bov., Carb-an., *Carb-v.*, **Cham.,** Chin., **Graph.,** Guaj., *Lach.*, **Mag-c.,** *Mag-m.*, *Merc.*, Mez., Mur-ac., Nux-v., Plb., Puls., Sep., Squil., **Stann.,** *Sulph.*

— **weißlich:** *Acon.*, Ambr., *Am-m.*, **Arg.,** *Cina*, *Kreos.*, Laur., **LYC.,** Par., **Phos.,** Ph-ac., Rhus-t., **SEP.,** Sil., Spong., *Squil.*, Stront-c., *Sulph.*

— **zäh:** Acon., Agn., *Alum.*, Am-m., *Ant-c.*, *Ant-t.*, **Ars.,** Bar-c., *Borx.*, **BOV.,** Bry., Calc., **Cann-s.,** *Canth.*, Carb-v., *Caust.*, **Cham.,** Chin., Cocc., Colch., Dulc., Euphr., Graph., *Iod.*, *Kali-c.*, M-ambo., *Mag-m.*, **Mez.,** Nat-c., Nux-v., **Par.,** Petr., **Phos.,** *Ph-ac.*, *Plb.*, Puls., Sabad., Sabin., **Samb.,** *Seneg.*, *Sep.*, Spig., *Spong.*, Squil., **STANN.,** *Staph.*, Verat., *Zinc.*

— **zitrongelb: Kali-c**., Phos., *Puls.*

Geschmack des Auswurfs **bitter:** Acon., Arn., **Ars.,** *Bry.*, Calc., **CHAM.,** Chin., Con., *Dros.*, Ign., Kali-c., Lyc., *Merc.*, *Nat-c.*, Nat-m., Nit-ac., *Nux-v.*, **PULS.,** Sabad., *Sep.*, Stann., Sulph., *Verat.*

— **bränzlich** (verbrannt): *Bry.*, **Puls.,** Squil., Sulph.

— **fade:** Alum., *Am-m.*, *Ant-c.*, *Arg.*, Arn., *Ars.*, Aur., *Bell.*, **Bry., Calc.,** *Caps.*, **Chin.,** Euphr., **Ign.,** Ip., Kali-c., *Kreos.*, *Lyc.*, Nat-c., *Nat-m.*, **Par.,** Petr., Phos., Ph-ac., *Puls.*, Rhus-t., Sabin., Stann., **Staph.,** Stront-c., *Sulph.*, Thuj.

— **faul:** *Acon.*, **Arn., Ars.,** *Bell.*, Bov., Bry., Calc., Carb-an., **Carb-v.,** *Caust.*, **Cham.,** Cocc., *Con.*, Cupr., Dros., Ferr., *Iod.*, *Ip.*, Kali-c., Lyc., *Merc.*, *Nux-v.*, Phos., **Puls.,** *Rhus-t.*, *Samb.*, **Sep., Stann.,** Staph., *Sulph.*, Verat., Zinc.

— **fettig:** *Alum.*, **Asaf., CAUST.,** Cham., *Lyc.*, **Mag-m.,** *Mang.*, Mur-ac., Petr., Phos., **PULS.,** Rhus-t., Sil., Thuj.

Geschmack des Auswurfs **kräuterig** (kräuterartig): Calad., **Nux-v.,** *Ph-ac.*

— **metallisch:** *Agn.,* Calc., *Cocc.,* **Cupr., Ip.,** Nat-c., *Nux-v.,* **Rhus-t.,** *Zinc.*

— **salzig:** Alum., *Ambr.,* Am-c., *Ant-t.,* **ARS.,** Bar-c., Bell., Bov., *Calc.,* Cann-s., *Carb-v.,* **Chin.,** *Cocc.,* Con., Dros., Euph., *Graph.,* Hyos., *Iod.,* Lach., **LYC.,** Mag-c., Mag-m., **Merc., Nat-c.,** Nit-ac., Nux-m., Nux-v., **PHOS., PULS.,** *Rhus-t.,* **SEP.,** *Stann., Sulph.,* Sul-ac., Tarax., *Verat.*

— **sauer:** Ambr., Ant-t., Ars., **Bell.,** Bry., **CALC.,** Carb-an., Carb-v., *Cham.,* **Chin.,** Con., Graph., *Hep., Ign.,* Ip., **Kali-c.,** *Lyc.,* Mag-m., *Merc.,* Nat-c., *Nat-m.,* Nit-ac., **NUX-V.,** *Petr.,* **PHOS.,** *Ph-ac.,* Plb., **Puls.,** Rhus-t., Sabin., Sep., *Stann.,* **Sulph., Tarax.**

— **schimmlig:** *Borx.,* M-ambo.

— wie alter **Schnupfen:** *Ign.,* Mez., **PULS.,** Sabin., **Sulph.,** Zinc.

— **süßlich:** *Acon., Alum.,* Am-c., *Ars.,* Asar., Aur., **Calc.,** Canth., Chin., *Cocc., Dig.,* Ferr., Hep., Iod., Ip., *Kali-c.,* Kreos., Laur., Lyc., Merc., *Nux-v.,* **PHOS., Plb., Puls.,** *Rhus-t.,* **Sabad.,** *Samb.,* Sel., *Sep.,* **Squil., Stann.,** Sulph., Sul-ac., Zinc.

— wie **Tabaksaft:** Puls.

— **widrig: Ars.,** Asaf., *Bry., Calc.,* Canth., Chin., Cina, Cocc., *Dros.,* **Iod.,** Ip., *Kali-c.,* Led., **Merc.,** Nat-m., *Nux-v.,* Phos., **PULS.,** Sabad., Samb., Sel., *Sep.,* Squil., **Stann.,** Sulph., *Zinc.*

— wie **Zwiebeln:** *Asaf.*

Gestank des **Auswurfs:** Alum., **Ars.,** Asaf., *Aur., Bell.,* **CALC.,** Caust., Chin., *Con., Graph.,* **Guaj.,** Hep., *Kreos., Led.,* **Lyc.,** *M- aust., Mag-m.,* Merc., **NAT-C.,** *Nit-ac., Nux-v.,* **Ph-ac.,** *Puls.,* Rhus-t., *Sabin.,* **Sep., Stann., Sulph.,** Thuj.

Begleitende Beschwerden: Acon., Alum., *Ambr., Am-c.,* Am-m., *Anac.,* Ang., Ant-c., *Ant-t.,* Arg., **Arn., Ars.,** Asaf., Asar., Aur., Bar-c., **BELL.,** Bism., Borx., **BRY.,** Calad., **Calc.,** Camph., Cann-s., Canth., **Caps.,** *Carb-an.,* **Carb-v.,** *Caust., Cham.,* Chel., **Chin., Cina,** Cocc., Coff., Colch., Coloc., *Con.,* Croc., *Cupr.,* Dig., **DROS.,** Dulc., Euph., Euphr., Ferr., Graph., Guaj., Hell., **Hep.,** *Hyos.,* Ign., Iod., **IP.,** *Kali-c., Kali-n., Kreos.,* Lach., Laur., *Led., Lyc.,* M-ambo., M-arct., M-aust., Mag-m., Mang., Meny., *Merc.,* Mez., Mosch., Mur-ac., *Nat-c.,* **Nat-m.,** Nit-ac., Nux-m., **NUX-V.,** Olnd., Op., Par., Petr., **PHOS.,** *Ph-ac.,* Plb., **PULS.,** Rhod., **Rhus-t.,** Ruta, *Sabad.,* Sabin., *Samb.,* Sars., Sec., Sel., Seneg., **SEP.,** Sil., Spig., *Spong.,* **Squil.,** *Stann.,* Staph., Stront-c., **Sulph.,** Sul-ac., Teucr., Thuj., Valer., **Verat.,** Verb., *Zinc.*

30. LUFTRÖHRE

Kehlkopf: Acon., Agar., *Alum., Ambr.,* Am-c., *Am-m.,* Anac., Ang., *Ant-c.,* Ant-t., *Arg.,* Arn., *Ars.,* Asar., Bar-c., **Bell.,** Borx., Bov., Bry., Calad., *Calc.,* Camph., Cann-s., **Canth.,** Caps., Carb-an., **Carb-v., Caust., Cham.,** Chel., *Chin.,* Cic., Cina, *Cocc.,* Coff., Colch., *Con.,* Cupr., Dig., **DROS.,** Dulc., Ferr., *Graph.,* Guaj., Hell, **Hep.,** *Hyos., Ign.,* **IOD.,** *Ip., Kali-c., Kali-n.,* Kreos., **Lach., Laur.,** Lyc., Mag-c., *Mag-m.,* **Mang.,** *Meny., Merc.,* Mez., *Mosch.,* Mur-ac., *Nat-m.,* Nit-ac., Nux-m., **NUX-V.,** Olnd., Op., **Par.,** Petr., **PHOS.,** *Ph-ac.,* Plat., Plb., **PULS.,** Rhod., *Rhus-t.,* Ruta, **Sabad.,** *Sabin.,* Samb., **Seneg.,** *Sep.,* Sil., Spig., **SPONG.,** *Stann.,* Staph., Stram., Stront-c., **Sulph.,** Sul-ac., Tarax., Thuj., **Verat.,** Verb., **Zinc.**

Luftröhre: *Acon.,* Agar., Alum., Ambr., *Am-c.,* Am-m., Anac., Ant-c., *Arg., Arn., Ars.,* Asar., Bar-c., *Bell.,* Borx., *Bov., Bry.,* Calad., Calc., Camph., *Cann-s., Canth.,* Caps., Carb-an., **Carb-v.,** *Caust., Cham., Chin.,* Cic., *Cina,* Cocc., Coff., Con., Cupr., Dig., **Dros.,** Euph., *Ferr.,* Graph., **Hep.,** Hyos., Ign., **Iod., Ip.,** *Kali-c., Kali-n., Kreos., Lach.,* **Laur.,** *Led.,* Lyc., Mag-c., Mag-m., *Mang.,* Merc., *Mez.,* Mosch., Mur-ac., Nat-c., *Nat-m.,* **Nit-ac., NUX-V., Par.,** Petr., **PHOS.,** Ph-ac., Plat., Plb., **PULS.,** Rhod., **Rhus-t.,** Sabad., Sabin., Samb., Sars., **Seneg.,** Sep., Sil., **SPONG.,** Squil., **STANN.,** *Staph.,* Stront-c., **Sulph.,** Sul-ac., **Teucr.,** *Thuj., Verat.,* Verb., *Zinc.*

Schleim-Erzeugung: Agn., Alum., *Ambr.,* Am-c., Am-m., *Ang.,* Ant-c., Ant-t., *Arg.,* Arn., Ars., Asar., Aur., Bar-c., Bell., Bism., Borx., Bov., Bry., **Calc.,** Camph., Cann-s., Canth., Caps., *Carb-an.,* Carb-v., **Caust.,** *Cham., Chin., Cina,* Cocc., Coff., Colch., Con., Croc., *Cupr.,* Dig., Dros., Dulc., Euphr., Graph., Guaj., Hep., Hyos., Ign., *Iod.,* **Kali-c**., Kali-n., Kreos., Lach., *Laur.,* **LYC.,** M-ambo., Mag-c., Mag-m., Mang., Merc., Mez., Nat-c., Nat-m., Nit-ac., Nux-m., *Nux-v.,* Olnd., Op., *Par.,* Petr., **PHOS.,** Ph-ac., Plat., Plb., *Puls.,* Ran-b., Rhod., Rhus-t., Ruta, Sabad., Sabin., Samb., Sars., Sel., **SENEG.,** Sep., Sil., Spig., Squil., **Stann.,** Staph., *Sulph.,* Sul-ac., Tarax., Teucr., Thuj., Valer., Verat., Verb., Zinc.

Stimme erhöht: Cupr., Stann., *Stram.*

— **heiser,** (Heiserkeit): *Acon.,* Agn., Alum., **Ambr.,** Am-c., Am-m., Anac., Ang., *Ant-c.,* Ant-t., Arn., Ars., Asaf., *Bar-c., Bell., Bov., Bry.,* **Calc.,** *Camph.,* Cann-s., Canth., *Carb-an.,* **CARB-V., Caust., Cham., Chin.,** Cic., Cina, Coff., Colch., Con., Croc., *Cupr., Dig.,* **Dros.,** Dulc., Ferr., **Graph, Hep.,** Hyos., Ign., *Iod., Kali-c.,* Kali-n., Kreos., Lach., *Laur.,* Led., Lyc., Mag-c., Mag-m., **MANG.,** *Meny.,* **Merc.,** Mez., *Mur-ac.,* **Nat-c., Nat-m.,** *Nit-ac., Nux-m.,* **Nux-v.,** Olnd., Op., Par., *Petr.,* **PHOS.,** Ph-ac., Plat., *Plb.,* **Puls.,** Rhod., *Rhus-t.,* Ruta, *Sabad., Samb.,* Sec., *Sel.,* Seneg., *Sep., Sil.,* Spig., **SPONG.,** *Stann.,* Staph., Stram., Stront-c., *Sulph.,* Sul-ac., Tarax., Thuj., **Verat.,** *Verb.,* Zinc.

— **hohl: Acon.,** *Ant-t.,* Bar-c., Bell., *Camph., Carb-v., Caust.,* Chin., Cina, Dig., **Dros.,** Euph., *Hep., Ign.,* **Ip.,** Kreos., **Led.,** Nux-m., *Op.,* Phos., **Samb.,** *Sec.,* Sil., *Spig.,* **SPONG., Stann.,** *Staph., Stram.,* **VERAT.,** *Verb.*

— **klanglos:** Agn., *Ambr.,* **Calad.,** Carb-an., *Chin.,* Cina, **DROS.,** *Hep.,* Nat-c., Rhod., Samb., *Spong.*

— **krächzend: Acon.,** Ars., *Cina,* Lach., Ruta.

Stimme kreischend: Cupr., *Stram.*

— **leise: ANG., Ant-c.,** Bell., *Cann-s.,* **CANTH.,** *Caust.,* **Cham., Chin., HEP., Ign.,** Laur., **Lyc.,** Mosch., Nux-v., Op., Par., **Puls., Sec., Spong.,** *Stann.,* **Staph, VERAT.**

— **mangelnd,** (Stimmlosigkeit): Acon., *Ambr.,* **Ant-c.,** *Bar-c.,* **Bell.,** Bov., Bry., *Calc.,* Camph., *Cann-s., Carb-an.,* **CARB-V., Caust.,** *Cham., Chin.,* Cupr., Dig., **Dros.,** *Graph.,* **Hep.,** Hyos., Iod., *Kali-c., Lach., Laur., Mang., Meny.,* **Merc.,** Mur-ac., *Nat-c.,* **Nat-m.,** Nit-ac., Nux-m., *Nux-v.,* Olnd., Petr., **PHOS.,** *Plat., Plb.,* **Puls.,** Rhus-t., Ruta, Sabad., Samb., Sel., Sep., Sil., **Spong.,** Stann., Sulph., **Verat.,** Verb.

— **murmelnd:** Hyos., Lach., Op., *Stram.*

— **näselnd:** Bell., Bry., *Lach.,* Ph-ac., **Staph.**

— **rau:** Alum., Ambr., Borx., Bry., *Calc.,* Carb-v., **Caust.,** *Cham.,* Chin., Coff., *Dros., Hep., Iod.,* Kali-c., Kali-n., Kreos., Lach., *Laur., Mang.,* **Meny.,** Merc., Mez., *Nux-m.,* **Nux-v., PHOS.,** Ph-ac., *Plb.,* **Puls.,** *Rhus-t.,* Sars., **Seneg., Spong., Stann.,** Staph., Stram., *Stront-c.,* **Sulph.,** *Sul-ac.,* Thuj., Verb., *Zinc.*

— **tief:** Arn., *Bar-c.,* Cham., **Chin., DROS.,** *Iod.,* Laur., *Par.*

— **unrein:** Agar., *Am-c.,* Anac., Ant-c., Bar-c., Bry., *Calc.,* **Camph.,** Carb-an., *Carb-v.,* **Caust.,** *Cham.,* **Chin.,** Croc., Cupr., **Dros., Graph.,** *Hep.,* **Hyos., Mang., MERC.,** Nat-m., *Nux-m., Nux-v.,* Phos., Sabad., Sars., **Sel., Spong., Stann.,** *Sulph.,* Verb.

— **unterbrochen:** Cic., *Dros.,* Euphr., Mag-c., **Spong.**

— **zischend:** Bell., *Phos.*

— **zitternd:** *Acon.,* Ars., Canth., **Ign., Merc.**

31. ÄUSSERER HALS

Hals: Acon., Agar., Agn., *Alum.*, Am-c., **Am-m.,** Anac., Ang., *Ant-c.*, Ant-t., *Arg.*, **Arn., Ars.,** Asaf., **Asar.,** Aur., Bar-c., **BELL.,** Bism., Borx., Bov., **Bry., Calc.,** Camph., Cann-s., *Canth.*, Caps., Carb- an., *Carb-v.*, **Caust.,** Cham., Chel., *Chin.*, **Cic.,** Cina, Clem., *Cocc.*, Coff., Colch., Coloc., *Con.*, Croc., Cupr., **Cycl.,** *Dig.*, Dulc., Euph., Ferr., **Graph.,** Guaj., Hell., **Hep.,** Hyos., *Ign.*, **Iod.,** Ip., *Kali-c.*, Kali-n., Kreos., **Lach.,** Laur., Led., **LYC., M-ambo., M-arct.,** Mag-c., Mag-m., **Mang.,** Meny., **Merc.,** *Mez.*, Mosch., Mur-ac., *Nat-c.*, Nat-m., *Nit-ac.*, *Nux-v.*, **Olnd.,** *Op.*, *Par.*, Petr., **Phos,** *Ph-ac.*, Plat., Plb., **Puls.,** Ran-s., Rheum, *Rhod.*, **Rhus-t.,** Ruta, *Sabin.*, Samb., *Sars.*, Sec., Sel., *Sep.*, *Sil.*, *Spig.*, **Spong., Squil.,** Stann., **Staph.,** Stront-c., Sulph., Sul-ac., **Tarax.,** Teucr., **Thuj.,** *Verat.*, Verb., Viol-o., **Zinc.**

Nacken: Acon., Agar., Agn., *Alum.*, Ambr., *Am-c.*, *Am-m.*, *Anac.*, Ang., *Ant-c.*, Ant-t., Arg., *Arn.*, Ars., Asaf., **Asar.,** Aur., **BAR-C., Bell.,** Borx., Bov., **Bry., CALC.,** Camph., Cann-s., Canth., Caps., Carb-an., **Carb-v., Caust.,** Cham., **Chin.,** Cina, Clem., Cocc., Colch., *Coloc.*, *Con.*, Croc., Cupr., *Cycl.*, *Dig.*, Dros., *Dulc.*, Euph., Ferr., **Graph.,** Guaj., Hell., Hep., *Hyos.*, **Ign.,** Iod., Ip., **Kali-c.,** *Kali-n.*, *Lach.*, *Laur.*, Led., **Lyc.,** M-ambo., M-aust., *Mag-c.*, Mag-m., Mang., **Meny., Merc.,** Mez., *Mosch.*, **Nat-c., Nat-m.,** *Nit-ac.*, Nux-m., **NUX-V.,** Olnd., Op., *Par.*, *Petr.*, *Phos.*, **Ph-ac., Plat.,** Plb., **PULS.,** Ran-b., Rheum, **Rhod., RHUS-T.,** Ruta, Sabad., *Sabin.*, Samb., *Sars.*, Sec., Sel., **Sep., Sil.,** *Spig.*, *Spong.*, Squil., *Stann.*, **STAPH.,** Stront-c., **Sulph.,** *Tarax.*, *Thuj.*, Valer., *Verat.*, *Viol-o.*, Viol-t., *Zinc.*

Hals- (und Unterkiefer-) **Drüsen:** Agn., *Alum.*, *Ambr.*, Am-c., *Am-m.*, Ang., *Ant-c.*, Ant-t., Arg., *Arn.*, *Ars.*, Asaf., Asar., **Aur.,** *Bar-c.*, **BELL.,** Borx., *Bov.*, *Bry.*, Calad., **Calc.,** Camph., *Canth.*, Caps., **Carb-an.,** Carb-v., Caust., **Cham.,** *Chin.*, *Cic.*, Cina, **Clem.,** *Cocc.*, **Con.,** Cupr., Cycl., *Dulc.*, Euph., Ferr., **Graph.,** Hell., Hep., Hyos., **Ign.,** Iod., **Kali-c.,** *Kreos.*, *Lach.*, *Lyc.*, M-ambo., *M-arct.*, M-aust., Mag-c., Mag-m., **MERC.,** Mez., Mur-ac., Nat-c., *Nat-m.*, **Nit-ac.,** *Nux-v.*, Par., Petr., *Phos.*, *Ph-ac.*, Plb., *Puls.*, *Ran-s.*, **RHUS-T.,** Sabad., Sars., Sel., Seneg., *Sep.*, **Sil., Spig., Spong.,**

Squil., *Stann.*, **STAPH.**, Stram., *Sulph.*, *Sul-ac.*, *Thuj.*, *Verat.*, Viol-t., Zinc.

Schild-Drüse, (Kropf): **Ambr.**, Am-c., Bell., *Calc.*, *Carb-an.*, Caust., Con., Dig., **IOD.**, Kali-c., Lyc., Mag-c., *Merc.*, **NAT-C.**, *Nat-m.*, Petr., Phos., *Plat.*, Sil., **SPONG.**, Sulph.

32. BRUST

Innere Brust: Acon., Agar., Agn., *Alum.*, Ambr., *Am-c.*, *Am-m.*, Anac., Ang., Ant-c., Ant-t., Arg., **Arn.**, **Ars.**, *Asaf.*, Asar., Aur., Bar-c., **Bell.**, Bism., *Borx.*, Bov., **BRY.**, Calad., **Calc.**, Camph., *Cann-s.*, *Canth.*, Caps., Carb-an., **Carb-v.**, *Caust.*, *Cham.*, Chel., **Chin.**, Cic., *Cina*, Clem., **Cocc.**, Coff., *Colch.*, Coloc., *Con.*, Croc, Cupr., Cycl., *Dig.*, Dros., **Dulc.**, Euph., Euphr., *Ferr.*, *Graph.*, Guaj., Hell., Hep., *Hyos.*, *Ign.*, *Iod.*, Ip., **Kali-c.**, *Kali-n.*, *Kreos.*, Lach., *Laur.*, *Led.*, **Lyc.**, M-ambo., M-arct., M-aust., Mag-c., Mag-m., *Mang.*, *Meny.*, *Merc.*, *Mez.*, *Mosch.*, *Mur- ac.*, Nat-c., *Nat-m.*, *Nit-ac.*, *Nux-m.*, **Nux-v.**, *Olnd.*, Op., Par., Petr., **PHOS.**, *Ph-ac.*, *Plat.*, Plb., **PULS.**, **Ran-b.**, *Ran-s.*, Rheum, Rhod., **Rhus-t.**, **Ruta,** Sabad., Sabin., Samb., Sars., Sec., Sel., **SENEG.**, **Sep.**, *Sil.*, **SPIG.**, *Spong.*, *Squil.*, **STANN.**, *Staph.*, Stram., Stront-c., **SULPH.**, Sul-ac., Tarax., Teucr., *Thuj.*, Valer., *Verat.*, Verb., Viol-o., Viol-t., **Zinc.**

— **oberer Teil:** Acon., Agn., *Alum.*, Ambr., **Anac.**, *Ang.*, *Ant-c.*, Arg., Ars., Asaf., Aur., *Bar-c.*, **Bell.**, Bry., *Calc.*, Cann-s., **Canth.**, Carb-v., Caust., Cham., Chel., Chin., Cic., *Cina*, Cocc., Colch., *Con.*, Cycl., *Dulc.*, Graph., Guaj., Hyos., Iod., Kali-c., Laur., *Lyc.*, M-arct., **MANG.**, Meny., *Merc.*, Mez., Nat-m., *Nit-ac.*, Olnd., Petr., **Phos.**, Ph-ac., **Plat.**, Plb., *Ran-b.*, Rhus-t., Ruta, Sars., *Seneg.*, **Sep.**, Sil., *Spig.*, **STANN.**, Staph., *Sulph.*, *Sul-ac.*, Tarax., Thuj., *Verat.*, Viol-t., *Zinc.*

Brust, unterer Teil: Acon., *Agar.*, Agn., Alum., Ambr., **Am-c.**, Anac., *Arg.*, **Arn**, Ars., Asaf., *Asar.*, Aur., Bell., *Bism.*, Bov., *Bry.*, Calc., *Cann-s.*, Canth., **Carb-v.**, **Caust.**, Cham., **CHIN.**, *Cic.*, Cocc., Colch., *Croc.*, *Dig.*, Dros., Dulc., Guaj., Hell., Hep., Hyos., *Iod.*, **KALI-C.**, Kali-n., Kreos., *Laur.*, Led., M-aust., *Mag-c.*, Mang.,

Merc., **Mez., Mosch,** *Mur-ac.,* **Nat-c.,** *Nat-m., Olnd.,* Op., Par., Petr., *Phos.,* **PH-AC.,** Plat., Plb., *Puls., Ran-b.,* Rheum, *Rhus-t.,* Ruta, *Sabad.,* **SABIN.,** *Samb.,* Sars., **Seneg., Sep.,** *Sil.,* **Spig., SQUIL.,** Stann., *Staph., Stront-c.,* Tarax., *Teucr.,* Thuj., **Valer.,** Verat., Verb., *Viol-t.,* **Zinc.**

Herz und **Herzgegend: Acon.,** Alum., Ambr., Am-c., Anac., Ang., *Ant-t.,* **Arn.,** *Ars.,* Asaf., Asar., **Aur.,** Bar-c., *Bell.,* Bism., Borx., Bov., Bry., **CALC.,** Camph., **Cann-s.,** *Canth.,* Carb-an., *Carb-v., Caust., Cham., Chin.,* Clem., *Cocc.,* Colch., Coloc., Con., Croc., *Cupr.,* Cycl., *Dig.,* Dulc., Ferr., *Graph.,* Hell., Hep., Hyos., Ign., **Iod.,** Ip., *Kali-c.,* Kali-n., Kreos., Lach., *Laur.,* **Lyc.,** M-ambo., M-arct., M- aust., Mag-c., Mag-m., Mang., Meny., *Merc.,* Mez., Mosch., Mur-ac., *Nat-c.,* **NAT-M.,** *Nit-ac., Nux-m., Nux-v.,* Olnd., Op., Par., Petr., **Phos.,** Ph-ac., *Plat.,* Plb., **PULS.,** Ran-s., Rhod., **Rhus-t.,** Ruta, *Sabin.,* Sars., *Sec., Seneg.,* **Sep.,** Sil., **SPIG.,** Spong., Staph., Stront-c., **SULPH.,** *Sul-ac., Thuj.,* Valer., **Verat.,** Verb., Viol-o., *Viol-t.,* **Zinc.**

Herzklopfen: ACON., Agar., *Alum.,* Ambr., *Am-c., Anac., Ang.,* **Ant-t., Arn, Ars.,** *Asaf.,* Asar., **Aur.,** *Bar-c.,* **Bell.,** Bism., Borx., Bov., **Bry., CALC.,** *Camph.,* **Cann-s.,** *Canth., Carb-an.,* **Carb-v., Caust.,** *Cham.,* **CHIN.,** Clem., *Cocc., Colch.,* Coloc., Con., Croc., **Cupr.,** *Cycl., Dig.,* Dulc., *Ferr., Graph.,* Hell., **Hep.,** Hyos., **Ign., IOD.,** Ip., **Kali-c.,** *Kali-n., Kreos.,* Lach., *Laur.,* **LYC.,** M-ambo., *M-arct., M-aust.,* Mag-c., *Mag-m.,* Mang., Meny., **MERC.,** Mez., Mosch., *Mur-ac.,* **Nat-c., NAT-M., Nit-ac.,** *Nux-m.,* **Nux-v.,** Olnd., Op., Par., Petr., **PHOS., Ph-ac.,** *Plat., Plb.,* **PULS.,** Ran-s., Rhod., **Rhus-t.,** Ruta, Sabad., *Sabin.,* **Sars.,** *Sec.,* Sel., *Seneg.,* **SEP., Sil., SPIG., Spong.,** Staph., *Stront-c.,* **SULPH.,** *Sul-ac.,* **THUJ.,** Valer., **Verat.,** Verb., **Viol-o.,** *Viol-t.,* **Zinc.**

Herzklopfen mit **Angst: ACON.,** Alum., *Am-c.,* Anac., Ang., *Ant-t.,* Arn., **Ars.,** Asaf., **Aur.,** *Bell.,* Borx., *Bry.,* **CALC.,** *Camph., Cann-s.,* Carb-v., Caust., *Cham.,* **Chin.,** *Cocc.,* Colch., Coloc., Cupr., *Dig.,* Ferr., *Graph.,* Hyos., Ign., Kali-c., Lach., Laur., **LYC.,** M-ambo., M-arct., M-aust., *Mag-c.,* **Merc.,** *Mosch., Nat-c.,* **Nat-m.,** *Nit-ac.,* **Nux-v.,** Olnd., Petr., **PHOS., Plat.,** Plb., **PULS.,** *Rhus-t.,* Ruta, **Sec.,** Seneg., **Sep.,** Sil., **SPIG.,** *Spong.,* Staph., **Sulph.,** Sul-ac., Thuj., Valer., *Verat., Viol-o.,* Viol-t., *Zinc.*

Herzschlag aussetzend: Acon., *Agar.,* Alum., *Ang., Ars.,* Asaf., Bism., **Bry.,** Canth., *Caps.,* Carb-v., **CHIN., DIG., Hep.,** *Hyos.,* **Kali-c.,** *Lach., Laur.,* Mez., *Mur-ac.,* **NAT-M.,** Nux-v., **Op., PH-AC.,** *Plb., Rhus-t.,* Sabin., **Samb., Sec., Sep., Stram., Sulph,** Thuj., *Verat., Zinc.*

— **zitternd:** Ambr., Ang., Ant-t., **Ars.,** Aur., Bell., **CALC.,** *Camph.,* **Cic.,** Cina, *Cocc.,* Iod., Kali-c., **Kreos.,** Lach., *Nat-m., Nux-m.,* Phos., **Rhus.,** Ruta, **Sabin.,** Sep., **SPIG., Staph.,** Stram.

Äußere Brust: Acon., *Agar.,* Alum., *Ambr.,* Am-c., *Am-m.,* Anac., *Ang.,* Ant-c., Ant-t., Arg., **ARN.,** *Ars.,* Asaf., Asar., Aur., Bar-c., *Bell.,* Bism., Borx., *Bov.,* **Bry.,** Calad., **Calc.,** Camph., Cann-s., **Canth.,** Caps., Carb-an., *Carb-v., Caust.,* Cham., Chel., **Chin.,** *Cic.,* Cina, Clem., Cocc., Colch., Coloc., *Con.,* Croc., Cupr., *Dig., Dros.,* **Dulc.,** Euph., Euphr., Ferr., Graph., Guaj., Hell., *Hep.,* Hyos., Ign., Iod., Ip., Kali-c., *Kali-n.,* Kreos., Lach., Laur., **Led., Lyc.,** M-ambo., M-arct., M-aust., Mag-c., Mag-m., *Mang.,* Meny., *Merc.,* **Mez.,** Mosch., *Mur-ac., Nat-c., Nat-m.,* Nit-ac., Nux-m., **Nux-v., Olnd.,** Op., Par., Petr., **PHOS.,** *Ph-ac., Plat.,* Plb., **Puls., RAN-B.,** *Ran-s., Rheum,* Rhod., **Rhus-t.,** Ruta, Sabad., *Sabin.,* Samb., *Sars.,* Sec., Selen., Seneg., *Sep., Sil.,* **SPIG.,** Spong., Squil., *Stann.,* **Staph.,** Stram., *Stront-c.,* **SULPH.,** Sul-ac., *Tarax.,* Teucr., Thuj., Valer., **Verat.,** Verb., Viol-t., Zinc.

Brust-Drüsen: Acon., Alum., Ambr., Am-c., **Arn., Ars.,** *Asaf.,* Bar-c., **Bell.,** *Borx.,* **BRY., Calc.,** Camph., *Cann-s.,* **CARB-AN.,** Carb-v., Caust., **CHAM., Clem.,** Cocc., *Coloc.,* **CON.,** Croc., Cupr., Dig., Dulc., Ferr., *Graph.,* Guaj., **Hep.,** *Iod.,* Kali-c., *Kreos., Laur., Lyc.,* Mang., *Merc.,* Mez., Nat-c., Nat-m., *Nit-ac.,* Nux-m., Nux-v., Op., Petr., **PHOS.,** Ph-ac., *Plb.,* **Puls.,** Ran-s., Rheum, *Rhus-t.,* Ruta, *Sabin.,* Samb., *Sep.,* **SIL., Sulph.,** Thuj., Verat., Zinc.

— **Warzen:** Acon., *Agar.,* **Arn.,** Bell., *Bism., Bry., Calc.,* Camph., Cann-s., Carb-an., Caust., **Cham.,** Cic., Cocc., Con., **GRAPH.,** Hep., Ign., **LYC.,** M-arct., M-aust., Mang., **Merc.,**

Mez., Mur-ac., Nit-ac., Nux-v., *Par.*, Petr., *Phos.*, Plb., **PULS.**, Ran-s., *Rheum*, Rhus-t., Sabad., *Sabin.*, Sars., *Sep.*, *Sil.*, **SULPH.**, Thuj., Zinc.

Milch-Vermehrung: Acon., *Asaf.*, **BELL.**, **BRY.**, **Calc.**, *Chin.*, *Con.*, Iod., Nux-v., *Phos.*, **PULS.**, **Rhus-t.**, *Stram.*

— **Verminderung: Agn.**, Bell., *Bry.*, **Calc.**, *Cham.*, Chel., *Chin.*, **DULC.**, Phos., *Puls.*, *Rhus-t.*, Samb., Sec., *Sep.*, Sulph., **Zinc.**

— **Verdorbenheit:** Bell., **Borx.**, *Carb-an.*, **CHAM.**, Ip., Lach., *Merc.*, Nux-v., *Puls.*, **Rheum**, Samb.

33. RÜCKEN

Schulterblätter: *Acon.*, Agar., *Alum.*, Ambr., Am-c., **Am-m.**, **Anac.**, Ang., Ant-c., *Arg.*, *Arn.*, Ars., **Asaf.**, Asar., Aur., **Bar-c.**, **Bell.**, Bism., Borx., Bov., *Bry.*, **Calc.**, *Camph.*, Cann-s., *Canth.*, Caps., Carb-an., Carb-v., **Caust.**, Cham., **Chel.**, **CHIN.**, *Cic.*, Cina, *Cocc.*, Colch., *Coloc.*, Con., Croc., Cupr., Cycl., Dig., Dros., **Dulc.**, *Ferr.*, Graph., Guaj., Hell., Hep., Hyos., Ign., Iod., Ip., **Kali-c.**, Kali-n., **KREOS.**, Lach., *Laur.*, Led., Lyc., M-ambo., M-arct., M-aust., Mag-c., *Mag-m.*, Mang., **Meny.**, **MERC.**, *Mez.*, Mosch., *Mur-ac.*, **Nat-c.**, *Nat-m.*, Nit-ac., **Nux-v.**, Olnd., Op., Par., Petr., *Phos.*, *Ph-ac.*, Plat., *Plb.*, *Puls.*, *Ran-b.*, Ran-s., *Rhod.*, **RHUS-T.**, *Ruta*, Sabad., Sabin., *Samb.*, Sars., Seneg., **SEP.**, **Sil.**, *Spig.*, Spong., *Squil.*, *Stann.*, *Staph.*, Stront-c., **Sulph.**, Sul-ac., *Tarax.*, Teucr., Thuj., Valer., **Verat.**, Verb., **Viol-t.**, *Zinc.*

Rücken: Acon., Agn., *Agar.*, *Alum.*, Ambr., Am-c., *Am-m.*, Anac., **Ang.**, *Ant-c.*, Ant-t., Arg., **ARN.**, **ARS.**, *Asaf.*, Asar., Aur., *Bar-c.*, **BELL.**, Bism., Borx., *Bov.*, *Bry.*, **CALC.**, Camph., *Cann-s.*, *Canth.*, *Caps.*, Carb-an., **Carb-v.**, **CAUST.**, *Cham.*, *Chel.*, **Chin.**, Cic., Cina, **COCC.**, *Coff.*, Colch., Coloc., *Con.*, Croc., Cupr., Cycl., *Dig.*, Dros., *Dulc.*, Euph., Euphr., Ferr., *Graph.*, **Guaj.**, Hell., *Hep.*, *Hyos.*, *Ign.*, Iod., *Ip.*, **Kali-c.**, Kali-n., Kreos., *Lach.*, Laur., *Led.*, **LYC.**, M-ambo., M-arct., *M-aust.*, Mag-c., Mag-m., Mang., *Meny.*,

Merc., *Mez.,* Mosch., *Mur-ac.,* **Nat-c., NAT-M.,** *Nit-ac.,* Nux-m., **NUX-V.,** Olnd., Op., Par., **Petr.,** *Phos., Ph-ac., Plat.,* Plb., **PULS.,** Ran-b., Ran-s., Rheum, *Rhod.,* **Rhus-t., Ruta,** *Sabad., Sabin.,* Samb., *Sars., Sec.,* Sel., Seneg., **SEP., SIL.,** *Spig., Spong.,* Squil., **Stann.,** *Staph., Stram., Stront-c.,* **SULPH.,** *Sul-ac., Tarax.,* Teucr., *Thuj.,* Valer., **Verat.,** Verb., Viol-t., **Zinc.**

Kreuz: Acon., *Agar., Alum.,* Ambr., *Am-c., Am-m.,* Anac., *Ang.,* Ant-c., Ant-t., *Arg.,* **Arn.,** *Ars.,* Asaf., Asar., *Aur.,* **Bar-c.,** *Bell.,* **Borx.,** Bov., **Bry.,** Calad., **Calc.,** Cann-s., *Canth.,* Caps., **Carb-an.,** *Carb-v.,* **CAUST., CHAM.,** Chel., **Chin.,** Cina, **Cocc.,** Coff., Colch., Coloc., Con., *Croc.,* Cupr., Dig., Dros., *Dulc.,* Euph., Ferr., *Graph.,* Guaj., Hell., *Hep.,* Hyos., **Ign.,** Iod., Ip., **Kali-c.,** *Kali-n.,* **Kreos.,** Lach., Laur., Led., **Lyc.,** M-ambo., *M-aust.,* *Mag-c.,* **Mag-m.,** Mang., Meny., **Merc.,** Mez., Mosch., Mur-ac., *Nat-c.,* **Nat-m.,** *Nit-ac.,* **Nux-m., NUX-V.,** Op., *Petr.,* **Phos.,** *Ph-ac.,* *Plat.,* Plb., **PULS.,** Ran-b., Ran-s., Rheum, *Rhod.,* **RHUS-T., Ruta,** Sabad., **Sabin.,** Samb., Sars., Sec., *Sel.,* Seneg., **SEP., Sil.,** Spig., Spong., Squil., Stann., *Staph.,* Stram., **Stront-c., SULPH.,** *Sul-ac.,* *Tarax., Thuj.,* Valer., **Verat.,** *Zinc.*

Steiß: Agar., Alum., Agn., Am-c., Am-m., Ang., Ant-c., Arg., **Arn.,** Asaf., *Bell.,* **Borx.,** *Bov.,* **Calc.,** Cann-s., **Canth.,** *Carb-an.,* **Carb-v., Caust., Chin.,** *Cic.,* **Colch.,** Croc., *Dros.,* **GRAPH., HEP.,** **Ign.,** Iod., Kali-c., Lach., Laur., **Led.,** Mag-c., **Merc.,** *Mur-ac.,* **Par.,** Petr., *Phos.,* **Ph-ac., Plat.,** Plb., **RHUS-T., Ruta,** Sil., *Spig.,* Staph., **Sulph.,** Thuj., *Valer., Verat., Zinc.*

34. ARME

Schulter, (Achsel): **ACON.,** Agar., Agn., **Alum., Ambr.,** Am-c., **Am-m.,** Anac., Ang., Ant-c., Ant-t., *Arg., Arn.,* Ars., *Asaf.,* *Asar.,* Bar-c., **Bell.,** *Borx.,* Bov., **BRY.,** Calc., Camph., *Cann-s.,* Canth., Carb-an., *Carb-v., Caust.,* **Chin.,** *Cic.,* Cina, Cocc., **Colch.,** Croc., Cupr., *Dig., Dros., Euph.,* **Ferr.,** Graph., Guaj., *Hep.,* Hyos., Ign., **KALI-C.,** Kali-n., *Kreos., Laur.,* **Led., Lyc.,** *M-ambo.,* **MAG-C.,** *Mag-m.,* Mang., Meny., **Merc.,** *Mez.,* Mosch., Mur-ac., *Nat-c.,* Nat-m., **Nux-v.,** Olnd., Op., Par., Petr., **Phos.,** Ph-ac., Plat., Plb., **PULS.,** *Ran-b.,* Ran-s., **Rhod., RHUS-T.,** Sabad., Sabin., Sars.,

Sep., *Sil.,* Spig., Spong., Squil., *Stann., Staph.,* Stram., **Stront-c., Sulph.,** Sul-ac., Tarax., Teucr., *Thuj.,* Valer., Verat., Verb., *Zinc.*

Achselhöhle: Agn., Am-c., *Am-m.,* Anac., Arg., Arn., Ars., *Asar., Aur., Bar-c.,* **Bell.,** Borx., Bov., *Bry.,* Calc., Canth., Caps., **CARB-AN., Carb-v.,** Caust., Chel., **Clem.,** Cocc., *Coloc.,* **Con.,** Cupr., Dig., Dulc., **HEP.,** Iod., **Kali-c.,** Lach., *Laur.,* **Lyc.,** Mag-c., Mang., *Meny.,* Merc., Mez., Nat-c., **Nat-m., Nit-ac.,** Olnd., *Petr.,* **PHOS.,** Ph-ac., Plb., Puls., Rhod., **Rhus-t.,** Ruta, Sabad., Sel., Seneg., **SEP., Sil.,** *Spig.,* Spong., Squil., Stann., **Staph., SULPH., Sul-ac.,** Teucr., Thuj., Valer., Verat., *Viol-t.,* Zinc.

Oberarm: Acon., Agar., *Agn.,* Alum., Ambr., Am-c., Am-m., Anac., Ang., **Ant-c.,** Ant-t., *Arg.,* Am., **Ars., Asaf.,** *Asar.,* Aur., Bar-c., **Bell.,** Bism., *Borx.,* Bov., **Bry.,** Calc., Camph., *Canth.,* Carb-an., *Carb-v.,* Caust., *Chel., Chin.,* Cina, Clem., **COCC.,** Coff., Colch., Coloc., Con., Croc., Cupr., Cycl., Dig., Dros., Dulc., Euph., Euphr., **FERR.,** Graph., *Guaj.,* Hell., Hep., **Ign.,** Iod., Ip., *Kali-c.,* **Kali-n.,** Kreos., Lach., *Laur., Led.,* Lyc., *M-arct.,* M-aust., Mag-c., Mag-m., Mang., Meny., Merc., **Mez.,** Mosch., Mur-ac., Nat-c., Nat-m., Nit-ac., M-mosch., Nux-v., **Olnd.,** Par., Petr., Phos., Ph-ac., Plat., **Plb.,** *Puls.,* Ran-b., Ran-s., Rheum, Rhod., Rhus-t., *Ruta,* Sabad., *Sabin.,* Samb., Sars., Sep., Sil., Spig., Spong., *Squil.,* **Stann.,** Staph., Stront-c., Sulph., Sul-ac., Tarax., Teucr., Thuj., **Valer.,** *Verat.,* Zinc.

Unterarm: Acon., Agar., Agn., *Alum., Ambr.,* Am-c., *Am-m., Anac., Ang.,* Ant-c., Ant-t., Arg., Arn., Asaf., Aur., Bar-c., Bell., **Bism.,** *Bov.,* Bry., *Calad.,* **CALC.,** *Camph.,* Canth., *Caps., Carb-an.,* Carb-v., **CAUST.,** Cham., Chel., Chin., *Cic.,* Cina, Clem., Cocc., Colch., Coloc., **Con., Croc.,** *Cupr., Cycl.,* Dig., Dros., Dulc., Euph., Euphr., *Graph.,* Guaj., Hell., *Hep., Hyos.,* Ign., Kali-c., *Kreos.,* Laur., Led., *Lyc.,* M-ambo., M-arct., M-aust., Mag-c., Mag-m., Mang., Meny., **MERC.,** Mez., *Mosch.,* Mur-ac., **Nat-c.,** Nat-m., *Nit-ac., Nux-v.,* Olnd., *Op.,* Par., Petr., Phos., **Ph-ac.,** *Plat.,* Plb., Puls., *Ran-b., Ran-s.,* Rheum, **Rhod., RHUS-T.,** Ruta, *Sabad.,* Sabin., *Samb.,* **Sars.,** *Sec.,* **Sel.,** Seneg., *Sep., Sil.,* **Spig.,** *Spong.,* Stann., **STAPH.,** *Stram.,* **Stront-c.,** *Sulph.,* Sul-ac., Tarax., *Teucr.,* Thuj., Valer., Verat., *Verb.,* Viol-t., *Zinc.*

Hand: Acon., *Agar.,* Agn., Alum., *Ambr., Am-c., Am-m.,* **Anac.,** Ang., Ant-c., Ant-t., Arg., *Arn., Ars.,* Asaf., Asar., Aur., *Bar-c.,* **Bell.,** *Bism.,* Borx., *Bov.,* **Bry., CALC.,** Camph., Cann-s., *Canth.,* Caps., Carb-an., *Carb-v.,* **Caust.,** *Cham., Chel.,* **Chin.,** Cic., *Cina,* Clem., *Cocc.,* Coff., Colch., Coloc., Con., Croc., *Cupr.,* Cycl., Dig., Dros., Dulc., Euph., Euphr., Ferr., *Graph.,* Guaj., *Hell., Hep.,* Hyos., Ign., Iod., Ip., *Kali-c.,* Kali-n., **Kreos.,** *Lach., Laur., Led.,* **LYC.,** M-ambo., *M-arct.,* M-aust., Mag-c., Mag-m., Mang., *Meny.,* **Merc.,** *Mez.,* Mosch., *Mur-ac.,* **Nat-c., Nat-m.,** *Nit-ac.,* Nux-m., **NUX-V.,** Olnd., Op., Par., *Petr.,* **Phos., Ph-ac.,** *Plat., Plb., Puls., Ran-b.,* Ran-s., Rheum, *Rhod.,* **Rhus.,** *Ruta, Sabad.,* Sabin., *Samb., Sars., Sec.,* **Sel.,** Seneg., **SEP., Sil., Spig.,** Spong., *Squil.,* **Stann.,** *Staph.,* Stram., Stront-c., **SULPH.,** Sul-ac., Tarax., Teucr., Thuj., Valer., *Verat., Verb.,* Viol- o., Viol-t., **Zinc.**

Handrücken: Alum., *Ang.,* Ars., *Borx., Bov., Bry.,* **Calc.,** *Camph.,* Caust., Cina, *Cycl., Dig., Euph.,* **Kreos.,** *Lyc.,* Merc., *Mur-ac.,* **NAT-C.,** *Nux-v., Petr.,* Ph-ac., *Puls.,* Rheum, **RHUS-T., Samb., SEP.,** *Sil.,* Spig., *Stann.,* **Sulph.**

Handteller: Acon., Agar., Alum., Ambr., *Am-m.,* **ANAC.,** Asar., Bar-c., *Bism.,* **Borx., Bry.,** *Camph.,* Canth., Caps., Carb-v., Caust., *Cham., Chel.,* Chin., Coff., *Con.,* Dig., **Dulc.,** Hell., Hep., *Ign., Ip.,* Kali-c., **Kreos., Lach.,** *Laur., Led.,* **Lyc.,** M-ambo., *M-arct., Mag-c.,* Mang., **Merc.,** Mez., *Mur-ac.,* Nat-c., *Nat-m.,* **Nux-v.,** *Petr., Phos.,* Puls., **RAN-B., Ran-s.,** *Rheum,* Rhus-t., Ruta, **Samb., SEL.,** *Sep.,* **SPIG.,** Spong., **Stann.,** Staph., **Sulph.**

Finger: *Acon., Agar., Agn., Alum.,* **Ambr., Am-c., Am-m.,** *Anac.,* Ang., Ant-c., *Ant-t.,* Arg., Arn., *Ars.,* Asaf., Asar., Aur., *Bar-c.,* Bell., *Bism., Borx.,* Bov., Bry., **Calc.,** Camph., Cann-s., Canth., Carb-an., *Carb-v.,* **Caust.,** Cham., **Chel.,** Chin., Cic., *Cina.,* Clem., *Cocc.,* Coff., *Colch.,* Coloc., Con., *Croc., Cupr.,* **Cycl.,** *Dig.,* Dros., Dulc., Euph., Euphr., Ferr., **Graph.,** Guaj., *Hell., Hep.,* Hyos., Ign., Iod., **Kali-c.,** Kali-n., **Kreos.,** *Lach.,* Laur., Led., **LYC.,** M-ambo., *M-arct., M-aust.,* **Mag-c.,** Mag-m., *Mang.,* Meny., **Merc.,** *Mez., Mosch., Mur-ac., Nat-c.,* **Nat-m., Nit-ac.,** *Nux-v.,* **Olnd.,** Op., *Par., Petr.,* **Phos., Ph-ac.,** *Plat.,* Plb., **PULS., Ran-b., Ran-s.,** Rheum, **Rhod., RHUS-T.,** Ruta, **Sabad.,** Sabin., *Sars.,* **Sec.,** Sel., **Sep.,** *Sil.,* **Spig.,** *Spong.,* **Stann., Staph.,**

Stront-c., **SULPH.**, **Sul-ac.**, *Tarax.*, **Teucr.**, **THUJ.**, Valer., *Verat.*, *Verb.*, Viol-t., *Zinc.*

Fingerspitzen: Acon., Agar., *Ambr.*, **AM-M.**, Ang., *Ant-c.*, **Ant-t.**, Ars., Asaf., Bar-c., Bell., Bism., *Borx.*, Calc., Cann-s., Canth., Cham., **Chel.**, Chin., Coff., *Colch.*, Con., **Croc.**, *Cupr.*, Dros., Ferr., Hell., *Hep.*, **Kreos.**, *Lach.*, Laur., M-ambo., *M-arct.*, **M-aust.**, Merc., Mez., Mur-ac., Olnd., **Phos.**, *Ph-ac.*, *Puls.*, Ran-b., Ran-s., Rhus-t., *Sabad.*, Sabin., Sars., **Sec.**, Sel., *Sep.*, **Sil.**, **Spig.**, *Spong.*, Stann., **Staph.**, Stront-c., **Sulph.**, Sul-ac., *Tarax.*, **TEUCR.**, **THUJ.**, Valer., Verat., Verb., Zinc.

Zwischen den **Fingern:** Ambr., *Am-m.*, *Ars.*, Aur., Camph., Caust., *Cycl.*, Ferr., **GRAPH.**, **Hell.**, Kreos., *Lach.*, **Laur.**, *Nit-ac.*, *Plb.*, **Puls.**, Ran-s., Rhod., Rhus-t., **SEL.**, *Sep.*, Sul-ac., Zinc.

Fingernägel: **Alum.**, Am-m., *Ant-c.*, Ars., Bar-c., Bell., *Borx.*, *Bov.*, *Calc.*, Caust., *Chel.*, Chin., Cocc., *Con.*, *Dig.*, Dros., **Graph.**, Hell., *Hep.*, Iod., Kali-c., Lach., Lyc., *M-aust.*, **Merc.**, Mur-ac., *Nat-m.*, *Nit-ac.*, *Par.*, Ph-ac., Plat., *Puls.*, *Ran-b.*, Ruta, *Sabad.*, **Sep.**, **SIL.**, Squil., **Sulph.**, Sul-ac., Teucr., *Thuj.*

Gelenke im **Allgemeinen:** *Acon.*, Agar., **Agn.**, *Alum.*, **Ambr.**, **Am-c.**, *Am-m.*, *Anac.*, Ang., *Ant-c.*, Ant-t., *Arg.*, *Arn.*, Ars., *Asaf.*, Asar., *Aur.*, *Bar-c.*, *Bell.*, Bism., Borx., **Bov.**, **Bry.**, Calad., **CALC.**, Camph., Cann-s., Canth., *Caps.*, *Carb-an.*, **Carb-v.**, **CAUST.**, *Cham.*, Chel., *Chin.*, Cic., Cina, Clem., *Cocc.*, Coff., Colch., *Coloc.*, Con., *Croc.*, Cupr., Cycl., *Dig.*, **Dros.**, Dulc., Euph., Euphr., *Ferr.*, **Graph.**, Guaj., **Hell.**, *Hep.*, *Hyos.*, **Ign.**, *Iod.*, **KALI-C.**, **Kali-n.**, *Kreos.*, Lach., Laur., **LED.**, **LYC.**, **M-ambo.**, M-arct., M-aust., *Mag-c.*, Mag-m., **Mang.**, Meny., **MERC.**, *Mez.*, Mosch., *Mur-ac.*, *Nat-c.*, **Nat-m.**, *Nit-ac.*, Nux-m., *Nux-v.*, Olnd., Op., Par., **Petr.**, **Phos.**, *Ph-ac.*, Plat., Plb., **Puls.**, Ran-b., Ran-s., Rheum, **Rhod.**, **RHUS-T.**, **Ruta**, Sabad., **Sabin.**, Samb., **Sars.**,Sec., Sel., Seneg., **SEP.**, **Sil.**, **Spig.**, *Spong.*, Squil., **Stann.**, **Staph.**, **Stront-c.**, **SULPH.**, **Sul-ac.**, Tarax., *Teucr.*, **Thuj.**, Valer., *Verat.*, *Verb.*, Viol-o., Viol-t., **Zinc.**

Schultergelenk: Acon., *Agn.*, **Ambr.,** Am-c., *Am-m.*, Ant-t., Arg., *Arn.*, **Asaf.,** Asar., Bism., **Bov., Bry., CALC.,** Canth., *Caps.*, Carb-an., *Carb-v.*, **Caust.,** Cham., Chel., Chin., Cic., *Cocc., Coloc.*, **Croc.,** Dig., *Dros., Euph.*, **FERR.,** *Graph.*, Hell., Hep., Hyos., **IGN.,** *Iod.*, **KALI-C.,** Kreos., Laur., **Led.,** *Lyc.*, M-ambo., M-arct., Mag-c., *Mag-m.*, Mang., **Merc.,** Mez., Mur-ac., Nat-c., **Nat-m.,** Nit-ac., Nux-m., *Nux-v.*, Olnd., Op., **Petr.,** *Phos., Ph-ac.*, **PULS.,** Ran-b., *Rhod.*, **RHUS-T.,** Ruta, Sabad., **Sabin.,** Sars., **SEP.,** Sil., Spig., Stann., **STAPH., Stront-c., SULPH.,** *Sul-ac.*, Teucr., *Thuj.*, Valer., *Verat.*, Viol-t., **Zinc.**

Ellbogenbeuge: Agn., Alum., *Am-m.*, **Anac.,** Ant-c., **Arn.,** Bar-c., *Bell.*, Calc., *Canth.*, Carb-an., **Caust.,** Cic., Cina, *Clem.*, Colch., Coloc., Con., *Cupr., Dros.*, Dulc., Graph., Hell., Hep., Hyos., Iod., **KALI-C.,** Kali-n., **Laur.,** *Lyc., Meny.*, Mur-ac., *Petr.*, **Phos.,** Ph-ac., **Puls., Sep.,** *Spig.*, Staph., **Sulph.,** Teucr., *Thuj.*, *Valer.*, Verat., *Zinc.*

Ellbogengelenk: Acon., Agar., *Agn., Alum.*, **Ambr.,** Am-c., Am-m., *Anac.*, **Ang., Ant-c.,** Ant-t., **Arg.,** Arn., Ars., Asaf., Aur., Bar-c., **Bell., Bov.,** *Bry.*, Calad., *Calc.*, Camph., *Canth., Caps.*, Carb-an., *Carb-v.*, **CAUST.,** Cham., Chel., *Chin.*, Cic., Cina, Clem., *Cocc.*, Colch., *Coloc*, Con., Croc., Cupr., Dig., Dros., *Dulc.*, Euphr., *Graph.*, Hell., *Hep.*, Hyos., Ign., *Iod.*, **KALI-C., Kali-n., Kreos.,** *Laur.*, **Led., Lyc,** *M-ambo.*, M-arct., M-aust., Mag-c., Mag-m., *Mang.*, Meny., **Merc., Mez., Mur-ac.,** *Nat-c., Nat-m.*, Nux-m., *Nux-v.*, Olnd., Par., **Petr., Phos.,** Ph-ac., Plat., **Puls.,** Ran-b., Ran-s., Rheum, *Rhod.*, **RHUS-T., Ruta,** Sabad., *Sabin.*, Samb., *Sars.*, Sec., Seneg, **SEP.,** *Spig., Spong.*, Stann., **Staph., Stront-c., SULPH.,** *Sul-ac.*, Tarax., Teucr., **Thuj.,** *Valer., Verat., Verb.*, Viol-o., Viol-t., **Zinc.**

Ellbogenspitze: *Agar., Alum.*, Arg., Asaf., Bar-c., Bry., *Carb-an.*, Carb-v., Caust., Dulc., Graph., **HEP.,** Hyos., Kreos., Lyc., *Merc.*, Mur-ac., Nat-m., Olnd., *Ph-ac.*, Puls., Rhus-t., *Sabin.*, Sars., *Sep.*, Spig., *Spong.*, **Stann.,** Sul-ac., Valer.

Handgelenk: Acon., Agn., *Alum.*, Ambr., **Am-c., Am-m., Anac.,** Ant-c., Ant-t., *Arg., Arn., Ars.*, **Asaf.,** Asar., Aur., *Bar-c.*, Bell., *Bism.*, **BOV., Bry., CALC.,** Canth., Caps., *Carb-an.*, **Carb-v.,**

CAUST., Cham., Chel., Chin., Cic., Cina, Clem., Colch., Coloc., Con., Croc., *Cycl.,* Dig., *Dros.,* Dulc., Euph., Euphr., *Graph.,* Guaj., *Hell.,* Hep., *Hyos., Ign., Iod.,* **KALI-C.,** **Kali-n.,** Kreos., Lach., Laur., **Led.,** *Lyc., M-ambo.,* M-arct., Mag-c., Mag-m., **Mang.,** *Meny.,* **Merc.,** Mez., Nat-c., Nat-m., *Nit-ac.,* Nux-v., Petr., *Phos.,* Ph-ac., Plb., *Puls.,* Ran-b., Ran-s., Rheum, **Rhod.,** **RHUS-T.,** **RUTA,** Sabad., **SABIN.,** Samb., **Sars.,** Sec., Selen., Seneg., **SEP.,** **Sil.,** Spig., Spong., Squil., *Stann., Staph.,* **Stront-c.,** **SULPH.,** *Sul-ac.,* Tarax., Teucr., *Thuj.,* Valer., *Verb.,* Viol-t., *Zinc.*

Fingergelenke: Acon., *Agn.,* Alum., *Ambr., Am-c.,* Am-m., *Anac.,* Ang., Ant-c., Ant-t., Arg., Arn., Ars., Asar., *Aur., Bar-c., Bell.,* Bism., Borx., *Bov.,* Bry., **CALC.,** Camph., Cann-s., *Caps.,* Carb-an., *Carb-v.,* **Caust.,** **Cham.,** Chel., *Chin., Cina,* Cocc., Coff., Colch., Coloc., Con., Croc., *Cupr., Cycl.,* Dig., *Dros.,* Dulc., Euphr., Ferr., **Graph.,** **Hell.,** Hep., *Ign.,* Iod., **Kali-c.,** **Kali-n.,** *Kreos.,* **Led.,** **LYC.,** *M-ambo.,* M-arct., M-aust., Mag-c., *Mang.,* Meny., *Merc., Mosch.,* Nat-c., **Nat-m.,** *Nit-ac.,* Nux-m., *Nux-v.,* Olnd., Par., *Petr., Phos.,* Ph-ac., *Plat.,* Plb., **Puls.,** Ran-s., Rheum, *Rhod.,* **Rhus-t.,** *Ruta,* Sabad., Sabin., Samb., *Sars.,* Sec., Seneg., **SEP.,** **Sil.,** **SPIG.,** *Spong., Stann., Staph.,* Stront-c., **SULPH.,** *Sul-ac., Teucr.,* Verat., Verb., Zinc.

Knochen: Acon., Agar., Alum., Am-c., *Am-m.,* Anac., *Ang.,* Ant-t., *Arg., Arn.,* **ASAF.,** **Aur.,** *Bar-c.,* Bell., *Bism.,* Bov., **Bry.,** *Calc.,* Canth., Carb-an., *Carb-v.,* Caust., **Cham.,** **CHIN.,** **COCC.,** Coloc., Con., Cupr., *Cycl.,* Dig., **Dros.,** *Dulc.,* Euph., Hell., Hep., **Ign.,** *Iod.,* Ip., *Kali-c.,* Lach., Laur., **Lyc.,** M-arct., Mag-c., Mang., **Merc.,** **Mez.,** Nat-c., Nat-m., Nit-ac., Olnd., Par., Petr., **Phos.,** Ph-ac., Plat., Plb., **Puls.,** **Rhod.,** **RHUS-T.,** **Ruta,** *Sabad.,* Sabin., Samb., Sars., Sep., **Sil.,** *Spig.,* Spong., **STAPH.,** Stront-c., **Sulph.,** Sul-ac., *Teucr.,* **Thuj.,** *Valer., Verat.,* Verb., Zinc.

---

35. BEINE

Lenden- (Hüft-) **Gegend:** *Acon., Agar.,* Agn., **Alum.,** *Ambr.,* Am-c., *Am-m.,* Anac., **Ang.,** *Ant-c., Ant-t.,* Arg., **Arn.,** *Ars., Asaf.,* **Asar.,** Aur., Bar-c., **Bell.,** Bov., Bry., **Calc.,** Camph., *Cann-s., Canth.,* Carb-an., *Carb-v.,* **CAUST.,** Cham., *Chel., Chin., Cic., Cina, Clem.,* **Cocc.,** Coff., **Colch., Coloc.,** *Con.,* Cycl., Dig., Dros., *Dulc.,* **EUPH.,** Ferr., *Graph.,* Hell., Hep., Hyos., Ign., **Iod., Kali-c.,** *Kali-n.,* Kreos., *Lach., Laur., Led.,* **LYC.,** M-arct., M-aust., *Mag-c.,* Mag-m., Mang., **Meny.,** Merc., **Mez.,** Mosch., Mur-ac., *Nat-c.,* **Nat-m.,** *Nit-ac.,* Nux-v., *Olnd., Par.,* Petr., Phos., Ph-ac., Plat., *Plb.,* **Puls.,** *Ran-b.,* Ran-s., Rheum, Rhod., **Rhus-t., RUTA,** Sabad., **Sabin.,** Samb., Sars., Sec., Sel., Seneg., **SEP.,** Sil., Spig., Spong., *Stann., Staph.,* Stram., *Stront-c.,* **SULPH.,** Tarax., *Teucr., Thuj., Valer.,* Verat., Verb., Viol-o., Viol-t., **Zinc.**

Hinterbacken, (Gesäß): Alum., Ambr., *Am-m.,* Ang., **Ant-c.,** Asaf., *Bar-c.,* Bell., *Borx., Calc.,* Camph., Cann-s., *Canth.,* Carb-v., **Caust.,** *Chin.,* Cina, Cocc., Coff., **Con.,** Croc., *Cycl.,* Dig., Dros., Dulc., **GRAPH.,** Guaj., Hep., *Hyos.,* Ign., Iod., **Kali-c.,** *Laur.,* **Lyc.,** Mag-c., *Mang., Meny.,* **Merc., Mez.,** Mur-ac., Nat-c., Nat-m., Nit-ac., Nux-v., *Olnd.,* **Phos., PH-AC.,** *Plat.,* Puls., **Rhus-t.,** Samb., *Sars., Sel.,* **Sep.,** *Sil.,* Spig., Stann., **STAPH.,** Stront-c., **Sulph.,** Tarax., Thuj., Verat., Viol-t., **Zinc.**

Oberschenkel: Acon., *Agar.,* Agn., Alum., Ambr., Am-c., Am-m., *Anac., Ang.,* Ant-c., Ant-t., Arg., **Arn.,** Ars., *Asaf., Asar., Aur.,* Bar-c., *Bell.,* Bism., Borx., Bov., *Bry.,* Calad., *Calc.,* Camph., *Cann-s.,* Canth., **Caps.,** *Carb-an.,* **Carb-v., Caust.,** *Cham.,* Chel., **CHIN.,** *Cic.,* Cina, *Clem.,* **Cocc.,** Coff., Colch., *Coloc.,* Con., Croc., Cupr., Cycl., *Dig., Dros.,* Dulc., *Euph.,* Euphr., Ferr., **Graph., GUAJ.,** *Hell., Hep.., Hyos., Ign.,* Iod., Ip., *Kali-c.,* Kali-n., Kreos., Lach., Laur., *Led.,* Lyc., M-ambo., M-arct., M-aust., Mag-c., Mag-m., *Mang., Meny.,* **MERC., Mez.,** *Mosch., Mur-ac., Nat-c., Nat-m., Nit-ac.,* Nux-m., **Nux-v., Olnd.,** Par., *Petr.,* Phos., *Ph-ac.,* **Plat.,** *Plb., Puls., Ran-b.,* Ran-s., Rheum, *Rhod.,* **Rhus-t.,** *Ruta,* Sabad., *Sabin.,* Samb., *Sars.,* Sel., Seneg., **Sep.,** *Sil.,* **Spig., Spong.,** *Squil., Stann.,* **Staph.,** Stram., Stront-c., *Sulph.,* Sul-ac., Tarax., Teucr., **Thuj.,** *Valer.,* Verat., Verb., *Viol-t.,* Zinc.

Oberschenkel, vordere Seite: *Agar.*, Ambr., **ANAC., Ang.,** Ant-c., *Arg., Asaf., Aur.,* **Bar-c.,** Bell., Bov., *Bry.,* Calc., *Cann-s., Chel.,* **Chin.,** Cina, *Coloc.,* Con., *Dig.,* Dros., *Dulc., Euph., Euphr.,* Hep., Kali-c., Laur., Lyc., *Mag-c.,* Mang., *Meny.,* Merc., Mosch., **Mur-ac.,** Nat-c., *Nat-m.,* Nit-ac., Nux-v., *Olnd., Ph-ac.,* Plat., Puls., Rhus-t., Sabad., **Sabin.,** Samb., Sars., Sil., Spig., **SPONG.,** Stann., Staph., Tarax., Thuj., *Valer., Viol-t.,* Zinc.

— **hintere** Seite: Agar., *Alum.,* Ambr., **Am-c.,** Anac., Ang., **Ant-c.,** Asaf., Aur., *Bar-c.,* Bell., *Borx., Calc.,* Camph., Cann-s., **Canth.,** *Caps., Carb-v.,* **Caust.,** Chin., Cina, Cocc., *Coff.,* **Con.,** Croc., **Cycl.,** Dig., Dros., Dulc., Euph., Euphr., **Graph.,** Guaj., Hep., *Hyos., Ign.,* Iod., **Kali-c.,** Laur., *Led.,* **Lyc.,** Mag-c., Mag-m., *Mang., Meny.,* **Merc., Mez.,** *Mosch.,* Mur-ac., Nat-c., Nat-m., Nit-ac., Nux-v., Olnd., *Par.,* **Phos., Ph-ac.,** *Plat.,* Puls., Ran-b., Rheum, *Rhus-t., Samb.,* Sars., *Sel.,* Seneg., **Sep.,** *Sil.,* Spig., *Stann.,* **Staph.,** Stront-c., **SULPH.,** Sul-ac., Tarax., Thuj., Valer., *Verat.,* Viol-t., **ZINC.**

— **äußere** Seite: Agar., Agn., *Alum.,* **Anac.,** *Ang.,* Ant-c., Arn., Asaf., *Aur.,* Bar-c., *Bell.,* Bism., *Canth.,* Carb-an., Carb-v., **Caust.,** Chin., *Cocc.,* Colch., *Euph.,* Laur., Mag-c., Mang., Meny., Merc., Mez., Mosch., Mur-ac., Nat-c., Nit-ac., Nux-v., Olnd., **PH-AC.,** Rhus-t., Ruta, Sars., *Spig.,* **Stann.,** Staph., *Sulph.,* Tarax., *Valer.,* **Zinc.**

— **innere** Seite: Agn., Alum., Anac., Ant-c., Arg., *Arn.,* Ars., *Asaf., Bar-c.,* Bell., **Calc.,** *Camph.,* Caps., *Carb-an., Carb-v.,* **Caust.,** Chin., Cocc., Coff., Dig., **Graph., Hep.,** Ign., Iod., **Kali-c.,** *Kreos.,* Laur., *Lyc.,* M-arct., M-aust., Mag-c., Mag-m., *Mang.,* Meny., **Merc.,** Mez., Mosch., Mur-ac., Nat-c., Nat-m., *Nit-ac.,* Nux-v., Olnd., Par., **PETR.,** Plat., *Plb.,* Ran-b., **RHOD.,** Rhus-t., Ruta, Sabad., **Sabin.,** *Samb.,* Sars., **Sel.,** Sep., *Spong.,* **STANN., Staph, SULPH.,** Sul-ac., *Tarax.,* Thuj., Verb., *Viol-t.,* Zinc.

Unterschenkel: Acon., *Agar., Agn., Alum., Ambr., Am-c., Am-m.,* **Anac.,** *Ang., Ant-c.,* Ant-t., Arg., *Arn., Ars.,* **Asaf.,** Asar., Aur., *Bar-c.,* **Bell.,** Bism., *Borx., Bov.,* **Bry.,** Calad., **CALC.,** *Camph.,* Cann-s., *Canth.,* Caps., Carb-an., Carb-v., **Caust.,** *Cham., Chel., Chin.,* Cic., Cina, Clem., Cocc., Coff., Colch., *Coloc., Con., Croc.,*

Cupr., Cycl., Dig., Dros., Dulc., *Euph.,* Euphr., *Ferr.,* **Graph.,** *Guaj.,* Hell., Hep., Hyos., **Ign.,** Iod., *Ip.,* **Kali-c.,** *Kali-n., Kreos.,* Lach., Laur., *Led.,* **LYC.,** *M-ambo., M-arct., M-aust., Mag-c.,* Mag-m., Mang., **Meny., Merc., Mez.,** Mosch., Mur-ac., *Nat-c., Nat-m., Nit-ac.,* Nux-m., **Nux-v.,** Olnd., Op., Par., *Petr., Phos.,* **Ph-ac.,** *Plat.,* Plb., **PULS.,** Ran-b., *Ran-s.,* Rheum, **Rhod., Rhus-t.,** Ruta, Sabad., Sabin., Samb., Sars., *Sec., Sel.,* Seneg., **SEP., SIL.,** *Spig.,* Spong., Squil., *Stann.,* **STAPH.,** Stram., Stront-c., **Sulph.,** Sul-ac., *Tarax., Teucr., Thuj., Valer., Verat.,* Verb., Viol-t., *Zinc.*

Unterschenkel, Schienbein: AGAR., *Agn.,* Alum., Ambr., Am-c., **Anac., Ang.,** Ant-c., *Arn., Ars.,* **ASAF.,** Asar., Aur., Bar-c., **Bell.,** *Bism.,* Bry., **CALC.,** Cann-s., Carb-an., *Caust.,* Cham., Chel., *Chin.,* Cina, Clem., Cocc., *Coff.,* Colch., *Coloc.,* **Con., Cycl.,** *Dig., Dros.,* **Dulc.,** *Euph.,* Euphr., Guaj., Hyos., *Ign.,* **Kali-c., Kreos., Lach., Laur.,** *Lyc.,* M-ambo., *M-arct., M-aust., Mag-c.,* Mag-m., **Mang.,** *Meny.,* **MERC., MEZ.,** *Mosch., Mur-ac., Nat-c.,* Nit-ac., Nux-v., Par., *Petr.,* **PHOS.,** *Ph-ac., Plat.,* Plb., **PULS., Rhod., Rhus-t.,** *Sabad.,* **Sabin.,** Samb., *Sars.,* **Sep.,** *Sil., Spig.,* **Spong.,** Stann., Staph., Sulph., Sul-ac., **Tarax.,** *Thuj.,* Valer., Verat., Viol-t., *Zinc.*

— **Waden:** *Agar.,* Agn., **ALUM., Ambr.,** Am-c., Am-m., **Anac.,** Ang., **Ant-c.,** *Ant-t., Arg., Arn.,* **ARS., Asaf.,** Asar., Bar-c., Bell., Bism., Borx., *Bov.,* **Bry., CALC.,** Camph., *Cann-s., Canth., Caps.,* Carb-an., *Carb-v., Caust.,* **Cham.,** *Chel.,* **Chin.,** Cina, *Cocc.,* Coff., Colch., **Coloc., Con.,** *Croc.,* **Cupr.,** Cycl., Dig., *Dulc.,* Euph., **Euphr., Ferr., GRAPH.,** *Guaj.,* Hep., *Hyos.,* **Ign.,** *Ip.,* Kali-c., Kali-n., Kreos., Lach., Laur., **Led., Lyc.,** *M-ambo.,* M-arct., **M-aust.,** *Mag-c.,* Mag-m., **Mang.,** Meny., *Merc., Mur-ac.,* **Nat-c., Nat-m., NIT-AC., Nux-v.,** *Olnd.,* Par., *Petr.,* Phos., Ph-ac., *Plat.,* Plb., **PULS.,** Rheum, **RHUS-T.,** Ruta, *Sabad.,* **Sabin.,** Samb., Sars., Sec., Sel., **SEP., Sil., Spig., STANN., STAPH.,** Stram., *Stront-c.,* **SULPH., Tarax.,** Teucr., *Thuj.,* **VALER., Verat.,** *Viol-t.,* **Zinc.**

— **Achilles-Sehne:** Acon., *Alum.,* **ANAC.,** *Ant-c.,* Arg., Arn., *Bell., Bism.,* Bry., Camph., Carb-an., *Caust.,* Chel., *Dulc.,* **Euphr.,** *Hep.,* Kali-c., Kreos., Mez., **MUR-AC.,** *Nat-c., Nat-m.,* Plat., *Puls.,* Ran-b., Rheum, Rhod., *Rhus-t., Sabin.,* **SEP.,** *Stann.,* **Staph., Sulph.,** Sul-ac., *Teucr.,* Thuj., *Valer.,* **ZINC.**

Fuß: Acon., Agar., Agn., *Alum., Ambr., Am-c.,* Am-m., *Anac., Ang.,* Ant-c., Ant-t., Arg., **ARN., Ars.,** *Asaf.,* Asar., *Aur.,* **Bar-c., BELL.,** Bism., Borx., Bov., **Bry.,** Calad., **Calc.,** *Camph., Cann-s.,* Canth., *Caps., Carb-an., Carb-v.,* **Caust.,** *Cham.,* Chel., *Chin.,* Cic., Cina, Clem., *Cocc., Coff.,* Colch., Coloc., *Con.,* Croc., Cupr., Cycl., Dig., Dros., Dulc., Euph., *Ferr.,* **Graph.,** Guaj., Hell., *Hep.,* Hyos., *Ign.,* Iod., Ip., **Kali-c.,** Kali-n., *Kreos.,* Lach., *Laur., Led.,* **LYC.,** M-arct., M-aust., Mag-c., *Mag-m.,* Mang., Meny., *Merc.,* Mez., *Mur-ac.,* **Nat-c.,** *Nat-m., Nit-ac.,* Nux-m., **Nux-v.,** *Olnd.,* Op., Par., *Petr.,* **Phos.,** *Ph-ac., Plat., Plb.,* **PULS.,** Ran-b., Ran-s., Rheum, **Rhod., Rhus-t.,** *Ruta,* Sabad., Sabin., Samb., *Sars., Sec.,* Sel., **SEP., SIL.,** Spig., Spong., Squil., **Stann.,** Staph., *Stram.,* **Stront-c., Sulph.,** *Sul-ac.,* Tarax., *Thuj.,* Valer., *Verat., Verb.,* Viol-t., *Zinc.*

Ferse: Agar., Agn., Alum., *Ambr., Am-c.,* **Am-m.,** *Anac., Ang.,* **Ant-c.,** Ant-t., *Arg.,* **Arn.,** Ars., Aur, Bar-c., Bell., Bism., Borx., *Bry.,* **Calc.,** *Cann-s.,* Canth., Caps., Carb-an., **CAUST.,** Cham., *Chin.,* Cic., *Cina,* Clem., Cocc., Colch., *Cycl.,* Dros., *Euph.,* **GRAPH.,** Hell., Hep., **IGN.,** Iod., *Kali-c.,* Kali-n., Kreos., Lach., Laur., **LED.,** *Lyc.,* **M-ambo., M-arct.,** *Mag-c.,* Mag-m., Meny., *Merc.,* Mez., *Mur-ac.,* **NAT-C.,** Nit-ac, *Nux-v.,* Olnd., **Par., Petr.,** *Phos.,* Ph-ac., Plat., Plb., **PULS.,** *Ran-b.,* Ran-s., Rheum, **Rhod., Rhus.,** *Ruta,* **SABIN.,** Sars., Sel., **SEP., Sil., Spong.,** Stann., Staph., **Stront-c., Sulph.,** Sul-ac., Thuj., **Valer.,** *Verat., Viol-t., Zinc.*

Fußrücken: *Agar.,* **Anac.,** *Ang.,* Ant-t., Arg., Ars., **Asaf.,** Aur., Bell., *Bism.,* **Bry.,** *Calc.,* **CAMPH.,** Cann-s., *Canth., Carb-an.,* **CAUST.,** Chel., **Chin.,** Cocc., **Colch.,** *Coloc.,* Con., **Cupr.,** *Cycl.,* Dig., Graph., Guaj., **Hep.,** *Ign., Kali-c.,* Lach., **Led., Lyc.,** *Mag-m.,* Mang., *Merc.,* Mez., Mosch., **Mur-ac., Nat-c.,** Nat-m., Nit-ac., *Nux-v.,* Olnd., *Par.,* Petr., Phos., *Plat.,* Plb., **Puls., Ran-b.,** Ran-s., *Rheum,* **Rhus-t.,** Ruta, Sabin., **Sars.,** *Sep., Sil.,* **SPIG.,** Spong., Stann., Staph., Stram., *Sulph.,* **TARAX., Thuj.,** Viol-t., **Zinc.**

Fußsohle: Acon., Agar., Agn., *Alum., Ambr., Am-c.,* Am-m., *Anac.,* Ang., *Ant-c.,* Ant-t., *Arg., Arn., Ars.,* Asaf., Asar., Aur., *Bar-c.,* **Bell.,** Bism., Borx., Bov., **Bry.,** Calad., **Calc.,** Canth., Carb-an., *Carb-v.,* **Caust.,** *Cham.,* Chel., **Chin.,** Cic., Cina, Clem., Coff., *Colch.,* Coloc., Con., *Croc.,* **CUPR.,** Dig., Dros., Dulc., Euph., Ferr., **Graph.,** Hell., *Hep.,* Hyos., *Ign., Kali-c.,* Kali-n.,

Kreos., Lach., Laur., **Led.,** *Lyc.,* M-ambo., M-arct., M-aust., Mag-m., Mang., Meny., *Merc., Mez.,* **MUR-AC., Nat-c.,** Nat-m., Nit-ac., Nux-m., *Nux-v., Olnd.,* Par., **Petr., Phos., PH-AC.,** *Plat.,* Plb., **PULS.,** Ran-s., Rheum, Rhod., *Rhus-t.,* Ruta, *Sabad., Sabin.,* Samb., *Sars.,* Sec., Sel., *Sep.,* **Sil.,** *Spig.,* Squil., Stann., *Staph., Stront-c.,* **SULPH.,** Sul-ac., **Tarax.,** Thuj., Valer., Verat., *Verb.,* Viol-t., *Zinc.*

Zehen: Acon., **Agar.,** Agn., *Alum.,* Ambr., **Am-c., Am-m.,** Anac., *Ant-c.,* Ant-t., Arg., **ARN.,** *Ars., Asaf.,* Asar., **Aur.,** *Bar-c.,* Bell., Bism., *Borx.,* Bov., Bry., Calad., *Calc.,* Camph., Cann-s., Caps., **Carb-an., Carb-v., CAUST.,** Cham., *Chel.,* **Chin.,** Cic., Cina, Clem., Cocc., *Colch.,* Con., *Cupr.,* **Cycl.,** Dig., Dros., Dulc., Euphr., Ferr., **GRAPH.,** Guaj., Hell., *Hep.,* Hyos., Ign., **Kali-c.,** Kali-n., Kreos., Lach., Laur., **Led.,** *Lyc.,* M-ambo., *M-arct.,* M-aust., *Mag-c.,* Mag-m., **Merc., Mez.,** *Mosch.,* Mur-ac., *Nat-c., Nat-m., Nit-ac.,* Nux-m., *Nux-v.,* Olnd., *Par., Petr.,* **Phos., Ph-ac., PLAT.,** *Plb.,* **Puls.,** *Ran-b.,* **RAN-S.,** Rheum, *Rhod., Rhus-t., Ruta,* Sabad., **SABIN.,** Sars., **Sec., Sep., Sil.,** *Spig.,* Spong., Squil., **Staph.,** *Stront-c.,* **SULPH.,** Sul-ac., **Tarax.,** Teucr., **THUJ.,** *Valer.,* Verat., Verb., Viol-t., **Zinc.**

Große Zehe: Agar., *Alum.,* **Ambr., Am-c.,** *Am-m., Anac.,* **Ant-c., ARN.,** Ars., **ASAF., Aur.,** Bar-c., Bism., *Calc., Cann-s.,* Caps., Carb-an., **CAUST.,** Chin., Clem., *Cocc., Colch., Con.,* Cupr., **Cycl.,** *Dulc., Graph., Hell.,* Hep., Iod., **KALI-C.,** Laur., **Led., M-arct.,** *Mag-c., Merc., Mez.,* Mur-ac., **Nat-c.,** Nat-m., *Nit-ac.,* Nux-v., *Olnd.,* Petr., *Phos.,* Ph-ac., **PLAT.,** Plb., *Puls.,* Ran-b., Ran-s., **Rhus-t.,** Ruta, **Sabin.,** *Sars., Sep.,* **SIL.,** *Staph., Sulph.,* Sul-ac., *Tarax., Teucr.,* **Thuj.,** Verat., Viol-t., **ZINC.**

Zehenspitzen: Alum., Ambr., *Am-c.,* **Am-m.,** *Arn.,* Ars., Asaf., *Bism.,* Calc., *Camph.,* Canth., *Caps.,* **Chin.,** Hep., **KALI-C.,** Lach., *M-ambo.,* M-aust., *Mosch.,* **Mur-ac., Olnd.,** Phos., **Puls.,** *Ran-b.,* **SEP., Sil.,** Spig., **Thuj., Zinc.**

Zehenballen: Agar., **Ambr.,** Am-c., *Am-m.,* **Ant-c.,** Ant-t., *Ars., Asaf., Bar-c.,* **Bry., CANN-S.,** Carb-an., Caust., Cina, Coff., **Colch.,** Con., *Cupr., Dros., Graph., Hell.,* **Kali-c.,** Laur., **LED.,**

Lyc., Mez., Mur-ac., *Nit-ac.*, **PETR.**, **Ph-ac.**, Plat., Plb., **PULS.**, *Ran-s.*, **Rhus-t.**, Sabad., *Sabin.*, **SPIG.**, Squil., *Tarax.*, Viol-t.

Zehennägel: *Alum.*, Ant-c., *Ars.*, Borx., *Bov.*, Calc., *Caust.*, Colch., *Con.*, *Dig.*, **GRAPH.**, *Hell.*, *Hep.*, *M-ambo.*, *M-aust.*, **Merc.**, Mosch., Mur-ac., *Nat-c.*, Nat-m., Nit-ac., Nux-v., Par., Ph-ac., Puls., Ran-b., **SABAD.**, **Sep.**, **Sil.**, *Squil.*, Sulph., *Teucr.*, Thuj.

Hühneraugen: *Agar.*, *Ambr.*, **Am-c.**, Anac., **ANT-C.**, Arg., Arn., *Bar-c.*, *Borx.*, Bov., **Bry.**, **Calc.**, Camph., Carb-an., Carb-v., *Caust.*, Cocc., Con., Graph., *Hep.*, **Ign.**, Iod., *Kali-c.*, Kali-n., **LYC.**, *M-ambo.*, *M-arct.*, M-aust., Nat-c., *Nat-m.*, Nit-ac., *Nux-v.*, *Petr.*, *Phos.*, *Ph-ac.*, Puls., *Ran-b.*, **Ran-s.**, Rhod., **Rhus-t.**, Ruta, **SEP.**, **SIL.**, Spig., Staph., **Sulph.**, Sul-ac., Thuj., Verat.

Gelenke im **Allgemeinen:** *Acon.*, Agar., *Agn.*, Alum., Ambr., *Am-c.*, Am-m., Anac., *Ang.*, *Ant-c.*, Ant-t., **Arg.**, **Arn.**, Ars., Asaf., Asar., *Aur.*, Bar-c., *Bell.*, Bism., Borx., Bov., **Bry.**, Calad., **CALC.**, Camph., Cann-s., Canth., *Caps.*, *Carb-an.*, Carb-v., **CAUST.**, Cham., Chel., **Chin.**, Cic., Cina, Clem., *Cocc.*, Coff., Colch., *Coloc.*, *Con.*, Croc., Cupr., *Cycl.*, *Dig.*, *Dros.*, Dulc., Euph., Euphr., **Ferr.**, *Graph.*, Guaj., *Hell.*, Hep., *Hyos.*, *Ign.*, Iod., Ip., **KALI-C.**, Kali-n., Kreos., Lach., Laur., **LED.**, **LYC.**, M-ambo., M-arct., *M-aust.*, *Mag-c.*, Mag-m., Mang., Meny., **Merc.**, *Mez.*, Mosch., Mur-ac., Nat-c., **NAT-M.**, *Nit-ac.*, Nux-m., **Nux-v.**, Olnd., Par., **Petr.**, **Phos.**, *Ph-ac.*, Plat., Plb., *Puls.*, Ran-b., Ran-s., Rheum, Rhod., **RHUS-T.**, *Ruta*, Sabad., *Sabin.*, Samb., Sars., Sec., Sel., Seneg., **SEP.**, **Sil.**, *Spig.*, Spong., **Stann.**, *Staph.*, **STRONT-C.**, **SULPH.**, Sul-ac., *Tarax.*, *Teucr.*, Thuj., Valer., *Verat.*, Verb., Viol-t., **Zinc.**

Hüftgelenk: *Acon.*, *Agn.*, Alum., Am-c., Am-m., **Ang.**, **Ant-c.**, Ant-t., *Arg.*, *Arn.*, Asaf., *Asar.*, Aur., Bar-c., **Bell.**, **BRY.**, **CALC.**, Camph., *Caps.*, Carb-an., **CAUST.**, Cham., Chel., *Chin.*, **Cocc.**, Colch., *Coloc.*, Con., Croc., Dros., *Dulc.*, *Euph.*, Euphr., **Ferr.**, Graph., **Hell.**, Hep., Hyos., *Ign.*, Iod., **Kali-c.**, Kali-n., *Kreos.*, **LED.**, **Lyc.**, M-arct., *M-aust.*, *Mag-c.*, Mag-m., *Meny.*, *Merc.*, Mez., **Nat-m.**, *Nit-ac.*, *Nux-v.*, *Par.*, *Petr.*, *Phos.*, *Ph-ac.*, Plat.,

Plb., *Puls.*, **RHUS-T.**, Samb., Seneg., **Sep.**, **Sil.**, *Stann.*, Staph., **Stront-c.**, **Sulph.**, Thuj., *Verat.*, Zinc.

Kniegelenk: *Acon.*, Agar., Agn., *Alum.*, *Ambr.*, *Am-c.*, *Am-m.*, **Anac.**, Ang., *Ant-c.*, Ant-t., **Arg.**, *Arn.*, *Ars.*, **Asaf.**, *Asar.*, *Aur.*, Bar-c., *Bell.*, Borx., **Bry.**, Calad., **Calc.**, Camph., *Cann-s.*, *Canth.*, *Caps.*, Carb-an., **Carb-v.**, **CAUST.**, Cham., Chel., **CHIN.**, Cina, Clem., *Cocc.*, Coff., Colch., Coloc., *Con.*, *Croc.*, Cupr., *Cycl.*, *Dig.*, Dros., Dulc., Euph., Euphr., **Ferr.**, **Graph.**, Guaj., Hell., *Hep.*, Hyos., *Ign.*, *Iod.*, Ip., **Kali-c.**, Kali-n., Kreos., *Lach.*, *Laur.*, **LED.**, **Lyc.**, M-ambo., M-arct., *M-aust.*, *Mag-c.*, Mag-m., Mang., *Meny.*, **Merc.**, Mez., Mosch., *Mur-ac.*, *Nat-c.*, **NAT-M.**, **Nit-ac.**, Nux-m., **NUX-V.**, Olnd., Par., **PETR.**, **Phos.**, *Ph-ac.*, *Plat.*, *Plb.*, **PULS.**, Ran-b., Ran-s., *Rheum*, *Rhod.*, **RHUS-T.**, *Ruta*, *Sabad.*, Sabin., Samb., *Sars.*, Sel., Seneg., **SEP.**, *Sil.*, **Spig.**, *Spong.*, **Stann.**, **Staph.**, **Stront-c.**, **SULPH.**, *Sul-ac.*, *Tarax.*, Teucr., *Thuj.*, *Valer.*, **Verat.**, Verb., Viol-t., **Zinc.**

Kniekehle: Alum., *Ambr.*, Am-c., Am-m., *Ang.*, Ant-t., **Ars.**, Asaf., Asar., **BELL.**, Borx., **Bry.**, Calc., Cann-s., Carb-an., **Caust.**, Chel., *Chin.*, Cocc., Coloc., Con., Dig., Dros., Euph., Euphr., Ferr., *Graph.*, Guaj., Hell., Hep., Kali-c., *Kreos.*, Lach., Laur., *Led.*, *Lyc.*, *M-aust.*, **Mag-c.**, *Mang.*, Meny., **Merc.**, Mez., Mur-ac., **Nat-c.**, **NAT-M.**, **Nit-ac.**, **Nux-v.**, Olnd., Par., **Petr.**, **Phos.**, Ph-ac., Plat., *Puls.*, Ran-b., Ran-s., **Rheum**, **Rhus-t.**, Ruta, Samb., *Sars.*, Sep., *Spong.*, Squil., **Stann.**, *Staph.*, **Sulph.**, Sul-ac., Tarax., *Thuj.*, *Valer.*, Verat., Zinc.

Kniescheibe: **Alum.**, Am-c., Anac., *Ang.*, *Arg.*, Arn., **Asaf.**, **BELL**, *Bry.*, **Calc.**, **CAMPH.**, **Cann-s.**, Carb-v., **Caust.**, *Chel.*, *Chin.*, Cocc., *Con.*, Graph., Guaj., Hell., *Kreos.*, **Led.**, Lyc., **M-aust.**, Meny., Mez., Mur-ac., **Nit-ac.**, Nux-v., Par., Phos., Ph-ac., Ran-b., *Rhus-t.*, Samb., Sars., Sep., **Spig.**, **Stann.**, **Staph.**, Stront-c., *Sulph.*, Tarax., Teucr., Thuj., Verb., *Viol-t.*, **Zinc.**

Fußgelenk: *Acon.*, Agar., *Agn.*, Alum., *Ambr.*, Am-c., Am-m., Anac., **Ang.**, Ant-c., *Arg.*, *Arn.*, *Ars.*, Asaf., Asar., Aur., Bar-c., Bell., Bism., Borx., Bov., *Bry.*, **Calc.**, Camph., Caps., Carb-an., Carb-v., **CAUST.**, Chel., *Chin.*, Cic., Cocc., Colch., Coloc., Con., Croc., **Cycl**, Dig., **Dros.**, Dulc., Euph., Euphr., *Ferr.*, *Graph.*,

Guaj., *Hell.*, *Hep.*, Hyos., *Ign.*, Iod., **Kali-c.**, Kali-n., *Kreos.*, Lach., **Led.**, **LYC.**, M-ambo., M-arct., *M-aust.*, Mag-m., *Mang.*, **Merc.**, **Mez.**, Mosch., Mur-ac., *Nat-c.*, **NAT-M.**, *Nit-ac.*, *Nux-v.*, Olnd., Par., **Petr.**, **Phos.**, *Ph-ac.*, Plat., Plb., *Puls.*, *Ran-b.*, Ran-s., Rheum, Rhod., **RHUS-T.**, **Ruta**, Samb., Sars., Sec., *Sel.*, Seneg., **SEP.**, **Sil.**, *Spig.*, Spong., *Stann.*, Staph., **Stront-c.**, **SULPH.**, Sul-ac., *Tarax.*, Teucr., *Thuj.*, *Valer.*, Verat., Viol-t., **Zinc.**

Zehgelenke: *Agn.*, Ambr., *Am-c.*, *Ant-c.*, Ant-t., **Arg.**, **Arn.**, **AUR.**, Bell., *Bism.*, Bry., *Calc.*, *Caps.*, *Carb-an.*, Carb-v., **CAUST.**, **Cham.**, Chel., **Chin.**, Cina, Cocc., Con., Cupr., *Cycl.*, Dros., **Ferr.**, *Graph.*, Hell., Hep., *Hyos.*, **KALI-C.**, **LED.**, **Lyc.**, Mag-c., *Merc.*, Mez., Nat-c., *Nat-m.*, Nit-ac., **Nux-v.**, *Petr.*, *Phos.*, Ph-ac., Plat., Plb., *Puls.*, *Ran-b.*, Ran-s., **Rhus-t.**, Ruta, **SABIN.**, *Sec.*, **SEP.**, *Sil.*, Spig., Staph., **Stront-c.**, **SULPH.**, *Tarax.*, **TEUCR.**, Verat., **ZINC.**

Knochen: **Agar.**, Alum., Am-c., Am-m., Anac., Ang., Arg., Ars., *Asaf.*, **Aur.**, *Bar-c.*, Bell., *Bism.*, Borx., Bry., **Calc.**, Cann-s., Canth., Caps., Carb-an., Carb-v., Caust., **Chin.**, Cocc., Coloc., **Con.**, Cupr., *Cycl.*, *Dros.*, Dulc., *Euph.*, *Graph.*, *Guaj.*, **Hep.**, Iod., Ip., **Kali-c.**, *Kali-n.*, **Kreos.**, Lach., Laur., *Led.*, **Lyc.**, Mag-c., Mag-m., **MERC.**, Mez., Mosch., Mur-ac., Nat-c., **Nit-ac.**, Nux-v., Olnd., Petr., **PHOS.**, **Ph-ac.**, **PULS.**, **Rhod.**, **Rhus-t.**, **RUTA**, Sabad., *Sabin.*, Samb., Sars., **Sep.**, **SIL.**, Spig., **STAPH.**, *Stront-c.*, **Sulph.**, Teucr., Thuj., *Valer.*, *Verat.*, Viol-t., *Zinc.*

III. ABTEILUNG

EMPFINDUNGEN UND BESCHWERDEN

1. ÄUSSERE UND INNERE KÖRPERTEILE IM ALLGEMEINEN

Abgelöstheitsgefühl der Gelenke: M-ambo., **Stram.**

Abmagerung, allgemeine: *Alum.*, **Ambr.**, Am-c., *Anac.*, *Ant-c.*, Arn., **ARS.**, **Bar-c.**, *Borx.*, **Bry.**, **Calc.**, *Canth.*, **Cham.**, **CHIN.**, *Cina*, **Clem.**, **Cocc.**, *Con.*, **Cupr.**, Dig., *Dros.*, *Dulc.*, **Ferr.**, **GRAPH.**, **Guaj.**, *Hep.*, **Ign.**, **IOD.**, **Ip.**, *Kali-c.*, **Lach.**, **LYC.**, *Mag-c.*, Mag-m., **Merc.**, *Mez.*, *Nat-c.*, **NAT-M.**, **Nit-ac.**, Nux-m., **NUX-V.**, Op., **Petr.**, **Phos.**, **Ph-ac.**, **Plb.**, **Puls.**, *Ruta*, *Samb.*, **Sars.**, **Sec.**, *Sel.*, *Sep.*, **Sil.**, Spig., Spong., **STANN.**, *Staph.*, *Stram.*, **Stront-c.**, **SULPH.**, **Verat.**

— einzelner **Teile:** *Bry.*, Calc., Carb-v., *Dulc.*, Graph., *Iod.*, Led., **Mez.**, *Nat-m.*, Nit-ac., *Ph-ac.*, **Sel.**, Sil.

— der **leidenden Teile:** *Ars.*, Bry., **Carb-v.**, Dulc., **Graph.**, **Led.**, **Mez.**, Nat-m., Nit-ac., Ph-ac., *Plb.*, **Puls.**, *Sel.*, *Sil.*

Abreißungsgefühl: Coloc., *Hep.*, M-ambo., *Mosch.*, Nux-v., Petr., *Phos.*, **Plb.**, **RHUS-T.**, *Sep.*, Sulph.

Abschälungsgefühl der Haut: **Agar.**, Alum., *Am-c.*, **Bar-c.**, Calc., **Lach.**, *Merc.*, **Phos.**, **Ph-ac.**, *Sep.*, *Sulph.*

Abspannung, körperliche: Alum., Am-c., **Ant-c.**, *Asaf.*, Bell., **Bism.**, *Calc.*, Cann., *Caps.*, **Carb-v.**, **Caust.**, Chel., **CHIN.**,

Cic., **Cocc.,** Coff., **Colch., Coloc.,** *Con.,* Hyos., Ign., Iod., Kali-c., Kali-n., Lach., **Laur., Lyc.,** M-arct., Mag-c., Meny., *Mosch.,* Nat-m., Nux-m., **Op.,** *Petr., Phos.,* **PH-AC.,** *Plb.,* Ran-b., Rhod., *Sel.,* **Seneg., Spong.,** *Stann.,* Stram., **Teucr., Valer.,** *Viol-t.*

Absterben einzelner Teile: Acon., Ambr., *Am-m.,* Ang., *Ant-c., Ant-t.,* Asar., Bry., **Calc.,** Cann., Caust., **Chel.,** Cic., Coff., *Con.,* Cupr., Cycl., Euph., Hep., Kreos., *Lyc., Merc.,* Mur-ac., Nat-c., *Nat-m.,* Nit-ac., **Nux-v.,** Par., *Phos.,* Ph-ac., *Puls., Rhus-t.,* Samb., **SEC.,** Sil., Stann., *Sulph., Thuj.,* Verat., *Zinc.*

Adern-Auftreibung: Acon., *Alum.,* **Am-c., Arn.,** *Ars.,* **Bar-c., BELL.,** Bry., *Calc.,* Camph., *Chel.,* **CHIN.,** *Cic., Coloc., Con.,* **Croc.,** *Cycl.,* **FERR., Graph., HYOS.,** *Lach., Lyc., M-arct.,* M-aust., *Meny.,* Mosch., *Nat-m., Nux-v.,* Olnd., Op., **Phos.,** *Ph-ac.,* **Puls.,** Rhod., Rhus-t., *Sars., Sep.,* Sil., *Spig., Spong., Staph.,* Stront-c., **Sulph., THUJ.,** Zinc.

— **Brennen: Ars.,** *Bry.,* Hyos., Op., Rhus-t., Verat.

— **Entzündung:** Acon., **Ant-t.,** *Lach.*

— **Kältegefühl:** Acon., *Ant-t.*

— **Klopfen: Acon.,** Anac., **Ant-t.,** *Ars.,* Asar., **BELL.,** *Bov.,* Bry., Calad., *Calc.,* Canth., Caps., **Carb-an.,** *Carb-v., Clem.,* Coloc., *Con., Cupr.,* **Graph.,** Hell., **Hep.,** Ign., **Iod., Kali-c.,** Kali-n., **Kreos., Merc.,** Nat-c., *Nat-m.,* Nit-ac., **Nux-v., Phos.,** Ph-ac., *Plb.,* **Puls., Rhus-t.,** *Sabad.,* **Sabin.,** Sars., **Sel., Sep.,** Sil., Staph., **Stront-c.,** *Sulph.,* **Thuj., Zinc.**

— **Kröpfe,** (Wehadern, Krampfadern): **Ambr., Ant-t., ARN., Ars.,** *Calc.,* **Carb-v., Caust.,** Coloc., **Ferr., Graph., Kreos., Lach., Lyc., M-aust.,** Mag-c., **Nat-m.,** *Nux-v.,* **PULS.,** *Sil.,* **Spig., Sulph.,** *Sul-ac., Thuj.,* **Zinc.**

— **Netze,** (wie marmoriert): *Carb-v.,* **Caust.,** *Lyc.,* **Plat., THUJ.**

— **Stechen:** *Merc.*

Ängstlichkeitsgefühl im Körper: Am-m., **ARS.,** Bar-c., **Bry., Calc.,** *Cann.,* **Canth.,** Carb-v., **CHAM, Chin.,** *Cic., Cocc., Coff.,* Colch., *Con.,* **Cupr.,** Euph., *Ferr.,* Guaj., Ign., *Laur.,* **Lyc.,** M-ambo., Merc., Mez., *Mosch.,* Mur-ac., Nat-m., **NUX-V., PH-AC.,** Plat., *Plb.,* **PULS.,** Rhus-t., *Sabad.,* Sabin., **Sec.,** Seneg., **Sep., Stann.,** *Staph., Stram.,* **Sulph.,** Sul-ac., Thuj., **Verat.**

Ätzender Schmerz: *Con., Ruta.,* Teucr.

Anfälle von Unwohlsein: **Acon.,** Agar., *Alum.,* **Ambr.,** *Ang.,* Ant-c., *Ant-t.,* Arg., **Ars.,** *Asaf.,* Asar., Bar-c., **Bell.,** *Borx.,* Bov., Bry., Calad., **CALC.,** *Camph.,* Carb-v., **Caust.,** *Cham.,* Chel., Chin., **Cic.,** *Cina,* Coff., **CON.,** Croc., **CUPR.,** *Euphr.,* Ferr., Graph., **Hep.,** *Hyos.,* **Ign.,** *Ip.,* **Kali-c.,** *Led.,* **Lyc.,** M-aust., *Mag-c.,* Mag-m., **Mang., Merc.,** Mez., *Mosch., Mur-ac.,* Nat-c., **Nat-m.,** *Nit-ac.,* **Nux-v.,** Olnd., Op., *Petr.,* Phos., *Plat.,* Plb., Puls., Rhus-t., Sabad., Sabin., Sel., *Seneg.,* **Sep., SIL.,** Spig., **Spong.,** *Stann., Staph.,* **Stram.,** Stront-c., **Sulph.,** *Thuj.,* Valer., *Verat.,* Zinc.

Anfressen: Ars., Caust., **MERC.,** *Sil.,* Staph., *Sulph.*

Anschwellung: (S. Geschwulst)

Anschwellungsgefühl: (S. Auftreibungsgefühl)

Nicht **Ansehen** lassen: **Ant-c.,** Cham., Cina.

Angewachsenheitsgefühl innerer Teile, (Gefühl von Festsitzen): Arn., *Bry.,* Coloc., *Euph., Hep.,* Kali-n., M-ambo., **Mez.,** *Nux-v.,* Par., Petr., *Phos.,* **Plb.,** *Puls.,* **RHUS-T.,** Seneg., **Sep.,** Sulph., *Thuj.,* Verb.

Anwehen von Wind, Gefühl von: Canth., *Chel.,* Graph., M-ambo., M-arct., **M-aust.,** Nux-v., *Olnd.,* Puls., Rhus-t., Sabin., Spig., Squil., Stram.

Aufblähungsgefühl: (S. Auftreibungsgefühl)

Aufblasen, Gefühl von: Par., *Ran-b.*

Aufdämmen: (Siehe unter II. 14.)

Aufgedunsenheit: Acon., *Am-c.,* **Am-m., ANT-C.,** *Arn.,* **Ars., Asaf.,** Aur., *Bar-c.,* **Bell., Bry., CALC., CAPS.,** Cham., Chin., Cina, *Cocc.,* Colch., *Coloc.,* Con., **CUPR.,** Dig., Dros., *Dulc.,* **FERR.,** *Graph., Guaj.,* Hell., *Hyos., Ip., Kali-c.,* Kreos., Lach., Laur., *Led., Lyc.,* Mag-c., *Merc.,* Mez., *Mosch.,* Nat-c., Nit-ac., Nux-m., Nux-v., **Olnd.,** Op., Phos., Plb., **Puls.,** Rheum, **Rhus-t.,** Samb., Sars., **Seneg.,** Sep., *Sil.,* **Spig.,** *Spong.,* Staph., *Stram., Sulph.*

Aufheben, Gefühl von: Acon., M-ambo.

Aufregung, nervöse: **Acon.,** *Alum.,* **Ambr.,** Agn., **Ang., BELL.,** *Calc.,* Canth., **Cham., Chin.,** Cic., **COFF.,** *Colch.,* Croc., *Dros.,* **Ferr., Iod., Kreos.,** Lach., *Laur.,* M-ambo., M-arct., Meny., **NUX-V., Petr.,** *Phos.,* **Ph-ac.,** Plat., Puls., *Rhus-t.,* Ruta, Sabad., **Sep.,** Sil., Spong., Stram., *Sulph.,* **Teucr., Valer.,** *Verat., Verb., Viol-o.*

Aufsteigen: (Siehe unter II. 14.)

Aufsteigungsgefühl: Am-m., **Asaf.,** Asar., Borx., *Hep.,* Laur., *Lyc.,* **Merc.,** Nat-c., *Nux-v.,* **Phos., Plat.,** *Ran-b.,* **Spig.,** *Sul-ac., Valer.,* **Verat.**

Auf- und Nieder-Bewegen: *Lach.,* Plb., **Spong.**

Auftreibung: (S. Aufgedunsenheit und Geschwulst)

Auftreibungs- (Ausdehnungs-, Geschwulst-, Größerseins-) **Gefühl**: Acon., Alum., Ambr., Am-m., Anac., Ant-c., Ant-t., Arg., *Arn., Ars.,* Asaf., Asar., *Aur.,* Bar-c., **Bell., Bism.,** *Bov.,* **Bry.,** Calc., Canth., **Caps.,** *Carb-v.,* Caust., Cham., *Chin.,* Cina, Cocc., Colch., *Con.,* Cycl., Dig., *Dulc.,* Euph., **Guaj.,** Hell., Hep., *Hyos., Ign.,* Ip., Kali-c., *Kali-n.,* Kreos., Lach., **Laur.,** Led., Lyc., *M-ambo., M-aust.,* Mag-c., Mang., *Merc.,* Mez., Mosch., Nit-ac., *Nux-m., Nux-v., Olnd., Op.,* **PAR.,** Petr., Phos., Ph-ac., Plat., *Plb.,* **PULS.,** *Ran-b., Ran-s.,* Rhod., **RHUS-T.,** Sabad., *Sabin.,* Samb., Sars., *Seneg., Sep.,* Sil., **SPIG.,** Spong., *Stann., Staph.,* Stram., Sulph., *Sul-ac.,* Tarax., Thuj., Valer., Verat., Zinc.

Ausdehnen der Glieder: (S. Dehnen)

– Gefühl von: (S. Auftreibungsgefühl)

Ausrenken, leichtes: (S. Verrenken)

Ausstrecken der Glieder: **Acon., ALUM., Ang., BELL., Calc., Cham.,** *Chin.,* **CINA, Ign., Ip.,** M-ambo., Puls., Rhus-t., *Stram.,* Verat.

Wie ein **Band** (Reif) darum, (Umwickeln, Umklammern): *Acon.,* **ANAC.,** *Ant-c.,* Ant-t., Arn., Ars., Asaf., **Asar., Aur.,** Calc., Carb-v., *Caust., Chin., Cocc.,* Coloc., **CON.,** *Croc.,* **Graph.,** Hell., *Iod.,* Kreos., Laur., *Lyc.,* M-ambo., *Merc.,* Mosch., **Nat-m., NIT-AC.,** Nux-m., *Nux-v.,* Olnd., *Op., Petr., Phos.,* **PLAT., PULS.,** *Sabad.,* Sabin., Sars., Sil., Spig., *Stann.,* **SULPH.,** *Sul-ac.,* Zinc. (Vergl. Zusammenschnüren)

Beben: (S. Zittern)

Behaglichkeitsgefühl: Coff., Plb., **Op.,** *Stram.,* Valer.

Beißender Schmerz: Acon., Agar., Agn., Alum., **Ambr.,** Am-c., Ang., Ant-c., Ant-t., Arg., Arn., Ars., *Asar.,* Aur., *Bell., Bry.,* Calad., *Calc.,* Camph., Cann-s., **Canth.,** Caps., Carb-an., **CARB-V.,** *Caust.,* Cham., **Chin., Clem.,** Cocc., Colch., Coloc., *Con.,* Croc., **Dros.,** Dulc., Euph., Euphr., *Graph.,* **Hell.,** Hep., Hyos., **Ign.,** Iod., **Ip., Kali-c.,** Kali-n., *Kreos.,* Lach., Laur., Led., *Lyc., M-ambo.,* M-arct., M-aust., Mag-c., **Merc., Mez.,** Mosch., *Mur-ac.,* Nat-c., *Nat-m.,* Nit-ac., Nux-m., **NUX-V.,** Olnd., Op., Par., Petr., Phos., Ph-ac., *Puls.,* **Ran-b., RAN-S.,** Rheum, *Rhod.,* **Rhus-t.,** Ruta, Sabad., Sabin., Sars., *Sel.,* Seneg., **Sep.,** *Sil., Spig.,* Squil., Stann., **Staph.,** Stram., Stront-c., **SULPH.,** Sul-ac., **Teucr.,** Thuj., *Valer.,* Verat., Viol-t., **ZINC.**

Beklemmender Schmerz: Agar., *Ant-c.,* Ars., **Bell.,** Bov., *Bry.,* Calc., Cann-s., Caust., Cham., Chin., Cic., Cina, *Cocc.,* Coff., Colch., **Con.,** Euphr., Hyos., Ign., Kreos., **Mag-c.,** Mag-m., **MOSCH.,** Nat-m., *Nux-v., Plat.,* Plb., Puls., *Rhus-t.,* Ruta, Sabad., Sec., *Seneg.,* Sep., *Spig.,* Staph., Teucr., Viol-t.

Beschwerden äußerer Teile **vorherrschend:** Acon., **Agar.**, **Agn.,** *Alum.*, Am-m., *Anac.*, *Ang.*, Ant-c., **Arg.**, **Arn.**, Ars., Asaf., Asar., *Aur.*, *Bar-c.*, Bell., Bism., Bry., Calc., Cann-s., Caps., Carb-an., Carb-v., **Caust.**, Cham., Chin., Cic., *Cina*, *Clem.*, Cocc., Colch., Coloc., Con., Croc., *Cycl.*, Dig., *Dros.*, Dulc., Euph., **Euphr.**, Ferr., *Graph.*, Hell., Hep., *Hyos.*, Ign., Ip., **Kali-c.**, Kali-n., Kreos., Lach., *Led.*, M-ambo., **M-arct.**, M-aust., Mag-c., Mag-m., Mang., **Meny.**, Merc., Mez., Mosch., *Mur-ac.*, **Nat-c.**, *Nat-m.*, Nit-ac., Nux-m., Nux-v., **Olnd.**, Op., Par., Petr., Phos., Ph-ac., **PLAT.**, Puls., Ran-b., *Ran-s.*, *Rhod.*, **RHUS-T.**, *Ruta*, Sabad., Sabin., *Samb.*, Sars., Sec., *Sel.*, Seneg., *Sep.*, *Sil.*, **Spig.**, *Spong.*, Squil., *Stann.*, *Staph.*, Stram., Stront-c., Sulph., *Sul-ac.*, **Tarax.**, Teucr., *Thuj.*, Valer., Verat., Verb., Viol-o., *Viol-t.*, Zinc.

Beschwerden innerer Teile **vorherrschend: Acon.**, Alum., *Ambr.*, **Am-c.**, Ang., Ant-c., **Ant-t.**, *Ars.*, Asaf., Asar., Aur., *Bell.*, Bism., *Borx.*, Bov., **Bry.**, *Calad.*, **CALC.**, *Camph.*, Cann-s., **CANTH.**, Caps., *Carb-an.*, Carb-v., Caust., Cham., *Chel.*, **Chin.**, Cic., *Cocc.*, *Colch.*, Coloc., Con., Croc., *Cupr.*, Dig., *Dulc.*, Euph., Ferr., Graph., **Hell.**, Hep., Hyos., *Ign.*, **Iod.**, *Ip.*, Kali-c., Kali-n., *Kreos.*, *Lach.*, **Laur.**, Lyc., M-ambo., M-arct., M-aust., Mag-c., Mag-m., Mang., *Meny.*, Merc., Mez., Mosch., Mur-ac., Nat-c., Nat-m., Nit-ac., **NUX-M.**, **NUX-V.**, Olnd., *Par.*, Petr., **PHOS.**, *Ph-ac.*, Plat., *Plb.*, *Puls.*, *Ran-b.*, Ran-s., *Rheum*, Rhod., Rhus-t., Ruta, Sabad., Sabin., Sars., Sec., **Seneg.**, Sep., Sil., Spig., Spong., *Squil.*, Stann., Staph., Stram., Stront-c., Sulph., Sul-ac., Tarax., Teucr., Thuj., Valer., *Verat.*, Verb., *Viol-o.*, Zinc.

Betäubender Schmerz: *Acon.*, Agar., Agn., Am-c., Anac., *Ant-c.*, Ant-t., Arg., Arn., *Asaf.*, *Asar.*, Aur., *Bell.*, *Bov.*, *Bry.*, **Calc.**, Cann-s., Carb-an., *Chin.*, Cic., **Cina**, Cocc., Con., Croc., Cupr., Cycl., Dros., *Dulc.*, *Euph.*, Euphr., Hell., Hep., *Hyos.*, Ign., *Kali-n.*, *Laur.*, Led., M-ambo., Mag-c., Mag-m., Mang., Meny., **Mez.**, *Mosch.*, Mur-ac., Nat-c., Nat-m., Nux-m., **OLND.**, *Op.*, Par., *Phos.*, Ph-ac., *Plat.*, **Puls.**, **Rheum**, Rhus-t., *Ruta*, **SABAD.**, Sabin., Samb., Seneg., Sep., *Stann.*, *Staph.*, Sulph., Sul-ac., Tarax., Valer., **Verat.**, **VERB.**, Zinc.

Beweglichkeit, zu große: Alum., Arn., **Bell.**, Camph., Caust., Cocc., *Coff.*, Con., *Cupr.*, Hyos., *M-arct.*, Ph-ac., **Stram.**

Bewegung erschwert: *Acon.*, Agar., Alum., Ambr., *Am-c.*, *Am-m.*, *Anac.*, **Ang.**, Ant-c., Ant-t., Arg., *Arn.*, **Ars.**, Asar., Aur., Bar-c., **BELL.**, Borx., Bov., **Bry.**, **Calc.**, Camph., Cann-s., Canth., *Caps.*, **Carb-an.**, *Carb-v.*, **CAUST.**, **Cham.**, Chel., *Chin.*, **Cic.**, Cina, **Cocc.**, Coff., Colch., **Coloc.**, *Con.*, *Croc.*, Cupr., Cycl., *Dig.*, Dros., Dulc., Euph., Euphr., Ferr., **Graph.**, *Guaj.*, *Hell.*, Hep., *Hyos.*, **Ign.**, Ip., **Kali-c.**, Kali-n., Kreos., Lach., Laur., *Led.*, **LYC.**, M-ambo., M-arct., M-aust., Mag-c., Mag-m., *Mang.*, Meny., **Merc.**, Mez., Mosch., Mur-ac., *Nat-c.*, **Nat-m.**, Nit-ac., Nux-m., **Nux-v.**, *Olnd.*, Op., Par., **PETR.**, *Phos.*, Ph-ac., Plat., Plb., **Puls.**, Ran-b., Rheum, Rhod., **RHUS-T.**, Ruta, Sabad., Sabin., *Sars.*, *Sec.*, *Sel.*, Seneg., **SEP.**, **Sil.**, **Spig.**, Spong., Squil., *Stann.*, **Staph.**, Stram., Stront-c., **Sulph.**, Sul-ac., Tarax., **Thuj.**, Valer, **Verat.**, Zinc.

— **konvulsivische:** *Acon.*, Agar., *Ang.*, *Ant-t.*, Arn., *Ars.*, Bar-c., **BELL.**, Bry., Calc., **Camph.**, Cann-s., **Canth.**, *Caust.*, **Cham.**, **CIC.**, *Cina*, **COCC.**, Coff., Con., Croc., **CUPR.**, Dig., Dulc., **Hell.**, **HYOS.**, **IGN.**, **Iod.**, **IP.**, *Lach.*, *Laur.*, *Lyc.*, M-ambo., M-arct., Meny., Merc., *Mosch.*, Nat-c., *Nux-m.*, **Nux-v.**, Olnd., **OP.**, Petr., Phos., Ph-ac., Plat., **Plb.**, Ran-s., **Rheum**, *Rhus-t.*, **Ruta**, Sabad., *Samb.*, **SEC.**, *Spig.*, Spong., **Squil.**, **Stann.**, Staph., **STRAM.**, *Sulph.*, **Verat.**, Zinc.

— **unwillkürliche:** Acon., *Alum.*, Aur., *Bell.*, Camph., *Canth.*, *Caust.*, Cham., Chin., **Cocc.**, Colch., *Con.*, **Cupr.**, **HYOS.**, **Ign.**, Kali-c., **Lach.**, Lyc., *M-ambo.*, M-arct., Meny., *Mosch.*, Nux-m., **Op.**, Plb., Rhus-t., *Samb.*, Sep., *Spig.*, *Staph.*, **STRAM.**, *Verat.*

— **Neigung** zu: *Acon.*, Agar., Alum., *Ambr.*, Am-c., **Arn.**, *Ars.*, Asar., Bell., Borx., *Bry.*, Calc., *Cann-s.*, *Canth.*, **CHAM.**, **CHIN.**, *Coff.*, *Coloc.*, Con., *Cupr.*, Euphr., **FERR.**, Hyos., Ign., Iod., Ip., *Kreos.*, Lyc., M-ambo., **M-arct.**, M-aust., Mag-c., *Mag-m.*, Mang., Merc., Mosch., Mur-ac., Nat-c., Nux-m., Nux-v., Op., *Ph-ac.*, Puls., *Ran-b.*, *Rhod.*, **RHUS-T.**, *Ruta*, *Samb.*, Sec., Sep., *Sil.*, *Squil.*, Stann., Staph., Sulph., *Teucr.*, Valer., *Verat.*

— **Widerwillen** gegen: **ACON.**, *Alum.*, Ambr., Am-c., *Anac.*, Ant-c., Ant-t., Arn., **ARS.**, Asar., **Bar-c.**, *Bell.*, Borx., *Bry.*, **CALAD.**, Calc., Canth., *Caps.*, Carb-an., Carb-v., Caust., Cham., **Chel.**, Chin., Cina, **Cocc.**, Coff., Con., Croc., Cupr., **Cycl.**, **Dig.**,

Dros., *Dulc.*, Ferr., Graph., **GUAJ.,** Hyos., **Ign.,** Ip., Kali-c., *Lach.*, Led., **Lyc.,** M-aust., Mag-c., Mag-m., *Merc.*, **Mez.,** Mur-ac., *Nat-c.*, **Nat-m.,** Nit-ac., **NUX-V.,** Op., Petr., *Phos.*, Ph-ac., *Puls.*, Ruta, *Sep.*, *Stann.*, Stront-c., Sulph., *Tarax.*, Teucr., **Thuj., ZINC.**

Bewegungsgefühl: Acon., Alum., Am-c., Anac., Ang., Ant-t., Arn., Ars., Asar., Aur., **BELL.,** *Bry.*, **Calc.,** Cann-s., *Cham.*, Chin., *Cocc.*, **CROC.,** Cycl., Dig., Dulc., Guaj., Hyos., **Ign.,** Iod., *Kali-c.*, *Kreos.*, Lach., *Laur.*, Led., M-ambo., Mag-m., *Meny.*, Merc., *Mosch.*, *Nat-m.*, *Nux-v.*, Petr., Phos., Ph-ac., *Plb.*, Rheum, **Rhod., Rhus-t.,** Sabad., *Sec.*, **Sep., Sil.,** Spig., Spong., Stront-c., **SULPH.,** *Tarax.*, *Thuj.*, Verat., Viol-t., Zinc.

Bewegungslosigkeit, (Unbeweglichkeit) der leidenden Teile: **Acon.,** Agar., Alum., Ambr., Am-c., Am-m., Anac., *Ang.*, Ant-c., Arg., Arn., *Ars.*, Asar., Aur., *Bar-c.*, **Bell.,** Bov., *Bry.*, *Calc.*, Cann-s., Canth., Caps., *Carb-v.*, **Caust.,** Cham., *Chel.*, Chin., Cic., **COCC.,** *Colch.*, Coloc., Con., Cupr., Cycl., Dig., Dros., **Dulc.,** Euphr., Ferr., Graph., Guaj., Hell., Hep., Hyos., Ign., Iod., Ip., *Kali-c.*, Lach., Laur., Led., *Lyc.*, M-ambo., M-aust., Meny., Merc., Mez., Mur-ac., **Nat-m.,** Nit-ac., Nux-m., **Nux-v.,** *Olnd.*, *Op.*, Petr., *Phos.*, Ph-ac., **Plb.,** Puls., Rhod., **RHUS-T.,** *Ruta*, Sabin., Sars., *Sec.*, Sel., Seneg., *Sep.*, **Sil.,** *Spig.*, Stann., Stram., *Stront-c.*, **Sulph.,** Sul-ac., Tarax., **Verat.,** *Zinc.*

Blausucht: *Acon.*, Agar., Alum., *Am-c.*, *Ang.*, Ant-c., *Arn.*, **Ars.,** Asaf., Asar., *Aur.*, Bar-c., **Bell.,** *Bism.*, *Bry.*, Calc., *Camph.*, Carb-v., Caust., Cham., Chel., Chin., Cic., Cina, *Cocc.*, **Con., CUPR., DIG.,** Dros., Ferr., Hep., Hyos., Ign., Ip., **LACH.,** Led., Lyc., Mang., *Merc.*, Mosch., Mur-ac., *Nat-m.*, Nit-ac., Nux-m., *Nux-v.*, **OP.,** *Phos.*, Ph-ac., Plb., *Puls.*, Ran-b., *Rhus-t.*, Ruta, Sabad., **Samb.,** Sars., **Sec.,** Seneg., *Sil.*, *Spong.*, Staph., Stram., Sulph., Sul-ac., Thuj., **VERAT.**

Bleichsucht: *Ars.*, Bar-c., **BELL., CALC.,** Carb-an., Carb-v., Caust., **Chin., COCC., Con.,** *Dig.*, **FERR.,** *Graph.*, **Hell.,** Ign., **Kali-c., LYC.,** *Merc.*, **Nat-m., NIT-AC., Nux-v.,** Olnd., **Phos.,** *Ph-ac.*, **PLAT., Plb., PULS.,** Sabin., **Sep., Spig.,** *Staph.*, **SULPH.,** Sul-ac., *Valer.*, Zinc.

Blutdrang zu einzelnen Teilen: **ACON.**, *Alum.*, Ambr., *Am-c.*, Am-m., Ant-c., **Arn.**, *Asaf.*, **Aur.**, *Bar-c.*, **BELL.**, Borx., Bov., **Bry.**, **Calc.**, Camph., Cann-s., Canth., *Carb-an.*, **Carb-v.**, Caust., Cham., Chel., **CHIN.**, Clem., Cocc., *Coff.*, Coloc., Con., *Croc.*, *Cupr.*, *Cycl.*, Dig., Dulc., **FERR.**, **Graph.**, *Guaj.*, Hell., *Hep.*, **Hyos.**, Ign., Iod., *Kali-c.*, Kali-n., Lach., *Laur.*, Led., **Lyc.**, M-arct., *M-aust.*, Mag-c., Mag-m., Mang., *Merc.*, Mez., *Mosch.*, *Nat-c.*, **Nat-m.**, **Nit-ac.**, Nux-m., **NUX-V.**, Op., Petr., **Phos.**, Ph-ac., Plat., *Plb.*, **PULS.**, **Ran-b.**, Rhod., **Rhus-t.**, Sabin., Samb., Sec., **Seneg.**, **Sep.**, **Sil.**, Spig., **Spong.**, Squil., Staph., **Stram.**, **SULPH.**, Sul-ac., Tarax., *Thuj.*, *Valer.*, *Verat.*, **Viol- o.**

Blut-Fülle (Plethora): **Acon.**, Alum., Am-c., *Arn.*, Ars., **Aur.**, *Bar-c.*, **BELL.**, **Bry.**, **Calc.**, Canth., *Chel.*, **Chin.**, Coloc., *Croc.*, *Cupr.*, **Dig.**, Dulc., **FERR.**, *Graph.*, Guaj., Hep., **HYOS.**, Ign., **Kali-c.**, **Kali-n.**, Lach., **Lyc.**, *Merc.*, Mosch., Nat-c., **Nat-m.**, **Nit-ac.**, **Nux-v.**, Op., **Phos.**, Ph-ac., **PULS.**, **Rhus-t.**, Sabin., *Sel.*, **Sep.**, *Sil.*, **Stram.**, **Sulph.**, *Thuj.*, Verat. (Vergl. Vollsaftigkeit)

— **Mangel:** Acon., Alum., *Arn.*, **ARS.**, **Bell.**, Bov., **Bry.**, Calc., *Carb-v.*, *Cham.*, **CHIN.**, Cina, Coff., *Coloc.*, **Con.**, *Cupr.*, Cycl., **Ferr.**, **Ign.**, Iod., Kali-c., Lyc., *M-ambo.*, *M-aust.*, Mag-c., Mag-m., **Merc.**, Mez., *Nat-c.*, *Nat-m.*, Nit-ac., Nux-m., *Nux-v.*, *Phos.*, **Ph-ac.**, **PULS.**, *Rhod.*, **Rhus-t.**, *Ruta*, *Sabin.*, **Sep.**, *Sil.*, Spig., **SQUIL.**, Stann., **STAPH.**, **Sulph.**, *Valer.*, Verat., *Zinc.*

— **Sammlung** im Innern: Ars., **Camph.**, Canth., *Cupr.*, **Verat.**

— **Schwitzen:** Arn., *Calc.*, Cham., *Clem.*, Lach., *Nux-m.*, **Nux-v.**

— **Stockungsgefühl:** *Acon.*, Bell., Bry., Caust., Croc., Dig., Hep., Ign., **Lyc.**, *M-aust.*, *Nux-v.*, *Olnd.*, Puls., *Rhod.*, **Sabad.**, Seneg., Sulph., Zinc.

Blutungen aus inneren Teilen: **Acon.**, Agar., Alum., *Ambr.*, *Am-c.*, Am-m., Anac., **Ant-c.**, Ant-t., Arg., **Arn.**, **Ars.**, *Asar.*, Bar-c., **BELL.**, Bism., *Borx.*, Bov., **Bry.**, **CALC.**, Cann-s., **CANTH.**, **Caps.**, *Carb-an.*, **Carb-v.**, Caust., **Cham.**, **CHIN.**, Cina, Clem.,

Cocc., Coff., Colch., Coloc., *Con.*, **Croc., Cupr.,** Dig., **Dros.,** *Dulc.,* Euphr., **FERR.,** Graph., *Hep.,* **Hyos.,** Ign., *Iod.,* **IP.,** *Kali-c., Kali-n.,* Kreos., Lach., **Led., Lyc.,** M-ambo., M-arct., M-aust., Mag-c., *Mag-m.,* **MERC.,** Mez., Mosch., Mur-ac., *Nat-c., Nat-m.,* **NIT-AC.,** Nux-m., **NUX-V.,** Op., Par., Petr., **PHOS.,** *Ph-ac.,* Plat., *Plb.,* **PULS.,** Rhod., **Rhus-t.,** Ruta, *Sabad.,* **SABIN.,** Sars., **Sec.,** Sel., **SEP., Sil.,** Squil., *Stann.,* Staph., **Stram., SULPH.,** *Sul-ac., Tarax., Thuj.,* Valer., Verat., **Zinc.**

Blutunterlaufung: ARN., *Bry.,* Cham., Chin., *Con., Dulc.,* Ferr., **Lach.,** Laur., **Nux-v.,** Par., Plb., Rhus-t., **Ruta,** *Sec., Sulph., Sul-ac.*

Blutunterlaufungsgefühl: Arn., Calc., *Chin., Ferr.,* Nux-v., *Par., Ruta, Sec.,* Sul-ac.

Blutwallung: ACON., Alum., **Ambr., Am-c.,** *Am-m., Ant-t.,* Arg., **Arn.,** *Ars.,* **AUR.,** *Bar-c.,* **Bell., Bov., Bry., CALC.,** Cann-s., *Carb-an.,* **Carb-v., Caust.,** *Cham., Chin., Con.,* **Croc.,** Dig., Dulc., **Ferr.,** *Guaj.,* **Hep.,** Ign., **Iod., Kali-c., KREOS., LYC.,** M-aust., *Mag-m.,* Merc., *Mosch.,* **Nat-m.,** Nit-ac., Nux-m., *Nux-v.,* **Op., Petr., Phos., Ph-ac.,** *Puls.,* **Rhus-t.,** *Sabad.,* **Samb., Sars., Seneg., Sep., Sil.,** Spong., **Stann.,** *Staph.,* **Sulph., Thuj.,** Verat.

Bohren: *Acon.,* Agar., *Alum.,* Am-c., Am-m., Anac., *Ang.,* Ant-c., Ant-t., **ARG.,** *Arn.,* Ars., *Asaf.,* **Aur.,** *Bar-c.,* **BELL., BISM.,** *Borx., Bov.,* **Calc.,** *Canth.,* Caps., *Carb-an., Carb-v.,* **Caust.,** Chin., **Cina,** *Clem., Cocc.,* Colch., Coloc., Con., Cupr., Cycl., Dig., *Dros.,* **Dulc.,** Euph., Euphr., **Hell., Hep.,** Ign., Ip., **Kali-c.,** Kali-n., Kreos., *Lach., Laur., Lyc.,* M-ambo., M-arct., *Mag-c., Mag-m.,* Mang., Meny., **Merc.,** *Mez., Mur-ac.,* **Nat-c., Nat-m.,** Nit-ac., Nux-m., Nux-v., Olnd., Par., Petr., *Phos., Ph-ac.,* Plat., *Plb.,* **Puls.,** Ran-b., **RAN-S., Rhod.,** *Rhus-t.,* Ruta, *Sabad., Sabin.,* Sel., **Seneg., Sep., Sil., SPIG.,** Spong., *Stann., Staph.,* Stram., *Stront-c., Sulph.,* **Tarax., Thuj.,** Valer., **Zinc.**

— **herauswärts:** Ant-c., *Asaf., Bell.,* **Bism.,** Bov., Calc., Dros., **Dulc.,** *Ip., Puls.,* Sep., Spong., **Staph.**

Bohren hereinwärts: Alum., *Bell.*, Calc., Cocc., **Kali-c.**, Mang., Zinc.

Bollheit: (S. Taubheit)

Brennen äußerer Teile: **Acon.**, *Agar.*, *Alum.*, Ambr., *Am-c.*, Am-m., Anac., *Ang.*, Ant-c., Ant-t., *Arg.*, **Arn.**, **Ars.**, **Asaf.**, Asar., *Bar-c.*, *Bell.*, Bism., **Borx.**, Bov., **BRY.**, Calad., *Calc.*, Camph., Cann-s., Canth., Caps., *Carb-an.*, **CARB-V.**, **CAUST.**, Cham., **Chel.**, *Chin.*, Cic., Cina, *Cocc.*, Coff., Colch., Coloc., Con., Croc., Cupr., **Cycl.**, *Dig.*, Dros., *Dulc.*, *Euph.*, Ferr., *Graph.*, Guaj., Hell., Hep., **Ign.**, Iod., Ip., **Kali-c.**, Kali-n., *Kreos.*, Lach., *Laur.*, Led., **Lyc.**, *M-ambo.*, M-arct., M-aust., Mag-c., *Mag-m.*, Mang., Meny., **Merc.**, *Mez.*, Mosch., **Mur-ac.**, **Nat-c.**, Nat-m., *Nit-ac.*, Nux-m., **NUX-V.**, *Olnd.*, Op., Par., Petr., **PHOS.**, **PH-AC.**, *Plat.*, Plb., **Puls.**, Ran-s., Rheum, Rhod., **RHUS-T.**, *Ruta*, *Sabad.*, Sabin., Samb., Sars., Sec., Sel., Seneg., **Sep.**, *Sil.*, **Spig.**, Spong., Squil., **STANN.**, **Staph.**, Stram., *Stront-c.*, **SULPH.**, Sul-ac., **Tarax.**, Teucr., Thuj., Valer, *Verat.*, Viol-t., **Zinc.**

— **innerer** Teile: **ACON.**, Alum., Ambr., *Am-c.*, *Am-m.*, Ang., Ant-c., Ant-t., Arg., **Arn.**, **Ars.**, *Asaf.*, Asar., Aur., Bar-c., **BELL.**, *Bism.*, Borx., Bov., **BRY.**, *Calad.*, **Calc.**, *Camph.*, Cann-s., **CANTH.**, Caps., *Carb-an.*, **Carb-v.**, **Caust.**, *Cham.*, **Chel.**, **Chin**, **Cic.**, Cina, *Cocc.*, Coff., *Colch.*, Coloc., Con., **Cupr.**, *Dig.*, Dros., **Dulc.**, **Euph.**, Euphr., **Graph.**, *Hell.*, *Hep.*, Hyos., *Ign.*, Iod., *Ip.*, *Kali-c.*, Kali-n., Kreos., *Lach.*, **Laur.**, Led., **Lyc.**, M-ambo., M-arct., M-aust., Mag-c., *Mag-m.*, *Mang.*, **MERC.**, **Mez.**, Mosch., *Mur-ac.*, **Nat-c.**, Nat-m., *Nit-ac.*, *Nux-m.*, **NUX-V.**, Par., Petr., **PHOS.**, **Ph-ac.**, *Plat.*, *Plb.*, *Puls.*, **Ran-b.**, *Ran-s.*, Rhod., **Rhus-t.**, *Ruta*, **SABAD**, Sabin., **Sars.**, **Sec.**, *Seneg.*, **SEP.**, **Sil.**, *Spig.*, *Spong.*, **Stann.**, *Staph.*, Stram., Stront-c., **SULPH.**, *Sul-ac.*, Tarax., **Verat.**, Viol-o., Viol-t., *Zinc.*

Brummen, (Sausen, Sumsen, Wuwwern) im Körper: *Agn.*, *Ambr.*, *Ars.*, Aur., Bar-c., Bell., *Calc.*, Cann-s., Carb-v., **Caust.**, *Cic.*, Cocc., Coff., *Con.*, *Croc.*, *Ferr.*, *Graph.*, *Hyos.*, **Kreos.**, Lach., M-ambo., **M-ARCT.**, Meny., *Mosch.*, Mur-ac., **NUX-M.**, **Nux-v.**, **OLND.**, Op., *Phos.*, *Ph-ac.*, *Plat.*, **PULS.**, **Rhus-t.**, *Sabad.*, *Sars.*, **Sep.**, **SPIG.**, Squil., Stann., *Staph.*, **SULPH.**, Teucr., Thuj., Verat., *Viol-t.*, Zinc.

Dehnen, (Ausdehnen) der Glieder: **Alum.,** Am-c., *Bell.,* Cann-s., Chin., Cina, **Clem.,** Croc., *Ign.,* Led., Mez., *Nat-c., Phos.,* Ph-ac., Ruta, Sabad., Sul-ac., Verb., Viol-o.

Dehnen und **Renken:** (S. Renken)

Dickwerden: (S. Fettsucht)

Drängen: Alum., Ambr., Am-c., Am-m., Anac., Ang., *Ant-c.,* Arn., **Asaf.,** Aur., *Bell.,* Bism., Borx., *Calc., Cann-s.,* **Canth.,** Caps., Carb-an., Carb-v., *Caust., Cham.,* Chel., Chin., Cina, Clem., **COCC.,** Colch., Coloc., Con., *Croc.,* Dig., Dulc., *Graph.,* Hell., Hyos., Ign., Iod., *Ip., Kali-c.,* Kali-n., Laur., Led., Lyc., M-ambo., M-arct., M-aust., Mag-c., Mag-m., *Merc.,* **MOSCH.,** Nat-c., Nat-m., Nit-ac., **NUX-V.,** Phos., Plat., **PULS.,** *Ran-b., Rhod.,* **Rhus-t., Sabin.,** Samb., Sars., Seneg., *Sep.,* Spig., Spong., Stann., Stram., Sulph., Sul-ac., *Teucr.,* Thuj.

Drehen, (Winden): *Agar.,* Alum., Am-m., Anac., Ant-c., Ant-t., *Ars., Asaf., Bar-c.,* Bell., *Bry.,* Calad., Calc., Caps., *Cham., Cina, Con.,* Dig., Dros., Dulc., **Ign.,** Ip., *Kali-n.,* Led., **Merc.,** *Mez.,* Nat-c., *Nat-m., Nux-m.,* **Nux-v.,** Olnd., Phos., Ph-ac., **Plat.,** Plb., Ran-b., Ran-s., **Rhus-t.,** Ruta, **Sabad.,** Sabin., Sars., Seneg., Sep., **SIL.,** *Staph., Sulph., Sul-ac., Valer.,* Verat.

Dröhnen: Am-c., BELL., Bism., *Caps., Caust., Clem.,* Con., *Dig.,* Hep., Hyos., Ign., *Iod.,* Kali-c., Kali-n., *Lyc., Mag-c.,* Mosch., **Nit-ac.,** *Nux-v.,* Petr., Sars., **Sep.,** *Sil.,* Stann., *Stront-c.,* **SULPH.,** Verb.

Drücken, (Pressen) auseinander: (S. Zersprengungsschmerz)

Drücken (einfaches) in **äußeren** Teilen: Acon., *Agar.,* Agn., Alum., Ambr., Am-m., **Anac.,** *Ang., Ant-c.,* Ant-t., **Arg.,** *Arn.,* Ars., *Asaf.,* Asar., *Aur.,* Bar-c., **Bell.,** *Bism.,* Borx., Bov., Bry., **Calc.,** Camph., *Cann-s.,* Canth., *Caps.,* Carb-an., **Carb-v., CAUST.,** *Cham., Chel., Chin.,* Cic., Cina, Clem., *Cocc.,* Coff., Colch., Coloc., Con., Cupr., **Cycl.,** *Dig., Dros., Dulc., Euph.,* Euphr., Ferr., *Graph.,* Guaj., Hell., Hep., Hyos., *Ign.,* Iod., *Kali-c., Kali-n.,* Kreos., Lach.,

Laur., *Led.,* **Lyc.,** M-ambo., M-arct., M-aust., Mag-c., Mag-m., Mang., *Meny.,* Merc., *Mez.,* Mosch., *Mur-ac.,* Nat-c., *Nat-m., Nit-ac.,* Nux-m., Nux-v., **Olnd.,** Par., Petr., *Phos.,* **Ph-ac.,** *Plat.,* Plb., *Puls.,* Ran-b., Ran-s., Rheum, *Rhod., Rhus-t.,* **Ruta,** Sabad., *Sabin., Samb.,* **Sars.,** *Seneg., Sep., Sil.,* Spig., *Spong.,* **STANN., STAPH.,** *Stront-c.,* **Sulph.,** *Sul-ac.,* **Tarax.,** *Teucr., Thuj.,* Valer., **Verat.,** *Verb.,* Viol-o., Viol-t., **Zinc.**

Drücken (einfaches) in **inneren** Teilen: **Acon.,** *Agar,* Agn., **Alum., Ambr.,** *Am-c.,* Am-m., **Anac.,** Ang., Ant-c., *Ant-t.,* Arg., **ARN., ARS., Asaf.,** *Asar.,* **Aur.,** *Bar-c.,* **BELL.,** Bism., **Borx.,** Bov., *Bry.,* Calad., **CALC., Camph.,** Cann-s., Canth., *Caps.,* **Carb-an., CARB-V., Caust.,** *Cham.,* Chel., **CHIN.,** *Cic.,* Cina, Clem., **Cocc.,** Coff., Colch., *Coloc.,* **Con.,** Croc., *Cupr.,* Cycl., **Dig.,** Dros., *Dulc.,* Euph., Euphr., Ferr., **Graph.,** Guaj., *Hell., Hep., Hyos.,* **Ign.,** *Iod.,* Ip., **Kali-c.,** *Kali-n.,* Kreos., Lach., Laur., Led., **LYC.,** M-ambo., *M-arct.,* M-aust., Mag-c., Mag-m., Mang., *Meny.,* **Merc., Mez.,** *Mosch., Mur-ac., Nat-c.,* **Nat-m.,** *Nit-ac.,* Nux-m., **Nux-v.,** Olnd., Op., *Par., Petr.,* **Phos.,** *Ph-ac.,* **Plat.,** *Plb., Puls.,* Ran-b., Ran-s., Rheum, *Rhod.,* Rhus-t., *Ruta, Sabad., Sabin., Samb., Sars.,* Sec., **Seneg., Sep., SIL.,** *Spig., Spong.,* Squil., **Stann.,** *Staph.,* Stram., *Stront-c.,* **Sulph.,** *Sul-ac.,* **Tarax.,** *Teucr., Thuj., Valer., Verat.,* Verb., Viol-o., Viol-t., **ZINC.**

— von **außen** herein: Acon., *Agar.,* Alum., **ANAC.,** Ant-c., *Ant-t.,* Asaf., *Asar., Aur.,* Bar-c., *Bell., Bism., Borx.,* Bry., **Calc.,** Cann-s., Carb-an., Caust., Chel., Chin., **Cocc.,** *Coff.,* Croc, *Cycl.,* **Dulc., Hell.,** Hep., *Ign.,* Kali-c., **Kreos.,** Laur., *M-ambo.,* M-arct., Mez., *Mosch.,* **Nit-ac.,** Nux-m., Nux-v., **Olnd.,** *Ph-ac.,* **PLAT.,** *Ran-s.,* Rheum, *Rhod.,* Rhus-t., Ruta, Sabad., Sabin., *Sars.,* Sep., Sil., *Spig.,* Stann., **Staph.,** Sulph., Sul-ac., Tarax., Teucr., Thuj., Valer., Verb., Viol-t., **Zinc.**

— von **innen** heraus: **Acon.,** Alum., Am-c., Am-m., Anac., *Ang.,* Ant-c., Arg., Arn., **ASAF.,** Asar., Aur., Bar-c., *Bell.,* Bism., *Borx.,* **Bry.,** Calc., Camph., *Cann-s., Canth.,* Caps., Carb-v., Caust., *Chel.,* Chin., *Cina,* Clem., Cocc., Coff., *Colch., Coloc., Con.,* Croc., Cupr., Dig., **Dros.,** Dulc., Euph., *Graph.,* Guaj., Hell., Hep., **Ign.,** *Ip.,* Kali-c., Kali-n., Kreos., Lach., Laur., *Led., Lyc.,* **M-arct.,** *M-aust.,* Mag-m., Mang., *Meny.,* **Merc.,** *Mez.,* **Mur-ac.,** Nat-c.,

Nit-ac., Nux-m., **Nux-v.,** Olnd., *Op.,* **Par.,** Petr., **Phos.,** *Ph-ac.,* Plat., *Puls., Ran-b.,* Ran-s., Rheum, Rhod., **Rhus-t.,** Ruta, *Sabad.,* Sabin., *Samb.,* Seneg., *Sep., Sil.,* **Spig., Spong.,** Squil., Stann., Staph., *Stront-c., Sulph.,* Sul-ac., *Tarax.,* **Teucr.,** *Thuj., Valer.,* **Verb.,** *Viol-t.,* Zinc.

Drücken (einfaches) wie von einer **Last: ACON.,** Agar., Alum., Ambr., *Am-c.,* **Am-m.,** Ant-t., Arg., Arn., *Ars.,* Asaf., Asar., **Bar-c.,** Bell., *Bism.,* Borx., Bov., *Bry.,* Calad., *Calc.,* Camph., Cann-s., *Carb-an.,* Carb-v., Caust., *Cham.,* Chin., Cina, Cocc., Colch., Coloc., Con., Croc., **Cupr.,** *Dig.,* Ferr., Graph., Hell., Hep., Hyos., Ign., Iod., Kali-c., Kali-n., **Kreos.,** Laur., *Led.,* Lyc., M-ambo., **M-arct.,** Mag-c., Mag-m., Mang., *Meny.,* Merc., Mosch., **Nat-c.,** Nat-m., Nit-ac., *Nux-m.,* **NUX-V.,** Olnd., **Op., Par.,** Petr., *Phos.,* Ph-ac., Plat., Plb., **Puls.,** *Rheum,* Rhod., **Rhus-t.,** *Sabad.,* Sabin., **Samb.,** Sars., **Sec.,** Seneg., **SEP.,** Sil., **Spig.,** Spong., *Squil.,* Stann., *Staph.,* Stront-c., **Sulph.,** Sul-ac., Thuj, Valer., *Verb.,* Viol-o., Zinc.

— **zusammen:** *Acon.,* Agar., **ALUM.,** Ambr., Am-m., **Anac.,** Ang., Ant-c., Ant-t., *Arg.,* **Arn.,** Ars., *Asaf.,* **ASAR.,** Aur., Bar-c., **Bell., Bov.,** *Bry., Calc.,* Camph., **Cann-s., Canth.,** *Caps.,* Carb-an., Carb-v., Caust., Cham., Chel., *Chin.,* Cic., Cina, **COCC.,** Coff., Coloc., *Con.,* Cupr., *Dig.,* **Dros.,** Dulc., *Euph.,* Ferr., *Graph., Guaj.,* **Hell.,** *Hyos., Ign.,* Iod., **Ip.,** *Kali-c., Kali-n.,* Laur., Led., *Lyc.,* M-arct., *Mag-c., Mag-m., Meny.,* Merc., *Mez.,* **Mosch., Nat-m.,** Nit-ac., *Nux-m., Nux-v.,* Olnd., Op., Petr., Phos., *Ph-ac.,* **PLAT.,** Plb., *Puls., Ran-s., Rhod., Rhus-t.,* Ruta, Sabad., Sabin., **Sars.,** *Seneg.,* Sep., *Sil., Spig.,* **Spong.,** Squil., **Stann.,** *Staph.,* Stram., Stront-c., **Sulph., Sul-ac.,** *Tarax.,* Teucr., *Thuj.,* Valer., **Verat.,** Verb., Viol-o., *Zinc.*

— in den **Muskeln:** Agar., *Agn.,* Am-m., **Anac.,** *Ang.,* Arg., Arn., **Asaf., Asar.,** *Aur., Bell.,* Bism., Bry., Calc., *Camph.,* Cann-s., **Caps., Carb-an.,** Caust., *Chel.,* Chin., Cina, Clem., *Cocc.,* Con., **Cupr., CYCL.,** Dig., *Dros., Euph.,* Euphr., Graph., Hell., Hep., **Ign.,** Kali-n., **Led.,** *Lyc.,* M-ambo., M-arct., *M-aust., Mag-c.,* Mag-m., Mang., *Meny.,* Merc., *Mez.,* **Mosch.,** Mur-ac., Nat-c., *Nat-m.,* **NUX-M.,** *Nux-v.,* **Olnd.,** *Petr.,* **Phos., Ph-ac., Plat.,** Plb., *Puls.,* *Ran-b.,* Ran-s., Rheum, Rhod., Rhus-t., **RUTA, Sabad.,** *Sabin.,*

Samb., Sil., *Spig.*, *Spong.*, **Stann.**, **Staph.**, Stront-c., *Sulph.*, **Sul-ac.**, **Tarax.**, **Teucr.**, *Thuj.*, **Valer.**, *Verat.*, **VERB.**, Viol-t., Zinc.

Drücken (einfaches) in den **Gelenken:** **Agn.**, Alum., *Anac.*, *Arg.*, Asaf., Asar., *Bar-c.*, Bell., Calc., Camph., *Carb-an.*, Caust., Cham., Chel., *Chin.*, Clem., Colch., Dulc., Graph., Hep., Hyos., Ign., Iod., **Kali-c.**, **Led.**, Meny., *Merc.*, Mez., *Mosch.*, Nit-ac., Nux-v., Petr., Rhus-t., Sabad., Sabin., *Sep.*, Sil., *Spong.*, Stann., *Staph.*, Stront-c., *Sulph.*, Tarax., Thuj., *Viol-o.*, Viol-t., Zinc.

— in den **Knochen:** *Anac.*, Ang., **Arg.**, Ars., Asaf., *Aur.*, **Bell.**, **Bism.**, *Bry.*, Canth., Cham., Cocc., *Colch.*, *Coloc.*, Con., **Cupr.**, **Cycl.**, Dros., Graph., **Guaj.**, Hell., *Hep.*, *Ign.*, **Kali-c.**, Kali-n., M-arct., M-aust., *Merc.*, *Mez.*, *Nux-m.*, **Olnd.**, Phos., *Plat.*, *Puls.*, Rhod., **Rhus-t.**, **Sabin.**, Sil., Spong., Stann., **Staph.**, *Thuj.*, Valer., *Verat.*, Viol-t., Zinc.

— **reißendes,** in den **Muskeln:** Agar., Anac., **Ang.**, Arg., Arn., *Asaf.*, Asar., Aur., **Bell.**, *Bism.*, Calc., **Camph.**, Cann-s., Carb-v., Chin., Colch., Cupr., *Cycl.*, Hyos., *Led.*, *Meny.*, Petr., Ph-ac., Ruta, *Sars.*, Sep., Spig., Spong., *Stann.*, Sulph., Zinc.

— — in den **Gelenken:** Anac., Ang., *Arn.*, Asaf., Bell., Bism., Carb-v., Caust., Cham., Hyos., *Led.*, Lyc., Ruta, Spong., Stann.

— — in den **Knochen:** Arg., Bell., Cham., Coloc., Thuj.

— **stechendes,** in den **Muskeln:** Anac., *Asaf.*, Bell., Calc., Coloc., Cycl., *Dros.*, *Euph.*, **Ign.**, **Mur-ac.**, Olnd., *Plat.*, Sars., Sep., *Sul-ac.*, Thuj.

— — in den **Knochen:** Mez., Staph.

Dumpfer Schmerz: **AGAR.**, *Agn.*, Alum., *Anac.*, **Ant-c.**, Ant-t., *Asar.*, Bism., Borx., *Bov.*, *Bry.*, *Calc.*, Camph., Canth., *Carb-v.*, *Caust.*, *Chel.*, **Chin.**, Cic., Cina, Clem., *Cocc.*, Coff., Coloc., Con., *Cycl.*, Dros., **Dulc.**, Euph., Ferr., **Hell.**, Hep., **HYOS.**, **Ign.**, **Kreos.**, **Laur.**, Led., Lyc., M-aust., Mang., Meny., Merc., Mez., Mosch., *Nat-c.*, *Nat-m.*, Nit-ac., Nux-v., *Olnd.*, Phos., *Ph-ac.*, *Plat.*, Plb., Puls., Ran-s., Rheum, *Rhod.*, Rhus-t., Sabad., Samb., Sars.,

Sec., Seneg., *Sep.*, *Sil.*, Spig., *Spong.*, Squil., Stront-c., Sul-ac., Teucr., *Thuj.*, *Verat.*, Verb., Viol-o., Viol-t., Zinc.

Eindrücke, tiefe, von Instrumenten: **Bov.**

Einfacher Schmerz: (S. Empfindlichkeit)

Eingeschlafenheit einiger Teile: *Acon.*, Agar., *Alum.*, **Ambr.,** *Am-c.*, *Am-m.*, *Anac.*, Ang., Ant-c., *Ant-t.*, **Arg.,** Arn., Asaf., Asar., *Aur.*, **Bar-c.,** Bell., Borx., Bov., Bry., **Calc.,** Camph., Cann-s., Canth., Caps., **CARB-AN., Carb-v.,** *Caust.*, **Cham.,** Chel., **Chin.,** *Cic.*, Cina, **COCC.,** Colch., Coloc., Con., **CROC.,** *Dig.*, Dros., Dulc., *Euph.*, *Euphr.*, Ferr., **GRAPH., Guaj.,** Hep., *Hyos.*, **Ign.,** Iod., *Ip.*, **Kali-c.,** Kali-n., Kreos., Laur., *Led.*, **LYC.,** *M-ambo.*, **M-arct., M-aust.,** Mag-c., **Mag-m.,** Mang., **MERC.,** Mez., *Mosch.*, Nat-c., **Nat-m.,** *Nit-ac.*, **Nux-v.,** *Olnd.*, Op., *Par.*, **Petr., Phos.,** Ph-ac., Plat., *Plb.*, **Puls.,** *Rheum,* **Rhod., Rhus-t.,** Sabad., Sabin., Samb., Sars., *Sec.*, **Sep., SIL.,** *Spig.*, Spong., Squil., Stann., Staph., *Stram.*, **Sulph.,** *Sul-ac.*, *Teucr.*, *Thuj.*, Valer, **Verat.,** Zinc.

Einklemmen: (S. Klemmen)

Einziehen weicher Teile: Acon., *Agar.*, Am-c., Arn., *Ars.*, *Bar-c.*, Bell., **Calad.,** *Carb-v.*, Caust., Chel., Chin., Con., Cupr., **Dros.,** Dulc., Euph., *Euphr.*, Hell., Kali-c., Lach., Laur., **Mosch.,** Nat-c., *Nux-v.*, **PLB.,** *Rhus-t.*, Ruta, Sil., *Staph.*, Sulph., Valer., Zinc.

Einziehen, Gefühl von: Dig., *Hep.*, Mur-ac., Nux-v., *Plb.*, Rhus-t., Sulph., *Verb.*

Wie ein durchgestoßenes heißes **Eisen: Alum.**

Empfindlichkeit äußerer Teile: Acon., *Agar.*, *Alum.*, Ambr., *Am-c.*, Am-m., Ang., Ant-c., Arg., **ARN., ARS., Aur., Bar-c., BELL.,** Borx., *Bov.*, *Bry.*, *Calc.*, *Camph.*, *Cann-s.*, **Canth.,** Caps., *Carb-an.*, *Carb-v.*, Caust., **CHIN.,** Cina, **Coff,** *Colch.*, Coloc., *Con.*, Cupr., Dig., *Ferr.*, *Hell.*, **Hep.,** *Hyos.*, Ign., Ip., *Kali-c.*, Kali-n., *Kreos.*, **Lach.,** *Led.*, *Lyc.*, *M-ambo.*, **M-arct.,** Mag-c., *Mag-m.*, *Merc.*, Mez., Mosch., **Nat-c.,** *Nat-m.*, *Nit-ac.*, *Nux-m.*, **Nux-v.,** Olnd., Op., *Par.*,

Petr., Phos., Ph-ac., Plb., **PULS.**, *Ran-b.*, **Ran-s.**, **Rhus-t.**, Sabad., *Sars.*, *Sec.*, **Sel.**, Seneg., *Sep.*, **Sil.**, **SPIG.**, *Spong.*, *Squil.*, **Stann.**, *Staph.*, Stront-c., **Sulph.**, *Sul-ac.*, Teucr., *Thuj.*, *Verat.*, *Zinc.*

Empfindlichkeit innerer Teile: Acon., Agar., Alum., **Am-c.**, *Ant-c.*, *Ant-t.*, *Arn.*, Ars., Asaf., Aur., Bar-c., **Bell.**, *Bism.*, Borx., Bov., **Bry.**, *Calad.*, **Calc.**, Cann-s., **CANTH.**, **Carb-an.**, *Carb-v.*, *Caust.*, *Cham.*, Chin., *Cic.*, *Cocc.*, Coff., *Colch.*, *Coloc.*, Con., Croc., Cupr., Cycl., *Dulc.*, *Ferr.*, **Graph.**, Hell., **HEP.**, *Hyos.*, Iod., Ip., **Lach.**, Laur., Led., *M-arct.*, *Mag-c.*, **Mag-m.**, *Mang.*, Meny., *Merc.*, *Mosch.*, **Nat-c.**, *Nat-m.*, *Nit-ac.*, *Nux-v.*, Olnd., Par., **PHOS.**, *Puls.*, Ran-b., Rhus-t., *Sars.*, Sec., Sel., *Seneg.*, Sep., Sil., *Spong.*, **Squil.**, *Stann.*, *Stram.*, *Stront-c.*, **Sulph.**, Sul-ac., Tarax., Thuj., Valer., *Verat.*, *Zinc.*

— gegen **Schmerz,** (Überempfindlichkeit): **Acon.**, **Agar.**, Ambr., *Am-c.*, Anac., *Ang.*, *Ant-c.*, Ant-t., *Arn.*, *Ars.*, **Asar.**, **AUR.**, **Bar-c.**, **Bell.**, *Bry.*, Calad., Calc., *Camph.*, Cann-s., **Canth.**, Caps., Carb-an., Carb-v., **CHAM.**, **Chin.**, *Cina*, **Cocc.**, **COFF.**, **Colch.**, **Con.**, **Cupr.**, *Dig.*, *Graph.*, Hell., Hep., **Hyos.**, *Ign.*, Iod., *Ip.*, *Kali-c.*, Lach., Laur., Led., **LYC.**, M-ambo., *M-arct.*, M-aust., **Mag-c.**, Mag-m., Merc., Mur-ac., **Nat-c.**, Nit-ac., *Nux-m.*, **Nux-v.**, Olnd., **Petr.**, **PHOS.**, *Ph-ac.*, Plb., *Puls.*, Sabad., Sabin., Sars., *Sel.*, Seneg., **SEP.**, *Sil.*, **Spig.**, Squil., Staph., Sulph., Thuj., *Valer.*, Verat., *Viol-o.*, *Zinc.*

Entzündungen äußerer Teile: **Acon.**, Agar., Ambr., Am-c., *Ant-c.*, *Arn.*, **ARS.**, *Asaf.*, Asar., Aur., *Bar-c.*, **Bell.**, *Borx.*, Bov., *Bry.*, **Calc.**, Camph., *Cann-s.*, Canth., Caps., Carb-an., Carb-v., Caust., **Cham.**, Chel., Chin., Clem., Cocc., Coff., Coloc., Con., *Cupr.*, *Dig.*, Dulc., Euph., **Euphr.**, Ferr., Graph., Hell., **Hep.**, *Hyos.*, *Ign.*, Iod., Ip., Kali-c., Kali-n., *Kreos.*, Lach., *Led.*, **Lyc.**, M-ambo., M-arct., M-aust., Mag-c., Mag-m., Mang., **Merc.**, Mez., Mur-ac., *Nat-c.*, Nat-m., **Nit-ac.**, *Nux-v.*, Op., *Petr.*, **Phos.**, Ph-ac., *Plb.*, **PULS.**, *Ran-b.*, **Rhus-t.**, Sabad., Sabin., Samb., *Sars.*, *Sep.*, **SIL.**, **Spig.**, Spong., Stann., **STAPH.**, Stram., **Sulph.**, Sul-ac., Tarax., Teucr., *Thuj.*, Valer., *Verat.*, *Zinc.*

— **innerer** Teile: **ACON.**, Agar., Alum., Ang., Ant-c., Ant-t., Arg., Arn., **Ars.**, Asaf., Aur., Bar-c., **BELL.**, Bism., **BRY.**, *Calad.*,

Calc., *Camph.*, **Cann-s.**, **CANTH.**, Caps., Carb-v., **Cham.**, *Chin.*, Cic., Cina, Clem., *Cocc.*, Coff., *Colch.*, *Coloc.*, *Con.*, Cupr., Dig., *Dros.*, Dulc., *Euph.*, Ferr., Graph., Guaj., Hell., *Hep.*, **Hyos.**, Ign., *Iod.*, *Ip.*, **Kali-c.**, **Kali-n.**, *Lach.*, Laur., **Lyc.**, Mag-m., *Mang.*, **MERC.**, *Mez.*, Nat-c., *Nat-m.*, *Nit-ac.*, **NUX-V.**, Op., *Par.*, Petr., **PHOS.**, *Ph-ac.*, *Plb.*, **PULS.**, *Ran-b.*, Ran-s., Rheum, *Rhus-t.*, Ruta, Sabad., Sabin., Samb., *Sec.*, Seneg., *Sep.*, Spig., *Spong.*, **Squil.**, Stann., *Stram.*, Stront-c., **Sulph.**, Sul-ac., Thuj., **Verat.**

Entzündungen der **Adern:** Acon., **Ant-t.**, *Lach.*

— der **Drüsen, Haut** und **Knochen:** (S. unter Drüsen, Haut, Knochen)

— der **Schleimhäute: ACON.**, **Agar.**, Agn., Alum., Ambr., Am-c., *Am-m.*, Anac., *Ant-c.*, Ant-t., *Arg.*, Arn., **ARS.**, **Asaf.**, Asar., Aur., *Bar-c.*, **BELL.**, Bism., **Borx.**, Bov., **Bry.**, *Calad.*, **Calc.**, Camph., Cann-s., **Canth.**, *Caps.*, Carb-an., Carb-v., Caust., **Cham.**, Chin., Cic., Cina, Clem, *Cocc.*, Coff., Colch., Coloc., *Con.*, Cupr., Cycl., Dig., **Dros.**, Dulc., Euph., *Euphr.*, *Graph.*, Guaj., Hell., *Hep.*, Hyos., **Ign.**, *Iod.*, Ip., Kali-c., *Kali-n.*, Kreos., *Lach.*, Laur., *Lyc.*, M-ambo., M-arct., M-aust., Mag-c., Mag-m., *Mang.*, Meny., **MERC.**, *Mez.*, Mosch., Mur-ac., *Nat-c.*, **Nat-m.**, *Nit-ac.*, Nux-m., **NUX-V.**, Op., **Par.**, *Petr.*, **Phos.**, *Ph-ac.*, Plat., Plb., **Puls.**, *Ran-b.*, Ran-s., Rhod., Rhus-t., Ruta, *Sabad.*, Samb., Sars., Sec., Sel., *Seneg.*, **Sep.**, **Sil.**, Spig., *Spong.*, **Squil.**, Stann., Staph., Stront-c., **SULPH.**, Sul-ac., Teucr., Thuj., *Verat.*, *Zinc.*

Erfrorene Teile: **AGAR.**, **Ars.**, Bell., **Borx.**, **Bry.**, *Camph.*, **Carb-v.**, **Colch.**, Hep., *M-aust.*, Mur-ac., **NIT-AC.**, Nux-v., Petr., **Phos.**, Ph-ac., **Puls.**, Sulph., *Sul-ac.*

Ermüdungsgefühl: Acon., Agar., **Alum.**, Ambr., *Am-c.*, *Anac.*, Ang., Ant-c., **Ant-t.**, *Arg.*, **Arn.**, Ars., Asaf., *Asar.*, Aur., Bar-c., *Bell.*, *Bism.*, Bov., Bry., **Calc.**, Camph., **CANN-S.**, Canth., Caps., Carb-an., **Caust.**, Cham., Chel., *Chin.*, Cic., *Cina*, Clem., *Cocc.*, *Coff.*, Colch., Coloc., **Con.**, **CROC.**, Cycl., Dig., Dros., *Dulc.*, Euph., Euphr., Ferr., *Graph.*, Hell., **Hep.**, Hyos., *Ign.*, **Ip.**, *Kali-c.*, Kali-n., *Kreos.*, Lach., Laur., *Led.*, *Lyc.*, M-ambo., *M-arct.*, **Mag-c.**, Mang., Meny., **Merc.**, *Mez.*, Mosch., Mur-ac., *Nat-c.*,

Nat-m., Nit-ac., *Nux-m.*, **Nux-v.,** *Olnd.*, Op., **Par.,** Petr., *Phos.*, Ph-ac., **Plat.,** Plb., **PULS.,** Ran-b., **Rheum, Rhod., Rhus-t.,** *Ruta, Sabad.*, Sabin., Samb., Sars., Sec., *Seneg.*, Sep., Sil., Spig., *Spong.*, Squil., *Stann.*, *Staph.*, Stram., Stront-c., *Sulph.*, Sul-ac., Teucr., *Thuj*, Valer., **Verat.,** Verb., *Viol-o.*, Zinc.

Erschlaffung: (S. Muskel-Schlaffheit)

Erschütterungen: Acon., *Anac.*, **ARN.,** *Aur.*, **Bell.,** *Calc.*, Camph., Cann-s., Caust., Chin., *Cic.*, Cina, **Cocc.,** Cupr., *Hyos.*, Kreos., Laur., **Led.,** Lyc., *M-ambo.*, M-arct., Mag-m., *Mang.*, Mez., **Nat-m.,** Nux-m., **Nux-v.,** Ph-ac., Puls., **Rhus-t.,** Seneg., *Sep.*, *Sil.*, **Spig.,** Staph., Valer., *Verat.*, Viol-t. (Vergl. Rucke und Stöße)

Erschütterungs-Schmerz: Am-c., *Mang.*, Petr.

Erstarrung: *Acon.*, Am-c., *Am-m.*, *Ang.*, Ant-t., Ars., Asaf., **Bell.,** *Bry.*, Camph., Cann-s., **Cic.,** *Cina,* **DROS.,** Hell., **Hyos.,** *Ign.*, Kali-c., Kreos., **LED.,** Lyc., **M-arct.,** Mosch., Olnd., Petr., **Plat.,** *Plb.*, **Puls., Sec.,** Sep., **Stram.,** Sulph., Verat., Zinc.

Erstarrungs-Gefühl: Alum., *Ang.*, **Arg., ASAF.,** *Caust.*, *Cham.*, Chin., *Cina,* **Cocc.,** Mang., *Meny.*, *Mosch.*, *Nit-ac.*, Petr., Phos., **Plat.,** *Rhod.*, *Sabad.*, Sec.

Erweichung innerer Teile: **Calc.,** *Kreos.*

Erweiterungs-Gefühl innerer Teile: Anac., Ant-t., Arn., *Ars.*, **Asar.,** Aur., **BELL., Bism.,** *Bov.*, *Bry.*, *Calad.*, **Caps.,** Carb-v., Cina, *Cocc.*, Con., Euph., *Guaj.*, Hyos., **Kali-c.,** Laur., M-ambo., *Merc.*, Nux-m., **OLND.,** *Op.*, **Par.,** Petr., *Plat*, Plb., *Ran-b.*, *Ran-s.*, Rhod., Sars., **Sep., Spig., Stann.,** *Tarax.*, **Verat.,** Zinc. (Vergl. Auftreibungsgefühl)

Gefühl, wie von einem **Faden:** Bry., *Ign.*, *Lach.*, Par., **Plat.,** *Valer.*

Fallen, leichtes: Anac., *Ang.*, Asar., *Bell.*, Bov., *Camph.*, Caps., **Caust.,** *Cina,* Cocc., Colch., Dros., *Hell.*, *Hyos.*, **Ign.,** *Iod.*, Ip., M-ambo., **Mag-c.,** Mang., Merc., *Nat-c.*, Nat-m., *Nux-m.*, **Nux-v.,**

Phos., Ph-ac., *Plat.,* Plb., Puls., Sabad., Sec., Spig., Spong., Stann., **Stram.,** *Sulph.*

Fallsucht: Acon., *Agar.,* Alum., Am-c., Ang., Ant-c., Ant-t., Arg., Arn., **Ars.,** Asaf., Aur., **BELL., CALC., Camph.,** Canth., **CAUST., Cham.,** Chin., **CIC., CINA, Cocc.,** Coloc., *Con.,* **Cupr.,** Dig., Dros., Dulc., Ferr., Hell., **HYOS.,** *Ign.,* Iod., **Ip., Kali-c., Lach.,** *Laur.,* Led., **Lyc.,** M-ambo., *Mag-c.,* Merc., *Mosch.,* Mur-ac., **Nat-m., Nit-ac.,** Nux-m., **Nux-v.,** *Op., Petr.,* Phos., Ph-ac., *Plat.,* **Plb.,** Puls., Ran-b., Ran-s., *Rhus-t.,* Ruta, *Sec.,* **Sep., Sil.,** Stann., Staph., **STRAM., SULPH.,** Tarax., Teucr., Thuj., Valer., Verat., Zinc.

— mit **Bewusstsein:** *Ang., Ars., Bell.,* Calc., *Camph.,* **Canth.,** Caust., **CINA,** *Hell.,* Hyos., **Kali-c.,** Lyc., M-ambo., **Mag-c.,** Merc., Mur-ac., *Nat-m., Nit-ac.,* **Nux-m., Nux-v.,** *Phos.,* **Plat.,** Sep., Sil., **STRAM.,** *Sulph.*

— ohne **Bewusstsein:** Ant-t., *Ars., Aur.,* **Bell., CALC., Camph., CANTH.,** *Cham.,* Chin., **CIC.,** Cina, **Cocc., Cupr.,** Dig., Ferr., **HYOS.,** *Ip., Lach., Laur.,* Led., *Lyc., Merc.,* Nat-m., Nit-ac., Nux-v., *Op.,* Phos., **PLB.,** Sec., **Sep., Sil.,** Staph., *Stram.,* **Sulph.,** *Verat.*

— mit **Konvulsionen: Agar.,** *Alum,* Am-c., **Ars., BELL., Calc,** *Canth.,* **Caust., CHAM.,** *Cic.,* Cina, Cocc., **Con., CUPR.,** Dig., *Dulc.,* **HYOS.,** Ign., **Iod.,** *Ip.,* Laur., *Lyc.,* M-ambo., Merc., Nit-ac., Op., Petr., Phos., Ph-ac., *Plb., Sec.,* Sep., *Sil.,* **Stann,** Staph, **Stram.,** *Sulph.,* Verat., Zinc.

— mit **Starrheit:** *Acon.,* Alum., *Am-c.,* **Ang.,** *Ant-t., Arg.,* Ars., **Asaf.,** Bell, *Bry.,* **Camph.,** Canth., Caust, Cham., Chin., **Cic.,** *Cina,* Cocc., **Coloc., Dros.,** Hell., Hyos., **Ign., IP.,** Kali-c., **Laur.,** *Led.,* Lyc., **Merc., MOSCH.,** Nit-ac., **Op., Petr.,** Phos., **PLAT.,** Plb., *Sec.,* Sep., Sil., *Stram.,* Sulph., *Thuj.,* **Verat., Zinc.**

Festsitzen innerer Teile: (S. Angewachsenheit)

— Gefühl von (Unerträglichkeit) der **Kleider: Am-c.,** Arn., Asaf., *Asar., Bry.,* **Calc.,** *Caps., Carb-v.,* **Caust.,** Chin., *Coff.,* **Hep.,**

Ign., Kali-n., *Kreos.,* Lach., **Lyc., NUX-V.,** Olnd., Op., *Puls.,* **Ran-b., Sars., Sep., SPONG.,** *Stann.*

Fettsucht, (Dickwerden): *Agar.,* Ambr., Am-m., *Ang.,* **Ant-c.,** Ant-t., Arn., *Asaf.,* Bar-c., *Bell.,* Borx., Bry., **CALC.,** Camph., Canth., **CAPS.,** *Cham.,* Chin., Cic., *Clem., Cocc.,* Coloc., *Con., Croc.,* **Cupr.,** Dig., Euph., **FERR.,** *Graph., Guaj.,* Hell., *Hyos.,* Iod., *Ip.,* Kali-c., *Lach.,* Laur., **Lyc.,** Mag-c., *Merc.,* Mur-ac., *Nat-c.,* Nux-m., *Olnd.,* Op., Plat., Plb., **Puls.,** Rheum, *Sabad.,* Sars., *Seneg.,* Sep., *Sil., Spig., Spong.,* Stram., **Sulph.,** Thuj., *Verat., Viol-o.*

Fippern in **äußeren** Teilen: **Agar.,** Agn., *Alum.,* Ambr, *Am-c., Am-m.,* **Ang.,** Ant-c., Ars., **ASAF.,** *Bar-c.,* **Bell.,** Bov., Bry., **Calc.,** Camph., Canth., Caps., Carb-v., *Caust.,* Chel., Chin., Cic., Colch., Coloc., Con., *Croc.,* Cupr., Dros., Graph., *Guaj.,* Hell., *Ign.,* Ip., **KALI-C.,** Kreos., Lyc., *M-ambo.,* **M-ARCT.,** *Mag-m., Meny., Merc.,* **MEZ.,** *Mur-ac.,* **NAT-C.,** Nat-m., **Nux-v.,** *Par.,* Petr., *Phos.,* Plat, Plb., Puls., *Rhod.,* Rhus-t., Ruta, Sabin., Sel., Seneg., Sep., **Sil., Spig., Stann.,** Stram., **Stront-c.,** *Sulph., Tarax.,* Thuj., *Valer.,* Viol-t., *Zinc.*

— in **inneren** Teilen: Bov., **Cann-s.,** Seneg.

Flechsenzucken: (S. Muskelzucken)

Fleisch wie **losgeschlagen** von den Knochen: **Bry.,** Canth., *Dros.,* **Ign.,** *Kreos., Led., Mosch., Nit-ac., Nux-v.,* **RHUS-T.,** Staph., **Sulph., Thuj.**

Flockenlesen: *Arn., Ars.,* Bell., *Chin.,* **Hyos.,** *Iod.,* Mur-ac., Op., Phos., Ph-ac., Rhus-t., *Stram.,* Sulph.

Fressen (Nagen) in **äußeren** Teilen: *Agar.,* **Agn., Alum.,** Ambr., Am-c., *Arg.,* Arn., Aur., **Bar-c.,** *Bell.,* Bry., Calad., *Calc.,* **Canth.,** Caps., **Cham.,** *Cycl., Dig.,* **Dros.,** Dulc., Euph., Graph., *Hell., Hyos.,* Ign., **Kali-c.,** Kreos., *Laur., Led., Lyc.,* M-ambo., *M-aust., Mag-c.,* Mag-m., *Mang.,* **Meny.,** *Merc., Mez.,* Mur-ac., *Nat-c., Nux-v., Olnd.,* Op., **Par., Phos., Ph-ac., PLAT.,** Plb., **Puls., RAN-S.,** Rheum, *Rhod., Rhus-t.,* **Ruta,** Samb., Sep., Sil., *Spig.,*

SPONG., Stann., **STAPH.**, *Stront-c.*, *Sulph.*, **Tarax.**, *Thuj.*, Verat., Zinc.

Fressen in den **Gelenken:** Am-c., Canth., **Dros.**, Dulc., Graph., *Mag-c.*, *Mang.*, Phos., **RAN-S.**, Stront-c., Zinc.

— in den **Knochen:** Am-m., *Arg.*, *Bell.*, Canth., **Dros.**, Graph., *Lyc.*, **Mang.**, *Phos.*, Puls., **Ruta**, *Samb.*, **Staph.**, Stront-c.

— an **inneren** Teilen: Alum., *Am-m.*, Arg., **Ars.**, Bar-c., **Bell.**, Calad., **Calc.**, Cann-s., Canth., Carb-v., **CAUST.**, *Chel.*, *Cocc.*, **Con.**, **Cupr.**, Dros., Dulc., *Hep.*, *Iod.*, Kali-c., **Kreos.**, Lach., **Lyc.**, Merc., *Mez.*, *Nux-v.*, *Olnd.*, Phos., *Ph-ac.*, **Plat.**, *Puls.*, **Ran-s.**, Rhod., **RUTA**, *Seneg.*, Sil., Stann., *Sulph.*, *Teucr.*, Verat.

Gefühllosigkeit, (Bollheit, Schmerzlosigkeit, Taubheit): Acon., Alum., *Ambr.*, Am-c., Am-m., *Anac.*, Ang., Ant-c., *Ant-t.*, *Arn.*, *Ars.*, Asaf., Asar., *Aur.*, *Bar-c.*, **Bell.**, Bism., *Bov.*, *Bry.*, Calc., Camph., Cann-s., Canth., *Carb-an.*, Carb-v., Caust., *Cham.*, **Chel.**, *Chin.*, *Cic.*, **COCC.**, Colch., *Coloc.*, **Con.**, *Croc.*, Cupr., Dulc., Euphr., Ferr., *Graph.*, **Hell.**, Hep., **HYOS.**, **Ign.**, Iod., *Ip.*, Lach., **Laur.**, *Led.*, **LYC.**, **M-ambo.**, M-aust., Mag-m., *Merc.*, Mez., **Mosch.**, *Nux-m.*, *Nux-v.*, **OLND.**, **OP.**, Petr., **Phos.**, **PH-AC.**, *Plat.*, Plb., **Puls.**, *Rhod.*, **Rhus-t.**, **Sec.**, *Spong.*, *Staph.*, **STRAM.**, *Sulph.*, *Valer.*, *Verat.*, Verb., *Zinc.*

— **innerer** Teile: *Acon.*, *Ambr.*, Am-c., **Ars.**, Asaf., *Bar-c.*, **Bell.**, **Bov.**, *Calc.*, *Carb-an.*, Caust., Cham., Chin., Cina, Coff., Colch., *Cupr.*, *Dig.*, *Ferr.*, Graph., **Hyos.**, Ign., Kali-c., *Laur.*, *Lyc.*, M-arct., **M-aust.**, *Mag-c.*, *Mag-m.*, Merc., *Mur-ac.*, *Nat-m.*, *Nit-ac.*, Nux-m., Olnd., **Op.**, Petr., Phos., **PLAT.**, Plb., *Puls.*, Ran-b., Rheum, *Sars.*, Seneg., Sil., **Spig.**, Stann., *Stram.*, *Stront-c.*, *Thuj.*, Valer., *Verat.*

— der **leidenden** Teile: Acon., *Alum.*, *Ambr.*, **Anac.**, *Ang.*, Ant-t., *Ars.*, **Asaf.**, Aur., Bell., Borx., Bov., Bry., *Calc.*, Cann-s., *Carb, an.*, *Carb-v.*, *Caust.*, Cham., Chel., Chin., Cic., Cina, **Cocc.**, Coff., *Colch.*, Coloc., **Con.**, Croc., Cupr., Cycl., Dig., Dulc., Euphr., *Ferr.*, *Graph.*, Hell., Hep., Hyos., Ign., Iod., *Kali-c.*, Kali-n., Kreos., **Lyc.**, M-arct., M-aust., Mag-m., Merc., Mez., Mur-ac., *Nat-m.*, Nux-m., Nux-v., **Olnd.**, Petr., *Phos.*, Ph-ac., **PLAT.**, **Puls.**,

Rheum, Rhod., **Rhus-t.,** Ruta, Samb., *Sec.,* Sep., *Sil., Spong.,* Stann., Staph., Stram., *Stront-c., Sulph.,* Sul-ac., Thuj., *Verat.,* Verb., Viol-o., Zinc.

Gefühlssinn erhöht: (S. Empfindlichkeit)

Gefühlstäuschungen: Acon., **Alum.,** Anac., *Arn., Ars.,* **Asaf.,** Asar., *Bar-c.,* **Bell.,** Bism., *Borx.,* Bov., *Bry.,* **Calc.,** Cann-s., Canth., Caps., *Caust.,* Chel., *Cocc.,* Coloc., *Con.,* **Croc.,** Dros., Dulc., *Graph.,* Guaj., Hell., *Hep.,* Hyos., **Ign.,** Iod., Kali-c., *Kali-n.,* Kreos., **Lach.,** Laur., *Lyc.,* **M-ambo.,** *M-arct., M-aust.,* Mag-c., Mag-m., Meny., Merc., *Mosch.,* Nat-c., Nat-m., Nux-m., *Nux-v., Olnd.,* Op., **Par.,** *Phos., Ph-ac.,* Plat., **Plb., Puls.,** *Ran-b., Ran-s.,* Rheum., Rhod., **RHUS-T.,** Ruta, *Sabad.,* Samb., Seneg., *Sep.,* Sil., **Spig.,** *Spong.,* Squil., Staph., **Stram., Sulph.,** *Sul-ac.,* Tarax., Thuj., *Valer.,* Verat., Verb.

Gelbsucht: ACON., Ambr., *Ant-c.,* Arn., *Ars.,* Asaf., **Aur., Bell., Bry.,** *Calc.,* Cann-s., **Canth., Carb-v.,** *Caust.,* **Cham.,** *Chel.,* **Chin.,** Cina, Cocc., **CON.,** *Croc.,* Cupr., *Dig.,* Dulc., Euph., **Ferr.,** Graph., Hell., *Hep.,* **Ign.,** Iod., Kali-c., *Lach., Laur.,* **Lyc.,** *Mag-m., Merc.,* Nat-c., Nat-c., Nat-m., *Nit-ac.,* **NUX-V., Op.,** Petr., *Phos.,* Ph-ac., **Plb.,** *Puls.,* Ran-b., Rheum, *Rhus-t.,* Sabad., Sec., **SEP.,** Sil., **Spig., Sulph.,** Sul-ac., *Tarax., Verat.*

Geschwürschmerz in **äußeren** Teilen: Acon., Agar., Alum., *Ambr., Am-c.,* **AM-M.,** Anac., Ang., Ant-c., Arg., Arn., Ars., Aur, Bar-c., *Bell.,* Bov., **Bry.,** Camph., Cann-s., *Canth., Caps.,* Carb-an., Carb-v., **Caust.,** *Cham., Chin.,* **Cic.,** *Cocc.,* Colch., Cycl., *Dros.,* Dulc., Ferr., **Graph.,** *Hep.,* **Ign., Kali-c**., *Kali-n.,* Kreos., Lach., Laur., M-arct., *Mag-c., Mag-m.,* **Mang.,** *Merc.,* **Mur-ac.,** *Nat-c.,* **Nat-m.,** Nit-ac., *Nux-v., Petr., Phos.,* Ph-ac., *Plat.,* **PULS., RHUS-T.,** *Ruta, Sars., Sep., Sil., Spig., Spong., Staph.,* Sulph., *Sul-ac.,* Teucr., Thuj., Verat., **Zinc.**

— **innerer** Teile: **Acon., Am-c.,** Ars., *Bell., Borx., Bov.,* **Bry., Cann-s.,** *Canth.,* Caps., *Carb-an.,* Carb-v., **Caust.,** *Cham.,* Chel., *Cocc., Cupr.,* Dig., *Hell., Hep.,* Kali-c., *Kreos.,* **LACH.,** *Laur., Mag-c., Mag-m., Mang.,* **Merc.,** *Mur-ac., Nit-ac.,* **NUX-V.,** Phos.,

Ph-ac., **PULS.**, *Ran-b.*, **Rhus-t.**, *Ruta*, Sabad., Sep., *Sil.*, *Spig.*, *Stann.*, *Staph.*, Stront-c., *Sulph.*, Valer., *Verat.*

Geschwulst im Allgemeinen: **Acon.**, Agar., Agn., *Alum.*, Ambr., *Am-c.*, Am-m., Anac., *Ant-c.*, *Arg.*, **Arn.**, **ARS.**, Asaf., *Aur.*, **Bar-c.**, **BELL.**, Bism., *Borx.*, Bov., **BRY.**, Calad., **Calc.**, Camph., *Cann-s.*, **Canth.**, *Caps.*, Carb-an., *Carb-v.*, *Caust.*, **Cham.**, *Chel.*, **Chin.**, *Cic.*, Clem., Cocc., Coff., Colch., Coloc., *Con.*, Croc., Cupr., Cycl., *Dig.*, Dros., *Dulc.*, *Euph.*, Euphr., Ferr., *Graph.*, Guaj., *Hell.*, **Hep.**, *Hyos.*, *Ign.*, *Iod.*, **Kali-c.**, *Kali-n.*, *Kreos.*, *Lach.*, Laur., *Led.*, **Lyc.**, M-ambo., M-arct., M-aust., *Mag-c.*, Mag-m., Mang., **MERC.**, *Mez.*, Mosch., Mur-ac., **Nat-c.**, *Nat-m.*, **Nit-ac.**, *Nux-m.*, **NUX-V.**, Olnd., *Op.*, Par., *Petr.*, **Phos.**, **Ph-ac.**, **Plb.**, **PULS.**, Ran-b., *Rhod.*, **RHUS-T.**, *Ruta*, Sabad., *Sabin.*, Samb., Sars., *Sec.*, *Seneg.*, **Sep.**, **Sil.**, **Spig.**, *Spong.*, Squil., *Stann.*, *Staph.*, **Stram.**, Stront-c., **Sulph.**, Sul-ac., Teucr., **Thuj.**, Valer, *Verat.*, **ZINC.** (Vergl. Wassersucht)

— **entzündliche: ACON.**, *Agn.*, Alum., Am-c., *Ant-c.*, *Arn.*, Ars., Asaf., Bar-c., **Bell.**, **Bry.**, **CALC.**, *Cann-s.*, **CANTH.**, Carb-an., Carb-v., **Caust.**, Chin., Cocc., Colch., Con., Cupr., *Euph.*, Graph., Guaj., *Hep.*, Iod., **KALI-C.**, Led., **Lyc.**, M-arct., *Mag-c.*, **MERC.**, *Nat-c.*, **Nat-m.**, **Nit-ac.**, Nux-v., *Petr.*, **Phos.**, *Plb.*, **Puls.**, **RHUS-T.**, Sabin., Samb., Sars., Sec., **SEP.**, **Sil.**, *Spong.*, Stann., **SULPH.**, Thuj., Zinc.

— der **leidenden** Teile: *Acon.*, *Agn.*, Alum., Ant-c., *Arn.*, *Ars.*, Asaf., *Aur.*, Bar-c., **BELL.**, Bov., **Bry.**, **Calc.**, *Cann-s.*, **Canth.**, Carb-an., Carb-v., **Caust.**, Cham., Chin., *Cic.*, Clem., *Cocc.*, *Con.*, Cupr., Dig., Dulc., *Euph.*, Ferr., Graph., Guaj., Hell., **Hep.**, Ign., Iod., **KALI-C.**, *Lach.*, *Led*, **Lyc.**, *Mag-c.*, Mang., **MERC.**, Mur-ac., *Nat-c.*, **Nat-m.**, **Nit-ac.**, *Nux-v.*, *Petr.*, **Phos.**, *Ph-ac.*, Plb., **PULS**, Ran-b., *Rhod.*, **RHUS-T.**, Ruta, *Sabin.*, **Samb.**, Sars., Sec., **SEP.**, **Sil.**, Spig., **Spong.**, Stann., *Stram.*, **SULPH**, Thuj., Zinc.

Geschwulstgefühl: (S. Auftreibungsgefühl)

Gichtartige (Gelenk-) **Schmerzen:** Acon., Agar., **AGN.**, *Alum.*, Ambr., *Am-c.*, *Am-m.*, *Anac.*, *Ang.*, *Ant-c.*, Ant-t., **ARG.**, **Arn.**, Ars., **Asaf.**, *Asar.*, Aur., **Bar-c.**, **B ELL**, Bism., Borx., *Bov.*, **BRY.**, **Calc.**, Camph., Cann-s., *Canth.*, Caps., *Carb-an.*, *Carb-v.*,

Caust., *Cham., Chel.,* **Chin.,** Cic., Cina, Clem., **Cocc., COLCH.,** Coloc., Con., Cupr., Cycl., Dig., *Dros., Dulc.,* Euph., Euphr., **Ferr., Graph.,** Guaj., *Hell.,* Hep., **Hyos., Ign.,** *Iod.,* **KALI-C**., *Kali-n.,* Kreos., *Laur.,* **LED.,** *Lyc., M-ambo.,* M-arct., **M-aust.,** Mag-c., Mag-m., Mang., **Meny., MERC., Mez.,** Mosch., Mur-ac., **Nat-c., Nat-m.,** Nit-ac., **NUX**-*m., Nux-v.,* Olnd., Par., *Petr.,* **Phos.,** *Ph-ac.,* Plat., *Plb.,* **Puls.,** Ran-b., Ran-s., *Rheum, Rhod.,* **RHUS-T.,** *Ruta, Sabad.,* **SABIN.,** *Samb.,* **Sars.,** *Sec.,* **Sep.,** *Sil., Spig.,* **SPONG.,** Squil., **Stann., STAPH.,** Stram., **Stront-c., Sulph.,** Sul-ac., *Tarax., Teucr.,* **Thuj.,** Valer., Verat., Verb., Viol-o., *Viol-t.,* **Zinc.**

Gichtartige überspringende (von einer Stelle zur anderen schnell übergehende) **Schmerzen: Arn.,** *Ars., Asaf.,* **Bell.,** Chin., Ign., **Mang., Nux-m.,** Plb., **PULS.,** Rhod., **Sabin.,** *Sars.,* Sep., **Sulph.,** Valer., *Zinc.* lac can, mag. pol. aust.

Gichtknoten: Acon., *Agn.,* **Ant-c.,** Arn., *Aur., Bry.,* **CALC., Caust.,** *Cic.,* Cocc., Colch., *Dig.,* **Graph.,** *Hep.,* Lach., **Led., Lyc.,** Meny., *Merc.,* Nit-ac., *Puls.,* **RHOD., Rhus-t.,** *Sabin.,* **STAPH.,** Sulph.

Gluckern, (Glucksen): Agar., Alum, **Ambr.,** *Am-c., Anac., Ang.,* **Ant-c.,** Ant-t., *Arn.,* Ars., **Asaf.,** Asar., Bar-c., **Bell.,** *Bov.,* Bry., *Calc.,* Carb-an., Carb-v., *Cham., Chel.,* Chin., *Cina,* Cocc., **Colch,** Croc., Dig., *Graph.,* Hell., *Kali-c., Kreos.,* **Lyc.,** *M-arct., M-aust.,* Mag-c., Mag-m., Mang., *Meny., Merc.,* Mag-m., **Nux-v.,** *Olnd., Par.,* Petr., Phos., Ph-ac., Plat., *Plb.,* **Puls., RHEUM,** Rhus-t., Ruta, Sabin., Sars., *Sep., Sil.,* **Spig.,** Spong., **SQUIL.,** Stann., Staph., Stront-c., *Sulph.,* Sul-ac., **Tarax.,** *Teucr., Valer.,* Verb., *Viol-t.,* Zinc.

Graben: *Am-m.,* Ant-c., Chel., *Kali-c.,* Kreos., Laur., Mag-c., *Mag-m.,* Nux-v., **Rhus-t.,** Sul-ac.

Greifen, (Raffen): *Acon.,* Alum., **Am-c.,** *Arn.,* Bar-c., **Bell.,** *Borx.,* **CALC., Carb-an.,** *Carb-v., Caust.,* Cham., Chin., *Cocc., Coloc., Con.,* Dros., **Euph.,** *Graph., Hep.,* Hyos., **IGN.,** *Ip.,* **Kali-c.,** *Kali-n., Kreos.,* **Led., Lyc.,** M-arct., M-aust., Mag-c., *Mag-m.,* Meny., **Merc.,** Mosch., *Nat-c., Nat-m..,* **Nux-v.,** Petr., *Phos.,* **Puls.,**

Samb., Sep., **SIL., STANN., Stront-c.,** *Sulph.,* Sul-ac., Verat., *Zinc.*

Größerwerden, Gefühl von: (S. Auftreibungsgefühl)

Haar, Gefühl, wie von einem: **Ars.,** *Lyc.,* M-aust., *Nat-m.,* Puls., Ran-b., *Sil.,* **Sulph.**

— wie **ziehen** daran: **Acon.,** *Alum.,* Arn., Bar-c., Bry., Canth., Caust., *Chin.,* Kali-c., Kali-n., Kreos., **Laur.,** Lyc., Mag-m., Mur-ac., Phos., Ph-ac., **Rhus-t.,** *Sel.*

Hacken, wie mit einem Beil: *Aur.,* Ph-ac., *Staph.,* Thuj.

Hämmern: *Am-c.,* Am-m., *Calc.,* Chin., Cic., Clem., Coff., *Dros., Ferr.,* Hep., *Lach.,* M-ambo., *Mez., Nat-m.,* **Phos.,** *Sil., Sulph.,* Thuj., Verb. (Vergl. Klopfen)

Halbseitige Beschwerden: **Agar.,** *Agn.,* **ALUM.,** Ambr., Am-c., *Am-m.,* **ANAC.,** Ang., Ant-c., *Ant-t.,* **Arg.,** *Arn.,* Ars., **ASAF.,** *Asar.,* Aur., **Bar-c.,** *Bell.,* Bism., Borx., *Bov.,* Bry., **Calc.,** Camph., Cann-s., **Canth.,** Caps., Carb-an., *Carb-v., Caust.,* Cham., *Chel., Chin.,* Cic., **Cina,** Clem., *Cocc.,* Coff., Colch., Coloc., Con., *Croc.,* Cupr., **Cycl.,** *Dig.,* Dros., **Dulc.,** Euph., Euphr., Ferr., *Graph.,* **Guaj.,** *Hell., Hep.,* Hyos., *Ign.,* Iod., **KALI-C.,** Kali-n., *Kreos.,* Lach., *Laur., Led., Lyc., M-arct., M-aust., Mag-c., Mag-m.,* **Mang.,** *Meny., Merc.,* **Mez.,** Mosch., **Mur-ac.,** *Nat-c.,* Nat-m., *Nit-ac., Nux-m., Nux-v.,* **Olnd., Par.,** Petr., **Phos., PH-AC., PLAT.,** *Plb.,* Puls., Ran-b., Ran-s., Rheum, *Rhod.,* Rhus-t., Ruta, **Sabad., Sabin.,** Samb., **SARS.,** Sel., Seneg., Sep., Sil., **Spig., SPONG.,** *Squil., Stann.,* **Staph., Stront-c.,** Sulph., **SUL-AC.,** *Tarax., Teucr., Thuj.,* Valer., Verat., **VERB.,** Viol-o., Viol-t., **Zinc.**

Halbseitige Beschwerden **rechts:** Acon., **Agar.,** *Agn.,* **Alum.,** Am-c., Am-m., Anac., *Ang.,* Ant-t., Arg., Arn., Ars., Asaf., Aur., Bar-c., *Bell., Bism., Borx.,* Bov., *Bry.,* Calc., Camph., **Canth.,** Caps., *Carb-an.,* Carb-v., **Caust.,** *Cham.,* Chel., Chin., Cic., Cina, Clem., Cocc., *Coff.,* Colch., Coloc., Con., Croc., Cycl., *Dig.,* **Dros.,** Dulc., Euph., *Euphr.,* Graph., *Guaj.,* Hell., **Hep.,** Hyos., **Ign.,** Iod., Kali-c., *Kali-n.,* Kreos., Laur., Led., *Lyc.,* M-arct., M-aust.,

Mag-c., Mag-m., Mang, Meny., Merc., Mez., **Mosch.,** *Mur-ac.,* Nat-c., Nat-m., Nit-ac., Nux-m., Nux-v., Olnd., Par., Petr., Phos., *Ph-ac.,* Plat., **Plb.,** Puls., **Ran-b.,** Rheum, Rhod., *Rhus-t.,* **Ruta, Sabad., Sabin.,** Sars., *Seneg.,* Sep., *Sil.,* Spig., Spong., *Squil.,* Stann., Staph., Stront-c., Sulph., *Sul-ac.,* Tarax., **Teucr.,** Thuj., *Valer.,* Verb., Viol-t., Zinc.

Halbseitige Beschwerden **links:** *Acon.,* Agar., Agn., Alum., *Ambr.,* Am-c., Am-m., Anac., Ang., *Ant-c.,* **Ant-t.,** *Arg.,* **Arn.,** Ars., **Asaf., Asar.,** *Aur.,* Bar-c., Bell., Bism., Borx., Bov., Bry., **Calc.,** *Camph., Cann-s.,* Canth., *Caps.,* Carb-v., Caust., *Chel.,* **Chin.,** *Cic.,* Cina, Clem., Cocc., **Colch., Coloc.,** *Con.,* **Croc., Cupr.,** *Cycl.,* Dig., Dros., *Dulc., Euph.,* Euphr., Ferr., Graph., Guaj., Hell., Hyos., Ign., **Iod.,** Kali-c., Kali-n., Kreos., **Lach.,** Laur., Led., Lyc., *M-arct., M-aust.,* Mag-c., *Mag-m.,* Mang., Meny., **Merc.,** Mez., Mur-ac., Nat-c., Nat-c., Nat-m., **Nit-ac.,** *Nux-m., Nux-v.,* Olnd., Par., *Petr.,* Phos., Ph-ac., Plat., Plb., Puls., Ran-b., Ran-s., **Rhod.,** Rhus-t., Sabad., Sabin., *Samb.,* Sars., **Sel.,** Seneg., *Sep.,* **Spig.,** Spong., Squil., *Stann., Staph.,* Stront-c., **Sulph.,** Sul-ac., **Tarax.,** Teucr., Thuj., Valer., *Verat., Verb., Viol-o., Viol-t.,* Zinc.

— — über **Kreuz: Agar.,** *Calc.,* **Mang.,** Nit-ac., *Sil.,* Valer.

Haltlosigkeit des Körpers: *Acon., Agar.,* Agn., Alum., *Ant-t.,* **Arn.,** Ars., **Asar.,** Aur., **Bell.,** Bism., Bry., Camph., *Caust.,* Cham., Chel., *Chin.,* **Cic.,** *Cina,* **COCC.,** Coff., Colch., Cupr., Cycl., *Dig.,* Dulc., Euph., Ferr., Hep., *Hyos., Ign.,* Ip., **Kali-c.,** Kali-n., Lach., *Lyc.,* M-arct., M-aust., Meny., Merc., Nat-c., **Nat-m.,** Nit-ac., Nux-m., **Nux-v.,** Olnd., Op., *Par.,* Petr., *Phos.,* Ph-ac., Plat., Plb., Ran-s., Rhod., Rhus-t., Ruta., Sabad., *Sabin., Sel., Sep.,* **Sil.,** Spig., *Spong., Stann.,* **Staph.,** Stram., *Sulph.,* **Tarax., VERAT.,** *Viol-o.,* Viol-t., *Zinc.*

Haschen mit den Händen: *Arn.,* **Bell.,** Cocc., *Hyos.,* **Op.,** Ph-ac., Rhus-t., Stram.

Haut, Gefühl von **Ablösung** der: (S. Abschälungsgefühl)

— wie eine **loshängende:** Ant-c., Bell., *Kreos.,* **PHOS., Sabad.**

Herabziehen, Gefühl von: Cann-s., *Merc., Nux-v.*

Herausfallen innerer Teile, Gefühl von: Agn., **BELL.,** Bov., *Bry., Con.,* Graph., Kali-c., Kreos., *Lyc.,* M-arct., Merc., Mosch., Nat-c., **Nux-v., Plat.,** *Plb.,* Ran-b., *Sep., Spig.,* Staph., **Sulph.,** Thuj., Zinc.

Herausreißen, Gefühl von: *Bell.,* Bov., Bry., **Calc.,** Cann-s., *Caust.,* **Cocc.,** Cycl., Euph., *Ip., M-arct.,* Mang., Mez., Mur-ac., *Nat-c., Par.,* Ph-ac., **Rhus-t., Sil., Spig.,** Spong., Stram.

Hinfälligkeit: (S. Kraftlosigkeit)

Hölzernheitsgefühl: Kali-n.

Hohligkeitsgefühl: (S. Leerheitsgefühl)

Hüpfen in inneren Teilen: **Croc.,** Mosch.

Hypochondrie (und Hysterie): Acon., *Agn.,* Alum., Ambr., Am-c., **Anac.,** *Arn., Ars.,* **Asaf.,** Asar., **AUR.,** Bar-c., **Bell.,** Bov., Bry., *Calc., Cann-s.,* Canth., Caps., Carb-an., Carb-v., **Caust.,** *Cham.,* Chel., Chin., Cic., *Cocc.,* Coff., **CON.,** Croc., *Cycl.,* Dig., *Euphr.,* Ferr., *Graph., Hell.,* Hep., *Hyos.,* **Ign., Iod.,** *Ip.,* Kali-c., *Lach.,* **Lyc.,** M-arct., Mag-c., **Mag-m.,** Meny., *Merc., Mez.,* **Mosch., NAT-C., Nat-m.,** Nit-ac., **Nux-m., NUX-V.,** *Op.,* **Phos.,** Ph-ac., **PLAT.,** Plb., **Puls.,** *Rheum,* Rhus-t., Ruta, **Sabin.,** Sars., *Sel.,* Seneg., **Sep.,** *Sil.,* Spig., Spong., **Stann., Staph.,** *Stram.,* Stront-c., **Sulph.,** Sul-ac., **VALER., Verat.,** *Viol-o.,* Viol-t., Zinc.

Hysterie: (S. Hypochondrie)

Jucken (Kitzeln) **innerer** Teile: Acon., Agar., Alum., **AMBR.,** Am-c., Am-m., *Anac.,* Ang., Ant-t., Arn., Asar., Bar-c., Bell., Borx., Bov., Bry., Calc., Caps., *Carb-v., Caust., Cham.,* Chin., Cic., *Cina,* Cocc., Colch., *Con.,* Croc., Cupr., *Dig.,* Euph., **Ferr.,** Graph., Hep., Ign., **IOD.,** Ip., *Kali-c.,* **Laur.,** Led., Mag-c., Mag-m., *Meny., Merc.,* Mosch., Nat-c., Nit-ac., Nux-m., **NUX-V.,** Olnd., Petr., **PHOS.,** Ph-ac., Plb., Puls., Rhod., Rhus-t., Ruta.,

Sabad., Sabin., Seneg., *Sep.,* Sil., *Spig.,* Spong., *Squil.,* **Stann.,** *Sulph.,* Tarax., *Teucr.,* Thuj., Valer., *Verat.,* Zinc.

Kältegefühl innerer Teile: *Acon.,* Alum., Ambr., Ant-c., Ant-t., Arn., **ARS.,** Asaf., Bar-c., *Bell.,* Bov., Bry., **CALC.,** *Camph.,* Caps., Carb-an., Carb-v., Caust., *Chel., Chin., Colch.,* Con., Croc., *Dros.,* Graph., Hell., Ign., Ip., Kali-c., *Kali-n.,* Kreos., Lach., **LAUR., Lyc.,** *M-aust.,* Mag-c., Mang., **Meny.,** Merc., *Mez.,* Mosch., *Nat-c., Nat-m.,* Nit-ac., **Nux-v.,** *Olnd.,* **Par.,** *Phos., Ph-ac.,* Plat., Plb., Puls., *Rhus-t.,* Ruta, Sabad., Sars., Sec., **Sep.,** Spong., **Sulph.,** Sul-ac., Valer., *Verat.,* Zinc.

Kalt-Anwehen, Gefühl von: M-arct., **M-aust.,** Mosch., *Rhus-t.,* Samb.

Kauen, Gebärde von: **Acon,** *Bell., Bry.,* Calc., **Cham., Lach.,** Mosch., *Verat.*

Wie ein **Keil:** Ant-c., Bov., Caust., Dros., Par., *Spong.* (Vergl. Pflock)

Kitzeln in inneren Teilen: (S. Jucken)

Klamm in den **Muskeln:** *Acon., Agar., Alum., Ambr.,* Am-c., Am-m., **ANAC., ANG.,** *Arg.,* **Arn., Ars., Asaf.,** *Asar., Aur.,* Bar-c., **BELL.,** Bism., Bov., Bry., **CALC,** Camph., **Cann-s.,** Caps., *Carb-an., Carb-v.,* **Caust.,** *Cham.,* Chin., Cic., **CINA,** Clem., **Cocc.,** Colch., **Coloc., Con.,** Croc., Cupr., *Dig., Dros.,* **Dulc.,** Euph., **Euphr.,** Ferr., **Graph.,** Hell., *Hep.,* Hyos., **Ign.,** Iod., Ip., **Kali-c.,** *Kali-n., Kreos.,* Lach., **LYC.,** M-ambo., **M-arct.,** *Mag-c.,* **Mag-m.,** *Mang.,* **Meny., MERC.,** *Mez., Mosch.,* **Mur-ac.,** *Nat-c.,* Nat-m., **Nit-ac.,** Nux-m., *Nux-v., Olnd.,* Par., **Petr.,** *Phos., Ph-ac.,* **PLAT.,** Ran-b., *Rhod.,* **Rhus-t.,** *Ruta,* Sabad., Samb., Sec., **SEP., Sil., Spig., Spong.,** Squil., **Stann.,** *Staph.,* Stram., *Stront-c.,* **Sulph.,** Sul-ac., **Thuj., Valer.,** *Verb.,* Viol-o., Viol- t., Zinc.

Klamm in den **Gelenken:** *Acon.,* Am-m., **Anac., ANG.,** Arn., *Aur.,* Bar-c., **Bell.,** Bov., **Bry., CALC.,** *Camph.,* Cann-s., *Canth., Caust.,* Cham., Chel., Chin., *Cic., Cocc.,* Colch., Con., Cupr., Dulc., Euph., Hep., *Hyos., Ign.,* Kali-c., Kali-n.,Kreos.,*Lach., Laur.,* Led.,

Lyc., *M-arct.*, Meny., *Merc.*, Mez., Nux-v., Olnd., *Op.*, Par., Petr., *Phos.*, **PLAT.**, *Plb.*, *Rhus-t.*, **Sec.**, Sel., Spig., Spong., Staph., *Stram.*, **Sulph.**, *Verat.*, Verb.

Klamm in **inneren** Teilen: **ANG.**, Ant-t., Calad., *Calc.*, Cina, *Croc.*, Ign., *Kali-c.*, *Mur-ac.*, **Petr.**, Ph-ac., **PLAT.**, Puls., Ran-b., Ran-s., Samb., *Staph.*, Thuj., Valer., Verat., *Verb.*, Zinc.

Klammern, wie von eisernen: **Coloc.**

Wie eine **Klappe** (im Hals): *Iod.*, **Spong.**

Kleinerwerden, Gefühl von: **Calc.**, Croc., Kreos.

Klemmender Schmerz in **äußeren** Teilen: *Acon.*, Alum., Ambr., **Anac.**, **ANG.**, Arg., Arn., Bar-c., **Bell.**, Bry., Calad., **Calc.**, Camph., Cann-s., **Carb-v.**, *Caust.*, Cham., Chel., Cic., **Cina.**, *Cocc.*, *Colch.*, Coloc., Croc., Cycl., Dig., Dros., Dulc., *Euphr.*, Graph., *Hyos.*, *Iod.*, *Kali-c.*, **Kali-n.**, Kreos., Led., *Lyc.*, M-arct., Mang., Meny., Merc., *Mezer.*, *Mosch.*, *Nat-c.*, Nit-ac., Nux-v., *Olnd.*, *Petr.*, Phos., *Ph-ac.*, **PLAT.**, Puls., Ran-b., Rhod., Rhus-t., Ruta., Sabad., *Sep.*, *Sil.*, *Spig.*, Squil., Stront-c., Sulph., Teucr., Thuj., Valer., *Verat.*, Verb., Viol-t., *Zinc.*

— in **inneren** Teilen: **Acon.**, Agn., **AMBR.**, Am-m., *Anac.*, **Ang.**, Ant-t., *Arg.*, Arn., Ars., Asaf., Asar., Aur., Bar-c., *Bell.*, Bism., Borx., *Bry.*, **Calc.**, Camph., Canth., Caps., Carb-an., **Carb-v.**, *Cham.*, Chel., Chin., *Cina*, **Cocc.**, **Colch.**, **Coloc.**, Con., Croc., Cycl., *Dig.*, Dros., Dulc., *Ferr.*, Graph., Hyos., **IGN.**, Iod., **Kali-c.**, Lach., Led., Lyc., *Mag-c.*, Meny., Merc., **Mez.**, *Mur-ac.*, Nat-m., **Nux-v.**, Olnd., Petr., *Phos.*, **PH-AC.**, **PLAT.**, *Puls.*, Ran-s., *Rheum*, *Rhod.*, Rhus-t., Sabin., Sars., Sel., Seneg., Sep., Sil., Spong., Squil., **STANN.**, **Staph.**, Stram., Stront-c., Sulph., Sul-ac., **Teucr.**, *Thuj.*, Valer, *Verat.*, **Zinc.**

Klopfen (Pochen, Pucken) in den **Adern**: (S. Adern-Klopfer)

— in **äußeren** Teilen: *Acon.*, Agar., Alum., Ambr., Am-c., **Am-m.**, Ang., Ant-t., *Arg.*, *Arn.*, Ars., **Asaf.**, *Bar-c.*, *Bov.*, *Bry.*,

CALC., Cann-s., Canth., Carb-v., **Caust.**, *Cham.*, *Chin.*, Cocc., Coff., *Coloc.*, Con., Croc., Dig., Dros., Dulc., Euphr., Graph., Guaj., Hep., *Hyos.*, *Ign.*, **KALI-C**., Kali-n., Kreos., Laur., **Lyc.**, **M-ambo.**, **M-arct.**, **M-aust.**, *Mag-c.*, *Mag-m.*, Mang., **Merc.**, Mez., *Mur-ac.*, **Nat-c.**, *Nat-m.*, **Nit-ac.**, Nux-m., Nux-v., **Olnd.**, Par., *Petr.*, **Phos.**, *Ph-ac.*, **Plat.**, Plb., *Puls.*, Ran-b., Rheum, **Rhod.**, *Rhus-t..*, **Ruta**, **SABAD.**, Sabin., Samb., *Sars.*, Seneg., **Sep.**, **Sil.**, *Spig.*, Spong., Squil., *Staph.*, Stram., Stront-c., **SULPH.**, Sul-ac., **Tarax.**, **Thuj.**, Verat., *Zinc.* (Vergl. Pulsieren)

Klopfen in den **Gelenken:** *Am-m.*, *Arg.*, Dros., *M-ambo.*, **Merc.**, Mez., Olnd., Ph-ac., *Rhod.*, *Rhus-t.*, **Ruta**, *Sabad.*, Spig., *Thuj.*

— in **inneren** Teilen: **ACON.**, Agar., *Alum.*, *Am-c.*, Am-m., Anac., Ang., Ant-t., *Arn.*, *Ars.*, **Asaf.**, Asar., Aur., *Bar-c.*, **Bell.**, **Bor.**, Bov., **Bry.**, *Culad.*, **CALC.**, Camph., **Cann-s.**, *Canth.*, **Caps.**, Carb-an., *Carb-v.*, *Caust.*, **Cham.**, Chel., *Chin.*, Cic., **COCC.**, Coff., Croc., Dig., Dros., Dulc., Ferr., *Graph.*, Hell., Hep., Hyos., **Ign.**, *Iod.*, Ip., *Kali-c.*, Kali-n., **Kreos.**, Lach., **Laur.**, Led., *Lyc.*, *M-aust.*, Mag-c., *Mag-m.*, Merc., Mez., Mosch., *Nat-c.*, **Nat-m.**, *Nit-ac.*, Nux-m., *Nux-v.*, *Olnd.*, Op., Par., *Petr.*, **PHOS.**, Ph-ac., Plat., **Puls.**, *Ran-b.*, Rheum, *Rhod.*, **Rhus-t.**, Ruta, **Sabad.**, Sabin., Sars., Sel., *Seneg.*, **SEP.**, **Sil.**, Spig., Spong., Stann., **Sulph.**, Sul-ac., Thuj., *Verat.*, Verb., *Zinc.* (Vergl. Pulsieren)

Wie ein **Klumpen:** (S. Knäuel)

Knacken der Gelenke: *Acon.*, *Am-c.*, *Anac.*, Ang., **Ant-c.**, Ant-t., Bar-c., Bry., Calad., Calc., **Camph.**, **CAPS.**, Caust., *Cham.*, Chin., *Cic.*, **Cocc.**, Coloc., *Con.*, **Croc.**, Euphr., Hep., Ign., Ip., Kali-c., Kali-n., **LED.**, *Lyc.*, *M-ambo.*, *M-arct.*, M-aust., Meny., **Merc.**, Mez., Nat-c., Nat-m., **NIT-AC.**, **Nux-v.**, **PETR.**, **Phos.**, *Puls.*, Ran-b., **Rhus-t.**, **Sabad.**, Sabin., Sars., *Sel.*, Seneg., Spong., Stann., **Sulph.**, **Thuj.**, Verat., Zinc.

— Gefühl von, in **inneren** Teilen: Bar-c., Calc., Caust., Cham., Cocc., Coff., Graph., *Kali-c.*, *Meny.*, Nat-m., Nux-v., Petr., Sabad., Sep., Spig.

Wie ein **Knäuel** (Klumpen) in **inneren** Teilen: Ambr, *Ant-t.*, *Arn.*, **Ars.**, Bry., Carb-an., Cham., Cic., *Con.*, Kreos., Mag-m., Nux-v., *Petr.*, *Puls.*, **Rhus-t.**, *Sec.*, Sep., **SPIG.**, Staph., **SULPH.** (Vergl. Kugel)

Knarren der Gelenke: Agn., **Caps.**, **Ferr.**, **Led.**, Nat-m., Petr., Plb., Puls., *Rhus-t.*, Sulph.

Kneipen in **äußeren** Teilen: Acon., Anac., Ang., *Ant-c.*, *Arg.*, *Arn.*, *Bell.*, Bry., **Calc.**, Cann-s., Caps., Carb-v., *Caust.*, Chel., *Chin.*, *Cina*, Cocc., *Con.*, Croc., Dig., Dros., *Dulc.*, *Euph.*, *Euphr.*, **Hyos.**, **Ip.**, Kali-c., Kreos., Led., M-aust., Mang., **MENY.**, **Mur-ac.**, Nat-c., Nit-ac., Nux-v., Olnd., Par., Phos., Ph-ac., **RHOD.**, **Rhus-t.**, Ruta, **SABAD.**, Sabin., Samb., Sars., Sil., Spong., **STANN.**, Staph., **Sulph.**, *Sul-ac.*, Thuj., Verat., Verb., *Viol-t.*, Zinc.

— in **inneren** Teilen: Acon., *Agar.*, Agn., *Alum.*, **Am-c.**, Am-m., Anac., Ang., *Ant-c.*, Ant-t., Arg., Arn., Ars., *Asaf.*, Asar., Aur., Bar-c., **Bell.**, Bism., *Borx.*, Bov., **Bry.**, **CALC.**, Camph., **Cann-s.**, **Canth.**, Caps., *Carb-an.*, **Carb-v.**, *Caust.*, *Cham.*, **CHEL.**, **Chin.**, Cic., Cina, **COCC.**, Coff., Colch., Coloc., Con., Croc., Cupr., *Cycl.*, Dig., Dros., **Dulc.**, Euph., Euphr., **Graph.**, *Guaj.*, **Hell.**, Hep., Hyos., **IGN.**, Iod., **Ip.**, **Kali-c**, Kreos., **LYC.**, M-ambo., *M-arct.*, M-aust., Mag-c., Mag-m., Mang., **Meny.**, **Merc.**, *Mez.*, Mosch., **Mur-ac.**, **Nat-c.**, **Nat-m.**, Nit-ac., *Nux-m.*, *Nux-v.*, Olnd., **Par.**, **Petr.**, **Phos.**, *Ph-ac.*, **Plat.**, Plb., **Puls.**, **Ran-b.**, *Ran-s.*, Rheum, **Rhod.**, **Rhus-t.**, **Ruta**, **Sabad.**, Sabin., Samb., Sars., Seneg., **Sep.**, Sil., **Spig.**, **Spong.**, *Squil.*, **Stann.**, **Staph.**, *Stront-c.*, Sulph., Sul-ac., Tarax., Teucr., **Thuj.**, Valer., **Verat.**, **Verb.**, Viol-t., **Zinc.**

Knistern, Gefühl von: **ACO***n.*, Alum., Ars., Aur., *Bar-c.*, Bry., **CALC.**, Carb-v., Coff., Con., Lach., *M-ambo.*, M-arct., Mosch., Nit-ac., Par., Phos., *Puls.*, **RHEUM**, Sabad., Sabin., *Sep.*, **Spig.**

Konvulsionen: (S. Bewegungen, konvulsivische)

Kräftigkeitsgefühl: *Agar.*, **Coff.**, *M-arct.*, **OP.**, Stram.

Krämpfe im Allgemeinen: Acon., Agar., Ambr., *Ang.*, **Ant-t.**, Arn., *Ars.*, *Asaf.*, Aur., Bar-c., **BELL.**, **Bry.**, **Calc.**, **Camph.**,

Cann-s., *Canth.*, Caust., **Cham.**, **CIC.**, *Cina*, Clem., **Cocc.**, *Coff.*, Colch., Coloc., **Con.**, Croc., **CUPR.**, Dig., Dulc., Ferr., *Hell.*, **HYOS.**, **Ign.**, *Iod.*, **Ip.**, Lach., *Laur.*, *Lyc.*, M-ambo., Mag-c., Mag-m., Merc., **Mosch.**, Nit-ac., **Nux-m.**, *Nux-v.*, **Op.**, Petr., Phos., Plat., *Plb.*, **Puls.**, Ran-s., Rhus-t., *Ruta*, Sabad., *Samb.*, **Sec.**, Sep., Spig., Squil., Stann., Staph., **STRAM.**, Stront-c., **Sulph.**, Valer., *Verat.*, *Zinc.*

Krämpfe, hysterische: Ars., **Asaf.**, *Aur.*, **Bell.**, **Bry.**, Calc., Cann-s., **Caust.**, *Cham.*, *Cic.*, **Cocc.**, Coff., **CON.**, Croc., Dig., *Hyos.*, **IGN.**, **Iod.**, *Ip.*, Lach., *Lyc.*, M-ambo., **Mag-m.**, Merc., **Mosch.**, Nit-ac., **Nux-m.**, *Nux-v.*, Op., Petr., Phos., **Plat.**, Plb., *Puls.*, Ruta, *Sep.*, *Stann.*, Staph., **Stram.**, *Sulph.*, **Valer.**, *Verat.*, Zinc.

— in **inneren** Teilen: Acon., Agar., Alum., Ambr., Am-c., Anac., Ang., *Ant-c.*, *Ant-t.*, Arg., *Arn.*, *Ars.*, **Asaf.**, Asar., Bar., **Bell.**, *Bism.*, Borx., Bov., **Bry.**, Calad., **Calc.**, *Camph.*, Canth., *Caps.*, *Carb-an.*, **Carb-v.**, **CAUST.**, **Cham.**, *Chel.*, *Chin.*, Cina, **COCC.**, *Coff.*, *Colch.*, Coloc., *Con.*, **Cupr.**, *Dig.*, Dulc., *Euph.*, **Ferr.**, *Graph.*, Hep., **HYOS.**, **IGN.**, **IOD.**, **Ip.**, **Kali-c.**, *Kali-n.*, Kreos., *Lach.*, *Laur.*, Led., **Lyc.**, M-ambo., M-arct., *Mag-c.*, **Mag-m.**, Merc., **Mosch.**, Mur-ac., Nat-c., *Nat-m.*, *Nit-ac.*, *Nux-m.*, **NUX-V.**, Op., *Petr.*, **Phos.**, *Ph-ac.*, Plat., *Plb.*, **PULS.**, Rhod., *Rhus-t.*, Sabad., *Sars.*, **Sec.**, Seneg., **Sep.**, Sil., Spong., **STANN.**, **Staph.**, *Stram.*, Stront-c., *Sulph.*, Sul-ac., Teucr., *Thuj.*, *Valer.*, *Verat.*, **Zinc.**

— **klonische:** Acon., **AGAR.**, *Alum.*, *Ambr.*, Am-c., Am-m., Anac., Ang., Ant-t., Arg., Arn., **Ars.**, Asar., Aur., **Bar.**, **BELL.**, Borx., **Bry.**, **Calc.**, *Camph.*, Cann-s., *Canth.*, *Carb-v.*, **Caust.**, **CHAM.**, Chin., **CIC.**, Cina, Clem., *Cocc.*, Coff., Coloc., **Con.**, Croc., **CUPR.**, Dig., *Dulc.*, *Graph.*, Guaj., Hell., Hep., **HYOS.**, **Ign.**, *Iod.*, **Ip.**, **Kali-c.**, Kreos., Lach., Laur., **Lyc.**, M-ambo., M-arct., M-aust., *Mag-c.*, Mag-m., *Mang.*, Meny., **Merc.**, **Mez.**, Mosch., Mur-ac., *Nat-c.*, **Nat-m.**, Nit-ac., Nux-m., Nux-v., Olnd., **OP.**, *Petr.*, *Phos.*, *Ph-ac.*, **Plat.**, Plb., Puls., Ran-b., Ran-s., Rheum, *Rhod.*, *Rhus-t.*, Ruta, Sabad., Samb., Sars., **Sec.**, Sel., Seneg., **SEP.**, **Sil.**, Spig., Spong., *Squil.*, **Stann.**, Staph., **STRAM.**, **Stront-c.**, **Sulph.**, Sul-ac., Tarax., Teucr., *Thuj.*, *Verat.*, **Zinc.**

Krämpfe, tonische: Acon., *Alum., Am-c.,* Am-m., Anac., **ANG.,** Ant-t., Arg., Arn., Ars., *Asaf.,* Asar., **BELL.,** Borx., Bry., *Calc., Camph.,* Cann-s., Canth., Caps., **Caust., Cham.,** Chin., **CIC.,** Cina, Clem., **Cocc.,** Coloc., *Con.,* Cupr., Cycl., Dig., *Dulc.,* Euph., Ferr., *Graph.,* Guaj., Hep., *Hyos.,* **Ign., Ip.,** *Kali-c., Laur.,* Led., **Lyc.,** M-ambo., M-arct., Mang., Meny., **Merc.,** Mez., **Mosch.,** Nat-c., *Nat-m.,* Nit-ac., *Nux-v.,* Olnd., *Op.,* **PETR., Phos.,** Ph-ac., **PLAT.,** Puls., Rhod., *Rhus-t.,* Sabad., Sars., **Sec.,** Seneg., **SEP.,** *Sil.,* Spig., Spong., *Stann.,* **Stram., Sulph.,** *Thuj.,* **Verat.,** Zinc.

Kraftlosigkeit (Hinfälligkeit, Mattigkeit, Schwäche): *Acon.,* **Agar.,** Agn., *Alum.,* Ambr., *Am-c., Am-m.,* **Anac., Ang.,** Ant-c., *Ant-t.,* Arg., *Arn.,* **ARS.,** Asaf., **Asar.,** *Bar-c.,* **Bell., Bism.,** Borx., *Bov.,* **Bry.,** Calad., **CALC., Camph., Cann-s., Canth.,** Caps., Carb-an., *Carb-v.,* **Caust., Cham.,** Chel., **CHIN.,** *Cic.,* Cina, Clem., *Cocc., Coff.,* **Colch.,** *Con., Croc.,* **Cupr.,** Cycl., **Dig.,** *Dros., Dulc.,* Euph., Euphr., **FERR.,** *Graph.,* Guaj., *Hell.,* Hep., *Hyos.,* **Ign., IOD.,** *Ip.,* **KALI-C.,** *Kali-n.,* Kreos., Lach., *Laur., Led.,* **LYC.,** M-ambo., *M-arct.,* M-aust., Mag-c., Mag-m., Mang., Meny., Merc., Mez., *Mosch.,* Mur-ac., *Nat-c.,* **Nat-m.,** *Nit-ac.,* **Nux-m., NUX-V., Olnd.,** Op., Par., Petr., *Phos.,* **Ph-ac., Plat.,** *Plb.,* **Puls.,** *Ran-b.,* Ran-s., *Rheum,* **Rhod., RHUS-T.,** *Ruta, Sabad.,* Sabin., Samb., Sars., **Sec.,** Seneg., **SEP., Sil.,** *Spig., Spong.,* Squil., **STANN.,** Staph., Stram., *Stront-c.,* **Sulph.,** Sul-ac., Tarax., Teucr., *Thuj.,* Valer., **VERAT.,** Verb., Viol-t., Zinc.

Kraftlosigkeit der **Gelenke: ACON.,** Agar., Agn., Alum., *Am-c.,* Anac., Ang., *Ant-t.,* **ARN.,** Asar., Aur., Bar-c., *Bell., Borx., Bov.,* **Bry., CALC.,** Cann-s., Canth., Carb-an., Carb-v., **Caust., Chin.,** Clem., *Cocc.,* Colch., Con., Cupr., Cycl., *Dig.,* Dros., Dulc., Euph., *Ferr.,* Hep., Hyos., Ign., **KALI-C.,** Kali-n., Kreos., *Lach.,* **Led., LYC.,** Mang., **MERC.,** *Mez.,* Mosch., **Nat-m., Nit-ac.,** Nux-m., **Nux-v.,** Olnd., Par., **Petr., Phos.,** Ph-ac., *Plat.,* Plb., *Puls.,* Ran-b., Rheum, *Rhod.,* **RHUS-T.,** *Ruta,* Sabad., Sars., **SEP., Sil.,** Spong., *Stann.,* **Staph.,** *Stront-c.,* **SULPH.,** Sul-ac., *Tarax.,* Thuj., *Valer.,* **Verat.,** Viol-o., *Zinc.*

Krankheitsgefühl, (Gefühl von Unwohlsein): **ACON.,** Agar., **Alum.,** *Ambr.,* Ang., Ant-c., **Ant-t.,** Arg., **Ars.,** *Asaf.,* Asar., Borx., Bov., Bry., *Calc., Camph.,* Canth., Caust., *Cham.,* **Chel.,**

Chin., Cic., Coff., **Con.,** *Croc.,* Euphr., Ferr., Graph., Guaj., *Hep.,* Ign., Ip., Kali-n., *Led., Lyc.,* M-aust., Mag-m., *Mang., Merc.,* **Mez.,** Mosch., Mur-ac., *Nit-ac.,* **NUX-V.,** Olnd., Op., Petr., *Plat.,* Plb., *Puls.,* Rhus-t., *Ruta, Sabad., Sabin.,* Sec., Seneg., *Spig.,* **Spong.,** *Stann.,* Staph., Stront-c., **Sulph.,** Tarax., *Thuj., Verat., Zinc.*

Beschwerden über **Kreuz:** (S. unter halbseitige Beschwerden)

Kriebeln (Kribbeln) in **äußeren** Teilen: **ACON.,** Agar., **Alum,** *Ambr., Am-c.,* Am-m., Anac., Ang., Ant-c., Ant-t., *Arg.,* **ARN.,** *Ars.,* Asaf., Asar., Aur., Bar-c., *Bell.,* Borx., Bov., Bry., *Calc.,* Camph., Cann-s., Caps., Carb-an., *Carb-v.,* **Caust.,** Cham., Chel., *Chin.,* Cic., Cina, Clem., Cocc., **COLCH.,** Coloc., *Con.,* **Croc.,** Dros., Dulc., Euphr., Ferr., *Graph., Guaj., Hep.,* Hyos., *Ign.,* Ip., **Kali-c.,** Kali-n., Kreos., *Lach., Laur.,* Led., *M-ambo., M-arct., M-aust.,* Mag-c., Mag-m., Mang., **Merc.,** Mez., Mosch., *Mur-ac.,* **Nat-c., Nat-m.,** Nit-ac., Nux-m., **NUX-V.,** Olnd., Op., Par., Phos., **Ph-ac., PLAT.,** *Plb.,* **Puls., Ran-b.,** *Ran-s.,* Rheum, **Rhod., RHUS-T., Sabad.,** *Sabin.,* Samb., Sars., **SEC.,** Sel., Seneg., **SEP.,** Sil., **SPIG.,** *Spong.,* Stann., *Staph.,* Stram., Stront-c., **Sulph.,** *Sul-ac.,* Tarax., *Teucr., Thuj.,* Valer., *Verat.,* Verb., Viol-t., **Zinc.**

— in **inneren** Teilen: **Acon.,** Agn., *Alum., Ambr.,* Am-c., Am-m., *Ant-t.,* Arg., **Arn.,** *Ars.,* Asaf., Bar-c., Bell., *Calc.,* **Canth.,** *Carb-v., Caust., Chel.,* **Chin.,** Cic., *Cocc.,* **COLCH.,** Coloc., *Cupr., Dros.,* Dulc., Euphr., Graph., Guaj., Hep., *Hyos., Ign.,* Iod., *Laur., Led.,* **M-AUST.,** Meny., Merc., *Mez., Nat-c.,* Nux-m., Nux-v., Phos., *Ph-ac.,* **PLAT.,** Plb., **Puls.,** Rheum, *Rhod.,* **RHUS-T., Sabad.,** *Sabin.,* Sel., *Seneg., Sep., Sil., Spig., Spong., Stann.,* Staph., **Sulph.,** Tarax., *Thuj., Viol-o.,* **Zinc.**

Kriechen, (wie ein Tier): Agn., **Alum.,** Arg., Bar., *Borx.,* Cann-s., Caust., Chin., Dulc., *Kali-c.,* Lach., **Laur.,** M-aust., **Nux-v.,** Plb., Ran-b., Ran-s., *Rhod., Rhus-t.,* Sabad., *Sec., Staph., Sulph.,* Tarax., Thuj.

Krummziehen der **Glieder:** Acon., Alum., Ambr., Am-m., *Anac.,* Ant-c., *Ant-t.,* Arg., Arn., Bell., Bism., **CALC.,** *Carb-an.,* Carb-v., **Caust.,** Cham., Chel., **Chin.,** *Cina,* Cocc., Coff., Colch.,

Coloc., Con., Cupr., Cycl., Dig., Dros., Euph., **Ferr., GRAPH., Guaj.,** Hep., **Hyos.,** *Kali-c.*, Kali-n., Laur., **LYC.,** *M-aust.*, Mag-m., Meny., **Merc.,** Nat-c., Nat-m., Nit-ac., *Nux-v., Phos., Plat.*, Plb., *Rhus-t.*, Ruta, Sabad., Sabin., Sars., **SEC.,** Sep., **Sil.,** Spig., Spong., Stann., *Stram., Sulph.*, Sul-ac., Verat.

Wie eine **Kugel** in **inneren** Teilen: *Acon., Asaf., Calc., Caust.*, Con., *Graph.*, **IGN.,** *Kali-c.*, **Lach.,** Mag-m., Nat-m., Par., Plat., **Plb.,** Ruta, **SEP.,** *Sil.*, Staph., *Stram.*, Sulph., Valer.

Lähmiger Schmerz: *Acon.*, Agar., Agn., Alum., Ambr., Am-c., *Am-m.*, Ang., Ant-c., Arg., Ars., Asaf., *Asar.*, **Aur.,** Bar-c., **Bell., Bism.,** Bov., Calc., Cann-s., Canth., *Carb-v., Caust.*, **Cham.,** *Chel.*, **Chin., CINA, COCC.,** Coff., *Colch.*, Coloc., Con., Croc., **CYCL.,** *Dig., Dros., Dulc.*, Euph., Euphr., Ferr., Graph., Hell., Hep., Hyos., Ign., Iod., *Kali-c., Kali-n., Kreos., Led.*, Lyc., *M-aust.*, Mag-c., *Mag-m.*, Mang., *Meny.*, Merc., **Mez.,** *Mosch.*, Mur-ac., Nat-c., **Nat-m., NUX-V.,** Olnd., *Par.*, Petr., *Phos.*, Ph-ac., Plat., Plb., *Puls.*, Ran-s., Rhod., **Rhus-t.,** Ruta, Sabad., **SABIN.,** *Sars.*, Sel., Seneg., *Sep.*, **Sil.,** Spig., *Stann.*, **Staph.,** Stram., *Stront-c.*, Sulph., Sul-ac., Teucr., Thuj., Valer., **Verat.,** Verb., *Zinc.*

— in den **Gelenken:** Acon., Agn., Ambr., Am-c., Anac., *Arg., Arn., Ars.*, **Asar., AUR.,** *Bell., Bism.*, **Bov., CAPS., Carb-v.,** Caust., *Cham.*, **Chin.,** Cina, *Cocc., Colch.*, Coloc., *Con.*, **Croc.,** *Dig.*, **Dros., EUPH.,** Ferr., Graph., Hell., Ign., **Kali-c.**, *Led., Lyc.*, M-ambo., M-aust., Mag-m., Meny., Merc., **Mez.,** Nat-c., *Nat-m.*, Nit-ac., *Nux-v.*, **Par.,** *Petr., Phos., Ph-ac.*, **Plb., Puls.,** *Rhus-t., Ruta, Sabad.*, **Sabin.,** Samb., *Sars.*, **Seneg.,** Sep., *Stann.*, **STAPH.,** Stram., *Stront-c.*, Sulph., **VALER.,** *Verat., Verb.*, Zinc.

Lähmige Schwäche: Alum., *Am-m., Ang.*, Ars., *Bell., Bry.*, Calc., Camph., *Cant h.*, Carb-v., **Caust., Cham.,** *Chel.*, **Chin.,** Cina, *Cocc.*, **Colch., CON.,** *Dros.*, Euph., *Ferr., Hell.*, Kali-n., Laur., M-arct., Merc., Mez., Mosch., Nat-c., *Nux-v., Olnd.*, Ph-ac., Plb., **Puls., Rhod., Rhus-t.,** *Sabad., Sil.*, Stann., Stront-c., Valer., *Verat.*

Lähmigkeitsgefühl innerer Teile: Caust., Cina, Cocc., *Ip.*, **Lyc.,** Meny., Puls., Seneg., Sil., Sulph.

Lähmungen der **Glieder: Acon.,** *Agar.,* Alum., *Ambr.,* Am-m., *Anac., Ang.,* Arg., *Arn., Ars.,* Asar., Aur., *Bar-c.,* **Bell.,** Bov., *Bry.,* **Calc.,** Cann-s., *Carb-v.,* **Caust.,** Cham., **Chel.,** *Chin.,* **COCC.,** *Colch.,* Coloc., Con., Cupr., Cycl., Dig., Dros., **Dulc.,** Ferr., Graph., Guaj., Hell., Hep., Hyos., Ign., Iod., Ip., *Kali-c.,* Kali-n., Lach., Laur., Led., *Lyc.,* M-ambo., Merc., Mez., Mur-ac., Nat-c., **Nat-m.,** Nit-ac., **Nux-v., Olnd.,** *Op., Petr.,* **Phos.,** Ph-ac., **Plb.,** Puls., Rhod., **RHUS-T., Ruta,** Sabin., *Sars.,* **Sec.,** Sel., Seneg., **Sep., SIL.,** *Spig., Stann.,* Staph., Stram., *Stront-c.,* **Sulph.,** Sul-ac., Tarax., **Verat., Zinc.**

— **halbseitige:** Acon., *Agar.,* **Alum.,** Am-m., **Anac.,** *Arg.,* Arn., Asar., *Bar-c., Bell.,* Bov., *Calc.,* Carb-v., Caust., Chel., *Chin.,* Cocc., *Colch., Cycl.,* Dig., *Dulc.,* Graph., *Guaj.,* Hell., Hep., *Hyos.,* Ign., **Kali-c., Lach.,** Laur., Led., Lyc., Merc., *Mez., Mur-ac.,* Nat-c., *Nat-m.,* Nit-ac., Nux-v., *Olnd.,* Op., *Phos.,* **Ph-ac.,** Plb., Rhod., *Rhus-t., Sabin.,* **Sars.,** *Spig.,* Stann., *Staph., Stront-c.,* **Sul-ac.,** Tarax., *Zinc.*

— **schmerzlose:** Alum., *Ambr.,* **Anac.,** Ang., Arn., *Ars.,* Aur., Bar-c., Bell., Bov., Bry., Calc., Camph., Carb-v., Caust., *Cham.,* Chel., Chin., Cic., **COCC.,** Colch., Coloc., **CON.,** Ferr., *Graph.,* Hell., **Hyos.,** Ign., Ip., Kali-c., *Laur.,* Led., **LYC.,** M-ambo., Merc., Nat-m., Nux-m., Nux-v., **OLND.,** *Op., Phos., Ph-ac.,* **Puls.,** Rhod., **RHUS-T.,** *Sec.,* Sil., Staph., *Stram.,* Stront-c., *Sulph., Verat.,* Zinc.

— der **Organe: Acon.,** Agar., Agn., *Alum., Ambr.,* Am-c., Am-m., **Anac.,** *Ang., Ant-c., Ant-t., Arn., Ars.,* Asaf., *Asar., Aur., Bar-c.,* **BELL.,** Bism., *Borx.,* Bov., **Bry., Calc.,** Camph., *Cann-s.,* Canth., **Caps.,** Carb-an., Carb-v., **Caust.,** Cham., *Chel., Chin.,* Cic., **Cocc.,** Colch., *Coloc., Con.,* Croc., Cupr., *Cycl.,* Dig., *Dros.,* **DULC.,** Euphr., *Graph., Hep.,* **HYOS.,** *Ign.,* Iod., Ip., *Kali-c.,* Kreos., Lach., **Laur.,** *Led.,* **Lyc.,** *M-ambo., M-arct.,* M-aust., *Mag-c., Mag-m.,* Mang., Meny., *Merc.,* Mez., *Mur-ac., Nat-c., Nat-m.,* **Nit-ac.,** *Nux-m,* **Nux-v., Olnd., OP.,** Par., *Petr.,* **Phos.,** *Ph-ac.,* **Plb., PULS.,** Rheum, *Rhod.,* **Rhus-t., Ruta,** Sabad., Sabin., Sars., **SEC.,** Seneg., *Sep.,* **SIL.,** Spig., Spong., Squil., Stann., *Staph.,* **Stram.,** Stront-c., **Sulph.,** Sul-ac., Thuj., **Verat.,** *Verb.,* Zinc.

Lähmungen innerer Teile: **Acon.,** Ant-c., **Ars.,** Bar-c., **BELL.,** Calc., Cann-s., Canth., Caps., *Caust.,* Chin., Cic., **Cocc.,** *Coloc.,* Con., Cycl., Dig., **DULC.,** Euphr., Graph., **HYOS.,** Ip., Kali-c., Lach., **Laur.,** Lyc., M-aust., Meny., Merc., *Mur-ac.,* Nat-m., **Nux-m., Nux-v.,** *Op.,* Petr., Phos., Plb., **Puls.,** Rheum, **Rhus-t.,** Sec., Seneg., Sep., Sil., Spig., *Stram.*

Lage, wie von harter: Acon., **Arn.,** Bry., Caust., *Con., Dros.,* Graph., *Kali-c.,* M-ambo., M-aust., Mag-c., Mag-m., Nux-m., *Nux-v., Phos., Plat.,* Sabad., *Sil.,* Stann., Sulph., Tarax., Thuj., Verat.

Laufen in den Gliedern, wie eine Maus: Arn., Aur., **BELL., CALC.,** *Nit-ac., Rhod.,* **Sep.,** Sil., **SULPH.**

Lebendigkeitsgefühl: Anac., Asar., Bell., Cann-s., *Cocc.,* **CROC.,** Hyos., **Ign.,** Lach., Led., M-ambo., Mag-m., *Meny., Merc.,* Nat-m., Petr., *Plb., Rhod.,* Sabad., *Sec., Sil.,* Spong., *Sulph.,* Tarax., *Thuj,* Viol-t.

Leerheitsgefühl, (Hohligkeitsgefühl): Alum., Am-c., Am-m., *Ant-c.,* Ant-t., *Arg.,* Arn., Aur., Bar-c., Bry., **Calad.,** Calc., Caps., *Carb-v., Caust.,* Cham., Chin., *Cina,* **COCC.,** Coff., *Coloc.,* Croc., Cupr., Dig., Dulc., Euph., Graph., Guaj., Hep., **IGN.,** Iod., *Ip.,* **Kali-c.,** *Kali-n.,* Lach., Laur., Lyc., *Mag-c.,* Mang., Meny., *Merc., Mez.,* **Mur-ac.,** Nat-c., *Nat-m., Nux-v.,* **Olnd.,** Op., Par., *Petr., Phos.,* Plat., Plb., **PULS.,** *Rhus-t.,* Ruta, *Sabad.,* **Sars.,** *Seneg.,* **SEP.,** *Spig.,* Squil., **STANN.,** Stram., *Sulph., Teucr., Verat.,* Verb., *Zinc.*

Leichtigkeitsgefühl in den Gliedern: *Asar.,* Chin., **Coff.,** *Hyos., M-aust.,* Nat-m., Nux-v., **Op.,** Rhus-t., Spig., **Stram.,** Thuj.

Liegen, wie von hartem: (S. Lage)

— **Neigung** zum: **ACON., Alum.,** Ambr., Am-c., *Anac.,* Ant-c., Ant-t., Arn., **ARS.,** Asar., **Bar.,** *Bell.,* Bism., Borx., *Bry.,* **CALAD.,** Calc., Canth., *Caps.,* Carb-an., Carb-v., Caust., **Cham., Chel.,** *Chin.,* Cina, **Cocc.,** *Coff.,* Con., Croc., Cupr., **Cycl.,** *Dig.,* Dros., *Dulc., Ferr.,* Graph., **Guaj., Ign.,** *Ip.,* Kali-c., *Lach.,* Led.,

Lyc., M-aust., Mag-c., Mag-m., *Merc., Mez.,* Mur-ac., *Nat-c., Nat-m.,* Nit-ac., **NUX-V.,** Op., Petr., *Phos.,* Ph-ac., *Puls., Ran-b.,* **Rhus-t.,** Ruta, *Sabad., Sel.,* **Sep., Spong.,** *Stann.,* Staph., **Stram.,** Stront-c., Sulph., *Tarax.,* Teucr., *Thuj., Verat., Zinc.*

Losgeschlagenheit des Fleisches: (S. Fleisch)

Luft, Abneigung gegen **freie:** *Agar.,* Alum., Ambr., *Am-c., Am-m.,* Anac., Ang, Arn., *Ars.,* Aur., **Bell., Bry., CALC.,** *Camph.,* Cann-s., Canth., Caps., *Carb-an.,* Carb-v., **Caust., CHAM.,** *Chel.,* **Chin.,** Cic., *Cina,* **COCC., COFF.,** *Coloc.,* **Con.,** Dig., Dros., *Ferr.,* Graph., **Guaj., Hep., IGN.,** *Ip.,* **KALI-C.,** Kali-n., *Kreos., Lach.,* Laur., *Led.,* **Lyc.,** *M-ambo.,* **M-aust.,** Mag-m., Mang., Meny., *Merc.,* **Mosch.,** *Mur-ac.,* **NAT-C.,** Nat-m., *Nit-ac.,* **Nux-m., NUX-V.,** *Op.,* **PETR.,** Phos., *Ph-ac.,* Plat., *Plb.,* Puls., Rhod., **Rhus-t.,** *Ruta,* Sabin., Sars., Sel., Seneg., **Sep., SIL., Spig.,** *Staph., Stram.,* Stront-c., **Sulph., Sul-ac.,** *Teucr., Thuj.,* **Valer.,** Verat., Verb., **Viol-t.,** Zinc.

— **Neigung** zu **freier:** Acon., **Agn., Alum.,** *Ambr.,* Am-c., Am-m., Anac., Ang., **Ant-c.,** *Arg.,* **Arn.,** *Ars.,* **Asaf., Asar., AUR., Bar.,** Bell., **Borx.,** Bov., Bry., Calc., *Cann-s., Caps.,* Carb-an., Carb-v., *Caust.,* Cic., Cina, **CROC.,** Dig., Graph., **Hell.,** Hep., **Iod.,** Kali-c., Kali-n., Lach., *Laur.,* **Lyc., M-arct., Mag-c.,** *Mag-m.,* Mang., *Meny.,* **Mez.,** Mosch., Mur-ac., Nat-c., *Nat-m.,* Op., Phos., Ph-ac., **Plat.,** Plb., **PULS.,** *Rhod.,* Rhus-t., Ruta, *Sabin., Sars.,* Sel., *Seneg.,* Sep., *Spong., Stann.,* Staph., Stram., *Stront-c.,* Sulph., Sul-ac., **Tarax.,** Teucr., Thuj., Verat., Viol-t., Zinc.

Luft-Anwehen, Gefühl von: (S. Anwehen)

Mattigkeit: (S. Kraftlosigkeit)

Müdigkeit: (S. Ermüdungsgefühl)

Muskel-Schlaffheit: Agar., Ambr., *Ang.,* Ant-t., Arn., Asaf., *Borx.,* Bry., **CALC.,** Camph., Canth., **CAPS., Cham.,** *Chin.,* Cic., **Clem., COCC., Con., Croc.,** *Cupr., Dig., Euph., Ferr.,* Graph., *Hell.,* **Hyos., Iod.,** *Ip.,* Kali-c., *Lach., Laur.,* **Lyc.,** *Mag-c.,* **Merc.,** Mur-ac., *Nat-c.,* Nux-m., Op., Plat., Plb., *Puls.,* Rheum, *Sabad.,*

Sec., **Seneg.,** *Sil.,* Spig., **Spong., Sulph.,** Sul-ac., Thuj, *Verat., Viol-o.*

Muskel-Straffheit: ACON., Am-m., *Anac.,* Ant-c., *Arn., Ars.,* Bell., Cann-s., *Carb-v., Caust.,* Chin., *Dulc.,* Graph., **Guaj.,** *Kali-c.,* Led., **Mosch.,** Nat-c., *Nat-m.,* **NIT-AC., NUX-M.,** Olnd., **PHOS.,** *Ph-ac.,* **Plat.,** Plb., *Puls., Rhus-t.,* **SEP.,** Stann., *Staph., Sulph.,* Verb., Zinc.

— **Verhärtung:** Alum., *Bar-c.,* Bry., *Carb-an., Carb-v.,* **Caust.,** *Con.,* Dulc., Hep., Hyos., *Iod., Kali-c.,* Lach., **Lyc.,** *Nat-c., Nux-v.,* Ph-ac., *Puls.,* Ran-b., *Rhod.,* Rhus-t., Sars., Sep., Sil., Spong., *Sulph.,* Thuj.

— **Verkürzung:** *Ambr., Am-c.,* **AM-M.,** Anac., *Ang., Arn., Ars., Aur.,* **Bar-c.,** Bov., *Bry.,* Calc., *Carb-an., Carb-v.,* **CAUST.,** Cic., **COLOC.,** *Con.,* Croc., Dig., Dros., *Euph.,* Euphr., **GRAPH.,** *Guaj., Hell.,* Hep., Hyos., *Ign.,* Kali-c., Kreos., *Lach.,* Led., **Lyc.,** M-ambo., *Mag-c.,* Merc., *Mez.,* Mosch., *Nat-c.,* **NAT-M.,** Nit-ac., **Nux-v.,** Petr, *Phos.,* Plb., *Puls.,* Ran-b., Rheum, **Rhus-t.,** Sabin., Samb, **Sep.,** Sil., Spig., Stann., Sulph., Sul-ac., Verat.

— **Zucken,** (Flechsen-Hüpfen, Flechsen-Zucken, Sehnen-Hüpfen): *Ambr.,* Ant-c., *Ant-t.,* **Arg.,** Arn., *Ars,* **Asaf.,** Asar., Bar-c., **Bell.,** Bism., Borx., Bry., Calc., Cann-s., Carb-v., *Caust.,* Cham., Chin., Cic., **Clem.,** *Cocc.,* **Coloc.,** *Con.,* Croc., **Cupr.,** Dig., **Graph.,** Hell., Hyos., *Ign.,* **IOD.,** Ip., **KALI-C.,** Lach., Laur., Mang., **Meny.,** Merc., **MEZ., Nat-c.,** *Nat-m.,* Nit-ac., Olnd., Phos., **Plat.,** Plb., Puls., *Ran-s.,* Rheum, Rhus-t., **Sec.,** *Sep., Sil., Spig.,* **Spong.,** Stann., Sulph., *Sul-ac., Tarax., Teucr., Viol-t.*

Mutterkrämpfe: Ars., *Bell.,* Bry., *Caust., Cocc., Coff,* **CON.,** Kreos., Cupr., Ferr., **Ign.,** Ip., *Kreos.,* Lyc., *Mag-***M.,** *Mosch.,* Nat-m., Nux-m., **Nux-v.,** Phos., *Plat.,* Puls., Rhus-t., Sec., Sep., **Stann.,** *Staph.,* Stram., Sulph., Sul-ac., Valer., *Zinc.*

Wie von einem **Nagel:** (S. Pflock)

Nagen: (S. Fressen)

Nervenschwäche: *Acon.*, Agn., Alum., Ambr., Am-c., Ang., Arn., *Ars.*, **Asar.**, *Aur.*, **Bar-c., Bell.**, Bry., **Calc.**, Camph., Carb-an., Carb-v., *Cham.*, **CHIN.**, Cic., Cocc., **Coff.**, Colch., **Con.**, Croc., **Cupr.**, *Dig.*, *Graph.*, Hell., *Hep.*, *Hyos.*, **Ign.**, **Iod.**, Kali-n., Lach., *Laur.*, Led., *Lyc.*, **M-arct.**, M-aust., **Merc.**, Mosch., Mur-ac., **Nat-c.**, *Nat-m.*, Nit-ac., *Nux-m.*, **NUX-V.**, Op., Petr., **Phos.**, *Ph-ac.*, **Plat.**, **PULS.**, *Rhus-t.*, *Sabin.*, Sars., Sec., *Sel.*, *Sep.*, **SIL.**, Spig., Spong., **Stann.**, Staph., *Stram.*, **Sulph.**, Sul-ac., **Teucr.**, **Valer.**, Verat., **Viol-o.**, Zinc.

Ohnmacht: ACON., Ambr., Am-c., **Ant-t.**, **Arn.**, **Ars.**, Bar-c., *Bell.*, Borx., Bov., **Bry.**, Calad., *Calc.*, **Camph.**, **Cann-s.**, Canth., *Carb-v.*, Caust., **CHAM.**, **CHIN.**, Cic., Cina, **Cocc.**, **Coloc.**, Con., *Dros.*, **DIG.**, Dulc., **Ferr.**, Graph., Hell., **Hep.**, **Hyos.**, *Ign.*, **Ip.**, *Kali-c.*, Kali-n., **Kreos.**, **Lach.**, *Laur.*, *Led.*, Lyc., **M-ambo.**, M-arct., M-aust., Mag-c., Mag-m., *Merc.*, Mez., **Mosch.**, Nit-ac., **Nux-m**, **NUX-V.**, *Olnd.*, **Op.**, Petr., **Phos.**, *Plb.*, *Puls.*, Ran-b., *Ran-s.*, *Rhus-t.*, Ruta, *Sabad.*, Sec., Seneg., **SEP.**, **Sil.**, **Spig**, Staph., **STRAM.**, *Sulph.*, Valer., **Verat.**, **Viol-o.**

Wie mit **Pelz** überzogen an **inneren** Teilen: Caust., *Cocc.*, Dros., *Merc.*, Nux-m., **Phosph.**, **Puls.**

Wie ein **Pflock** (Nagel) in **äußeren** Teilen: *Agar.*, *Arn.*, Hell., *Lach.*, *Plat.*, Ruta.

— in **inneren** Teilen: *Acon.*, Agar., Ambr., Am-c., **Anac.**, **Ant-c.**, *Arg.*, **Arn.**, **Asaf.**, Aur., *Bar-c.*, Bell., Bov., Calc., *Caust.*, Cham., *Chel.*, Cocc., *Coff.*, Con., *Croc.*, Dros., Ferr., Graph., *Hell.*, **Hep.**, **IGN.**, Kali-c., Kreos., Led., Lyc., **M-ambo.**, *Merc.*, Mez., Mur-ac., Nat-m., **Nux-v.**, Olnd., Par., Plat., Plb., *Ran-s.*, Rhod., **Ruta**, Sabad., *Sabin.*, Sep., *Spig.*, **Spong.**, *Staph.*, **Sulph.**, *Thuj.*

Picken: Ambr., Aur., Carb-an., **CHIN.**, *Cocc.*, Dros., M-ambo., *M-arct.*, Mez., Nux-v., Rhus-t., *Ruta*, **Verb.**

Pochen: (S. Klopfen)

Polype: Ambr., Ant-c., *Aur.*, Bell., **CALC., Con.,** Graph., Hep., Lyc., **Merc.,** *Mez.*, Nat-m., Nit-ac., *Petr.*, **Phos.,** *Ph-ac.*, *Puls.*, Sep., *Sil.*, **STAPH.,** Sulph., Sul-ac., **Teucr.,** *Thuj.*

Pressen: (S. Drücken)

— **auseinander:** (S. Zersprengungsschmerz)

— **zusammen:** (S. Drücken zusammen)

Prickeln in **äußeren** Teilen: Agar., Alum., Ant-c., *Ant-t.*, Bell., Calc., *Cann-s.*, Caps., Caust., Coloc., Croc., **Dros.,** Hep., Laur., *Lyc.*, M-ambo., M-arct., **Mez.,** *Mosch.*, Nux-m., **PLAT., RAN-S.,** Ruta, *Sabad.*, *Sep.*, Staph., Sulph., Sul-ac., *Zinc.*

— in **inneren** Teilen: Acon., Aur., Cann-s., **Phos.,** Ph-ac., *Plat.*, Sabad., Sec., Seneg., Verb., *Viol-o.*

Pucken: (S. Klopfen)

Pulsieren in **äußeren** Teilen: **Acon., Agar.,** Alum., Ambr., *Anac.*, **Arg., Asaf.,** *Bar-c.*, *Cann-s.*, *Caust.*, Cham., Chel., Cina, *Clem.*, *Cocc.*, Coloc., Croc., *Dros.*, Graph., Guaj., *Hell.*, **Ign., Kali-c.**, Kreos., Lyc., *M-arct.*, *M-aust.*, **Nat-m.,** Nux-v., **OLND.,** *Op.*, **Plat.,** *Ran-b.*, Rhod., Sabin., Sec., *Spig.*, *Spong.*, *Squil.*, *Stann.*, Stront-c., **Tarax.,** *Teucr.*, Thuj., Zinc. (Vergl. Klopfen)

— in **inneren** Teilen: **ALUM.,** Ambr., *Am-m.*, *Anac.*, Ant-c., **ANT-T., Asaf.,** *Asar.*, *Bell.*, *Borx.*, *Bov.*, *Bry.*, Calad., **CALC.,** Caps., Carb-v., Chel., *Chin.*, Cic., Coloc., Croc., Cycl., *Dig.*, *Dulc.*, Graph., *Hell.*, Hep., *Hyos.*, **Iod.,** *Kali-n.*, Kreos., Lyc., *M-aust.*, *Mag-m.*, Mang., **Merc.,** Nat-c., Nux-v., **Olnd.,** Op., *Par.*, *Petr.*, **Phos., Plb., PULS.,** *Rhus-t.*, *Sabad.*, Sabin., Sec., *Seneg.*, *Sep.*, **Spig., Spong.,** *Sulph.*, Sul-ac., **Thuj.,** *Zinc.*

Quellen, Gefühl von: **Rheum,** *Squil.*

Quetschungen: *Acon.*, Ant-c., **Arg., ARN.,** *Caust.*, **Cic., Con., Dros.,** Iod., Kali-c., Lach., *Led.*, *Nux-m.*, **Olnd.,** *Par.*, Petr., Phos.,

Plat., Puls., Rhod., Rhus-t., **Ruta,** Sep., Sulph., **Sul-ac.,** Teucr., Verat., *Verb.*

Quetschungsschmerz: *Acon.,* Alum., Ang., *Ant-c.,* **Arg., ARN.,** *Asar.,* Borx., Calc., Canth., Carb-an., Carb-v., **Caust.,** Cham., Chel., **CIC.,** Cina, Clem., *Con., Cupr., Cycl.,* Dig., **DROS.,** Dulc., Euph., Hep., Hyos., *Ign., Iod., Ip., Kali-c., Kali-n., Lach., Led.,* M-ambo., Nat-c., Nat-m., Nit-ac., **Nux-m., Olnd.,** *Par.,* Petr., *Phos.,* **Plat.,** *Puls., Rhod.,* **Rhus-t., RUTA,** Sabad., Sabin., *Sep.,* Spong., *Sulph.,* **Sul-ac.,** *Teucr.,* Thuj., *Verat., Verb.,* Viol-o.

Raffen: (S. Greifen)

Rauigkeitsgefühl innerer Teile: *Acon.,* Agar., **Alum.,** Ambr., *Am-c., Am-m.,* Anac., *Ang.,* Ant-c., *Arg., Ars.,* Bar-c., *Bell.,* Borx., Bov., Bry., **Calc.,** *Cann-s.,* Canth., Caps., Carb-an., **CARB-V., Caust.,** Cham., Chel., *Chin.,* Cina, **Cocc.,** Coff., Colch., Coloc., Croc., Cycl., **Dig., Dros.,** Dulc., Euph., Ferr., *Graph.,* Hell., Hep., *Hyos.,* Ign., Iod., *Ip., Kali-c.,* Kali-n., *Kreos.,* Lach., **Laur.,** Led., Lyc., **Mag-c.,** *Mag-m., Mang.,* Meny., Merc., *Mez., Mur-ac., Nat-c.,* Nat-m., Nit-ac., *Nux-m.,* **NUX-V.,** Olnd., **Par., PHOS., Ph-ac.,** Plat., *Plb.,* **Puls.,** Ran-b., *Rhod.,* **Rhus-t.,** *Sabad.,* **Sars., Seneg.,** *Sep.,* Sil., Spig., *Spong.,* Squil., **Stann.,** *Staph.,* Stram., **Stront-c., SULPH., Sul-ac.,** *Thuj., Verat.,* Verb., **Zinc.**

Recken: (S. Renken)

Reißen (Ziehen) in **äußeren** Teilen: **ACON.,** *Agar., Agn.,* **Alum., Ambr.,** Am-c., *Am-m.,* **Anac.,** Ang., *Ant-c.,* Ant-t., Arg., **ARN.,** *Ars.,* **Asaf.,** Asar., Aur., *Bar-c.,* **Bell.,** Bism., *Borx.,* Bov., **BRY.,** Calad., **Calc.,** Camph., Cann-s., *Canth., Caps., Carb-an.,* **Carb-veg., Caust., Cham.,** *Chel.,* **CHIN.,** Cic., *Cina,* Clem., *Cocc.,* Coff., *Colch.,* Coloc., *Con.,* Croc., Cupr., Cycl., Dig., Dros., **Dulc.,** *Euph.,* Euphr., **Ferr.,** *Graph.,* Guaj., Hell., Hep., Hyos., *Ign.,* Iod., Ip., **KALI-C**., Kali-n., Kreos., Lach., Laur., *Led.,* **LYC.,** M-ambo., *M-arct., M-aust., Mag-c.,* Mag-m., *Mang.,* Meny., **Merc.,** *Mez.,* Mosch., *Mur-ac.,* **Nat-c.,** *Nat-m., Nit-ac.,* Nux-m., **Nux-v.,** Olnd., Op., Par., *Petr., Phos., Ph-ac.,* Plat., *Plb.,* **Puls.,** Ran-b., Ran-s., Rheum, **Rhod., Rhus-t.,** Ruta, Sabad., *Sabin.,* Samb., *Sars.,* Sec., Sel., *Seneg.,* **Sep., SIL.,** Spig., *Spong.,* Squil., Stann., *Staph., Stram.,*

Stront-c., **SULPH.,** Sul-ac., *Tarax., Teucr., Thuj.,* **Valer.,** *Verat.,* Verb., Viol-o., Viol-t., **ZINC.**

Reißen (Ziehen) in **inneren** Teilen: *Acon.,* Agar., *Agn., Alum.,* **Ambr.,** Am-c., Am-m., *Anac.,* Ang., Ant-c., *Ant-t.,* **Arg.,** *Arn., Ars.,* Asaf., Asar., **Aur.,** *Bar-c.,* **BELL.,** Bism., *Borx.,* Bov., **BRY.,** Calad., *Calc.,* Camph., Cann-s., Canth., **Caps.,** Carb-an., Carb-v., Caust., **Cham.,** Chel., *Chin.,* Cic., Cina, Clem., *Cocc., Coff.,* , Colch., *Coloc.,* **CON.,** Croc., Cupr., *Cycl.,* Dig., Dros., Dulc., Euph., Euphr., Ferr., Graph., Guaj., Hell., Hep., Hyos., **Ign.,** Iod., *Ip., Kali-c.,* Kali-n., Kreos., Lach., Laur., Led., **LYC.,** M-ambo., *M-arct.,* M-aust., *Mag-c.,* Mag-m., *Mang., Meny.,* **MERC.,** Mez., *Mosch.,* Mur-ac., *Nat-c.,* **Nat-m.,** Nit-ac., Nux-m., **NUX-V.,** Olnd., Op., Par., Petr., **Phos.,** Ph-ac., Plat., *Plb.,* **PULS.,** Ran-b., Ran-s., **Rhod.,** Rhus-t., *Ruta,* Sabad., Sabin., Samb., Sars., Sec., Sel., Seneg., Sep., **SIL., Spig.,** Spong., Squil., Stann., *Staph., Stram.,* Stront-c., *Sulph.,* Sul-ac., **Tarax.,** Teucr., Thuj., *Valer.,* Verat., *Verb.,* Viol-o., Viol-t., **Zinc.**

— **heraufwärts:** *Acon., Alum.,* **Anac.,** Ant-c., *Arn.,* **ARS.,** *Asaf., Aur.,* **BELL.,** Bism., Borx., *Calc.,* Carb-v., *Caust.,* Chin., Clem., *Colch.,* **Con., Dulc.,** Euphr., *M-arct., Mag-c.,* Meny., Merc., **Nat-c.,** *Nat-m.,* **Nit-ac., Nux-v.,** Phos., Ph-ac., *Puls.,* Rhod., *Rhus-t., Samb.,* Sars., Sep., Spig., *Spong.,* **Stront-c.,** Sulph., Thuj., *Valer.*

— **herunterwärts: Acon., Agar., Agn.,** *Alum.,* Anac., Ant-c., *Ant-t.,* Ars., Asaf., Aur., **Bar-c.,** Bell., Bism., **Bry.,** Calc., *Canth.,* **CAPS., Carb-v.,** Caust., *Chel.,* **Chin.,** *Cina,* Colch., Con., Croc., Dulc., Euphr., **Ferr., Graph.,** Ign., **Kali-c.,** Kali-n., Laur., **LYC., M-aust.,** Mag-c., Meny., **Merc.,** Mez., *Mur-ac.,* **Nat-c.,** *Nat-m.,* Nit-ac., **Nux-v.,** Phos., *Ph-ac.,* **Puls.,** Rhod., **Rhus.,** Sabin., *Sars., Seneg.,* **Sep.,** *Sil.,* Spig., Squil., Stann., Staph., **Sulph.,** Thuj., Valer., **Verat.,** *Verb., Zinc.*

— in den **Muskeln:** *Acon., Agar.,* Agn., *Alum.,* **Ambr.,** Am-c., **Am-m.,** Anac., Ang., Ant-c., Ant-t., **Arg.,** *Arn.,* **Ars., Asaf.,** Asar., **Aur.,** *Bar-c.,* **Bell., Bism., Borx.,** Bov., **Bry., CALC.,** Camph., **Canth.,** Caps., **Carb-an., CARB-V., CAUST.,** Cham., **Chel., Chin.,** Cic., **Cina,** Clem., Cocc., **Colch.,** Coloc., *Con.,* Croc., Cupr., *Cycl.,* Dig., Dros., **Dulc.,** *Euph., Ferr.,* **Graph.,** *Guaj.,* Hell., **Hep.,**

Hyos., *Ign.*, *Iod.*, Ip., **KALI-C.**, **Kali-n.**, Kreos., Lach., Laur., Led., **LYC.**, M-aust., **Mag-c.**, **Mag-m.**, **Mang.**, Meny., **MERC.**, *Mez.*, Mosch., **Mur-ac.**, **Nat-c.**, **Nat-m.**, **NIT-AC.**, *Nux-v.*, *Olnd.*, Par., Petr., **Phos.**, *Ph-ac.*, Plat., *Plb.*, **Puls.**, Ran-b., Rheum, **RHOD.**, *Rhus-t.*, **Ruta**, Sabad., **Sabin.**, Samb., *Sars.*, Sec., *Sel.*, *Seneg.*, **SEP.**, **SIL.**, *Spig.*, Spong., Squil., **Stann.**, **STAPH.**, **STRONT-C.**, **SULPH.**, Sul-ac., Tarax., **Teucr.**, *Thuj.*, *Valer.*, Verat., *Verb.*, Viol-o., Viol-t., **ZINC.**

Reißen, (Ziehen) in den **Gelenken:** *Acon.*, *Agar.*, **Agn.**, *Alum.*, **Ambr.**, *Am-c.*, *Am-m.*, *Anac.*, Ang., Ant-t., **ARG.**, *Arn.*, *Ars.*, *Asaf.*, Asar., **Aur.**, Bar-c., *Bell.*, Bism., **Bov.**, **Bry.**, **Calc.**, Camph., *Canth.*, Carb-an., *Carb-v.*, **CAUST.**, *Cham.*, Chel., **Chin.**, Cic., Cina, Clem., *Cocc.*, *Colch.*, Con., Cupr., Cycl., Dig., Dros., Dulc., Euphr., *Ferr.*, Graph., Guaj., Hell., *Hep.*, *Hyos.*, *Ign.*, *Iod.*, **KALI-C.**, **Kali-n.**, Kreos., Laur., **Led.**, **LYC.**, M-ambo., M-aust., Mag-c., *Mag-m.*, Mang., Meny., **MERC.**, Mez., Mosch., *Mur-ac.*, *Nat-c.*, Nat-m., Nit-ac., Nux-m., **Nux-v.**, Olnd., *Par.*, Petr., **Phos.**, **Ph-ac.**, Plb., *Puls.*, *Ran-b.*, Rheum, *Rhod.*, **RHUS-T.**, *Ruta*, Sabad., *Sabin.*, *Samb.*, **Sars.**, Sec., **Sep.**, *Sil.*, *Spig.*, *Spong*, *Stann.*, *Staph.*, **STRONT-C.**, **SULPH.**, Tarax., **Teucr.**, Thuj., Valer., Verat., Verb., Viol-o., *Zinc.*

— in den **Knochen:** Acon., **Agar.**, Alum., **Am-m.**, Anac., *Ang.*, **Arg.**, *Arn.*, Ars., *Asaf.*, **Aur.**, **Bar-c.**, **Bell.**, *Bism.*, Borx., Bov., *Bry.*, Cann-s., *Canth.*, **Carb-v.**, **Caust.**, *Cham.*, Chel., **CHIN.**, *Cina*, **Cocc.**, Coloc., Con., **Cupr.**, **Cycl.**, Dig., **Dros.**, Dulc., Graph., Hell., *Hep.*, Ign., Iod., **KALI-C.**, **Kali-n.**, *Lach.*, Laur., **Lyc.**, **Mag-c.**, Mag-m., *Mang.*, **MERC.**, *Nat-c.*, Nat-m., *Nit-ac.*, *Nux-v.*, **Phos.**, **Ph-ac.**, *Plb.*, *Puls.*, **RHOD.**, Rhus-t., **Ruta**, **Sabin.**, Samb., Sars., *Sep.*, **Spig.**, *Spong.*, Stann., **Staph.**, **Stront-c.**, Sulph., Sul-ac., **Teucr.**, *Thuj.*, Valer., *Verat.*, Verb., **Zinc.**

— **brennendes** in den **Muskeln:** Bell., **Carb-v.**, Caust., *Kali-c.*, Led., Lyc., M-ambo., **Nit-ac.**, Ruta, Sabin., Tarax., Zinc.

— — in den **Gelenken:** **Carb-v.**, Nat-c., *Nit-ac.*

— — in den **Knochen:** Sabin.

Reißen, (Ziehen) **drückendes** in den **Muskeln:** Acon., Ambr., Anac., Ang., Ant-c., *Arg.*, Arn., Asar., *Bism.*, *Camph.*, Cann-s., **CARB-V.,** Caust., *Chin.*, Colch., Cupr., Cycl., Dig., Euph., Guaj., **Kali-c.,** Kali-n., Laur., Led., **LYC.,** M-arct., *M-aust.*, Ph-ac., Ran-b., Ruta, Sabin., Sars., Sep., Spig., **STANN., Staph.,** Stront-c., Sulph., *Teucr.*, Viol-t., Zinc.

— — in den **Gelenken:** Agn., Anac., Ang., *Arg.*, Bism., **CARB-V.,** *Chin.*, Coloc., *Graph.*, Guaj., Kali-c., *Lyc.*, *M-aust.*, Mez., Ph-ac., Ruta, Sabad., Sars., Sep., *Stann.*, *Staph.*, *Zinc.*

— — in den **Knochen: ARG.,** Arn., *Asaf.*, *Bism.*, *Bry.*, Coloc., **CYCL.,** Staph., Teucr.

— **klammartiges** in den **Muskeln: ANAC.,** *Ang.*, Ant-c., Arg., Asaf., *Aur.*, Bism., **Calc.,** *Caust.*, Chel., **Chin.,** *Dulc.*, Euph., Graph., Iod., Kali-c., M-aust., *Mang.*, **Meny., Mosch., Mur-ac., NAT-C.,** Nat-m., Nux-v., **Petr.,** Phos., Ph-ac., **PLAT.,** Ran-b., *Ruta*, Samb., *Sil.*, *Stann.*, Stront-c., Thuj., *Valer.*

— — in den **Gelenken:** *Anac.*, Ars., *Aur.*, Bov., Kali-c., **OLND.,** Phos., **Plat.**

— — in den **Knochen:** *Aur.*, Olnd.

— **lähmiges** in den **Muskeln:** Agn., Ant-c., Asaf., Carb-v., **Chin.,** Cic., **Cina,** *Cocc.*, Con., Dig., *Graph.*, **Hell., KALI-C.,** *Mez.*, *Mosch.*, Nat-m., Nit-ac., Phos., **Sabin., Sars.,** Seneg., Sil., *Stann.*, Verb.

— — in den **Gelenken:** *Bell.*, Carb-v., Chel., *Chin.*, *Cocc.*, Con., Dig., Kali-c., Meny., Nat-m., Nit-ac., Phos., *Sars.*, *Stann.*, **STAPH.**

— — in den **Knochen:** Bell., Chel., *Chin.*, **Cocc.,** *Dig.*

— **stechendes** in den **Muskeln:** Acon., Agn., Ambr., Ang., Ant-t., Arg., Arn., Bar-c., Bell., Bry., *Camph.*, Cann-s., Canth., Caps., *Chin.*, *Cic.*, **Colch.,** Coloc., Con., Dros., Dulc., **Euph.,** Guaj., Hyos., Ign., *Iod.*, *Kali-c.*, **Lyc.,** Mag-c., Mang., *Merc.*, Mur-ac.,

Nat-m., Phos., *Ph-ac.*, Rheum, Sars., Spong., *Staph.*, Sulph., Teucr., *Thuj.*, **ZINC.**

Reißen, (Ziehen) **stechendes** in den **Gelenken:** Agn., Bar-c., Chin., *Colch.*, Dulc., Graph., *Hyos.*, **LED.,** Mag-c., Merc., Mur-ac., Nat-c., Nat-m., Puls., *Sabin.*, Sep., Staph., **Zinc.**

— — in den **Knochen:** Bell., Mur-ac., Sabin.

— **zuckendes** in den **Muskeln:** *Acon.*, Agar., Agn., Alum., Bell., *Calc.*, Camph., **CHIN.,** *Cina,* **Cupr.,** Dig., Dulc., Guaj., *Lyc.*, Mang., Merc., Nat-c., *Phos.*, *Ph-ac.*, Plat., **PULS.,** Rhus-t., Spig., **Staph.,** Stront., Sulph., Sul-ac.

— — in den **Gelenken:** Acon., *Caust.*, **CHIN.,** Cupr., Laur., Mang., Olnd., **Rhus-t., Sulph.**

— — in den **Knochen: CHIN.,** Agn., *Cupr.*, Mang.

Reizbarkeit, körperliche, zu große: *Acon.*, *Agar.*, Ambr., Anac., Ant-c., *Ant-t.*, *Arn.*, Ars., *Asaf.*, **Asar., Aur.,** *Bar-c.*, *Bell.*, Borx., Bov., *Bry.*, Calc., Camph., **CANTH.,** Carb-v., Caust., **Cham., Chin.,** Cina, **Cocc., COFF.,** Con., Croc., Cupr., Dig., **Ferr.,** *Graph.*, Hell., Hep., Hyos., *Ign.*, Kali-c., *Kreos.*, *Lach.*, Laur., *Lyc.*, **M-arct.,** M-aust., Mag-c., Mag-m., Mang., *Meny.*, **MERC.,** Mez., *Mosch.*, Nat-c., Nat-m., Nux-m., **NUX-V.,** Par., Petr., **Phos.,** Ph-ac., *Plat.*, **Puls.,** *Rhus-t.*, *Sabin.*, Sars., Sec., Sel., *Sep.*, **Sil.,** Spig., *Spong.*, Squil., **Staph.,** Stram., Sulph., **Teucr.,** *Valer.*, **VERAT.**

Reizlosigkeit, körperliche: Acon., *Agn.*, *Alum.*, Ambr., Am-c., Am-m., **Anac.,** Ang., Ant-c., Ant-t., Arn., **Ars.,** Asaf., Asar., *Bar-c.*, *Bell.*, *Bism.*, *Borx.*, Bry., **Calc., Camph.,** Cann-s., Canth., *Caps.*, **Carb-an., Carb-v.,** Caust., Cham., *Chel.*, Chin., *Cic.*, Clem., *Cocc.*, Colch., Coloc., **CON.,** Croc., Cupr., Dig., **Dulc.,** *Euph.*, Ferr., *Graph.*, *Guaj.*, Hell., Hep., *Hyos.*, *Ign.*, **Iod., Ip.,** *Kali-c.*, Lach., **LAUR.,** Led., **Lyc.,** *M-ambo.*, M-aust., *Mag-c.*, Mag-m., Merc., Mez., *Mosch.*, *Mur-ac.*, Nat-c., Nat-m., **Nit-ac.,** *Nux-m.*, Nux-v., **OLND., OP.,** Petr., *Phos.*, **PH-AC.,** Plb., Puls., **Rhod.,** *Rhus-t.*, *Sec.*, Seneg., **Sep.,** Sil., Spong., Stann., Staph., **Stram.,** Stront-c., **Sulph.,** Thuj., Valer., Verb., *Zinc.*

Renken (Recken) und **Dehnen** der Glieder: Agar., **ALUM.**, Ambr., **Am-c.**, Ang., *Ars.*, **Bell.**, Bov., **Bry.**, **Calc.**, Canth., Carb-an., *Carb-v.*, *Caust.*, **Cham.**, Chin., Clem., Cocc., **Graph.**, *Guaj.*, *Hell.*, Hep., *Ip.*, **Led.**, Mag-c., Merc., Mez., Mur-ac., Nat-c., Nit-ac., **Nux-v.**, Olnd., Phos., *Ph-ac.*, *Plat.*, Puls., *Rhus-t.*, *Ruta*, *Sabad.*, Sec., Seneg., **Sep.**, Sil., **Spong.**, *Staph.*, **Sulph.**, Sul-ac., Valer., *Verb.*, Zinc.

Rheumatischer Schmerz: (S. die verschiedenen Empfindungen)

Rohheitsschmerz: (S. Wundheitsschmerz)

Rollen, Gefühl von: *Acon.*, Bell., *Graph.*, Ign., *M-aust.*, Plat., Plb., **Rhus-t.**, **Sep.**, Tarax.

Rucke in **inneren** Teilen: **Acon.**, Agar., *Ambr.*, Anac., *Ang.*, *Arn.*, Ars., **Bell,** Bov., *Bry.*, Calad., **CALC.**, **Cann-s.**, Caust., Clem., Colch., *Con.*, *Croc.*, *Dig.*, *Dulc.*, Kreos., **Lyc.**, *M-ambo.*, *M-arct.*, M-aust., *Mag-c.*, *Mang.*, *Mez.*, *Mur-ac.*, *Nat-c.*, *Nat-m.*, **Nux-m.**, **Nux**-v., *Petr.*, *Phos.*, **PLAT.**, **PULS.**, Ran-s., *Rhod.*, Rhus-t., Ruta, Samb., *Sep.*, **Sil.**, **SPIG.**, **Spong.**, **STANN.**, Stront-c., *Sul-ac.*, Teucr., *Thuj.*, **Valer.** (Vergl. Zucken und Zuckungen)

Rucke in den **Muskeln:** Acon., *Alum.*, **Anac.**, Ant-c., *Ant-t.*, Arn., *Ars.*, Asar., Bar-c., *Bell.*, Bry., *Calc.*, *Caps.*, *Cham.*, *Chin.*, **CIC.**, *Cocc.*, **Colch.**, Dulc., *Euph.*, *Euphr*, Ferr., *Graph.*, Ip., **M-ambo.**, **M-arct.**, M-aust., Mag-c., Meny., *Merc.*, *Mez.*, Nat-m., Nit-ac., Nux-m., **Nux-v.**, Olnd., *Op.*, *Petr.*, **Phos.**, Ph-ac., **Plat.**, **Puls.**, **Rhus-t.**, Ruta, *Sabad.*, Sabin., **SEP.**, *Sil.*, **Spig.**, **Stann.**, *Staph.*, Stram., **SULPH.**, **SUL-AC.**, Valer., Viol-t., Zinc.

— in den **Gelenken:** Alum., *Bell.*, *Bry.*, Graph., M-aust., *Nat-m.*, Puls., *Sil.*, *Spig.*, Spong., Sulph., **Sul-ac.**, **Verat.**

— in den **Knochen:** Phos., Rhod.

Schaben: Arn., *Asaf.*, Cham., **Chin.**, Coloc., Led., **Lyc.**, Par., Ph-ac., *Puls.*, **Rhus-t.**, *Sabad.*, Spig.

Schaben auf den **Knochen: Asaf., CHIN.,** Coloc., *Ph-ac., Puls.,* **RHUS-T., Sabad.,** *Spig.*

— innerhalb der **Knochenröhre: Sabad.**

Scheintod: *Ant-t.,* Arn., **Carb-v.,** *Chin.,* **Coff.,** Laur., *Nit-ac.,* **Op.,** Phos., *Ph-ac.,* Stram.

Schlaffheit: (S. Muskel-Schlaffheit)

Schlagfluss (Schlaganfall): **ACON.,** Anac., Ant-c., Ant-t., **Arn.,** Asar., **Aur.,** *Bar-c.,* **BELL.,** *Bry., Calc.,* **Camph.,** Carb-v., **Chin., COCC., Coff.,** Con., Croc., Cupr., *Dig.,* **Ferr.,** Hep., **Hyos.,** *Ign.,* **Ip.,** *Kreos.,* **LACH.,** *Laur.,* **Lyc.,** *Merc.,* Nat-m., Nit-ac., **Nux-m., Nux-v.,** Olnd., **OP.,** Phos., Plb., **Puls.,** *Rhus-t.,* Sabad., *Samb.,* Sars., Sec., *Sep.,* **Sil.,** *Stram.,* Sulph., *Verat.,* Viol-o.

— **Blut-: Acon., Aur.,** *Bell.,* Bry., *Calc.,* Camph., Chin., Cocc., *Coff., Ferr.,* Ign., *Ip., Kreos., Lach.,* **Lyc.,** Merc., Nux-v., Olnd., *Rhus-t.,* Sabad., *Samb.,* Sep., Sulph., Viol-o.

— **Nerven-:** *Arn.,* Asar., *Bar-c.,* Bell., *Bry.,* **Chin.,** *Coff.,* Cupr., *Dig., Hyos., Ign.,* Laur., Merc., *Nux-v.,* Phos., *Puls.,* Rhus-t., *Sil., Stram.,* Viol-o.

Schlagschmerz: *Acon.,* **Alum.,** *Am-c., Am-m., Anac.,* **ARN.,** Bar-c., *Bov.,* Bry., *Cann-s.,* Caust., Cic., **CINA,** Cocc., Con., *Croc.,* Cupr., Dros., Dulc., Graph., *Kali-c.,* Kreos.,*Lach., Laur.,* Led., **M-ambo.,** *M-arct.,* **M-aust.,** Mag-c., Mag-m., *Mang., Mez.,* Mosch., **Nat-c.,** *Nat-m.,* **Nux-m.,** *Nux-v.,* **Olnd., Phos.,** Ph-ac., **PLAT.,** *Plb., Puls.,* Ran-b., *Ruta,* Sabad., *Sars.,* Staph., Sulph., *Sul-ac., Tarax.,* Thuj., Valer., *Zinc.*

Schleimabsonderung, vermehrte: Acon., *Agar.,* **Alum.,** Ambr., Am-c., *Am-m., Ang., Ant-c.,* Ant-t., *Arg.,* Arn., *Ars., Asar.,* Aur., Bar-c., **Bell.,** Bism., **Borx.,** *Bov., Bry.,* **CALC.,** Camph., Cann-s., *Canth., Caps., Carb-an., Carb-v., Caust.,* **Cham.,** Chel., **Chin.,** *Cina, Cocc.,* Coff., *Colch.,* Coloc., Con., Croc., Cupr., *Dig., Dros.,* **Dulc.,** Euph., *Euphr.,* Ferr., **Graph.,** Guaj., Hell., *Hep.,* **Hyos.,** *Ign., Iod.,* Ip., *Kali-c.,* Kali-n., Kreos., Lach., *Laur.,* **Lyc.,**

M-ambo., M-arct., M-aust., *Mag-c.*, Mag-m., **MERC.**, *Mez.*, *Nat-c.*, *Nat-m.*, *Nit-ac.*, Nux-m., **NUX-V.**, Olnd., **Par.**, *Petr.*, **PHOS.**, Ph-ac., Plat., *Plb.*, **PULS.**, Ran-b., Rheum, Rhod., *Rhus-t.*, Ruta, Sabad., Sabin., Samb., Sars., Sec., *Sel.*, **Seneg.**, *Sep.*, *Sil.*, *Spig.*, Spong., Squil., **Stann.**, *Staph.*, **SULPH.**, *Sul-ac.*, Teucr., Thuj., Valer., Verat., *Zinc.*

Schmerzhaftigkeit: (S. Empfindlichkeit)

Schmerzlosigkeit: (S. Gefühllosigkeit)

Schneiden in **äußeren** Teilen: Acon., **Alum.**, Ambr., Anac., *Ang.*, Ant-c., *Arg.*, Arn., Asaf., Asar., Aur., **BELL.**, Bism., Borx., Bry., **CALC.**, Camph., Cann-s., *Canth.*, *Caust.*, Chin., Cina, *Clem.*, Colch., **Coloc.**, Con., *Dig.*, **DROS.**, *Dulc.*, Euph., **Graph.**, Hell., Hep., *Hyos.*, **Ign.**, Kali-c., Led., **Lyc.**, M-ambo., M-arct., Mag-m., Mang., *Meny.*, *Merc.*, *Mez.*, Mosch., **Mur-ac.**, **NAT-C.**, Nat-m., Nit-ac., Nux-v., Olnd., Par., *Petr.*, Phos., **Ph-ac.**, Plat., *Puls.*, Ran-b., Rhod., **Rhus-t.**, Ruta, **Samb.**, Sars., Seneg., **Sep.**, **Sil.**, *Spig.*, *Stann.*, *Staph.*, Stram., **Sul-ac.**, *Teucr.*, *Thuj.*, *Verat.*, *Viol-t.*, Zinc.

— in **inneren** Teilen: Agar., Agn., *Alum.*, Ambr., Am-c., Am-m., Anac., **Ang.**, *Ant-c.*, Ant-t., *Arg.*, **Arn.**, *Ars.*, *Asaf.*, *Asar.*, Aur., Bar-c., **Bell.**, Bism., Borx., *Bov.*, *Bry.*, **Calad.**, **CALC.**, Camph., *Cann-s.*, **CANTH.**, *Caps.*, *Carb-an.*, Carb-v., *Caust.*, Cham., *Chel.*, **Chin.**, Cic., Cina, Clem., Cocc., Coff., Colch., *Coloc.*, **Con.**, Croc., *Cupr.*, Cycl., *Dig.*, Dros., *Dulc.*, Ferr., *Graph.*, Guaj., Hell., Hep., *Hyos.*, *Ign.*, Iod., *Ip.*, **KALI-C.**, **Kali-n.**, *Lach.*, *Laur.*, Led., **LYC.**, M-ambo., M-arct., M-aust., Mag-c., *Mag-m.*, *Mang.*, Meny., **MERC.**, Mez., Mosch., **Mur-ac.**, *Nat-c.*, *Nat-m.*, *Nit-ac.*, *Nux-m.*, **Nux-v.**, Op., **Par**, *Petr.*, **Phos.**, *Ph-ac.*, Plat., *Plb.*, **Puls.**, Ran-b., Ran-s., **Rheum**, Rhod., Rhus-t., Ruta, Sabad., Sabin., Samb., *Sars.*, Sel., Seneg., **Sep.**, *Sil.*, *Spig.*, *Spong.*, Squil., **Stann.**, **Staph.**, **Stront-c.**, **SULPH.**, *Sul-ac.*, Teucr., *Thuj.*, *Valer.*, *Verat.*, *Verb.*, Viol-t., **ZINC.**

Schründen: (S. Wundheitsschmerz)

Schwäche: (S. Kraftlosigkeit)

Schwanken im Gehen: (S. Taumeln)

Schwarzwerden äußerer Teile: **Acon.,** *Agar.,* Alum., *Am-c., Ang.,* **Ant-c., Arn., Ars.,** *Asaf.,* Asar., *Aur.,* Bar-c., **Bell.,** *Bism., Bry.,* Calc., *Camph., Carb-v.,* Caust., Cham., **Chin.,** *Cic., Cina, Cocc.,* **Con., CUPR., Dig.,** Dros., *Hyos., Ign.,* Iod., Ip., **Lach.,** *Lyc.,* **MERC.,** Nat-m., Nit-ac., **Nux-v., OP.,** *Phos.,* **Ph-ac., Plb.,** Puls., *Sabad.,* **Samb.,** Sars., **SEC.,** Sep., Sil., *Spig., Spong.,* Squil., Staph., *Stram.,* Thuj., **VERAT.**

Schweregefühl äußerer Teile: *Acon., Agar.,* Agn., **Alum.,** *Ambr., Am-c., Anac., Ang.,* Ant-c., *Ant-t., Arn.,* Ars., Asaf., Asar., Aur., Bar-c., **BELL.,** Borx., Bov., *Bry., Calc.,* Camph., *Cann-s.,* Canth., Caps., **Carb-v.,** *Caust., Cham.,* Chel., **Chin.,** Cic., Clem., *Cocc.,* Coff., Colch., Coloc., *Con., Croc.,* Cupr., *Dig., Dulc.,* Euph., Euphr., Ferr., *Graph.,* Hell., Hep., *Ign., Iod.,* Ip., *Kali-c.,* Kali-n., **Kreos.,** Laur., **Led.,** Lyc., M-ambo., **M-ARCT.,** M-aust., Mag-c., Mag-m., *Meny.,* **Merc., Mez.,** Mosch., *Mur-ac.,* **Nat-c., Nat-m.,** *Nit-ac.,* Nux-m., **NUX-V.,** Op., *Par., Petr.,* **PHOS.,** *Ph-ac.,* Plat., *Plb.,* **PULS.,** Ran-b., Rheum, **Rhod., RHUS-T., Ruta, Sabad.,** *Sabin.,* Samb., Sars., Sec., **Sep.,** *Sil.,* **SPIG., Spong.,** Squil., **STANN., Staph.,** Stram., Stront-c., **Sulph.,** Sul-ac., *Teucr.,* **Thuj.,** *Valer.,* **Verat.,** Verb., Viol-o., *Zinc.*

— **innerer** Teile: **ACON.,** *Agar.,* Agn., *Alum.,* Ambr., **Am-c., Am-m.,** Anac., Ang., *Ant-t.,* Arn., *Ars., Asaf.,* Asar., Aur., **Bar-c., Bell., BISM., Borx., Bov., Bry.,** Calad., **CALC.,** *Camph.,* Cann-s., Canth., **Carb-an., Carb-v.,** Caust., Cham., **Chin.,** Cic., Clem., *Cocc.,* Coff., Colch., Con., *Croc.,* Cupr., Dig., Dros., *Dulc.,* Euphr., Ferr., **Graph., Hell.,** Hep., Hyos., Ign., Iod., Ip., **Kali-c.,** *Kali-n., Kreos., Lach.,* **Laur., Lyc.,** M-arct., *M-aust.,* **Mag-c., Mag-m.,** *Mang., Meny.,* **Merc.,** *Mez., Mosch.,* **Mur-ac.,** *Nat-c.,* **Nat-m.,** Nit-ac., **Nux-m., NUX-V., Olnd., Op.,** Par., *Petr., Phos., Ph-ac.,* Plat., **Plb.,** *Puls.,* Ran-b., Ran-s., Rheum, *Rhod.,* **RHUS-T.,** Ruta, **Sabad., Sabin.,** Samb., Sars., Sec., Sel., Seneg., **Sep., SIL.,** Spig., *Spong.,* Squil., **Stann., Staph.,** Stram., *Stront-c.,* **SULPH.,** Sul-ac., *Tarax.,* Thuj., Valer., *Verat.,* Verb., Viol-o., Viol-t., *Zinc.*

Schwerfälligkeit des Körpers: **Asaf.,** *Calc.,* Camph., Chin., Euphr., Ign., *Kali-c., Mez.,* **Nat-c., Nat-m.,** *Ph-ac.,* Puls., **Rheum,** Ruta, *Sabad., Sep., Sil., Spong.,* **Stann.**

Schwindsucht überhaupt: Acon., *Ambr.,* Am-c., Am-m., Arg., Arn., **Ars.,** Aur., Bar-c., *Bell.,* Borx., **Bry.,** Calad., **Calc.,** Carb-an., *Carb-v.,* Caust., Cham., **Chin.,** Cocc., *Con.,* Cupr., **Dros.,** *Dulc.,* **Ferr.,** Graph., Guaj., *Hep.,* Hyos., Ign., **IOD.,** Ip., **Kali-c.,** Kali-n., *Kreos.,* Lach., *Laur.,* **Led., LYC.,** Mang., *Merc., Nat-m., Nit-ac.,* Nux-m., *Nux-v.,* Op., Par., Petr., **PHOS.,** *Ph-ac.,* Plb., **PULS.,** Ran-b., Rhus-t., Ruta, Sabad., Samb., Sec., Sel., *Seneg.,* **Sep.,** *Sil.,* Spig., *Spong.,* Squil., **STANN.,** Staph., Stram., **Sulph.,** Teucr., Thuj., Verat., Zinc.

Sehnenhüpfen: (S. Muskelzucken)

Sitzen, Neigung zum: Acon., **Agar.,** Alum., Am-c., **Am-m.,** Anac., Ant-c., *Ant-t.,* Arg., *Arn.,* **Ars.,** *Asar.,* Bar-c., **Bell.,** *Borx.,* Bry., Calc., Camph., **Cann-s.,** Canth., **Carb-v.,** Caust., **Chel., CHIN., Cocc.,** Colch., **CON.,** Croc., *Cupr., Cycl.,* Dulc., **Euphr., GRAPH., Guaj.,** *Hell., Hep., Hyos., Ign.,* **Iod.,** *Ip.,* Kali-c., *Lach., Laur.,* Lyc., *M-arct.,* M-aust., Mag-c., Mag-m., Merc., *Mez.,* Mur-ac., Nat-c., **Nat-m., Nit-ac., NUX-V.,** *Olnd.,* Op., Petr., **PHOS., Ph-ac.,** *Plb.,* Puls., Ran-b., **Ran-s.,** *Rheum,* Rhod., Rhus-t., Ruta, **Sec., Sep.,** *Sil.,* **Spong., SQUIL.,** *Stann.,* Stront-c., **Sulph., Tarax., Teucr.,** Verb., *Viol-t.,* **Zinc.**

Skorbut: Agn., *Alum., Ambr.,* Ant-c., Arg., **Ars.,** Aur., Bell., Borx., Bov., Bry., Calc., Canth., *Caps.,* **Carb-an., CARB-V.,** *Caust.,* Chin., Cic., *Con.,* Dulc., Graph., *Hep., Iod.,* Kali-c., Kali-n., *Kreos.,* Lyc., Mag-m., **MERC., MUR-AC, Nat-m.,** *Nit-ac.,* Nux-m., **NUX-V.,** Petr., *Phos.,* Ph-ac., Rhus-t., *Ruta,* Sabin., *Sep.,* Sil., Stann., **STAPH.,** *Sulph.,* Sul-ac., Zinc.

Spannen in **äußeren** Teilen: Acon., Agar., Agn., **Alum.,** Ambr., *Am-c., Am-m., Anac., Ang.,* Ant-c., Ant-t., *Arg.,* **Arn.,** Ars., **Asaf.,** Asar., *Aur.,* **BAR-C., Bell.,** Bism., *Borx.,* Bov., **Bry.,** *Calc.,* Camph., Cann-s., *Canth.,* Caps., **Carb-an.,** Carb-v., **CAUST.,** *Cham.,* Chel., *Chin.,* Cic., Clem., Cocc., *Colch.,* **COLOC., CON.,** Croc., Cupr., *Dig.,* Dros., Dulc., *Euph.,* Euphr., Ferr., Graph.,

Guaj., Hell., *Hep.*, Hyos., Ign., *Iod.*, Ip., **Kali-c.**, Kali-n., *Kreos.*, Lach., Laur., *Led.*, *Lyc.*, M-ambo., M-arct., M-aust., Mag-c., *Mag-m.*, *Mang.*, *Meny.*, *Merc.*, **Mez.**, *Mosch.*, *Mur-ac.*, *Nat-c.*, *Nat-m.*, *Nit-ac.*, Nux-m., **Nux-v.**, **Olnd.**, Op., *Par.*, *Petr.*, **PHOS.**, *Ph-ac.*, **PLAT.**, Plb., **PULS.**, Ran-b., Rheum, *Rhod.*, **RHUS-T.**, Ruta, *Sabad.*, **Sabin.**, Samb., *Sars.*, Seneg., **Sep.**, *Sil.*, **Spig.**, **Spong.**, Squil., *Stann.*, **Staph.**, Stram., **STRONT-C.**, **SULPH.**, Sul-ac., Tarax., Teucr., **Thuj.**, Valer., *Verat.*, **Verb.**, **Viol-o.**, Viol-t., **Zinc.**

Spannen in den **Gelenken:** Anac., Ant-t., **Arg.**, *Arn.*, *Ars.*, Asaf., Bell., **Bov.**, **BRY.**, Calc., *Caps.*, *Carb-an.*, *Carb-v.*, **CAUST.**, Cham., Colch., *Coloc.*, Con., **Croc.**, Dig., Dros., *Euph.*, Euphr., *Graph.*, Hell., Hep., Iod., **Kali-c.**, Kali-n., Kreos., Lach., *Laur.*, *Led.*, **LYC.**, **Mag-c.**, **Mang.**, Merc., **Mez.**, *Mur-ac.*, **NAT-M.**, **Nit-ac.**, *Nux-v.*, Par., *Petr.*, *Phos.*, Plat., **PULS.**, *Rheum*, **Rhod.**, *Rhus-t.*, Ruta, Samb., **Seneg.**, **SEP.**, Sil., Spig., *Spong.*, **Stann.**, **SULPH.**, *Sul-ac.*, **Teucr.**, Verat., Verb., **Zinc.**

— in **inneren** Teilen: *Acon.*, Agar., Agn., *Alum.*, Ambr., Am-m., Anac., Ang., Ant-c., **ANT-T.**, Arg., Arn., **Ars.**, **ASAF.**, Asar., **Aur.**, *Bar-c.*, **BELL.**, Bov., *Bry.*, **Calc.**, Camph., **Cann-s.**, *Caps.*, Carb-an., *Carb-v.*, **Caust.**, *Cham.*, *Chel.*, *Chin.*, Cic., Clem., Cocc., Coff., *Colch.*, Coloc., *Con.*, Croc., Cycl., *Dig.*, Dros., **Dulc.**, Euph., Euphr., *Ferr.*, **Graph.**, Hell., Hep., Hyos., *Ign.*, Iod., Ip., *Kali-c.*, **Kali-n.**, Kreos., Lach., Laur., Led., **LYC.**, M-ambo., M-arct., M-aust., Mag-c., *Mag-m.*, Mang., *Meny.*, **Merc.**, *Mez.*, **Mosch.**, *Mur-ac.*, *Nat-c.*, *Nat-m.*, Nit-ac., Nux-m., **NUX-V.**, Olnd., *Op.*, Par., Petr., *Phos.*, Ph-ac., *Plat.*, Plb., **PULS.**, Ran-s., **Rheum**, *Rhod.*, Rhus-t., Ruta, Sabad., Sabin., Samb., Sec., Seneg., *Sep.*, *Sil.*, *Spig.*, *Spong.*, Squil., **Stann.**, **Staph.**, Stram., **STRONT-C.**, **Sulph.**, Sul-ac., Tarax., Teucr., Thuj., Valer., **Verat.**, Verb., *Zinc.*

Spinnenweben, Gefühl wie von: Alum., *Bar-c.*, **Borx.**, *Calc.*, *Graph.*, Mag-c., Ph-ac., Plb., *Ran-s.*, Sul-ac.

Splitter, Gefühl wie von einem eingestoßenen: **Carb-v.**, *Cic.*, Colch., *Hep.*, **Nit-ac.**, *Petr.*, Plat., *Ran-b.*, **Sil.**, *Sulph.*

Starrheit der Glieder: (S. Erstarrung)

Starrkrampf: Acon., Alum., **Am-c.,** Am-m., **Ang,** Ars., Asaf., **Bell.,** *Bry.,* Calc., **Camph.,** *Cann-s., Canth.,* **Cham., CIC.,** Con., Cupr., *Dros.,* Hell., Hep., **Hyos., Ign., Ip.,** Kali-c., Kreos., *Laur., Led.,* **Lyc.,** M-arct., **Merc., Mosch.,** *Nux-v.,* **Op., PETR.,** Phos., **PLAT.,** Plb., Puls., Rhod., Rhus-t., **Sec.,** Seneg., **SEP., Stram.,** *Sulph., Verat.,* Zinc. (Vergl. tonische Krämpfe)

— mit **Rückwärtsbiegung: ANG., Bell.,** *Canth.,* **Cham., Cic.,** Clem., *Cocc.,* Con., *Hyos.,* **IGN.,** *Ip., Nux-v., Op., Rhus-t.,* Sec., **Stann.,** *Stram.*

Wie **Staub** in **inneren** Teilen: **Am-c.,** *Ars.,* **Bell., CALC.,** Cina, Dros., *Hep.,* **Ign.,** *Ph-ac.,* Rheum, Sulph., *Teucr.*

Stechen in **äußeren** Teilen: *Acon.,* Agar., *Agn.,* **Alum,** Ambr., Am-c., **Am-m.,** Anac., *Ang., Ant-c.,* Ant-t., *Arg.,* **Arn.,** Ars., **ASAF.,** Asar., Aur., *Bar-c.,* **BELL.,** Bism., Borx., *Bov.,* **BRY.,** Calad., **CALC.,** Camph., Cann-s., *Canth.,* Caps., *Carb-an.,* Carb-v., **Caust.,** Cham., *Chel.,* **Chin.,** Cic., Cina, Clem., **Cocc.,** Coff., Colch., Coloc., **Con.,** Croc., Cupr., *Cycl.,* Dig., **Dros.,** Dulc., Euph., *Euphr.,* Ferr., **Graph.,** *Guaj.,* **Hell.,** Hep., Hyos., **Ign.,** Iod., Ip., **Kali-c.,** Kali-n., *Kreos.,* Lach., **Laur.,** Led., *Lyc.,* M-ambo., **M-ARCT.,** M-aust., Mag-c., *Mag-m., Mang.,* **Men, MERC.,** *Mez.,* Mosch., **Mur-ac., Nat-c., Nat-m., Nit-ac.,** Nux-m., *Nux-v., Olnd.,* **Par.,** Petr., **Phos.,** *Ph-ac.,* Plat., Plb., **PULS.,** *Ran-b.,* **Ran-s.,** Rheum, Rhod., **RHUS-T.,** Ruta, **Sabad., Sabin.,** Samb., **Sars.,** Sel., Seneg., **Sep., Sil., SPIG., Spong.,** Squil., **Stann., STAPH.,** Stram., *Stront-c.,* **SULPH.,** *Sul-ac.,* **TARAX.,** Teucr., **THUJ.,** Valer., Verat., *Verb., Viol-o.,* **VIOL-T., Zinc.**

— in **inneren** Teilen: **Acon.,** Agar., Agn., **Alum.,** Ambr., Am-c., *Am-m., Anac.,* Ang., Ant-c., Ant-t., Arg., **Arn.,** Ars., **ASAF.,** Asar., Aur., *Bar-c.,* **Bell.,** Bism., *Borx.,* **Bov., BRY.,** Calad., **Calc.,** Camph., **CANTH.,** *Caps.,* Carb-an., *Carb-v.,* **Caust.,** *Cham.,* **Chel., CHIN.,** Cic., Cina, Clem., *Cocc.,* Coff., Colch., Coloc., *Con.,* Croc., Cupr., Cycl., *Dig.,* Dros., Dulc., Euph., Euphr., Ferr., Graph., Guaj., Hell., Hep., Hyos., **IGN.,** Iod., Ip., **Kali-c.,** *Kali-n.,* **Kreos.,** Lach., **Laur.,** Led., Lyc., M-ambo., M-arct., M-aust., **Mag-c., Mag-m.,** Mang., *Meny., Merc., Mez.,* Mosch., *Mur-ac.,* **Nat-c.,** *Nat-m.,* **Nit-ac.,** Nux-m., *Nux-v., Olnd.,* Op., Par., Petr.,

PHOS., **Ph-ac.**, Plat., **Plb.**, **PULS.**, *Ran-b.*, *Ran-s.*, Rheum, Rhod., **Rhus-t.**, Ruta, **Sabad.**, Sabin., Samb., **Sars.**, Sec., Sel., Seneg., **SEP.**, *Sil.*, **SPIG.**, *Spong.*, Squil., *Stann.*, **Staph.**, Stram., *Stront-c.*, **Sulph.**, *Sul-ac.*, **Tarax.**, Teucr., *Thuj.*, *Valer.*, Verat., **VERB.**, *Viol-t.*, **Zinc.**

Stechen von **außen herein:** Acon., *Alum.*, Am-m., Ang., Arg., **ARN.**, Bar-c., *Bell.*, *Bov.*, Bry., **Calc.**, *Cann-s.*, **CANTH.**, Caps., *Carb-v.*, *Caust.*, *Cina*, Clem., Cocc., Coloc., Croc., Dros., Guaj., *Hyos.*, **Ign.**, **Laur.**, M-arct., Mang., *Meny.*, *Mez.*, Nux-v., Olnd., Par., *Petr.*, Phos., Ph-ac., **Plb.**, *Rhus-t.*, **Sabin.**, Samb., Sil., *Squil.*, *Staph.*, *Sul-ac.*, Tarax., Thuj., *Verb.*

— von **innen heraus: Alum.**, *Am-m.*, Ant-c., **ARG.**, *Arn.*, **ASAF.**, Asar., **Bell.**, Bry., **Calc.**, Cann-s., Canth., *Carb-v.*, Caust., Cham., **CHIN**, Clem., *Cocc.*, Coff., Colch., **CON.**, Dros., **Dulc.**, Hell., *Hyos.*, *Kali-c.*, Laur., **Lyc.**, M-arct., *Mang.*, Meny., **Mez.**, *Mur-ac.*, **Nat-c.**, Nat-m., *Nit-ac.*, Olnd., Phos., *Ph-ac.*, Puls., *Rhod.*, **Rhus-t.**, **Sabad.**, *Sabin.*, **Sil.**, **SPIG.**, **SPONG.**, **STANN.**, **Staph.**, Stront-c., **SULPH.**, **Tarax.**, Thuj., **VALER.**, Verat., Verb., Viol-o., *Viol-t.*

— **heraufwärts:** Acon., Alum., Arn., *Ars.*, Bar-c., **BELL.**, Calc., *Canth.*, Carb-v., **Caust.**, **Cham.**, *Chin.*, Cina, Coloc., Euphr., Kali-c., *M-arct.*, *Mang.*, Petr., *Puls.*, Rhus-t., Ruta, Sep., Spong., Stann., *Sulph.*, Tarax., Thuj.

— **herunterwärts:** Ant-c., Arn., Bell., Borx., Canth., Caps., **CARB-V.**, **Caust.**, Cina, Coloc., Dros., **FERR.**, *Kreos.*, *Lyc.*, *M-arct.*, Mang., Nit-ac., Nux-v., Petr., Ph-ac., **Puls.**, Sabin., Sars., Sep., Squil., *Sulph.*, Tarax., Valer., Zinc.

— in die **Quere:** Acon., Ambr., Anac., Arg., *Bell.*, Bov., Bry., *Calc.*, Canth, *Caust.*, Cham., Chin., Cocc., *Kali-c.*, Laur., Lyc., *Merc.*, *Mur-ac.*, Phos., Rhus-t., Seneg., **Sep.**, Spig., *Stront-c.*, Sulph., Sul-ac., Tarax.

— in den **Muskeln:** *Acon.*, Agar., *Agn.*, **Alum.**, Ambr., Am-c., **Am-m.**, Anac., *Ang*, *Ant-c.*, Ant-t., *Arg.*, **Arn.**, Ars., **ASAF.**, Asar., Aur., *Bar-c.*, **BELL.**, Bism., Borx., *Bov.*, **BRY.**, Calad., **CALC.**,

Camph., Cann-s., *Canth.*, Caps., *Carb-an.*, Carb-v., **Caust.,** Cham., *Chel.*, **Chin.,** Cic., Cina, Clem., **Cocc.,** Colch., Coloc., **Con.,** Croc., Cupr., *Cycl.*, Dig., **Dros.,** Dulc., Euph., *Euphr.*, Ferr., **Graph.,** *Guaj.*, **Hell.,** Hep., Hyos., **Ign.,** Iod., **Kali-c.,** Kali-n., *Kreos.*, Lach., **Laur.,** Led., *Lyc.*, M-ambo., **M-arct.,** M-aust., Mag-c., *Mag-m.*, *Mang.*, **Meny., MERC.,** *Mez.*, Mosch., **Mur-ac., Nat-c., Nat-m., Nit-ac.,** Nux-m., *Nux-v.*, *Olnd.*, **Par.,** Petr., **Phos.,** *Ph-ac.*, Plat., Plb., **PULS.,** *Ran-b.*, **Ran-s.,** Rheum, Rhod., **RHUS-T.,** Ruta., **Sabad., Sabin.,** Samb., **Sars., Sep., Sil., SPIG., Spong.,** Squil., **Stann., STAPH.,** *Stront-c.*, **SULPH.,** *Sul-ac.*, **TARAX.,** Teucr., **THUJ.,** Valer., Verat., *Verb.*, **Viol-t., Zinc.**

Stechen in den **Gelenken:** Acon., Agar., **Agn.,** *Alum.*, Am-c., *Am-m.*, Anac., *Ang.*, *Ant-c.*, Ant-t., *Arg.*, **Arn.,** *Ars.*, **Asaf.,** *Asar.*, **Bar-c., Bell., Bov., Bry., CALC.,** Camph., Canth., Caps., *Carb-an.*, *Carb-v.*, **Caust.,** *Chel.*, Chin., Cina, Clem., **Cocc.,** *Coloc.*, **Con.,** *Dros.*, *Dulc.*, Euph., *Euphr.*, *Ferr.*, **Graph.,** *Guaj.*, **HELL., Hep.,** Hyos., **Ign.,** *Iod.*, **KALI-C., Kali-n., Kreos.,** *Laur.*, *Led.*, *Lyc.*, M-aust., *Mag-c.*, **Mag-m., MANG., Meny., MERC.,** Mez., Mosch., *Mur-ac.*, *Nat-c.*, **Nat-m.,** *Nit-ac.*, Nux-m., *Nux-v.*, Olnd., Par., *Petr.*, **Phos.,** *Ph-ac.*, Plat., Plb., **Puls.,** Ran-s., Rheum, **Rhod., RHUS-T.,** Ruta, Sabad., **Sabin.,** Samb., **Sars., Sep., SIL., SPIG., Spong.,** Squil., **Stann., Staph., Stront-c., Sulph., Sul-ac., TARAX., THUJ.,** *Valer.*, *Verat.*, Verb., *Viol-t.*, **Zinc.**

— in den **Knochen:** Acon., Agar., *Agn.*, Am-c., Anac., Ant-c., Arg., *Ars.*, Asaf., Aur., **BELL., CALC.,** Canth., Carb-v., **CAUST.,** Chel., **Chin.,** Cocc., Colch., **CON., Dros.,** *Dulc.*, Euph., *Graph.*, **HELL.,** Iod., Kali-c., **Lach.,** *Lyc.*, M-arct., *Mag-c.*, *Mang.*, **MERC.,** Mez., *Nit-ac.*, Nux-v., Par., *Petr.*, *Phos.*, *Ph-ac.*, **PULS., Ran-s., Ruta,** *Sabin.*, Samb., **SARS., SEP.,** Sil., Spig., *Staph.*, Stront-c., Sulph., *Valer.*, Verb., Viol-t., Zinc.

— **brennendes,** in den **Muskeln: Alum.,** Am-m., *Anac.*, **Arg.,** Arn., **ASAF.,** Aur., Bar-c., *Bry.*, *Calc.*, Caust., Cic., *Cina*, **COCC.,** Colch., **Dig,** Ign., Laur., Lyc., **M-ambo.,** *M-arct.*, M-aust., Mag-c., *Mang.*, *Merc.*, **MEZ.,** Mur-ac., **NUX-V., Olnd.,** *Plat.*, *Plb.*, Rhod., **RHUS-T., Sabad.,** Sabin., Samb., Sep., Spig., *Stann.*, **STAPH., SUL-AC.,** *Tarax.*, **THUJ.,** Viol-t.

Stechen, brennendes in den **Gelenken:** Mez., Plat., Plb., Sul-ac., *Thuj.*

— — in den **Knochen:** Arg., Euph., Zinc.

— **drückendes,** in den **Muskeln:** Am-m., *Anac.,* Arg., *Arn.,* **Asaf.,** Bar-c., Bell., *Calc.,* Chin., Colch., Dros., *Euph., Ign.,* Kali-c., *Mez.,* **Mur-ac.,** Phos., Rhus-t., Ruta, Sabad., **SARS.,** Spong., Stann., *Staph., Tarax.,* **Thuj,** Verb., Viol-t., **Zinc.**

— — in den **Gelenken:** Ph-ac., *Sars., Staph.,* Zinc.

— — in den **Knochen:** Anac., Ruta.

— **kriebelndes** (kribbelndes)**:** Am-m., Anac., Arg., **ARN.,** Bar-c., Caust., Chin., Kali-c., M-arct., Meny., Mez., Plat., **Sabad., Sep.,** Sil., Spig., Staph., Thuj., *Zinc.*

— **reißendes** (ziehendes) in den **Muskeln:** *Acon., Agn.,* Alum., Ambr., Am-c., Am-m., **ANAC.,** Ang., *Arg.,* **Ars.,** Asaf., *Asar.,* Aur., Bell., Bism., Borx., **CALC., Camph.,** *Cann-s.,* Canth., Caps., *Caust.,* **Chin.,** *Cina, Clem., Coloc.,* Con., *Cycl., Dig.,* Dros., **GUAJ.,** *Hell., Kali-c., Kreos.,* Led., M-arct., **MANG.,** Merc., *Mez., Mur-ac., Nat-m.,* Nux-v., Olnd., Phos., *Ph-ac.,* **PULS.,** Rheum, *Rhus-t.,* Ruta, Sabin., Samb., **Sars.,** *Sep.,* Sil., Spig., *Spong.,* Squil., Staph., *Sul-ac.,* Tarax., **THUJ.,** *Verb.,* Zinc.

— — in den **Gelenken:** Ang., Ars., Asaf., **Asar.,** *Carb-v.,* Caust., *Clem., Dulc.,* Ferr., *Merc.,* Mur-ac., **Puls., Sabin.,** Stann., **STAPH.,** Sulph., *Sul-ac.,* Tarax., **Thuj.,** Verb., *Zinc.*

— — in den **Knochen:** Acon., **Ars.,** Chel., Merc., Phos., Thuj.

— **spannendes: Asaf., Calc.,** *Cina,* Cocc., Dig., Kali-c., Mang., *Nat-m., Olnd.,* Ph-ac., Ruta, **SPIG., Staph.,** Sulph., Tarax., Viol-t.

— **ziehendes:** (S. reißendes)

Stechen, zuckendes: *Ang.*, Arn., **Calc.,** Caust., **CINA,** Cocc., Coff., Euph., *Guaj.*, **Lyc.,** *Mang.*, *Mez.*, Mur-ac., **NUX-V.,** Ph-ac., Plb., *Sep.*, Sil., Spong., Stann., Zinc.

Steifigkeit der Glieder: (S. Bewegung erschwert, Bewegungslosigkeit und Ungelenkheit)

Stöße (Stoßschmerz): **Acon.,** Agar., Alum., *Am-c.*, Am-m., **Anac., Ang.,** *Ant-t.*, **ARN.,** *Asaf.*, *Asar.*, Aur., *Bar-c.*, Bell., *Bov.*, *Bry.*, *Calc.*, *Camph.*, **Cann-s.,** *Caust.*, Cham., *Chin.*, **Cic., CINA,** *Clem.*, *Cocc.*, Colch., Con., **Croc.,** *Cycl.*, Dig., Dros., **Dulc.,** *Euph.*, Ferr., Graph., **Hell.,** *Hep.*, Hyos., Ign., Iod., *Ip.*, Kali-c., Kali-n., Lach., **M-AMBO., M-arct.,** Mang., Merc., **Mez., Mur-ac.,** Nat-c., *Nat-m.*, **Nux-m.,** *Nux-v.*, **Olnd.,** Par., Petr., **PLAT.,** Puls., Rhod., Rhus-t., **RUTA,** Samb., Sars., **Spig.,** Squil., Stann., Sulph., **SUL-AC.,** Tarax., Teucr., *Verat.*, Viol-o., Viol-t. (Vergl. Quetschungsschmerz und Rucke)

Stoßschmerz: (S. Stöße)

Strammen: (S. Spannen)

Wie heiße **Ströme:** *M-ambo.*

Stumpfer Schmerz: Carb-v., Cina, *Hyos.*, Mur-ac., Nat-m., Rheum.

Sumsen: (S. Brummen)

Surren: (S. Brummen)

Taubheit: (S. Gefühllosigkeit)

Taumeln, (Schwanken, Wanken im Gehen): **Acon., Agar.,** Ant-c., *Arg.*, Arn., *Ars.*, **Asar.,** Aur., **BELL.,** *Bov.*, **BRY.,** *Calc.*, **Camph., Cann-s.,** Canth., **Caps.,** Carb-an., Carb-v., *Caust.*, *Cham.*, Chel., *Chin.*, *Cic.*, **Cocc., Coff.,** Colch., **Con.,** *Croc.*, Cycl., Dros., Dulc., Euph., *Ferr.*, *Graph.*, *Hell.*, **Hyos., Ign.,** *Ip.*, *Kali-c.*, **Laur.,** *Led.*, M-ambo., *M-arct.*, M-aust., Mag-c., *Mag-m.*, *Merc.*, **Mez.,** Mosch., Mur-ac., Nat-c., Nat-m., Nit-ac., **Nux-m., NUX-V.,**

Olnd., OP., Par., Petr., *Ph-ac.,* Plb., *Puls.,* Rheum, *Rhod.,* **RHUS-T.,** *Ruta, Sabad.,* Samb., Sars., **Sec.,** Seneg., *Sep.,* **Sil.,** *Spig., Spong.,* **STRAM.,** Stront-c., Sulph., *Tarax.,* Teucr., **Thuj.,** *Valer.,* **VERAT.,** Verb., Viol-o., Viol-t., Zinc.

Verlangen **getragen** zu werden (bei Kindern): *Ant-t.,* **Cham.**

Tröpfeln, Gefühl von: Ambr., Arn., Bell., **CANN-S.,** Sep., Spig., *Thuj.,* Verat.

Trockenheit (innerer), sonst feuchter Teile: **Acon.,** *Agar.,* Agn., *Alum., Ambr., Am-c.,* Am-m., Anac., Ang., Ant-c., Ant-t., *Arn.,* **Ars.,** *Asaf., Asar.,* Aur., **Bar-c., BELL.,** Borx., Bov., **BRY., CALAD., CALC.,** Camph., *Cann-s., Canth.,* Caps., *Carb-an., Carb-v., Caust.,* **Cham.,** Chel., *Chin.,* Cic., Cina, Clem., *Cocc.,* Coff., Colch., *Con.,* Croc., Cupr., *Cycl.,* Dig., Dros., *Dulc.,* Euph., Euphr., Ferr., **Graph.,** Guaj., Hell., Hep., **Hyos.,** *Ign.,* Iod., *Ip., Kali-c.,* Kali-n., Kreos., Lach., *Laur.,* Led., **Lyc.,** M-ambo., *M-arct.,* M-aust., *Mag-c., Mag-m.,* **Mang.,** Meny., **Merc.,** *Mez.,* Mosch., *Mur-ac., Nat-c., Nat-m.,* **Nit-ac., NUX-M., Nux-v.,** Olnd., *Op.,* **Par.,** *Petr.,* **PHOS.,** *Ph-ac.,* Plat., *Plb.,* **Puls.,** Ran-b., Ran-s., Rheum, **Rhod., Rhus-t.,** Ruta, Sabad., Sabin., Samb., *Sars.,* Sec., Sel., **SENEG., SEP., Sil.,** *Spig., Spong.,* Squil., Stann., *Staph.,* **Stram., Stront-c., SULPH.,** *Sul-ac.,* Tarax., *Thuj.,* **Verat., Zinc.**

Trockenheitsgefühl innerer Teile: **Acon.,** *Alum.,* Am-m., Arg., *Arn.,* **Asaf., Asar.,** Bar-c., *Bell.,* **Bry., Calad.,** Camph., *Cann-s.,* Canth., Caps., Carb-v., Caust., *Chin.,* Cic., Cina, Cocc., Coff., Croc., *Dros.,* Euph., Ferr., *Ign.,* Ip., Kali-c., *M-ambo.,* M-arct., M-aust., Meny., Merc., Mez., Mosch., **NUX-M.,** Nux-v., Olnd., Par., Petr., *Phos.,* Plb., **Puls.,** Rheum, **RHUS-T.,** Ruta, *Sabad.,* Seneg., *Sil.,* Spig., Squil., *Stann.,* Staph., **Stram.,** Sul-ac., Tarax., Teucr., Thuj., Valer., **Verat.,** Viol-o., Viol-t.

— der **Gelenke: Canth.,** *Croc., Lyc.,* M-arct., **NUX-V.,** *Ph-ac.,* **PULS.**

Überempfindlichkeit: (S. Empfindlichkeit)

Überreiztheit: (S. Reizbarkeit)

Überspringende Schmerzen: (S. gichtartige Schmerzen)

Unbehaglichkeit: (S. Krankheitsgefühl)

Unempfindlichkeit: (S. Gefühllosigkeit)

Ungelenkheit (der Gelenke) der Glieder: Ambr., Am-m., Anac., Ang., *Ars.*, Aur., **Bell.,** Bov., Bry., Calc., Canth., **Caps, Carb-an.,** Carb-v., **Caust.,** Cham., *Chel.*, Chin., Cina, **Cocc., Coloc.,** Con., Dig., *Dros.*, Dulc., Euph., Euphr., **Graph.,** *Hell.*, Hep., Hyos., *Ign.*, **Kali-c.**, Kali-n., Lach., Led., **Lyc.,** *M-arct.*, *M-aust.*, *Merc.*, Mez., Nat-c., *Nat-m.*, Nux-m., *Nux-v.*, **PETR.,** Ph-ac., Plb., **Puls.,** Ran-b., Rheum, Rhod., **Rhus-t.,** Ruta, *Sabin.*, Sars., Sec., **SEP.,** *Sil.*, *Stann.*, *Staph.*, **Sulph.,** Sul-ac., *Thuj.*, Verat., Zinc. (Vergl. Bewegung erschwert)

Unruhe, körperliche: **Acon.,** Agar., Alum., Ambr., Am-c., **ANAC.,** Ant-t., *Arn.*, **Ars.,** Asaf., *Asar.*, Bar-c., **BELL., Bry., Calc.,** Camph., **Cann-s.,** *Canth.*, Carb-an., **Carb-v.,** *Caust.*, **Cham., Chin.,** Cina, *Cocc.*, Coff., *Coloc.*, Con., **Croc.,** *Cupr.*, Dulc., Euph., Euphr., **Ferr.,** *Graph.*, Hell., **HYOS., Ign.,** Iod., *Ip.*, *Kali-c.*, Led., *Lyc.*, **M-ambo.**, *M-arct.*, *M-aust.*, Mag-c., *Mag-m.*, Mang., Meny., **MERC.,** Mez., *Mosch.*, *Mur-ac.*, Nat-c., Nat-m., *Nit-ac.*, Nux-m., **Nux-v.,** Olnd., **Op.,** Par., Petr., *Phos.*, Ph-ac., **Plat.,** Plb., Puls., Ran-b., **RHUS-T.**, *Ruta*, Sabad., Sabin., **Samb., SEP.,** *Sil.*, Spig., Spong., *Squil.*, Stann., **STAPH., STRAM.,** Sulph., Teucr., *Thuj.*, Valer., *Verat.*, Viol-t., Zinc.

Unterkötigkeitsschmerz (von innen heraus, geschwürig)**:** Agn., Am-c., Anac., *Arn.*, Ars., *Asaf.*, Aur., Bar-c., *Bry.*, *Calc.*, *Carb-v.*, Chin., Colch., *Con.*, **Cycl.,** Dros., Euph., *Graph.*, Hep., Hyos., Iod., *Kali-c.*, Kreos., *Led.*, *Nat-m.*, Nit-ac., Nux-v., *Par.*, *Petr.*, **PHOS., PULS., RAN-B.,** *Rhod.*, *Rhus-t.*, Ruta, Sars., *Sec.*, Sil., *Stann.*, Staph., *Sulph.*, *Tarax.*, *Valer.*, Verat., *Zinc.*

Unwohlsein, Gefühl von: (S. Krankheitsgefühl)

Veitstanz: (S. Krämpfe, klonische)

Verbranntheitsschmerz: Alum., Ambr., **Bar-c.**, *Bell.*, *Bry.*, Cann-s., *Caust.*, Chin., Ferr., *Hyos.*, **Ign.**, Kali-c., **Mag-m.**, Merc., Nat-c., **Nux-v.**, Op., *Par.*, Phos., **Plat**, **Puls.**, **Sabad.**, **Sep.**, Sul-ac., Thuj., Verat.

Verbrennungen: Agar., Alum., *Ant-c.*, **ARS.**, *Calc.*, **Carb-v.**, **Caust.**, *Cycl.*, Euph., **Kreos.**, *Lach.*, Plb., Ruta, **Sec.**, **Stram.**

Verdrehungen der Glieder: *Acon.*, Ang., Arn., *Ars.*, Asaf., **BELL.**, *Bry.*, *Camph.*, *Canth.*, **Cham.**, Chin., *Cic.*, Cocc., **Cupr.**, *Graph.*, Hell., **Hyos.**, *Laur.*, Merc., Nux-v., **Op.**, Petr., **PLAT.**, Plb., *Puls.*, Ran-b., Rheum, Ruta, **Sec.**, Spig., *Stann.*, **STRAM.**, *Sulph.*, *Verat.* (Vergl. Krämpfe, klonische)

Verengungen (nach Entzündungen): Acon., **Agar.**, *Alum.*, Ant-c., *Arg.*, *Arn.*, *Ars.*, Asaf., **Bell.**, **Bry.**, *Calc.*, **Camph.**, **Canth.**, Caust., *Chel.*, Chin., **CIC.**, *Clem.*, **Cocc.**, Con., Dig., Dros., *Dulc.*, Euph., Hyos., *Ign.*, *Lach.*, Led., M-ambo., M-arct., M-aust., Meny., **MERC.**, **Mez.**, *Nat-m.*, Nit-ac., **NUX-V.**, Op., *Petr.*, **Phos.**, Plb., **Puls.**, Ran-b., **RHUS-T.**, Ruta, Sabad., *Sep.*, **Spong.**, Squil., Staph., *Stram.*, *Sulph.*, Teucr., Thuj., *Verat.*, *Zinc.*

Vergrößerungsgefühl: (S. Auftreibungsgefühl)

Verhärtungen (nach Entzündungen): **Agn.**, Alum., Ambr., **Arn.**, *Ars.*, Asaf., Aur., *Bar-c.*, **BELL.**, **Bry.**, **Calc.**, Camph., Cann-s., Caps., Carb-an., Carb-v., Caust., *Cham.*, Chel., **CHIN.**, Cina, **CLEM.**, Coloc., **Con.**, Cupr., Cycl., Dulc., *Ferr.*, **Graph.**, Hep., Hyos., Ign., Iod, Kali-c., Led., **Lyc.**, Mag-c., **MAG-M.**, *Merc.*, Mez., Nat-c., *Nux-v.*, Op., *Phos.*, **Plb.**, **Puls.**, Ran-s., *Rhod.*, Sec., Sel., *Sep.*, *Sil.*, *Spig.*, Spong., *Staph.*, Stram., *Sulph.*, Thuj., Valer., Verat.

Verheben, leichtes: Alum., *Ambr.*, **Arn.**, *Bar-c.*, **Borx.**, Bry., **CALC.**, *Carb-an.*, *Carb-v.*, *Caust.*, *Chin.*, Cocc., Coloc., Con., *Croc.*, Dulc., Ferr., **Graph.**, *Iod.*, *Kali-c.*, Lach., **Lyc.**, Merc., *Mur-ac.*, **Nat-c.**, *Nat-m.*, Nit-ac., *Nux-v.*, Olnd., *Phos.*, **Ph-ac.**, Plat., Rhod., **RHUS-T.**, Ruta, *Sep.*, **Sil.**, Spig., *Stann.*, Staph., *Sulph.*, Sul-ac., Thuj., *Valer.*

Verkältlichkeit: ACON., Alum., Am-c., Anac., Ant-c., Arn., Ars., **Bar-c., Bell.,** *Borx.,* **BRY., Calc.,** *Camph.,* **Carb-v.,** *Caust.,* **CHAM.,** Chin., Cocc., Coff., Coloc., Con., Croc., Cupr., Dig., Dros., **DULC.,** Ferr., Graph., *Hep.,* **Hyos.,** Ign., Iod., Ip., *Kali-c.,* Led., *Lyc.,* M-ambo., M-arct., M-aust., Mag-m., **Merc.,** Mez., **Nat-c.,** *Nat-m.,* **NIT-AC,** Nux-m., **NUX-V.,** Op., *Petr., Phos.,* Ph-ac., Plat., **Puls., Rhus-t.,** Ruta, Sabin., *Samb.,* Sars., Sel., **Sep.,** *Sil.,* Spig., Stann., Staph., **Sulph.,** Sul-ac., Valer., *Verat.*

Verkürzung der Muskeln: (S. Muskel-Verkürzung)

Verrenken, leichtes (Ausrenken): **Agn.,** *Am-c.,* Bry., *Calc.,* Cann-s., **Carb-an.,** *Carb-v.,* Con., Hep., Kali-n., **Lyc., M-aust.,** *Merc.,* **NAT-C., Nat-m., Nit-ac., Nux-v., Petr., Phos., RHUS-T., Ruta, Sulph.** (Vergl. Verrenkungen)

Verrenkschmerz äußerer Teile: Acon., *Agar., Agn.,* Alum., **Ambr.,** *Am-c.,* Am-m., Anac., *Ang.,* Ant-c., Ant-t., **ARN.,** Ars., **Asar.,** Aur., *Bar-c., Bell., Bov.,* **Bry.,** Calad., **CALC.,** Camph., Canth., Caps., Carb-an., **Carb-v., Caust.,** Cham., Chel., Chin., Cina, *Cocc.,* Coloc., *Con.,* Croc., Cupr., *Cycl.,* Dig., Dros., Dulc., *Euph., Graph.,* Hell., *Hep.,* **Ign.,** Ip., *Kali-c., Kali-n., Kreos., Led., Lyc.,* **M-ambo.,** M-arct., M-aust., *Mag-c.,* Mag-m., Meny., *Merc.,* **Mez.,** *Mosch., Mur-ac.,* Nat-c., **NAT-M.,** *Nit-ac.,* Nux-m., *Nux-v.,* Olnd., **PETR., Phos.,** Ph-ac., Plat., Plb., **Puls.,** Ran-b., **Rhod., RHUS-T.,** *Ruta, Sabin.,* Sars., Seneg., **Sep.,** Sil., **Spig.,** Spong., **Stann.,** *Staph.,* **SULPH.,** *Thuj.,* Valer., Verat., Verb., *Zinc.*

— der **Gelenke:** Acon., Agar., *Agn.,* Alum., **Ambr.,** *Am-c.,* Am-m., Anac., *Ang.,* Ant-c., Ant-t., **ARN.,** Ars., Asar., Aur., *Bar-c.,* Bell., *Bov.,* **Bry.,** Calad., **Calc.,** Camph., Caps., Carb-an., Carb-v., **Caust.,** Cham., Chel., Chin., Cina, Cocc., Con., Croc., Cycl., Dig., Dros., Dulc., Euph., **Graph.,** Hell., Hep., **IGN.,** Ip., Kali-c., **Kali-n.,** *Kreos.,* Led., *Lyc.,* **M-ambo.,** M-arct., *M-aust.,* Mag-c., Mag-m., Mang., Meny., *Merc., Mez., Mosch.,* Mur-ac., Nat-c., **Nat-m.,** Nit-ac., Nux-m., *Nux-v.,* Olnd., **Petr., PHOS.,** Ph-ac., Plat., Plb., **PULS.,** Ran-b., **Rhod., RHUS-T.,** *Ruta, Sabin.,* Sars., Seneg., *Sep.,* Sil., **Spig.,** Spong., *Stann., Staph.,* **SULPH.,** Thuj., Valer., Verat., Verb., *Zinc.*

Verrenkschmerz innerer Teile: Agar., Alum., Ambr., Am-m., Caust., Dulc., *Euph.*, *Kali-c.*, **Lyc.**, *Nux-v.*, *Petr.*, Plat., Rhod., Spig., Staph., Sulph., Tarax., Thuj.

Verrenkungen: AGN., *Ambr.*, **Am-c.**, Ang., **Arn.**, Bar-c., Bov., **Bry.**, **CALC.**, Cann-s., **Carb-an.**, *Carb-v.*, *Caust.*, Con., *Graph.*, Hep., **Ign.**, **Kali-n.**, Kreos., **LYC.**, *M-ambo.*, **M-aust.**, **Merc.**, Mez., Mosch., **NAT-C.**, **NAT-M.**, **Nit-ac.**, **Nux-v.**, **PETR.**, **PHOS.**, **Puls.**, *Rhod.*, **RHUS-T.**, **Ruta**, Sabin., Sep., *Spig.*, Stann., Staph., **Sulph.**, Zinc.

Verstopftheitsgefühl innerer Teile: Ang., Bism., Bry., Cham., Chel., *Chin.*, *Guaj.*, M-ambo., *Meny.*, Nat-c., *Nux-m.*, **OP.**, Phos., Puls., Rhus-t., Sep., *Spig.*, *Spong.*, *Verb.*

Vertrocknen der Handteller und Fußsohlen: *Bism.*

Vollheitsgefühl äußerer Teile: *Ars.*, *Caust.*, Kali-n., Laur., Nux-m., Par., **Phos.**, Verat.

— **innerer** Teile: **ACON.**, Agar., Alum., Am-c., *Am-m.*, *Anac.*, Ant-c., Ant-t., **Arn.**, *Ars.*, **Asaf.**, **Asar.**, Aur., **Bar-c.**, **Bell.**, *Borx.*, Bov., *Bry.*, *Calc.*, Camph., Cann-s., **Canth.**, *Caps.*, Carb-an., **Carb-v.**, Caust., **Cham.**, Chel., **CHIN.**, Cic., *Cocc.*, *Coff.*, Colch., Coloc, **Con.**, Croc., **Cycl.**, *Dig.*, **Ferr.**, Graph., Guaj., **Hell.**, Hyos., *Ign.*, Iod., **Kali-c.**, *Kali-n.*, Kreos., Lach., *Laur.*, Led., **Lyc.**, M-ambo., M-arct., M-aust., *Mag-c.*, Mag-m., Mang., Meny., *Merc.*, Mez., **MOSCH.**, *Mur-ac.*, *Nat-c.*, Nat-m., Nit-ac., **Nux-m.**, *Nux-v.*, Olnd., Op., Par., *Petr.*, **PHOS.**, Ph-ac., Plat., Plb., **Puls.**, **Ran-s.**, *Rheum*, Rhod., **RHUS-T.**, *Ruta*, Sabad, **Sabin.**, Sars., **Sep.**, *Sil.*, Spig., *Spong.*, *Stann.*, Staph., Stront-c., **SULPH.**, Sul-ac., Thuj., **Valer.**, Verat., Verb., Zinc.

Vollsaftigkeit: Acon., *Alum.*, Ambr., **Am-c.**, **Arn.**, **Ars.**, *Aur.*, **Bar-c.**, **BELL.**, Bov., **BRY.**, **CALC.**, Carb-an., *Carb-v.*, *Caust.*, Cham., **Chin.**, Clem., Cocc., Con., **Croc.**, Dig., **Ferr.**, **Graph.**, Hep., *Hyos.*, Ign., Iod., Ip., **Kali-c.**, Kali-n., Led., **LYC.**, M-aust., Mag-m., **Merc.**, Mosch., Nat-c., **NAT-M.**, Nit-ac., *Nux-v.*, Op., *Petr.*, **PHOS.**, **Ph-ac.**, **Puls.**, Rhod., **Rhus-t.**, Sars., Sec.,

Sel., Seneg., **SEP., SIL.,** Spig., Spong., Stann., Staph., Stram., **Stront-c., SULPH., Thuj.,** *Valer., Verat.,* Zinc.

Vorfallen, Gefühl von, in **inneren** Teilen: *Dig.,* Sulph., Verat.

Schmerz, wie von **Wachsen:** *Guaj.,* M-aust., *Ph-ac.*

Wärmegefühl: Agar., Agn., **Alum.,** Am-c., *Ant-t.,* Ars., Asaf., **Asar.,** Bov., *Bry.,* Calc., Camph., **CANN-S.,** *Canth.,* Caps., *Caust., Chel., Chin.,* Cina, Cocc., **COFF.,** Colch., *Croc.,* Cycl., *Euph.,* Graph., *Hell.,* Ign., **Iod.,** Ip., *Kali-c.,* Kali-n., Kreos., **Laur.,** *M-arct., M-aust.,* Mag-c., *Mag-m.,* **Mang.,** Merc., *Nat-c.,* Nat-m., **Nux-m., Nux-v.,** *Phos.,* Ph-ac., Plat., *Puls.,* Ran-b., Rheum, Rhod., *Rhus-t.,* **Sabad.,** Sabin., *Samb.,* Sars., *Sec.,* **Seneg.,** Staph., Sulph., **SUL-AC.,** Teucr., *Thuj.,* Valer., **VERAT.,** Zinc.

Wallen im Körper: *Acon., Alum., Ars.,* Carb-v., Caust., Cina, Cocc., Dig., Dulc., Ferr., **Graph.,** Hyos., *Laur., Mag-m.,* Mang., Merc., **Nux-v.,** Plb., Rhod., Sars., *Seneg.,* **Sep.,** Spong., Thuj. (Vergl. Blut-Wallung)

Wanken im Gehen: (S. Taumeln)

Waschen, Scheu vor: **AM-C.,** *Am-m.,* **ANT-C.,** Bar-c., **Bell., Borx.,** Bov., **Bry., Calc., Canth., Carb-v., Cham., CLEM.,** *Con., Dulc., Kali-c.,* **Kali-n., Laur.,** Lyc., Mag-c., Merc., **Mez.,** Mur-ac., Nat-c., *Nit-ac., Nux-m.,* Nux-v., Phos., **Puls, RHUS-T., Sars., SEP.,** Sil., **SPIG.,** Stann., **Staph., Stront-c., SULPH.,** *Sul-ac.,* **Zinc.**

Wasserscheu (Hundswut): Ars., **BELL.,** Calc., **Canth.,** *Cupr.,* **HYOS.,** Iod., **Lach.,** Merc., **Phos.,** Ruta, *Sabad.,* **Stram.**

Wassersucht äußerer Teile: *Acon.,* **ANT-C., ARS.,** *Aur.,* **Bell., Bism., Bry.,** *Camph.,* **Canth.,** Chel., **CHIN., COLCH.,** *Coloc.,* **Con., DIG., Dulc.,** *Euph.,* **Ferr.,** Guaj., **HELL.,** Hyos., **Iod., Kali-c.,** *Kali-n.,* **Lach, Led., Lyc., Merc.,** *Mez.,* Mur-ac., Nat-c., **Nit-ac., Nux-m., OLND., OP.,** Phos., Plat., **Plb., Puls.,** Rhod., *Rhus-t.,* **Ruta, Sabin., Samb.,** Sars., *Sec.,* **Seneg., Sep.,** *Sil.,* **SQUIL.,** Stram., **Sulph., Teucr., Verat., Verb.**

Wassersucht innerer Teile: *Acon.*, Agn., *Ambr.*, Am-c., Ant-c., Arg., *Arn.*, **ARS.**, Aur., **BELL.**, **Bry.**, **Calc.**, Camph., Cann-s., Canth., Caps., Carb-v., **CHIN.**, Cina, **COLCH.**, Coloc., **Con.**, **DIG.**, **Dulc.**, Euph., *Ferr.*, Guaj., **HELL.**, Hep., *Hyos.*, Ign., *Iod.*, *Ip.*, *Kali-c.*, *Lach.*, Laur., **Led.**, *Lyc.*, **Merc.**, Mez., Mur-ac., Nit-ac., *Nux-v.*, *Op.*, Phos., Ph-ac., Puls., **Rhus-t.**, Sabad., Samb., Sars., **Seneg**, **Sep.**, Sil., *Spig.*, *Spong.*, **Squil.**, Stann., Stram., **SULPH.**, Teucr., Verat., Viol-t.

Wasseranschlagen, Gefühl von, in inneren Teilen: *Bell.*, Cina, *Dig.*, Ferr., Hell., Laur., *Ph-ac.*

Wehenartiger Schmerz: **ACON.**, Ant-t., Arn., **Asaf.**, Aur., **BELL.**, *Borx.*, *Bry.*, Calc., Camph., **Carb-an.**, Carb-v., **CHAM.**, Chin., **Cina**, *Cocc.*, **Coff.**, Con., *Croc.*, *Cupr.*, Dros., **FERR.**, Graph., **Hyos.**, **Ign.**, Iod., Ip., **Kali-c.**, **Kreos.**, Lach., Mosch., Nat-m., Nux-m., **Nux-v.**, **Op.**, **Plat.**, **PULS.**, **Rhus-t.**, Ruta, Sabad., **SABIN.**, **Sec.**, *Sep.*, Sulph., Sul-ac.

Weichheitsgefühl harter Teile: *Caust.*, **Merc.**, Mez., **Nit-ac.**, Nux-m.

Weichlichkeitsgefühl: Acon., Agar., *Ambr.*, Am-m., *Ant-t.*, Arg., Arn., **ARS.**, Asar., **BAR-C.**, Bell., *Bov.*, Bry., *Calc.*, Canth., **Caps.**, *Carb-an.*, *Carb-v.*, **CAUST.**, **Cham.**, **Chel.**, *Chin.*, Cic., *Cina*, Coff., **CROC.**, **Cycl.**, **Dig.**, Euph., Euphr., Graph., Hep., **IGN.**, Iod., **Ip.**, Kali-c., Kali-n., *Laur.*, **LYC.**, M-ambo., M-arct., Mag-c., *Mag-m.*, Meny., Merc., **Mosch.**, Mur-ac., **NAT-C.**, *Nit-ac.*, Nux-m., **Nux-v.**, *Olnd.*, Par., *Petr.*, **PHOS.**, **Plat.**, *Puls.*, *Rhod.*, *Rhus-t.*, **Sabad.**, Sabin., Seneg., *Sil.*, *Spong.*, **Staph.**, Stront-c., **SULPH.**, Tarax., *Teucr.*, *Thuj.*, **VERAT.**, **Zinc.**

Weißwerden roter Teile: Ambr., Anac., Ang., *Ars.*, **BORX.**, *Calc.*, Canth., Caust., Coloc., *Ferr.*, **HELL.**, *Kali-c.*, Lyc., **MERC.**, Nat-c., **Nit-ac.**, **Nux-v.**, *Olnd.*, Op., *Petr.*, *Phos.*, *Plb.*, Puls., Sabin., *Sec.*, Sep., **Staph.**, *Sulph.*, **Sul-ac.**, *Valer.*, *Verat.*, Viol-t., *Zinc.*

Wellenartiger Schmerz: Acon., *Anac.*, Ant-t., Arn., *Asaf.*, Chin., *Cocc.*, Dulc., Mez., Olnd., Plat., Rhod., Sep., Spig., Teucr., Viol-t.

Werfen der Glieder: (S. Krämpfe, klonische)

Wind, Gefühl von: (S. Anwehen)

Winden: (S. Drehen)

Wirbeln: Ant-t., *Arg.*, Croc., *Nux-v.*, Petr., Ran-b., *Sabad.*, Sep., Sil., Sulph., Tarax.

Wogen, Gefühl von: Coff., Hyos., Par.

Wohlseinsgefühl: (S. Behaglichkeit)

Wühlen: Acon., Agar., Alum., Ambr., Am-c., **Am-m.,** Anac., Ang., Ant-c., *Ant-t.*, Arg., **Arn.,** Ars., **Asaf.,** Asar., Aur., *Bar-c.*, **Bell.,** *Bism.*, Borx., **Bov., Bry., Calc.,** Cann-s., Canth., Caps., Carb-an., Carb-v., *Caust.*, Cham., Chel., *Chin.*, **Cina,** Clem., *Cocc.*, Colch., *Coloc.*, *Con.*, Croc., Dig., Dros., **DULC.,** Euph., Ferr., *Graph.*, Hell., Hep., *Ign.*, **Kali-c.,** Kali-n., Kreos., Led., Lyc., *M-ambo.*, M-arct., M-aust., Mag-c., *Mag-m.*, *Mang.*, *Merc.*, Mez., Mur-ac., **Nat-c.,** *Nat-m.*, Nux-m., *Nux-v.*, Olnd., Petr., **Phos.,** *Ph-ac.*, **Plat.,** *Puls.*, Rheum, **RHOD.,** *Rhus-t.*, **Ruta,** *Sabad.*, Sabin., Samb., *Seneg.*, **Sep.,** *Sil.*, **SPIG.,** Spong., Squil., **Stann.,** *Staph.*, *Stront-c.*, *Sulph.*, *Thuj.*, *Valer.*, *Zinc.*

Würgender Schmerz: Acon., Agar., Ambr., **Am-c.,** *Asar.*, Bell., Bry., Cann-s., Canth., Carb-an., *Chel.*, Cocc., Coff., *Cupr.*, Dros., Graph., Hep., **Ign.,** Kreos., *M-arct.*, M-aust., Mag-c., Nat-c., **Nux-v.,** Plb., **PULS.,** Ran-s., Sabin., **Spong.,** Stram., Sulph., Sul-ac., *Verat.*, Zinc.

Wundheitsschmerz (Schründen) **äußerer** Teile: **Alum.,** *Ambr.*, Am-c., Am-m., *Anac.*, Ang., **Ant-c.,** *Arg.*, **Arn.,** *Ars.*, Asaf., *Aur.*, *Bar-c.*, *Bell.*, Bism., *Borx.*, **Bry.,** Calad, **Calc.,** Camph., Cann-s., *Canth.*, Carb-an., *Carb-v.*, **Caust.,** *Cham.*, *Chin.*, **Cic.,** Cina., *Clem.*, Coff., *Colch.*, Coloc., *Con.*, Croc., Cupr., *Cycl.*, *Dig.*, *Dros.*, *Euph.*, Euphr., Ferr., **GRAPH., HEP.,** Hyos., **IGN.,** *Iod.*, Ip., **Kali-c.,** Kreos., Led., *Lyc.*, *M-ambo.*, *M-arct.*, *M-aust.*, Mag-c., *Mag-m.*, *Mang.*, *Meny.*, **Merc., Mez.,** Mosch., *Mur-ac.*, *Nat-c.*, **Nat-m.,** Nit-ac., **NUX-V.,** Olnd., Par., Petr., **Phos.,** *Ph-ac.*, **PLAT.,**

Plb., **Puls.,** *Ran-b., Rhod.,* **Rhus-t.,** *Ruta,* Sabad., Sabin., Sars., Sec., **SEP.,** *Sil.,* Spig., Spong., Squil., Stann., **Staph.,** Stront-c., **Sulph.,** **Sul-ac.,** Teucr., *Thuj.,* Valer., *Verat.,* **ZINC.**

Wundheitsschmerz (Schründen) **innerer** Teile: Acon., Agar., **Alum.,** Ambr., Am-c., Am-m., *Anac.,* Ang., Ant-c., Ant-t., **Arg.,** Arn., *Ars., Asaf.,* Asar., Aur., *Bar-c.,* Bell., Bism., Borx., Bov., **Bry.,** **Calc.,** Camph., *Cann-s.,* Canth., Caps., Carb-an., *Carb-v., Caust.,* Cham., **Chin.,** Cic., Cina, Cocc., Coff., *Colch.,* Coloc., Con., Croc., *Dig.,* Euph., Ferr., *Graph.,* Hell., Hep., **IGN.,** Iod., Ip., *Kali-c.,* Kali-n., Kreos., Lach., Led., **Lyc.,** M-ambo., M-arct., M-aust., *Mag-c.,* Mag-m., Mang., Merc., **Mez.,** Mosch., *Mur-ac., Nat-c.,* **Nat-m., Nit-ac.,** Nux-m., **Nux-v.,** Olnd., Petr., **Phos., Ph-ac.,** Plat., Plb., **Puls., Ran-b.,** Ran-s., Rhod., Rhus-t., Ruta, *Sabad.,* Sabin., *Seneg.,* **SEP.,** *Sil.,* Spig., Spong., **Stann.,** *Staph.,* Stram., Stront-c., *Sulph.,* Sul-ac., Teucr., Thuj., Valer., Viol-o., **ZINC.**

Wie ein **Wurm:** (S. Kriechen)

Wuwwern: (S. Brummen)

Zerbrochenheitsschmerz: Ang., *Arn., Bell.,* Borx., *Bov.,* Calc., Caust., **Cham., Chel.,** Cina, **COCC.,** *Cupr.,* **Dros.,** *Graph., Hep.,* Hyos., **IGN.,** Kreos., *Lyc.,* M-arct., *Mag-m.,* Merc., *Mez., Mosch.,* Nat-m., *Nux-v., Par.,* **PHOS.,** Ph-ac., Puls., Rhus-t., **RUTA,** Samb., *Sep.,* Staph., **VERAT.,** Zinc.

— der **Gelenke:** Bov., Calc., Caust., Dros., *Hep.,* Merc., Mez., *Par.,* Sep.

— der **Knochen:** *Cupr.,* Hep., Puls., **Ruta,** *Sep.,* Verat.

Zerreißungsschmerz: Agar., *Alum.,* Am-m., Anac., Arn., *Ars.,* Asar., Calc., *Carb-an.,* Carb-v., *Caust.,* **COFF.,** *Con.,* Dig., Ferr., Graph., *Ign.,* M-ambo., M-aust., Mez., *Mur-ac.,* Nat-m., **NUX-V.,** Op., Puls., *Rhus-t.,* Sabin., *Sep.,* Spig., **Staph.,** *Sulph.,* Sul-ac., **Teucr.,** Thuj., *Zinc.*

Zerren: Acon., Cann-s., Canth., Caust., **Coloc.,** M-ambo., Merc., Mez., **Nux-v., Petr., PULS.,** Sep., Staph., Verat.

Zerschlagenheitsschmerz äußerer Teile: *Acon.*, **Agar.**, **Alum.**, *Am-c.*, *Am-m.*, Anac., **Ang.**, Ant-t., **Arg.**, **ARN.**, *Ars.*, Asaf., **Asar.**, **Aur.**, Bar-c., *Bell.*, *Bov.*, **Bry.**, Calad., **Calc.**, *Camph.*, Cann-s., Canth., Caps., Carb-an., *Carb-v.*, **Caust.**, Cham., **CHIN.**, Cic., Cina, **COCC.**, Coff., Coloc., *Con.*, **Croc.**, Cupr., *Cycl.*, *Dig.*, *Dros.*, *Dulc.*, Euph., **Ferr.**, *Graph.*, *Guaj.*, *Hell.*, **HEP.**, Hyos., **Ign.**, Ip., *Kali-c.*, Kreos., Lach., Laur., *Led.*, Lyc., *M-ambo.*, M-arct., *M-aust.*, **Mag-c.**, **Mag-m.**, Mang., Meny., **Merc.**, *Mez.*, Mur-ac., **Nat-c.**, **NAT-M.**, *Nit-ac.*, Nux-m., **NUX-V.**, Par., Petr., **Phos.**, **Ph-ac.**, *Plat.*, Plb., **Puls.**, *Ran-b.*, Ran-s., Rheum, Rhod., *Rhus-t.*, **RUTA**, Sabad., Sabin., Sars., Seneg., **Sep.**, **Sil.**, **Spig.**, Spong., Squil., **Stann.**, *Staph.*, Stram., *Stront-c.*, **SULPH.**, *Sul-ac.*, Tarax., **Thuj.**, **Valer.**, **VERAT.**, Viol-t., **Zinc.**

— der **Gelenke:** Acon., *Agar.*, Anac., Ant-c., **ARG.**, Ars., **AUR.**, Bell., **Bov.**, Bry., *Calc.*, *Camph.*, Carb-an., Carb-v., **Caust.**, *Cham.*, **CHIN.**, Cic., *Coff.*, Coloc., **Con.**, *Croc.*, Cycl., **Dig.**, **Dros.**, Dulc., **Ferr.**, *Graph.*, Hep., Hyos., *Ign.*, Kali-c., *Led.*, **M-ambo.**, M-aust., Mag-c., **Mez.**, **Mur-ac.**, Nat-c., **Nat-m.**, **Nit-ac.**, **Nux-v.**, *Par.*, *Phos.*, *Ph-ac.*, Plat., **PULS.**, *Rhus-t.*, **Ruta**, Sabad., **Sep.**, **Spig.**, *Stann.*, Staph., *Sulph.*, Sul-ac., *Thuj.*, *Valer.*, **Verat.**, *Viol-o.*, Zinc.

— der **Knochen:** *Agar.*, *Am-m.*, Ang., Asaf., Aur., Bar-c., Bov., Calc., Cann-s., Chin., **COCC.**, Graph., **HEP.**, **Ign.**, **Ip.**, **Led.**, M-aust., Mag-c., Nat-m., Nux-v., Par., Petr., *Phos.*, **Puls.**, **RUTA**, Sabad., Sep., Valer., **Verat.**, Zinc.

— **innerer** Teile: *Acon.*, *Alum.*, Ambr., *Am-m.*, Anac., Ang., *Arn.*, Ars., Asaf., *Aur.*, Bar-c., Bov., *Bry.*, **CAMPH.**, Cann-s., *Carb-an.*, *Carb-v.*, *Caust.*, Cham., **CHIN.**, Cina, *Clem.*, **Cocc.**, *Coff.*, Coloc., *Con.*, *Cupr.*, Euph., Euphr., Ferr., Graph., **Hell.**, *Hep.*, *Ign.*, Iod., Ip., Kali-c., Kreos., Lach., Laur., Led., Lyc., M-ambo., *M-arct.*, M-aust., Mag-c., Mag-m., Mang., Meny., *Merc.*, Mosch., *Mur-ac.*, Nat-c., Nit-ac., **Nux-v.**, Op., *Phos.*, Ph-ac., **PULS.**, **Ran-b.**, Ran-s., Rhod., *Rhus-t.*, Ruta, Sabin., Samb., Sars., *Sep.*, Sil., Spig., *Spong.*, **Stann.**, Staph, Stram., Stront-c., *Sulph.*, *Sul-ac.*, *Thuj.*, Valer., **Verat.**, Viol-t., *Zinc.*

Zerschneidungsschmerz: (S. Schneiden)

Zersprengungsschmerz, (Auseinanderdrängen, -drücken, -pressen): *Acon.*, Am-c., Am-m., Anac., *Ant-c.*, Ant-t., Arn., Ars., Asaf., **Asar.**, *Bar-c.*, **BELL.**, *Bism.*, Borx., Bov., **BRY.**, **CALC.**, Camph., Cann-s., **Caps.**, *Carb-an.*, *Carb-v.*, **CAUST.**, Cham., *Chel.*, *Chin.*, Cina, Cocc., Coff., Colch., Coloc., **Con.**, Croc., Dig., Dulc., **Euph.**, Euphr., Ferr., *Graph.*, Guaj., *Hell.*, Hep., *Hyos.*, **IGN.**, Iod., Ip., **Kali-c.**, *Kali-n.*, Kreos., Lach., Laur., Lyc., M-ambo., *M-arct.*, M-aust., Mag-c., Mang., *Merc.*, *Mez.*, Mosch., Mur-ac., Nat-c., *Nat-m.*, Nit-ac., Nux-m., Nux-v., *Olnd.*, Op., **Par.**, Petr., *Phos.*, Ph-ac., Plat., Plb., *Puls.*, **RAN-B.**, Ran-s., Rhod., Rhus-t., Sabad., **Sabin.**, Samb., Sars., *Seneg.*, **SEP.**, **Sil.**, **SPIG.**, *Spong.*, Squil., *Stann.*, *Staph.*, Stram., **Stront-c.**, Sulph., Sul-ac., Tarax., *Thuj.*, Valer., Verat., Verb., Viol-t., *Zinc.*

Ziehen: (S. Reißen)

Zittern, (Beben) **äußerer** Teile: *Acon.*, *Agar.*, *Agn.*, Alum., *Ambr.*, Am-c., Am-m., **Anac.**, Ang., Ant-c., *Ant-t.*, **Arn.**, *Ars.*, Asaf., Aur., *Bar-c.*, **Bell.**, Bism., *Borx.*, Bov., **Bry.**, **Calc.**, Camph., Cann-s., Canth., *Caps.*, *Carb-v.*, **Caust.**, Cham., Chel., *Chin.*, **CIC.**, Cina, **Cocc.**, *Coff.*, Colch., Coloc., **Con.**, Croc., Cupr., Dig., Dros., Dulc., Euphr., *Ferr.*, Graph., *Hep.*, Hyos., *Ign.*, **Iod.**, *Kali-c.*, Kreos., Lach., Laur., *Led.*, *Lyc.*, M-ambo., *M-arct.*, M-aust., Mag-c., Mag-m., Mang., Meny., **MERC.**, Mez., *Mosch.*, *Nat-c.*, *Nat-m.*, *Nit-ac.*, Nux-m., *Nux-v.*, *Olnd.*, **OP.**, Par., Petr., **Phos.**, Ph-ac., **PLAT.**, *Plb.*, **PULS.**, Ran-b., Ran-s., Rheum, Rhod., **RHUS-T.**, *Ruta*, **Sabad.**, Sabin., *Samb.*, *Sars.*, Sec., Seneg., Sep., *Sil.*, Spig., Spong., *Stann.*, Staph., **STRAM.**, *Stront-c.*, **SULPH.**, Teucr., Thuj., Valer., *Verat.*, Verb., Viol-od., *Zinc.*

— **innerer** Teile, (innerliches Beben, Zittergefühl): Ambr., Ang., *Ant-t.*, Asaf., Bell., *Bry.*, **CALC.**, *Camph.*, Caps., *Carb-v.*, **Caust.**, Cina, *Cocc.*, Colch., Con., Cycl., **Graph.**, **IOD.**, **Kali-c.**, *Kali-n.*, Kreos., **Lyc.**, *M-arct.*, Merc., *Mosch.*, **Nat-m.**, Nit-ac., *Nux-m.*, Nux-v., Petr., **Phos.**, *Plat.*, **Puls.**, **RHUS-T.**, Ruta, **Sabad.**, *Sabin.*, Samb., Sep., *Sil.*, **Spig.**, Stann., **STAPH.**, **Stront-c.**, *Sulph.*, **Sul-ac.**, **Teucr.**, Valer.

Zuckender Schmerz in **äußeren** Teilen: Acon., *Agar.*, Agn., **Alum.**, *Ambr.*, *Anac.*, Ang., Ant-c., Ant-t., Arg., **Arn.**, *Ars.*, **ASAF.**,

Asar., **Aur.,** Bar-c., **Bell.,** Bism., Borx., Bov., **Bry., CALC.,** Camph., *Canth.,* Caps., *Carb-veg.,* **CAUST.,** *Cham.,* **Chin.,** Cic., **Cina, Clem.,** *Cocc.,* Coff., Coloc., Con., Croc., Cycl., Dig., Dros., *Dulc.,* **Graph.,** Hell., Hep., *Hyos., Ign.,* Iod., *Kali-c.,* Kreos., Lach., *Laur.,* Led., **Lyc.,** M-ambo., *M-arct.,* **M-aust.,** Mag-c., *Mang.,* **MENY., Mer**c., Mez., Mosch., *Mur-ac.,* **Nat-c., NAT-M., Nit-ac., NUX-V.,** *Olnd.,* Op., Par., **Petr.,** *Phos., Ph-ac.,* Plat., *Plb.,* **PULS.,** *Ran-b., Ran-s., Rheum, Rhod.,* **RHUS-T.,** Ruta, Sabad., Sabin., Sec., **Sep., Sil.,** *Spig., Spong.,* Squil., **Stann.,** Staph., Stront-c., *Sulph., Sul-ac.,* **TARAX.,** Teucr., *Thuj.,* **Valer.,** *Verat.,* Verb., Viol-t., Zinc.

Zuckender Schmerz in **inneren** Teilen: Acon., *Agar.,* Ambr., Am-m., *Anac.,* Ang., *Arn.,* Ars., Borx., Bry., **Calc.,** Cann-s., Carb-v., *Caust.,* Cham., **CHIN.,** Cocc., Colch., *Con.,* Croc., *Graph.,* **IGN., KALI-C**., *Lyc.,* **M-aust.,** *Mang.,* Meny., *Mez.,* Nat-m., **NIT-AC.,** *Nux-v.,* Petr., *Ph-ac.,* Plat., *Plb.,* **PULS.,** Ran-b., *Ran-s., Rhus-t.,* **Sep., SIL.,** *Spig.,* Stront-c., *Sulph.,* Sul-ac., Teucr., **Valer.**

Zuckungen: Acon., *Agar.,* **Alum., AMBR.,** Ant-c., Arg., *Arn.,* **Ars.,** *Bell., Bry.,* Calc., Camph., *Cann-s., Caps., Carb-v.,* **CAUST., Cham.,** *Chin.,* **Cic.,** Coloc., **Cupr.,** Dig., Dros., *Dulc.,* Hep., **Hyos., Ign.,** *Ip., Kali-c., Lach., Laur., Lyc., M-ambo., Mag-c.,* **Meny., Merc.,** *Mez.,* Mur-ac., *Nat-c.,* **NAT-M.,** Nit-ac., Nux-v., *Op., Petr.,* **Phos.,** Plat., **PLB., Ran-b.,** *Rhod., Sabad.,* **Sec.,** *Sep., Sil., Squil., Staph.,* **Stram.,** *Stront-c.,* **Sulph.,** Sul-ac., *Thuj.,* **Verat.,** Viol-t., **Zinc.** (Vergl. klonische Krämpfe und Muskelzucken)

Zupfen, Gefühl von: Chin., *Cic.*

Zurückziehen (weicher Teile): Acon., **ANG.,** Ant-c., Arn., Ars., **Bell.,** Bov., Calad., *Camph.,* Caps., *Carb-v.,* Chin., Cocc., Coloc., Dulc., Euph., *Graph.,* Hep., *Hyos.,* Ign., *Laur., M-ambo.,* **MERC.,** Nat-c., *Nat-m.,* **Nux-v.,** *Op., Phos., Ph-ac.,* Rhus-t., Sep., Squil., Staph, *Stram., Sulph.*

Zusammendrehen (Zusammenwickeln): Alum., Anac., Ars., *Borx.,* Calc., Dig., Kali-c., Merc., *Thuj.*

Zusammendrücken: (S. Drücken)

Zusammenfahren, (Aufschrecken, Zusammenschrecken): *Acon.*, Agn., Alum., Ambr., Am-c., Am-m., Anac., Ang, Ant-c., Ant-t., **Arn., Ars.,** Bar-c., **BELL., Bism.,** *Borx.*, **BRY.,** Calad., Calc., Canth., Caps., *Carb-an.*, *Carb-v.*, **Caust.,** *Cham.*, *Chel.*, **Chin.,** *Cina*, *Cocc.*, *Coff.*, **Colch.,** Croc., *Dros.*, Dulc., *Euph.*, *Graph.*, Guaj., **Hep.,** Hyos., **Ign.,** *Ip.*, **Kali-c.**, *Kali-n.*, Kreos., Lach., Laur., *Led.*, *Lyc.*, *Mag-c.*, Mag-m., **Merc.,** Mez., *Nat-c.*, Nat-m., *Nit-ac.*, **NUX-V.,** *Op.*, Petr., *Phos.*, Ph-ac., Plat., *Plb.*, *Puls.*, **Rhus-t.,** Samb., *Sars.*, *Sel.*, Seneg., *Sep.*, *Sil.*, Spong., Stann., Staph., **STRONT-C., Sulph.,** Sul-ac., Teucr., Thuj., *Verat.*, Zinc.

Zusammenkneipen: Cocc., *Ran-s.*

Zusammenkrümmen des Körpers: *Ant-t.*, Cocc., *Coloc.*, Sec.

Zusammenpressen: (S. Drücken)

Zusammenschnüren, (Zusammenziehen) **äußerer** Teile: Acon., Agar., *Alum.*, Am-c., *Am-m.*, **Anac.,** Ang., Ant-c., Arg., Arn., Ars., Asaf., **Asar.,** Aur., Bell., **Bism.,** Borx., Bov., *Bry.*, Calc., Cann-s., Canth., Caps., Carb-an., *Carb-v.*, Caust., Cham., **Chin.,** Cina, **Cocc.,** Coff., Colch., Coloc., Con., Cupr., Dig., Dros., Dulc., Euphr., *Ferr.*, **GRAPH.,** Guaj., Hell., Hep., Hyos., Iod., *Kali-c.*, Kali-n., *Kreos.*, Lach., Laur., Led., **Lyc.,** M-arct., M-aust., Mag-c., Mag-m., Mang., Meny., Merc., Mez., Mosch., Mur-ac., Nat-c., *Nat-m.*, **Nit-ac.,** Nux-m., **NUX-V.,** *Olnd.*, Op., Par., *Petr.*, *Phos.*, **Plat.,** *Plb.*, *Puls.*, Ran-b., Ran-s., Rheum, *Rhod.*, **Rhus-t.,** *Ruta*, *Sabad.*, Sabin., Sars., Sec., Sel., **Sep.,** *Sil.*, *Spig.*, Spong., Squil., **Stann.,** *Staph.*, Stram., **Stront-c.,** *Sulph.*, *Sul-ac.*, Thuj., Verat., Verb., Viol-t., *Zinc.*

— der **Gelenke:** Acon., Am-m., **ANAC., AUR.,** Calc., Carb-an., Chin., *Coloc.*, *Ferr.*, **GRAPH.,** Kreos., Lyc., Meny., **NAT-M., NIT-AC.,** Nux-m., *Nux-v.*, **Petr.,** *Ruta*, *Sil.*, Spig., Squil., Stann., **Stront-c.,** Sulph., *Zinc.*

— **innerer** Teile: **Acon.,** Agar., Agn., **Alum.,** Ambr., *Am-m.*, *Anac.*, Ang., Ant-c., Ant-t., Arg., **Arn.,** *Ars.*, *Asaf.*, **Asar.,** *Aur.*, *Bar-c.*, **BELL.,** *Bism.*, *Borx.*, Bov., Bry., *Calad.*, **Calc.,** *Camph.*,

Cann-s., **Canth.,** *Caps., Carb-an., Carb-v., Caust.,* Cham., *Chel.,* **CHIN.,** Cic., Cina, Clem., **Cocc.,** Coff., Colch., **Coloc., Con.,** Croc., Cupr., **Dig., Dros.,** Dulc., *Euph., Ferr, Graph.,* Guaj., *Hell., Hep, Hyos.,* **IGN.,** *Iod.,* **Ip.,** *Kali-c., Kali-n.,* Kreos., Lach., **Laur.,** Led., *Lyc.,* M-ambo., M-arct., M-aust., *Mag-c., Mag-m., Mang., Meny., Merc.,* Mez., **Mosch.,** Mur-ac., *Nat-c., Nat-m.,* **Nit-ac., Nux-m., NUX-V.,** Olnd., Op., Par., Petr., **Phos., Ph-ac., PLAT., PLB., PULS.,** *Ran-s.,* Rheum, *Rhod., Rhus-t.,* Ruta, *Sabad., Sabin.,* Samb., **Sars.,** Sec., Sel., *Seneg.,* **Sep.,** Sil., *Spig., Spong., Squil., Stann.,* Staph., Stram., Stront-c., **SULPH., Sul-ac.,** *Tarax.,* Teucr., **Thuj.,** *Valer.,* **Verat.,** *Verb.,* Viol-t., Zinc.

Zusammenschrauben: Alum., Ambr., Bov., Nux-m., **Stront-c.,** *Zinc.*

Zusammenschrecken: (S. Zusammenfahren)

Zusammenschrumpfen: Am-m., Arn., *Bism.,* Chin., Cupr., Merc., *Rhod.,* Verat., Zinc.

Zusammenwickeln: (S. Zusammendrehen)

Zusammenziehen: (S. Zusammenschnüren)

Zusammenzucken: Sep. (Vergl. Zuckungen)

Zuschnüren (der Öffnungen): *Alum., Ars.,* Bar-c., **BELL.,** *Calc.,* Carb-v., *Chel.,* Cocc., Colch., Con., Dig., Dulc., Ferr., Graph., Hep., **Hyos.,** *Ign.,* Iod., Ip., Lyc., **M-ambo.,** M-aust., *Mez.,* Nat-m., **Nux-v.,** Phos., *Plat.,* **Plb.,** *Rhod., Sabad.,* Sars., Sep., **Staph.,** *Stram,* Sulph., Tarax., *Thuj.,* **Verat.**

Zwängen: Agar., Alum., *Ambr.,* Anac., *Ang.,* **ARN., Ars.,** Asar., **BELL.,** *Bov.,* Bry., **Calc.,** Cann-s., *Canth.,* **Caps.,** Carb-an., Carb-v., *Caust.,* **Cham.,** Cina, *Clem.,* Cocc., **Colch.,** Coloc., Con., *Croc.,* Dros., Dulc., **Euph.,** *Guaj., Hell.,* Hep., Ign., Iod., *Kali-c., Kali-n.,* Kreos., **Laur.,** Lyc., M-arct., M-aust., Mag-m., *Mang.,* Meny., **Merc., Mez.,** *Mur-ac.,* **Nat-c.,** Nat-m., *Nit-ac., Nux-m.,* **NUX-V.,** Op., Par., Petr., **Phos., Plat., Puls.,** Ran-b., *Ran-s.,* **Rheum,** *Rhod.,* **Rhus-t.,** *Ruta,* **Sabad.,** Sabin., Sars., *Seneg., Sep.,*

Sil., *Spig.*, **Spong.**, *Stann.*, *Staph.*, *Stront-c.*, **Sulph.**, Teucr., Thuj., *Valer.*, *Verat.*, *Verb.*, *Zinc.*

Zwicken: Alum., **AM-M.**, Ant-c., *Aur.*, Bell., **Bov.**, *Canth.*, *Carb-an.*, *Caust.*, **Chel.**, *Cocc.*, Dros., Iod., *Kali-c.*, **LAUR.**, Lyc., M-aust., Mag-c., *Mag-m.*, Merc., **MOSCH.**, Mur-ac., *Phos.*, Ph-ac., **PLB.**, *Rhus-t.*, Sabin., Sars., Seneg., Sil., Staph., *Stront-c.*, *Sul-ac.*, *Valer.*

2. DRÜSEN

Ausdehnungsgefühl: (S. Geschwulstgefühl)

Bohren: Bell., Puls., *Sabad.*

Brennen: ARS., Bell., Cann-s., Carb-v., *Cocc.*, **Hep.**, Laur., Merc., **Phos.**, Rheum, *Sil.* (Vergl. Geschwulst, heiße)

Drücken: Arg., *Ars.*, *Aur.*, **Bell.**, **Calc.**, Carb-v., *Caust.*, Chin., Cina, Cocc., Cycl., *Ign.*, Kali-c., **Lyc.**, *M-arct.*, Mang., Meny., **Merc.**, Par., *Ph-ac.*, Puls., Rheum, Rhus-t., Sabin., **Spong.**, *Stann.*, **Staph.**, *Stram.*, **Sulph.**, Teucr., Verat., *Zinc.*

— von **außen** herein: Aur., **Calc.**, *Cocc.*, Cycl., Rheum, **Staph.**, *Zinc.*

— von **innen** heraus: Arg., Cina, *Ign.*, Lyc., *M-arct.*, Mang., Meny., **Merc.**, *Par.*, Puls., *Rhus-t.*, **Spong.**, Sulph., *Teucr.*

Einfacher Schmerz: (S. Schmerzhaftigkeit)

Eiterung: Bell., *Calc.*, Canth., Coloc., **Dulc.**, **HEP.**, Hyos., Ign., *Kreos.*, *Lach.*, **Lyc.**, **Merc.**, **Nit-ac.**, *Petr.*, Phos., Sars., *Sep.*, **SIL.**, Squil., **Sulph.**

Empfindlichkeit: Arn., **Aur.**, *Bar-c.*, *Bell.*, **Cham.**, Chin., Cocc., **CON.**, Cupr., *Graph.*, Hep., Ign., Kali-c., Laur., **Lyc.**, Mag-c., *Nat-c.*, Nit-ac., Nux-v., *Petr.*, **PHOS.**, Ph-ac., Puls., **Sep.**, Sil., *Spig.*, Squil., *Sul-ac.*, Zinc.

Entzündung: Acon., Arn., *Ars.,* Aur., **Bar-c., BELL.,** *Bry.,* Calc., **Camph.,** *Canth., Carb-an.,* Carb-v., *Cham.,* Con., Dulc., *Hep.,* Kali-c., Lach., Laur., *Lyc.,* M-aust., **MERC.,** *Nit-ac.,* **Nux-v.,** Petr., **PHOS.,** Ph-ac., Plb., **Puls.,** *Rhus-t.,* Samb., Sars., **Sil.,** Spig., Squil., *Staph.,* **Sulph.,** Sul-ac., Thuj., Verat., Zinc.

Fippern: (Zittern, Fibrillieren, feines Zucken) **Ang.,** Bell., *Calc.,* Kali-c., *Mez.,* Nat-c., *Sil.*

Fressen, (Nagen): Bar-c., Cham., *Mez.,* Ph-ac., **Plat.,** *Ran-s.,* **Spong.,** *Staph.*

Geschwüre: Ambr., Ant-c., Arn., **ARS.,** Asaf., *Aur.,* **Bell.,** *Calc.,* **Canth.,** *Carb-an.,* Carb-v., Caust., Clem., *Coloc.,* **Con.,** Cupr., *Dulc.,* **Hep.,** Hyos., Ign., Kali-c., *Kreos.,* **Lach.,** Lyc., *Merc.,* Nit-ac., **PHOS.,** *Ph-ac.,* Rhus-t., Sars., Sep., **SIL.,** Spong., Squil., **Sulph.,** *Sul-ac., Thuj.,* Zinc. (Vergl. III. 4. Geschwüre)

— **krebsartige:** Arn., **ARS., A***ur.,* **Bell.,** Calc., Carb-an., Carb-v., Caust., Clem., **CON.,** *Cupr., Dulc.,* **Hep.,** Kali-c., **Kreos.,** Lyc., *Merc.,* Nit-ac., Phos., Ph-ac., Rhus-t., **Sep., Sil.,** *Squil.,* **SULPH.,** Sul-ac., Zinc.

— — **schwammige: CARB-AN.,** *Clem.,* Kreos., **Lach., Merc.,** *Nit-ac.,* Rhus-t., *Sep.,* **SIL., Sulph., Thuj.**

Geschwürschmerz: Am-c., **Am-m.,** *Aur.,* Bell., *Bry.,* Calc., Canth., *Caust.,* Cham., Chin., *Cic.,* Cocc., *Graph.,* Hep., *Ign., Kali-c., Merc.,* Mur-ac., Nat-c., *Nat-m.,* Nit-ac., Petr., **PHOS., Puls., Rhus-t.,** Ruta, Sil., Staph., Sul-ac., Teucr., *Zinc.*

Geschwulst: *Acon.,* Agn., Alum., *Ambr., Am-c.,* Am-m., Ant-c., Ant-t., Arg., *Arn.,* **Ars.,** Asaf., Aur., **Bar-c., BELL.,** Borx., Bov., **Bry.,** Calad., **Calc.,** Camph., Cann-s., *Canth.,* Caps., **Carb-an.,** *Carb-v.,* Caust., **Cham.,** *Chin.,* Cic., **Clem.,** Cocc., Coloc., **CON.,** Croc., Cupr., Cycl., *Dig.,* **Dulc.,** Euph., *Ferr.,* **Graph.,** Hell., **Hep.,** Hyos., Ign., Iod., **Kali-c**., Lach., Led., **LYC.,** Mag-c., Mag-m., Mang., **MERC.,** Mez., Mur-ac., **Nat-c.,** Nat-m., **NIT-AC., Nux-v.,** Petr., **PHOS.,** *Ph-ac., Plb.,* **Puls.,** Ran-b., Ran-s., Rhod., **RHUS-T.,** Ruta, Sabad., Sabin., Samb., Sars., *Sep.,* **Sil.,**

Spig., **Spong.**, *Squil.*, Stann., *Staph.*, *Stram.*, Stront-c., **SULPH.**, Sul-ac., Teucr., **Thuj.**, Verat., Viol-o., Zinc.

Geschwulst, bläuliche: Arn., Ars., *Aur.*, **Carb-an.**, Carb-v., Con., *Hep.*, **Lach.**, Mang., Merc., *Puls.*, Sil., Sul-ac.

— **entzündliche: Acon.**, Agn., Am-c., *Ant-c.*, **Arn.**, *Ars.*, Asaf., **Bell.**, Borx., **Bry.**, *Calc.*, Caust., **Carb-an.**, *Carb-v.*, Caust., Cocc., Con., **Hep.**, Hyos., **Lyc.**, *Mang.*, **MERC.**, Mez., Mur-ac., *Nat-c.*, *Petr.*, **Phos.**, *Puls.*, **Rhus-t.**, Sars., *Sil.*, *Sulph.*, **Thuj.**

— **harte:** Agn., Ant-c., *Arn.*, Ars., *Asaf.*, **Bry.**, *Caust.*, Chin., **CON.**, *Dig.*, *Graph.*, Lach., *Led.*, *Merc.*, Mez., Nux-v., **Phos.**, **Puls.**, **Rhus-t.**, Sabin., *Samb.*, Spong., Stront-c., **Sulph.**

— **heiße: Acon.**, Am-c., *Ant-c.*, *Arn.*, *Asaf.*, **BELL.**, **BRY.**, **Calc.**, Canth., *Carb-an.*, Carb-v., *Chin.*, *Clem.*, *Cocc.*, Euph., *Hep.*, Kali-c., *Led.*, **MERC.**, Nux-v., Petr., **PHOS.**, *Puls.*, *Rhus-t.*, Sars., Sil., **Sulph.**

— **kalte: Ars.**, Asaf., *Bell.*, **Cocc.**, **CON.**, *Cycl.*, Dulc., Lach., *Rhod.*, Spig.

— **schmerzhafte:** *Acon.*, Ant-c., **Arn.**, *Aur.*, **Bell.**, Calc., Canth., *Carb-an.*, **Chin.**, Clem., **Iod.**, Nit-ac., *Nux-v.*, **Puls.**, *Rhus-t.*, **Sil.**, *Spig.*, Stann., Staph.

— **schmerzlose:** Calc., **Con.**, *Dulc.*, **Ign.**, *Nit-ac.*, **Ph-ac.**, *Plb.*, **Sep.**, Sil., Staph., *Sulph.*

— wie knotige **Stränge:** Calc., **Dulc.**, *Hep.*, **Iod.**, Lyc., *Rhus-t.*

Geschwulstgefühl: Ant-c., *Aur.*, **Bell.**, *Bry.*, Carb-v., Chin., Con., Dulc., *Hep.*, *Ign.*, *Kali-n.*, Lach., M-ambo., M-aust., *Merc.*, Nit-ac., Nux-m., Nux-v., **PULS.**, **Rhus-t.**, *Sabin.*, Spig., **Spong.**, *Staph.*, *Zinc.*

Härte: (S. Verhärtung)

Hitze: (S. Brennen und Geschwulst)

Jucken: *Am-c., Anac., Ant-c.,* Canth., Carb-an., Carb-v., **Caust.,** Cocc., **CON.,** *Kali-c.,* Mag-c., *Merc.,* **Phos.,** Ran-s., Rheum, Rhus-t., *Sabin.,* Sep., **Sil., Spong.**

Kitzeln: Kali-c., Plat.

Klemmen: Anac., **Ang.,** *Bell.,* **Calc.,** *Carb-v.,* Caust., *Chin.,* Iod., Kali-c., Lyc., M-aust., Nat-c., Ph-ac., **Plat.,** *Sabad.,* Sep., Sil.

Klopfen: Am-m., Arn., *Asaf.,* Bell., Bov., Bry., **Calc.,** *Caust., Cham.,* Clem., **Kali-c**., *Lyc.,* M-ambo., **MERC.,** Nat-c., *Nit-ac.,* **Phos.,** Rhod., **Sabad.,** *Sep.,* **Sil., Sulph.,** Thuj.

Kneipen: *Bry.,* **Calc.,** M-arct., *Meny.,* Mur-ac., **Rhod.,** Rhus-t., *Sabad., Stann.,* Sulph., *Verat.*

Knoten: (S. Geschwulst und Verhärtung)

Kriebeln (Kribbeln): *Acon.,* **Arn.,** *Canth.,* Cann-s., **CON.,** M-aust., *Merc.,* Nat-c., *Ph-ac.,* **Plat.,** Puls., *Rhod.,* **Rhus-t.,** *Sabin.,* **Sep., Spong.,** Sulph., Zinc.

Wie **Laufen** darin: Bell., Calc., *Laur.,* Sep., **Spong.,** Sulph.

Lebendigkeitsgefühl: *Ign.,* Merc., Rhod., **Spong.,** Sulph.

Gefühl wie **Luftdurchfahren:** Spong.

Quetschungsschmerz: *Arg.,* **Arn.,** *Ars.,* **Carb-an.,** Caust., **Cic., CON.,** *Cupr.,* Iod., Kali-c., M-arct., Phos., *Plat.,* Puls., Rhod., *Rhus-t.,* **Ruta, Sep.,** Staph., Sulph., *Sul-ac.*

Reißen (Ziehen): Agn., *Ambr.,* Am-c., **Arn.,** Bar-c., **Bell.,** Bov., **Bry.,** *Calc.,* Cann-s., Caps., *Carb-an., Carb-v., Caust., Cham.,* **CHIN.,** Cocc., Con., Cycl., *Dulc., Ferr., Graph., Ign.,* **Kali-c.,** Kreos., **Lyc.,** *Merc.,* Mez., *Nat-c.,* Nit-ac., *Nux-v.,* Phos., *Puls., Rhod., Rhus-t.,* Sel., *Seneg., Sep.,* **Sil., Sulph.,** Thuj., *Zinc.*

Röte: (S. Geschwulst, heiße)

— **bläuliche:** (S. Geschwulst, bläuliche)

Schlaffheit (Verwelken): Ars., **Cham.,** *Chin.,* **CON., IOD.,** Kali-c., **Nit-ac.,** *Nux-m.,* Ph-ac., **Sec.,** *Sil.,* Verat.

Schmerzhaftigkeit überhaupt: *Acon.,* **Alum.,** Ambr., **Am-c.,** *Ant-c.,* Ant-t., **ARN.,** *Ars.,* **Aur.,** Bar-c., **BELL.,** *Bry., Calc.,* **Cann-s.,** Canth., **Carb-an,** *Carb-v.,* **Caust.,** Cham., *Chin., Cic.,* Clem., **Coloc.,** Con., Dulc., *Graph.,* Hell., Hep., Ign., **Iod.,** *Kali-c.,* **LYC.,** M-ambo., Mag-c., **MERC.,** *Nat-m.,* Nit-ac., *Nux-v., Petr.,* **PHOS.,** Ph-ac., **Puls.,** Rheum, *Rhus-t.,* Sel., Sep., *Sil.,* **Spig.,** *Spong.,* Squil., Stann., *Staph.,* Stram., **Sulph.,** *Sul-ac.,* Thuj., *Verat.*

Schneiden: *Arg.,* **Bell.,** *Calc.,* Con., Graph., Ign., **Lyc.,** *Nat-c.,* Ph-ac., **Sep.,** *Sil.,* Staph., Sulph.

Schründen: (S. Wundheitsschmerz)

Schweregefühl: Bell., Chin., *Cupr.,* M-arct., *Merc.,* Nux-v., **Phos.,** Puls., *Rhus-t.,* Sil., Stann., Staph., *Sulph.*

Spannen: Alum., Ambr., Ang., Arg., *Arn.,* Aur., **Bar-c.,** *Bell., Bov.,* **Bry.,** Calc., *Carb-an.,* **Caust.,** *Clem.,* Coloc., **Con.,** Dulc., *Graph., Kali-c.,* Lyc., M-ambo., M-arct., Merc., Mur-ac., Nux-v., **PHOS., Puls., Rhus-t.,** Sabad., Sabin., *Sep.,* Sil., **Spong.,** Staph., *Stront-c.,* **Sulph.,** Thuj.

Stechen: Acon., Agn., *Alum.,* **Am-m.,** Ang., Arg., *Arn.,* **Asaf.,** Bar-c., **BELL.,** Borx., **Bry., Calc.,** *Carb-an.,* Caust., *Chin.,* **Cocc., Con.,** Cupr., Cycl., Euph., *Graph.,* Hell., *Hep.,* **Ign.,** Iod., *Kali-c., Kreos.,* Lach., Lyc., M-ambo., *M-arct.,* **MERC.,** Mez., *Mur-ac., Nat-c.,* **Nat-m.,** *Nit-ac., Nux-v.,* **Phos.,** Ph-ac., Plb., **PULS., Ran-s.,** Rheum, *Rhus-t.,* Sabad., **Sep.,** *Sil.,* Spig., **Spong.,** Stann., *Staph.,* **Sulph.,** Sul-ac., *Thuj.,* Verat., Zinc.

In knotigen **Strängen:** (S. Geschwulst)

Stumpfer Schmerz: *Asar.,* Carb-v., *Hyos.,* Mur-ac.

Taubheitsgefühl: Anac., Asaf., Bell., Cocc., *Con., Lyc.,* **Plat.,** Puls., Rhus-t., *Sep.,* Sil., Spong.

Verhärtung, (Knoten): *Agn., Ambr., Am-c.,* Ant-c., *Arn.,* Ars., Aur., *Bar-c.,* **BELL.,** Bov., **Bry.,** *Calc.,* Camph., Cann-s., Canth., Caps., **Carb-an., Carb-v.,** Caust., *Cham.,* **Chin., CLEM.,** Cocc., Coloc., **CON.,** Cupr., Cycl., *Dig., Dulc., Ferr.,* **Graph.,** Hep., Hyos., Ign., Iod., *Kali-c.,* **Lyc., Mag-m.,** Mang., *Merc., Nat-c., Nit-ac.,* Nux-v., Petr., *Phos., Plb.,* **Puls.,** Rhod., *Rhus-t.,* Sep., *Sil., Spig., Spong., Squil., Staph., Sulph.,* Thuj., Verat.

Verwelken: (S. Schlaffheit)

Wühlen: Acon., Am-m., *Arn.,* Asaf., *Bell.,* Bov., Bry., *Calc.,* **Dulc.,** Kali-c., Nat-c., *Phos.,* Plat., **Rhod.,** *Rhus-t.,* Ruta, Sep., *Spig.,* Stann.

Würgender Schmerz: Am-c., *Chin.,* Ign., Nux-v., **Puls.,** *Spong.*

Wundheitsschmerz, (Schründen): Alum., Ant-c., Arn., Bry., Calc., Caust., Cic., Clem., **Con.,** *Graph., Hep.,* **Ign.,** Kali-c., Merc., Mez., Nat-m., *Nux-v.,* Phos., *Plat.,* Puls., Rhus-t., **Sep.,** Staph., Sulph., Sul-ac., *Teucr.,* **Zinc.**

Ziehen: (S. Reißen)

Zuckender Schmerz: Arn., *Asaf.,* Aur., *Bell.,* Bry., **Calc.,** *Caps., Caust.,* Chin., **Clem.,** Graph., Lyc., *Meny.,* Merc., Nat-c., **Nat-m.,** Nit-ac., *Nux-v.,* Petr., **Puls.,** *Rhus-t.,* Sep., Sil., *Sulph.*

Zusammenziehen: Acon., Alum., Arn., *Bell., Borx., Chin.,* Cocc., Con., **Ign., Iod.,** Lyc., *Mang., Nit-ac.,* **Nux-v.,** Phos., *Plb., Puls., Rhus-t.,* Sep., *Sulph.,* Sul-ac.

3. KNOCHEN

Auflockerung: ASAF., Aur., Bell., **Calc.,** Dulc., Ferr., *Guaj.*, Hep., **LYC., MERC., Mez.,** *Nit-ac.*, Petr., **Phos., Ph-ac.,** *Puls.*, Rhod., Rhus-t., *Ruta*, Sabin., **Staph.,** *Sep.*, **Sil., Sulph.**

Auftreibung: (S. Geschwulst)

Wie ein **Band** darum: *Aur.*, Chin., **Con.,** *Graph.*, Kreos., *Lyc.*, *Merc.*, *Nat-m.*, **NIT-AC.,** Petr., *Phos.*, **PULS.,** Sabad., *Sil.*, **SULPH.** (Vergl. Zusammenschnüren)

Bohren: Ang., *Asaf.*, *Aur.*, **Bell., Calc.,** *Dulc.*, *Hell.*, *Hep.*, Lach., *Lyc.*, Mang., **Merc.,** *Mez.*, *Nat-c.*, *Nat-m.*, Phos., Ph-ac., **Puls.,** *Rhod.*, Rhus-t., Sabad., Sabin., **Sep., Sil., Spig.,** Staph., *Sulph.*, *Thuj.*

Brandigwerden: ARS., *Asaf.*, Bell., Con., Euph., Kreos., *Merc.*, **Phos.,** Ph-ac., *Plb.*, **Sabin.,** *Sec.*, *Sil.*, Sulph., *Thuj.*

Brennen: Ars., **Asaf.,** Bry., *Carb-v.*, Caust., *Euph.*, *Lyc.*, *Merc.*, Nat-c., Nit-ac., Par., *Phos.*, **Ph-ac.,** Puls., **Rhus-t., Ruta,** Sabin., Sep., Sil., Staph., **Sulph.,** Thuj.

Drücken (einfaches): *Anac.*, Ang., **Arg.,** Ars., Asaf., *Aur.*, **Bell., Bism.,** *Bry.*, Canth., Cham., Cocc., *Colch.*, *Coloc.*, Con., **Cupr., Cycl.,** Dros., Graph., **Guaj.,** Hell., *Hep.*, *Ign.*, **Kali-c.,** Kali-n., M-arct., M-aust., *Merc.*, *Mez.*, *Nux-m.*, **Olnd.,** Phos., *Plat.*, *Puls.*, Rhod., **Rhus-t., Sabin.,** Sil., Spong., Stann., **Staph.,** *Thuj.*, Valer., *Verat.*, Viol-t., Zinc.

— **reißendes:** Arg., Bell., Cham., Coloc., Thuj.

— **stechendes:** Mez., Staph.

Eiterung (Knochen-Fraß, Geschwürigkeit): Ang., **Ars., ASAF.,** *Aur.*, Bell., Bry., **Calc.,** Caps., *Chin.*, Clem., *Con.*, Cupr., Dulc., *Euph.*, *Graph.*, Guaj., **Hep.,** Iod., *Kreos.*, Lach., **LYC., MERC., Mez.,** Nat-m., **Nit-ac.,** Op., Petr., *Phos.*, **Ph-ac.,** *Puls.*,

Rhus-t., *Ruta,* Sabin., *Sec.,* **Sep., SIL., **Spong., **Staph., Sulph.,** Thuj.

Eiterung der **Knochenhaut:** *Ant-c.,* **ASAF.,** *Aur.,* Bell., **Chin.,** Cycl., Hell., **Merc.,** Mez., **PH-AC.,** *Puls.,* Rhod., Rhus-t, *Ruta, Sabin.,* **Sil.,** *Staph.*

Empfindlichkeit: Aur., *Bell., Calc.,* Carb-an., *Chin.,* Lach., *Lyc.,* Nat-c., **Puls.,** Rhus-t., **Sil.,** *Sulph.*

— der **Knochenhaut:** Ant-c., Aur., *Bell.,* **Chin.,** Ign., M-ambo., *M-arct.,* M-aust., *Merc.,* **Ph-ac., Puls.,** Rhus-t., *Ruta, Sil.,* Spig., Staph.

Entzündung: Acon., Ang., *Ars.,* **Asaf.,** Aur., **Bell.,** *Bry.,* **Calc.,** Chin., *Clem.,* Coloc., *Con.,* Cupr., Dig., Euph., *Hep.,* Iod, Kreos., Lach., **Lyc.,** Mag-m., *Mang.,* **MERC.,** *Mez.,* Nat-c., **Nit-ac., Phos.,** Ph-ac., Plb., **PULS.,** *Rhus-t., Sep.,* **SIL.,** Spig., **STAPH., Sulph.,** Thuj., Verat.

— der **Knochenhaut:** Ant-c., **Asaf.,** Aur., *Bell., Chin.,* Led., **Merc., Ph-ac.,** *Puls.,* Rhus-t., **Sil.,** *Staph.*

Erhärten, langsames, der **Knochenbrüche:** *Asaf.,* **Calc.,** Ferr., *Lyc.,* Merc., Mez., *Nit-ac.,* Phos., Ph-ac., Puls., *Ruta,* Sep., **Sil.,** Staph., *Sulph.*

Erweichung: Am-c., **ASAF., Bell., CALC.,** Cic., *Ferr.,* **Hep.,** Iod., Ip., **Lyc., MERC.,** *Mez.,* **Nit-ac.,** Petr., **Phos.,** *Ph-ac.,* Plb., **Puls.,** Rhod., *Ruta,* **Sep., SIL.,** *Staph.,* **Sulph.**

Fraß: (S. Eiterung)

Fressen, (Nagen): Am-m., *Arg., Bell.,* Canth., **Dros.,** Graph., *Lyc.,* **Mang.,** *Phos.,* Puls., **Ruta,** *Samb.,* **Staph.,** Stront-c.

Geschwürigkeit: (S. Eiterung)

Geschwürschmerz: Am-c., *Am-m.,* **Bry.,** Caust., Cic., Graph., Ign., Mang., Nat-m., **Puls.,** *Rhus-t.*

Geschwulst: Am-c., **ASAF.,** *Aur.,* Bell., *Bry.,* **CALC.,** Carb-an., *Clem., Coloc.,* Con., Dig., *Dulc.,* Euph., Ferr., *Guaj., Hep.,* Iod., *Kreos., Lach.,* **Lyc.,** Mang., **Merc., Mez.,** Nat-c., Nat-m., **Nit-ac.,** Petr., **Phos., PH-AC.,** Plb., **PULS.,** Rhod., *Rhus-t.,* **Ruta,** *Sabin., Sep.,* **SIL.,** Spig., **STAPH., SULPH.,** Thuj., Verat.

— der **Knochenhaut:** *Ant-c.,* **ASAF., Aur.,** Bell., Bry., *Chin.,* Mang., **Merc.,** Mez., **PH-AC.,** *Puls.,* Rhod., Rhus-t., Ruta, Sabin., **Sil.,** *Staph.*

Geschwulstgefühl: *Ant-c.,* Bell., Guaj., **Puls.,** *Rhus-t., Spig.*

Jucken: Cycl., Kali-n., *Phos.,* Verat.

Kältegefühl: Ars., **Calc.,** *Lyc., Sep.,* Sulph., *Zinc.*

Klemmen: *Ang.,* Bell., Calc., *Ign.,* Mez., *Petr.,* **Ph-ac.,** *Plat.*

Klopfen: Asaf., Calc., Carb-v., *Lyc.,* **Merc.,** Nit-ac., Phos., Rhod., Ruta, *Sabad.,* Sep., *Sil.,* **Sulph.,** Thuj.

Kriebeln (Kribbeln): Acon., Arn., *Cham.,* Colch., Merc., Nat-c., Nat-m., Nux-v., Ph-ac., Plat., **Plb.,** Puls., Rhod., **Rhus-t.,** Sabad., *Sec.,* **Sep.,** Spig., *Sulph.,* Zinc.

Krümmung: Am-c., **ASAF., Bell., CALC.,** Cic., *Ferr.,* **Hep.,** Iod., Ip., **Lyc., MERC.,** *Mez.,* **Nit-ac.,** Petr., **Phos.,** *Ph-ac.,* Plb., **Puls.,** Rhod., *Ruta,* **Sep., SIL.,** *Staph.,* **Sulph.**

Lähmiger Schmerz: Aur., Bell., Chin., **Cocc.,** *Cycl.,* Led., *Mez.,* Nat-m., *Nux-v.,* Petr., *Puls.,* Rhus-t., *Sabin.,* **Sil.,** *Staph.,* Verat., Zinc.

Losgeschlagenheit des Fleisches von den Knochen: **Bry.,** Canth., *Dros.,* **Ign.,** *Kreos., Led., Mosch., Nit-ac., Nux-v.,* **RHUS-T.,** Staph., **Sulph., Thuj.**

Mark, im, Gefühl wie gerinnen: Ang.

Marklosigkeit, Gefühl von: **Lyc.**

Nagen: (S. Fressen)

Reißen, (Ziehen): Acon, **Agar.,** Alum., **Am-m.,** Anac., *Ang.,* **Arg.,** *Arn.,* Ars., *Asaf.,* **Aur., Bar-c., Bell.,** *Bism.,* Borx., Bov., *Bry.,* Cann-s., *Canth.,* **Carb-v., Caust.,** *Cham.,* Chel., **CHIN.,** *Cina,* **Cocc.,** Coloc., Con., **Cupr., Cycl.,** Dig., **Dros.,** Dulc., Graph., Hell., *Hep.,* Ign., Iod., **KALI-C.,** **Kali-n.,** *Lach.,* Laur., **Lyc., Mag-c.,** Mag-m., *Mang.,* **MERC.,** *Nat-c.,* Nat-m., *Nit-ac., Nux-v.,* **Phos., Ph-ac.,** *Plb., Puls.,* **RHOD.,** Rhus-t., **Ruta, Sabin.,** Samb., Sars., *Sep.,* **Spig.,** *Spong.,* Stann., **Staph., Stront-c.,** Sulph., Sul-ac., **Teucr.,** *Thuj.,* Valer., *Verat.,* Verb., **Zinc.**

— **brennendes:** Sabin.

— **drückendes: ARG.,** Arn., *Asaf., Bism., Bry.,* Coloc., **CYCL.,** Staph., Teucr.

— **klammartiges:** *Aur.,* Olnd.

— **lähmiges:** Bell., Chel., *Chin.,* **Cocc.,** *Dig.*

— **stechendes:** Bell., Mur-ac., Sabin.

— **zuckendes:** Agn., **CHIN.,** *Cupr.,* Mang.

— in der **Knochenhaut:** Bry., **M-arct.,** *Ph-ac.,* **Rhod.**

Rucke: Phos., Rhod.

Schaben auf der **Knochenhaut: Asaf., CHIN.,** Coloc., *Ph-ac., Puls.,* **RHUS-T., Sabad.,** Spig.

— in der **Knochenröhre: Sabad.**

Schneiden in den **Knochenröhren:** Sabad.

Schmerzhaftigkeit im Allgemeinen: Acon., Agar., Agn., Am-c., *Am-m.,* Anac., *Ang.,* **Arg.,** Arn., *Ars.,* **ASAF., Aur.,** Bar-c., *Bell.,* Bism., *Bry.,* **Calc.,** Cann-s., *Canth.,* Caps., Carb-an., *Carb-v.,* Caust., Cham., Chel., **Chin.,** Cic., Clem., **Cocc.,** *Colch.,*

Coloc., **Con., Cupr.,** *Cycl.*, Dig., *Dros.*, Dulc., *Euph.*, Ferr., *Graph.*, *Guaj.*, *Hell.*, **Hep.,** Ign., Iod., Ip., *Kali-c.*, Kreos., *Lach.*, Led., **Lyc.,** M-arct., Mag-c., Mag-m., *Mang.*, **Merc., Mez.,** Nat-c., *Nat-m.*, **Nit-ac.,** Olnd., Op., Petr., **Phos., PH-AC.,** Plb., **PULS.,** Ran-s., **Rhod., Rhus-t., RUTA,** *Sabad.*, **Sabin.,** Samb., *Sars.*, Sec., **Sep., Sil.,** *Spig.*, Spong., **Staph.,** *Stront-c.*, **Sulph.,** Teucr., Thuj., *Valer.*, *Verat.*, *Viol-t.*, *Zinc.*

Schmerzhaftigkeit der **Knochenhaut:** *Ant-c.*, **ASAF.,** *Aur.*, Bell., Bry., Camph., **Chin.,** Colch., Coloc., **Cycl.,** Hell., *Ign.*, *Led.*, M-ambo., **M-arct.,** M-aust., *Mang.*, **Merc., Mez., PH-AC.,** *Puls.*, **Rhod.,** *Rhus-t.*, **Ruta,** Sabad., *Sabin.*, **Sil.,** Spig., *Staph.*

Spannen: Ruta, Zinc.

Stechen: Acon., Agar., *Agn.*, Am-c., Anac., Ant-c., Arg., *Ars.*, Asaf., Aur., **BELL., CALC.,** Canth., Carb-v., **CAUST.,** Chel., **Chin.,** Cocc., Colch., **CON., Dros.,** *Dulc.*, Euph., *Graph.*, **HELL.,** Iod., Kali-c., **Lach.,** *Lyc.*, M-arct., *Mag-c.*, *Mang.*, **MERC.,** Mez., *Nit-ac.*, Nux-v., Par., *Petr.*, *Phos.*, *Ph-ac.*, **PULS., Ran-s., Ruta,** *Sabin.*, Samb., **SARS., SEP.,** Sil., Spig., *Staph.*, Stront-c., Sulph., *Valer.*, Verb., Viol-t., Zinc.

— **brennendes:** Arg., Euph., Zinc.

— **drückendes:** Anac., Ruta.

— **reißendes** (ziehendes): Acon., **Ars.,** Chel., Merc., Phos., Thuj.

Weichwerden: (S. Erweichung)

Wühlen: *Asaf.*, Calc., **Carb-an., Cocc.,** Dulc., **Mang.,** Rhod., *Ruta*, Sep., Spig., *Thuj.*

Wundheitsschmerz: *Hep.*, Ign., Merc., **Ph-ac.,** Sep.

Zerbrochenheitsschmerz: *Cupr.*, Hep., Puls., **Ruta,** *Sep.*, Verat.

Zerschlagenheitsschmerz: *Agar., Am-m.,* Ang., Asaf., Aur., Bar-c., Bov., Calc., Cann-s., Chin., **COCC.,** Graph., **HEP., Ign., Ip., Led.,** M-aust., Mag-c., Nat-m., Nux-v., Par, Petr., *Phos.,* **Puls., RUTA,** Sabad., Sep., Valer., **Verat.,** Zinc.

Ziehen: (S. Reißen)

Zuckender Schmerz: **ASAF.,** Aur., Bell., **Calc.,** *Caust.,* **Chin.,** Clem., Colch., *Lyc.,* Merc., **Nat-m.,** Nux-v., Petr., Phos., **Puls.,** Rhod., *Rhus-t.,* Sep., Sil., *Valer.*

Zusammenschnüren, (Zusammenziehen): Am-m., Anac., *Aur., Chin.,* Cocc., **Con., Graph.,** Kreos., *Lyc., Merc., Nat-m.,* **NIT-AC.,** *Nux-v.,* Petr., *Phos.,* **PULS.,** Rhod., **Rhus-t., Ruta,** Sabad., *Sep., Sil.,* Stront-c., **SULPH.,** Zinc.

4. HAUT UND ÄUSSERES

Ablösung verhärteter Hautstücke: Am-c., Ant-c., Borx., *Graph.,* Ran-b., **Sep.,** *Sil.,* Sulph.

Abschälungsgefühl: Agar., Alum., *Am-c.,* **Bar-c.,** Calc., **Lach.,** *Merc.,* **Phos., Ph-ac.,** *Sep., Sulph.*

Abschuppung der Haut: **Acon.,** Agar., **AM-C., Am-m.,** Ant-t., Ars., **Aur.,** Bar-c., **BELL., Bov.,** Calc., *Canth.,* Caps., Carb-an., *Caust.,* Cham., *Clem.,* **Coloc.,** *Con., Dig.,* **Dulc.,** Euph., Ferr., Graph., **Hell.,** *Iod.,* Kali-c., **Laur., Mag-c,** *Merc.,* **MEZ.,** Mosch., Nat-c., Nat-m., **Olnd.,** *Op.,* Par., **Phos., Ph-ac.,** Plat., Plb., **Puls.,** Ran-s., *Rhus-t., Sabad.,* **Sec.,** Sel., *Sep., Sil.,* Spig., **Staph.,** *Sulph.,* Sul-ac., Tarax., **Verat.**

Adern-Auftreibung: Acon., *Alum.,* **Am-c., Arn.,** *Ars.,* **Bar-c., BELL.,** Bry., *Calc.,* Camph., *Chel.,* **CHIN.,** *Cic., Coloc., Con.,* **Croc.,** *Cycl.,* **FERR., Graph., HYOS.,** *Lach., Lyc., M-arct.,* M-aust., *Meny.,* Mosch., *Nat-m., Nux-v.,* Olnd., Op., **Phos., PH-AC., Puls.,** Rhod., Rhus-t., *Sars., Sep.,* Sil., *Spig., Spong., Staph.,* Stront-c., **Sulph., THUJ.,** Zinc.

Adern-Kröpfe, (Wehadern, Krampfadern): **Ambr., Ant-t., ARN., Ars.,** *Calc.,* **Carb-v., Caust.,** Coloc., **Ferr., Graph., Kreos., Lach., Lyc., M-aust.,** Mag-c., **Nat-m., NUX-V., PULS.,** *Sil.,* **Spig., Sulph.,** *Sul-ac., Thuj.,* **Zinc.**

— — **entzündete: Arn., ARS.,** *Calc., Kreos.,* **LYC.,** Nux-v., **PULS., Sil., Spig., Sulph.,** Thuj., *Zinc.*

— — **schwärende:** Ant-t., **Ars.,** Kreos., **Lach., LYC., Puls., Sil.,** *Sulph.*

— **-Netze:** (rot-marmorierte Flecke): *Carb-v.,* **Caust.,** Lyc., *Plat.,* **Thuj.**

Ameisen-Laufen, (Insekten-Laufen, Kriechen in der Haut): Agn., Alum., Am-c., Arg., *Aur.,* **Bar-c.,** *Borx.,* Bov., Calc., *Cann-s.,* Caps., *Carb-v.,* Caust., *Laur.,* Led., **Lyc.,** M-aust., Mag-c., *Mag-m.,* Mang., *Mur-ac., Nat-c.,* Nit-ac., Nux-v., **Olnd.,** *Phos.,* **Ph-ac., Plat.,** Ran-b., Ran-s., **RHOD.,** *Rhus-t.,* **Sabad., SEC.,** *Sil.,* Spig., *Spong.,* **Staph.,** *Sulph., Zinc.*

Aufliegen: (S. Wundwerden)

Aufspringen der Haut, (Hautrisse, Schrunden): **Alum.,** *Ant-c.,* **Arn., Aur.,** Bar-c., Bry., **CALC.,** Carb-an., Carb-v., **Cham., Cycl.,** *Graph.,* **Hep.,** *Kali-c.,* **Kreos., Lach., Lyc.,** *Mag-c.,* **Mang.,** *Merc., Nat-c.,* **Nat-m., Nit-ac., Petr.,** Phos., **PULS., Rhus-t.,** Ruta, **Sars., SEP.,** *Sil.,* **SULPH.,** Teucr., *Viol-t.,* **Zinc.**

— **tief, blutig: Merc.,** *Petr.,* Puls., **Sars.,** *Sulph.*

— nach **Waschen: Ant-c.,** *Bry.,* **CALC.,** *Cham.,* Kali-c., Lyc., Nit-ac., **Puls.,** *Rhus-t., Sars.,* **SEP., SULPH.,** Zinc.

Aufgedunsenheit: Acon., *Am-c.,* **Am-m., ANT-C.,** *Arn.,* **Ars., Asaf.,** Aur., *Bar-c.,* **Bell., Bry., CALC., CAPS.,** Cham., Chin., Cina, *Cocc.,* Colch., *Coloc.,* Con., **CUPR.,** Dig., Dros., *Dulc.,* **FERR.,** *Graph., Guaj.,* Hell., *Hyos., Ip., Kali-c.,* Kreos., Lach., Laur., *Led., Lyc.,* Mag-c., *Merc.,* Mez., *Mosch.,* Nat-c., Nit-ac., Nux-m., Nux-v., **Olnd.,** Op., Phos., Plb., **Puls.,** Rheum, **Rhus-t.,** Samb.,

Sars., **Seneg.,** Sep., *Sil.,* **Spig.,** *Spong.,* Staph., *Stram.,* Sulph., Teucr.

Ausdünstungsmangel, (Dürre der Haut, Schweißmangel, Trockenheit der Haut): **Acon.,** Alum., *Ambr.,* **Am-c.,** Ant-c., Ant-t., Arg., **Arn., Ars.,** Asaf., *Bar-c.,* **BELL., Bism.,** Borx., **BRY., CALC.,** *Camph.,* **Cann-s.,** Canth., Carb-an., Carb-v., *Caust.,* **CHAM., CHIN.,** Clem., *Cocc.,* **Coff., COLCH.,** *Coloc.,* Con., **DULC.,** *Ferr.,* **Graph.,** Hell., *Hep.,* **Hyos.,** Ign., **Iod., Ip., KALI-C.,** Kali-n., Kreos., *Lach.,* Laur., **LED., LYC.,** M-ambo., M-aust., **Mag-c.,** Mang., **Merc.,** *Mez., Mur-ac.,* **Nat-c.,** Nat-m., **Nit-ac., NUX-M.,** *Nux-v.,* **Olnd., Op.,** Par., **PHOS., Ph-ac., Plat.,** *Plb.,* **Puls.,** Ran-b., Ran-s., Rhod., **Rhus-t.,** *Ruta,* **Sabad.,** *Samb.,* **SEC., SENEG.,** *Sep.,* **SIL.,** Spig., **Spong., Squil., Staph.,** Stram., *Stront-c.,* **SULPH.,** Sul-ac., **TEUCR.,** Valer., *Verat.,* **VERB., Viol-o.,** *Viol-t.*

— mit **Hitze,** (trockenes Brennen der Haut): **ACON.,** Alum., Ambr., Am-m., *Anac.,* Ant-c., Ant-t., Arg., **Arn., ARS.,** *Bar-c.,* **Bell.,** *Bism.,* **BRY., Calc.,** *Camph., Cann-s.,* Canth., Caps., *Carb-v., Caust., Cham.,* Chel., *Chin.,* Clem., **Cocc., Coff.,** *Colch.,* Coloc., Con., Croc., *Cupr.,* Cycl., **Dulc.,** Ferr., *Graph.,* **Hell.,** *Hep.,* Hyos., *Ign., Ip.,* **Kali-c.,** Kali-n., *Kreos.,* **LACH.,** Laur., **Led., LYC.,** M-ambo., M-arct., M-austr., Mang., **Merc.,** Mosch., Mur-ac., *Nat-c.,* Nat-m., Nit-ac., *Nux-m.,* **NUX-V., Op.,** Par., **PHOS., Ph-ac., PULS.,** Ran-b., Rheum, *Rhod.,* **Rhus-t.,** *Ruta, Sabad.,* Sabin., **Samb., Sec.,** Sel., **Sep., Sil.,** *Spig., Spong.,* **Squil., Stann., Staph.,** Stram., *Stront-c.,* **Sulph.,** Sul-ac., Tarax., *Thuj.,* Valer., Verat., Viol-t., *Zinc.*

Ausschlag im **Allgemeinen: Acon.,** *Agar.,* Agn., Alum., Ambr., **Am-c.,** *Am-m.,* Anac., Ang., **Ant-c.,** Ant-t., Arg., *Arn.,* **ARS.,** Asaf., Asar., *Aur.,* **Bar-c.,** *Bell.,* Bism., *Borx.,* Bov., **Bry.,** Calad., **CALC.,** Camph., Cann-s., *Canth.,* Caps., **Carb-an., Carb-v., CAUST.,** *Cham.,* Chel., Chin., **Cic.,** Cina, **Clem.,** Cocc., *Coff., Colch.,* Coloc., **Con.,** Croc., *Cupr.,* **Cycl.,** Dig., Dros., **Dulc.,** *Euph.,* Euphr., Ferr., **Graph.,** Guaj., **Hell.,** *Hep.,* Hyos., *Ign.,* Iod., **Ip., Kali-c.,** Kali-n., **Kreos.,** *Lach.,* Laur., *Led.,* **LYC.,** M-ambo., M-arct., M-aust., *Mag-c.,* Mag-m., Mang., Meny., **Merc.,** *Mez.,* Mosch., Mur-ac., *Nat-c.,* **Nat-m., Nit-ac.,** Nux-m., *Nux-v.,* **Olnd.,**

Op., Par., **Petr.,** Phos., Ph-ac., Plat., *Plb.,* **Puls.,** Ran-b., Ran-s., Rheum, *Rhod.,* **RHUS-T.,** Ruta, Sabad., Sabin., Samb., **Sars.,** *Sec.,* Sel., Seneg., **SEP., SIL.,** *Spig., Spong., Squil.,* Stann., **Staph.,** Stram., *Stront-c.,* **SULPH.,** *Sul-ac.,* Tarax., Teucr., **Thuj.,** Valer., *Verat., Verb.,* **Viol-t.,** *Zinc.*

Ausschlag, sich **abschälender: Acon., AM-C., Am-m.,** *Ars.,* Aur., **BELL., Clem.,** *Cupr.,* Dulc., *Hell.,* Lach., **Led.,** Mag-c., *Merc.,* **Mez.,** Olnd., **Phos.,** *Ph-ac.,* Puls., Ran-b., *Sec.,* **SEP., Sil., Staph.,** Sulph., Teucr., *Verat.*

— bloß an **bedeckten** Teilen: **Led.,** *Thuj.*

— an **behaarten** Teilen, (außer dem Kopf): Kali-c., Lyc., **Merc., Nat-m.,** *Nit-ac.,* Ph-ac., **RHUS-T.**

— **Beulen:** (S. Ausschlag, nesselartiger und Knoten)

— **beißender:** *Agn.,* Alum., *Am-c.,* **Am-m.,** Ant-c., Arn., Ars., Bell., Borx., Bov., **Bry., Calc.,** Camph., Canth., Caps., *Carb-an.,* Carb- v., **Caust.,** Cham., Chel., *Chin.,* Cocc., **Colch.,** Coloc., Con., Dros., **EUPH.,** Hell., **Ip., Lach., LED., Lyc.,** *M-arct.,* M-aust., Mag-c., *Mang., Merc.,* **Mez.,** Mur-ac., *Nat-c., Nat-m., Nux-v.,* **Olnd.,** Op., *Petr.,* Phos., *Ph-ac., Plat.,* **PULS.,** *Ran-b., Ran-s.,* Rhod., *Sel., Sil.,* Spig., **Spong.,** Stront-c., *Sulph.,* Thuj., Verat., Viol-t.

— **blasenartiger:** Alum., *Am-c.,* **Am-m., Ant-c.,** *Arg.,* **ARS.,** Aur., *Bar-c.,* **Bell.,** Bov., **Bry.,** Calad., Calc., *Cann-s.,* **Canth., Carb-an.,** *Carb-v.,* **Caust.,** *Cham.,* **Chin.,** *Cic.,* **Clem.,** Cocc., Con., *Cycl.,* **Dulc.,** *Euph.,* **Graph., Hell., Hep.,** *Hyos.,* **Kali-c., Kali-n., Kreos., LACH.,** Laur., *M-ambo.,* M-arct., Mag-c., Mang., *Merc.,* Mez., **Nat-c.,** *Nat-m., Nit-ac.,* Olnd., Op., *Petr.,* **PHOS.,** *Ph-ac.,* Plat., *Plb.,* Puls., **RAN-B., Ran-s.,** Rheum, **RHUS-T.,** Ruta, Sabad., **Sabin.,** Sars., **Sec.,** *Sel.,* Seneg., **Sep.,** *Sil.,* Spig., *Spong., Squil.,* Staph., *Stram.,* **Sulph.,** *Sul-ac.,* Tarax., *Thuj.,* Verat., Zinc.

— — **blauer: Ars.,** Bell., Con., **LACH., RAN-B.,** *Rhus-t.*

— — **blutvoller: Ars.,** *Aur.,* Bry., Canth., *Nat- m.,* **Sec.,** *Sulph.*

Ausschlag, blasenartiger, brandiger: Acon., **Ars.,** *Bell.,* **Camph.,** *Carb-v., Lach.,* Mur-ac., **Ran-b., Sabin., Sec.**

— — an **Frostbeulen:** Mag-c., *Nit-ac.,* **Rhus-t.**

— — um **Geschwüre:** *Lach.,* **Rhus-t.**

— — nach **Kratzen:** (S. Jucken)

— — mit **Rotlauf:** Am-c., **Ars.,** *Bar-c.,* **Bell.,** Bry., *Carb-an.,* Chin., Euph., **Graph.,** *Hep.,* **Lach.,** Petr., *Phos.,* Ran-b., **RHUS-T.,** Sabad., **Sep.,** Staph., *Sulph.*

— **Blattern,** (Pocken): *Am-m.,* **Ant-c., ANT-T.,** *Arn., Ars.,* **Bell.,** Bry., Canth., Cham., *Clem., Cocc., Hyos.,* **MERC.,** Nit-ac., **Puls., RHUS-T.,** *Sil.,* Stram., **Sulph.,** *Thuj.*

— — **falsche:** *Acon.,* **Bell., Puls.,** *Rhus-t.*

— — **fressende:** (S. Fressblattern)

— — **schwarze:** Ant-c., **ARS., Bell.,** *Bry.,* Hyos., **Lach.,** *Mur- ac.,* **RHUS-T., Sec.,** *Sep., Sil.,* Spig.

— **Blüten** überhaupt: **Acon.,** Agar., *Alum.,* Ambr., *Am-c., Am-m.,* Anac., **ANT-C., Ant-t.,** *Arg.,* Arn., **Ars.,** Aur., Bar-c., **Bell.,** Bov., **Bry.,** *Calc.,* **Canth.,** *Caps.,* Carb-an., *Carb-v.,* **CAUST., Cham.,** Chel., Chin., *Cina, Clem.,* **Cocc., Con.,** *Cupr.,* Cycl., *Dros.,* **Dulc.,** Euphr., *Graph., Hell., Hep.,* Iod., *Kali-c.,* Kali-n., Led., Lyc., *M-ambo., Mag-c.,* Mag-m., Mang., **Merc.,** *Mez.,* Mosch., *Mur-ac., Nat-c.,* **Nat-m., NIT-AC.,** Nux-v., Par., *Petr.,* **Phos., Ph-ac.,** *Plb.,* **Puls., Rhus-t.,** Sabad., *Sars., Sel.,* Seneg., **SEP.,** *Sil., Spig.,* **Spong., Squil.,** Stann., **Staph.,** *Stront-c.,* **Sulph.,** *Sul-ac.,* Tarax., **Thuj.,** *Valer., Verat.,* Viol-t., **ZINC.**

— **Blut-Beulen:** Arn., **Bry.,** Sec.,

— — **Blasen: Ars.,** *Aur.,* Bry., Canth., *Nat-m.,* **Sec.,** *Sulph.*

Ausschlag, Blut-Flecke, (Petechien): *Arn.*, **ARS.**, *Bell.*, **BRY.**, **Hyos.**, *Lach.*, **Led.**, *Nux-v.*, *Phos.*, **RHUS-T.**, Ruta, **Sec.**, *Sil.*, Stram., *Sul-ac.*

— — **Schwäre** (Furunkel): *Alum.*, *Am-c.*, *Am-m.*, Anac., **Ant-c.**, Ant-t., **ARN.**, *Ars.*, *Aur.*, **BELL.**, *Bry.*, **Calc.**, *Carb-an.*, Carb-v., *Chin.*, Cocc., **Euph.**, Graph., **Hep.**, **Hyos.**, Ign., *Kali-n.*, Kreos., **LACH.**, Laur., **Led.**, **LYC.**, M-ambo., Mag-c., *Mag-m.*, **Merc.**, Mez., **Mur-ac.**, Nat-c., **Nat-m.**, **Nit-ac.**, *Nux-m.*, Nux-v., **Petr.**, **Phos.**, **Ph-ac.**, Puls., *Rhus-t.*, **Sec.**, **Sep.**, *Sil.*, *Spong.*, *Staph.*, Stram., **SULPH.**, *Sul-ac.*, **Thuj.**, *Zinc.*

— — — **große:** Ant-t., **Hep.**, *Hyos.*, **Lyc.**, Nat-c., **Nit-ac.**, Phos.

— — — **kleine:** **ARN.**, M-ambo., *Mag-c.*, Sulph., Zinc.

— — **Schwamm:** (S. unter Auswüchse)

— **Brand-Beulen,** (Brand-Schwäre): Ant-t., **ARS.**, **BELL.**, **CAPS.**, **Hyos.**, Lach., *Rhus-t.*, *Sec.*, **Sil.**

— — **Blasen:** Acon., **Ars.**, *Bell.*, **Camph.**, *Carb-v.*, *Lach.*, Mur-ac., **Ran-b.**, **Sabin.**, **Sec.**

— **brennender:** *Agar.*, Alum., **Ambr.**, **Am-c.**, *Am-m.*, *Anac.*, *Ant-c.*, Ant-t., *Arg.*, **ARS.**, Aur., Bar-c., **Bell.**, *Bov.*, **Bry.**, *Calad.*, Calc., Cann-s., *Canth.*, *Caps.*, **Carb-an.**, **Carb-v.**, **CAUST**, Chin., *Cic.*, *Clem.*, Cocc., Coff., Colch., **Con.**, Dig., *Dulc.*, *Euph.*, Guaj., Hell., **Hep.**, *Ign.*, *Kali-c.*, *Kali-n.*, *Kreos.*, *Lach*, Laur., *Led.*, **Lyc.**, M-ambo., *M-arct.*, M-aust., Mang., **MERC.**, **Mez.**, *Nat-c.*, *Nat-m.*, **Nux-v.**, *Olnd.*, *Par.*, Petr., Phos., *Ph-ac.*, Plat., *Plb.*, **Puls.**, **Ran-b.**, **RHUS-T.**, *Sabad.*, Sars., Seneg., *Sep.*, **Sil**, *Spig.*, Spong., *Squil.*, Stann., **Staph.**, Stram., *Stront-c.*, **Sulph.**, Teucr., *Thuj.*, Verat., Viol-o., **Viol-t.**, Zinc.

— **durchscheinender:** Cina, Merc., *Ran-b.*

— **eitriger:** *Ant-c.*, *Ant-t.*, *Ars.*, Bell., *Cic.*, *Clem.*, Cocc., *Con.*, Cycl., **Dulc.**, Euphr., *Hep.*, Led., **Lyc.**, M-ambo., Mag-c., **MERC.**,

NAT-C., *Nat-m., Petr.,* Plb., Puls., **RHUS-T.,** Samb., *Sars.,* Sec., **SEP.,** *Sil., Spig.,* **Staph.,** *Sulph.,* Tarax., Thuj., Verat., Viol-o., Viol-t., **Zinc.**

Ausschlag, Eiterbeulen: *Ant-c.,* Ant-t., Ars., **Asaf.,** Bry., *Calc.,* Cic., Cocc., Con., **Croc.,** *Dulc.,* **Hep.,** *Kali-c.,* Mag-c., *Merc., Nat-c.,* Nat-m., Petr., **Puls.,** Sec., *Sep.,* **SIL.,** Staph., *Sulph.*

— **Feigwarzen:** (S. unter Auswüchse)

— **feiner:** *Agar.,* Alum., Ars., Bell., **Bry.,** *Carb-v.,* Clem., Cocc., *Con.,* Dulc., **Graph., Hep.,** Iod., **Ip.,** Kreos., *Led., Merc.,* Mez., *Nat-m.,* Nux-v., *Par.,* Phos., *Ph-ac., Puls.,* Rhus-t., Sars., Sulph., Valer., Zinc. (Vergl. die verschiedenen Ausschläge)

— **feuchter,** (nässender): *Alum.,* Ars., Bar-c., *Bell.,* **Bov.,** Bry., *Calc., Carb-an.,* **CARB-V.,** *Caust., Cic.,* **Clem.,** *Con., Dulc.,* **GRAPH.,** *Hell., Hep.,* **Kali-c., Kreos., Lach.,** Led., **LYC.,** *Merc.,* Mez., Nat-c., *Nat-m., Nit-ac., Olnd.,* **Petr.,** Phos., Ph-ac., **RHUS-T.,** *Ruta,* Sabin., **Sel., Sep.,** *Sil., Squil.,* **Staph.,** Sulph., Sul-ac., Tarax., Thuj., *Viol-t.*

— **flacher: Am-c.,** Ang., *Ant-c.,* Ant-t., **Ars., Asaf., BELL.,** *Carb-an.,* Euph., **LACH., Lyc.,** Merc., **Nat-c.,** *Nit-ac., Petr.,* Phos., **Ph-ac.,** *Puls., Ran-b.,* **Sel., Sep., Sil.,** Staph., *Sulph.,* Thuj.

— **Flechten:** (S. besonders **Flechten)**

— **Flecken:** (S. besonders **Flecken)**

— um sich **fressender,** (Fressblattern): Alum., *Am-c.,* **Bar-c., Borx., Calc.,** Carb-v., *Caust.,* **CHAM.,** *Chel.,* **Clem., Con.,** Croc., **GRAPH.,** Hell., **Hep.,** *Kali-c., Lach.,* Lyc., *Mag-c.,* Mang., *Merc., Mur-ac.,* **Nat-c., Nit-ac.,** Nux-v., *Olnd., Par.,* **PETR.,** Phos., Ph-ac., Plb., **Rhus-t., Sep., SIL., Squil., Staph.,** *Sulph.,* Tarax., **VIO-T.**

— **Friesel: ACON.,** Alum., *Am-c., Am-m.,* **Ant-c., Ant-t.,** *Arn.,* **Ars.,** Asaf., **Bell.,** *Bov.,* **BRY., Calad.,** *Calc., Canth.,* **Carb-v., Caust., Cham.,** Chin., *Clem., Coff.,* Cupr., Dig., *Dulc.,* **Euphr.,** *Graph., Hell., Hyos.,* **IP., Lach., Led., MERC., Mez.,** Nat-m.,

Nux-v., Op., *Phos.*, **Ph-ac.**, **Puls.**, Rheum, **Rhus-t.**, Ruta, *Sars.*, Sec., **Sel.**, Sep., *Sil.*, *Spong.*, **Staph.**, *Stram.*, **Sulph.**, Teucr., Valer., **Verat.**, **Viol-t.**, *Zinc.*

Ausschlag, Friesel, Purpur-: ACON., *Bell.*, **Coff.**

— — **Scharlach-: ACON.**, *Am-c.*, Ars., *Bell.*, **BRY.**, Carb-v., Caust., *Coff.*, *Dulc.*, Hyos., **Ip.**, Lach., **Merc.**, Phos., Ph-ac., Rhus-t., *Sulph.*

— — **weißer:** *Agar.*, **ARS.**, *Bov.*, **Bry.**, *Ip.*, *Phos.*, *Sulph.*, **Valer.**

— — **frieselartige** Haut im **Freien: Sars.**

— — — in der **Stube: Calc.**

— **Frostbeulen:** (S. besonders **Frostbeulen)**

— **gelblicher:** Agar., Ars., *Cic.*, Cocc., *Cupr.*, **Euph.**, Hell., *Kreos.*, Led., Lyc., **Merc.**, **Nat-c.**, *Nit-ac.*, Par., *Sep.*, Valer.

— mit **Geschwürschmerz:** *Am-c.*, **Am-m.**, Ant-c., Ars., Bar-c., Caps., *Caust.*, Con., *Graph.*, Laur., *Kali-c.*, **Mang.**, *Merc.*, **Phos.**, **Puls.**, **Rhus-t.**, **Sep.**, **SIL.**, **Staph.**, *Sulph.*, Tarax., *Zinc.*

— mit **Geschwulst:** Acon., Am-c., *Arn.*, Ars., **Bell.**, *Bry.*, *Calc.*, *Canth.*, Carb-v., *Caust.*, Chin., Cic., Con., Euph., *Hep.*, **Kali-c.**, Lyc., Mag-c., **MERC.**, Nat-c., *Nat-m.*, *Nit-ac.*, Petr., *Phos.*, Ph-ac., **Puls**, **RHUS-T.**, Ruta, **Samb.**, *Sars.*, **Sep.**, *Sil.*, **Sulph.**, **Thuj.**

— **griesiger:** Am-c., *Graph.*, **Hep.**, *Nat-m.*, Phos., Zinc.

— **in Gruppen** stehend: **Agar.**, **Calc.**, Ran-b., *Rhus-t.*, Verat.

— **Gürtel**, (Zona): **Ars.**, Bry., Cham., *Graph.*, **MERC.**, Nat-c., *Puls.*, **RHUS-T.**, *Sel.*, **Sil.**, *Sulph.*

— **harter:** *Ant-c.*, *Ran-b.*, Rhus-t., Spig., Valer.

Ausschlag, hirsekornartiger: Agar., Am-c., Ars., Cocc., Kreos., *Led.,* Nux-v., *Par.,* Valer. (Vergl. Friesel)

— **hornartiger: Ant-c., Ran-b.**

— **Hühneraugen:** (S. besonders **Hühneraugen)**

— **Hunderinge:** (S. unter **Flechten)**

— **juckender:** Acon., **Agar.,** Agn., Alum., Ambr., **Am-c.,** *Am-m., Anac.,* **Ant-c., Ant-t.,** Arg., *Arn.,* Ars., Asaf., *Bar-c.,* Bell., *Bov.,* **Bry., Calad.,** Calc., **Canth.,** Caps., Carb-an., *Carb-v.,* **CAUST., Cham.,** Chel., Cic., Cina, **Clem.,** Cocc., *Con.,* Cupr., *Dig.,* Dulc., *Graph.,* Hep., **Ign.,** *Ip.,* **Kali-c.,** *Kali-n,.* **Kreos., Lach.,** *Laur.,* **Led.,** *Lyc., M-ambo.,* M-arct., M-aust., Mag-c., Mag-m., Mang., **Merc., Mez.,** Nat-c., *Nat-m.,* **Nit-ac.,** *Nux-v.,* **Olnd., Par.,** *Petr.,* Phos., Ph-ac., Plb., *Puls.,* **Ran-b.,** Ran-s., **RHUS-T.,** *Sabad.,* Sabin., *Sars.,* **Sel., SEP., Sil.,** *Spig., Spong.,* **Squil.,** Stann., **STAPH.,** Stram., *Stront-c.,* **Sulph.,** Tarax., Teucr., *Thuj.,* Valer., *Verat.,* **Viol-t.,** *Zinc.*

— **Knoten,** (Beulen, Quaddeln): **Agar., Alum.,** Am-c., *Am-m.,* Anac., **Ant-c.,** *Ant-t., Ars.,* Aur., *Bar-c.,* Bell., **Bry., CALC.,** Cann-s., Canth., Caps., *Carb-an., Carb-v.,* **CAUST.,** Chel., Chin., *Cic., Cocc., Con.,* Dig., Dros., **DULC.,** *Graph., Hell.,* **Hep.,** Ign., Iod., Ip., Kali-c., *Kali-n.,* Kreos., **LACH., Led., Lyc.,** M-ambo., M-arct., **Mag-c.,** *Mag-m.,* **Mang.,** *Merc.,* **MEZ.,** *Mur-ac., Nat-c.,* **Nat-m.,** Nit-ac., *Nux-v., Olnd.,* Op., **Petr.,** Phos., Ph-ac., **Puls., RHUS-T., Ruta,** Sabin., **Sec.,** *Sel.,* **Sep., Sil.,** *Spig.,* Spong., Squil., Stann., **Staph.,** Stram., *Sulph.,* Sul-ac., *Tarax., Thuj., Valer.,* **Verat.,** Verb., Viol-t., *Zinc.*

— — **Blut-,** (Blutbeulen): Ars., **Bry.,** Sec.

— — **rosenrote: Nat-c.,** Phos., *Sil.*

— **Krätze:** *Ambr.,* **Ant-c.,** *Ant-t.,* **Ars.,** Bry., Calc., *Canth., Carb-an.,* **CARB-V., CAUST.,** *Clem.,* Coloc., *Con.,* **Cupr., Dulc.,** *Graph., Guaj.,* **Kreos., Lach.,** *Led., Lyc.,* M-ambo., **Mang.,** *Merc.,*

Mez., Nat-c., Petr., **Ph-ac.,** Puls., Sabad., **SEL., SEP.,** *Sil., Squil.,* Staph., **Sulph.,** *Sul-ac.,* Tarax., *Valer.,* **Verat., Zinc.**

Ausschlag, Krätze, blutende: Calc., *Dulc.,* **Merc.,** *Sulph.*

— — **fette:** *Ant-c.,* **Caust.,** Clem., Cupr., **Kreos., MERC.,** Sel., **Sep.,** *Squil., Sulph.*

— — **nässende,** (feuchte): Calc., **Carb-v.,** *Caust., Clem.,* Con., Dulc., **Graph.,** *Kreos.,* **Lyc.,** Merc., Petr., *Sep.,* Sil., Squil., *Staph., Sulph.*

— — **trockene:** Ars., **Calc.,** *Caust.,* Clem., *Cupr., Dulc.,* Graph., Kreos., **Led.,** Lyc., *Merc.,* Nat-c., *Petr.,* Ph-ac., **SEP., SIL.,** Staph., **Sulph.,** Valer., **Verat.,** Zinc.

— — **unterdrückte,** (verschmierte): Alum., *Ambr.,* Ant-c., Ant-t., *Ars., Carb-v.,* **Caust.,** Dulc., *Graph.,* Kreos., Lach., Nat-c., *Nat-m.,* Ph-ac., **Sel., Sep.,** Sil., **Sulph.,** Verat., *Zinc.*

— — — mit Merkur und Schwefel zugleich: Agn., *Ars.,* Bell., Calc., *Carb-v.,* **CAUST., Chin.,** Dulc., *Hep.,* Iod., *Nit-ac.,* **Puls.,** Rhus-t., Sars., **SEL., SEP.,** *Sil.,* **Staph.,** Thuj., *Valer.*

— **krustiger:** (S. Schorfe)

— **kupferiger:** Alum., **Ars.,** *Calc., Cann-s.,* **CARB-AN.,** *Carb-v.,* **Kreos.,** *Led.,* **Mez., Rhus-t.,** Ruta, **Verat.**

— **masernartiger: ACON.,** Ars., **Bell., Bry.,** *Carb-v.,* Cham., Chin., *Coff., Dros.,* Hyos., Ign., **Ip.,** Mag-c., Nux-v., *Phos.,* **PULS., Rhus-t.,** Stram., *Sulph.*

— **Milchschorfe:** Ambr., **Ant-c.,** *Ars., Bar-c., Bell., Bry.,* **CALC.,** *Carb-an.,* Carb-v., Cham., **Cic., Dulc., Graph.,** *Hep.,* **Led.,** *Lyc.,* **Merc.,** *Mez., Nat-m.,* Phos., **RHUS-T., SARS., Sep.,** *Sil.,* **Staph.,** *Sulph., Viol-t.*

— **Mitesser:** Aur., *Bry., Calc.,* Graph., **Nat-c.,** *Nat-m.,* Nit-ac., Plb., *Sabin.,* **SEL.,** *Sulph.*

Ausschlag, nässender: (S. feuchter)

— **nesselartiger,** (Nesselsucht): **Acon.,** Am-c., *Am-m.,* **Ant-c.,** Ant-t., **Ars.,** Bar-c., **Bell., Bry., CALC.,** Carb-an., *Carb-v.,* **CAUST.,** *Chin.,* Cic., Cocc., **Con., DULC.,** Graph., **HEP.,** *Ign., Ip.,* Kali-c., Kreos., Lach., Led., **Lyc.,** Mag-c., *Merc.,* **Mez.,** *Nat-c.,* **Nat-m.,** Nit-ac., *Nux-v.,* **Petr.,** Phos., Ph-ac., **Puls., RHUS-T.,** Ruta, *Sec.,* Sel., **Sep.,** *Sil.,* Staph., Stram., **Sulph.,** Thuj., Valer., **Verat.,** Zinc.

— **Pocken** (S. Blattern)

— **Pünktchen:** (S. Blüten)

— **Purpur-Friesel:** (S. Friesel)

— **Pusteln:** *Am-m.,* **Ant-c., ANT-T.,** *Arn.,* **Ars., Bell.,** *Bry.,* Cham., *Clem.,* Cocc., Cycl., **Hyos., Merc.,** Nit-ac., Op., **Puls., RHUS-T.,** *Sec., Sil.,* **Staph., Sulph.,** Thuj.

— **reißend-** (ziehend-) schmerzender: Acon., *Arn.,* Ars., *Bell.,* **Bry., Calc.,** *Canth.,* Carb-v., *Caust.,* Clem., Cocc., Dulc., *Graph.,* Kali-c., **LYC.,** Merc., *Mez.,* Nat-c., Nit-ac., *Nux-v.,* Phos., Puls., Rhus-t., **Sep., Sil., Staph., Sulph.,** Zinc.

— **Röteln: ACON., Bell., BRY.,** Carb-v., **Coff.,** Ip., *Merc.,* Phos., **PULS.,** *Rhus-t.,* Sulph.

— **roter:** (S. die verschiedenen Ausschläge)

— **Rotlauf: ACON., Am-c.,** Am-m., *Ant-c.,* **Arn., Ars.,** *Bar-c.,* **BELL.,** *Borx.,* **Bry., Calc., Camph.,** *Canth.,* **Carb-an.,** *Carb-v.,* Caust., Chin., **Clem.,** Dulc., Euph., **GRAPH., Hep.,** *Hyos.,* **Iod.,** Ip., Kali-c., *Lach.,* **Lyc.,** *Mag-c.,* Mang., **MERC.,** Mur-ac., *Nat-c.,* Nat-m., **Nit-ac.,** *Petr.,* **Phos.,** Ph-ac., *Plb., Puls., Ran-b.,* Rhod., **RHUS-T.,** Ruta, Sabad., *Samb.,* Sars., Sep., *Sil., Spong.,* Stann., Staph., *Stram.,* **Sulph., Thuj.,** Zinc.

Ausschlag, Rotlauf, mit **Blasen:** Am-c., **Ars.,** *Bar-c.,* **Bell.,** Bry., *Carb-an.,* Chin., Euph., **GRAPH.,** *Hep.,* **Lach.,** Petr., *Phos.,* Ran-b., **RHUS-T.,** Sabad., **Sep.,** Staph., *Sulph.*

— — **brandiger:** Acon., **ARS., Bell., Camph.,** Chin., *Hyos., Lach.,* Mur-ac., Rhus-t., **Sabin., Sec.,** Sil.

— — **scharlachfarbiger,** (Scharlachfieber): *Acon.,* **Am-c.,** *Am-m., Arn.,* **Ars.,** *Bar-c.,* **BELL., Bry.,** *Carb-v., Caust.,* Cham., *Coff.,* **Croc.,** Dulc., Euph., *Hep.,* **Hyos.,** Iod., *Ip., Lach.,* **MERC.,** *Phos.,* Ph-ac., Rhus-t., *Stram.,* **Sulph.**

— — — **glatter,** (wahres Scharlachfieber): **Am-c., BELL.,** Euph., Hyos., *Merc.*

— — mit **Geschwulst: Acon.,** *Am-c., Arn., Ars.,* **BELL.,** *Bry., Calc.,* Canth., Carb-v., Caust., Chin., Euph., *Hep., Kali-c., Lyc.,* Mag-c., **MERC.,** Nat-c., Nat-m., *Nit-ac.,* Petr., *Phos.,* Ph-ac., *Puls.,* **RHUS-T.,** Ruta, *Samb.,* Sars., *Sep.,* Sil., **Sulph., Thuj.**

— **Schafblattern: Led., Rhus-t.**

— **Scharlach:** (S. unter Rotlauf)

— **schmerzhafter:** *Agar.,* Ambr., *Ant-c., Arg.,* **ARN.,** Ars., **Asaf.,** *Aur.,* Bar-c., **BELL.,** Cann-s., Canth., *Caps.,* **Chin., Clem., Con., Cupr., Dulc.,** Guaj., **Hep.,** Kali-c., *Lach., Led.,* **Lyc.,** M-arct., *M-aust.,* **Mag-c., Mag-m.,** *Merc.,* Nat-c., **Nux-v.,** Par., **Petr.,** *Phos.,* **Ph-ac., Puls.,** Ran-b., *Ran-s., Rhus-t.,* Ruta, *Sel., Seneg.,* **Sep., Sil., Spig.,** *Spong., Squil.,* Sulph., Thuj., *Valer.,* **Verat.,** *Verb.*

— **schmerzloser: Ambr., Anac.,** Ant-c., Ant-t., Bell., Cham., **Cocc., Con.,** *Cycl.,* Dros., **Hell., Hyos.,** Lach., *Laur.,* **LYC., Olnd.,** Phos., *Ph-ac.,* Puls., *Rhus-t.,* Samb., **Sec.,** Spig., *Staph.,* **Stram., Sulph.**

— **schorfiger,** (Schorfe): **Alum.,** Ambr., *Am-c., Am-m.,* **Ant-c.,** *Ars.,* **Bar-c., Bell.,** *Bov.,* **Bry., CALC.,** *Caps.,* **Carb-an.,** *Carb-v.,* Cham., **Cic.,** *Clem.,* **CON., Dulc., GRAPH.,** Hell., **Hep.,** *Kali-c., Kreos.,* **Led., LYC.,** Mag-c., **Merc.,** *Mez.,* **Mur-ac.,** *Nat-m.,* Nit-ac.,

Nux-v., Olnd., Par., *Petr., Phos.,* Plb., **Puls., Ran-b., RHUS-T., Sabad.,** *Sabin.,* **Sars., Sep., Sil.,** Spong., Squil., **Staph., Sulph.,** *Thuj., Verat.,* **Viol-t.,** Zinc.

Ausschlag, schründender: (S. wundschmerzender)

— **schrundiger,** (in Schrunden aufreißender): *Alum.,* Ant-c., *Arn., Aur.,* Bry., **Calc.,** *Cham.,* **Cycl.,** Graph., **Hep.,** Kali-c., *Kreos.,* **Lach.,** *Lyc.,* Mag-c., *Mang.,* Merc., Nat-c., *Nat-m., Nit-ac., Petr.,* **PULS., Rhus-t.,** Ruta, *Sars.,* **SEP.,** Sil., **SULPH.,** *Viol-t., Zinc.*

— **schuppiger: AGAR., Am-m.,** *Ant-c., Ars.,* **Aur.,** Bell., *Cic.,* **CLEM.,** *Cupr., Dulc.,* Hep., Hyos., *Kali-c.,* **Led, Mag-c., Merc., Olnd., PHOS.,** Plb., *Rhus-t.,* Sep., Staph., **Sulph.,** *Teucr.*

— **schwärzlicher:** Ant-c., **ARS.,** Asaf., **Bell., Bry.,** *Hyos.,* **Lach.,** *Mur-ac.,* Nit-ac., **Rhus-t., Sec.,** *Sep., Sil.,* Spig.

— **schwammiger:** (S. Auswüchse und Geschwüre)

— **Schweißlöcher,** schwarze: (S. besonders **Schweißlöcher**)

— **Sommersprossen:** (S. unter **Flecke**)

— **spannender:** Alum., *Ant-t.,* **Arn.,** *Bar-c.,* Bell., Bry., *Canth.,* Carb-an., **CAUST.,** *Cocc., Con.,* Hep., Kali-c., Mez., Olnd., **Phos.,** *Puls.,* **RHUS-T.,** Sabin., Sep., Spong., *Staph.,* **Stront-c.,** *Sulph.,* Thuj.

— **Spitzpocken:** *Acon.,* **ANT-C., Ant-t.,** *Ars.,* Asaf., *Bell.,* **Carb-v.,** Caust., Cycl., *Ip.,* Nat-c., Nat-m., **PULS., Sep., Thuj.**

— **stechender:** *Acon.,* Alum., Am-m., *Ant-c., Arn.,* **Ars.,** *Asaf.,* **Bar-c., Bell.,** Bov., **Bry.,** *Calc.,* Camph., *Canth.,* Caps., *Carb-v.,* Caust., *Cham.,* Chin., **Clem.,** Cocc., *Con.,* **Cycl.,** Dig., **Dros.,** Graph., Guaj., Hell., **Hep.,** *Ign.,* Kali-c., Kreos., **Led,** *Lyc.,* M-ambo., *M-arct., Mag-c.,* **Merc.,** *Mez.,* Mur-ac., Nat-c., *Nat-m.,* **NIT-AC.,** Nux-v., *Petr.,* Phos., **Plat., PULS., Ran-b.,** Ran-s.,

Rhus-t., *Sabad.,* **Sabin.,** *Sel.,* **Sep., Sil.,** Spong., *Squil.,* **Staph.,** Stront-c., **Sulph.,** *Thuj.,* Verb., **Viol-t.,** Zinc.

Ausschlag, traubiger: Agar., **Calc.,** *Rhus-t., Staph.,* Verat.

— **trockner:** Alum., *Ars.,* **BAR-C., Bov.,** *Bry.,* **CALC., Carb-v.,** *Caust., Clem.,* Cocc., **Cupr., Dulc.,** *Graph.,* Hyos., *Kreos.,* **LED.,** *Lyc.,* **Mag-c., Merc.,** Nat-c., Nat-m., Par., **Petr., Phos.,** Ph-ac., *Rhus-t.,* **Sars., SEP., SIL.,** Stann., **Staph.,** *Sulph., Teucr.,* Valer., **VERAT., Viol-t.,** Zinc.

— **unheilsamer:** Alum., *Am-c.,* **Bar-c., Borx., Calc.,** Carb-v., *Caust.,* **CHAM.,** *Chel.,* **Clem., Con.,** Croc., **GRAPH.,** Hell., **Hep.,** *Kali-c., Lach., Lyc., Mag-c.,* Mang., *Merc., Mur-ac.,* **Nat-c., Nit-ac.,** Nux-v., *Olnd., Par.,* **PETR.,** Phos., Ph-ac., Plb., **Rhus-t., Sep., SIL., Squil., Staph.,** *Sulph.,* Tarax., **Viol-t.**

— **Warzen:** (S. besonders **Warzen**)

— **weißlicher:** *Agar.,* **ARS.,** Borx., *Bov.,* **Bry.,** *Ip., Phos., Sulph., Thuj.,* **Valer,** Zinc. (Vergl. **Flechten,** kleienartige und weißkrustige)

— mit **weißen** Spitzen: **Ant-c.,** Ant-t., *Puls.*

— **Windpocken:** Sec., Sil.

— **wundschmerzender,** (schründender): Acon., Agar., **Alum.,** *Ambr.,* Ant-c., **ARG.,** Ars., **Aur.,** Bar-c., **Bry., Calc.,** Cann-s., *Canth.,* Caps., Carb-an., Chel., Chin., **Cic.,** Coff., **Colch., Dros.,** *Ferr.,* **GRAPH.,** Hell., **HEP.,** *Ign., Kali-c., Lyc.,* M-ambo., M-aust., *Mag-c.,* **Mang.,** *Merc., Mez., Nat-c.,* **Nat-m., Nit-ac.,** *Nux-v., Olnd.,* **Par., Petr.,** Phos., **Ph-ac., Puls.,** Ran-b., **Rhus-t.,** *Ruta, Sabin., Sars.,* Sel., **SEP.,** *Sil.,* **Spig.,** Spong., **Squil.,** *Staph.,* **Sulph.,** Teucr., *Valer.,* **Verat., Zinc.**

— **ziehender:** (S. reißender)

— **zuckend** schmerzender: Asaf., *Calc.,* **Caust.,** *Cham.,* Chin., *Cupr.,* Lyc., **Puls, Rhus-t.,** Sep., *Sil.,* **Staph.**

Ausschlag, zusammenfließender: Agar., **Ant-t., Cic.,** *Hyos.*, **Ph-ac.,** *Valer.*

— **zusammengehäufter:** (S. in Gruppen stehend)

Auswüchse, Balggeschwulst: *Agar., Ant-c.,* **BAR-C., CALC., Graph., Hep.,** *Kali-c.,* M-arct., **Nit-ac., Sabin.,** *Sil., Spong.,* **Sulph.**

— **Beulen:** (S. unter Ausschlag)

— **Blut-Schwamm:** *Ant-t.,* **ARS.,** *Bell., Calc.,* **CARB-AN., Carb-v.,** *Clem.,* Kreos., **Lach., Lyc., Merc., Nit-ac.,** Nux-v., **PHOS.,** Rhus-t., *Sep.,* **SIL.,** Staph., **Sulph.,** *Thuj.*

— **Feigwarzen:** *Calc., Euphr.,* **Lyc.,** M-aust., **Nit-ac., Ph-ac., Sabin.,** *Staph.,* **THUJ.**

— **fleischartige: Staph., Thuj.**

— **Frostbeulen:** (S. besonders **Frostbeulen**)

— **Gichtknoten:** Acon., *Agn.,* **Ant-c.,** Arn., **Aur., Bry.,** Calc., *Carb-an.,* **Caust., Cic.,** Cocc., *Colch.,* **Dig., Graph.,** *Hep., Lach.,* **Led., LYC.,** *Meny.,* **Merc.,** Nit-ac., *Puls.,* **Rhod., Rhus-t.,** *Sabin.,* **Staph.,** *Sulph.*

— **Gliedschwamm: ANT-C., Ars.,** *Clem.,* **Con.,** *Iod.,* **Kreos., Lach.,** *Petr.,* Phos., Rhus-t., Sabin., **SIL., Staph.,** *Sulph.*

— **hornartige: Ant-c., Ran-b.,** Sulph.

— **Hühneraugen:** (S. besonders **Hühneraugen**)

— **Knoten:** (S. unter Ausschlag)

— **Krampfadern:** (S. **Ader**-Kröpfe)

— **Markschwamm:** *Bell.,* **Carb-an., Phos.,** Sil., Sulph., **Thuj.**

Auswüchse, Mitesser: Aur., *Bry.*, *Calc.*, Graph., **Nat-c.**, *Nat-m.*, Nit-ac., Plb., *Sabin.*, **SEL.**, *Sulph.*

— **Auswüchse, Muttermale: Calc.**, *Carb-v.*, *Graph.*, Nit-ac., *Petr.*, *Ph-ac.*, *Sil.*, **Sulph.**, *Sul-ac.*

— **Neidnägel** (Panaritium): **Calc.**, *Lyc.*, **Merc.**, **NAT-M.**, **Rhus-t.**, *Sabad.*, **Stann.**, **SULPH.**

— **Polype:** Ambr., **Aur.**, *Bell.*, **CALC.**, **CON.**, *Graph.*, **Hep.**, **Lyc.**, **Merc.**, **Mez.**, *Nat-m.*, *Nit-ac.*, Petr., **PHOS.**, **PH-AC.**, Puls., **Sil.**, **STAPH.**, *Sulph.*, *Sul-ac.*, **Teucr.**, **Thuj.**

— **schwammige:** Alum., *Ant-c.*, Ant-t., **Ars.**, *Bell.*, Calc., **CARB-AN.**, *Carb-v.*, Caust., *Cham.*, **Clem.**, Con., *Graph.*, Iod., *Kreos.*, **LACH.**, Lyc., *Merc.*, Nit-ac., Nux-v., *Petr.*, **Phos.**, Ph-ac., Rhus-t., Sabin., **Sep.**, **SIL.**, **Staph.**, **Sulph.**, **Thuj.**

— **Speckgeschwulst:** (S. Balggeschwulst)

— **Überbeine: Am-c.**, *Plb.*, **Phos.**, Ph-ac., **SIL.**, *Zinc.*

— **Warzen:** (S. besonders **Warzen**)

— **Wehadern:** (S. **Ader**-Kröpfe)

— **Wildfleisch:** (S. unter **Geschwüre**)

— **Wülste**, entzündete: *Ars.*, *Carb-an.*, Hep., **Nat-c.**, **Phos.**, **Sil.**, Sulph.

Beißen in der Haut: *Agn.*, Alum., *Am-c.*, **Am-m.**, Ant-c., Arn., Bell., Borx., Bov., **Bry.**, **Calc.**, Camph., *Canth.*, Caps., *Carb-an.*, **Carb-v.**, **Caust.**, *Cham.*, Chel., *Chin.*, Cocc., **Colch.**, Coloc., Con., *Dros.*, **EUPH.**, Hell., **Ip.**, Kreos., **Lach.**, **LED.**, **Lyc.**, *M-arct.*, M-aust., Mag-c., *Mang.*, *Merc.*, **Mez.**, Mur-ac., *Nat-c.*, *Nat-m.*, **Nux-v.**, **Olnd.**, Op., *Petr.*, Phos., *Ph-ac.*, *Plat.*, **PULS.**, *Ran-b.*, **Ran-s.**, Rhod., Rhus-t., Ruta, *Sel.*, *Sep.*, *Sil.*, Spig., **Spong.**, Stront-c., **Sulph.**, Thuj., Verat., Viol-t., *Zinc.*

Blässe der Haut: (S. **Farbe,** bleiche)

Bläue der Haut: (S. **Farbe,** bläuliche)

Blut-Beulen: (S. unter Ausschlag)

— **Blasen:** (S. unter Ausschlag)

— **Flecke:** (S. unter Ausschlag)

— **Schwäre:** (S. unter Ausschlag)

— **Schwamm:** (S. unter Auswüchse)

— **Schwitzen:** Arn., *Calc.,* Cham., Chin., Clem., Lach., *Lyc.,* Nux-m., **Nux-v.**

— **Unterlaufung: ARN., Bry.,** *Cham.,* Chin., **Con.,** *Dulc.,* Euphr., Ferr., **Hep.,** *Lach.,* Laur., **Nux-v.,** Par., Plb., **Puls.,** *Rhus-t.,* **Ruta,** *Sec.,* **Sulph., SUL-AC.**

Brand, feuchter: CHIN., Hell.

— **heißer:** Acon., *Ars., Bell.,* Mur-ac., **Sabin., Sec.**

— **kalter:** Ant-t., **ARS., Asaf.,** *Bell.,* Con., **Euph., Lach.,** Merc., **PLB.,** Ran-b., **SEC., Sil., Squil.,** *Sulph., Sul-ac.*

— **Wunden,** (Verbrennungen): Agar., Alum., *Ant-c.,* **ARS.,** *Calc.,* **Carb-v., CAUST.,** *Cycl.,* Euph., **Kreos.,** *Lach., Mag-c., Rhus-t.,* Ruta, *Sec.,* **Stram.**

Brennen in der Haut: **ACON.,** *Agar.,* Alum., *Ambr.,* Am-c., Am-m., *Anac.,* Ant-c., *Arg.,* **Arn, ARS.,** Asaf., Asar., Aur., Bar-c., **BELL.,** *Bism.,* Bov., **BRY.,** *Calad.,* **Calc.,** *Camph., Cann-s.,* Canth., **Caps.,** *Carb-an., Carb-v.,* **Caust.,** *Cham.,* Chel., Chin., *Cic.,* Clem., **Cocc.,** *Coff., Colch., Coloc.,* Con., *Cupr.,* Cycl., Dig., Dros., *Dulc.,* **Euph.,** Ferr., Graph., Guaj., *Hell.,* **Hep., Hyos., Ign.,** *Iod.,* **Kali-c.,** *Kali-n.,* Kreos., **LACH.,** *Laur., Led.,* **LYC.,** M-ambo., M-arct., M-aust., Mag-c., Mag-m., *Mang.,* Meny., **Merc., Mez.,**

Mosch., Mur-ac., Nat-c., Nat-m., Nit-ac., **Nux-v.,** Olnd., **Op.,** Par., Petr., **PHOS.,** *Ph-ac., Plat.,* Plb., **Puls., Ran-b.,** Rhod., **Rhus-t.,** Ruta, *Sabad.,* Sabin., *Samb.,* Sars., *Sec., Sel.,* Seneg., **Sep., SIL., Spig.,** *Spong.,* **Squil.,** *Stann., Staph., Stram.,* Stront-c., **Sulph.,** Sul-ac., Teucr., Thuj., Valer., Verat., Viol-o., *Viol-t.,* Zinc. (Vergl. Ausdünstungsmangel mit Hitze)

Brennen wie mit **Flammen:** Viol-o.

— wie von **Funken:** *Sec.,* **Sel.**

— **trocknes:** (S. Ausdünstungsmangel mit Hitze)

Dürre der Haut: (S. Ausdünstungsmangel)

— wie **Pergament:** (S. unter Härte)

Durchliegen: (S. Wundwerden)

Eindrücke, tiefe, von Instrumenten: **Bov.,** *Verat.*

Eiterungen: (S. unter Geschwüren)

Elastizitätsmangel der Haut: Ant-c., *Ars.,* **Bov., Cupr.,** *Dulc., Lach.,* Ran-b., **Rhus-t.,** Sep., **Verat.**

Empfindlichkeit der Haut im Allgemeinen: Acon., **Agar.,** Alum., Am-c., Ant-c., Ant-t., *Arn.,* Ars., Aur., *Bar-c.,* **Bell.,** Bov., *Bry.,* **Calc.,** *Camph.,* Cann-s., *Canth., Caps.,* Carb-an., Carb-v., Cham., **CHIN., Coff.,** Colch., **Con., Ferr.,** *Hep.,* Ign., **Ip.,** Kali-c., **Kreos.,** *Lach.,* **Led.,** *Lyc.,* M-arct., M-aust., **Mag-c.,** Merc., **Mosch.,** *Nat-c.,* **Nat-m., Nux-m., Nux-v.,** Olnd., Par., **PETR.,** *Phos.,* **PH-AC.,** *Puls.,* Ran-b., Ran-s., **Rhus-t.,** Sars., Sec., **Sel., Sep., SIL.,** *Spig., Spong.,* **Squil.,** Stann., Staph., *Sulph.,* Sul-ac., **Thuj., Verat., Zinc.**

Entzündlichkeit der Haut: Alum., Ars., **Asaf., Bar-c.,** *Bell.,* **Borx.,** *Calc., Camph.,* Canth., **CHAM.,** *Chel.,* Con., Croc., *Euph., Graph.,* **Hep.,** Hyos., *Lach.,* Mang., **Merc.,** *Nat-c.,* Nat-m., **Nit-ac., Petr.,** *Plb.,* **Puls.,** Ran-b., **SIL.,** *Staph.,* **Sulph.**

Entzündung: Acon., Agn., Alum., Ant-c., Arn., **Ars., Asaf.,** *Bar-c., Bell., Borx., Bry., Calc., Camph.,* Cann-s., Canth., Caust., **CHAM.,** Cina, Cocc., Colch., Con., Croc., Euph., Graph., **HEP.,** Hyos., Kreos., Lach., Lyc., M-arct., Mang., **MERC.,** *Mez., Nat-c.,* Nat-m., **Nit-ac.,** *Petr., Phos.,* Plb., **PULS.,** Ran-b., **Rhus-t.,** *Ruta,* Sep., **SIL., Staph., Sulph.,** Verat., Zinc.

Farbe der Haut, **bläulich:** Acon., *Am-c.,* Ang., *Arn.,* **Ars.,** Aur., **Bell.,** Bism., Bry., Calc., Camph., *Carb-v.,* Cocc., *Con.,* **Cupr., DIG., LACH.,** Merc., *Nat-m., Nux-v.,* **OP.,** Phos., *Ph-ac., Plb.,* Puls., Rhus-t., *Samb., Sec.,* Sil., Spong., Thuj., **VERAT.**

— **bleich:** *Ars.,* Bar-c., **BELL., CALC.,** Carb-an., Carb-v., Caust., **Chin., COCC., Con.,** *Dig.,* **FERR.,** *Graph.,* **Hell.,** Ign., **Kali-c., LYC.,** *Merc.,* **Nat-m., NIT-AC., Nux-v.,** Olnd., **Phos.,** *Ph-ac.,* **PLAT., Plb., PULS.,** Sabin., **Sep., Spig.,** *Staph.,* **SULPH.,** Sul-ac., *Valer.,* Zinc.

— **gelb:** *Acon.,* **Ambr.,** *Ant-c.,* Arn., *Ars.,* Asaf., **Aur., Bell., Bry.,** *Calc.,* Cann-s., **Canth., Carb-v.,** *Caust.,* **Cham.,** *Chel.,* **Chin.,** Cina, Cocc., **CON.,** *Croc.,* Cupr., *Dig.,* Dulc., Euph., **Ferr.,** Graph., Hell., *Hep.,* **Ign.,** Iod., Kali-c., *Lach., Laur.,* **Lyc.,** *Mag-m., Merc.,* Nat-c., Nat-m., *Nit-ac.,* **NUX-V., Op.,** Petr., *Phos.,* Ph-ac., **Plb.,** *Puls.,* Ran-b., Rheum, *Rhus-t.,* Sabad., Sec., **SEP.,** Sil., **Spig., Sulph.,** Sul-ac., *Tarax., Verat.*

— **rot: Acon., Agar.,** Agn., *Am-c., Ant-c.,* **Arn., BELL.,** *Bov.,* Bry., Calc., *Camph.,* Carb-v., *Canth., Chin.,* Cocc., Con., Cycl., **Dulc.,** Euph., **GRAPH.,** Hyos., Ign., *Kreos.,* Led., **Lyc.,** M-ambo., **MERC.,** Nat-m., **Nux-v.,** *Olnd.,* **Op.,** *Petr.,* Phos., **Ph-ac.,** Plb., **Puls., RHUS-T.,** *Ruta,* Sabad., *Sec.,* Sep., Sil., *Spong.,* Squil., Stann., *Stram.,* Sulph., Sul-ac., Tarax., Teucr., Zinc. (Vergl. Ausschlag und Entzündung)

— **schmutzig:** Bry., **Ferr., Iod.,** *Merc., Phos.,* Sec.

— **schwärzlich:** Acon., Ant-c., Asaf., *Nit-ac., Sec.,* Spig.

Feigwarzen: (S. unter **Auswüchse**)

Festsitzen der Haut: **Arn.,** Par.

— an Knochengeschwüren: *Arn.,* **Asaf.,** Aur., *Chin.,* Hell., *Merc.,* **Ph-ac.,** *Puls.,* Ruta, *Sabin.,* **Sil.,** *Staph.*

Fettige Haut: *Agar.,* Aur., **Bry.,** *Calc.,* **Chin.,** *Mag-c.,* **Merc., Nat-m.,** Plb., *Sel.,* Stram.

Fettsucht: (Siehe unter III. 1.)

Feuchten, (Nässen) der Haut: *Alum.,* Ars., Bar-c., *Bell.,* **Bov.,** Bry., *Calc., Carb-an.,* **CARB-V.,** *Caust., Cic.,* **Clem.,** *Con., Dulc.,* **GRAPH.,** *Hell., Hep.,* **Kali-c., Kreos., Lach.,** Led., **LYC.,** M-ambo., *Merc.,* Mez., Nat-c., *Nat-m., Nit-ac., Olnd.,* **Petr.,** Phos., Ph-ac., **RHUS-T.,** *Ruta,* Sabin., **Sel., Sep.,** *Sil., Squil.,* **Staph.,** Sulph., Sul-ac., Tarax., Thuj., *Viol-t.*

Fisteln: (S. Geschwüre, fistulöse)

Flechten im Allgemeinen: Agar., *Alum., Ambr.,* Am-c., Anac., **ARS.,** Aur., *Bar-c.,* Bell., **BOV., Bry.,** Calad., **CALC.,** Caps., Carb-an., *Carb-v.,* **Caust.,** Chel., Cic., **CLEM.,** Cocc., **CON.,** *Cupr.,* Cycl., **DULC., GRAPH.,** Hell., *Hep.,* Hyos., Kali-c., Kali-n., **Kreos.,** *Lach.,* **Led., LYC.,** M-arct., *Mag-c.,* Mag-m., Mang., **MERC.,** Mez., Mosch., *Mur-ac.,* **Nat-c.,** *Nat-m., Nit-ac.,* Nux-v., *Olnd.,* Par., **Petr., Phos.,** *Ph-ac.,* Plb., Puls., *Ran-b.,* Ran-s., **RHUS-T.,** Ruta, Sabad., *Sars.,* **SEP., SIL.,** Spig., Spong., Squil., Stann., **Staph., SULPH.,** Sul-ac., Tarax., Teucr., Thuj., Valer., Verat., *Viol-t.,* **ZINC.**

— **brennende:** Agar., Alum., *Ambr., Am-c.,* Anac., **ARS.,** Aur., Bar-c., *Bell., Bov., Bry.,* Calad., *Calc.,* Caps., *Carb-an., Carb-v.,* **CAUST.,** Cic., *Clem.,* Cocc., **Con.,** *Dulc.,* Hell., *Hep.,* Kali-c., Kali-n., Kreos., Lach., Led., **Lyc.,** M-arct., Mang., **MERC.,** *Mez.,* Nat-c., Nat-m., Nit-ac., *Nux-v.,* Olnd., Par., Petr., Phos., Ph-ac., Plb., *Puls., Ran-b.,* **RHUS-T.,** Sabad., Sars., *Sep.,* **Sil.,** Spig., Spong., Squil., Stann, *Staph.,* **Sulph.,**Teucr., Thuj., Verat., *Viol-t.,* Zinc.

Flechten, eiternde: *Ars.*, Bell., Cic., *Clem.*, Cocc., *Con.*, Cycl., **Dulc.**, Hep., Led., **Lyc.**, Mag-c., **MERC.**, **Nat-c.**, Nat-m., Petr., Plb., Puls., **RHUS-T.**, Sars., **SEP.**, *Sil.*, Spig., *Staph.*, *Sulph.*, Tarax., Thuj., Verat., Viol-t., *Zinc.*

— **feuchtende,** (nässende): Alum., *Ars.*, Bar-c., Bell., **Bov.**, Bry., *Calc.*, Carb-an., **Carb-v.**, Caust., Cic., **Clem.**, *Con.*, *Dulc.*, **GRAPH.**, Hell., Hep., *Kali-c.*, *Kreos.*, *Lach.*, Led., **LYC.**, *Merc.*, Mez., Nat-c., Nat-m., Nit-ac., Olnd., *Petr.*, Phos., Ph-ac., **RHUS-T.**, Ruta, **Sep.**, *Sil.*, Squil., *Staph.*, *Sulph.*, Sul-ac., Tarax., Thuj., Viol-t.

— um sich **fressende:** Alum., Am-c., Bar-c., **Calc.**, Carb-v., Caust., Chel., **Clem.**, **Con.**, **GRAPH.**, Hell., *Hep.*, Kali-c., Lach., *Lyc.*, Mag-c., Mang., *Merc.*, Mur-ac., *Nat-c.*, *Nit-ac.*, Nux-v., Olnd., Par., **Petr.**, Phos., Ph-ac., Plb., **Rhus-t.**, **Sep.**, **SIL.**, *Squil.*, *Staph.*, *Sulph.*, Tarax., *Viol-t.*

— **gelbliche:** Agar., *Ars.*, Cic., Cocc., Cupr., Hell., Kreos., Led., *Lyc.*, **Merc.**, *Nat-c.*, Nit-ac., Par., *Sep.*

— **gelb-braune:** *Lyc.*, **Nat-c.**

— **graue:** Ars.

— **juckende:** *Agar.*, Alum., Ambr., *Am-c.*, Anac., *Ars.*, Bar-c., Bell., **Bov.**, *Bry.*, *Calad.*, *Calc.*, Caps., Carb-an., Carb-v., **Caust.**, Chel., Cic., **CLEM.**, Cocc., *Con.*, Cupr., *Dulc.*, **Graph.**, Hep., *Kali-c.*, *Kreos.*, *Lach.*, *Led.*, *Lyc.*, M-arct., Mag-c., Mag-m., Mang., **Merc.**, *Mez.*, Nat-c., Nat-m., **Nit-ac.**, Nux-v., *Olnd.*, *Par.*, Petr., Phos., Ph-ac., Plb., Puls., *Ran-b.*, Ran-s., **RHUS-T.**, Sabad., Sars., **SEP.**, **Sil.**, Spig., Spong., *Squil.*, Stann., **Staph.**, **Sulph.**, Tarax., Thuj., Valer., Verat., *Viol-t.*, Zinc.

— **kleienartige,** (Mehlflechten): **ARS.**, *Aur.*, Bry., **CALC.**, **Dulc.**, *Graph.*, *Kreos.*, Lyc., *Phos.*, **Sep.**, **SIL.**, *Sulph.*

— **krustige,** (schorfige): *Alum.*, Ambr., Am-c., *Ars.*, *Bar-c.*, *Bell.*, *Bov.*, *Bry.*, **CALC.**, Caps., *Carb-an.*, Carb-v., *Cic.*, *Clem.*, **CON.**, **Dulc.**, **GRAPH.**, Hell., *Hep.*, Kali-c., Kreos., *Led.*, **LYC.**,

Mag-c., **Merc.,** Mez., *Mur-ac.,* Nat-m., Nit-ac., Nux-v., Olnd., Par., Petr., Phos., Plb., *Puls., Ran-b.,* **RHUS-T.,** *Sars.,* **Sep., Sil.,** Squil., *Staph.,* **SULPH.,** Thuj., Verat., *Viol-t.,* Zinc.

Flechten, krustige, weißlich, (weißkrustig): *Ars.,* **Graph., Lyc.,** *Zinc.*

— **Mehl-:** (S. kleienartige)

— **nässende:** (S. feuchtende)

— **reißende,** (ziehende): *Ars.,* Bell., *Bry.,* **Calc.,** Carb-v., Caust., *Clem.,* Cocc., *Dulc., Graph.,* Kali-c., **LYC.,** *M-arct., Merc.,* Mez., Nat-c., Nit-ac., Nux-v., Phos., Puls., *Rhus-t.,* **Sep., Sil.,** *Staph.,* **Sulph.,** Zinc.

— **Ring-** (Hunderinge): Clem., Mag-c., **Nat-c.,** *Nat-m.,* **SEP.**

— **rote:** *Am-c., Bry., Cic.,* **Clem., Dulc.,** *Led.,* **Lyc., Mag-c., Merc.,** Petr., Ph-ac., Staph.

— **schorfige:** (S. krustige)

— **schrundige,** (mit Hautrissen): Alum., Aur., Bry., **Calc.,** *Cycl., Graph., Hep.,* Kali-c., Kreos., *Lach., Lyc.,* Mag-c., Mang., *Merc.,* Nat-c., Nat-m., Nit-ac., Petr., **Puls., Rhus-t.,** Ruta, Sars., **SEP.,** *Sil.,* **SULPH.,** Viol-t., Zinc.

— **schuppige:** Agar., *Ars., Aur.,* Bell., Cic., **CLEM.,** Cupr., *Dulc.,* Hep., Hyos., Kali-c., *Led., Mag-c.,* **Merc., OLND., Phos.,** Plb., *Rhus-t., Sep.,* Staph., **Sulph.,** Teucr.

— **stechende:** Alum., **Ars.,** *Bar-c., Bell.,* Bov., *Bry.,* Calc., Caps., Carb-v., Caust., **CLEM.,** Cocc., *Con., Cycl., Graph.,* Hell., *Hep.,* Kali-c., Kreos., *Led., Lyc.,* M-arct., Mag-c., **Merc.,** Mez., Mur-ac., Nat-c., Nat-m., **Nit-ac.,** Nux-v., Petr., Phos., **Puls.,** *Ran-b.,* Ran-s., **Rhus-t.,** Sabad., **SEP., Sil.,** Spong., Squil., *Staph.,* **Sulph.,** Thuj., *Viol-t.,* Zinc.

Flechten, trockene: Alum., *Ars.*, **Bar-c.**, **Bov.**, Bry., **Calc.**, Carb-v., Caust., *Clem.*, *Cocc.*, *Cupr.*, **Dulc.**, *Graph.*, Hyos., Kreos., **Led.**, *Lyc.*, *Mag-c.*, **Merc.**, Nat-c., Nat-m., Par., *Petr.*, *Phos.*, Ph-ac., *Rhus-t.*, *Sars.*, **SEP.**, **SIL.**, Stann., *Staph.*, *Sulph.*, *Teucr.*, Valer., **Verat.**, *Viol-t.*, Zinc.

— **ziehende:** (S. reißende)

— **zuckende:** Calc., *Caust.*, Cupr., Lyc., *Puls.*, **RHUS-T.**, Sep., Sil., **Staph.**

Flecken, blaue: Ant-c., **ARN.**, *Ars.*, *Bar-c.*, **Bry.**, *Con.*, Ferr., *Lach.*, **Led.**, Mosch., Nit-ac., Nux-m., *Nux-v.*, *Op.*, *Rhus-t.*, Ruta, Sec., , Sil., Sulph., **Sul-ac.**

— **blaurote: Bell.**, Phos.

— **Blut-**, (Petechien): *Arn.*, **ARS.**, *Bell.*, **BRY.**, **Hyos.**, *Lach.*, **Led.**, *Nux-v.*, *Phos.*, **RHUS-T.**, Ruta, **Sec.**, *Sil.*, Stram., *Sul-ac.*

— **brandige:** *Cycl.*, **Hyos.**, *Sec.*

— **braune:** (S. Leber-Flecke)

— **braunrötliche:** Cann-s., **NIT-AC.**, **Phos.**

— **brennende:** Am-c., Am-m., **Ars.**, Bell., *Canth.*, Chel., Croc., Ferr., Iod., **Kali-c.**, *Lyc.*, Mag-c., *Merc.*, **Mez.**, **PH-AC.**, *Rhus-t.*, *Sulph.*, Sul-ac. (Vergl. Auschlag und Flechten)

— **flechtenartige:** (S. Flechten)

— wie **Flohstiche:** Acon., (Stram.)

— **gelbe:** Ambr., *Ant-t.*, **ARN.**, Ars., *Canth.*, **Con.**, **Ferr.**, Iod., *Kali-c.*, *Lach.*, **Lyc.**, **Nat-c.**, *Petr.*, **Phos.**, Ruta, *Sabad.*, **Sep.**, Stann., **SULPH.** (Vergl. Leberflecken)

— **grünliche: Arn.**, Ars., **CON.**, *Nit-ac.*, *Sep.*, Sul-ac.

Flecken, juckende: Agn., Am-m., *Arn.*, **Con.**, Dros., *Euph.*, *Graph.*, *Iod.*, **Kali-c.**, Led., *Lyc.*, *M-ambo.*, Merc., *Mez.*, *Nat-m.*, Op., Par., *Sep.*, *Sil.*, *Spong.*, **Sul-ac.** (Vergl. Ausschlag, Flechten und Jucken)

— **kupferige:** (S. unter rote)

— **Leber-** (braune, leberfarbige): *Am-c.*, **Ant-c.**, Ant-t., *Arn.*, Ars., *Bry.*, *Calc.*, Canth., **Carb-v.**, Caust., **Con.**, Dros., **Dulc.**, *Ferr.*, *Graph.*, *Hyos.*, Iod., Kali-c., Lach., **Laur.**, **LYC.**, **MERC.**, **Mez.**, **Nat-c.**, **NIT-AC.**, Nux-v., *Petr.*, **Phos.**, *Plb.*, Puls., Ruta, Sabad., **SEP.**, Sil., Stann., **SULPH.**, Thuj.

— **ringförmige:** (S. unter **Flechten**)

— **rote:** *Acon.*, *Agn.*, Alum., Ambr., **AM-C.**, Am-m., Ant-t., **Arn.**, *Ars.*, Aur., *Bar-c.*, **BELL.**, **Bry.**, Calad., **Calc.**, Canth., Caps., Carb-an., *Carb-v.*, Caust., Cham., *Chin.*, *Clem.*, **COCC.**, Coff., **Con.**, *Croc.*, Cupr., **Cycl.**, Dros., *Dulc.*, **Graph.**, Hep., *Hyos.*, *Iod.*, Ip., Kali-c., Kali-n., *Lach.*, *Led.*, *Lyc.*, *M-ambo.*, M-arct., **Mag-c.**, Mag-m., **Merc.**, Mez., *Nat-c.*, Nat-m., **Nit-ac.**, Nux-v., Op., Par., **PHOS.**, **Ph-ac.**, *Plb.*, Puls., Rhod., **Rhus-t.**, **SABAD.**, Sec., , **Sep.**, **Sil.**, *Spong.*, *Squil.*, *Stann.*, **Stram**, **Sulph.**, **Sul-ac.**, Teucr., *Verat.*, Zinc.

— — **blass,** (hell - Rosenrote): *Nat-c.*, Phos., **Sil.**, Teucr.

— — **blasswerdend** in der Kälte: **Sabad.**

— — **bräunlich:** Cann-s., **NIT-AC.**, **Phos.**

— — **feurig:** Acon., Bell., *Stram.*

— — **kupferig:** Alum., **Ars.**, *Calc.*, *Cann-s.*, **CARB-AN.**, *Carb-v.*, **Kreos.**, *Led.*, **Mez.**, **Rhus-t.**, Ruta, **Verat.**

— — **Scharlach-:** **ACON.**, **AM-C.**, *Am-m.*, *Arn.*, **Ars.**, *Bar-c.*, **BELL.**, **Bry.**, *Carb-v.*, *Caust.*, Cham., *Coff.*, **Croc.**, Dulc., Euph., *Hep.*, **Hyos.**, Iod., *Ip.*, *Lach.*, **MERC.**, *Phos.*, Ph-ac., Rhus-t., *Stram.*, **Sulph.**

Flecken, rote, violett: *Phos., Verat.*

— — wie von rotem **Weine: COCC.,** *Sep.*

— **schwarze:** Ars., **Lach,** *Rhus-t.,* Sec.

— **Sommersprossen: Am-c., Ant-c.,** Ant-t., *Bry,* **Calc.,** Carb-v., *Con., Dros.,* **Dulc., Graph.,** Hyos., Iod., *Kali-c.,* Lach., Laur., **LYC.,** *Merc.,* Mez., **Nat-c., Nit-ac.,** *Nux-m., Petr.,* **PHOS.,** Plb., **Puls., Sep.,** *Sil.,* Stann., **SULPH.,** Thuj.

— **stechende:** *Canth.,* Chel., *Nit-ac.,* Puls. (Vergl. Ausschlag)

— **Toten-,** (bei Greisen): *Ars.,* Bar-c., **Con.,** Lach., Op.

— wie **verbrannt:** Ant-c., **Ars.,** *Carb-v.,* Caust., **Cycl.,** Euph., *Hyos.,* Kreos., Rhus-t., Sec., Stram.

— **weiße: Alum,,** Am-c., **ARS.,** Carb-an., **Phos., Sep., SIL., Sulph.**

— **wundschmerzende:** Bry., **Ferr.,** *Hep.,* **Led.,** Nat-m., *Ph-ac.,* Sil., *Verat.*

— **zusammenfließende: Bell., Cic.,** *Hyos.,* Ph-ac., *Valer.*

Fressblattern: (S. unter **Ausschlägen**)

Fressen in der Haut: *Agar.,* **AGN.,** *Alum.,* Ambr., Anac., *Ant-c.,* Arg., Ars., **Bar-c.,** Bell., *Bism.,* Bry., *Canth., Caps., Cham.,* Clem., Cocc, Con., **Cycl., Dig., Dros.,** Euph., Graph., Guaj., Hell., Hyos., *Kali-c.,* **Led., LYC.,** M-ambo., M-aust., **Meny.,** Merc., Mez., Nat-c., Nux-v., **OLND.,** *Par., Phos., Ph-ac.,* **PLAT.,** *Puls.,* **Ran-s.,** Rhod., *Rhus-t.,* **Ruta,** Sep., Spig., **Spong.,** Squil., Stann, **STAPH.,** Sulph., *Tarax.,* Thuj., **Verat.** (Vergl. fressendes Jucken)

Frostbeulen: AGAR., *Ant-c.,* **Arn.,** Ars., Asar., *Aur., Bell.,* Bry., **Carb-an., Carb-v., Cham., Chin.,** Cocc., Colch., *Croc.,* **Cycl.,** *Hep.,* **Hyos.,** Ign., *Kali-c.,* **Lyc.,** M-arct., *M-aust.,* Mag-c., **Nit-ac.,**

Nux-m., *Nux-v.*, Op., **PETR.**, **Phos.**, **Ph-ac.**, **PULS.**, Rheum, **Rhus-t.**, Ruta, *Sep.*, *Stann.*, *Staph.*, **Sulph.**, **Sul-ac.**, **Thuj.**, *Zinc.*

Frostbeulen, blasenartige: Ant-c., Bell., *Carb-an.*, Chin., Cycl., *Mag-c.*, **Nit-ac.**, *Phos.*, **RHUS-T.**, Sep., Sulph.

— **blaue:** *Arn.*, Bell., Kali-c., **PULS.**

— **entzündete:** **Ars.**, Bell., *Cham.*, Hep., *Lyc.*, *Nit-ac.*, Phos., **PULS.**, Rhus-t., *Staph.*, **Sulph.**

— **kriebelnde** (kribbelnde): *Arn.*, Colch., Nux-v., **Rhus-t.**, Sep.

— **schmerzhafte:** *Arn.*, *Bell.*, Chin., *Hep.*, Lyc., Mag-c., **Nit-ac.**, Nux-v., **Petr.**, Phos., *Ph-ac.*, **Puls.**, Sep.

Gefühllosigkeit, (Taubheit) der Haut: **Ambr.**, **ANAC.**, *Ang.*, Ant-t., Cham., *Con.*, Cycl., Lach., *Lyc.*, M-ambo., Nux-v., **Olnd.**, *Phos.*, **Ph-ac.**, *Plat.*, Plb., **SEC.**, Sep., Stram., *Sulph.*

Gelbsucht: (S. unter **Farbe**)

Geschwüre im **Allgemeinen:** *Acon.*, Agn., Alum., Ambr., Am-c., Anac., Ang., *Ant-c.*, Ant-t., Arg., *Arn.*, **ARS.**, **ASAF.**, *Aur.*, *Bar-c.*, **Bell.**, Borx., Bov., **Bry.**, **Calc.**, Camph., Canth., *Carb-an.*, **Carb-v.**, *Caust.*, *Cham.*, *Chel.*, *Chin*, Cic., Cina, *Clem.*, Cocc., Coff., Colch., **Con.**, Croc., Cupr., Cycl., Dig., Dros., Dulc., Euph., *Graph.*, Guaj., **HEP.**, Hyos., Ign., Iod., Ip., Kali-c., *Kreos.*, **LACH.**, Led., **LYC.**, M-ambo., M-arct., M-aust., Mang., **MERC.**, *Mez.*, *Mur-ac.*, *Nat-c.*, Nat-m., **Nit-ac.**, Nux-m., Nux-v., *Par.*, *Petr.*, **Phos.**, **Ph-ac.**, Plb., **PULS.**, *Ran-b.*, Ran-s., **Rhus-t.**, *Ruta*, *Sabin.*, Samb., Sars., *Sec.*, Sel., Seneg., **Sep.**, **SIL.**, Spong., Squil., **Staph.**, Stram., Stront-c., **SULPH.**, Sul-ac., Tarax., *Thuj.*, Verat., Zinc.

— **alte,** wieder **aufbrechende:** (S. Geschwürmale)

— **beißende:** *Ars.*, Bell., *Bry.*, *Calc.*, Carb-an., *Caust.*, Cham., Chin., *Colch.*, Dig., **Euph.**, *Graph.*, **Lach.**, **Led.**, **Lyc.**, Mang., *Merc.*,

Mez., Nat-c., Petr., Ph-ac., **PULS.**, Ran-b., Rhus-t., Ruta, Sel., *Sil.*, Staph., **Sulph.**, Sul-ac., Thuj.

Geschwüre mit **Blasen umher: Ars.**, Bell., *Caust.*, *Hep.*, **LACH.**, M-ambo., Merc., Nat-c., Petr., Phos., *Rhus-t.*, *Sep.*

— **bläuliche:** Arn., *Ars.*, *Asaf.*, *Aur.*, Bell., Bry., Calc., Carb-v., **Con.**, **Hep.**, **LACH.**, Mang., *Merc.*, Ph-ac., Sec., Seneg., *Sil.*, Staph., *Verat.*

— mit **Blüten umher:** Acon., **Ars.**, Bell., **Caust.**, Cham., Hep., **Lach.**, *Lyc.*, M-ambo., Merc., Mez., Mur-ac., Nat-c., Petr., Phos., **Puls.**, *Rhus-t.*, **Sep.**, *Sil.*, Staph., Sulph.

— **blutende:** Ant-t., Arg., *Arn.*, **ARS.**, **Asaf.**, Bell., **Carb-v.**, Caust., Con., Croc., Dros., **Hep.**, *Hyos.*, Iod., **Kali-c.**, Kreos., **Lach.**, **LYC.**, *M-ambo.*, **Merc.**, Mez., Nat-m., **Nit-ac.**, **Phos.**, *Ph-ac.*, **Puls.**, Rhus-t., Ruta, Sabin., *Sec.*, Sep., **Sil.**, **Sulph.**, Sul-ac., Thuj., Zinc.

— — an den **Rändern: ARS.**, *Asaf.*, Caust., *Hep.*, *Lach.*, **Lyc.**, **Merc.**, Phos., Ph-ac., Puls., Sep., **Sil.**, Sulph., Thuj.

— **bohrende:** Arg., Aur., *Bell.*, Calc., Caust., Chin., *Hep.*, Kali-c., Nat-c., Nat-m., *Puls.*, *Ran-s.*, Sep., **Sil.**, **Sulph.**, Thuj.

— **brandige, heiß,** (heißer Brand): Acon., *Ars.*, *Bell.*, Mur-ac., **Sabin.**, **Sec.**

— — **kalt,** (kalter Brand): Ant-t., **ARS.**, **Asaf.**, *Bell.*, Carb-v., Con., **Euph.**, **Lach.**, Merc., **PLB.**, Ran-b., **SEC.**, **Sil.**, **Squil.**, *Sulph.*, *Sul-ac.*

— **brennende:** *Ambr.*, **ARS.**, *Asaf.*, Aur., Bar-c, *Bell.*, Bov., *Bry.*, Calc., *Carb-an.*, **Carb-v.**, **CAUST.**, Cham., Chin., *Clem.*, **Con.**, Dros., Graph., **Hep.**, Ign., Kali-c., *Kreos.*, *Lach.*, **LYC.**, Mang., **MERC.**, **Mez.**, Mur-ac., *Nat-c.*, Nat-m., Nit-ac., *Nux-v.*, Petr., Phos., Ph-ac., Plb., **Puls.**, *Ran-b.*, **RHUS-T.**, Sars., Sec., Sel., Sep., **SIL.**, Squil., *Staph.*, Stront-c., **Sulph.**, *Thuj.*, Zinc.

Geschwüre, brennende, in den **Rändern: ARS.,** *Asaf., Carb-an.,* **Caust.,** Clem., **Hep.,** *Lach.,* **LYC., MERC.,** *Mur-ac.,* Petr., Phos., Ph-ac., *Puls.,* Ran-b., Sep., **SIL.,** Staph., *Sulph.,* Thuj.

— — im **Umfange: Ars., Asaf.,** Bell., **Caust.,** Cham., *Hep.,* **Lach., Lyc., Merc.,** *Mez.,* Mur-ac., Nat-c., Nux-v., Petr., Phos., **PULS., Rhus-t.,** Sep., **Sil.,** Staph.

— **drückende:** Camph., *Carb-v.,* Chin., **Graph.,** Par., **SIL.**

— **eiternde:** *Acon.,* Ambr., *Am-c.,* Anac., Ang., Ant-c., Ant-t., Arg., Arn., **Ars., ASAF.,** *Aur.,* Bar-c., **Bell.,** Bov., Bry., *Calc.,* **Canth.,** Caps., Carb-an., **Carb-v., CAUST.,** Cham., Chel., *Chin.,* Cic., *Clem.,* Cocc., *Con.,* Croc., Dros., *Dulc., Graph.,* Hell., **HEP.,** Hyos., Ign., Iod., Ip., Kali-c., Kali-n., *Kreos., Lach.,* Led., **Lyc.,** M-ambo., Mang., **MERC.,** *Mez., Mur-ac.,* Nat-c., Nat-m., **Nit-ac.,** *Nux-v.,* Petr., *Phos.,* Ph-ac., Plb., **PULS.,** *Ran-b., Ran-s.,* **RHUS-T.,** *Ruta,* Sabad., *Sabin.,* Sars., Sec., , Sel., **Sep., SIL.,** Spig., Spong., *Squil.,* **Staph., Sulph.,** Sul-ac., Thuj., Viol-t., Zinc.

— **Eiter, blutig:** Ant-t., Arg., Arn., **ARS., ASAF.,** *Bell.,* **Carb-v., Caust.,** Con., Croc., Dros., **HEP.,** Hyos., Iod., *Kali-c.,* Kreos., *Lach.,* **Lyc.,** M-ambo., **MERC.,** Mez., Nat-m., **Nit-ac.,** *Phos.,* Ph-ac., **Puls.,** *Rhus-t.,* Ruta, Sabin., Sec., *Sep.,* **Sil.,** *Sulph.,* Sul-ac., Thuj., Zinc.

— — **bräunlich:** Anac., *Ars.,* **Bry.,** Calc., *Carb-v.,* Con., Puls., Rhus-t., **Sil.**

— — **dünn:** Ant-t., **ASAF.,** Carb-v., **CAUST.,** Dros., Iod., Kali-c., Lyc., **MERC.,** *Nit-ac.,* Plb., Puls., *Ran-b., Ran-s., Rhus-t., Ruta,* **Sil.,** Staph., **Sulph.,** Thuj.

— — **faulriechend:** (S. stinkend)

— — **fressend,** (scharf): Am-c., Anac., **ARS.,** Bell., Calc., **Carb-v., CAUST.,** Cham., Chel., *Clem.,* Con., Cupr., *Graph.,* **Hep.,** Ign., Iod., *Kreos.,* Lach., **Lyc., MERC.,** Mez., *Nat-c.,* Nat-m., **Nit-ac.,** *Nux-v.,* Phos., Plb., *Puls.,* **Ran-b., Ran-s., RHUS-T.,** Ruta, *Sep.,* **SIL.,** Spig., **Squil.,** *Staph., Sulph, Sul-ac.,* Zinc.

Geschwüre, Eiter, gallertartig: *Arg.,* Arn., Bar-c., Cham., Ferr., *Merc., Sep.,* **Sil.**

— — **gelb:** *Acon.,* Ambr., Am-c., Anac., Ang., Arg., *Ars., Aur.,* Bov., *Bry.,* **Calc.,** Caps., **Carb-v., Caust.,** *Cic.,* **Clem.,** Con., Croc., *Dulc.,* Graph., Hep., Iod., *Kali-n., Kreos., Lyc.,* Mang., **Merc.,** *Nat-c.,* Nat-m., Nit-ac., Nux-v., **Phos., PULS.,** *Rhus-t.,* Ruta, Sec., Sel., **Sep., Sil.,** Spig., **Staph.,** Sulph., Sul-ac., *Thuj.,* Viol-t.

— — **grau:** *Ambr.,* Ars., Carb-an., **CAUST.,** Chin., *Lyc., Merc.,* Sep., **Sil.,** Thuj.

— — **grünlich:** Ars., **Asaf.,** *Aur.,* Carb-v., **Caust.,** *Clem.,* Kreos., *Merc.,* Nat-c., *Nux-v.,* Phos., **Puls.,** *Rhus-t., Sep.,* **Sil.,** Staph.

— — wie **Heringslake** riechend: (S. stinkend)

— — **jauchig:** Am-c., Ant-t., **ARS., Asaf.,** Aur., Bov., *Calc.,* **CARB-V., Caust., Chin.,** Cic., Clem., *Con.,* Dros., *Graph., Hep.,* Kali-c., Kreos., *Lyc.,* Mang., **MERC.,** Mur-ac., **NIT-AC.,** Nux-v., Phos., Ph-ac., Plb., *Ran-b.,* **Ran-s., RHUS-T.,** Sec., *Sep.,* **SIL.,** Squil., **Staph.,** *Sulph.*

— — wie alter **Käse** riechend: (S. stinkend)

— — **käsig:** *Merc.*

— — **kopiös,** (zu viel): Acon., *Arg.,* **Ars., Asaf.,** Bry., **Calc.,** *Canth., Chin.,* Cic., Graph., Iod., Kali-c., Kreos., *Lyc.,* Mang., **Merc.,** Mez., Nat-c., **Phos.,** *Ph-ac.,* **PULS., Rhus-t.,** Ruta, Sabin., **SEP., Sil.,** *Squil., Staph.,* Sulph., Thuj.

— — mit **Maden:** *Ars.,* Calc., Merc., **Sabad., Sil.,** *Sulph.*

— — **mangelnd:** (S. zu wenig)

— — **salzig:** (S. **Geschwüre,** salzflussartige)

Geschwüre, Eiter, sauerriechend: *Calc.*, Graph., **HEP.**, **Merc.**, Nat-c., *Sep.*, **Sulph.**

— — **scharf:** (S. fressend)

— — **schwarzfärbend:** Bry., *Chin.*, Lyc., **Sulph.**

— — **stinkend:** Am-c., **Ars.**, **Asaf.**, *Aur.*, Bell., Bov., Bry., **Calc.**, *Carb-v.*, Caust., Chel., **Chin.**, Cic., *Con.*, Cycl., **Graph.**, **HEP.**, *Kreos.*, **Lyc.**, Mang., **Merc.**, Mez., *Mur-ac.*, *Nat-c.*, *Nit-ac.*, Nux-m., Nux-v., Phos., **PH-AC.**, Plb., Puls., *Rhus-t.*, Ruta, Sabin., *Sec.*, **Sep.**, **Sil.**, *Staph.*, **SULPH.**, Sul-ac., Thuj.

— — — wie **Heringslake:** *Graph.*

— — — wie alter **Käse:** **Hep.**, *Sulph.*

— — **stockend:** (S. zu wenig)

— — **talgartig:** *Merc.*

— — zu **viel:** (S. kopiös)

— — **wässerig:** Ant-t., **Ars.**, **Asaf.**, Calc., *Carb-v.*, **CAUST.**, *Clem.*, Con., Dros., *Graph.*, Iod., Kali-c., *Lyc.*, **MERC.**, *Nit-ac.*, Nux-v., Plb., Puls., **Ran-b.**, **Ran-s.**, **Rhus-t.**, *Ruta*, **Sil.**, *Squil.*, *Staph.*, *Sulph.*, Thuj.

— — **weißlich,** (wie Milch): *Am-c.*, *Ars.*, **Calc.**, Carb-v., Hell., **Lyc.**, **Puls.**, *Sep.*, *Sil.*, *Sulph.*

— — zu **wenig,** (mangelnd, stockend): Acon., Ars., *Bar-c.*, **Bell.**, *Bov.*, Bry., **CALC.**, *Carb-v.*, Caust., Chin., Cina, *Clem.*, Coff., **Cupr.**, Dros., **Dulc.**, *Graph.*, **Hep.**, Hyos., Ign., Ip., Kreos., **LACH.**, *Led.*, Lyc., *Mag-c.*, **MERC.**, Nux-v., *Petr.*, *Phos.*, **Plat.**, Plb., Puls., Rhus-t., *Sars.*, **SEP.**, **SIL.**, Spong., *Staph.*, Sulph., **Verat.**

— — **zähe:** *Ars.*, *Asaf.*, **Bov.**, Cham., **Con.**, *Merc.*, Mez., *Phos.*, Ph-ac., *Sep.*, Sil., Staph., *Viol-t.*

Geschwüre, Eiter, zögernd: (S. zu wenig)

— **empfindliche,** (schmerzhafte): Alum., Am-c., Anac., Ang., **ARN., Ars., ASAF.,** Aur., **Bell.,** Carb-an., **Caust.,** *Cham., Chin.,* Cic., **Clem.,** *Cocc.,* Coff., Con., Croc., *Cupr.,* Dig., *Dulc.,* **Graph., HEP.,** Hyos., Iod., *Kreos.,* **Lach.,** Led., **Lyc., Merc.,** Mez., *Mur-ac.,* Nat-c., Nat-m., Nit-ac., *Nux-v., Petr., Phos.,* **Ph-ac., Puls.,** Ran-b., Ran-s., Rhus-t., Sabin., Sel., **Sep., Sil.,** Squil., Sulph., Thuj., *Verat.*

— — an den **Rändern: ARS., ASAF.,** *Caust., Clem.,* **HEP., Lach., Lyc., MERC.,** Mur-ac., Petr., Phos., *Ph-ac., Puls.,* Ran-b., *Sep.,* **SIL.,** Sulph., Thuj.

— — im **Umfange: Ars., ASAF.,** *Bell., Caust.,* Cocc., **Hep., LACH.,** *Lyc., Merc.,* Mez., Mur-ac., Nat-c., Nux-v., Petr., Phos., **PULS.,** Rhus-t., *Sep., Sil.*

— **entzündete: ACON.,** Agn., Ant-c., *Arn.,* **ARS.,** *Asaf.,* Bar-c., **Bell.,** Borx., Bov., **Bry.,** *Calc.,* Caust., *Cham.,* Cina, Cocc., *Colch.,* Con., Croc., Cupr., Dig., **HEP.,** Hyos., Ign., Kreos., Led., **Lyc.,** M-arct., Mang., **MERC.,** *Mez., Nat-c., Nit-ac.,* Nux-v., Petr., *Phos.,* Plb., **Puls.,** Ran-b., **Rhus-t.,** *Ruta,* Sars., Sep., **SIL., Staph.,** *Sulph.,* Thuj., Verat., Zinc.

— **faule:** Am-c., *Ars., Asaf.,* Aur., Bell., Bov., *Bry.,* **Calc.,** Carb-v., Caust., Chel., **Chin.,** Cic., Con., Cycl., *Graph.,* **HEP.,** *Kreos., Lyc.,* Mang., *Merc.,* Mez., **MUR-AC.,** Nat-c., *Nit-ac.,* Nux-m., Nux-v., Phos., **Ph-ac.,** Plb., *Puls.,* **Rhus-t.,** Ruta, Sabin., Sec., *Sep.,* **SIL.,** Staph., **Sulph.,** Sul-ac., Thuj.

— **fistulöse,** (Fisteln): *Ant-c.,* Ars., **Asaf.,** *Aur.,* **Bell.,** Bry., **CALC., Carb-v.,** *Caust.,* Chel., Clem., **Con.,** *Hep.,* Kreos., *Lach.,* Led., **LYC.,** Merc., Nat-c., Nat-m., **Nit-ac.,** *Petr.,* Phos., Ph-ac., **PULS.,** Rhus-t., *Ruta,* Sabin., Sel., *Sep.,* **SIL.,** Staph., Stram., **Sulph.,** *Thuj.*

— **flache:** *Am-c.,* Ang., *Ant-c.,* Ant-t., **Ars., Asaf.,** *Bell.,* Carb-an, Carb-v., *Chin.,* **LACH., Lyc., Merc.,** Nat-c., *Nit-ac., Petr.,* Phos., **Ph-ac.,** *Puls., Ran-b.,* **Sel., Sep., Sil.,** Staph., *Sulph.,* Thuj.

Geschwüre, fleckige: *Arn.,* Ars., **CON.,** Ip., **Lach.,** Sul-ac.

— um sich **fressende:** (S. Eiter fressend)

— **fressend-** (nagend-) schmerzende: **Agn.,** *Bar-c.,* Bell., Calc., *Cham.,* Cycl., *Dros.,* Hyos., *Kali-c.,* Led., *Lyc.,* Mang., *Merc.,* Mez., Nat-c., *Phos., Ph-ac.,* **Plat., Puls., Ran-s.,** Rhus-t., *Ruta,* **STAPH.,** *Sulph.,* Thuj.

— mit **Frost** darin: (S. mit Kältegefühl)

— **geschwollene:** Acon., Agn., Arn., *Ars.,* Aur., *Bar-c.,* **BELL., Bry.,** *Calc.,* Carb-an., *Carb-v., Caust.,* Cham., Cic., Cocc., *Con.,* Dulc., Graph., **Hep.,** Iod., **Kali-c.,** Led., *Lyc.,* Mang., **MERC.,** Nat-c., *Nat-m., Nit-ac.,* Nux-v., Petr., *Phos.,* Ph-ac., Plb., **PULS., Rhus-t.,** Sabin., Samb., **SEP., Sil.,** Staph., **SULPH.**

— — **rings umher:** Acon., *Ars.,* **Bell.,** Caust., Cham., **Hep.,** *Lyc.,* **Merc.,** Nat-c., Nux-v., Petr., Phos., **PULS.,** *Rhus-t.,* **Sep.,** *Sil.,* Staph.

— — der **Ränder: Ars.,** *Bry.,* Carb-an., Caust., Cic., **Hep.,** *Lyc.,* **MERC.,** Petr., Phos., Ph-ac, **Puls., Sep., SIL., Sulph.**

— **harte:** *Agn., Arn.,* **Ars., Asaf.,** Aur., Bar-c., **BELL., Bry., Calc.,** Carb-an., *Carb-v.,* Caust., Cham., Chel., **Chin.,** Cic., Cina, **Clem., Con.,** Cupr., Cycl., Dulc., *Graph.,* **Hep.,** Hyos., Iod., **Lach.,** Led., **LYC., Merc.,** Mez., Nat-c., Nux-v., *Phos., Plb.,* **PULS.,** Ran-b., Ran-s., Sel., *Sep.,* **Sil.,** *Staph.,* **Sulph.,** Thuj., Verat.

— — der **Ränder: ARS., Asaf.,** *Bry.,* Carb-an., Caust., Cic., Cina., *Clem,* **Hep., Lach., LYC., MERC.,** Petr., Phos., Ph-ac., **Puls.,** Ran-b., Sep., **SIL.,** Staph., *Sulph.,* Thuj.

— — im **Umfange:** Arn., **Ars., ASAF., Bell.,** Caust., Cham., Cina, *Hep.,* **LACH., Lyc.,** *Merc.,* Mez., Nat-c., Nux-v., Petr., Phos., **PULS.,** Sep., *Sil.,* Staph., Sulph.

— **heiße:** (S. brennende)

Geschwüre, juckende: *Alum.*, Ambr., Am-c., Anac., *Ant-c.*, *Ant-t.*, Arn., **Ars.**, Bar-c., *Bell.*, *Bov.*, Bry., *Calc.*, *Canth.*, Carb-v., **Caust.**, *Cham.*, Chel., **Chin.**, *Clem.*, Con., Dros., **Graph.**, **HEP.**, Ip., Kali-n., Kreos., *Lach.*, Led., **LYC.**, *Merc.*, Mez., Nat-c., Nat-m., *Nit-ac.*, Nux-v., Petr., *Phos.*, **Ph-ac.**, **Puls.**, *Ran-b.*, **Rhus-t.**, Ruta, Sabad., Sars., Sel., **Sep.**, **SIL.**, Squil., **Staph.**, **Sulph.**, *Thuj.*, Verat., Viol-t., Zinc.

— — **rings umher:** *Agn.*, *Ant-t.*, *Ars.*, *Bell.*, *Caust.*, Clem., **HEP.**, **Lach.**, **Lyc.**, Merc., Mez., Nat-c., Nux-v., Petr., Phos., *Ph-ac.*, **PULS.**, *Rhus-t.*, Sabin., *Sep.*, **SIL.**, *Staph.*, *Sulph.*

—mit **Kältegefühl:** Ang., **Ars.**, **BRY.**, *Merc.*, Petr., Plb., *Rhus-t.*, **Sil.**, Thuj.

— **klopfende:** *Acon.*, Arn., *Ars.*, **Asaf.**, Bar-c., Bell., Bov., Bry., **Calc.**, *Caust.*, Cham., Chin., *Clem.*, Con., *Hep.*, Hyos., Ign., **Kali-c.**, **Lyc.**, *M-ambo.*, **MERC.**, Mez., *Mur-ac.*, *Nat-c.*, Nat-m., *Nit-ac.*, Petr., *Phos.*, Ph-ac., *Puls.*, Rhus-t., *Ruta*, *Sabad.*, Sars., *Sep.*, **Sil.**, Staph., **SULPH.**, *Thuj.*

— **krebsartige:** *Ambr.*, Ant-c., **ARS.**, Aur., *Bell.*, Calc., *Carb-an.*, *Carb-v.*, Caust., Chel., Clem., *Con.*, Dulc., **Hep.**, *Kreos.*, **Lach.**, **Merc.**, *Nit-ac.*, Phos., *Rhus-t.*, Sars., **Sep.**, **SIL.**, Spong., Squil., *Staph.*, **SULPH.**, *Thuj.*

— **kriebelnde** (kribbelnde): *Acon.*, Ant-t., **ARN.**, *Bell.*, Caust., *Cham.*, **Clem.**, *Colch.*, **Con.**, Croc., Graph., *Hep.*, Kali-c., *Lach.*, *Merc.*, Nat-c., Nat-m., *Nux-v.*, *Ph-ac.*, Plb., *Puls.*, Ran-b., **RHUS-T.**, Sabin., *Sec.*, **SEP.**, Spong., *Staph.*, *Sulph.*, Sul-ac., Thuj.

— **krustige:** *Ars.*, Bar-c., **Bell.**, Bov., *Bry.*, **CALC.**, Carb-an., Cic., Clem., **CON.**, **Graph.**, *Hep.*, Led., **LYC.**, **Merc.**, Mur-ac., *Puls.*, Ran-b., **Rhus-t.**, Sars., **Sep.**, **SIL.**, Staph., **SULPH.**, Viol-t.

— mit **Maden:** *Ars.*, Calc., Merc., **Sabad.**, **Sil.**, *Sulph.*

— mit hohen, harten **Rändern:** **ARS.**, *Asaf.*, *Bry.*, Carb-an., *Caust.*, Cic., Cina, Clem., Hep., Lach., **Lyc.**, **Merc.**, Mur-ac., *Petr.*, Phos., Ph-ac., **Puls.**, Ran-b., *Sep.*, **SIL.**, Staph., *Sulph.*, *Thuj.*

Geschwüre, reißende, (ziehende): **Ars.,** Bell., *Bry.,* **Calc.,** *Canth.,* Carb-v., Caust., *Clem.,* Cocc., **Cycl.,** *Graph.,* Kali-c., **LYC.,** M-ambo., **Merc.,** Mez., Nat-c., Nit-ac., Nux-v., Phos., *Puls.,* *Rhus-t.,* **Sep., Sil.,** *Staph.,* **SULPH.,** Zinc.

— **reizlose:** Agn., Anac., **ARS., Calc.,** *Camph., Carb-an.,* **Carb-v., CON.,** Dulc., *Euph.,* Graph., *Iod.,* Ip., Kali-c., *Lach.,* **Laur., LYC.,** M-ambo., Mur-ac., *Nit-ac., Olnd.,* **Op.,** Phos., **Ph-ac.,** *Plb.,* Rhus-t., Sec., *Sep.,* **Sil.,** Stram., **Sulph.,** Zinc.

— mit **Röte** im **Umfange: Acon.,** Ant-c., Arn., **ARS., Asaf.,** Bar-c., *Bell.,* Borx., Bry., *Calc.,* **Cham.,** Cocc., Cupr., **HEP.,** Hyos., Ign., Kreos., **Lach.,** Led., **Lyc., Merc.,** Mez., Nat-c., *Nit-ac.,* Nux-v., *Petr., Phos.,* Ph-ac., Plb., **PULS.,** Ran-b., **Rhus-t.,** Sars., *Sep.,* **SIL., Staph.,** *Sulph.,* Thuj., Verat., Zinc.

— **salzflussartige,** (Salzflüsse): **Ambr., ARS.,** *Calc.,* Chin., **Graph., LYC.,** Merc., Nat-c., *Petr., Phos.,* **Puls., SEP.,** *Sil., Staph.,* Sulph., Zinc.

— **schmerzhafte:** (S. empfindliche)

— **schmerzlose:** Ambr., Anac., Ant-t., Arn., **Ars.,** Aur., Bar-c., **Bell.,** Bov., *Bry.,* Camph., Carb-an., Cham., *Chel.,* Chin., Cic., **Cocc., Con.,** Croc., Graph., *Hell.,* **Hyos.,** *Ign.,* Ip., *Laur.,* Led., **LYC.,** *M-ambo., Merc.,* Nux-m., Nux-v., **Olnd., Op., Phos., PH-AC.,** Plat., **Puls.,** *Rhus-t., Sec.,* Staph., **Stram.,** *Sulph.,* Verat., Zinc.

— **schneidende: BELL., Calc.,** *Dros.,* Graph., Ign., *Lyc.,* Mur-ac., **Nat-c.,** Ph-ac., Rhus-t., Sep., *Sil.,* Sul-ac.

— **schorfige:** (S. krustige)

— **schründende:** (S. wundschmerzende)

— **schwammige:** Alum., *Ant-c.,* Ant-t., **ARS.,** *Bell.,* Calc., **CARB-AN.,** *Carb-v.,* Caust., *Cham.,* **Clem.,** Con., Graph., Iod., *Kreos.,* **LACH.,** Lyc., *Merc.,* Nit-ac., Nux-v., *Petr.,* **Phos.,** Ph-ac., Rhus-t., Sabin., **Sep., SIL., Staph., Sulph., Thuj.**

Geschwüre, schwammige auf den **Rändern: ARS., Carb-an.,** Caust., *Clem.,* **Lach.,** Lyc., *Merc.,* Petr., *Phos.,* Ph-ac., *Sep.,* **SIL.,** *Staph., Sulph., Thuj.*

— **schwarzwerdende:** Ant-t., **ARS., Asaf.,** Bell., *Carb-v.,* Con., *Euph.,* Ip., *Lach.,* **Plb.,** *Rhus-t.,* **SEC., Sil.,** Squil., *Sulph.,* Sul-ac.

— — auf dem **Boden: ARS.,** *Ip.,* Plb., *Sil.,* Sulph.

— — an den **Rändern: Ars.,** Lach., *Sil.,* Sulph.

— **spannende:** *Arn.,* **Asaf.,** Aur., **Bar-c.,** *Bell., Bry., Calc., Carb-an., Carb-v.,* **Caust.,** Cham., Chin., *Clem., Cocc.,* **CON.,** *Hep.,* Iod., *Kali-c.,* Kreos., **Lach.,** *Lyc.,* **Merc.,** *Mez.,* Mur-ac., Nat-c., Nit-ac., *Nux-v.,* Petr., **Phos.,** Ph-ac., **PULS., Rhus-t.,** *Sabin., Sep., Sil.,* **Spong.,** *Staph.,* **STRONT-C., SULPH.,** *Thuj.,* Zinc.

— — im **Umfange: Asaf.,** Bell., *Caust.,* Cham., Cocc., Hep., **Lach.,** Lyc., *Merc.,* Mez., Mur-ac., Nat-c., Nux-v., Petr., *Phos.,* Ph-ac., **PULS.,** *Rhus-t.,* Sabin., Sep., Sil., Staph., **Stront-c., Sulph.**

— **speckige:** *Ant-c.,* **Ars.,** Cupr., **Hep.,** *Kreos.,* **MERC., Nit-ac.,** *Sabin.,* Sulph., Thuj.

— — auf dem **Boden:** Ars., *Hep.,* **Merc.,** *Nit-ac.*

— **stechende:** Acon., Alum., Ant-c., Arn., **ARS., Asaf.,** *Bar-c.,* **Bell.,** Bov., **Bry.,** *Calc.,* Camph., Canth., *Carb-v.,* Cham., *Chin., Clem.,* Cocc., *Con., Cycl., Graph.,* **Hep.,** Kali-n., *Led.,* **Lyc.,** M-arct., Mag-c., Mang., **MERC.,** *Mez.,* Mur-ac., *Nat-c.,* Nat-m., **NIT-AC.,** *Nux-v.,* **Petr.,** *Phos.,* **PULS.,** *Ran-b.,* **Rhus-t.,** Sabad., *Sabin.,* Sars., Sel., **Sep., SIL.,** Spong., Squil., **Staph., SULPH.,** Thuj.

— — in den **Rändern: ARS., Asaf.,** *Bry.,* Clem., **Hep., Lyc., MERC.,** Mur-ac., *Petr.,* Phos., **Puls.,** Ran-b., *Sep.,* **SIL.,** *Staph.,* **Sulph.,** Thuj.

Geschwüre, stechende im **Umfange:** Acon., **Ars., ASAF.,** *Bell.,* Cham., Cocc., *Hep., Lyc.,* **Merc.,** Mez., Mur-ac., Nat-c., Nux-v., *Petr.,* Phos., **PULS.,** *Rhus-t.,* Sabin., *Sep.,* **Sil.,** *Staph.,* **Sulph.**

— **stinkende:** (S. unter Eiter)

— mit **Stößen** darin: *Ang.,* **Arn.,** Cic., **Clem.,** Mez., *Mur-ac.,* Plat, **Ruta,** *Sul-ac.*

— **tiefe:** *Ant-c.,* Ars., *Asaf., Aur.,* **Bell., CALC.,** *Carb-v.,* Caust., Chel., Clem., **Con.,** *Hep.,* Kreos., *Lach.,* Led., **Lyc.,** M-ambo., *Merc., Mur-ac.,* Nat-c., Nat-m., **Nit-ac.,** *Petr.,* Phos., *Ph-ac.,* **PULS.,** *Rhus-t., Ruta,* Sabin., Sel., *Sep.,* **SIL.,** Staph., Stram., **Sulph.,** *Thuj.*

— **trockene:** (S. Eiter zu wenig)

— **unheilsame:** Alum., Am-c., *Bar-c.,* **Calc.,** *Carb-v.,* Caust., **Cham.,** Chel., *Clem.,* **Con.,** Croc., **Graph.,** Hell., **HEP.,** Kali-c., **Lach., Lyc.,** Mag-c., Mang., **Merc.,** Mur-ac., *Nat-c.,* **Nit-ac.,** Nux-v., **Petr.,** *Phos., Ph-ac.,* Plb., **Rhus-t., Sep., SIL.,** *Squil.,* **Staph., Sulph.**

— **unterkötig** schmerzende: Am-c., Anac., *Arn.,* Ars., **Asaf.,** Aur., *Bar-c.,* **Bry., Calc., Carb-v.,** Chin., Colch, **Con.,** *Cycl.,* Dros., Euph., **Graph.,** *Hep.,* Hyos., Iod., *Kali-c.,* Kreos., *Led., Nat-m.,* Nit-ac., Nux-v., Par., *Petr.,* **PHOS., PULS., Ran-b., Rhus-t.,** Ruta, Sars., *Sec.,* **SIL.,** *Staph.,* **Sulph.,** *Valer.,* Verat., *Zinc.*

— wie **verbrannt:** Alum., *Ant-c.,* **ARS.,** *Bar-c.,* Bell., Bry., Calc., **Carb-v.,** *Caust.,* **Cycl.,** Hyos., *Ign., Kreos.,* Lach., *Nux-v., Puls., Sabad., Sec., Sep.,* Stram.

— mit **weißen** Stellen: **Ars.,** *Con.,* **LACH.,** Phos., *Sep.,* **Sil.,** Sulph.

Geschwüre mit **Wildfleisch** darin: Alum., Ant-c., **ARS.,** Bell., *Carb-an.,* Carb-v., Caust., **Cham.,** *Clem., Graph.,* Kreos., **Lach.,** Merc., **Petr.,** *Phos.,* Sabin., **SEP., SIL.,** *Staph.,* **Sulph.,** *Thuj.*

Geschwüre, wühlende: Asaf., Bell., Bry., Calc., *Chin.,* Nat-c., Phos., Ruta, *Sep.,* Stront-c., Sulph.

— **wundschmerzende,** (schründende): Alum., Ambr., Ant-c., Arn., *Ars.,* Bell., *Bry., Calc.,* Caust., Cic., **Graph., HEP.,** Hyos., *Ign.,* Kali-c., *Lyc.,* M-ambo., M-aust., **Merc.,** *Mez.,* Nat-m., *Nux-v., Phos.,* **Ph-ac., PULS.,** *Rhus-t.,* **Sep.,** *Sil., Staph.,* **Sulph.,** Sul-ac., Thuj., *Zinc.*

— mit **zackigen** Rändern: *Hep.,* Lach., **MERC., Ph-ac.,** Sil., *Staph.,* Sulph., **Thuj.**

— mit **Zerschlagenheitsschmerz:** Ang., **Arn.,** Cham., *Chin., Cocc.,* **Con., HEP.,** Hyos., Nat-m., *Nux-v.,* Rhus-t., *Ruta,* **Sulph.**

— **ziehende:** (S. reißende)

— **zuckende:** Arn., **Asaf.,** Aur., *Bell.,* Bry., **Calc., CAUST.,** *Cham., Chin.,* Clem., *Cupr.,* Graph., *Lyc., Merc.,* Nat-c., **Nat-m.,** *Nit-ac., Nux-v.,* Petr., **PULS., Rhus-t.,** *Sep.,* **SIL.,** *Staph., Sulph.*

Geschwürmale, alte, wieder **aufbrechende:** *Lach.,* Sil.

Geschwürschmerz in der Haut: Alum., Ambr., *Am-c.,* **AM-M.,** Anac., Ang., Ars., *Bell.,* Bov., **Bry.,** Canth., Caps., *Caust.,* Cham., **Chin., Cic.,** Cocc., Dros., Ferr., **GRAPH.,** *Hep., Ign.,* **Kali-c.,** Kali-n., Kreos., Lach., Laur., Mag-c., *Mag-m.,* **Mang.,** *Merc., Mur-ac.,* Nat-c., **Nat-m.,** Nit-ac., *Nux-v.,* Petr., **Phos.,** Ph-ac., **PULS., RHUS-T.,** *Ruta,* Sars., **SEP.,** *Sil., Spig.,* Spong., Stann., *Staph.,* Sulph., *Sul-ac.,* Tarax., **Thuj.,** *Verat., Zinc.*

Geschwulst, äußere, im **Allgemeinen:** *Acon.,* Agn., Am-c., **Ant-c., Arn., ARS.,** Asaf., *Aur.,* **Bell.,** Borx., **BRY.,** *Calc., Canth.,* Carb-an., Carb-v., *Caust.,* Chel., **Chin.,** Cina, Clem., *Cocc., Colch.,* Coloc., *Con.,* Cycl., *Dig.,* **Dulc.,** *Euph.,* Ferr., Graph., *Hell., Hep., Hyos., Iod., Kali-c.,* Kali-n., Kreos., *Lach.,* **Led., Lyc.,** Mag-c., Mang., **MERC.,** Mez., Mur-ac., Nat-c., Nat-m., *Nit-ac.,* Nux-v., Olnd., Op., Petr., **Phos.,** Ph-ac., *Plb.,* **PULS.,** *Rhod.,* **RHUS-T.,** Ruta, **Sabin., Samb.,** Sars., *Sec., Seneg., Sep., Sil.,* Spig., Spong., Squil., Stram., Stront-c., **SULPH.,** Sul-ac., Thuj., Verat.

Geschwulst, blasse: Arn., *Ars.,* Bell., **BRY.,** *Calc.,* Chin., Cocc., Con., Dig., Ferr., Graph., Hell., **Iod.,** Kali-c., *Lach.,* **LYC.,** *Merc.,* Nit-ac., Nux-v., Phos., Plb., *Puls.,* **Rhus-t.,** *Sep.,* Spig., Sulph.

— **blauschwarze:** Acon., Am-c., **Arn., ARS.,** *Aur.,* **Bell.,** *Carb-v.,* Con., **Dig.,** *Hep.,* **LACH.,** Mang., **Merc.,** Nux-v., **Op.,** *Phos.,* Ph-ac., Plb., **PULS.,** *Samb.,* Sec., Seneg., *Sil., Sul-ac.,* **Verat.**

— **brennende: Acon.,** *Ant-c.,* **Arn., ARS., Bell., BRY.,** *Calc.,* Carb-an., Carb-v., *Caust., Chin., Cocc.,* Colch., Coloc., *Dulc., Euph.,* Hell., *Hep., Hyos.,* Iod., *Kali-c.,* **Lach.,** *Led.,* **LYC.,** Mang., **Merc.,** *Mez.,* Nat-c., *Nux-v., Op.,* **PHOS.,** Ph-ac., **Puls., Rhus-t.,** *Samb.,* Sec., *Sep.,* **Sil.,** *Spig.,* Spong., Squil., Stann., **SULPH.**

— **entzündete: Acon.,** Agn., Am-c., *Ant-c., Arn.,* **Ars.,** *Asaf., Bell.,* Borx., **BRY.,** Calc., Canth., *Carb-v.,* Caust., Cocc., *Colch.,* Con., **Hep.,** Hyos., Lach., *Lyc.,* Mang., **MERC.,** Mez., Mur-ac., Nat-c., *Nit-ac.,* Petr., *Phos.,* **PULS., Rhus-t.,** Sars., Sep., **Sil., Sulph.,** *Thuj.,* Verat.

— **gespannte:** (S. harte)

— **glänzende: Arn.,** *Ars.,* **BRY.,** *Merc.,* **Rhus-t.,** *Sabin.,* **Sulph.**

— **harte,** (gespannte): Acon., Agn., *Ant-c.,* **Arn.,** *Ars., Asaf., Bell.,* **BRY.,** Calc., **Caust.,** *Chin.,* Cina, *Con.,* Dig., *Dulc.,* Graph., Hell., Hep., Lach., **Led.,** *Lyc., Merc.,* Mez., Nux-v., **PHOS.,** Ph-ac., Plb., **PULS., RHUS-T., Sabin., Samb.,** Sep., Sil., Spong., Squil., **Stront-c., Sulph.**

— **heiße:** (S. brennende und entzündete)

Geschwulst, kalte: Ars., *Asaf.,* Bell., *Cocc.,* **Con.,** *Cycl.,* Dulc., Lach., *Rhod.,* Sec., *Spig.*

— **kriebelnde** (kribbelnde): *Acon.,* **Arn.,** Caust., Chel., *Colch., Con.,* Lach., **Merc.,** Nat-c., *Nux-v.,* Ph-ac., **Puls., RHUS-T.,** *Sec.,* **Sep.,** *Spig.,* **Sulph.**

— an den **leidenden** Teilen: *Acon.,* Agn., Ant-c., *Arn., Ars.,* Asaf., *Aur.,* **BELL., Bry., Calc., Canth.,** Carb-an., Carb-v., **Caust.,** Chin., Clem., *Cocc., Con.,* Dig., Dulc., *Euph.,* Ferr., Graph., Hell., **Hep.,** Iod., **KALI-C.,** *Lach., Led.,* **Lyc.,** *Mag-c.,* Mang., **MERC.,** Mur-ac., *Nat-c.,* **Nit-ac.,** *Nux-v., Petr.,* **Phos.,** *Ph-ac.,* Plb., **PULS.,** *Rhod.,* **RHUS-T.,** Ruta, *Sabin.,* **Samb.,** Sars., Sec., **SEP., Sil.,** Spig., **Spong.,** *Stram.,* **SULPH.,** Thuj.

— **schwammige: Ant-c., ARS.,** *Bell.,* Calc., **Carb-an.,** Carb-v., Caust., *Clem., Con.,* Graph., Iod., *Kreos.,* **LACH.,** *Lyc., Merc.,* Nit-ac., Nux-v., Petr., **Phos.,** Ph-ac., *Rhus-t., Sabin., Sep.,* **SIL., Sulph.,** *Thuj.*

— **stechende:** Acon., Agn., *Arn.,* Ars., Ant-c., **BRY.,** *Canth.,* **CAUST.,** Chel., *Chin.,* **Cocc.,** *Con., Cycl.,* Dig., Ferr., *Graph.,* Kali-n., Lach., *Led.,* Mag-c., Mang., Mez., **Nit-ac.,** Nux-v., **PULS., Rhus-t.,** Ruta, *Sabad., Sep.,* Spong., **Sulph, Thuj.**

— **wassersüchtige:** Acon., **ANT-C., ARS.,** Aur., **Bell., BRY.,** *Canth.,* Chel., **CHIN.,** *Colch.,* Coloc., *Con.,* **Dig., Dulc.,** Euph., *Ferr.,* Guaj., **HELL.,** Hyos., *Iod., Kali-c.,* Kali-n., Lach., **Led., Lyc., Merc.,** Mez., Mur-ac., Nat-c., *Nit-ac.,* Olnd., *Op., Phos., Plb.,* **PULS.,** Rhod., **Rhus-t.,** *Ruta,* **Sabin., Samb.,** Sars., Sec., *Seneg., Sep.,* Sil., **SQUIL.,** Stram., **SULPH.,** *Verat.*

— **weiße: Ant-c., Ars.,** *Bell.,* **BRY.,** *Calc., Chin.,* Dig., Euph., Graph., *Hep., Iod., Kreos.,* **LYC.,** *Merc.,* Nux-v., **Puls.,** Rhod., **Rhus-t., Sabin.,** *Sep., Sil.,* **Sulph.**

Geschwulstgefühl: *Alum.,* **Am-m.,** Ant-c., Arn., **Ars.,** Aur., **BELL., Bry.,** *Canth., Caps.,* Carb-v., **Chin,** Cocc., *Con.,* Dig., *Dulc., Guaj., Hep.,* Hyos., Ign., **Kali-n.,** *Lach.,* **Laur.,** *Merc., Nit-ac., Nux-m.,* Nux-v., **Par.,** Plat., **PULS., RHUS-T.,** Sabin., Sars., Seneg., Sep., Sil., **Spig.,** *Spong.,* Stann., **Staph.,** Sulph., *Sul-ac., Verat.,* Zinc.

Gichtknoten: (S. unter Auswüchse)

Gliedschwamm: (S. unter Auswüchse)

Haar-Ausfallen auf dem **Kopf: Ambr.,** *Am-c.,* Am-m., *Ant-c.,* **Ars.,** Aur., *Bar-c.,* **Bell.,** *Bov.,* **Calc.,** Canth., Carb-an., **Carb-v.,** Caust., Chel., Colch., *Con., Cycl., Dulc.,* **Ferr., GRAPH.,** *Hell.,* **Hep.,** *Ign., Iod.,* **KALI-C.,** Kreos., *Lach., Lyc.,* Mag-c., **Merc.,** Nat-c., **NAT-M.,** *Nit-ac.,* Op., *Par.,* **Petr., PHOS.,** *Ph-ac., Plb., Rhus-t.,* **Sars.,** Sabin., *Sec., Sel.,* **Sep.,** *Sil.,* **Staph., SULPH.,** Sul-ac., *Zinc.*

— — **büschelweise:** *Phos.*

— am **Hinterkopf:** Calc., **Carb-v.,** Hep., **Petr.,** Sep., *Sil.,* Staph., Sulph.

— auf dem **Scheitel: BAR-C.,** *Calc.,* Carb-an., **Graph.,** *Hep., Lyc., Nit-ac.,* Plb., *Sel.,* **Sep.,** *Sil., Zinc.*

— am **Vorderkopf: Ars.,** *Bell., Hep.,* **Merc., Nat-m., Phos.,** Sil.

— an den **Seiten:** *Bov.,* **Graph.,** *Kali-c.,* Ph-ac., Staph., *Zinc.*

— an den **Schläfen:** *Calc.,* **Kali-c.,** Lyc., *Merc.,* **NAT-M.,** *Par.,* Sabin.

— aus den **Augenbrauen:** Agar., **Bell.,** *Caust.,* Hell., **KALI-C.,** *Par.,* Plb., *Sel.*

— aus dem **Backenbart:** Agar., *Ambr.,* **Calc., Graph.,** Nat-c., **Nat-m.,** Nit-ac., Plb., Sil.

— aus dem **Lippenbart:** Bar-c., **Kali-c.,** *Plb.*

Haar-Ausfallen aus den **Nasenlöchern:** Calc., *Caust.,* **Graph.,** Sil.

— am **Schamhügel:** *Bell.*, Hell., *Nat-c.*, **Nat-m.,** Nit-ac., **Rhus-t.,** *Sel.*

— am **ganzen Körper:** Ars., **Calc.,** *Carb-v.*, **Graph.,** *Hell.*, Kali-c., **Nat-m.,** Op., Phos., *Sabin.*, *Sec.*, Sulph.

Haaren, an den, Gefühl von **Ziehen: Acon.,** *Alum.*, Arn., *Bar-c.*, Bry., *Canth.*, *Caust.*, *Chin.*, **Kali-c.,** Kali-n., Kreos., **Laur.,** *Lyc.*, Mag-m., Mur-ac., **Phos.,** Ph-ac., **Rhus-t.,** *Sel.*

Härte der Haut: Am-c., **Ant-c.,** *Ars.*, Bov., *Chin.*, Cic., Clem., **Dulc., Graph.,** Kali-c., *Lach.*, Led., *Lyc.*, Par., Phos., **Ran-b., RHUS-T., SEP., Sil.,** Squil., Sulph., *Thuj.*, Verat.

— wie **Pergament: ARS., Chin.,** Dulc., *Kali-c.*, Led., **Lyc.,** Phos., **Sil.,** *Squil.*

— mit **Verdickung:** Am-c., *Ant-c.*, Ars., Borx., *Cic.*, Clem., **Dulc.,** *Graph.*, **Lach.,** Par., **Ran-b., RHUS-T., SEP.,** *Sil.*, Sulph., *Thuj.*, Verat.

— — **schwielenartiger:** Am-c., **Ant-c.,** *Borx.*, **GRAPH.,** *Lach.*, **Ran-b.,** *Rhus-t.*, **SEP., Sil.,** Sulph.

Hautlose Stellen: (S. Wundwerden)

Hornartige Auswüchse: (S. unter **Auswüchse)**

Hühneraugen, (Leichdorne): *Agar.*, *Ambr.*, **Am-c.,** Anac., **ANT-C.,** Arg., Arn., *Bar-c.*, *Borx.*, Bov., **Bry., Calc.,** Camph., Carb-an., Carb-v., *Caust.*, Cocc., Con., Graph., *Hep.*, **Ign.,** Iod., *Kali-c.*, Kali-n., **LYC.,** *M-ambo.*, *M-arct.*, M-aust., Nat-c., *Nat-m.*, Nit-ac., *Nux-v.*, *Petr.*, *Phos.*, *Ph-ac.*, Puls., *Ran-b.*, **Ran-s.,** Rhod., **Rhus-t.,** Ruta, **SEP., SIL.,** Spig., Staph., **Sulph.,** Sul-ac., Thuj., Verat.

Hühneraugen, bohrende: Borx., *Calc.*, Caust., Hep., Kali-c., Nat-m., Phos., Puls., **Ran-s.,** Rhod., **Sep., Sil.,** *Spig.*, Thuj.

— **brennende:** *Am-c.*, Arg., Bar-c., Borx., **Bry.,** *Calc.*, *Carb-v.*, *Caust.*, Graph., Hep., *Ign.*, Kali-c., **Lyc.,** M-ambo., Nat-c., *Nux-v.*, Petr., *Phos.*, *Ph-ac.*, Puls., *Ran-s.*, **Rhus-t., Sep.,** *Sil.*, Spig., Staph., **Sulph.,** Thuj.

— **drückende:** Agar., *Anac.*, **Ant-c.,** Arg., Bov., *Bry.*, *Calc.*, Carb-v., **Caust.,** Graph., *Ign.*, Iod., **LYC.,** M-arct., M-aust., Phos., *Ph-ac.*, Ruta, **Sep., Sil.,** *Staph.*, **Sulph.,** Verat.

— **empfindliche:** *Agar.*, *Am-c.*, **Arn., Bar-c.,** Bov., **Bry., Calc.,** Camph., Carb-an., Carb-v., **Hep., Ign.,** *Kali-c.*, **LYC.,** *M-ambo.*, **M., arct.,** *Nat-c.*, Nat-m., Nit-ac., **Nux-v.,** *Petr.*, *Phos.*, **Puls.,** Ran-b., **Ran-s., Rhus-t., Sep., SIL., Spig.,** Staph., **Sulph.,** Sul-ac., Thuj., Verat.

— **entzündete:** Borx., *Calc.*, Hep., **Lyc.,** Nit-ac., Phos., Puls., *Rhus-t.*, **Sep., SIL.,** *Staph.*, *Sulph.*

— **hornartige: Ant-c.,** *Ran-b.*, Sulph.

— **klopfende:** *Calc.*, Kali-c., **Lyc.,** *Sep.*, *Sil.*, Sulph.

— **reißende:** *Am-c.*, *Arn.*, **Bry.,** *Calc.*, Caust., Cocc., *Ign.*, *Kali-c.*, **LYC.,** Nat-c., Nux-v., *Rhus-t.*, **Sep., SIL., Sulph.,** Sul-ac.

— mit **Rucken** darin: Anac., Cocc., *M-ambo.*, *M-arct.*, *Nux-v.*, *Phos.*, Puls., *Rhus-t.*, **SEP., Sulph.,** *Sul-ac.*

— **stechende:** Agar., Am-c., **Ant-c.,** Arg., Arn., *Bar-c.*, Borx., Bov., **BRY., CALC.,** Carb-an., *Caust.*, Cocc., Graph., Hep., *Ign.*, *Kali-c.*, Kali-n., **Lyc.,** M-ambo., *M-arct.*, Nat-c., *Nat-m.*, Nit-ac., Petr., *Phos.*, Ph-ac., *Puls.*, **Ran-s.,** Rhod., **RHUS-T., Sep., Sil.,** *Spig.*, *Staph.*, **SULPH.,** Sul-ac., *Thuj.*, Verat.

— **wundschmerzende:** Agar., Ambr., **Ant-c.,** Arn., *Bry.*, *Calc.*, Camph., *Caust.*, *Graph.*, **Hep., IGN.,** Kali-c., *Lyc.*, M-ambo., M-arct., *Nat-m.*, **Nux-v.,** *Phos.*, Ph-ac., Puls., *Rhus-t.*, **SEP.,** *Sil.*, Staph., *Sulph.*, Sul-ac., Verat.

Hunderinge: (S. Ring-**Flechten)**

Insekten-Laufen: (S. Ameisenlaufen)

— **Stiche:** *Acon., Ant-c.,* **Arn.,** Ars., **Bell., Calad.,** Caust., *Coloc., Lach., Merc.,* Seneg., *Sep.,* Sil., Sulph.

Jucken im **Allgemeinen:** Acon., *Agar.,* **Agn.,** *Alum., Ambr., Am-c., Am-m., Anac.,* Ang., **Ant-c.,** Ant-t., **Arg.,** *Arn., Ars.,* Asaf., Asar., Aur., **Bar-c.,** *Bell.,* Bism., Borx., *Bov.,* **Bry.,** *Calad., Calc.,* Camph., Cann-s., *Canth., Caps.,* Carb-an., *Carb-v.,* **Caust.,** Cham., *Chel., Chin.,* Cic., Cina, *Clem., Cocc.,* Coff., *Colch,* Coloc., *Con.,* Croc., Cupr., *Cycl., Dig., Dros.,* Dulc., *Euph.,* Euphr., **Graph.,** Guaj., Hell., *Hep.,* Hyos., Ign., Iod., Ip., **Kali-c.,** Kali-n., Kreos., **Lach.,** Laur., **Led., LYC.,** M-ambo., *M-arct.,* M-aust., Mag-c., Mag-m., Mang., Meny., **MERC., Mez.,** Mosch., *Mur-ac.,* Nat-c., Nat-m., Nit-ac., *Nux-v.,* **Olnd.,** Op., *Par.,* Petr., Phos., *Ph-ac.,* **Plat.,** Plb., **PULS.,** *Ran-b.,* Ran-s., Rheum, *Rhod.,* **RHUS-T.,** *Ruta,* **Sabad.,** Sabin., Samb., *Sars.,* Sec., *Sel.,* Seneg., **Sep., SIL., Spig., SPONG., Squil.,** Stann., **STAPH.,** Stram., Stront-c., **SULPH.,** Sul-ac., Tarax., Teucr., **Thuj.,** Valer., *Verat.,* Viol-o., **Viol-t.,** *Zinc.*

— **beißendes: Agn.,** Alum., *Am-c., Am-m., Ant-c.,* Arn., Bell., Borx., Bov., **Bry.,** *Calc.,* Camph., *Canth.,* Caps., Carb-an., *Carb-v.,* **Caust.,** Cham., Chel., *Chin.,* Cocc., *Colch.,* Coloc., Con., *Dros.,* **Euph.,** Hell., *Ip.,* **Lach., LED., Lyc.,** *M-arct.,* M-aust., Mag-c., Mang., *Merc.,* **Mez.,** Mur-ac., Nat-c., Nat-m., *Nux-v.,* **Olnd.,** Op., Petr., Phos., *Ph-ac., Plat.,* **PULS.,** *Ran-b., Ran-s.,* Rhod., *Rhus-t., Sel., Sep.,* **Sil.,** *Spig.,* **Spong.,** Stront-c., **Sulph.,** *Thuj.,* Verat., Viol-t., *Zinc.*

— **brennendes: Acon.,** *Agar.,* Alum., *Ambr.,* Am-c., *Anac., Ant-c., Arg., Arn.,* **Ars.,** Asaf., Asar., Aur., *Bar-c.,* **Bell.,** Bism., Bov., **BRY.,** *Calad., Calc.,* Camph., Cann-s., Canth., *Caps.,* Carb-an., *Carb-v.,* **Caust.,** Cham., Chin., Cic., Clem., *Cocc.,* Coff., *Colch.,* Coloc., Con., Cupr., Dig., Dros., Dulc., *Euph., Graph.,* Guaj., Hell., **Hep.,** *Hyos., Ign.,* Iod., **Kali-c.,** Kali-n., Kreos., **LACH.,** Laur., *Led.,* **LYC.,** M-ambo., M-arct., M-aust., Mag-c., Mang., Meny., **Merc., Mez.,** Mur-ac., Nat-c., Nat-m., Nit-ac., *Nux-v., Olnd., Op.,*

Petr., **Phos.,** *Ph-ac., Plat.,* Plb., **Puls,** *Ran-b.,* Rhod., **Rhus-t.,** Ruta, *Sabad.,* Samb., Sars., Sec., *Sel.,* Seneg., **Sep., SIL., Spig.,** *Spong.,* **Squil.,** Stann., *Staph.,* Stram., Stront-c., **Sulph.,** Sul-ac., Teucr., *Thuj.,* Valer., Verat., Viol-o., *Viol-t.,* Zinc.

Jucken, fressendes: *Agar.,* **AGN.,** *Alum.,* Ambr., Anac., *Ant-c., Arg.,* Ars., **Bar-c.,** Bell., Bism., *Bry., Canth., Caps.,* Cham., Clem., Cocc., Con., *Cycl., Dig., Dros.,* Euph., *Graph.,* Guaj., Hell., Hyos., *Kali-c.,* **Led., LYC.,** M-ambo., M-aust., *Meny., Merc., Mez.,* Nat-c., Nux-v., **OLND.,** *Par.,* Phos., *Ph-ac.,* **PLAT.,** *Puls., Ran-s.,* Rhod., *Rhus-t., Ruta, Sep., Spig.,* **Spong.,** *Squil.,* Stann., **STAPH.,** *Sulph.,* Tarax., *Thuj., Verat.*

— **kitzelndes:** Acon., *Agar.,* Alum., **Ambr.,** Am-m., **Arg.,** *Bry.,* Calc., Canth., *Caps.,* Chel., *Chin.,* Cocc., Dig., Dros., Euph., Euphr., Ign., Mang., **Merc.,** Mur-ac., Phos., **Plat.,** *Puls.,* Ruta, **SABAD.,** *Sep.,* **SIL., Spig.,** *Spong., Squil., Staph.,* **Sulph.,** Tarax., **Teucr.**

— **kriebelndes** (kribbelndes): **Acon.,** *Alum., Ambr., Am-c.,* Ant-c., *Arg.,* **Arn.,** *Ars.,* Asaf., **Bar-c.,** *Bell., Bry., Calc.,* Camph., Canth., Caps., *Carb-v.,* **Caust.,** *Chel., Chin.,* Cina, **COLCH.,** *Con., Croc.,* Euphr., *Graph.,* Guaj., *Hep., Ign.,* **Kali-c.,** *Lach., Led.,* Lyc., M-ambo., *M. arct.,* M-aust., **Merc.,** *Mur-ac., Nat-c., Nat-m.,* **Nux-v.,** *Par., Ph-ac.,* **PLAT.,** Plb., **PULS., Ran-b.,** Ran-s., *Rhod.,* **RHUS-T., Sabad.,** Sabin., **Sec.,** Sel., **SEP.,** *Sil.,* **SPIG.,** *Spong., Squil., Staph.,* **SULPH.,** Sul-ac., Teucr., *Thuj.,* Verat., *Viol-t., Zinc.*

— **kriechendes,** (laufendes): *Agn.,* Alum., Am-c., *Arg.,* Aur., **Bar-c.,** Borx., Bov., Calc., Cann-s., Caps., *Carb-v., Caust.,* Laur., *Led.,* **LYC.,** M-aust., Mag-c., Mag-m., Mang., *Mur-ac.,* Nat-c., Nit-ac., Nux-v., **Olnd.,** Phos., *Ph-ac.,* **Plat.,** *Ran-b.,* Ran-s., **Rhod., Rhus-t., Sabad., Sec., Sil.,** *Spig., Spong.,* **STAPH., Sulph.,** *Zinc.*

Jucken, nagendes: (S. fressendes)

— **reißendes,** (ziehendes): **Bell.,** *Bry.,* **Lyc.,** *Sil.,* **Staph.,** *Sulph.,* Zinc.

— **stechendes:** *Acon., Agn., Alum., Am-m.,* Anac., Ang., Ant-c., Arg., **Arn.,** Ars., *Asaf.,* Asar., Aur., **Bar-c.,** *Bell.,* Bov., **BRY.,** Calad., *Calc.,* Camph., Cann-s., *Canth.,* Caps., Carb-an., Carb-v., **Caust.,** Cham., Chel., *Chin.,* Clem., **Cocc.,** Colch., **Con., Cycl.,** Dig., **Dros.,** Dulc., Euph., *Euphr.,* **GRAPH.,** Guaj., *Hell.,* Hep., Hyos., *Ign.,* Iod., **Kali-c.,** Kali-n., *L ach., Laur., Led., Lyc.,* M-ambo., *M-arct.,* M-aust., Mag-c., Mag-m., Mang., *Meny.,* **Merc.,** *Mez.,* Mosch., **Mur-ac.,** *Nat-c.,* **Nat-m.,** *Nit-ac.,* Nux-v., *Olnd.,* Op., *Par., Petr., Phos.,* Ph-ac., *Plat.,* Plb., **PULS.,** Ran-b., *Ran-s.,* Rheum, Rhod., **RHUS-T.,** Ruta, **Sabad.,** *Sabin.,* Samb., *Sars.,* Sel., **Sep., Sil., Spig., SPONG.,** *Squil.,* **Stann., Staph.,** Stram., Stront-c., **Sulph.,** Sul-ac., *Tarax.,* Teucr., **Thuj.,** Verat., **VIOL-T.,** *Zinc.*

— **wollüstiges:** *Ambr., Anac.,* Arg., M-arct., Meny., **Merc.,** *Mur-ac.,* Plat., Puls., *Sabad.,* Sep., **Sil.,** Spig., Spong., **SULPH.**

— **wundschmerzendes:** *Alum.,* Ambr., **Arg.,** Aur., *Bry., Calc,* Cann-s., Cic., Colch., Dros., **Graph.,** *Hep., Kali-c., Led., Lyc.,* M-ambo., *M-arct.,* Mag-c., Mang., *Merc., Mez.,* Nat-c., Nat-m., Nit-ac., *Nux-v., Olnd.,* Par., Petr., **PLAT.,** *Puls., Rhus-t.,* Ruta, Sabin., Sars., **Sep.,** *Sil., Squil., Staph.,* **Sulph.,** Valer., *Verat.,* **Zinc.**

— **ziehendes:** (S. reißendes)

— **zuckendes:** *Calc.,* Caust., **Lyc.,** Nat-m., *Puls.,* Rhus-t.

Jucken von **Kratzen gebessert:** Agar., *Agn., Alum.,* Ambr., *Am-c.,* Am-m., *Anac.,* Ang., Ant-c., Ant-t., **Arn., ASAF.,** Bar-c., Bell., Borx., Bov., **Bry., CALC.,** Camph., Cann-s., **Canth.,** *Caps.,* Carb-an., *Caust., Chel.,* Chin., *Cic.,* Cina, Clem., Coloc., **CYCL.,** Dig., **Dros., Guaj.,** Hep., **Ign.,** Kali-c., *Kali-n.,* Kreos., *Laur., Led.,* M-arct., M-aust., *Mag-c.,* Mag-m., **Mang.,** *Meny., Merc.,* Mez., *Mosch.,* **MUR-AC., Nat-c.,** Nit-ac., Nux-v., *Olnd.,* **PHOS.,** Ph-ac., Plat., **Plb.,** Ran-b., *Rhus-t.,* **Ruta,** Sabad., Sabin., Samb., Sars., Sec., *Sel.,* Seneg., *Spig.,* Spong., *Squil.,* Stann., Staph., **Sulph.,** Sul-ac., *Tarax.,* **Thuj.,** Valer., Viol-t., **Zinc.**

Jucken von **Kratzen** die **Stelle geändert:** *Anac.*, Calc., Carb-an., Chel., *Cycl.*, **Ign.**, *M-arct.*, Mag-c., Mag-m., **Mez.**, **Spong.**, **Staph.**, **Sul-ac.**, *Zinc.*

— — **unverändert:** *Acon.*, Agar., Agn., Alum., *Ambr.*, Am-c., Am-m., **Ang.**, Ant-c., Ant-t., **Arg.**, *Arn.*, Asaf., *Aur.*, Bar-c., Bell., *Bism.*, Borx., **Bov.**, *Calad.*, Camph., Carb-an., Carb-v., Caust., *Cham.*, *Chel.*, Cina, *Clem.*, Cocc., **Coff.**, *Colch.*, Coloc., *Croc.*, *Cupr.*, Dig., *Euph.*, Euphr., *Hell.*, Hyos., *Iod.*, **Ip.**, Laur., **M-ambo.**, *M-arct.*, M-aust., **Mag-m.**, Mur-ac., Nat-c., Nux-v., Op., Plat., **PULS.**, **Ran-s.**, *Rheum*, Rhus-t., Ruta, Samb., Sec., Seneg., *Sil.*, **Spig.**, **SPONG.**, Stann., *Stram.*, Sul-ac., *Tarax.*, *Teucr.*, Valer.

— — **verschlimmert:** Am-m., **ANAC.**, Arn., *Ars.*, **Bism.**, Bov., **Calad.**, *Calc.*, Cann-s., **CANTH.**, **Caps.**, Carb-an., **Caust.**, Cham., Chel., **Con.**, Cupr., Dros., *Guaj.*, Kreos., **Led.**, **M-ambo.**, Mag-c., Mang., *Merc.*, **Mez.**, Mur-ac., Nat-c., Par., *Phos.*, Ph-ac., **PULS.**, *Seneg.*, *Sep.*, **Sil.**, *Spig.*, *Spong.*, Squil., Stann., *Staph.*, Stram., **Stront-c.**, Sulph.

Jucken, nach **Kratzen Ausschlag** im Allgemeinen: Agar., Alum, **AM-C.**, *Am-m.*, *Ant-c.*, Arn., **Ars**, **Bar-c.**, Bell., *Bov.*, *Bry.*, **Calc.**, Canth., *Carb-an.*, *Carb-v.*, **CAUST.**, Chin., *Cic.*, *Con.*, **Cycl.**, *Dulc.*, Euph., *Graph.*, Hell., **Hep.**, Ip., **Kali-c.**, **Kreos.**, *Lach.*, *Laur.*, **LYC.**, Mag-c., **Merc.**, *Mez.*, Nat-c., *Nat-m.*, *Nit-ac.*, Nux-v., **Olnd.**, **Petr.**, Phos., Ph-ac., Plb., **Puls.**, Rhod, **RHUS-T.**, *Sabin.*, **Sars.**, **Sep.**, **Sil.**, *Spong.*, Squil., **Staph.**, *Stront-c.*, **SULPH.**, Sul-ac., *Thuj.*, Verat., *Vio*-t., Zinc.

— — **Beißen** in der Haut: *Am-c.*, **Am-m.**, *Bry.*, *Calc.*, Canth., Carb-an., *Carb-v.*, **Caust.**, Chin., Con., Dros., **Euph.**, Hell., *Ip.*, *Kreos.*, **LACH.**, **Led.**, **Lyc.**, M-arct., Mang., *Merc.*, **Mez.**, Nat-c., Nat-m., *Nux-v.*, **OLND.**, *Petr.*, Ph-ac., **Puls.**, Ran-b., Ruta, Sel., Sep., Sil., **Spong.**, **Sulph.**, **Zinc.**

Jucken, nach **Kratzen Beulen** (Quaddeln): *Agar.*, *Alum.*, *Am-c.*, *Am-m.*, *Ant-c.*, Ars., *Bar-c.*, *Bry.*, **Calc.**, Carb-an, Carb-v., **Caust.**, Cic., Cocc., Con., **DULC.**, Graph., Hell., **Hep.**, Ip., **LACH.**,

Led., **Lyc.**, *Mag-c.*, Mag-m., *Mang.*, *Merc.*, **MEZ.**, Nat-c., *Nat-m.*, Nit-ac., Nux-v., *Olnd.*, **Petr.**, *Puls.*, **RHUS-T.**, *Ruta*, Sel., *Sep.*, *Sil.*, Spig., **Staph.**, *Sulph.*, Thuj., *Verat.*, Zinc.

— — **Blasen: Am-c., Am-m.**, *Ant-c.*, *Ars.*, Bar-c., Bell., Bry., *Caust.*, Chin., **Cycl.**, *Dulc.*, Graph., **Hep.**, Kali-c., *Kreos.*, **LACH.**, Laur., M-ambo., Mang., Merc., *Nat-c.*, Nat-m., **Phos.**, **Ran-b.**, **RHUS-T.**, Sabin., *Sars.*, Sel., Sep., *Spong.*, *Sulph.*

— — **Blüten:** Am-c., *Am-m.*, **Ant-c.**, *Bry.*, **Caust.**, Chin., Cocc., *Con.*, Cycl., Dros., *Dulc.*, Graph., Hep., Kali-c., Laur., *Merc.*, Nat-c., *Nat-m.*, **Nit-ac.**, Petr., *Phos.*, *Ph-ac.*, **Puls.**, **Rhus-t.**, Sabad., Sabin., *Sars.*, Sel., **SEP.**, Sil., *Spong.*, *Squil.*, *Staph.*, Stront-c., **Sulph.**, Verat., **Zinc.**

— — **Blut-Ausschwitzen:** *Calc.*, Chin., **Lach.**, **Lyc.**, *Nux-v.*

— — **Blutrünstig-werden:** Alum., *Calc.*, *Chin.*, Cocc., *Cycl.*, **Dulc.**, Euph., *Hep.*, Hyos., Kali-c., Kali-n., **Lach.**, *Lyc.*, M-ambo., **MERC.**, *Nit-ac.*, **Par.**, Petr., **SULPH.**

— — **Brennen:** Agar., Ambr., **Am-c.**, *Am-m.*, *Anac.*, *Arn.*, **Ars.**, **Bell.**, Bov., **Bry.**, Calad., *Calc.*, Cann-s., Canth., *Caps.*, Carb-an., Carb-v., **CAUST.**, Chel., Cic., *Cocc.*, Con., *Cycl.*, Dros., **Dulc.**, *Euph.*, Graph., **Hep.**, *Kali-c.*, **Kreos.**, **LACH.**, Laur., Led., **Lyc.**, M-ambo., M-arct., Mag-c., Mag-m., Mang., **Merc.**, *Mez.*, *Mosch.*, *Nux-v.*, **Olnd.**, Par., **Phos.**, Ph-ac., *Puls.*, *Ran-b.*, Rhod., **RHUS-T.**, *Sabad.*, Sabin., Samb., Sars., Sel., Seneg., **Sep.**, **SIL.**, *Spig.*, Spong., **Squil.**, *Staph.*, *Stront-c.*, **SULPH.**, *Thuj.*, Verat., Viol-t., Zinc.

— — **einfacher,** (unbestimmter) Schmerz: Agar., *Alum.*, Ars., **BAR-C.**, Bell., Calc., *Caps.*, *Chin.*, Cocc., Con., *Euphr.*, *Kreos.*, Led., M-ambo., Nat-m., Nux-v., *Par.*, **Petr.**, *Ph-ac.*, Plb., *Puls.*, *Rhus-t.*, Sel., Sep., *Sil.*, Squil., *Staph.*, **Sulph.**, Thuj., Verat.

Jucken, nach **Kratzen Feuchten,** (Nässen) der Haut: Alum., Ars., *Bar-c.*, Bell., *Bov.*, Bry., Calc, Carb-an., **Carb-v.**, *Caust.*, Cic., Con., *Dulc.*, **GRAPH.**, Hell., *Hep.*, *Kali-c.*, **Kreos.**, **LACH.**, Led., **LYC.**, M-ambo., *Merc.*, *Mez.*, Nat-c., Nat-m., Nit-ac., **Olnd.**,

Petr., **RHUS-T.**, Ruta, *Sabin.*, *Sel.*, *Sep.*, Sil., Squil., **Staph.**, *Sulph.*, Sul-ac., Tarax., Thuj., Viol-t.

— — **Flecken:** **Am-c.**, *Ant-c.*, *Bell.*, Calc., *Cocc.*, *Cycl.*, Graph., Mag-c., *Mang.*, *Merc.*, Nit-ac., **Phos**, Ph-ac., **Rhus-t.**, **Sabad.**, Sep., Sil., **Sulph.**, Sul-ac., Verat.

— — **Fressen**, (Nagen): Agar., Alum., Ant-c., *Bar-c.*, Canth., Caps., *Cycl.*, Dros., Kali-c., Led., **Lyc.**, **OLND.**, Par., Phos., Ph-ac., Puls., *Rhus-t.*, Ruta, *Spong.*, **Staph.**, *Tarax.*, Verat.

— — **Friesel:** Am-c., Am-m., Ant-c., Bov., *Bry.*, Calc., *Caust.*, Dulc., Graph., Ip., **Lach.**, Led., **Merc.**, *Mez.*, Phos., Ph-ac., Puls., **Rhus-t.**, Sars., *Sel.*, Sil., *Spong.*, *Staph.*, **Sulph.**, Verat., Viol-t., Zinc.

— — **Geschwüre:** Ang., Ant-c., **Ars.**, **Asaf.**, *Bar-c.*, Bell., *Bry.*, Calc., Carb-an., Carb-v., **Caust.**, Chin., *Con.*, Graph., **Hep.**, *Kreos.*, **LACH.**, **Lyc.**, Mang., **Merc.**, *Mez.*, Nat-c., *Nit-ac.*, **Petr.**, Phos., Ph-ac., *Puls.*, Ran-b., **Rhus-t.**, *Sabin.*, Sep., **Sil.**, *Staph.*, **SULPH.**, Thuj.

— — **Geschwürschmerz:** *Am-c.*, **AM-M.**, Bell., *Bry.*, *Caust.*, *Chin.*, Cic., **Graph.**, *Hep.*, *Kali-c.*, Mag-m., Mang., *Merc.*, Nat-m., *Phos.*, **Puls.**, **RHUS-T.**, *Sep.*, Sil., Spig., *Staph.*, Sul-ac., *Thuj.*, Verat.

— — **Geschwulst:** *Ant-c.*, Arn., *Ars.*, Bell., *Bry.*, Calc., *Canth.*, *Caust.*, Chin., Con., *Dulc.*, Hep., Kali-c., *Kreos.*, **LACH.**, *Led.*, **Lyc.**, *Mang.*, **Merc.**, *Mez.*, Nat-m., Nit-ac., Phos., **Puls.**, **Rhus-t.**, *Sabin.*, Samb., Sep., Sil., **Sulph.**, *Sul-ac.*

Jucken, nach **Kratzen hautlose** Stellen: Agar., *Am-c.*, Ang., Ant-c., *Arn.*, *Bar-c.*, Calc., *Caust.*, *Chin.*, Dros, **GRAPH.**, Hep., Kali-c., *Kreos.*, **Lach.**, **Lyc.**, Mang., *Merc.*, **Olnd.**, **PETR.**, Phos., Plb., Puls., Rhus-t., Ruta, Sabin., **Sep.**, Sil., Squil., **Sulph.**, *Sul-ac.*

— — **Hautverdickung:** Ant-c., Ars., *Cic.*, **Dulc.**, Graph., **Lach.**, *Ran-b.*, **RHUS-T.**, **Sep.**, Thuj., Verat.

— — **Kitzeln:** Agar., *Ambr.*, Caps., *Chin.*, Cocc., **Merc.**, **SABAD.**, **Sil.**, *Spig.*, *Teucr.*

— — **Knötchen,** weiße: Agar., **Ars.**, Bov., *Bry.*, Ip., *Sulph.*

— — **Nässen:** (S. Feuchten)

— — **Pusteln:** Am-m., *Ant-c.*, *Ars.*, *Bell.*, Bry., Cycl., *Hyos.*, *Merc.*, *Puls.*, **RHUS-T.**, Sil., *Staph.*, **Sulph.**

— — **Reißen:** *Ars.*, Bell., Bry., *Calc.*, *Cycl.*, **Lyc.**, *M-ambo.*, Puls., Rhus-t., *Sep.*, *Sil.*, Staph., **SULPH.**

— — **Röte,** der Haut: *Agar.*, Am-c., Ant-c., *Arn.*, **Bell.**, *Bov.*, Canth., Chin., *Dulc.*, **Graph.**, *Kreos.*, *Lyc.*, **Merc.**, Nat-m., *Nux-v.*, **Olnd.**, *Op.*, Petr., *Ph-ac.*, *Puls.*, **RHUS-T.**, Ruta, *Spong.*, Tarax., Teucr.

— — **Rotlauf: Am-c.**, Ant-c., *Arn.*, *Ars.*, **Bell.**, Borx., *Bry.*, *Calc.*, Canth., *Carb-an.*, Carb-v., **Graph.**, **Hep.**, Hyos., **Lach.**, **Lyc.**, Mag-c., **MERC.**, Nat-c., *Nit-ac.*, *Petr.*, *Phos.*, Puls., Ran-b., **RHUS-T.**, Samb., Sil., Spong., **Sulph.**, *Thuj.*

— — **rote Striemen:** *Carb-v.*, *Euph.*, Par., Ph-ac., **Sabad.**

— — **Schorfe:** *Alum.*, Am-c., Am-m., *Ant-c.*, Ars., **Bar-c.**, *Bell.*, Bov., *Bry.*, **Calc.**, Caps., *Carb-an.*, Carb-v., *Cic.*, **Con.**, **Dulc.**, **Graph.**, **Hep.**, Kali-c., Kreos., *Led.*, **LYC.**, **Merc.**, Mez., Nat-m., *Petr.*, Phos., *Puls.*, *Ran-b.*, **RHUS-T.**, **Sabad.**, Sabin., *Sars.*, *Sep.*, *Sil.*, **Staph.**, **SULPH.**, Thuj., Verat., *Viol-t.*, Zinc.

Jucken, nach **Kratzen Schründen:** (S. Wundheitsschmerz)

— — **Spannen:** Ang., *Caust.*, **Lach.**, M-arct., *Ph-ac.*, Ruta, Spig., **Stront-c.**

— — **Stechen:** Alum., Am-m., *Arn.*, Ars., *Asaf.*, **BAR-C.**, Bell., **Bry.**, *Calc.*, Cann-s., *Canth.*, **Caust.**, Chel., *Chin.*, *Cocc.*, Con., **Cycl.**, Dros., *Dulc.*, **Graph.**, Hell., Kali-c., *Lach.*, Lyc., M-arct., **Merc.**, Mez., *Nit-ac.*, Par., *Ph-ac.*, **Puls.**, Ran-b., **RHUS-T.**, Ruta,

Sabad., Sars., Sel., *Sep.*, *Sil.*, **Spong., Squil.,** *Staph.*, Stront-c., **Sulph.,** *Tarax.*, Teucr., *Thuj.*, **Viol-t.,** Zinc.

— — **Taubheitsgefühl:** *Ambr.*, **Anac.,** Ang., Con., *Cycl.*, **Lach., Lyc., OLND.,** Phos., *Ph-ac.*, *Plb.*, Sep., **Sulph.**

— — **Unterkötigkeitsschmerz** (von innen heraus, geschwürig): Arn., *Asaf.*, Bar-c., *Bry.*, *Calc.*, *Carb-v.*, *Con.*, Cycl., **Graph.,** *Hep.*, Kali-c., Led., Nat-m., *Petr.*, **Phos., Puls.,** *Ran-b.*, **Rhus-t., SIL.,** Staph., **Sulph.,** Zinc.

— — **Wundheitsschmerz,** (Schründen): Agar., *Alum.*, Ambr., Ant-c., *Arg.*, *Bar-c.*, *Bry.*, *Calc.*, Cann-s., Canth., Caps., *Cic.*, *Dros.*, Graph., **Hep.,** Kali-c., Led., *Lyc.*, M-ambo., M-aust., Mag-c., *Mang.*, *Merc.*, **Mez.,** Nat-c., *Nat-m.*, *Nit-ac.*, Nux-v., **OLND.,** *Par.*, **Petr.,** Phos., Ph-ac., *Puls.*, **Rhus-t.,** *Sabin.*, Sars., Sel., **SEP.,** *Sil.*, *Squil.*, *Staph.*, **SULPH.,** Verat., *Zinc.*

— — **Ziehen:** (S. Reißen)

Kälte, äußerliche: *Acon.*, Agar., *Agn.*, Alum., *Ambr.*, Am-c., Am-m., Anac., Ant-c., **Ant-t.,** *Arn.*, *Ars.*, Asaf., Asar., *Aur.*, Bar-c., **Bell.,** Bism., Bov., *Bry.*, *Calad.*, *Calc.*, **Camph.,** *Cann-s.*, *Canth.*, *Caps.*, *Carb-an.*, **Carb-v., Caust.,** *Cham.*, **Chel., Chin.,** *Cic.*, Cina, Cocc., Coff., Colch., Coloc., *Con.*, Croc., Cupr., Cycl., *Dig.*, Dros., *Dulc.*, Euph., Euphr., Ferr., *Graph.*, *Hell.*, Hep., *Hyos.*, *Ign.*, Iod., **IP.,** *Kali-c.*, *Kali-n.*, Kreos., Lach., Laur., *Led.*, **Lyc.,** M-ambo., M-arct., M-aust., Mag-c., Mag-m., Mang., *Meny.*, *Merc.*, **Mez.,** Mosch., Mur-ac., *Nat-c.*, *Nat-m.*, **Nit-ac., Nux-m., Nux-v.,** Olnd., Op., *Par.*, Petr., **Phos.,** *Ph-ac.*, *Plat.*, *Plb.*, *Puls.*, *Ran-b.*, *Rhod.*, **RHUS-T.,** Ruta, Sabad., Sabin., **Samb.,** *Sars.*, *Sec.*, Sel., Seneg., **SEP.,** Sil., Spig., Spong., *Squil.*, *Stann.*, Staph., *Stram.*, Stront-c., **SULPH.,** Sul-ac., Tarax., Teucr., *Thuj.*, Valer., **VERAT.,** Verb., Zinc.

Kältegefühl, äußeres: Acon., *Agar.*, Ambr., *Am-m.*, Ant-t., **Arn.,** Ars., *Asar.*, *Bar-c.*, *Bell.*, Borx., Bov., *Bry.*, **Calc.,** *Camph.*, *Cann-s.*, Canth., Caps., Carb-v., **Caust., Chel.,** *Chin.*, Cic., *Cocc.*,

Coff., Coloc., Con., *Croc.*, *Dig.*, Dulc., Euph., Graph., *Hell.*, Hyos., *Ign.*, Ip., Kreos., Lach., *Laur.*, Led., *Lyc.*, M-ambo., M-arct., **M-AUST.**, Mag-c., Mang., Meny., **MERC.**, *Mez.*, **MOSCH.**, Mur-ac., Nat-c., Nux- m., Olnd., Par., Petr., *Phos.*, Ph-ac., **PLAT.**, Plb., **Puls.**, *Ran-b.*, *Ran-s.*, *Rhod.*, **RHUS-T.**, *Ruta,* Sabad., Sabin., Samb., **SEC.**, *Sep.*, Spig., *Spong.*, *Staph.*, Stront-c., *Sulph.*, Thuj., *Valer.*, **VERAT.**, Verb., Viol-t.

Klebrigkeit: Acon., Am-c., *Ant-t.*, Arn., *Ars.*, **Bry.**, Calc., **Cham.**, Chin., Dig., *Ferr.*, Hep., **Iod.**, **LYC.**, **Merc.**, Mosch., Nux-v., **PHOS.**, **Ph-ac.**, *Plb.*, *Sec.*, Spig., **Verat.**

Knoten: (S. unter **Ausschlag**)

Krätze: (S. unter **Ausschlag**)

Krebs: (S. unter **Geschwüre**)

Kriebeln (Kribbeln): (S. unter **Jucken**)

Kriechen: (S. **Ameisen-Laufen**)

Läusesucht: *Ars.*, Lach., M-ambo., **Merc.**, *Olnd.*, **Sabad.**, *Staph.*, **Sulph.**

Lederartige Haut: (S. **Härte** der Haut)

Markschwamm: (S. unter **Auswüchse**)

Mitesser: (S. unter **Auswüchse**)

Muttermale: (S. unter **Auswüchse**)

Nägel-Beschwerden überhaupt: **Alum.**, Am-m., *Ant-c.*, *Ars.*, Aur., Bar-c., Bell., *Borx.*, Bov., *Calc.*, *Caust.*, Chel., Chin., Cocc., Colch., *Con.*, Dig., Dros., **GRAPH.**, *Hell.*, *Hep.*, Iod., Kali-c., Lach., Lyc., *M-ambo.*, M-arct., **M-aust.**, **Merc.**, Mosch., Mur-ac., *Nat-m.*, **Nit-ac.**, *Nux-v.*, *Par.*, Petr., Ph-ac., Plat., *Puls.*, *Ran-b.*, Rhus-t., Ruta, **Sabad.**, Sec., *Sep.*, **SIL.**, **Squil.**, **SULPH.**, Sul-ac., *Teucr.*, Thuj.

— **abbröckeln:** *Alum.*, Calc., **Graph.,** *Merc.*, *Sabad.*, Sep., **Sil., Sulph.**

— **abfallen :** Ant-c., *Ars.*, *Hell.*, Merc., *Sec.*, **Squil.,** Thuj.

— **abschulfen:** Merc.

— **aufspalten:** *Sil.*, **Squil.**

— **blauwerden: Aur., Chel.,** Chin., *Cocc.*, **Dig.,** Dros., **Nat-m.,** *Nux-v.*, Petr., **Sil.**

— **dickwerden:** *Alum.*, Calc., **GRAPH.,** Merc., **Sabad.,** Sep., *Sil.*, *Sulph.*

— **drücken:** M-ambo.

— **einwachsen:** Colch., *Graph.*, **M-aust.,** Sil., **Sulph.,** *Teucr.*

— **empfindlich:** Calc., Con., Hep., *M-ambo.*, **M-aust.,** Merc., *Nat-m.*, **Nux-v.,** Petr., Ph-ac., Sep., **Sil.,** *Squil.*, *Sulph.*, Thuj.

— **fleckig:** *Alum.*, Ars., **Nit-ac.,** Sep., **Sil.,** *Sulph.*

— **gelb:** *Ambr.*, Ant-c., Ars., *Aur.*, *Bell.*, *Bry.*, Calc., *Canth.*, *Carb-v.*, Caust., *Cham.*, Chel., *Chin.*, **CON.,** *Ferr.*, Hep., *Ign.*, *Lyc.*, **Merc., Nit-ac., Nux-v.,** *Op.*, *Plb.*, Puls., **SEP.,** Sil., *Spig.*, **Sulph.**

— **geschwürig:** *Alum.*, Am-m., *Ant-c.*, **Ars.,** Aur., Bar-c., Bell., Borx., Bov., **Calc.,** Caust., Chin., *Con.*, **Graph., Hep.,** *Lach.*, *Lyc.*, M-arct., M-aust., **Merc.,** Mur-ac., Nat-m., **Nit-ac.,** Petr., Ph-ac., Plat., **Puls.,** *Ran-b.*, Rhus-t., Ruta, Sabad., Sec., *Sep.*, **SIL.,** *Squil.*, **SULPH.,** Sul-ac., Teucr., Thuj.

Nägel mit **Geschwürschmerz: Am-m.,** Bell., *Caust.*, *Chin.*, **GRAPH.,** *Hep.*, *Kali-c.*, M-ambo., M-aust., *Merc.*, Mosch., Mur-ac., **Nat-m.,** *Nux-v.*, **PULS.,** Ran-b., **Rhus-t.,** Ruta, **Sep., Sil.,** *Sulph.*, Sul-ac., *Thuj.*

— **missfarbig:** *Ant-c.*, Ars., **Graph.,** Mur-c., **Nit-ac.,** Sulph.

— **rippig:** *Sabad.*

— **schmerzhaft** überhaupt: Am-m., *Ant-c.*, Bell., **Caust.,** **Graph.,** *Hep.*, Kali-c., *M-ambo.*, **M-aust.,** *Merc.*, Nat-m., *Nit-ac.*, *Nux-v.*, Par., *Puls.*, Ran-b., Rhus-t., Sabad., Sep., **Sil.,** *Squil.*, *Sulph.*, *Teucr.*

— **spaltig:** (S. Aufspalten)

— wie ein **Splitter** darunter: Colch., *Hep.*, **Nit-ac.,** *Petr.*, Plat., Ran-b., **Sil., Sulph.**

— **spröde:** *Alum.*, Calc., **Graph.,** *Merc.*, *Sabad.*, Sep., **Sil.,** **Sulph.**

— **verkrüppelt:** *Alum.*, Calc., **GRAPH.,** Merc., **Sabad.,** Sep., *Sil.*, *Sulph.*

— langsam **wachsend:** Ant-c.

— **wundschmerzend:** *Alum.*, Ant-c., Calc., Caust., **GRAPH.,** *Hep.*, M-ambo., *M-aust.*, *Merc.*, Nat-m., *Nux-v.*, Puls., **Sep.,** *Sulph.*

— **zuckend:** Alum., *Calc.*, *Caust.*, **Graph.,** *M-aust.*, Mosch., *Nat-m.*, Nit-ac., *Nux-v.*, **Puls.,** *Rhus-t.*, Sep., *Sil.*, Sulph.

Neidnägel (Panaritium): **Calc.,** *Lyc.*, **Merc., NAT-M., Rhus-t.,** *Sabad.*, **Stann., SULPH.**

Nagen: (S. Fressen)

Prickeln: Agar., Ant-t., Bell., Cann-s., Croc., *Dros.*, Lyc., *Mez.*, Mosch., **PLAT., Ran-s.,** *Sabad.*, Sep., Sulph., Zinc.

Quetschungsschmerz: Arg., **Arn.,** *Cic.*, *Dros.*, Dulc., Olnd., *Plat.*, Rhus-t., *Sul-ac.*

Rauheit: Bell., CALC., *Graph.*, **Iod.,** Kali-c., *Laur.*, Merc., *Olnd.*, Phos., Ph-ac., **Rhus-t.,** Ruta, *Sars.*, **SEP., Sulph.**

Röte der Haut: (S. unter **Farbe**)

Röteln: (S. unter **Ausschlag**)

Rotlauf: (S. unter **Ausschlag**)

Runzlige Haut: *Ambr.,* Am-c., **Ant-c.,** Bry., Camph., Cham., **Cupr.,** Graph., *Hell.,* **Lyc.,** Merc., Mur-ac., Nux-v., *Ph-ac.,* Plb., *Rheum,* Rhod., *Rhus-t.,* Sabad., *Sars.,* **Sec., Sep.,** *Spig., Stram.,* Sulph., **Verat.,** Viol-o.

Schaben: Lyc., *Par.,* Rhus-t.

Schafblattern: (S. unter **Ausschlag**)

Scharlach: (S. unter **Ausschlag** Rotlauf)

Schlaffheit der Haut: *Agar.,* Ang., Ant-t., *Borx.,* **CALC., Caps.,** *Cham.,* **Chin.,** *Clem.,* **Cocc.,** *Con., Croc.,* Cupr., Dig., Euph., Ferr., Graph., Hell., *Hyos.,* **Iod.,** Ip., Lach., **Lyc.,** Mag-c., *Merc.,* Nat-c., Puls., Rheum, Sabad., *Sec., Seneg.,* Sil., *Spong., Sulph.,* Sul-ac., **Verat.**

Schmutzige Haut: (S. unter **Farbe**)

Schneiden in der Haut: **BELL., Calc.,** *Dros.,* Graph., Ign., *Lyc.,* Mur-ac., **Nat-c.,** Ph-ac., Rhus-t., Sep., *Sil.,* Sul-ac., **Viol-t.**

Schorfe: (S. unter **Ausschlag, Flechten** und **Geschwüre**)

Schrumpfigwerden: (S. Runzlige Haut)

Schrunden: (S. Aufspringen)

Schwämme: (S. unter **Auswüchse**)

Schwärze der Haut: (S. unter **Farbe**)

Schweißlöcher, schwarze: Dig., Dros., *Graph.,* **Nat-c.,** *Nit-ac.,* Sabad., Sabin., *Sulph.*

Schweißmangel: (S. Ausdünstungsmangel)

Schwielen: (S. unter **Härte**)

Sommersprossen: (S. unter **Flecken**)

Spannen: *Agn., Alum.,* Am-c., Am-m., Anac., **Ang.,** Arg., **Arn.,** *Asaf., Asar.,* Aur., **Bar-c.,** *Bell.,* Borx., *Bry.,* Calc., Canth., *Carb-an.,* **CAUST,** Cham., Chin., Colch., **Coloc., Con.,** Dig., Euph., Hell., Hep., Iod., *Kali-c.,* Kreos., *Lach.,* Laur., Led., Lyc., *M-arct.,* Mag-m., Mang., Meny., Merc., *Mez.,* Mosch., Mur-ac., Nat-c., Nat-m., Nit-ac., *Nux-v., Olnd., Par.,* Petr., **Phos.,** *Ph-ac.,* **Plat., Puls.,** Rhod., **Rhus-t.,** *Ruta,* Sabad., *Sabin.,* Sars., *Sep.,* Sil., **Spig.,** *Spong.,* Stann., *Staph.,* **STRONT-C., Sulph.,** Tarax., *Thuj.,* Verat., *Verb.,* **Viol-o.,** Viol-t., *Zinc.*

Speckgeschwulst: (S. unter **Auswüchse** Balggeschwulst)

Spitzpocken: (S. unter **Ausschlag**)

Stechen in der Haut: *Agar.,* Alum., *Agn., Am-m.,* Anac., Ant-c., **Arn,** *Ars.,* **Asaf., BAR-C.,** *Bell.,* **BRY., Calc.,** *Cann-s.,* **Canth.,** Caps., Carb-v., **Caust.,** *Chel.,* **Chin.,** Clem., **Cocc.,** Colch., *Con.,* **Cycl.,** *Dig., Dros.,* Dulc., Euphr., **GRAPH.,** *Guaj., Hell.,* Hep., Hyos., *Ign.,* Iod., *Kali-c., Kali-n.,* Kreos., Lach., *Lyc.,* M-ambo., M-arct., Mag-c., *Meny.,* **Merc.,** *Mez.,* Mur-ac., Nat-c., Nat-m., **Nit-ac.,** *Nux-v.,* Olnd., *Par.,* Phos., Ph-ac., *Plat.,* Plb., **PULS.,** *Ran-b., Ran-s.,* Rhod., **RHUS-T.,** *Ruta,* **Sabad.,** Sabin., *Sars., Sel.,* **Sep., Sil.,** Spig., **SPONG.,** Squil., **Stann., Staph.,** Stront-c., **Sulph.,** Sul-ac., **Tarax.,** *Teucr.,* **Thuj.,** Verat., **VIOL-T.,** *Zinc.*

Stechenbrennendes: Acon., *Alum.,* Anac., *Arg.,* Arn., *Ars.,* **ASAF.,** Bar-c., *Bell.,* **Bry.,** Calc., *Cann-s., Caps.,* Carb-v., *Caust.,* Cina, **Cocc.,** Colch., *Dig.,* Dros., Dulc., Hell., *Hep., Hyos., Ign.,* Iod., Kali-c., *Lach.,* **Lyc.,** *M-ambo.,* M-arct, M-aust., Mag-c., *Meny.,* **Merc., Mez., Nux-v.,** *Olnd., Phos.,* Ph-ac., *Plat.,* **Puls.,** Ran-b., *Ran-s.,* **Rhus-t.,** *Sabad.,* Samb., *Sel., Sep.,* **Sil.,** Spig., *Spong., Squil., Stann.,* **STAPH., Sulph., Sul-ac., THUJ.,** *Viol-t.*

— **juckendes:** (S. **Jucken,** stechendes)

Steifigkeit der Haut: (S. Elastizitätsmangel und Härte)

Stiche von Insekten: (S. Insekten-Stiche)

Straffheit der Haut: **Acon.,** Anac., *Ang.,* Ant-c., *Arn.,* Ars., *Bar-c.,* Bell., Carb-v., **Caust.,** *Con.,* Dulc., *Guaj.,* Kali-c., Led., *Mosch.,* Nat-m., **NIT-AC., Nux-v.,** Olnd., Petr., **PHOS.,** Ph-ac., **Plat.,** Plb., *Puls., Rhus-t.,* Ruta, Sabin., **Sep.,** Stann., Staph., **Stront-c.,** *Sulph., Viol-t.,* Zinc. (Vergl. Spannen)

Taubheit: (S. Gefühllosigkeit)

Trockenheit der Haut: (S. Ausdünstungsmangel)

Überbeine: (S. unter **Auswüchse**)

Unempfindlichkeit: (S. Gefühllosigkeit)

Unheilsamkeit der Haut: Alum., Am-c., *Bar-c., Borx.,* **Calc.,** Carb-v., Caust., **CHAM.,** *Chel.,* Clem., *Con.,* Croc., **Graph.,** Hell., **HEP.,** Kali-c., **LACH., Lyc.,** Mag-c., *Mang., Merc.,* Mur-ac., Nat-c., *Nit-ac.,* Nux-v., **PETR.,** Phos., Ph-ac., Plb., *Rhus-t., Sep.,* **SIL.,** Squil., **Staph., Sulph.**

Untätigkeit der Haut: Alum., *Ambr.,* **ANAC.,** Ang., Ant-c., Ant-t., **Ars.,** Bell., **Bry.,** *Calc.,* Camph., *Carb-an., Carb-v.,* Caust., Cham., Chin., *Cocc.,* **CON.,** Cycl., Dig., **Dulc.,** *Graph.,* Hell., *Hep., Iod.,* **Ip., KALI-C.,** Lach., **Laur.,** Led., **LYC.,** Merc., Mur-ac., *Nat-c., Nat-m.,* **Nit-ac.,** Nux-v., **Olnd.,** *Op.,* Petr., Phos., **PH-AC.,** Plat., *Plb.,* Puls., *Rhod.,* Rhus-t., Ruta, Sabin., *Sars.,* **Sec.,** *Sep.,* **Sil.,** Spong., *Squil., Staph.,* Stram., **Sulph.,** Thuj., *Verat.,* Zinc.

Verbrennungen: (S. Brand-Wunden)

Verdickung der Haut: (S. unter **Härte**)

Warzen: Ambr., *Am-c.,* Anac., Ant-c., **Ars., Bar-c., BELL.,** Borx., Bov., **CALC.,** Carb-an., Carb-v., **CAUST.,** Chel., Cupr.,

DULC., Euph., Euphr., **Hep.**, Kali-c., Lach., *Lyc.*, M-aust., **Nat-c.**, *Nat-m.*, **NIT-AC.**, *Petr.*, Phos., **Ph-ac.**, Ran-b., **Rhus-t.**, *Ruta*, Sabin., Sars., **Sep.**, *Sil.*, Spig., *Staph.*, **SULPH.**, Sul-ac., **THUJ.**

— **brennende:** *Ars.*, Lyc., **Petr.**, Phos., **Rhus-t.**, *Sep.*, Sulph.

— **eiternde:** *Ars.*, Bov., *Calc.*, **Caust.**, **Hep.**, Sil., *Thuj.*

— **entzündete:** *Am-c.*, Bov., **Calc.**, *Caust.*, Hep., *Lyc.*, *Nit-ac.*, Rhus-t., *Sep.*, **Sil.**, Staph., *Sulph.*

— mit **Geschwürkreis** umher: *Ars.*, **Nat-c.**, Phos.

— **gestielte:** *Dulc.*, *Lyc.*, Ph-ac., Staph., **Thuj.**

— **große:** *Caust.*, **Dulc.**, Nat-c., **Nit-ac.**

— **harte:** Ant-c., *Dulc.*, *Ran-b.*, Sil., **Sulph.**

— **hornartige:** Ant-c., *Ran-b.*, **Sulph.**

— **kleine:** Bar-c., **Calc.**, *Dulc.*, Hep., Rhus-t., **Sars.**, Sep., **Sulph.**

— **klopfende: Calc.**, Kali-c., *Lyc.*, *Petr.*, Sep., **Sil.**, Sulph.

— **glatte: Dulc.**

Warzen, stechende: *Ant-c.*, Bar-c., **Calc.**, Caust., *Hep.*, *Lyc.*, **Nit-ac.**, *Rhus-t.*, *Sep.*, Sil., Staph., *Sulph.*

— **zackige:** Calc., Euphr., *Lyc.*, *Nit-ac.*, **Ph-ac.**, Sabin., *Staph.*, **Thuj.**

Wassersucht: (S. unter **Geschwulst**)

Wehadern: (S. **Ader**-Kröpfe)

Welke Haut: **Ars.**, *Calc.*, *Camph.*, Caps., Cham., **CHIN.**, Clem., *Cocc.*, Croc., **Ferr.**, Hyos., **Iod.**, *Kali-c.*, *Lyc.*, Merc., *Phos.*,

Ph-ac., Rheum, *Rhod.,* **Sars., SEC.,** Seneg., **Sil.,** Spong., *Sulph.,* **Verat.**

Wunden: ARN., Borx., *Carb-v.,* Cic., Con., Croc., *Euphr., Hep.,* Iod., Kreos., **Lach.,** *M-ambo., Merc.,* Mez., *Nat-c.,* Nat-m., Nit-ac., **Phos.,** *Ph-ac.,* Plb., **Puls.,** *Rhus-t.,* Ruta, Seneg., Sil., **Staph.,** *Sulph.,* **Sul-ac.,** *Zinc.*

— stark **blutende: Arn., Carb-v.,** Croc., *Hep.,* Kreos., **LACH, M-ambo.,** *Merc.,* Nat-m., **PHOS.,** *Ph-ac., Puls.,* Rhus-t., **Sulph.,** *Sul-ac.,* Zinc.

— **geschnittene: Arn.,** Merc., *Nat-c.,* Ph-ac., Sil., **STAPH.,** *Sulph.,* **Sul-ac.**

— **gequetschte: ARN.,** Cic., **Con.,** *Euphr., Hep.,* Iod., *Puls.,* **Ruta,** Sulph., **Sul-ac.**

— **gestochene: Carb-v.,** *Cic.,* Hep., **NIT-AC.,** *Plb.,* Sil., *Sulph.*

— mit **Drüsenverletzung: Arn.,** Cic., **CON.,** *Hep.,* Merc., *Phos.,* Puls., **Sil.,** Sulph.

— mit **Knochenverletzung:** Con., **Ph-ac.,** *Puls.,* **RUTA,** Sil.

— mit **Muskelverdrehung:** *Arn.,* **Nat-c.,** Nat-m., Phos., **RHUS-T.**

Wunden, geheilte, wieder **aufbrechend: Carb-v.,** Con., *Croc.,* Lach., *M-ambo.,* Nat-c., **Nat-m., PHOS., Sil.,** Sulph.

Wundheits-Gefühl: Acon., Agar., **Alum.,** Ambr., *Ant-c., Arg., Arn.,* Ars., *Aur.,* Bar-c., Borx., **Bry., Calc.,** Cann-s., Canth., Caps., Carb-an., Carb-v., *Caust.,* Chel., Chin., **Cic.,** Coff., *Colch., Dros.,* Ferr., **Graph.,** Hell., **HEP., Ign.,** *Kali-c.,* Led., Lyc., M-ambo., M-arct., M-aust., Mag-c., *Mang., Merc., Mez.,* Mosch., Nat-c., **Nat-m.,** *Nit-ac.,* **Nux-v.,** Olnd., *Par.,* **Petr.,** *Phos.,* Ph-ac., **Plat., Puls.,** Ran-b., **Rhus-t.,** Ruta, Sabin., Sars., Sel., **SEP.,** Sil.,

Spig., Spong., *Squil.*, *Staph.*, **Sulph.**, *Sul-ac.*, Teucr., Valer., Verat., **ZINC.**

Wundwerden, (Aufliegen, Durchliegen): *Agar.*, Ambr., *Am-c.*, Am-m., Ang., *Ant-c.*, **ARN.**, Ars., *Bar-c.*, Bell., Bov., **Calc.**, *Canth.*, Carb-an., Carb-v., *Caust.*, *Cham.*, **CHIN.**, Coff., Colch., Dros., Euphr., **GRAPH.**, **Hep.**, **Ign.**, *Kali-c.*, *Kreos.*, *Lach.*, **Lyc.**, M-arct., Mag-m., *Mang.*, *Merc.*, Mez., Nat-c., *Nat-m.*, Nit-ac., Nux-v., *Olnd.*, Op., **PETR.**, *Phos.*, Ph-ac., *Plb.*, **Puls.**, Rhus-t., *Ruta*, Sel., **SEP.**, *Sil.*, Spig., *Squil.*, **Sulph.**, *Sul-ac.*, *Zinc.*

— der **Kinder:** Ant-c., *Bar-c.*, Bell., **Calc.**, **CHAM.**, **Chin.**, *Ign.*, Kreos., **Lyc.**, *Merc.*, Puls., *Ruta*, **Sep.**, *Sil.*, Squil., **SULPH.**

Zusammenziehen der **Haut:** Alum., Am-m., *Anac.*, *Asar.*, Bell., *Bism.*, Bry., *Carb-v.*, **Chin.**, *Cocc.*, *Cupr.*, Ferr., **Graph.**, Kali-c., Kreos., *Lyc.*, Merc., *Nat-m.*, *Nit-ac.*, **Nux-v.**, Olnd., Par., Petr., Phos., **Plat.**, Plb., Puls., *Ran-s.*, Rhod., **RHUS-T.**, Ruta, Sabad., **Sel.**, *Sep.*, Sil., Spig., *Stann.*, *Stront-c.*, Sulph., Sul-ac., Zinc.

IV. ABTEILUNG

SCHLAF UND TRÄUME

1. SCHLAF

Gähnen im Allgemeinen: *Acon.*, *Agar.*, *Alum.*, Ambr., **Am-c.,** Am-m., Anac., *Ang.*, Ant-c., **Ant-t.,** Arg., **Arn., Ars.,** Asaf., Asar., Aur., *Bar-c.*, *Bell.*, Borx., Bov., **Bry.,** Calad., *Calc.*, Camph., Cann-s., *Canth.*, *Caps.*, Carb-an., *Carb-v.*, **CAUST.,** *Cham.*, **Chel.,** *Chin.*, Cic., **CINA,** Clem., **Cocc.,** Coff., Colch., Con., **CROC., Cupr.,** Cycl., *Dig.*, Dros., Dulc., Euph., *Euphr.*, Ferr., Graph., Guaj., Hell., *Hep.*, **IGN.,** *Ip.*, *Kali-c.*, Kali-n., **KREOS.,** Lach., **Laur.,** Led., **Lyc.,** M-ambo., **M-arct.,** M-aust., **Mag-c.,** *Mag-m.*, Mang., **Meny.,** *Merc.*, Mez., *Mosch.*, **Mur-ac.,** *Nat-c.*, **Nat-m.,** Nit-ac., **NUX-V., Olnd., Op., Par.,** Petr., **Phos.,** *Ph-ac.*, *Plat.*, Plb., **Puls.,** Ran-b., Rheum., Rhod., **RHUS-T.,** Ruta, **Sabad.,** Sabin., **Sars.,** Sec., Seneg., **Sep., Sil.,** Spig., *Spong.*, Squil., **Stann., Staph.,** Stram., Stront-c., *Sulph.*, Sul-ac., Tarax., Teucr., Thuj., Valer., *Verat.*, Verb., **Viol-o.,** *Zinc.*

— **ohne Schläfrigkeit:** Acon., Alum., Am-m., *Ang.*, Ant-t., Arn., *Bry.*, Canth., Caust., Cham., Chin., Cupr., Cycl., *Hep.*, **Ign.,** *Lach.*, Laur., **M-arct., M-aust.,** Mag-c., Mosch., Nat-m., Phos., **PLAT., RHUS-T., Sep.,** Spig., *Squil.*, Staph., Sulph., Viol-o.

— mit **Dehnen** und **Recken:** Acon., Agar., **Alum.,** Ambr., **Am-c.,** Ang., *Ant-t.*, Arn., **ARS.,** Bar-c., **Bell.,** *Borx.*, Bov., *Bry.*, **Calc.,** Cann-s., *Canth.*, Caps., **Carb-v., Caust., CHAM.,** *Chin.*, Cocc., Dros., Ferr., **Graph.,** *Guaj.*, Hell., *Hep.*, Ign., **Ip.,** Kreos., Laur., *Led.*, Mag-c., Merc., Mez., *Mur-ac.*, Nit-ac., **NUX-V.,** *Olnd.*, Petr., Phos., *Ph-ac.*, *Plat.*, Plb., **Puls.,** Ran-b., **RHUS-T.,** *Ruta,*

Sabad., Sec., Seneg., **Sep.,** *Sil.,* **Spong.,** Squil., Stann., **Staph., Sulph.,** *Valer.,* Verat., *Verb.,* Zinc.

Gähnen, krampfhaftes: *Ang.,* Ant-t., Arn., *Bry.,* Croc., *Cupr.,* **Hep., Ign.,** Laur., **M-arct.,** *M-aust.,* Mosch., Nat-m., **PLAT., RHUS-T., Sep.,** Squil., Staph., Sulph.

— **versagendes:** Acon., *Cham.,* Croc., Ign., **Lyc.,** Phos., *Ruta,* Stann.

Begleitende Beschwerden beim Gähnen: Acon., Agar., *Am-c., Am-m.,* Anac., Ang., *Ant-t.,* Arg., **Arn.,** *Ars.,* Aur., Bar-c., Bell., *Borx., Bry.,* Calad., Calc., Canth., Caps., Carb-an., **Caust., Chel.,** Chin., **CINA,** *Cocc., Croc., Cycl.,* Dig., Ferr., **Graph.,** *Hep.,* **IGN.,** Ip., *Kali-c.,* **KREOS.,** Laur., *Lyc.,* **M-arct.,** M-aust., *Mag-c.,* Mag-m., Mang., **Meny.,** Mez., **Mur-ac.,** Nat-c., Nat-m., **NUX-V., Olnd.,** *Op., Par.,* Petr., **Phos.,** Ph-ac., Plat., *Puls.,* **RHUS-T.,** Ruta, **Sabad., SARS.,** Sep., *Sil., Stann.,* **Staph.,** *Sulph.,* Sul-ac., Teucr., Thuj., Verat., *Viol-o., Zinc.*

Einschlafen, spätes: Acon., Agar., *Agn., Alum.,* Ambr., Am-c., *Am-m.,* Anac., *Ang., Ant-c., Ant-t., Arn.,* **ARS.,** *Asar.,* Aur., *Bar-c.,* **Bell.,** Bism., **Borx., BRY., Calad., CALC.,** Camph., Cann-s., Canth., Caps., **Carb-an., CARB-V.,** *Caust.,* Cham., *Chel.,* **Chin.,** Clem., Cocc., Coff., Coloc., *Con., Cycl.,* Dig., Dulc., *Euph.,* Euphr., Ferr., **Graph.,** *Guaj.,* **Hep.,** Hyos., **Ign.,** Ip., **Kali-c.,** Kali-n., *Kreos.,* **Lach.,** *Laur.,* **Led., Lyc.,** M-ambo., *M. arct.,* **M-aust.,** *Mag-c., Mag-m.,* Mang., **MERC.,** Mez., *Mosch.,* **Mur-ac.,** *Nat-c., Nat-m., Nit-ac.,* Nux-m., **Nux-v.,** Par., Petr., **PHOS.,** *Ph-ac.,* Plat., Plb., **PULS., Ran-b.,** Ran-s., Rheum, Rhod., **RHUS-T.,** *Sabad.,* Sabin., Samb., *Sars.,* **Sel.,** Seneg., **SEP., Sil., Spig.,** *Spong., Stann., Staph., Stront-c.,* **Sulph.,** Sul-ac., Tarax., **Teucr.,** *Thuj.,* **Valer.,** *Verat.,* Verb., *Viol-t.,* Zinc.

— **nicht wieder können** nach Erwachen: Am-c., *Ars.,* **Aur.,** Bar-c., **Bell.,** Borx., *Calc.,* Carb-v., Caust., Clem., *Cocc.,* Con., Cycl., **Dulc., Ferr.,** Graph., Kali-c., Laur., Led., Lyc., *Mag-c.,* Mag-m., Mang., **Merc.,** Mez., Mur-ac., **NAT-M.,** Nux-v.., **Phos.,**

Ph-ac., *Puls.*, **Ran-b.**, Ran-s., Rhus-t., Ruta, *Sabin.*, **Sars.**, Sel., **Sep.**, **SIL.**, Spong., **Sulph.**, Sul-ac., Zinc.

Einschlafen verhindernde Beschwerden: Acon., Agar., *Agn.*, Alum., Ambr., Am-c., *Am-m.*, Anac, Ant-c., *Arn.*, **ARS.**, Asar., *Aur.*, *Bar-c.*, **Bell.**, Bism., Borx., **BRY.**, **Calad.**, **CALC.**, Camph., Canth., *Caps.*, **Carb-an.**, **CARB-V.**, *Caust.*, Cham., Chel., **Chin.**, Clem., *Cocc.*, Coff., Coloc., Con., Cycl., Dig., *Dulc.*, Euph., Euphr., **Graph.**, *Guaj.*, **Hep.**, **Ign.**, *Ip.*, **Kali-c.**, Kali-n., **Kreos.**, *Lach.*, *Laur.*, Led., **Lyc.**, M-ambo., M-arct., M-aust., *Mag-c.*, *Mag-m.*, Mang., **MERC.**, Mez., Mosch., Mur-ac., *Nat-c.*, *Nat-m.*, Nit-ac., Nux-m., *Nux-v.*, Par., Petr., **PHOS.**, *Ph-ac.*, Plat., Plb., **PULS.**, *Ran-b.*, Rheum, Rhod., **RHUS-T.**, Sabad., *Sabin.*, Samb., **Sars.**, *Sel.*, Seneg., **SEP.**, **Sil.**, Spig., *Spong.*, Stann., *Staph.*, *Stront-c.*, **Sulph.**, Sul-ac., *Tarax.*, Teucr., *Thuj.*, Verat., Verb., Viol-t., Zinc.

Erwachen öfteres die Nacht: Acon., Agar., Agn., *Alum.*, **Ambr.**, *Am-c.*, *Am-m.*, Anac., *Ant-c.*, Ant-t., *Arn.*, **Ars.**, Aur., *Bar-c.*, *Bell.*, *Bism.*, Borx., *Bov.*, *Bry.*, Calad., **CALC.**, Cann, Canth., Caps., **Carb- an.**, *Carb-v.*, **Caust.**, Cham., Chel., **Chin.**, Cic., Cina, Clem., *Cocc.*, *Coff.*, Colch., *Con.*, *Croc.*, Cycl., *Dig.*, *Dros.*, Dulc., Euph., *Euphr.*, Ferr., *Graph.*, Guaj., **HEP.**, *Hyos.*, **Ign.**, *Ip.*, **Kali-c.**, Kali-n., Kreos., *Lach.*, Laur., Led., **Lyc.**, M-ambo., **M-arct.**, M-aust., *Mag-c.*, *Mag-m.*, *Mang.*, Meny., **Merc.**, Mez., Mosch., *Mur-ac.*, *Nat-c.*, *Nat-m.*, **Nit-ac.**, Nux-m., **Nux-v.**, Olnd., Op., Par., *Petr.*, **PHOS.**, *Ph-ac.*, *Plat.*, **PULS.**, **Ran-b.**, Ran-s., Rheum, *Rhod.*, **Rhus-t.**, *Ruta*, *Sabad.*, *Sabin.*, *Samb.*, *Sars.*, *Sel.*, Seneg., **SEP.**, **Sil.**, *Spig.*, Spong., *Squil.*, Stann., **Staph.**, Stram., *Stront-c.*, **SULPH.**, *Sul-ac.*, *Tarax.*, Teucr., Thuj., Valer., Verat., Viol-o., *Viol-t.*, *Zinc.*

— zu **frühes:** Acon., Alum., Ambr., Am-c., Am-m., Ang., Ant-c., Ant-t., Arn., **Ars.**, *Asaf.*, **Aur.**, Bar-c., *Borx.*, Bry., Calad., *Calc.*, *Cann-s.*, Canth., **Caps.**, Carb-v., *Caust.*, Cham., Chin., Cocc., **Coff.**, *Con.*, Croc., Cycl., Dros., **Dulc.**, Euphr., Ferr., *Graph.*, Guaj., Hell., *Hep.*, Ign., Iod., **KALI-C.**, *Kali-n.*, Kreos., *Lach.*, Lyc., M-arct., M-aust., **Mag-c.**, *Mang.*, *Merc.*, *Mez.*, **Mur-ac.**, **NAT-C.**, Nat-m., *Nit-ac.*, **NUX-V.**, Olnd., Phos., *Ph-ac.*, *Plat.*, Plb., Puls., **RAN-B.**, *Ran-s.*, *Rhod.*, Rhus-t., Sabad., Sabin., Samb., *Sars.*, *Sel.*,

Sep., Sil., Spong., Squil., *Staph.,* Sulph., **Sul-ac.,** *Thuj.,* Verat., *Verb.,* Viol-t.

Erwachen zu **spätes:** Agar., *Alum.,* Ambr., *Anac.,* Ang., Ant-c., Ant-t., *Arn., Asaf.,* Bell., Bism., Borx., Bry., **CALC.,** Canth., *Carb-v.,* **Caust.,** Clem., *Cocc.,* **Con.,** Croc., Dig., Dulc., **Euphr., GRAPH.,** *Hep., Hyos.,* Ign., *Kali-c.,* Kali-n., Kreos., *Laur.,* Led., Lyc., **M-ambo.,** M-arct., Mag-c., **Mag-m., Merc., Nat-c.,** *Nat-m., Nit-ac.,* **NUX-V.,** Petr., **Phos., Ph-ac.,** Plat., *Puls.,* Ran-b., Rhod., *Rhus-t.,* **SEP., Sil.,** *Spig.,* Stram., **Sulph.,** *Sul-ac., Verat.,* Verb., Zinc.

— **begleitende Beschwerden:** Acon., Agn., *Alum,* **AMBR., Am-c., Am-m.,** Anac., **Ant-c.,** Ant-t., **Arn., ARS.,** Aur., *Bar-c., Bell.,* Bism., Borx., Bov., *Bry.,* Calad., **CALC.,** Cann-s., Canth., **Carb-an., Carb-v., CAUST.,** *Cham.,* Chel., **Chin.,** Cic., Cina, Clem., **Cocc.,** Coff., Colch., *Con., Croc.,* Cycl., **Dig.,** *Dros.,* Dulc., Euph., Euphr., Ferr., **Graph.,** Guaj., **HEP.,** *Hyos.,* **Ign., Ip., Kali-c.,** Kali-n., *Lach.,* Laur., Led., **Lyc., M-arct.,** M-aust., *Mag-c., Mag-m.,* Mang., Meny., **Merc.,** Mez., Mosch., *Mur-ac., Nat-c.,* **Nat-m., NIT-AC.,** Nux-m., **Nux-v.,** Op., **PETR., PHOS.,** *Ph-ac.,* Plat., **PULS.,** *Ran-b.,* Ran-s., Rheum, Rhod., **Rhus-t.,** *Ruta, Sabad., Sabin.,* **Samb.,** *Sars.,* Sel., Seneg., **SEP., Sil.,** *Spig.,* Spong., *Squil.,* **Staph.,** *Stram., Stront-c.,* **SULPH.,** Sul-ac., *Tarax.,* Teucr., Thuj., Valer., *Verat.,* Viol-o., *Viol-t.,* Zinc.

Frühschlaf: Agar., *Alum.,* Ambr., *Anac.,* Ang., Ant-c., Ant-t., *Arn., Asaf.,* Bell., Bism., Borx., Bry., **CALC.,** Canth., *Carb-v.,* **Caust.,** Clem., *Cocc.,* **Con.,** Croc., Dig., Dulc., **Euphr., GRAPH.,** *Hep., Hyos.,* Ign., *Kali-c.,* Kali-n., Kreos., *Laur.,* Led., Lyc., **M-ambo.,** M-aust., Mag-c., **Mag-m., Merc., Nat-c.,** *Nat-m., Nit-ac.,* **NUX-V.,** Petr., **Phos., Ph-ac.,** Plat., *Puls.,* Ran-b., Rhod., *Rhus-t.,* **SEP., Sil.,** *Spig.,* **Stram., Sulph.,** *Sul-ac., Verat.,* Verb., Zinc.

— **betäubter:** Anac., Ang., *Ant-t.,* **Bell.,** *Bry.,* **Calc.,** Carb-v., *Caust.,* Clem., Cocc., **CON.,** *Croc.,* Dig., *Euphr.,* **GRAPH.,** *Hep.,*

Hyos., *Ign.*, Kali-c., *Kali-n.*, **Led.,** Lyc., *M-ambo.*, Nat-m., **NUX-V., Phos.,** *Ph-ac.*, *Puls.*, Ran-b., Spig., *Stram.*, *Verat.*, Zinc.

Lagen im Schlaf:

Arme und **Hände über** dem **Kopf:** *Calc.*, Chin., *Coloc.*, **Nux-v.,** *Plat.*, **PULS.,** Rheum, Ruta, Thuj., Verat.

— **unter** dem **Kopf:** Acon., Ambr., Ant-t., *Ars.*, *Bell.*, Cocc., *Coloc.*, Ign., M-ambo., M-aust., *Meny.*, **Nux-v.,** *Plat.*, Puls., Rhus-t., Sabad., Spig., Viol-o.

— auf dem **Unterleib:** Cocc., M-ambo., **Puls.**

Bauchlage: Bell., *Calc.*, **Coloc.,** Ign., Puls., **Stram.**

Beine ausgestreckt: Agar., *Bell.*, Cham., Chin., Dulc., *Plat.*, **Puls.,** *Rhus-t.*

— **herangezogen:** Anac., *Carb-v.*, Cham., Chin., Mang., Meny., *Plat.*, **Puls.,** Rhod., *Stram.*

— — **eins,** das **andere** ausgestreckt: Stann.

— **übereinander** geschlagen: Rhod.

Knie ausgespreizt: Cham., *M-ambo.*, *Plat.*, Puls., Viol-o.

— **gebogen:** Ambr., M-ambo., *Viol-o.*

Kopf rückwärts gebeugt: Bell., Chin., *Cic.*, **Cina,** Cupr., *Hep.*, *Hyos.*, *Ign.*, M-ambo., Nux-v., *Sep.*, **Spong.,** Stann., Viol-t.

— auf die **Seite** gelehnt: *Cina*, Spong., Tarax.

Kopf vorüber geneigt: Acon., Cic., Cupr., *Staph.*, Viol-o.

— **tief:** *Arn.*, *Hep.*, Nux-v., **Spong.**

Lagen im Schlaf:

Rückenlage: *Acon.*, Ambr., Ant-c., *Ant-t.*, Arn., Ars., *Aur.*, Bism., **BRY.**, **Calc.**, *Chin.*, **Cic.**, *Coloc.*, *Dros.*, **Ferr.**, **Ign.**, Kreos., **Lyc.**, *M-ambo.*, *M-arct.*, M-aust., **Nux-v.**, Par., *Phos.*, *Plat.*, **PULS.**, Rhod., **RHUS-T.**, Ruta, Sabad., Spig., Stann., Stram., **Sulph.**, Verat., *Viol-o.*

Seitenlage: Acon., *Alum.*, **Bar-c.**, Borx., *Caust.*, **Colch.**, Ferr., Kali-n., M-arct., *Merc.*, Mosch., *Nat-c.*, *Nux-v.*, **Phos.**, Ran-b., Sabad., Sabin., *Spig.*, *Sulph.*

Sitzend: **Ars.**, Borx., *Cann-s.*, Caps., Carb-v., *Chin.*, Cic., **Cina**, Dig., *Hep.*, Kali-n., **Lyc.**, *Phos.*, *Puls.*, **Rhus-t.**, *Sabin.*, *Spig.*, **Sulph.**

Schläfrigkeit am **Tage** überhaupt, (Tagesschläfrigkeit): **Acon.**, *Agar.*, *Agn.*, *Alum.*, Ambr., *Am-c.*, Am-m., **Anac**, *Ang.*, **ANT-C.**, **ANT-T.**, Arg., *Arn.*, **Ars.**, **Asaf.**, Asar., Aur., *Bar-c.*, **Bell** Bism., *Borx.*, *Bov.*, **Bry.**, Calad., **Calc.**, *Camph.*, *Cann-s.*, *Canth.*, Caps., *Carb-an.*, **Carb-v.**, **Caust.**, *Cham.*, Chel., *Chin.*, *Cic.*, *Cina*, *Clem.*, *Cocc.*, Coff., Colch., Coloc., **Con.**, **CROC.**, *Cupr.*, **Cycl.**, *Dig.*, Dros., Dulc., Euph., Euphr., Ferr., *Graph.*, Guaj., *Hell.*, *Hep.*, *Hyos.*, Ign., Ip., **Kali-c.**, Kali-n., Kreos., *Lach.*, **Laur.**, Led., *Lyc.*, *M-ambo.*, *M-arct.*, M-aust., Mag-c., *Mag-m.*, Mang., *Merc.*, Mez., **Mosch.**, Mur-ac., **Nat-c.**, *Nat-m.*, *Nit-ac.*, **Nux-m.**, **NUX-V.**, Olnd., **Op**, Par., *Petr.*, **PHOS.**, **PH-AC.**, Plat., *Plb.*, **PULS.**, *Ran-b.*, Rheum, *Rhod.*, **Rhus-t.**, *Ruta*, *Sabad.*, Sabin., Sars., *Sec.*, *Sel.*, Seneg., **Sep.**, *Sil.*, *Spig.*, Spong., Squil., Stann., *Staph.*, *Stram.*, Stront-c., **Sulph.**, *Sul-ac.*, Tarax., Teucr., Thuj., Valer., **Verat.**, Verb., Viol-o., *Viol-t.*, *Zinc.*

— **morgens:** Agar., *Alum.*, Ambr., *Anac.*, Ang., Ant-c., Ant-t., *Arn.*, *Asaf.*, Bell., Bism., Borx., Bry., **CALC.**, Canth., *Carb-v.*, **Caust.**, Clem., *Cocc.*, **Con.**, Croc., Dig., Dulc., **Euphr.**, **GRAPH.**, *Hep.*, *Hyos.*, Ign., *Kali-c.*, Kali-n., Kreos., *Laur.*, Led., Lyc., **M-ambo**, M-aust., Mag-c., **Mag-m.**, **Merc.**, **Nat-c.**, *Nat-m.*, *Nit-ac.*, **NUX-V.**, Petr., **Phos.**, **Ph-ac.**, Plat., *Puls.*, Ran-b., Rhod.,

Rhus-t., **SEP.**, **Sil.**, *Spig.*, Stram., **Sulph.**, *Sul-ac.*, *Verat.*, Verb., Zinc.

Schläfrigkeit vormittags: *Agar.*, Alum., *Am-c.*, Ang., **ANT-C.**, *Ant-t.*, Bar-c., **Bism.**, Calc., **Cann-s.**, *Carb-an.*, **Carb-v.**, Con., *Cycl.*, *Dros.*, Dulc., Graph., Hell., Kali-c., Lyc., Mag-m., **Mosch.**, **Nat-c.**, **Nux-v.**, Puls., Rhus-t., **SABAD.**, *Sars.*, *Sel.*, **Sep.**, Sil., Spig., Staph., *Sul-ac.*, Zinc.

— **nachmittags:** **Acon.**, **Agar.**, Alum., *Am-c.*, **Anac.**, Ant-c., Ant-t., Ars., Asaf., *Aur.*, *Bar-c.*, Bell., *Bov.*, Bry., Calc., *Canth.*, Caps., *Carb-an.*, *Carb-v.*, *Caust.*, Chel., **CHIN.**, *Cic.*, Cina, *Clem.*, Coff., *Con.*, **Croc.**, *Cycl.*, Dulc., Euph., Ferr., *Graph.*, Guaj., Hyos., Ign., *Kali-c.*, **Lach.**, *Laur.*, Merc., Mez., Mur-ac., *Nat-c.*, *Nat-m.*, Nux-m., **NUX-V.**, *Par.*, Petr., **Phos.**, *Ph-ac.*, Plat., *Puls.*, *Ran-b.*, Rheum, Rhod., **RHUS-T.**, **Ruta**, Sabad., Sep., *Sil.*, Spig., *Spong.*, Squil., **Staph.**, Stront-c., **SULPH.**, Sul-ac., Thuj., *Verb.*, *Viol-t.*, *Zinc.*

— **abends:** Agar., Alum., Am-c., *Am-m.*, Anac., *Ang.*, *Ant-c.*, **Ant-t.**, **Arn.**, **ARS.**, *Asaf.*, Bar-c., *Bell.*, *Borx.*, **Bov.**, Calad., **CALC.**, Carb-v., *Caust.*, Chin., *Cina*, Cocc., **Con.**, **Croc.**, **Cycl.**, *Dros.*, Dulc., Graph., *Hep.*, Ign., **KALI-C.**, *Lach.*, **Laur.**, Lyc., M- arct., M-aust., Mag-m., *Mang.*, Mosch., *Nat-m.*, **NUX-V.**, Par., *Petr.*, Phos., **Ph-ac.**, *Plat.*, Plb., *Puls.*, Ran-b., Rhod., *Rhus-t.*, Ruta, Sars., Sel., Seneg., *Sep.*, **Sil.**, Spig., Squil., Sulph., Thuj., Valer.

— **begleitende Beschwerden:** *Acon.*, Agar., Ambr., **ANT-T.**, *Arg.*, **Ars.**, Asaf., Bell., **Borx.**, *Calad.*, Caps., **Cham.**, Chel., *Chin.*, Cic., *Cina*, Cocc., **Con.**, *Croc.*, Cycl., *Dig.*, *Euphr.*, Ferr., Hell., *Hep.*, **Ign.**, **Kali-c.**, *Kreos.*, Lach., **Laur.**, Led., M-ambo., M-arct., M- aust., Mag-c., *Merc.*, **Mez.**, **Nat-m.**, **Nit-ac.**, **NUX-M.**, Nux-v., **Op.**, Petr., *Phos.*, **Ph-ac.**, **Plat.**, Plb., **PULS.**, **Ran-b.**, **Rhod.**, *Rhus-t.*, **Sabad.**, *Sabin.*, Sep., Stann., **Staph.**, *Stram.*, *Stront-c.*, Sul-ac., Tarax., *Thuj.*, *Verat.*, Verb., *Viol-o.*, Viol-t.

— **veranlassende Beschwerden:** *Acon.*, Agar., *Am-c.*, *Anac.*, Ang., Ant-c., **ANT-T.**, Arn., Ars., Asaf., Asar., *Aur.*, Bar-c., Bism., Bov., Bry., *Calc.*, Caps., *Carb-v.*, Caust., Cham., Chel., **Chin.**, Cic., Cina, Clem., Cocc., Coff., *Con.*, *Croc.*, *Cycl.*, *Dros.*, Euphr.,

Ferr., Graph., Hyos., **Ign., Kali-c., Lach.,** Laur., Lyc., M-ambo., *M-aust.,* Mag-c., *Merc.,* Mosch., Mur-ac., *Nat-c.,* **Nat-m.,** Nit-ac., **NUX-M., Nux-v.,** Op, Par., *Petr.,* **Phos.,** *Ph-ac., Plat.,* Plb., *Puls.,* Ran-b., Rheum, **RHUS-T.,** *Ruta,* **Sabad.,** Sabin., *Sel., Sep.,* **Sil.,** Spig., *Stann.,* Staph., **Sulph, Tarax.,** Thuj., Verb., **Zinc.**

Schlaf, ängstlich: Acon., ARS., Bell., Cham., **Cocc.,** Dulc., *Ferr.,* **Hep.,** Ip., **Kali-c.,** Merc., *Op., Petr., Rhus-t.,* Samb., *Verat.*

— **betäubt:** Agn., *Anac.,* Ang., **Ant-t., BELL., Bry.,** *Calad.,* **Calc., Camph.,** Carb-v., Cham., Chin, **Cic.,** Clem., *Cocc., Coloc.,* **CON., Croc.,** Dig., Euph., *Euphr.,* Ferr., **Graph., Hep., Hyos., Ign.,** Kali-c., **Kali-n.,** Lach., **LED.,** Lyc., *M-ambo.,* **M-arct.,** *Nat-m.,* **NUX-M., Nux-v., OP., Phos.,** *Ph-ac., Plb.,* **Puls.,** Ran-b., **Sec., Seneg.,** Spig., Stann., **Stram., Valer.,** Zinc.

— **fest,** (tief): *Acon.,* Agn., Alum., *Anac., Ant-c.,* **ANT-T., Ars.,** *Bar-c.,* **Bell.,** Borx., *Bry.,* Calc., *Camph., Caust.,* Cham., Chin., Cic., Cocc., *Con.,* **Croc., Cupr.,** Cycl., *Dig.,* Hell., **Hyos., Ign.,** Kreos., **Laur., Led., M-ambo.,** M-arct., Merc., Mosch., **NUX-M., OP.,** *Petr., Phos.,* **Ph-ac.,** Plb., **Puls., Rhod.,** Rhus-t., *Ruta,* Sabad., **Sec.,** Sel., **Seneg.,** *Sep., Spig.,* Stann., **Stram.,** Sulph., **Verat.,** *Zinc.*

— **unerquicklich: Acon.,** Agar., *Alum.,* **Ambr.,** Am-c., *Am-m., Anac.,* Ant-c., *Ant-t., Arn.,* Ars., Asaf., Aur., Bar-c., *Bell.,* **Bism.,** *Borx.,* Bov., **BRY., Calc.,** *Camph.,* **Cann-s.,** Caps., *Carb-an., Carb-v.,* **Caust.,** *Cham., Chel.,* **Chin., Cic.,** Cina, *Clem., Cocc.,* Coff., **CON.,** Croc., *Dig.,* Dros., Euph., Euphr., *Ferr.,* **Graph.,** *Guaj.,* **HEP., Ign.,** *Ip., Kali-c.,* Kali-n., Kreos., **Lach.,** Laur., Led., **Lyc.,** *M-ambo., M-arct., Mag-c., Mag-m.,* Meny., *Merc.,* Mez., Mosch., Mur-ac., Nat-c., **Nat-m., Nit-ac.,** Nux-m., Nux-v., Olnd., **OP., Petr.,** Phos., *Ph-ac.,* Puls., *Ran-b., Rheum,* Rhod., *Rhus-t.,* Ruta, *Sabad.,* Samb., *Sec.,* **Sel.,** *Sep.,* **Sil.,** *Spig.,* Spong., Squil., *Stann.,* **Staph.,** *Stram.,* Stront-c., **SULPH.,** Tarax., Teucr., Thuj., Valer., *Verat.,* Viol-t., *Zinc.*

— **unruhig:** *Acon.,* Agar., Agn., **Alum.,** *Ambr.,* Am-c., Am-m., *Anac., Ang.,* Ant-c., Ant-t., Arn., **ARS., Asaf.,** Asar., **Aur.,**

BAR-C., Bell., *Borx.,* Bov., **Bry.,** Calad., **Calc.,** Camph., *Cann-s.,* Canth., Caps., Carb-an., Carb-v., Caust., **Cham.,** *Chel.,* **CHIN.,** Cic., Cina, *Clem.,* Cocc., Coff., Colch., **Coloc.,** *Con.,* Croc., Cupr., Cycl., **Dig.,** Dros., *Dulc.,* Euph., **Ferr.,** *Graph.,* Guaj., Hell., **Hep.,** Hyos., **Ign.,** Iod., *Ip.,* **Kali-c., Kali-n., Kreos.,** *Lach.,* Laur., *Led.,* **Lyc.,** *M-ambo.,* M-arct., M-aust., *Mag-c.,* Mag-m., Mang., Meny., *Merc., Mez., Mosch.,* **Mur-ac., Nat-c.,** *Nat-m.,* **Nit-ac.,** Nux-m., **Nux-v.,** *Olnd.,* Op., Par., **Petr., Phos.,** Ph-ac., Plat., *Plb.,* **Puls.,** *Ran-b.,* Ran-s., *Rheum, Rhod.,* **RHUS-T.,** *Ruta,* **Sabad., Sabin.,** Samb., Sars., *Sec.,* Sel., *Seneg.,* **Sep., SIL.,** *Spig., Spong.,* Squil., **Stann.,** *Staph., Stram.,* **Stront-c., SULPH.,** Sul-ac., Tarax., *Teucr.,* **Thuj.,** *Valer., Verat.,* Verb., Viol-t., Zinc.

Schlafsucht, (Schlummersucht): *Acon.,* Anac., *Agn.,* Ang., **Ant-c., ANT-T.,** Arn., Ars., *Asaf., Bar-c., Bell.,* **Bry.,** Calc., **Camph.,** Carb-v., Caust., Cham., Cic., Clem., *Cocc.,* Coloc., **Con., CROC., Cupr.,** Cycl., Dig., Euph., *Hell., Hyos.,* Ign., Kali-c., Lach., *Laur., Led.,* Lyc., *M-ambo., M-arct.,* Merc., *Mosch.,* Nit-ac., **NUX-M.,** Nux-v., Olnd., **OP.,** Petr., **Phos., Ph-ac., Plb., Puls.,** Rhus-t., Ruta, *Sec.,* Sep., Stann., *Stram.,* Sulph., **VERAT.,** Zinc.

Schlaftrunkenheit: *Agn.,* Ang., **Ant-t.,** *Bell.,* **Bry.,** Calc., *Camph.,* Carb-v., Caust., Clem., Coff., **Con., CROC.,** Kali-c., Lach., Lyc., **M-ambo.,** *M-arct.,* **NUX-M., Op.,** *Phos., Ph-ac., Puls.,* Stann., Zinc.

Schlafwachender Zustand: **ACON., Agar.,** Alum., **Anac.,** Ang., *Ant-c.,* Bell., **Bry.,** Croc., *Cycl.,* Ign., *Lach.,* Lyc., M-ambo., **M-arct.,** Nat-m., **OP.,** Petr., **Phos.,** Plat., Rheum, Sep., *Sil., Spig.,* **Spong.,** Stann., *Stram.,* **Sulph.,** Teucr.

Beschwerden im Schlaf: **Acon.,** Agn., *Alum.,* Ambr., *Am-c.,* Am-m., *Anac.,* Ang., Ant-c., *Ant-t., Arn.,* **ARS.,** Aur., **Bar-c., BELL.,** Bism., *Borx.,* **BRY.,** Calad., *Calc.,* Camph., Cann-s., Canth., Caps., *Carb-an.,* Carb-v., *Caust.,* **CHAM.,** Chel., **Chin.,** Cic., *Cina,* Clem., Cocc., Coff., Colch., Coloc., **Con.,** Croc., Cupr., Cycl., Dig., Dros., *Dulc.,* Euph., Ferr., *Graph.,* Guaj., Hell., **HEP., Hyos., Ign.,** *Ip.,* **Kali-c.,** Kali-n., Kreos., Lach., Laur., *Led.,* **Lyc., M-ambo.,** *M-arct., M-aust.,* Mag-c., Mag-m., Mang., Meny., **Merc.,** Mez., Mosch., **Mur-ac.,** *Nat-c., Nat-m., Nit-ac., Nux-v.,* **OP.,** Par., Petr.,

Phos., Ph-ac., Plat., Plb., **PULS.,** Ran-b., Ran-s., **Rheum,** Rhod., *Rhus-t., Ruta,* Sabin., **Samb.,** Sars., Sel., Seneg., **Sep., SIL.,** Spig., Spong., Squil., *Stann.,* Staph., **STRAM.,** Stront-c., **SULPH.,** Sul-ac., Teucr., *Thuj.,* Valer., Verat., Verb., Viol-t., *Zinc.*

Schlaflosigkeit im Allgemeinen: **Acon.,** Agar., Alum., *Ambr., Am-c., Am-m.,* Anac., Ang., Ant-c., Ant-t., Arn., **ARS.,** Asaf., Asar., *Aur., Bar-c.,* **Bell.,** Bism., **Borx., BRY.,** *Calad.,* **CALC.,** *Camph., Cann-s., Canth.,* Caps., Carb-an., *Carb-v.,* **Caust., CHAM.,** Chel., **CHIN.,** *Cic., Cina,* Clem., *Cocc.,* **COFF.,** Colch., **Con.,** Cupr., **Cycl.,** Dig., Dros., *Dulc.,* Euphr., Ferr., **Graph,** Guaj., Hell., **HEP., Hyos., Ign.,** Iod., *Ip.,* **KALI-C.,** Kali-n., **Kreos., Lach.,** *Laur., Led., Lyc., M-arct.,* M-aust., *Mag-c.,* Mag-m., Mang., **MERC.,** Mez., *Mosch.,* Mur-ac., **Nat-c.,** *Nat-m.,* **Nit-ac.,** Nux-m., **Nux-v.,** Olnd., **Op.,** Petr., **Phos.,** *Ph-ac., Plat.,* Plb., **PULS., Ran-b.,** *Ran-s.,* Rheum, *Rhod.,* **Rhus-t.,** Ruta, Sabad., *Sabin., Samb.,* Sars., Sec., **Sel., SEP., SIL.,** Spig., Spong., Squil., Stann., *Staph.,* Stram., Stront-c., **Sulph.,** *Sul-ac.,* Tarax., Teucr., **Thuj.,** Valer., *Verat.,* Verb., Viol-o., Viol-t., Zinc.

— **vor Mitternacht:** Acon., Agar., *Alum.,* Ambr., Am-c., *Am-m.,* Anac., *Ang.,* Ant-c., *Ant-t., Arn.,* **Ars.,** *Asar.,* Aur., *Bar-c.,* **Bell.,** Bism., **Borx., BRY., Calad., CALC.,** Camph., Cann-s., Canth., Caps., **Carb-an., CARB-V.,** *Caust.,* Cham., *Chel.,* **Chin.,** Clem., Cocc., Coff., Coloc., *Con., Cycl.,* Dig., Dulc., *Euph.,* Euphr., Ferr., **Graph.,** *Guaj.,* **Hep.,** Hyos., **Ign.,** Ip., **Kali-c.,** Kali-n., *Kreos.,* **Lach.,** *Laur.,* **Led., Lyc.,** M-ambo., *M-arct.,* **M-aust.,** *Mag-c., Mag-m.,* Mang., **MERC.,** Mez., *Mosch.,* **Mur-ac.,** *Nat-c., Nat-m., Nit-ac.,* Nux-m., *Nux-v.,* Par., Petr., **PHOS.,** *Ph-ac.,* Plat., Plb., **PULS., Ran-b.,** Ran-s., Rheum, Rhod., **RHUS-T.,** *Sabad.,* Sabin., Samb., *Sars.,* **Sel.,** Seneg., **SEP., Sil., Spig.,** *Spong., Stann., Staph., Stront-c.,* **Sulph.,** Sul-ac., Tarax., **Teucr.,** *Thuj.,* **Valer.,** *Verat.,* Verb., *Viol-t.,* Zinc.

— **nach Mitternacht:** *Acon.,* Alum., Ambr., *Am-c.,* Am-m., Ang., *Ant-c.,* Ant-t., Arn., **ARS., Asaf., Aur.,** Bar-c., *Borx., Bry.,* Calad., *Calc.,* **Cann-s.,** *Canth.,* **CAPS.,** Carb-v., *Caust.,* Cham., Chin., Cocc., **COFF.,** *Con.,* Croc., *Cycl., Dros.,* **Dulc.,** *Euphr.,* Ferr.,

Graph., Guaj., Hell., **Hep.**, Ign., *Iod.*, **KALI-C.**, *Kali-n.*, Kreos., *Lach.*, Lyc., *M-arct.*, M-aust., **Mag-c.**, Mang., *Merc.*, *Mez.*, *Mur-ac.*, **Nat-c.**, Nat-m., *Nit-ac.*, **NUX-V.**, Olnd., Phos., *Ph-ac.*, *Plat.*, Plb., Puls., Ran-b., **Ran-s.**, **Rhod.**, *Rhus-t.*, Sabad., *Sabin.*, *Samb.*, Sars., *Sel.*, **Sep.**, **SIL.**, Spong., Squil., *Staph.*, Sulph., **Sul-ac.**, *Thuj.*, Verat., *Verb.*, Viol-t.

Schlaflosigkeit bei **Schläfrigkeit:** **Acon.**, Am-c., Am-m., *Arn.*, **Ars.**, *Bar-c.*, **BELL.**, *Borx.*, **Bry.**, Calad., **Calc.**, Camph., Canth., *Carb-v.*, **Caust.**, **CHAM.**, Chel., **Chin.**, Cic., Cina, Clem., *Cocc.*, Coff., **Con.**, Euphr., Ferr., *Graph.*, **Hep.**, *Hyos.*, **Kali-c.**, *Lach.*, *Laur.*, Lyc., *M-arct.*, M-aust., *Mag-m.*, **Merc.**, *Mosch.*, **Nat-c.**, *Nat-m.*, *Nit-ac.*, **Nux-v.**, *Op.*, **PHOS.**, **Ph-ac.**, Plb., **PULS.**, *Ran-b.*, Rhod., **Rhus-t.**, Sabad., Sabin., Samb., *Sel.*, **SEP.**, **Sil.**, Spig., *Staph.*, **Sulph.**, Sul-ac., *Verat.*, Viol-o., Zinc.

— **veranlassende Beschwerden:** *Acon.*, Agar., Alum., *Ambr.*, *Am-c.*, *Am-m.*, Anac., Ang., Ant-c., Ant-t., *Arn.*, **ARS.**, Asaf., *Aur.*, *Bar-c.*, **Bell.**, Bism., *Borx.*, **BRY.**, **Calad.**, **CALC.**, *Camph.*, Cann-s., Canth., *Caps.*, *Carb-an.*, **Carb-v.**, *Caust.*, **CHAM.**, Chel., **CHIN.**, Cic., Cina, Clem., *Cocc.*, **COFF.**, Colch., **Con.**, Cupr., Cycl., Dig., Dros., *Dulc.*, *Euphr.*, Ferr., **Graph.**, *Guaj.*, Hell., **Hep.**, **Hyos.**, **Ign.**, Iod., *Ip.*, **Kali-c.**, Kali-n., **Kreos.**, *Lach.*, Laur., *Led.*, **Lyc.**, *M-arct.*, M-aust., **Mag-c.**, **Mag-m.**, Mang., **MERC.**, Mez., *Mosch.*, Mur-ac., *Nat-c.*, **Nat-m.**, *Nit-ac.*, Nux-m., *Nux-v.*, Olnd., *Op.*, Petr., **PHOS.**, *Ph-ac.*, *Plat.*, Plb., **PULS.**, *Ran-b.*, **Ran-s.**, Rheum, **Rhod.**, **RHUS-T.**, Ruta, *Sabad.*, **Sabin.**, Samb., **Sars.**, **Sel.**, **SEP.**, **Sil.**, Spig., *Spong.*, Squil., Stann., *Staph.*, Stram., *Stront-c.*, **Sulph.**, Sul-ac., *Tarax.*, *Teucr.*, *Thuj.*, Valer., *Verat.*, Viol-t., Zinc.

2. TRÄUME

Träume im Allgemeinen: **Acon.**, Agar., Agn., **Alum.**, *Ambr.*, *Am-c.*, Am-m., *Anac.*, Ang., Ant-c., *Ant-t.*, Arg., **Arn.**, *Ars.*, Asaf., Asar., *Aur.*, *Bar-c.*, *Bell.*, Bism., Borx., Bov., **BRY.**, Calad., **Calc.**, Camph., Cann-s., Canth., Caps., Carb-an., *Carb-v.*, Caust., *Cham.*, Chel., **CHIN.**, **Cic.**, Cina, *Clem.*, Cocc., Coff., *Coloc.*, **Con.**, *Croc.*, Cycl., *Dig.*, Dros., Dulc., Euph., Euphr., Ferr., **Graph.**, Guaj., Hell., *Hep.*, Hyos., **Ign.**, Iod., Ip., *Kali-c.*, Kali-n., Kreos., **Lach.**,

Laur., *Led.*, *Lyc.*, **M-ambo.**, **M-arct.**, *M-aust.*, **MAG-C.**, *Mag-m.*, *Mang.*, Meny., **Merc.**, Mez., *Mosch.*, Mur-ac., **Nat-c.**, **Nat-m.**, *Nit-ac.*, Nux-m., **NUX-V.**, *Olnd.*, *Op.*, *Par.*, *Petr.*, **PHOS.**, **Ph-ac.**, *Plat.*, *Plb.*, **PULS.**, Ran-b., Ran-s., Rheum, Rhod., **RHUS-T.**, Ruta, **Sabad.**, *Sabin.*, Samb., *Sars.*, Sec., Sel., Seneg., **Sep.**, **SIL.**, *Spig.*, Spong., Squil., **Stann.**, **Staph.**, *Stram.*, *Stront-c.*, **SULPH.**, Sul-ac., *Tarax.*, *Teucr.*, **Thuj.**, *Valer.*, Verat., Verb., *Viol-t.*, Zinc.

Ängstliche: **Acon.**, Agar., Agn., *Alum.*, Ambr., *Am-c.*, **Am-m.**, **Anac.**, Ang., Ant-c., *Ant-t.*, Arg., **ARN.**, **Ars.**, Asar., **Aur.**, *Bar-c.*, **Bell.**, Bism., Borx., *Bov.*, **Bry.**, **Calc.**, *Cann-s.*, Canth., Caps., *Carb- an.*, **Carb-v.**, *Caust.*, *Cham.*, *Chin.*, Cina, Clem., *Cocc.*, Coff., Coloc., *Con.*, *Croc.*, *Dig.*, Dros., Euph., Euphr., Ferr., **GRAPH.**, *Guaj.*, Hell., **Hep.**, *Hyos.*, **Ign.**, *Iod.*, Ip., **Kali-c.**, *Kali-n.*, **Kreos.**, Lach., *Laur.*, *Led.*, **Lyc.**, M-ambo., *M-arct.*, *M-aust.*, **MAG-C.**, **Mag-m.**, *Mang.*, **Merc.**, *Mez.*, *Mur-ac.*, *Nat-c.*, *Nat-m.*, Nit-ac., **NUX-V.**, *Op.*, Par., *Petr.*, **PHOS.**, *Ph-ac.*, *Plat.*, *Plb.*, **PULS.**, *Ran-b.*, *Ran-s.*, *Rheum*, Rhod., **Rhus-t.**, Sabad., Sabin., **Sars.**, Sel., **Sep.**, **Sil.**, *Spig.*, Spong., Squil., *Stann.*, *Staph.*, **Stram.**, Stront-c., **Sulph.**, **Sul-ac.**, *Tarax.*, Tecur., **THUJ.**, Valer., **Verat.**, *Verb.*, *Zinc.*

— von **Dieben:** *Alum.*, *Aur.*, *Kali-c.*, **MAG-C.**, *Mag-m.*, **Merc.**, Nat-c., Plb., *Sil.*, Verat.

— von **Fallen:** **Am-m.**, *Aur.*, *Bell.*, Caps., Chin., **Dig.**, Ferr., Guaj., *Hep.*, Ign., Kali-n., *Kreos.*, M-arct., *Mag-m.*, *Merc.*, Mez., Plb., Sabin., *Sars.*, Sulph., **THUJ.**

— von **Feuer:** *Alum.*, Am-m, **Anac.**, Ant-t., *Ars.*, Bar-c., *Bell.*, *Calc.*, Clem., Croc., Euphr., **HEP.**, *Kreos.*, *Laur.*, *M-aust.*, **MAG-C.**, **MAG-M.**, Nat-m., **Phos.**, Plat., Rhod., Rhus-t., *Spig.*, Stann., Stront-c., *Sulph.*, *Sul-ac.*

— von **Gespenstern:** *Alum.*, Bov., **Carb-v.**, *Ign.*, *Kali-c.*, *Sars.*, *Sil.*, Spig.

— von **Gewittern:** **Arn.**, *Ars.*, Euphr., Nat-c.

Ängstliche von **Krankheiten:** *Am-m.*, Anac., Asar., *Borx.*, **Calc.,** Cocc., Dros., *Hep.*, **Kali-c., Kreos.,** M-arct., **NUX-V.,** *Phos.*, *Sil.*, Squil., Zinc.

— von **Krieg:** Ferr., Plat., **Thuj.,** *Verb.*

— von **Schießen: Am-m.,** Hep., *Merc.*

— von **Tieren:** *Am-c.*, **Am-m., ARN.,** *Bell.*, Bov., *Hyos.*, M-aust., *Merc.*, **Nux-v.,** Ran-s., *Sil.*, *Sul-ac.*

— von **Toten:** Alum., Am-c., **Anac., Arn., ARS.,** *Aur.*, Bar-c., Bry., *Calc.*, Cocc., Con., **Graph.,** Iod., **Kali-c.,** Laur., *Lyc.*, M-arct., **MAG-C.,** *Mag-m.*, Mur-ac., Nit-ac., **Phos.,** *Ph-ac.*, *Plat.*, Ran-b., Ran-s., Rheum, *Sars.*, Spong., *Sul-ac.*, **THUJ.,** *Verb.*, Zinc.

— von **Unglücksfällen:** *Alum.*, **Am-m.,** *Anac.*, Ant-c., **Arn.,** *Ars.*, Bar-c., **Bell.,** Cann-s., Carb-an., **Cham., Chin.,** *Cocc.*, Croc., **GRAPH.,** Guaj., *Ign.*, **Kali-c.,** Kali-n., Laur., *Led.*, **LYC.,** Mang., *Merc.*, Mur-ac., **NUX-V.,** Op., Petr., **Phos.,** Ph-ac., **PULS.,** *Ran-b.*, Rhus-t., **Sars.,** Sel., Spong., Stann., *Staph.*, **Sulph., Sul-ac., THUJ.,** Verat., Verb., Zinc.

— mit **Verlegenheit: AM-M.,** *Anac.*, Ant-t., **ARS.,** Cann-s., Caps., Croc., **Graph., Mag-c.,** *Mag-m.*, Mur-ac., **Phos.,** Plat., Rhus-t.

— von **Wasser:** *Alum.*, **AM-M.,** Bov., *Dig.*, Ferr., **Graph.,** Ign., Iod., *Kali-c.*, Kali-n., **Mag-c.,** *Mag-m.*, *Merc.*, Nat-c., *Ran-b.*, *Sil.*, Valer.

— von **Zank** und Streit: *Alum.*, Am-c., Ant-c., **Arn.,** *Aur.*, **Bry.,** *Calc.*, Canth., *Caust.*, Cham., Con., Guaj., *Hep.*, *M-aust.*, **Mag-c.,** Nat-c., **NUX-V.,** Op., **Phos.,** Ph-ac., Plat., *Puls.*, Sabin., *Sel.*, Spig., **Stann.,** *Staph.*, Tarax., Verat.

Ärgerliche: *Acon.*, Agar., **Alum.,** *Ambr.*, *Am-c.*, Am-m., *Anac.*, Ang., Ant-c., Arn., *Ars.*, **ASAR.,** *Borx.*, Bov., **Bry.,** *Calc.*, Cann-s., **Caust.,** Cham., Chel., *Chin.*, *Cina*, Cocc., **Con.,** *Dig.*, Dros., Hep., **Ign.,** Kreos., Lach., Led., *Lyc.*, M-ambo., M-arct., M-aust.,

Mag-m., **Mosch.,** *Mur-ac.*, *Nat-c.*, Nat-m., Nit-ac., **Nux-v.,** *Op.*, Petr., *Phos.*, Ph-ac., Plat., Puls., *Rheum*, **Rhus-t.,** Ruta, Sabin., Sars., Sep., *Sil.*, Spong., **Staph.,** Stront-c., **Sulph.,** Zinc.

Ärgerliche mit **Beschämung:** *Alum.*, Am-c., Arn., **Asar.,** Con., Led., Mag-m., **Mosch.,** Mur-ac., *Staph.*

— mit **Drängen** und **Treiben:** Cina, Nux-v., *Rhus-t.*, Sabin.

— **ekelhafte:** Am-c., Anac., Chel., Kreos., *Mag-m.*, Mur-ac., *Nat-m.*, **Nux-v.,** Phos., Puls., *Sulph.*, Zinc.

— von **Hoffnungstäuschungen:** *Ign.*

— von **Kränkungen:** Ign., *Mosch.*, Rheum, Staph.

— von **Ungeziefer**: Chel., *Mur-ac.*, **Nux-v.,** Phos.

Angenehme: Acon., Agn., *Alum.*, Ambr., Am-c., *Am-m.*, **Ant-c.,** Ant-t., Arn., *Ars.*, Asaf., **Aur.,** *Bar-c.*, Bell., *Bism.*, Borx., Bov., **CALC.,** *Cann-s.*, Canth., **Carb-an.,** *Carb-v.*, Caust., Cham., Chel., Chin., Cic., Clem., *Cocc.*, **Coff.,** Coloc., **Con., Croc.,** *Cycl.*, Dig., Dros., Euph., **Graph.,** Hell., *Hyos.*, *Ign.*, **Kali-c.,** Kali-n., Kreos., **Lach.,** Laur., *Led.*, Lyc., **M-ambo.,** *M-arct.*, **Mag-c.,** *Mag-m.*, Mang., Meny., *Merc.*, Mez., Mur-ac., **NAT-C., Nat-m.,** *Nit-ac.*, Nux-m., **Nux-v.,** *Olnd.*, **OP.,** Par., Petr., **Phos., Ph-ac., Plat.,** *Plb.*, **PULS.,** Ran-b., *Rhod.*, **Sabad.,** *Samb.*, Sars., **SEP., Sil.,** *Spig.*, *Spong.*, Squil., *Stann.*, **STAPH.,** *Stram.*, Stront-c., **Sulph.,** Tarax., Teucr., *Thuj.*, Valer., *Verat.*, **VIOL-T.,** *Zinc.*

— von **Feierlichkeiten:** *Ant-c.*, M-ambo.

— von **Geld:** *Cycl.*, Puls.

— von **gelehrten** Dingen: *Ign.*, M-arct.

— **lustige:** Asaf., Caust., *Coff.*, **Croc.,** Dig., **Lach.,** Laur., M-ambo., *Mag-c.*, Mez., **OP.,** *Phos.*, Squil., *Sulph.*

Angenehme voll **Phantasien:** Ars., **Calc.,** Cham., Hell., *Kali-c.,* **Lach.,** Merc., Nit-ac., *Spong.*

— von **Reisen:** Am-c., *Am-m.,* **Mag-c.,** Mag-m., **Nat-c., Op.**

— **schwärmerische:** Ambr., Ant-t., Ars., *Bar-c.,* **CALC., Carb-an.,** *Carb-v.,* Cham., **Con., Graph.,** Hell., **Kali-c.,** Kali-n., *Lach.,* Lyc., Merc., **Nat-c., NAT-M.,** Nit-ac., *Nux-v.,* **OP., Sep.,** *Sil.,* Spong., **Sulph.,** Zinc.

— von **Tanzen:** *Mag-c.,* Mag-m.

— **verliebte:** Acon., Agn., *Alum.,* Am-m., **Ant-c.,** Arn., Ars., Aur., *Bism.,* Borx., Bov., *Calc.,* **Canth.,** Carb-an., Caust., Chel., *Chin.,* Clem., *Cocc.,* Coloc., **Con.,** Euph., **Graph.,** *Hyos.,* **Ign.,** *Kali-c.,* Kreos., **Lach.,** *Led., Lyc.,* **M-ambo.,** M-arct., *Mag-c.,* Mag-m., Meny., *Merc.,* Mez., Mur-ac., **NAT-C.,** *Nat-m.,* Nit-ac., Nux-m., **NUX-V., Olnd., OP.,** Par., **Phos.,** *Ph-ac.,* **Plat., Puls.,** Ran-b., *Rhod.,* **Sabad.,** *Samb.,* Sars., **Sep., Sil.,** *Spig., Stann.,* **STAPH.,** *Stram., Sulph.,* Tarax., *Thuj.,* Valer., *Verat.,* **VIOL-T.,** Zinc.

Anhaltende: Acon., Anac., Ant-t., *Arn.,* Asaf., **Bry., Calc., Chin.,** Coff., Euph., *Graph.,* **IGN.,** *Lach.,* M-aust., *Merc.,* **Nat-c.,** *Nat-m.,* **Puls.,** Sep., *Sil.,* Spig., *Staph.,* Zinc.

— **fortdauernde** nach dem Erwachen: *Acon.,* Anac., Arn., *Bry.,* **Calc., Chin.,** Euph., Graph., **Ign.,** Merc., **Nat-c.,** *Nat-m., Puls.,* Sep., Sil., Zinc.

— mit **Fortsetzung** früherer Gedanken: Ant-t., Asaf., **Ign.,** M-aust., *Puls.*

Geistanstrengende: *Acon.,* Ambr., *Anac., Arn.,* Ars., **Bry.,** Camph., Carb-an., **Chin.,** Cic., Clem., Dulc., *Graph.,* **IGN.,** Iod., Kali-n., **Lach.,** Laur., *Led., M-ambo., M-arct., M-aust., Mosch.,* Mur-ac., **Nat-m., NUX-V., Olnd.,** Op., Par., **Phos., Ph-ac.,** Plb., Puls., *Rhus-t.,* **Sabad., Sabin.,** Sars., Sec., Spong., Staph., **Sulph.,** Teucr., **Thuj., Viol-t.,** Zinc.

Geistanstrengende mit **Überlegung:** Acon., *Anac.*, Arn., *Bry.*, Camph., Carb-an., Graph., **Ign.,** *Lach.*, M-arct., M-aust., **Nux-v.,** Puls., Rhus-t., *Sabad.*, *Sabin.*, *Thuj.*

Geschichtliche: Caust., *Cham.*, Croc., Hell., **M-ambo.,** *M-arct.*, **Mag-c.,** Merc., **Phos.,** Sel., *Sil.*, Stram.

Gleichgültige: Alum., *Anac.*, Arg., Ars., *Bell.*, **Bry.,** Canth., Cham., Chel., **Chin.,** *Cic.*, Cina, Clem., *Cocc.*, Coff., *Con.*, Euph., Hep., *Ign.*, Kali-c., *Lach.*, Lyc., **Mag-c.,** Merc., *Nat-m.*, **Nux-v.,** *Phos.*, **Ph-ac.,** Plat., **Puls.,** Rhod., **Rhus-t.,** Sabin., Sars., Sel., **Sep.,** *Sil.*, Stann., *Staph.*, Stront-c., **Sulph.,** *Viol-t.*

— von **Tagesgeschäften:** Arg., *Bell.*, **Bry.,** Canth., Chel., *Cic.*, Cina, Euph., *Hep.*, Kali-c., *Lyc.*, **Mag-c.,** *Merc.*, **Nux-v.,** *Phos.*, Ph-ac., Plat., **Puls., Rhus-t.,** Sabin., Sars., Sel., *Sil.*, Stann., Staph., *Sulph.*

Lebhafte: Acon., *Ambr.*, **Anac.,** Arg., Ant-t., **Arn.,** *Ars.*, Aur., Bar-c., **Bell.,** Bism., **Bry.,** Calad., **Calc.,** Cann-s., Canth., Caps., Carb-an., *Carb-v.*, *Cham.*, Chin., **Cic.,** *Clem.*, **Cocc.,** Coff., Coloc., **Con.,** *Croc.*, *Dros.*, Euph., Ferr., *Graph.*, Guaj., **Ign.,** Iod., Ip., Kali-c., *Lach.*, Laur., *Led.*, **Lyc., M-ambo.,** *M-arct.*, M-aust., **Mag-c.,** *Meny.*, **Merc.,** Mez., *Mosch.*, *Mur-ac.*, **Nat-c.,** *Nat-m.*, Nit-ac., Nux-m., **Nux-v.,** *Op.*, **Petr., PHOS., Ph-ac.,** Plat., **Puls.,** Ran-b., *Rheum*, **RHUS-T.,** Ruta, **Sabad.,** Samb., **Sep., SIL.,** *Spig.*, **Stann.,** *Staph.*, *Stram.*, **SULPH., Tarax., Teucr.,** Thuj., *Valer.*, Verat., *Viol-t.*, Zinc.

Unerinnerliche: Agn., *Arn.*, *Aur.*, **Bell.,** Bov., *Bry.*, Canth., Carb-an., Carb-v., **Cic.,** Cocc., *Con.*, Croc., **Hell.,** Ign., Iod., Ip., *Lach.*, *Laur.*, **Lyc.,** *M-arct.*, Mag-c., Mag-m., *Meny.*, *Merc.*, Mur-ac., *Nat-m.*, Phos., Ph-ac., Plat., *Rhus-t.*, *Sabad.*, Samb., Sars., **Sel.,** Seneg., **Spig.,** Stann., Staph., *Stram.*, *Sulph.*, Sul-ac., **Tarax., Verat.**

Verworrene: *Acon.*, *Alum.*, Ang., *Bar-c.*, *Bry.*, **Cann-s.,** Canth., Caust., **Chin., Cic.,** Cina, Croc., Dulc., Euph., *Hell.*, Laur., Led., Lyc., *M-arct.*, *M-aust.*, *Mag-c.*, Mang., **Nat-c.,** Petr., *Phos.*, Plat., Plb., **Puls.,** Ruta, *Sabad.*, Sabin., *Sil.*, Spig., **Stann.,** Thuj., *Valer.*

Viele: (S. Träume im Allgemeinen)

Wachende: *Acon.*, Am-c., Anac., *Ang.*, **Arn.**,*Ars.*, **Bell.**, Bry., Calc., Camph., **Cham.**, *Graph.*, Hell., **Hep.**, *Hyos.*, *Lach.*, M-ambo., **Merc.**, Nux-m., **Nux-v.**, *Olnd.*, *Op.*, *Phos.*, **Ph-ac.**, Puls., Ran-s., Rheum, Samb., Sel., *Sil.*, *Stram.*, *Thuj.*, Verat.

V. ABTEILUNG

FIEBER

1. BLUTLAUF

Adern-Auftreibung: Acon., *Alum.*, **Am-c., Arn.,** *Ars.*, **Bar-c., BELL.,** Bry., *Calc.*, Camph., *Chel.*, **CHIN.,** *Cic., Coloc., Con.,* **Croc.,** *Cycl.,* **FERR., Graph., HYOS.,** *Lach., Lyc., M-arct.,* M-aust., *Meny.,* Mosch., *Nat-m., Nux-v.,* Olnd., Op., **Phos.,** *Ph-ac.,* **Puls.,** Rhod., Rhus-t., *Sars., Sep.,* Sil., *Spig., Spong., Staph.,* Stront-c., **Sulph., THUJ., Zinc.**

— **Brennen: Ars.,** *Bry.*, Hyos., Op., Rhus-t., Verat.

— **Entzündung:** Acon., **Ant-t.,** *Lach.*

— **Kältegefühl:** Acon., *Ant-t.*

— **Klopfen: Acon.,** Anac., **Ant-t.,** *Ars.*, Asar., **BELL.,** *Bov.*, Bry., Calad., *Calc.*, Canth., Caps., **Carb-an.,** *Carb-v., Clem.,* Coloc., *Con., Cupr.,* **Graph.,** Hell., **Hep.,** Ign., **Iod., Kali-c.,** Kali-n., **Kreos., Merc.,** Nat-c., *Nat-m.,* Nit-ac., **Nux-v., Phos.,** Ph-ac., *Plb.,* **Puls., Rhus-t.,** *Sabad.,* **Sabin.,** Sars., **Sel., Sep.,** Sil., Staph., **Stront-c.,** *Sulph.,* **Thuj., Zinc.**

— **Kröpfe,** (Wehadern, Krampfadern): **Ambr., Ant-t., ARN., Ars.,** *Calc.,* **Carb-v., Caust.,** Coloc., **Ferr., Kreos., Lach., Lyc., M-aust.,** Mag-c., **Nat-m.,** *Nux-v.,* **PULS.,** *Sil.,* **Spig., Sulph.,** *Sul-ac., Thuj.,* **Zinc.**

Adern-Netze, (wie marmoriert): *Carb-v.,* **Caust.,** *Lyc.,* **Plat., THUJ.**

— **Stechen:** *Merc.*

Blut-Drang zu einzelnen Teilen: **ACON.,** *Alum.,* Ambr., *Am-c.,* Am-m., Ant-c., **Arn.,** *Asaf.,* **Aur.,** *Bar-c.,* **BELL.,** Borx., Bov., **Bry., Calc.,** Camph., Cann-s., Canth., *Carb-an.,* **Carb-v.,** Caust., Cham., Chel., **CHIN.,** Clem., Cocc., *Coff.,* Coloc., Con., *Croc., Cupr., Cycl.,* Dig., Dulc., **FERR., Graph.,** *Guaj.,* Hell., *Hep.,* **Hyos.,** Ign., Iod., *Kali-c.,* Kali-n., Lach., *Laur.,* Led., **Lyc.,** M-arct., *M-aust.,* Mag-c., Mag-m., Mang., *Merc.,* Mez., *Mosch., Nat-c.,* **Nat-m., Nit-ac.,** Nux-m., **NUX-V.,** Op., Petr., **Phos.,** Ph-ac., Plat., *Plb.,* **PULS., Ran-b.,** Rhod., **Rhus-t.,** Sabin., Samb., Sec., **Seneg., Sep., Sil.,** Spig., **Spong.,** Squil., Staph., **Stram., SULPH.,** Sul-ac., Tarax., *Thuj., Valer., Verat.,* **VIOL-O.**

— **Fülle,** (Plethora): **Acon.,** Alum., Am-c., *Arn.,* Ars., **Aur.,** *Bar-c.,* **BELL., Bry., Calc.,** Canth., *Chel.,* **Chin.,** Coloc., *Croc., Cupr.,* **Dig.,** Dulc., **FERR.,** *Graph.,* Guaj., Hep., **HYOS.,** Ign., **Kali-c., Kali-n.,** Lach., **Lyc.,** *Merc.,* Mosch., Nat-c., **Nat-m., Nit-ac., Nux-v.,** Op., **Phos.,** Ph-ac., **PULS., Rhus-t.,** Sabin., *Sel.,* **Sep.,** *Sil.,* **Stram., Sulph.,** *Thuj.,* Verat.

— **Mangel:** Acon., Alum., *Arn.,* **ARS., Bell.,** *Carb-v., Cham.,* **CHIN.,** Cina, Coff., *Coloc.,* **Con.,** *Cupr.,* Cycl., **Ferr., Ign.,** Iod., Kali-c., Lyc., *M-ambo., M-aust.,* Mag-c., Mag-m., **Merc.,** Mez., *Nat-c., Nat-m.,* Nit-ac., Nux-m., *Nux-v., Phos.,* **Ph-ac., PULS.,** *Rhod.,* **Rhus-t.,** *Ruta, Sabin.,* **Sep.,** *Sil.,* Spig., **SQUIL.,** Stann., **STAPH., Sulph.,** *Valer.,* Verat., *Zinc.*

— **Sammlung** im Innern: Ars., **Camph.,** Canth., *Cupr.,* **Verat.**

— **Stockungsgefühl:** *Acon.,* Bell., Bry., Caust., Croc., Dig., Hep., Ign., **Lyc.,** *M-aust., Nux-v., Olnd.,* Puls., *Rhod.,* **Sabad.,** Seneg., *Sep.,* Sulph., Zinc.

— **Wallung: ACON.,** Alum., **Ambr., Am-c.,** *Am-m., Ant-t.,* Arg., **Arn.,** *Ars.,* **AUR.,** *Bar-c.,* **Bell., Bov., Bry., CALC.,** Cann-s.,

Carb-an., **Carb-v.**, **Caust.**, *Cham.*, *Chin.*, *Con.*, **Croc.**, Dig., Dulc., **Ferr.**, *Guaj.*, **Hep.**, Ign., **Iod.**, **Kali-c.**, **KREOS.**, **LYC.**, M-aust., *Mag-m.*, Merc., *Mosch.*, **Nat-m.**, Nit-ac., Nux-m., *Nux-v.*, **Op.**, **Petr.**, **Phos.**, **Ph-ac.**, *Puls.*, **Rhus-t.**, *Sabad.*, **Samb.**, **Sars.**, **Seneg.**, **Sep.**, **Sil.**, Spong., **Stann.**, *Staph.*, **Sulph.**, **Thuj.**, Verat.

Puls im Allgemeinen **verändert: ACON.**, *Agar.*, Agn., *Ambr.*, Am-c., Am-m., Ang., Ant-c., **Ant-t.**, Arg., **Arn.**, **ARS.**, Asaf., Asar., *Aur.*, *Bar-c.*, **BELL.**, *Bism.*, Borx., *Bov.*, **Bry.**, Calad., *Calc.*, **Camph.**, *Cann-s.*, *Canth.*, Caps., *Carb-an.*, **Carb-v.**, Caust., *Cham.*, *Chel.*, **Chin.**, *Cic.*, Cina, *Cocc.*, *Colch.*, *Coloc.*, **Con.**, *Croc.*, **CUPR.**, **Dig.**, Dulc., *Ferr.*, *Graph.*, *Guaj.*, *Hell.*, **Hep.**, **HYOS.**, *Ign.*, **IOD.**, *Ip.*, **Kali-c.**, *Kali-n.*, **KREOS.**, *Lach.*, **Laur.**, Led., *Lyc.*, M-ambo., M-arct., M-aust., Mang., Meny., **Merc.**, Mez., *Mosch.*, *Mur-ac.*, *Nat-m.*, Nit-ac., Nux-m., *Nux-v.*, Olnd., **OP.**, Par., *Petr.*, **PHOS.**, **PH-AC.**, *Plat.*, *Plb.*, *Puls.*, Ran-b., Ran-s., Rheum, Rhod., **RHUS-T.**, *Sabad.*, *Sabin.*, **Samb.**, **Sec.**, Seneg., **Sep.**, **SIL.**, *Spig.*, Spong., Squil., *Stann.*, Staph., **STRAM.**, *Stront-c.*, **Sulph.**, *Sul-ac.*, *Thuj.*, *Valer.*, **VERAT.**, Viol-o., Viol-t., *Zinc.*

— **unverändert:** *Agar.*, Agn., **Alum.**, Am-c., *Am-m.*, **Anac.**, **Ang.**, **Ant-c.**, *Arg.*, **Asaf.**, *Asar.*, Bism., **Borx.**, Calad., Camph., Cann-s., Canth., **Caps.**, *Caust.*, Chel., Cic., **Cina**, **Clem.**, Cocc., *Coff.*, Colch., Coloc., **Cycl.**, **DROS.**, Dulc., **Euph.**, **EUPHR.**, *Graph.*, Hell., Ip., Kali-n., Lach., Laur., *Led.*, Lyc., **M-ambo.**, **M-arct.**, *M-aust.*, **MAG-C.**, *Mag-m.*, *Mang.*, *Meny.*, *Mez.*, Mur-ac., **NAT-C.**, Nit-ac., Nux-m., **Olnd.**, **Par.**, *Plat.*, *Ran-b.*, **Ran-s.**, **Rheum**, *Rhod.*, **Ruta**, **Sec.**, *Sel.*, *Sep.*, Spig., Spong., Squil., *Stront-c.*, *Sul-ac.*, **Tarax.**, **Teucr.**, Valer., **Verb.**, *Viol-o.*, *Viol-t.*, Zinc.

— **aussetzend: Acon.**, **Agar.**, Alum., *Ang.*, *Ars.*, Asaf., Bism., **Bry.**, Canth., *Caps.*, Carb-v., **CHIN.**, **DIG.**, **Hep.**, *Hyos.*, **Kali-c.**, *Lach.*, *Laur.*, Mez., *Mur-ac.*, **NAT-M.**, Nux-v., **Op.**, **PH-AC.**, *Plb.*, *Rhus-t.*, Sabin., **Samb.**, **Sec.**, **Sep.**, **Stram.**, **Sulph.**, Thuj., *Verat.*, *Zinc.*

— **ungleich,** (unregelmäßig): **Acon.**, **Agar.**, Alum., **Ang.**, *Ant-c.*, **Ars.**, Asaf., Bell., Bism., **Bry.**, Canth., **Caps.**, Carb-v.,

Cham., **CHIN.**, Con., **DIG.**, **Hep.**, **Hyos.**, *Kali-c.*, **Lach.**, *Laur.*, M-ambo., Mang., *Merc.*, Mez., *Mur-ac.*, **NAT-M.**, Nux-v., *Olnd.*, **Op.**, **PH-AC.**, **Plb.**, **Rhus-t.**, Sabin., **Samb.**, **Sec.**, Seneg., **Sep.**, Sil., Spig., **STRAM.**, **Sulph.**, Thuj., *Valer.*, **Verat.**, *Zinc.*

Puls zu **schnell:** **ACON.**, Ambr., Ang., Ant-c., *Ant-t.*, Arg., Arn., **Ars.**, Asaf., Asar., Aur., Bar-c., **Bell.**, Bism., Borx., **BRY.**, Calc., Camph., *Canth.*, *Carb-v.*, Cham., *Chin.*, Cina, Cocc., *Colch.*, *Coloc.*, Con., Croc., Cupr., Dig., Guaj., Hep., **Hyos.**, *Ign.*, **IOD.**, *Ip.*, Kali-c., Kali-n., Kreos., *Lach.*, Led., Lyc., M-arct., M-aust., Meny., **MERC.**, Mez., **Mosch**, Nat-m., Nit-ac., Nux-v., Olnd., Op., Par., Petr., **PHOS.**, **PH-AC.**, Plb., Puls., Ran-b., *Ran-s.*, Rheum, Rhus-t., Sabin., *Samb.*, Sec., *Seneg.*, Sep., **SIL.**, **Spong.**, **STANN.**, Staph., **STRAM.**, *Sulph.*, Sul-ac., **Valer.**, Verat., Viol-t., *Zinc.*

— **schneller** als der **Herzschlag:** **Acon.**, *Arn.*, Rhus-t., **Spig.**

— zu **langsam:** *Agar.*, Agn., Ant-c., *Arn.*, *Ars.*, **Bell.**, **Camph.**, *Cann-s.*, **Canth.**, Chin., Cic., *Colch.*, Coloc., **Con.**, **Cupr.**, **DIG.**, Dulc., **Hell.**, Hep., Hyos., Ign., Kali-c., *Kali-n.*, **Laur.**, Meny., Merc., Mosch., Mur-ac., **Op.**, Par., Petr., Phos., Puls., Rhod., Rhus-t., *Samb.*, *Sec.*, *Sil.*, Spig., Squil., **STRAM.**, Thuj., **Verat.**

— **langsamer,** als der **Herzschlag:** Agar., Cann-s., **Dig.**, Dulc., *Hell.*, Kali-n., *Laur.*, Sec., *Verat.*

— **groß:** **ACON.**, *Ant-t.*, **Arn**, Asaf., Asar., *Bar-c.*, **BELL.**, Bism., **Bry.**, Camph., *Canth.*, **Chel.**, *Chin.*, *Colch.*, *Coloc.*, Con., **Cupr.**, **DIG.**, Dulc., *Ferr.*, Hell., *Hep.*, **HYOS.**, *Ign.*, *Iod.*, **KALI-N.**, *Lach.*, *Led.*, *M-arct.*, *Merc.*, Mez., **Mosch.**, *Mur-ac.*, Nat-m., *Nux-v.*, Olnd., *Op.*, Par., *Petr.*, *Phos.*, *Ph-ac.*, Plb., *Ran-b.*, *Ran-s.*, **Sabin.**, Samb., **Sep.**, *Sil.*, **Spig.**, Spong., **STRAM.**, *Sulph.*, *Verat.*, Viol-o.

— **klein:** **ACON.**, *Agar.*, Ant-c., *Ant-t.*, *Arn.*, **Ars.**, *Asaf.*, *Aur.*, *Bar-c.*, **Bell.**, *Bism.*, Bry., **Camph.**, *Cann-s.*, Canth., **CARB-V.**, **Cham.**, **Chin.**, *Cic.*, *Cina*, **Cocc.**, Colch., Con., **CUPR.**, Dig., *Dulc.*, Ferr., **GUAJ.**, *Hell.*, **Hyos.**, Ign., **Iod.**, *Ip.*, **Kali-c.**, Kali-n., **Kreos.**, *Lach.*, **LAUR.**, M-ambo., M-aust., Mang., Meny., **Merc.**, Mur-ac., Nat-m., *Nux-v.*, **Op.**, **Phos.**, **Ph-ac.**, **Plat.**, *Plb.*, Puls., Ran-b.,

Ran-s., Rhod., *Rhus-t.,* Sabad., **Samb., Sec.,** Seneg., **SIL.,** Spig., Squil., **Stann.,** Staph., **STRAM.,** *Sulph.,* **Sul-ac.,** Thuj., Valer., **VERAT.,** Viol-o., *Zinc.*

Puls hart: ACON., *Ant-t.,* **Arn.,** Ars., Asaf., Asar., *Bar-c.,* **BELL.,** Bism., **BRY.,** Calad., Camph., **Canth.,** *Cham.,* **CHEL., Chin.,** *Cina,* Cocc., *Colch., Coloc.,* **Cupr., Dig., Dulc., Ferr.,** Hell., **Hep., HYOS., Ign.,** *Iod.,* **Kali-n.,** Lach., *Led.,* M-ambo., M-arct., *Merc., Mez., Mosch.,* Mur-ac., Nat-m., Nit-ac., *Nux-v.,* Olnd., *Op.,* Par., Petr., *Phos., Ph-ac.,* Plb., *Ran-b.,* Ran-s., *Sabin.,* Samb., Sec., Seneg., **Sep., Sil.,** *Spig., Spong.,* Squil., **STRAM.,** *Sulph.,* Valer., *Verat.,* Viol-o., Zinc.

— **weich: Acon.,** Agar., Agn., Ant-c., *Ant-t.,* Arn., *Ars., Bar-c., Bell.,* Bism., *Camph., Cann-s.,* Canth., **CARB-V.,** *Cham., Chin., Cic., Cocc.,* Con., **CUPR.,** Dig., Dulc., Ferr., **Guaj.,** Hep., *Hyos., Iod., Ip., Kali-c.,* Kali-n., *Kreos.,* Lach., **Laur.,** M-arct., Mang., **Merc.,** Mur-ac., Nat-m., Nux-v., *Op.,* **Phos.,** *Ph-ac.,* **Plat.,** *Plb.,* Puls., Ran-s., Rhod., *Rhus-t., Sec.,* Seneg., *Sil.,* Spig., *Stram., Sul-ac.,* Thuj., Valer., **VERAT.**

— **unfühlbar: ACON.,** Agn., Ant-t., **Ars.,** Bell., Cann-s., **CARB-V.,** Cic., **Cocc., CUPR.,** Dulc., Ferr., Guaj., Hell., Hyos., *Iod.,* **Ip.,** Kreos., *Laur.,* M-aust., **Merc.,** Nux-v., **Op.,** Phos., *Ph-ac., Plat.,* Puls., Rhus-t., **Sec., SIL.,** *Stann., Stram., Sulph.,* Sul-ac., **VERAT.,** Zinc.

— **zitternd:** Ambr., Ang., Ant-t., **Ars.,** Aur., **Bell., CALC.,** *Camph.,* **Cic.,** Cina, *Cocc.,* Iod., Kali-c., **Kreos.,** *Lach., Nat-m.,* Nux-m., Phos., **Rhus-t.,** Ruta, **Sabin., Sep., SPIG., Staph.,** Stram.

2. FROST

Frost im **Allgemeinen:** Agn., *Acon., Agar.,* **Alum., Ambr., Am-c.,** Am-m., *Anac.,* Ang., Ant-c., **Ant-t.,** *Arg.,* **Arn., ARS.,** *Asar.,* Aur., Bar-c., *Bell.,* Bism., Borx., **Bov., BRY., Calad., Calc.,** Camph., Cann-s., **Canth., Caps., Carb-an.,** *Carb-v., Caust.,* **Cham.,** *Chel.,* **Chin.,** Cic., *Cina,* Clem., *Cocc.,* Coff., **Colch.,** Coloc.,

Con., *Croc.*, Cupr., Cycl., Dig., *Dros.*, Dulc., Euph., Euphr., Ferr., **Graph.**, Guaj., *Hell.*, **Hep.**, Hyos., **Ign.**, Iod., *Ip.*, *Kali-c.*, *Kali-n.*, **Kreos.**, Lach., *Laur.*, *Led.*, **LYC.**, M-ambo., *M-arct.*, M-aust., *Mag-c.*, Mag-m., *Mang.*, Meny., **MERC.**, **Mez.**, Mosch., *Mur-ac.*, *Nat-c.*, **Nat-m.**, *Nit-ac.*, **Nux-m.**, **Nux-v.**, Olnd., Op., *Par.*, *Petr.*, **PHOS.**, *Ph-ac.*, *Plat.*, *Plb.*, **PULS.**, **Ran-b.**, Ran-s., Rheum, Rhod., **RHUS-T.**, Ruta, *Sabad.*, Sabin., Samb., **Sars.**, Sec., Sel., Seneg., **Sep.**, **Sil.**, **SPIG.**, *Spong.*, *Squil.*, Stann., **Staph.**, Stram., Stront-c., **Sulph.**, Sul-ac., *Tarax.*, *Teucr.*, *Thuj.*, Valer., **VERAT.**, Verb., Viol-t., *Zinc.*

Frost einzelner Teile: *Acon.*, Agar., *Alum.*, *Agn.*, *Ambr.*, Anac., Arg., Arn., **Ars.**, Asar., Aur., *Bar-c.*, **Bell.**, Borx., *Bov.*, **Bry.**, *Calc.*, *Camph.*, Carb-v., Caust., **Chin.**, Coff., *Colch.*, Croc., *Dig.*, Dros., *Dulc.*, Euphr., *Guaj.*, *Hell.*, **Hep.**, *Hyos.*, **IGN.**, *Ip.*, Kali-c., **Kreos.**, **Lyc.**, *M-arct.*, M-aust., Mag-c., Meny., *Merc.*, *Mez.*, Mur-ac., *Nat-c.*, *Nat-m.*, **NUX-V.**, Op., **Par.**, Petr., Phos., Ph-ac., Plat., *Plb.*, **PULS.**, *Ran-b.*, **Rhus-t.**, Samb., **SEP.**, **Sil.**, **SPIG.**, Spong., Squil., *Stann.*, *Staph.*, Stront-c., *Sulph.*, Thuj., **Verat.**, *Verb.*, Zinc.

— **innerlicher:** *Acon.*, **Agn.**, *Alum.*, Ambr., **ANAC.**, Ant-c., Ant-t., Arn., **Ars.**, Asaf., Bar-c, **Bell.**, Bov., **Bry.**, **CALC.**, Camph., Canth., Caps., Carb-an., *Carb-v.*, *Caust.*, **Cham.**, Chel., Chin., **Coff.**, Colch., Con., Croc., *Dig.*, Dros., Euphr., Graph., **Hell.**, Hep., **Ign**, **Ip.**, Kali-c., Kali-n., *Kreos.*, **Lach.**, **Laur.**, **Lyc.**, *M-aust.*, Mag-c., Mang., *Meny.*, **Merc.**, *Mez.*, Mosch., Nat-c., *Nat-m.*, Nit-ac., **NUX-V.**, Olnd., *Par.*, **Phos.**, Ph-ac., Plat., *Plb.*, **Puls.**, *Ran-b.*, Rhus-t., Ruta, Sabad., Sars., Sec., **Sep.**, *Sil.*, **Spig.**, Spong., **Squil.**, Stront-c., *Sulph.*, Sul-ac., **Thuj.**, Valer., **Verat.**, Zinc.

Frostigkeit, (leichtes Frieren): *Agar.*, **Agn.**, **Alum.**, *Ambr.*, *Am-c.*, Am-m., *Anac.*, Ant-c., *Ant-t.*, Arn., **ARS.**, **Asar.**, Bar-c., Bell., Bism., Borx., **Bov.**, **BRY.**, *Calad.*, **Calc.**, *Camph.*, Cann-s., Canth., Caps., *Carb-an.*, *Carb-v.*, *Caust.*, **Cham.**, Chel., **CHIN.**, *Cic.*, Cina, **Cocc.**, *Coff.*, Croc., Cupr., *Dig.*, Dros., Dulc., Euph., *Euphr.*, Graph., *Guaj.*, *Hell.*, **Hep.**, *Hyos.*, *Ign.*, **Ip.**, Kali-c., Kali-n., **Kreos.**, *Laur.*, Led., **Lyc.**, **M-arct.**, *M-aust.*, Meny., **Merc.**, **Mez.**, Mosch., Mur-ac., Nat-c., **NAT-M.**, **Nit-ac.**, **Nux-m.**, **NUX-V.**, Olnd., Op., *Par.*, Petr., **PHOS.**, Ph-ac., *Plat.*, *Plb.*, **PULS.**, **Ran-b.**, Ran-s., Rhod., **Rhus-t.**, Ruta, **Sabad.**, Sabin., Samb., Sars., Seneg.,

Sep., **S I L., S P I G.**, Spong., *Squil.*, Stann., *Staph.*, Stram., Stront-c., **Sulph.**, *Tarax.*, *Teucr.*, Thuj., Valer., *Verat.*, Viol-t., Zinc.

Frost, halbseitiger: Alum., *Ambr.*, Anac., *Ant-t.*, Arn., **Bar-c.**, Bell., **Bry.**, **Caust.**, *Cham.*, *Chin.*, *Cocc.*, Croc., Dig., *Ign.*, *Kali-c.*, **Lyc.**, Nat-c., **Nux-v.**, *Par.*, *Phos.*, Ph-ac., Plat., **P U L S.**, **Rhus-t.**, Ruta, *Sabad.*, Sars., *Spig.*, Stann., Stram., *Sulph.*, Sul-ac., Thuj., **Verb.**

— **mit Durst:** **A C O N.**, Am-m., Anac., **Ant-c.**, **Arn.**, *Ars.*, Bar-c., Bell., *Borx.*, *Bov.*, **B R Y.**, Calad., **Calc.**, Camph., *Cann-s.*, **Caps.**, **Carb-v.**, **C H A M.**, *Chin.*, **C I N A**, Croc., Dros., Dulc., **Hep.**, **Ign.**, *Ip.*, **Kali-c.**, *Kali-n.*, Kreos., Lach., Laur., Led., *M-arct.*, M-aust., Mag-m., *Merc.*, *Mez.*, *Mur-ac.*, *Nat-c.*, **N A T - M.**, **N U X - V.**, Op., Phos., Plb., Puls., Ran-b., **Rhus-t.**, *Ruta*, Sabad., *Sec.*, *Sep.*, Sil., *Spong.*, Squil., Stann., Staph., *Sulph.*, Thuj., Valer., **Verat.**

— **ohne Durst:** *Agar.*, **Agn.**, Alum., Am-c., Am-m., *Ant-c.*, **Ant-t.**, **A R S.**, *Asar.*, *Aur.*, **Bell.**, Borx., Bov., *Bry.*, Calad., Calc., Camph., Canth., *Caps.*, Carb-v., *Caust.*, **Chin.**, *Cina*, *Cocc.*, Coff., Coloc., *Con.*, **Cycl.**, *Dros.*, Dulc., Euph., Guaj., **H E L L.**, *Hep.*, *Hyos.*, *Ip.*, Kali-c., *Kali-n.*, Kreos., Lach., Led., M-aust., Mang., Meny., **Mur-ac.**, *Nat-c.*, Nat-m., Nit-ac., **N U X - M.**, **Nux-v.**, Olnd., Op., *Petr.*, *Phos.*, *Ph-ac.*, **P U L S.**, Rhod., **Rhus-t.**, **S A B A D.**, Sabin., *Samb.*, Sars., *Sep.*, **S P I G.**, Spong., Squil., *Staph.*, Stram., **Sulph.**, Tarax., *Thuj.*, Verat., Zinc.

— mit **Gänsehaut:** Ang., Ant-t., *Asar.*, *Bar-c.*, **Bell.**, *Borx.*, **Bry.**, **Camph.**, **Cann-s.**, Canth., Chel., *Chin.*, **Croc.**, *Hell.*, *Ign.*, Laur., Mang., Mur-ac., *Nat-m.*, **Nux-v.**, *Par.*, Phos., Ran-b., Rhod., **Sabad.**, *Sabin.*, Sars., *Spig.*, Stann., Staph., Sul-ac., *Thuj.*, **Verat.**

— mit **Schütteln** (Schüttelfrost): **Acon.**, Agar., Am-c., Anac., Ars., *Bell.*, **B R Y.**, Calc., Camph., *Cann-s.*, Canth., **Caps.**, Carb-v., *Cham.*, *Chel.*, **C H I N.**, Cic., *Cina*, Cocc., Ferr., *Hell.*, **Ign.**, Iod., **Ip.**, **Kreos.**, *Laur.*, *Led.*, Lyc., M-arct., *M-aust.*, *Mang.*, *Mur-ac.*, *Nat-m.*, Nux-m., **Nux-v.**, *Petr.*, Ph-ac., **Rhus-t.**, Ruta, **Sabad.**, Sabin., **Samb.**, Sec., Spig., *Spong.*, Stram., Valer., *Verat.*

Frost mit **Zittern,** (Zitterfrost): **Acon.,** *Agn.,* Anac., *Ant-t.,* Arn., Bell., **Bry.,** *Calc., Cann-s.,* Canth., *Chin., Cic., Cina, Cocc.,* Con., Croc., Led., *Merc., Nux-v.,* Olnd., *Op., Par.,* Phos., *Plat.,* **Puls., Rhus-t.,** *Sabad., Stram.,* **Sulph.,** Teucr.

Begleitende Beschwerden: Acon., Agar., Agn., *Alum.,* Ambr., Am-c., Am-m., *Anac.,* Ant-c., *Ant-t., Arn.,* **ARS.,** Asar., Aur., Bar-c., *Bell.,* **Borx.,** *Bov.,* **BRY.,** *Calad.,* **Calc.,** *Camph., Cann-s.,* Canth., **Caps.,** Carb-an., *Carb-v.,* Caust., **Cham.,** Chel., **Chin.,** Cic., *Cina, Cocc.,* Coff., Coloc., *Con.,* Croc., Cupr., Cycl., Dig., Dros., Dulc., Euph., Ferr., *Graph.,* **Hell., Hep.,** Hyos., **Ign.,** Iod., Ip., *Kali-c.,* Kali-n., **Kreos.,** *Lach.,* Laur., Led., **Lyc.,** M-arct., *M-aust.,* Mag-m., Mang., Meny., *Merc., Mez., Mur-ac., Nat-c.,* **Nat-m.,** Nit-ac., *Nux-m.,* **NUX-V.,** Olnd., Op., Par., *Petr., Phos.,* Ph-ac., Plat., Plb., **PULS.,** *Ran-b.,* Rhod., **RHUS-T.,** *Ruta,* **Sabad.,** Sabin., Samb., Sars., Sec., Sel., *Seneg., Sep.,* Sil., *Spig., Spong.,* Squil., Stann., Staph., Stram., Stront-c., *Sulph.,* Sul-ac., Tarax., Teucr., *Thuj.,* Valer., **Verat.,** Viol-t., Zinc.

3. HITZE

Hitze im **Allgemeinen: Acon.,** Agar., Agn., Alum., Ambr., Am-c., Am-m., *Anac.,* Ang., Ant-c., Ant-t., Arg., **Arn., Ars.,** Asaf., Asar., Bar-c., **Bell.,** Bism., Borx., Bov., **BRY.,** Calad., **Calc.,** Camph., Cann-s., Canth., Caps., Carb-an., *Carb-v., Caust.,* **Cham.,** Chel., *Chin.,* Cic., Cina, Clem., Cocc., *Coff.,* Colch., Coloc., *Con.,* Croc., Cupr., Cycl., Dig., Dros., *Dulc.,* Euph., Ferr., *Graph.,* Guaj., Hell., **Hep.,** *Hyos.,* **Ign.,** Iod., *Ip., Kali-c.,* Kali-n., Kreos., Lach., Laur., Led., *Lyc.,* M-ambo., *M-arct.,* M-aust., *Mag-c., Mag-m.,* Mang., Meny., **MERC.,** Mez., Mosch., Mur-ac., Nat-c., Nat-m., **Nit-ac.,** Nux-m., **NUX-V.,** Olnd., *Op.,* Par., **Petr., PHOS., Ph-ac.,** Plat., Plb., **PULS.,** Ran-b., *Ran-s.,* Rheum, Rhod., **RHUS-T.,** Ruta, *Sabad.,* Sabin., *Samb.,* Sars., Sec., Sel., Seneg., *Sep.,* **Sil.,** *Spig., Spong., Squil., Stann., Staph., Stram.,* Stront-c., **Sulph.,** Sul-ac., Tarax., Teucr., *Thuj.,* Valer., Verat., *Viol-t.,* Zinc.

Hitze äußere: ACON., *Agar.,* Alum., *Ambr.,* Am-c., Am-m., *Anac.,* Ang., Ant-c., Ant-t., *Arg.,* **Arn., ARS.,** *Asaf.,* Asar., *Bar-c.,* **BELL.,** *Bism.,* Borx., Bov., **BRY.,** *Calad.,* **Calc.,** *Camph., Cann-s.,* Canth., **Caps.,** *Carb-an.,* **Carb-v.,** *Caust.,* **Cham.,** *Chel.,* Chin., *Cic.,* Cina, **Cocc.,** *Coff., Colch., Coloc.,* Con., Croc., *Cupr., Cycl., Dig.,* Dros., *Dulc.,* **Euph.,** Ferr., Graph., Guaj., *Hell., Hep.,* **Hyos., IGN.,** *Iod.,* Ip., **Kali-c.,** *Kali-n.,* Kreos., **Lach.,** *Laur.,* Led., **Lyc.,** M-ambo., M-arct., *M-aust.,* Mag-c., Mag-m., *Mang.,* Meny., **Merc.,** *Mez.,* Mosch., *Mur-ac., Nat-c.,* Nat-m., Nit-ac., Nux-m., **Nux-v.,** Olnd., **Op.,** Par., Petr., **Phos.,** *Ph-ac.,* Plat., *Plb.,* **Puls.,** *Ran-b.,* Ran-s., Rheum, Rhod., **RHUS-T.,** Ruta, *Sabad.,* Sabin., *Samb.,* Sars., *Sec., Sel.,* Seneg., **Sep., SIL., Spig.,** *Spong.,* **Squil.,** *Stann., Staph., Stram.,* Stront-c., **Sulph.,** Sul-ac., *Tarax.,* Teucr., Thuj., Valer., Verat., Viol-t., *Zinc.*

— **innere: ACON.,** Alum., Ambr., Am-c., Am-m., *Anac.,* Ang., Ant-c., Ant-t., Arg., **Arn., ARS.,** Asaf., Asar., Bar-c., **BELL.,** Bism., Borx., Bov., **BRY.,** *Calad.,* **Calc.,** *Camph.,* Cann-s., **Canth.,** Caps., Carb-an., *Carb-v., Caust.,* **Cham., Chel.,** *Chin., Cic.,* Cina, Cocc., Coff., Colch., Coloc., *Con.,* Croc., *Cupr.,* Dig., Dros., *Dulc., Euph., Graph.,* Guaj., **Hell.,** Hep., Hyos., Ign., Iod., *Ip., Kali-c.,* Kali-n., Kreos., Lach., Laur., Led., *Lyc.,* M-ambo., M-arct., M-aust., *Mag-c., Mag-m., Mang.,* Meny., *Merc., Mez., Mosch., Mur-ac., Nat-c.,* Nat-m., *Nit-ac.,* Nux-m., **NUX-V.,** Olnd., Op., Par., Petr., **Phos., PH-AC.,** Plat., Plb., **Puls.,** *Ran-b.,* Ran-s., Rhod., **RHUS-T.,** Ruta, **SABAD.,** Sabin., *Samb., Sars., Sec.,* Seneg., **Sep.,** *Sil.,* **Spig.,** *Spong., Squil.,* **Stann.,** Staph., Stram., Stront-c., *Sulph.,* Sul-ac., Tarax., Teucr., Thuj., Valer., **Verat.,** Viol-t., **Zinc.**

— **einzelner Teile: Acon.,** Agar., Agn., *Alum.,* Ambr., *Am-c., Am-m.,* Anac., Ang., Ant-c., Ant-t., Arg., **Arn., ARS.,** *Asaf., Asar.,* Aur., *Bar-c.,* **BELL.,** Bism., *Borx., Bov.,* **BRY.,** Calad., **Calc.,** *Camph.,* Cann-s., **Canth.,** Caps., *Carb-an.,* **Carb-v.,** *Caust.,* **Cham.,** Chel., *Chin., Cic.,* Cina, Clem., Cocc., Coff., Colch., Coloc., *Con.,* Croc., *Cupr.,* Cycl., *Dig.,* Dros., Dulc., *Euph.,* Euphr, Ferr., **Graph.,** Guaj., Hell., *Hep.,* Hyos., *Ign.,* Iod., Ip., *Kali-c.,* Kali-n., *Kreos., Lach.,* **Laur.,** Led., **Lyc.,** M-ambo., *M-arct.,* M-aust, Mag-c., *Mag-m., Mang.,* Meny., **MERC., Mez.,** Mosch., *Mur-ac., Nat-c.,* Nat-m., Nit-ac., Nux-m., **Nux-v.,** Olnd., Op., *Par., Petr.,* **PHOS., PH-AC.,** *Plat., Plb.,* **Puls.,** *Ran-b.,* Ran-s., Rheum, *Rhod., Rhus-t.,* Ruta,

Sabad., Sabin., Samb., *Sars., Sec.,* Sel., *Seneg.,* **Sep.,** *Sil., Spig., Spong,* Squil., **Stann.,** *Staph.,* Stram., *Stront-c.,* **SULPH.,** Sul-ac., Tarax., Teucr., *Thuj.,* Valer., *Verat.,* Verb., Viol-o., Viol-t., *Zinc.*

Hitze äußerer Teile: Acon., Agar., Agn., *Alum., Ambr., Am-c., Am-m.,* Anac., Ang., Ant-c., Ant-t., Arg., **Arn., ARS.,** *Asaf., Asar.,* Aur., **Bar-c., BELL.,** Bism., *Borx., Bov.,* **Bry.,** Calad., **Calc.,** Camph., *Cann-s., Canth., Caps., Carb-an.,* **Carb-v., Caust.,** *Cham.,* Chel., Chin., Cic., Cina, Clem., Cocc., Coff., Colch., *Coloc., Con., Croc.,* Cupr., Cycl., *Dig., Dros.,* Dulc., Euph., Euphr., Ferr., **Graph.,** Guaj., Hell., *Hep.,* Hyos., *Ign.,* Ip., **Kali-c.,** *Kali-n., Kreos., Lach., Laur.,* Led., **Lyc,** M-ambo., *M-arct.,* M-aust., *Mag-c.,* Mag-m., *Mang., Meny.,* **MERC.,** *Mez.,* Mosch., *Mur-ac., Nat-c.,* Nat-m., Nit-ac., Nux-m., **Nux-v.,** *Olnd.,* Op., *Par., Petr.,* **PHOS., PH-AC.,** *Plat.,* Plb., *Puls.,* Ran-b., Ran-s., Rheum, *Rhod., Rhus-t.,* Ruta, *Sabad.,* Sabin., *Samb.,* Sars., Sec., *Sel., Seneg.,* **Sep.,** *Sil.,* **Spig.,** *Spong.,* Squil., **Stann., Staph.,** Stram., *Stront-c.,* **SULPH.,** Sul-ac., *Tarax.,* Teucr., *Thuj.,* Valer., *Verat.,* Verb., Viol-o., Viol-t., *Zinc.*

— **einzelner innerer Teile: ACON.,** Alum., Ambr., *Am-c., Am-m.,* Ang., Ant-c., Ant-t., Arg., **Arn., Ars.,** *Asaf.,* Asar., Aur., Bar-c., **BELL.,** *Bism., Borx., Bov.,* **BRY.,** *Calad.,* **Calc., Camph.,** Cann-s., **CANTH.,** Caps., *Carb-an.,* **Carb-v.,** *Caust.,* **Cham.,** *Chel.,* Chin., *Cic.,* Cina, *Cocc.,* Coff., *Colch.,* Coloc., Con., Croc., *Cupr.,* Dig., Dros., *Dulc.,* **Euph.,** Euphr., Ferr., *Graph.,* Guaj., Hell., Hep., Hyos., *Ign., Iod., Ip., Kali-c.,* Kali-n., Kreos., Lach., **LAUR.,** Led., **Lyc.,** M-ambo., M-arct., M-aust., Mag-c., *Mag-m., Mang.,* Meny., **MERC., Mez.,** Mosch., Mur-ac., *Nat-c.,* Nat-m., *Nit-ac., Nux-m.,* **Nux-v.,** Olnd., Op., Par., Petr., **PHOS., Ph-ac.,** *Plat., Plb.,* **Puls.,** *Ran-b.,* Ran-s., Rhod., *Rhus-t.,* Ruta, **Sabad.,** Sabin., *Sars.,* **Sec.,** *Seneg.,* **Sep.,** *Sil., Spig., Spong.,* Squil., *Stann.,* Staph., Stram., Stront-c., **SULPH.,** Sul-ac., Tarax., Thuj., *Verat.,* Viol-o., Viol-t., *Zinc.*

— **halbseitige:** Alum., Ambr., Anac., Ant-t., *Arn., Bar-c.,* **Bell., BRY.,** *Caust., Cham.,* Chin., Cocc., Croc., Dig., Ign., Kali-c., **Lyc.,** Nat-c., **Nux-v.,** Par., **Phos., Ph-ac.,** Plat., **PULS.,** *Rhus-t.,* Ruta, *Sabad.,* Sars., Spig., *Stann.,* Stram., **Sulph.,** Sul-ac., Thuj., *Verb.*

Hitze ängstliche: ACON., Ambr., Am-c., *Anac.,* Arg., **Arn., ARS.,** Asaf., **Bell.,** *Bov.,* **Bry., Calc., Carb-v.,** Caust., *Cham.,* Chin., *Coff.,* Colch., Con., *Cycl.,* Dros., Euph., Ferr., *Graph.,* Hep., Hyos., **Ign.,** *Ip.,* Laur., *Lyc.,* M-arct., Mag-c., **MERC.,** Nat-m., **Nit-ac.,** *Nux-***V.,** *Op.,* Par., **Petr., PHOS., Ph-ac.,** *Plat.,* Plb., **PULS.,** Rhod., **Rhus-t.,** Ruta, **Sep.,** Sil., *Spig.,* **Spong., Stann., Stram., Sulph.,** Thuj., Verat., Viol-t., Zinc.

— **trockene: ACON.,** Alum., Ambr., Am-m., *Anac.,* Ant-c., Ant-t., Arg., **Arn., ARS.,** *Bar-c.,* **Bell.,** *Bism.,* **BRY., Calc.,** *Camph., Cann-s.,* Canth., Caps., *Carb-v., Caust., Cham.,* Chel., *Chin.,* Clem., **Cocc., Coff.,** *Colch.,* Coloc., Con., Croc., *Cupr.,* Cycl., **Dulc.,** Ferr., *Graph.,* **Hell.,** *Hep.,* Hyos., *Ign., Ip.,* **Kali-c.,** Kali-n., *Kreos.,* **LACH.,** Laur., **Led., LYC.,** M-ambo., M-arct., M-aust., Mang., **Merc.,** Mosch., Mur-ac., *Nat-c.,* Nat-m., Nit-ac., *Nux-m.,* **NUX-V., Op.,** Par., **PHOS., Ph-ac., PULS.,** Ran-b., Rheum, *Rhod.,* **Rhus-t.,** *Ruta, Sabad.,* Sabin., **Samb., Sec.,** Sel., **Sep., Sil.,** *Spig., Spong.,* **Squil., Stann., Staph.,** Stram., *Stront-c.,* **Sulph.,** Sul-ac., Tarax., *Thuj.,* Valer., Verat., Viol-t., *Zinc.*

— **fliegende,** (Hitzüberlaufen): Acon., *Agn.,* Alum., **Ambr.,** Am-c., Am-m., Ant-t., **Arn.,** *Ars.,* Asaf., Bar-c., *Bell., Bism.,* Borx., Bov., *Bry., Calc.,* Cann-s., Canth., *Carb-an.,* **Carb-v.,** Caust., Cham., *Chin.,* **Cocc.,** Coff., Coloc., Croc., Cupr., *Dig.,* Dros., **GRAPH., Hep.,** *Ign., Iod.,* **Kali-c.,** Kreos., Laur., **LYC.,** *M-arct.,* M-aust., *Mag-c.,* Mag-m., Meny., *Merc.,* **Nat-c.,** Nat-m., **Nit-ac., Nux-v.,** Olnd., Op., **Petr., PHOS.,** Ph-ac., *Plat.,* Plb., Puls., Ran-b., *Rhus-t., Ruta,* Sabad., Sabin., Samb., Seneg., **Sep.,** *Sil., Spig.,* **Spong., Stann.,** *Staph.,* **Sulph., Teucr., THUJ., Valer.,** Viol-t., *Zinc.*

— **mit Durst: ACON.,** Agar, *Am-m., Anac.,* Ang., *Ant-c.,* Ant-t., *Arn.,* Ars., *Asar.,* Bar-c., **Bell.,** Bism., *Borx., Bov.,* **Bry.,** *Calad.,* **CALC.,** Canth., Caps., Carb-an., Carb-v., Caust., **Cham.,** *Chin.,* Cic., Cina, Cocc., Coff., **Colch.,** Coloc., Con., *Croc., Cupr.,* Dig., Dros., Dulc., Guaj., **HEP., Hyos.,** Ign., Iod., Ip., *Kali-c., Laur., Lyc.,* M-aust., *Mag-m.,* **MERC.,** Mez., Mosch., *Nat-c.,* **Nat-m.,** *Nit-ac.,* Nux-m., Nux-v., Op., *Petr.,* Phos., Ph-ac., *Plat.,* Plb., *Puls.,* **Ran-s.,** Rhod., **RHUS-T.,** Ruta, Sabad., **SEC.,** Sep., **Sil.,** Spig., *Spong., Stann.,* Staph., *Stram., Stront-c.,* **SULPH.,** *Sul-ac.,* Thuj., *Valer., Verat.,* Verb., Zinc.

Hitze ohne Durst: Acon., **Agn.,** Ambr., Am-m., Anac., Ang., Ant-t., *Arg.,* Arn., **Ars., Asaf.,** Bell., Borx., Bry., Calad., Calc., **Camph.,** *Canth.,* **Caps.,** Carb-v., Cham., *Chel.,* Chin., Cina, *Cocc., Coff.,* Coloc., *Con.,* **Cycl.,** Dig., Dros., Dulc., *Euph.,* Guaj., **HELL.,** Hep., *Ign., Ip.,* Kali-c., **Kali-n., Lach.,** Laur., *Led., M-ambo.,* **M-arct.,** *M-aust.,* Mag-c., **Mang., MENY.,** Merc., Mosch., **Mur-ac.,** Nat-c., Nat-m., Nit-ac., *Nux-***M.,** Nux-v., **Olnd.,** *Op., Phos.,* **Ph-ac.,** Plb., Puls., *Rheum,* Rhod., Rhus-t., *Ruta,* **Sabad.,** *Sabin.,* **Samb.,** Sars., **Sep., SPIG.,** Spong., **Squil.,** *Staph.,* Stram., Sulph., **Tarax.,** Thuj., Valer., Verat., Viol-t.

— mit **Neigung** zu **Entblößung: ACON,** Ars., *Asar.,* Aur., *Borx.,* Bry., **Calc.,** Carb-v., *Cham., Chin.,* Coff., **Ferr.,** *Ign.,* **Iod.,** Lach., *Led.,* **Lyc., M-ambo., M-ARCT.,** Merc., Mosch., **Mur-ac.,** Nit-ac., Nux-v., **Op.,** *Phos., Plat., Puls.,* Rhus-t., *Sec., Seneg.,* Sep., **Spig.,** *Staph., Sulph., Thuj.,* **Verat.**

— mit **Scheu** vor **Entblößung:** Acon., *Agar., Ant-c., Arg., Arn.,* **Ars.,** Asar., **Aur.,** *Bell.,* Borx., Bry., *Camph., Canth.,* Caps., Carb-an., *Cham., Chin., Cic.,* **Clem.,** *Cocc.,* Coff., **Colch., Con.,** *Graph.,* Hell., **Hep.,** Ign., *Kreos., Lach.,* Led., *M-aust.,* **Mag-c.,** *Mag-m.,* Meny., *Merc.,* Mur-ac., *Nat-c., Nat-m.,* **Nux-m., NUX-V.,** Phos., Ph-ac., *Puls.,* Rheum, *Rhod.,* **Rhus-t.,** *Sabad.,* **SAMB.,** Sep., **Sil., SQUIL.,** Staph., *Stram.,* **STRONT-C.,** Thuj.

Begleitende Beschwerden: ACON., Agar., Agn., Alum., Am-c., Am-m., Anac., Ang., Ant-t., Arg., *Arn.,* **ARS.,** Asaf., Asar., **BELL.,** *Borx.,* Bov., **Bry.,** Calad., *Calc., Camph.,* Canth., *Caps.,* **Carb-v., Cham.,** Chel., *Chin., Cic., Cina, Cocc., Coff.,* Coloc., Coloc., Con., Croc., Cupr., Cycl., Dig., Dros., *Dulc.,* Euph., Ferr., Graph., Hell., Hep., *Hyos.,* **Ign.,** Iod., **Ip.,** *Kali-c.,* Kreos., *Lach.,* Laur., Led., **Lyc.,** M-ambo., M-arct., M-aust., Mag-c., Mag-m., Mang., Meny., *Merc., Mosch.,* Mur-ac., Nat-c., **NAT-M.,** *Nit-ac.,* **NUX-V.,** Olnd., **OP.,** Par., *Petr., Phos.,* **Ph-ac.,** Plat., Plb., **PULS.,** Ran-b., Ran-s., Rheum, Rhod., **Rhus-t.,** *Ruta, Sabad.,* Sabin., Samb., Sars., **Sep.,** *Sil., Spig., Spong.,* Squil., Staph., *Stram., Sulph.,* Tarax., Teucr., Thuj., *Valer.,* **Verat.,** *Viol-t.,* Zinc.

4. KÄLTE

Kälte im **Allgemeinen: Acon.,** Agar., *Agn.,* Alum., *Ambr.,* Am-c., Am-m., Anac., Ang., Ant-c., *Ant-t., Arn.,* **ARS.,** Asaf., Asar., *Aur., Bar-c., Bell.,* Bism., Borx., Bov., *Bry., Calad., Calc.,* **Camph.,** *Cann-s., Canth., Caps., Carb-an., Carb-v.,* **Caust.,** *Cham.,* **Chel., Chin.,** *Cic.,* Cina, Cocc., Coff., Colch., Coloc., **Con.,** Croc., *Cupr.,* Cycl., *Dig.,* Dros., *Dulc.,* Euph., Euphr., *Ferr., Graph., Hell.,* Hep., *Hyos.,* Ign., Iod., **Ip.,** *Kali-c.,* **Kali-n.,** Kreos., Lach., *Laur.,* **Led.,** *Lyc.,* M-ambo., *M-arct.,* M-aust., Mag-c., Mag-m., *Mang.,* Meny., *Merc., Mez.,* Mosch., Mur-ac., *Nat-c., Nat-m.,* **Nit-ac.,** Nux-m., **Nux-v.,** Olnd., *Op., Par., Petr.,* **Phos.,** *Ph-ac., Plat., Plb.,* **PULS., RAN-B.,** *Rhod.,* **RHUS-T.,** Ruta, **Sabad.,** Sabin., Samb., *Sars., Sec.,* Sel., Seneg., **Sep.,** *Sil.,* Spig., Spong., *Squil.,* Stann., *Staph., Stram.,* Stront-c., **Sulph.,** Sul-ac., Tarax., Teucr., **Thuj.,** Valer., **VERAT.,** Verb., Zinc.

— **einzelner Teile: Acon.,** Agar., **Agn.,** *Alum.,* **Ambr.,** *Am-c.,* Am-m., Anac., Ang., Ant-c., **Ant-t., Arn., Ars.,** Asaf., Asar., **Aur.,** *Bar-c.,* **Bell.,** Bism., Borx., *Bov., Bry.,* **CALAD., Calc., Camph.,** *Cann-s.,* Canth., *Caps., Carb-an., Carb-v.,* **CAUST.,** *Cham.,* **Chel., Chin.,** *Cic.,* Cina, Cocc., Coff., Colch., Coloc., **Con.,** Croc., Cupr., Cycl., **Dig.,** *Dros.,* Dulc., Euphr., Ferr., **Graph.,** *Hell.,* Hep., *Hyos., Ign.,* **IP., Kali-c., Kali-n.,** Kreos., *Lach.,* Laur., *Led., Lyc.,* M-ambo., *M-arct.,* M-aust., Mag-c., Mag-m., *Mang., Meny.,* **Merc., Mez.,** Mosch., Mur-ac., *Nat-c., Nat-m.,* **Nit-ac.,** Nux-m., **Nux-v.,** Oleand, Op., *Par., Petr.,* **Phos.,** *Ph-ac., Plat.,* Plb., **Puls.,** *Ran-b., Rhod.,* **RHUS-T.,** Ruta, Sabad., Sabin., *Samb., Sars.,* Sec., *Sel.,* Seneg., **SEP.,** Sil., Spig., Spong., *Squil., Stann.,* Staph., *Stram.,* Stront-c., **SULPH.,** *Sul-ac.,* Tarax., Teucr., **Thuj., VERAT.,** Verb., *Zinc.*

Kälte halbseitige: Alum., Ambr., Anac., Ant-t., Arn., *Bar-c.,* Bell., *Bry.,* **Caust.,** Cham., *Chin.,* Cocc., Croc., Dig., Ign., Kali-c., *Lyc.,* Nat-c., **Nux-v.,** Par., *Phos.,* Ph-ac., Plat., **PULS., RHUS-T.,** Ruta, *Sabad.,* Sars., Spig., Stann., Stram., *Sulph.,* Sul-ac., *Thuj., Verb.*

Kältegefühl äußerer Teile: Acon., *Agar.*, Ambr., *Am-m.*, Ant-t., **Arn.,** Ars., *Asar., Bar-c., Bell.*, Borx., Bov., *Bry.*, **Calc.,** *Camph., Cann-s.*, Canth., Caps., Carb-v., **Caust., Chel.,** *Chin.*, Cic., *Cocc.*, Coff., Coloc., Con., *Croc., Dig.*, Dulc., Euph., Graph., *Hell.*, Hyos., *Ign.*, Ip., Kreos., Lach., *Laur.*, Led., *Lyc.*, M-ambo., M-arct., **M-aust.,** Mag-c., Mang., Meny., **MERC.,** *Mez.*, **MOSCH.,** Mur-ac., Nat-c., Nux-m., Olnd., Par., Petr., *Phos.*, Ph-ac., **PLAT.,** Plb., **Puls.,** *Ran-b., Ran-s., Rhod.*, **RHUS-T.,** *Ruta,* Sabad., Sabin., Samb., **SEC.,** *Sep.*, Spig., *Spong., Staph.*, Stront-c., *Sulph.*, Thuj., *Valer.*, **VERAT.,** Verb., Viol-t.

— **innerer** Teile: *Acon.*, Alum., Ambr., Ant-c., Ant-t., Arn., **Ars.,** Asaf., Bar-c., *Bell.*, Bov., Bry., **CALC.,** *Camph.*, Caps., Carb-an., Carb-v., Caust., *Chel., Chin., Colch.*, Con., Croc., *Dros.*, Graph., Hell., *Ign.*, Ip., Kali-c., *Kali-n.*, Kreos., Lach., **LAUR.,** **Lyc.,** *M-aust.*, Mag-c., Mang., **Meny.,** Merc., *Mez.*, Mosch., *Nat-c., Nat-m.*, Nit-ac., **Nux-v.,** *Olnd.*, **Par.,** *Phos., Ph-ac.*, Plat., Plb., Puls., *Rhus-t.*, Ruta, Sabad., Sars., Sec., **Sep.,** Spong., **Sulph.,** Sul-ac., Valer., *Verat.*, Zinc.

5. SCHAUDER

Schauder im **Allgemeinen: Acon.,** Agar., Alum., *Am-c.*, Am-m., Anac., **Ang.,** Ant-c., *Arg.*, Arn., **ARS.,** Asaf., *Asar., Aur.*, Bar-c., **BELL.,** *Borx.*, Bov., *Bry.*, Calad., *Calc.*, Camph., *Cann-s.*, Canth., *Caps.*, Carb-an., Carb-v., **Caust., Cham.,** *Chel.*, **Chin.,** *Cina,* Clem., **COCC.,** *Coff.*, Colch., *Coloc.*, Con., Croc., *Cycl.*, Dig., Dros., Dulc., Euph., Ferr., *Graph.*, Guaj., *Hell., Hep.*, Hyos., **Ign.,** Ip., **Kali-c.,** Kali-n., Kreos., Lach., Laur., Led., Lyc., M-ambo., *M-arct.*, **M-aust.,** Mag-c., *Mag-m.*, Mang., *Meny.*, **MERC.,** *Mez., Mosch.*, Mur-ac., **Nat-c.,** Nat-m., Nit-ac., **Nux-v.,** Olnd., Op., Par., Phos., Ph-ac., **Plat.,** Plb., **PULS.,** Ran-b., *Rheum,* Rhod., **RHUS-T.,** *Ruta,* **Sabad.,** *Sabin.*, Samb., *Sars.*,Sec., Seneg., **Sep.,** *Sil., Spig.*, Spong., Squil., Stann., **Staph.,** Stram., Stront-c., **Sulph.,** Sul-ac., Tarax., Thuj., Valer., **Verat.,** Verb., Viol-o., *Zinc.*

— an **einzelnen Teilen:** *Acon.*, Am-c., *Ang.*, Arg., *Arn.*, **Ars.,** Asaf., Aur., Bar-c., **BELL.,** Borx., Bov., Bry., *Camph., Cann-s.*, Canth., Caps., Carb-v., **Caust., Cham.,** *Chel.*, **Chin.,** *Cina,* **Cocc.,**

Coff., Coloc., Croc., Dig., **Graph.,** Guaj., Hell., Hep., *Ign.*, *Kali-c.*, Kali-n., Lach., Laur., Led., M-arct., M-aust., Mag-m., Mang., *Meny.*, Merc., Mez., Mosch., Nat-c., Nat-m., *Nux-v.*, Par., Phos., Ph-ac., *Plat.*, **PULS.,** *Ran-b.*, *Rhod.*, Rhus-t., *Ruta*, *Sabad.*, Sabin., Samb., Seneg., Sep., Sil., Spig., Spong., **STAPH.,** Stram., Stront-c., *Sulph.*, Thuj., Valer., **Verat.,** Zinc.

Schauder, halbseitiger: Alum., Ambr., Anac., Ant-t., Arn., *Bar-c.*, **Bell.,** *Bry.*, **Caust.,** *Cham.*, *Chin.*, **Cocc.,** Croc., Dig., *Ign.*, *Kali-c.*, *Lyc.*, *Nat-c.*, **Nux-v.,** Par., Phos., Ph-ac., *Plat.*, **PULS., RHUS-T.,** Ruta, *Sabad.*, Sars., *Spig.*, Stann., Stram., *Sulph.*, *Sul-ac.*, Thuj., *Verb.*

6. SCHWEISS

Schweiß im **Allgemeinen: Acon.,** Agar., Agn., Alum., *Ambr.*, Am-c., *Am-m.*, Anac., Ang., Ant-c., *Ant-t.*, Arg., Arn., **Ars.,** Asaf., Asar., Aur., *Bar-c.*, **BELL.,** Borx., *Bov.*, **Bry.,** Calad., **CALC.,** Camph., Cann-s., **Canth.,** *Caps.*, *Carb-an.*, **Carb-v.,** *Caust.*, **CHAM.,** *Chel.*, **CHIN.,** Cic., Cina, *Clem.*, *Cocc.*, *Coff.*, *Coloc.*, *Con.*, Croc., Cupr., Cycl., *Dig.*, *Dros.*, Dulc., Euph., Euphr., Ferr., **Graph.,** Guaj., *Hell.*, **HEP.,** *Hyos.*, *Ign.*, Iod., *Ip.*, *Kali-c.*, *Kali-n.*, Kreos., Lach., Laur., *Led.*, **Lyc.,** *M-ambo.*, *M-arct.*, *M-aust.*, Mag-c., *Mag-m.*, Mang., Meny., **MERC.,** Mez., Mosch., Mur-ac., *Nat-c.*, **Nat-m., Nit-ac., NUX-V.,** *Op.*, Par., *Petr.*, **Phos., Ph-ac.,** Plat., Plb., **Puls.,** Ran-b., Ran-s., **Rheum,** *Rhod.*, **RHUS-T.,** Ruta, **Sabad.,** *Sabin.*, **Samb.,** Sars., Sec., **SEL.,** Seneg., **SEP.,** *Sil.*, *Spig.*, *Spong.*, Squil., *Stann.*, *Staph.*, *Stram.*, *Stront-c.*, **SULPH.,** *Sul-ac.*, *Tarax.*, **Thuj.,** *Valer.*, **VERAT.,** Viol-o., Viol-t., Zinc.

— **einzelner Teile: Acon.,** Agar., *Agn.*, *Ambr.*, Am-c., Am-m., Anac., *Ang.*, Ant-t., *Arg.*, Arn., Ars., Asaf., Asar., Aur., **Bar-c., Bell.,** *Borx.*, Bov., *Bry.*, Calad., **CALC.,** Camph., *Cann-s.*, Canth., Caps., Carb-an., Carb-v., **Cham.,** Chel., **Chin.,** Cic., *Cina*, Clem., *Cocc.*, *Coff.*, *Coloc.*, *Con.*, Croc., Cupr., Cycl., Dig., Dros., Dulc., Euph., Euphr., Ferr., **Graph.,** Guaj., Hell., *Hep.*, Hyos., Ign., Iod., **Ip.,** *Kali-c.*, Kali-n., Kreos., *Laur.*, **Led., Lyc.,** M-ambo., *M-arct.*, M-aust., Mag-m., Mang., **Merc.,** Mez., Mosch., Nat-c., *Nat-m.*, *Nit-ac.*, **Nux-v.,** Op., Par., *Petr.*, **Phos.,** *Ph-ac.*, Plat., *Plb.*, **Puls.,**

Ran-s., **Rheum,** *Rhod., Rhus-t.,* Ruta, Sabad., Sabin., Samb., Sars., Sec., **SEL., SEP., Sil.,** *Spig.,* Spong., *Squil.,* Stann., Staph., Stram., Stront-c., **SULPH.,** Sul-ac., Tarax., **Thuj.,** *Valer., Verat.,* Viol-t., Zinc.

Schweiß, halbseitiger: Alum., **Ambr.,** Anac., *Ant-t.,* Arn., **BAR-C.,** Bell., **Bry.,** *Caust.,* **Cham.,** *Chin., Cocc.,* Croc., Dig., Ign., Kali-c., **Lyc.,** Nat-c., **NUX-V.,** Par., *Phos.,* Ph-ac., Plat., **PULS., Rhus-t.,** Ruta, *Sabad.,* Sars., *Spig.,* Stann., **Sulph.,** Sul-ac., Thuj., Verb.

— der **Vorderseite** (des Körpers): *Agar.,* Anac., **Arg.,** Arn., Asar., *Bell., Bov.,* **CALC.,** Canth., Cocc., *Euphr., Graph., Kali-n.,* M-arct., M-aust., **Merc.,** Plb., *Rhus-t.,* Sabad., Sec., **SEL.,** *Sep.*

— der **Hinterseite:** Acon., **CHIN.,** Coff., Ip., Led., M-ambo., **Nux-v.,** Par., *Petr, Puls.,* Sabin., **Sep.,** *Sil.,* Stann., Stram., **SULPH.**

— am **Oberkörper:** Agar., Agn., *Anac., Ant-t.,* **Arg., Asar., Bov.,** Camph., *Caps.,* Carb-v., **CHAM., Chin.,** Cic., **Cina,** *Dig.,* **Dulc.,** *Guaj., Ign.,* Kali-c., **Laur.,** *M-ambo.,* M-aust., Mosch., Nux-v., *Op.,* Par., Plat., *Ran-s.,* **RHEUM,** *Ruta, Samb., Sars.,* Sec., *Sel.,* **Sep., Spig.,** Spong., *Stann.,* Stram., Stront-c., **Sul-ac., Valer., Verat.,** Viol-t.

— am **Unterkörper:** *Am-c., Am-m.,* Chel., **Cycl., Euph.,** Ferr., *Iod.,* Sabin., Tarax., *Zinc.*

Schwitzen, leichtes: *Agar., Ambr.,* Anac., **Ant-t.,** Ars., Asar., *Bell.,* **Bry., Calc.,** *Canth., Carb-an.,* Carb-v., Caust., *Chin., Cocc.,* Coloc., Con., Dulc., **Ferr., Graph.,** Guaj., *Hep.,* Ign., *Iod.,* Ip., **Kali-c.,** Kreos., *Lach., Led.,* **Lyc.,** Mag-c., Mag-m., *Merc.,* **NAT-C., Nat-m.,** Nit-ac., *Nux-v.,* Op., Petr., Phos., Ph-ac., Puls., *Rheum,* Rhod., *Rhus-t.,* Sabad., Sars., **Sel.,** Seneg., **SEP.,** *Sil.,* Spig., Spong., *Stann.,* Staph., *Stram.,* **SULPH., Sul-ac.,** Valer., *Verat.,* Zinc.

Schweißmangel, (Dürre, Trockenheit der Haut): **Acon.,** Alum., *Ambr.,* **Am-c.,** Ant-c., Ant-t., Arg., **Arn., Ars.,** Asaf., *Bar-c.,* **BELL., Bism.,** Borx., **BRY., CALC.,** *Camph.,* **Cann-s.,** Canth., Carb-an., Carb-v., *Caust.,* **CHAM., CHIN.,** Clem., *Cocc.,* **Coff., COLCH.,** Con., **DULC.,** *Ferr.,* **Graph.,** Hell., *Hep.,* **Hyos.,** Ign., **Iod., Ip., KALI-C.,** Kali-n., Kreos., *Lach.,* Laur., **LED., LYC.,** M-ambo., M-aust., **Mag-c.,** Mang., **Merc.,** *Mez., Mur-ac,* **Nat-c.,** Nat-m., **Nit-ac., NUX-M.,** *Nux-v.,* **OLND., OP.,** Par., **PHOS., Ph-ac., Plat.,** *Plb.,* **Puls.,** Ran-b., Ran-s., Rhod., **Rhus-t.,** *Ruta,* **Sabad.,** *Samb.,* **SEC., SENEG.,** *Sep.,* **SIL.,** Spig., **Spong., Squil., Staph.,** Stram., *Stront-c.,* **SULPH.,** Sul-ac., **TEUCR.,** Valer, *Verat.,* **VERB., Viol-o.,** *Viol-t.*

— mit **Hitze,** (trocknes Brennen der Haut): **ACON.,** Alum., Ambr., Am-m., *Anac.,* Ant-c., Ant-t., Arg., **ARN., Ars.,** *Bar-c.,* **Bell.,** *Bism.,* **BRY., Calc.,** *Camph., Cann-s.,* Canth., Caps., *Carb-v., Caust., Cham.,* Chel., *Chin.,* Clem., **Cocc., Coff.,** *Colch.,* Coloc., Con., Croc., *Cupr.,* Cycl., **Dulc.,** Ferr., *Graph.,* **Hell.,** *Hep.,* Hyos., *Ign., Ip.,* **Kali-c.,** Kali-n., *Kreos.,* **Lach.,** Laur., **Led., LYC.,** M-ambo., M-arct., M-aust., Mang., **Merc.,** Mosch., Mur-ac., *Nat-c.,* Nat-m., Nit-ac., *Nux-m.,* **NUX-V., OP.,** Par., **PHOS., Ph-ac., PULS.,** Ran-b., Rheum, *Rhod.,* **RHUS-T.,** *Ruta, Sabad.,* Sabin., **Samb., Sec.,** Sel., **Sep., Sil.,** *Spig., Spong.,* **Squil., Stann., Staph.,** Stram., *Stront-c.,* **Sulph.,** Sul-ac., Tarax., *Thuj.,* Valer., Verat., Viol-t., *Zinc.*

Schweiß, ängstlicher: Acon., Anac., Ant-c., *Arn.,* **Ars.,** Bar-c., Bell., *Bry.,* **CALC.,** Carb-v., Caust., **Cham.,** Cocc., Croc., *Ferr., Graph., Ign.,* Kali-n., Kreos., Lyc., *Mang.,* Merc., Mez., Mur-ac., *Nat-c.,* **Nux-v.,** *Phos., Ph-ac., Plb.,* **PULS.,** *Rhus-t.,* Sabad., **SEP.,** *Spong.,* Stann., Staph., *Stram.,* **SULPH.,** Thuj., Verat.

— **ermattender,** (schwächender): Acon., Ambr., *Anac.,* Ant-c., Arn., **Ars.,** Borx., **Bry., Calc.,** Canth., *Carb-an., Caust.,* **Chin.,** Cocc., Croc., **Dig., Ferr.,** Graph., Hyos., **Iod.,** Ip., Kali-n., Kreos., **Lyc.,** M-arct., *Merc.,* **Nat-m.,** Nit-ac., *Nux-v.,* Phos., Puls., Rheum, Rhod., Sabad., **Samb., Sep.,** Sil., **Stann., Sulph.,** Tarax., *Verat.*

Schweiß, heißer: Am-m., Ant-c., *Bell.*, *Bry.*, Camph., Canth., *Caps.*, **Cham.,** Chin., Cina, Con., Dros., *Hell.*, Hep., *Ign.*, Ip., Led., *Merc.*, Nat-c., *Nux-v.*, **OP.,** Par., **Phos.,** *Ph-ac.*, Plb., Puls., *Rhus-t.*, Sabad., **Sep.,** Spig., Spong., *Stann.*, *Staph.*, **Stram.,** Sulph., Tarax., Valer., *Verat.*, Viol-t.

— **kalter:** *Acon.*, Ambr., Am-c., Ang., **Ant-t.,** *Arn.*, *Ars.*, Asaf., *Bell.*, **Bry.,** Calc., Camph., **Cann-s.,** Canth., *Caps.*, *Carb-v.*, Cham., *Chin.*, **CINA, Cocc.,** *Coff.*, *Croc.*, *Cupr.*, *Dig.*, Dros., *Dulc.*, Euph., Ferr., Graph., *Hell.*, **HEP.,** *Hyos.*, *Ign.*, **IP.,** Lach., **Lyc.,** M-ambo., **M-arct.,** Mag-m., Mang., *Merc.*, Mez., *Nat-c.*, Nit-ac., *Nux-v.*, Op., Petr., Phos., Ph-ac., Plb., **Puls., Rheum,** *Rhus-t.*, Ruta, Sabad., *Sec.*, *Sep.*, Sil., Spig., Squil., **Staph.,** Stram., **Sulph.,** Sul-ac., Thuj., **Verat.**

— **fettiger:** *Agar.*, Aur., **Bry,** Calc., **Chin., Mag-c.,** *Merc.*, *Nat-m.*, Plb., *Sel.*, *Stram.*

— **klebriger: Acon.,** Anac., *Ant-t.*, Arn., *Ars.*, *Bry.*, Calc., **Cham.,** Chin., Dig., *Ferr.*, Hep., **Iod., LYC., Merc.,** Mosch., Nux-v., **PHOS., Ph-ac., Plb.,** *Sec.*, Spig., *Verat.*

— **blutiger:** Arn., *Calc.*, Cham., Chin., Clem., Lach., *Lyc.*, Nux-m., **Nux-v.**

— **färbender:** *Arn.*, *Ars.*, Bell., *Calc.*, Carb-an., Cham., Chin., Clem., Dulc., **Graph.,** *Lach.*, *Lyc.*, Mag-c., **Merc.,** Nux-m., **Nux-v.,** Rheum, **Sel.**

— — **fleckig:** *Merc.*, **Sel.**

— — **gelb:** *Ars.*, Bell., Carb-an., **GRAPH.,** *Lach.*, Mag-c., **MERC.,** Rheum.

— — **rot: Arn.,** *Calc.*, Cham., Chin., Clem., **Dulc.,** Lach., *Lyc.*, Nux-m., **Nux-v.**

— **riechend:** Acon., Ambr., *Arn.*, Ars., *Asar.*, *Bar-c.*, **Bell.,** Bov., *Bry.*, Camph., **Canth.,** Carb-an., Carb-v., Caust., *Cham.*, Coloc., Con., Cycl., *Dulc.*, Euphr., Ferr., *Graph,.*, Guaj., **Hep.,**

Hyos., Ign., *Iod., Ip., Kali-c.,* **Led., LYC.,** M-ambo., *M-arct.,* **Mag-c., Merc.,** Mosch., Nat-m., **NIT-AC., Nux-v.,** *Phos.,* Plb., **Puls.,** Rheum, *Rhod.,* **RHUS-T., SEP., Sil.,** Spig., *Stann.,* **Staph.,** *Stram.,* **Sulph.,** Thuj., **Verat.,** Zinc.

Schweiß, riechend nach **Bisam:** Mosch., **Puls.,** *Sulph.*

— — **bitter:** Verat.

— — wie **Blut: Lyc.**

— — **bränzlich** (verbrannt): **Bell.,** M-ambo.

— — **dumpfig:** M-arct., Nux-v., *Puls.,* **Rhus-t., Stann.**

— — **faulig:** *Rhus-t., Staph.,* **Stram.**

— — **gewürzhaft:** *Rhod.*

— — wie **Holunder: Sep.**

— — wie **Honig:** Thuj.

— — wie **Käse:** *Plb.*

— — wie **Kampher:** Camph.

— — wie **Rhabarber:** Rheum.

— — **sauer:** Acon., *Arn.,* **Asar.,** *Bell., Bry., Carb-v.,* Caust., **Cham.,** Graph., **Hep.,** Hyos., Ign., **Iod., Ip.,** Kali-c., *Led., Lyc.,* **Mag-c., Merc.,** Nat-m., **Nit-ac.,** Nux-v., Rheum, *Rhus-t.,* **SEP., Sil., Sulph., Verat.**

— — **scharf:** Rhus-t.

— — wie **Schwefel:** Phos.

— — wie **Schwefelwasserstoff:** *Sulph.*

Schweiß, riechend, stinkend: Ars., **BAR-C.,** *Canth.,* Carb-an., Con., Cycl., **DULC.,** *Euphr., Ferr.,* **Graph.,** *Guaj., Hep.,* **Kali-c., Led, Lyc.,** M-arct., *Mag-c., Merc,* **Nit**-ac., *Nux-v.,* **Phos.,** Puls., *Rhod.,* Rhus-t., **Sep.,** *Sil.,* Spig., **Staph.,** Sulph., *Verat.,* Zinc.

— — **süßlich-sauer:** Bry.

— — **urinartig: Canth.,** Coloc., **Nit-ac.**

— — wie **Zwiebeln:** *Bov.,* **Lyc.**

Schweiß mit Durst: Acon., Am-m., Anac., Ant-c., *Arn., Ars.,* Bar-c., Bell., Bism., Borx., Bov., *Bry., Calc.,* Canth., Caps., Carb-v., Caust., **CHAM., CHIN.,** Cic., *Cina,* Coff., *Colch.,* Con., Croc., *Cupr., Dros.,* Dulc., **Hep.,** *Hyos.,* Ign., *Iod.,* Kali-c., Kreos., Lach., Laur., *Mag-m., Merc.,* Mez., *Nat-c.,* **Nat-m.,** Nit-ac., Nux-v., Ph-ac., Plb., Puls., *Ran-s., Rhus-t., Ruta,* Sabad., **Sec.,** Sep., *Sil.,* Spong., *Stann.,* Staph., *Stram.,* Stront-c., *Sulph.,* Sul-ac., *Tarax.,* Thuj., Valer., *Verat.,* Verb.

— **ohne Durst**: *Agn.,* Ambr., *Am-m.,* Ang., Ant-c., **Ant-t.,** *Ars., Asaf., Bell.,* Bry., Calad., *Camph.,* Canth., *Caps.,* Carb-v., *Caust.,* Chel., Chin., Cocc., Coff., Con., *Cycl.,* Dig., **Euph., HELL.,** Hep., *Ign., Ip.,* Kali-n., Led., M-arct., *M-aust., Mang.,* **Meny.,** Merc., Mosch., Mur-ac., Nit-ac., **Nux-m.,** Nux-v., Op., **Phos.,** Ph-ac., **Puls.,** Rhod., Rhus-t., **Sabad.,** *Sabin.,* **SAMB.,** Sars., *Sep.,* **SPIG.,** Squil., *Staph.,* Stram., Sulph., Tarax., Thuj., Verat.

— mit **Neigung** zu **Entblößung: ACON.,** Ars., *Asar.,* Aur., *Borx.,* Bry., **Calc.,** Carb-v., *Cham., Chin.,* Coff., **Ferr.,** *Ign.,* **Iod.,** Lach., *Led.,* **Lyc., M-ambo., M-ARCT.,** Merc., Mosch., **Mur-ac.,** Nit-ac., Nux-v., **Op.,** *Phos., Plat., Puls.,* Rhus-t., *Sec., Seneg.,* Sep., **Spig.,** *Staph., Sulph., Thuj.,* **Verat.**

— mit **Scheu** vor **Entblößung:** Acon., *Agar., Ant-c., Arg., Arn.,* **Ars.,** Asar., **Aur.,** *Bell.,* Borx., Bry., *Camph., Canth.,* Caps., Carb-an., *Cham., Chin., Cic.,* **Clem.,** *Cocc.,* Coff., **Colch., Con.,**

Graph., Hell., **Hep.**, Ign., *Kreos.*, *Lach.*, Led., *M-aust.*, **Mag-c.**, *Mag-m.*, Meny., *Merc.*, Mur-ac., *Nat-c.*, *Nat-m.*, **Nux-m.**, **NUX-V.**, Phos., Ph-ac., *Puls.*, Rheum, *Rhod.*, **Rhus-t.**, *Sabad.*, **SAMB.**, Sep., **Sil.**, **SQUIL.**, Staph., *Stram.*, **STRONT-C.**, Thuj.

Begleitende Beschwerden: Acon., Ambr., Anac., *Ant-c.*, **Ant-t.**, *Arn.*, **ARS.**, Bar-c., *Bell.*, **BRY.**, *Calc.*, Camph., Cann-s., Carb-v., **CAUST.**, **CHAM.**, Chel., Chin., Cina, *Cocc.*, *Coff.*, *Coloc.*, *Con.*, Croc., *Dig.*, Dros., Dulc., *Ferr.*, Graph., *Hyos.*, **Ign.**, **Ip.**, Kali-n., Kreos., *Led.*, *Lyc.*, M-arct., M-aust., **Mang.**, **MERC.**, Mez., Mosch., Mur-ac., **Nat-c.**, Nat-m., **Nit-ac.**, **NUX-V.**, **OP.**, *Par.*, **Phos.**, *Ph-ac.*, Plb., **Puls.**, *Ran-b.*, *Rhod.*, **RHUS-T.**, **Sabad.**, Sabin., *Samb.*, *Sel.*, **SEP.**, *Spong.*, Stann., Staph., **STRAM.**, *Stront-c.*, **SULPH.**, *Tar.*, *Thuj.*, Valer., **VERAT.**

7. ZUSAMMENGESETZTE FIEBER

Zusammengesetzte Fieber im **Allgemeinen: Acon.**, Alum., Agn., Ambr., *Am-c.*, *Am-m.*, Anac., Ang., Ant-c., *Ant-t.*, Arn., **ARS.**, *Asar.*, Aur., Bar., **BELL.**, *Borx.*, Bov., **BRY.**, Calad., **Calc.**, Camph., Canth., **Caps.**, *Carb-an.*, *Carb-v.*, *Caust.*, **Cham.**, Chel., **Chin.**, *Cina*, Clem., *Cocc.*, *Coff.*, Coloc., Con., Croc., Cycl., *Dig.*, *Dros.*, Dulc., Euph., **Graph.**, Guaj., **Hell.**, **Hep.**, Hyos., **Ign.**, Iod., *Ip.*, *Kali-c.*, Kali-n., Kreos., *Lach.*, Laur., *Led.*, *Lyc.*, M-ambo., M-arct., **M-aust.**, Meny., **Merc.**, Mez., *Mosch.*, Nat-c., *Nat-m.*, *Nit-ac.*, Nux-m., **NUX-V.**, Olnd., *Op.*, *Peter.*, **Phos.**, *Ph-ac.*, Plat., Plb., **Puls.**, Ran-s., Rheum, Rhod., **RHUS-T.**, **Sabad.**, Sabin., Samb., Sec., Sel., **Sep.**, *Sil.*, *Spig.*, Spong., Squil., Stann., *Staph.*, *Stram.*, Stront-c., **SULPH.**, Tarax., *Thuj.*, Valer., **Verat.**, *Zinc.*

Frost, dann **Hitze: ACON.**, Alum., Ambr., Am-c., Am-m., Ant-c., Ant-t., *Arn.*, Ars., Asar., Bar-c., **Bell.**, *Borx.*, Bry., Canth., Caps., Carb-an., Carb-v., Caust., Cham., *Chin.*, *Cina,* Coff., Croc., *Cycl.*, *Dros.*, Dulc., Graph., Guaj., Hell., **Hep.**, *Hyos.*, Ign., Ip., Kali-c., *Kali-n.*, Kreos., Lyc., M-aust., Meny., Merc., *Nat-m.*, Nit-ac., Nux-m., **Nux-v.**, Op., *Petr.*, *Phos.*, *Ph-ac.*, **PULS.**, **Rhus-t.**,

Sabad., **Sec.**, Sep., **Spig.**, Squil., Staph., Stram., **Sulph.**, Valer., Verat.

Frost, dann **Schweiß:** *Am-m., Bry.,* Caps., *Carb-an.,* **CAUST.**, Cham., Chel., Dig., Hell., Hep., *Lyc.,* **M-aust.**, Nat-m., Nux-v., Op., *Petr.,* Phos., Ph-ac., **Rhus-t.**, Sabad., Sep., Spig., *Thuj.,* **Verat.**

Frost, dann **Hitze,** dann **Frost:** Sulph.

Frost, dann **Hitze,** dann **Schweiß:** Am-m., **Ars., Bry.,** *Caps.,* Caust., Cham., *Chin., Cina,* Cocc., Dig., Dros., **Graph.**, *Hep.,* **Ign., Ip.,** Kali-c., *Lyc.,* M-arct., Nat-m., *Nit-ac.,* Nux-v., Op., Plb., *Puls.,* **Rhus-t, Sabad.,** *Sabin.,* Samb., Sep., **Spong.**, *Staph., Sulph.,* **Verat.**

Frost mit (gleichzeitiger) **Hitze: ACON.**, Alum., **Anac.**, Ant-t., **ARS.**, Bar-c., **Bell.**, Bov., *Bry.,* **CALC.**, Camph., Canth., Carb-v., **Cham.**, *Chin., Cina, Cocc., Coff.,* Coloc., *Euph.,* Graph., Hell., **IGN.**, *Iod., Kali-c., Lach.,* Lyc., **Merc.**, *Mez.,* Mosch., Nat-c., **Nit-ac., Nux-v., Olnd.,** *Petr.,* Phos., Plat., Plb., **Puls., Rhus-t.,** Sabad., *Samb.,* **Sep.**, Spig., Spong., *Squil., Sulph., Thuj.,* **Verat.**, *Zinc.* (Vergl. Hitze mit Schauder)

Frost, äußerer Frost mit **innerer Hitze:** *Acon.,* Agat., Am-m., Anac., **Arn.**, *Ars.,* Asar., Bar-c., *Bell., Bry.,* Calad., *Calc.,* Camph., Cann-s., *Canth.,* Carb-v., *Caust.,* Cham., **Chel.**, *Chin.,* Cic., Cocc., Con., Croc., Cupr., Dig., Dulc., Euph., Graph., *Hell.,* Ign., Ip., Kali-c., Laur., Lyc., M-aust., Mag-c., Mag-m., Mang., *Merc., Mez.,* **MOSCH.**, Mur-ac., Nat-c., Nit-ac., *Nux-v., Phos.,* **Ph-ac.**, *Plat., Puls.,* Ran-b., Ran-s., Rhod., **Rhus-t.**, Ruta, *Sabad.,* Samb., Sars., **Sec.**, *Sep.,* Sil., Spig., *Spong.,* Squil., *Stann.,* Staph., Sulph., Valer., **Verat.**, *Zinc.*

Frost, innerer Frost mit **äußerer Hitze: Acon.**, Agar., *Agn.,* Alum., Ambr., **Anac.**, Arg., Arn., **Ars.**, Asaf., Bar-c., **Bell.**, Bism., *Bry.,* Calad., **CALC.**, Camph., Cann-s., *Caps.,* Carb-an., *Carb-v.,* Caust., *Cham.,* Chel., Chin., Cic., *Cocc.,* **Coff.**, *Colch.,* Coloc., Cupr., Cycl., *Dig.,* Dros., Dulc., *Euph., Hell., Hep.,* Hyos., **Ign.**, Iod., *Ip., Kali-c.,* **Kali-n.**, Kreos., **Lach., LAUR., Lyc.,** *M-aust.,*

Mang., **Meny.,** *Merc., Mez.,* Mur-ac., *Nat-c., Nat-m.,* **NUX-V.,** Olnd., *Op.,* **Par., Phos.,** Ph-ac., *Plb., Puls.,* Ran-b., *Rhus-t.,* Sabad., Samb., Sec., *Sel.,* **SEP., Sil.,** *Spig.,* Spong., **Squil.,** Stann., Staph., Stram., **Sulph.,** Tarax., *Thuj., Verat.,* Zinc.

Frost mit **Hitze** und **Schweiß:** Nux-v.

Frost mit **Schweiß:** Ars., Calc., *Euph.,* Led., Lyc., Nux-v., **Puls.,** *Sabad., Sulph.,* Thuj.

Frost, dann **Hitze** mit **Schweiß: Acon.,** Ant-t., **Bell.,** Bry., *Caps.,* **CHAM.,** *Chin.,* Cina, Con., Dig., Graph., *Hell.,* **Hep.,** Ign., Ip., Kali-c., *M-aust.,* Merc., Nit-ac., *Nux-v.,* **OP.,** *Phos.,* Puls., **Rhus-t.,** Sabad., Spig., Stann., Staph., Stram., Sulph., Valer., Verat.

Frost mit **Hitze** wechselnd: *Agn., Am-c., Am-m., Ant-t.,* **Ars.,** Asar., Aur., *Bar-c., Bell.,* Borx., **BRY., Calc.,** Canth., *Caust., Cham.,* Chel., **Chin.,** *Cocc.,* Coff., *Coloc.,* Dros., Graph., Hep., Iod., *Kali-c.,* Kali-n., *Kreos., Lach.,* Laur., *Lyc.,* **MERC.,** *Mosch.,* Nat-m., Nit-ac., **Nux-v., Phos., Ph-ac.,** Rheum, *Rhod., Rhus-t.,* Sabad., *Sel., Sep., Sil.,* Spig., *Stram., Sulph., Verat.*

Hitze, dann **Frost:** Ang., *Bell.,* **Bry.,** Calad., **CALC.,** *Caps.,* Caust., Chin., Dulc., Ign., *Lyc.,* Meny., Merc., Nit-ac., **Nux-v.,** Petr., Phos., Puls., **Sep.,** Stann., *Staph.,* **Sulph.,** Thuj.

Hitze, dann **Frost,** dann **Hitze:** Stram.

Hitze, dann **Frost,** dann **Hitze,** dann **Schweiß:** *Rhus-t.*

Hitze, dann **Schauder:** *Caps.,* Cocc., Hell., Nat-m., *Puls.,* Rhus-t., **Sulph.**

Hitze, dann **Schweiß:** *Am-m.,* Ant-c., *Ant-t.,* **Ars.,** Bell., Borx., Calc., *Carb-an.,* **Carb-v.,** Cham., *Chin.,* **Coff.,** Hell., Ign., Kreos., *Nux-v.,* Op., Petr., Puls., **Ran-s.,** Rhod., *Stront-c.*

Hitze, dann **Schweiß,** dann **Frost:** Calad.

Hitze mit **Frost:** (S. Frost mit Hitze)

Hitze mit **Schauder:** Acon., Anac., Arn., *Ars.*, *Asar.*, **BELL.,** Bry., *Calc.*, Caps., **Cham.,** Coff., Dros., **HELL.,** *Ign.*, Kali-c., M-aust., *Merc.*, Mosch., *Nux-v.*, *Puls.*, **Rhus-t.,** *Sep.*, *Spig.*, Sulph., **Zinc.**

Hitze mit **Schweiß:** *Acon.*, Alum., Am-c., Am-m., Ant-t., *Bell.*, *Bry.*, **Caps., Cham.,** *Chin.*, *Cina,* Con., Dig., Graph., *Hell.*, *Hep.*, *Ign.*, *Ip.*, Kali-c., *M-aust.*, Merc., Nit-ac., **Nux-v., OP., Phos.,** Plb., *Puls.*, **Rhus-t.,** *Sabad.*, *Spig.*, Spong., Stann., *Staph.*, **Stram.,** Sulph., Tarax., *Valer.*, *Verat.*

Hitze mit **Schweiß,** dann **Frösteln:** Stann.

Hitze mit **Frost** wechselnd: (S. Frost mit Hitze wechselnd)

Hitze mit **Schauder** wechselnd: *Acon.*, Am-c., **ARS.,** Asar., **Bell.,** Borx., **BRY.,** Calc., Caust., **Cham.,** Chel., *Chin.*, **Cocc.,** Coff., Coloc., Graph., *Hep.*, Kali-c., Lach., **MERC.,** *Mosch.*, **Nux-v.,** Phos., Ph-ac., Rheum, *Rhus-t.*, Sabad., **Sep.,** *Sil.*, Spig., *Sulph.*, Verat.

Hitze mit **Schweiß** wechselnd: *Bell.*, **Led.**

Schauder, dann **Frost:** Ars., Bry., Ip., Lach.

Schauder, dann **Hitze:** Ang., **Bell.,** *Bry.*, Canth., Carb-v., *Cocc.*, Con., Cycl., *Graph.*, **Ign.,** *Lach.*, Laur., Led., M-arct., *M-aust.*, Mosch., *Nux-v.*, **Sep.,** Sil., *Staph.*, **Sulph.**

Schauder, dann **Schweiß:** *Bry.*, Caps., *Caust.*, Clem., Dig., *Graph.*, M-ambo., **M-aust.,** Nat-m., **Rhus-t.**

Schauder mit **Hitze:** (S. Hitze mit Schauder)

Schauder mit **Schweiß:** Acon., M-ambo., *M-aust.*, **Rhus-t.**

Schauder mit **Hitze** wechselnd: (S. Hitze mit Schauder wechselnd)

Schweiß, dann **Frost: Carb-v.,** *Hep.*

Schweiß, dann **Frost,** dann **Schweiß: Nux-v.**

Schweiß, dann **Hitze: Nux-v.**

BEGLEITENDE BESCHWERDEN

Vor dem **Fieber:** Acon., Ant-c., Ant-t., **Arn., ARS.,** Bar-c., *Bell., Bry.,* **Calc.,** Caps., **Carb-v.,** Caust., **CHIN., Cina,** Cocc., Ferr., Graph., *Hep.,* Hyos., *Ign.,* **Ip.,** Kali-c., Kali-n., Lach., Lyc., Mag-c., Merc., Nat-c., *Nat-m.,* Nit-ac., *Nux-v., Phos.,* Ph-ac., **PULS.,** Rhod., **Rhus-t.,** Ruta, *Sabad.,* Sabin., Samb., *Sep., Sil.,* Spig., **Sulph.,** Verat.

Während des **Fiebers:** *Acon.,* Agar., Alum., Ambr., *Am-c.,* Am-m., Anac., Ang., **Ant-c.,** Ant-t., *Arn.,* **ARS.,** Aur., Bar-c., *Bell.,* Borx., Bov., **Bry.,** Calad., **Calc.,** Canth., Caps., Carb-v., Caust., **Cham., CHIN.,** *Cina, Cocc., Coff., Con.,* Croc., Dig., *Dros.,* Dulc., Euph., **Ferr.,** Graph., Hell., *Hep.,* Hyos., *Ign.,* Iod., **Ip., Kali-c.,** Kali-n., Kreos., Lach., Laur., Led., **Lyc.,** Mang., Meny, Merc., Mez., Mosch., Mur-ac., Nat-c., **Nat-m.,** Nit-ac., Nux-m., **NUX-V., Op.,** Petr., **Phos.,** *Ph-ac.,* Plat., **Puls.,** Ran-b., Rheum, *Rhod.,* **Rhus-t.,** Ruta, *Sabad.,* Samb., Sars., Sec., **SEP.,** Sil., Spig., *Staph., Stram.,* Stront-c., **Sulph.,** Sul-ac., Tarax., Teucr., Thuj., Valer., *Verat.,* Zinc.

Nach dem **Fieber:** *Ant-c., Ant-t.,* Arn., **ARS., Bell.,** Bry., *Carb-v.,* **CHIN.,** *Cina, Dig.,* **Hep.,** *Kali-c., Nat-m.,* **Nux-v.,** Phos., *Puls.,* Sep., Sil., Verat.

VI. ABTEILUNG

ÄNDERUNGEN DES BEFINDENS

1. VERSCHLIMMERUNG NACH DER ZEIT

Morgens: Acon., Agar., Agn., Alum., **Ambr.,** *Am-c.,* **AM-M., Anac.,** *Ang.,* **Ant-c., Ant-t.,** *Arg.,* **Arn.,** Ars., Asaf., Asar., **AUR.,** *Bar-c., Bell.,* Bism., *Borx., Bov., Bry., Calad.,* **CALC.,** Cann-s., Canth., *Caps., Carb-an.,* **CARB-V.,** *Caust.,* Cham., **CHEL.,** *Chin., Cic., Cina, Clem., Cocc.,* **Coff.,** Colch., Coloc., **Con., CROC.,** *Cupr.,* Cycl., *Dig.,* **Dros.,** *Dulc., Euph.,* **Euphr.,** *Ferr., Graph.,* **Guaj.,** *Hell.,* **Hep.,** *Hyos.,* **Ign.,** *Iod., Ip.,* **Kali-c., KALI-N., Kreos.,** Lach., Laur., *Led., Lyc.,* M-ambo., **M-arct., M-aust.,** Mag-c., *Mag-m.,* Mang., Meny., *Merc., Mez.,* Mosch., Mur-ac., **Nat-c., NAT-M., Nit-ac.,** Nux-m., **NUX-V.,** *Olnd., Op., Par.,* **Petr., PHOS., Ph-ac.,** Plat., *Plb.,* Puls., **Ran-b.,** Ran-s., **Rheum, RHOD., RHUS-T.,** Ruta, Sabad., **Sabin.,** Samb., *Sars.,* Sec., *Sel., Seneg.,* **Sep.,** *Sil., Spig.,* Spong., **SQUIL.,** *Stann.,* **Staph., Stram.,** Stront-c., *Sulph., Sul-ac.,* **Tarax.,** *Teucr., Thuj., Valer.,* **Verat., Verb.,** *Viol-o.,* Viol-t., Zinc.

Vormittags: *Alum.,* Ambr., Am-c., *Am-m.,* Ang., *Ant-c.,* Ant-t., **Arg.,** Ars., Asaf., Aur., Bar-c., Bell., Borx., Bov., Bry., *Calc.,* **CANN-S.,** *Canth.,* Carb-an., **Carb-v.,** Caust., Cham., Chel., Chin., Cocc., *Coloc.,* Con., Cupr., Cycl., Dros., Dulc., Euph., Euphr., Ferr, Graph., **Guaj.,** Hell., **Hep.,** *Ign.,* Ip., Kali-c., Kali-n., Kreos., Lach., **Laur.,** Lyc., M-arct., M-aust., Mag-c., Mag-m., **Mang.,** Merc., Mez., Mosch., Mur-ac., **NAT-C., Nat-m.,** Nit-ac., **Nux-m.,** *Nux-v., Par.,* Petr., *Phos., Ph-ac.,* Plat., Plb., Puls., Ran-b., Rhod., Rhus., **SABAD.,** *Sars.,* Sec., Sel., *Seneg.,* **SEP., Sil., Spig.,** Spong.,

Stann., **Staph.,** Stront-c., *Sulph.,* **SUL-AC.,** Tarax., **Teucr., Valer.,** Verat., *Verb.,* **Viol-t.,** Zinc.

Nachmittags: Agar., ALUM., Ambr., **Am-c.,** Am-m., Anac., *Ang.,* **Ant-c.,** Ant-t., **Arg.,** Arn., Ars., **Asaf., Asar.,** Aur., Bar-c., **BELL., Bism.,** *Borx.,* Bov., Bry., Calad., *Calc., Camph.,* Cann-s., **Canth.,** Caps., Carb- an., Carb-v., Caust., Cham., **Chel.,** Chin., **Cic.,** Cina, *Cocc., Coff., Colch.,* **Coloc.,** *Con.,* Croc., Cycl., Dig., Dros., *Dulc.,* Euphr., Ferr., Graph., Hell., Hep., Hyos., **Ign.,** *Iod.,* Ip., Kali-c., **KALI-N.,** *Kreos., Lach.,* **Laur., LYC.,** M-arct., M-aust., Mag-c., Mag-m., Mang., Meny., Merc., Mez., **Mosch., Mur-ac.,** *Nat-c.,* Nat-m., **Nit-ac.,** Nux-m., **Nux-v.,** Op., Par., Petr., *Phos.,* Ph-ac., Plat., *Plb.,* **PULS., Ran-b.,** *Ran-s.,* Rheum, Rhod., Rhus-t., *Ruta,* Sabad., Sabin., **Sars., Sel.,** *Seneg.,* Sep., **Sil.,** *Spig., Spong.,* Squil., Stann., **Staph.,** *Stront-c.,* Sulph., Sul-ac., Tarax., **Teucr., THUJ., Valer.,** Verat., Verb., **Viol-t., Zinc.**

Abends: Acon., Agar., *Agn.,* Alum., **AMBR., AM-C., Am-m.,** *Anac.,* **Ang., ANT-C., ANT-T., Arg., ARN., Ars., Asaf., Asar.,** Aur., Bar-c., **BELL.,** Bism., **Borx.,** *Bov.,* **BRY., Calad., Calc.,** Camph., Cann-s., Canth., **CAPS., Carb-an.,** *Carb-v.,* **CAUST., Cham.,** Chel., Chin., Cic., Cina, Clem., **Cocc.,** Coff., **COLCH., Coloc.,** *Con.,* **Croc.,** *Cupr.,* **CYCL.,** Dig., *Dros.,* **Dulc., EUPHR.,** *Ferr., Graph.,* **Guaj., HELL., Hep., HYOS., Ign., Iod., Ip., Kali-c., KALI-N.,** Kreos., **LACH., Laur., Led., LYC.,** *M-ambo.,* **M-arct., M-aust., MAG-C., Mag-m., Mang., MENY., Merc., MEZ.,** *Mosch.,* Mur-ac., **Nat-c.,** *Nat-m.,* **NIT-AC., Nux-m.,** Nux-v., Olnd., Op., **Par., Petr., PHOS., Ph-ac., PLAT., Plb., PULS., Ran-b., RAN-S.,** Rheum, **Rhod., Rhus-t.,** Ruta, Sabad., **Sabin., Samb.,** Sars., *Sel.,* **Seneg., SEP., Sil.,** *Spig.,* Spong., Squil., **Stann.,** *Staph.,* **STRONT-C., Sulph., SUL-AC.,** Tarax., *Teucr.,* **Thuj., Valer.,** Verat., *Verb.,* Viol-o., Viol-t., **ZINC.**

Nachts: ACON., Agar., Agn., Alum., Ambr., Am-c., *Am-m.,* Anac., *Ang.,* **Ant-c., Ant-t.,** Arg., **ARN., ARS.,** Asaf., Asar., **Aur., Bar-c., Bell.,** *Bism.,* Borx., Bov., **Bry.,** *Calad.,* **Calc., Camph., Cann-s., Canth., Caps., Carb-an.,** *Carb-v.,* **Caust., CHAM.,** Chel., **CHIN.,** *Cic.,* **Cina,** *Clem.,* Cocc., **Coff., COLCH.,** Coloc., **CON., Croc., Cupr.,** *Cycl.,* Dig., **Dros., Dulc., Euphr., FERR., GRAPH., Hell., HEP.,** *Hyos.,* **Ign., IOD.,** *Ip.,* **Kali-c.,** Kali-n., *Kreos.,* **Lach,**

Laur., **Led.**, **Lyc.**, M-ambo., *M-arct.*, M-aust., **MAG-C.**, **MAG-M.**, **MANG.**, Meny., **MERC.**, **Mez.**, *Mosch.*, Mur-ac., *Nat-c.*, **Nat-m.**, **NIT-AC.**, *Nux-m.*, *Nux-v.*, **Olnd.**, **Op.**, *Par.*, Petr., **Phos.**, Ph-ac., Plat., **PLB.**, **Puls.**, *Ran-b.*, *Ran-s.*, **Rheum**, *Rhod.*, **Rhus-t.**, **Sabad.**, *Sabin.*, **Samb.**, Sars., **Sec.**, **Sel.**, Seneg., *Sep.*, **SIL.**, **Spig.**, **Spong.**, Squil., Stann., **Staph.**, Stram., **STRONT-C.**, **Sulph.**, **Sul-ac.**, Tarax., Teucr., **Thuj.**, Valer., *Verat.*, *Viol-t.*, Zinc.

Vor Mitternacht: Alum., Ambr., *Am-m.*, *Anac.*, *Ang.*, **Ant-t.**, *Arn.*, Ars., Asar., **Bell.**, **Bry.**, *Calad.*, *Cann-s.*, **CARB-V.**, **Caust.**, **Cham.**, Chel., Chin., Cycl., Dulc., Ferr., **Graph.**, *Hep.*, Ign., Kali-c., **Lach.**, **LED.**, **LYC.**, M-arct., M-aust., **Mang.**, *Merc.*, **Mez.**, Mosch., **Mur-ac.**, Nat-m., Nit-ac., Nux-v., *Petr.*, **Phos.**, Plat., **PULS.**, **Ran-b.**, **RAN-S.**, Rhod., **Rhus-t.**, **SABAD.**, Samb., Sep., **Spig.**, **Spong.**, *Stann.*, **Staph.**, **Stront-c.**, Sulph., Teucr., Thuj., **Valer.**, Viol-t.

Nach Mitternacht: *Acon.*, Alum., Ambr., *Am-m.*, Ang., Ant-c., *Ant-t.*, **ARS.**, Asaf., *Aur.*, Bar-c., Borx., *Bry.*, Calad., **Calc.**, **Cann-s.**, *Canth.*, *Caps.*, *Carb-an.*, Carb-v., *Caust.*, Cham., Chin., Cocc., *Coff.*, Con., *Croc.*, **DROS.**, *Dulc.*, Euphr., **FERR.**, *Graph.*, Hell., *Hep.*, **Ign.**, *Iod.*, **KALI-C.**, **KALI-N.**, Lyc., M-ambo., M-arct., M-aust., **Mag-c.**, **Mang.**, **Merc.**, Mez., *Nat-c.*, Nat-m., Nit-ac., **NUX-V.**, Phos., **Ph-ac.**, *Plat.*, Puls., Ran-b., **Ran-s.**, *Rhod.*, **RHUS-T.**, Sabad., Sabin., **Samb.**, Sars., Seneg., Sep., *Sil.*, Spig., Spong., **Squil.**, *Staph.*, Stram., *Sulph.*, *Sul-ac.*, *Tarax.*, **THUJ.**, *Viol-o.*

Periodisch: *Acon.*, **ALUM.**, Ambr., **Anac.**, **Ant-c.**, Ant-t., **Arn.**, **ARS.**, **Bar-c.**, *Bell.*, Bov., *Bry.*, **Calc.**, Cann-s., **Canth.**, **Caps.**, **Carb-v.**, **CHIN.**, *Cina*, Clem., Cocc., Colch., *Croc.*, Cupr., Dros., Ferr., Graph., **Ign.**, **IP.**, Kali-n., *Lach.*, **Lyc.**, Meny., Merc., **NAT-M.**, **Nux-v.**, *Petr.*, **Plb.**, **Puls.**, **Rhod.**, **Rhus-t.**, **Sabad.**, *Samb.*, Sec., **Sep.**, Spig., **Staph.**, **Sulph.**, *Valer.*, **Verat.**, Zinc.

2. VERSCHLIMMERUNG NACH LAGE UND UMSTÄNDEN

In der **Abendluft:** Am-c., *Carb-v.,* **Merc.,** Nit-ac., *Sulph.*

Nach **Aderlässen:** (S. Säfteverlust)

Nach **Ärger:** (S. Gemütsbewegung)

Beim **Alleinsein: Ars.,** Bov., *Con.,* **Dros.,** *Kali-c.,* **LYC.,** *Mez.,* **Phos.,** *Sil,* **STRAM.,** Zinc.

Von **Aneinanderhalten** der Teile: **Ign.,** Staph.

Beim **Anfassen** eines Gegenstandes: Acon., *Am-c.,* Am-m., *Arn.,* Arg., Bell., *Bov.,* Bry., **Calc., Cann-s., Carb-v., Caust., CHAM.,** Chin., *Dros.,* Kali-c., Kali-n., *Led., Lyc.,* Merc., Nat-c., *Phos., Plat.,* **Puls.,** Sec., **Sil.,** Spig., *Verat.* (Vergl. Zugreifen)

Beim **Anfassen** eines **kalten** Gegenstandes: **Hep.,** Merc., **Nat-m.,** Rhus-t., *Sil., Thuj.*

Beim **Anlehnen:** Arg., *Arn.,* Bell., Cann-s., *Cycl., Hep.,* **Nit-ac., SAMB.,** Staph.

— an eine **scharfe** Kante: Agar., **Samb.**

— rückwärts: *Nit-ac.,* Staph.

Nach **Anlehnen: Coloc.**

Beim **Anstoßen:** Bar-c., **Bry,** Carb-v., **Caust.,** *Hep., Puls.,* Sep., *Sil.,* Spig., Valer.

Von **Anstrengung** des **Geistes:** *Agar.,* Agn., *Ambr.,* Am-c., **Anac.,** Ang., Arg., Arn., *Ars., Asar.,* Aur., Bell., *Borx.,* Calad., **CALC.,** Carb-v., Cham., *Chin., Cina,* **Cocc,** Coff., **Colch.,** *Cupr.,* Dig., Hell., **IGN.,** Iod., Kali-c., *Lach.,* Laur., **Lyc.,** M-ambo., M-arct., *M-aust., Mag-c.,* Mag-m., Mang., *Meny.,* Nat-c., **Nat-m.,**

Nux-m., **NUX-V., Olnd.,** *Par., Petr.,* Phos., Ph-ac., *Plat., Puls., Ran-b.,* **Sabad.,** *Sel.,* **SEP., Sil.,** Stann., *Staph.,* Sulph., Tarax., Zinc.

Von **Anstrengung** des **Körpers:** Acon., Agar., *Alum.,* Ambr., Am-c., Am-m., Ant-c., **ARN., ARS.,** Asaf, Asar., *Aur.,* Borx., Bov., **BRY.,** *Calc.,* **Cann-s.,** Caust., Chin., Cic., Cina, **Cocc.,** *Coff.,* Colch., Con., *Croc.,* Euphr., Ferr., Graph, Hell, *Hep.,* Ign., *Iod., Ip.,* Kali-n., Kreos., Lach., Led., **Lyc.,** *Merc.,* Mur-ac., *Nat-c.,* **Nat-m.,** *Nit-ac., Nux-m., Nux-v., Olnd., Phos.,* Plat., Puls., **Rheum,** *Rhod.,* **RHUS-T., Ruta,** Sabad., **Sabin.,** Sars., Sec., *Sep.,* **Sil.,** Spig., *Spong., Squil.,* Stann., Staph., **SULPH.,** Sul-ac., Thuj., *Verat.,* **Zinc.**

Von **Arsenikdämpfen:** Camph., *Ip.,* **Merc.,** *Nux-v.*

Von **Atem-Aufhalten:** Dros., **Kali-n.,** *Led.,* Meny., *Merc.,* **Spig.**

Außer dem **Atmen:** Asaf., *Cina,* **Ign., Merc.,** Spig., *Tarax.*

Beim **Atmen: Acon,** Agar., Alum., *Am-c.,* **Am-m., Anac.,** *Ant-c., Arg., Arn.,* Ars., *Asaf.,* Asar., Aur., **Bell.,** Bism., Borx., Bov., **BRY., Calc., Cann-s., Caps.,** *Cham., Chin.,* **Cina,** Clem., *Cocc.,* **COLCH.,** Coloc., Con., *Croc.,* Cupr., Dig., Dros., Dulc., Euphr., Graph., **Hep.,** *Hyos.,* **Kali-c.,** *Kali-n., Led., Lyc.,* M-ambo., **Mag-c.,** *Merc.,* Mez., **Mur-ac.,** *Nat-c.,* **Nat-m., Nit-ac.,** *Nux-v.,* Ph-ac., *Plat.,* **Puls.,** *Ran-b., Rhod.,* **Rhus-t., Sabad.,** *Sars.,* **Sel.,** *Seneg.,* **SEP.,** Sil., **SPIG.,** *Squil., Stann.,* **Sulph.,** *Sul-ac.,* Thuj., *Verat.*

Beim **Aus-Atmen:** Agn., Ambr., Anac., Ang., Ant-c., *Ant-t.,* Arg., Ars., *Asaf.,* Aur., *Bry., Cann-s.,* Carb-v., *Caust.,* Cham., Chel., *Chin.,* Cic., *Cina,* Clem., Coff., **COLCH., Dig., Dros.,** *Dulc.,* Euphr., **Ign., Iod.,** Kreos., Laur., Led., *Mang.,* Mur-ac., Nat-c., *Nux-v.,* **Olnd.,** *Ph-ac.,* **PULS.,** Rhus-t., *Ruta, Sabad.,* **Sep., SPIG.,** Spong., *Squil., Stann.,* **Staph.,** Tarax., *Verat.,* **Viol., Viol-t.,** Zinc.

Beim **Ein-Atmen: ACON., Agar.,** Agn., Alum., Am-c., *Am-m.,* **Anac.,** *Ang.,* **Arg., Arn.,** Ars., *Asaf.,* **Asar.,** Aur., *Bar-c.,* **Borx.,** Bov., **BRY., Calc.,** *Camph.,* Cann-s., *Canth.,* **Caps.,** *Carb-an.,* Carb-v., *Caust.,* **Cham., Chel.,** *Chin.,* Cic., *Cina, Clem.,* Cocc.,

Colch., Coloc., Con., *Croc.*, Cupr., *Cycl.*, Dulc., *Euphr.*, **Guaj.,** *Hell.*, *Hyos.*, Ign., Iod., **Ip., Kali-c., Kali-n., Kreos.,** Laur., Led., **Lyc.,** *M-arct.*, Mag-c., Mag-m., **Meny., Merc.,** Mez., *Mosch.*, Mur-ac., Nat-c., Nat-m., Nit-ac., *Nux-m.*, Nux-v., *Olnd.*, *Op.*, Par., Phos., Ph-ac., *Plat.*, *Plb.*, Puls., **Ran-b.,** *Ran-s.*, Rhod., **RHUS-T.,** Ruta, **Sabad., SABIN.,** *Sars.*, **Sel., Seneg.,** *Sep.*, Sil., *Spig.*, **Spong., SQUIL.,** *Stann.*, Stront-c., *Sulph.*, *Sul-ac.*, Tarax., Teucr., **Valer.,** *Verat.*, Verb., Viol-t., Zinc.

Beim **Tief-Atmen: ACON., Agn.,** *Am-m.*, *Arg.*, **Arn.,** *Asaf.*, **Borx., BRY.,** Calad., Calc., *Canth.*, *Caps.*, Carb-an., *Caust.*, *Cina*, *Dros.*, *Dulc.*, **Graph., Hell.,** *Hep.*, Ign., *Ip.*, **Kali-c., Kali-n.,** Kreos., **Lyc.,** Mag-m., *Mang.*, **Merc.,** Mosch., Nat-c., *Nat-m.*, Nux-m., Nux-v., **Olnd.,** *Plb.*, *Puls.*, **Ran-s.,** Rheum, **RHUS-T., Sabad., SABIN.,** *Seneg.*, Sep., **Sil.,** *Spig.*, *Spong.*, **Squil.,** Thuj., *Valer.*, Verb.

Von **Auflegen** (Aufstützen) des Gliedes: *Am-m.*, Ang., **Arn., Arg.,** *Asar.*, **Bell.,** *Camph.*, Caust., *Cina*, **Con.,** Croc., Graph., **Kali-c.,** Mag-m., Nux-m., Phos., **Rhus-t.,** Ruta, Sabin., Samb., **Sil.,** Spong., Squil., *Stann.*, Sulph., *Teucr.*, *Thuj.*, Valer., *Verb.*

Von **Aufmerksamkeits-Mangel: Camph.,** Cic., **Hell.**

Beim **Aufrichten: ACON.,** Alum., **Am-m.,** *Anac.*, Ang., Arg., **Arn., Ars.,** *Asar.*, Bar-c., **BELL.,** *Bov.*, **BRY.,** *Calad.*, **Cann-s.,** *Caps.*, Carb-an., Caust., **Cham.,** Chel., *Chin.*, **Cic., Cocc.,** *Colch.*, *Coloc.*, **Con.,** Croc., *Dig.*, Dros., **Ferr.,** Hell., *Hep.*, **Ign.,** Kali-c., *Laur.*, **Lyc.,** M-aust., Mag-m., *Mang.*, Meny., Merc., **Mur-ac., Nat-m., Nit- ac., NUX-V., OP., Phos.,** Ph-ac., Plat., Plb., **Puls.,** *Ran-b.*, **RHUS-T.,** *Sars.*, Seneg., Sep., *Spong.*, **Squil.,** Stann., *Staph.*, Stram., **SULPH.,** *Sul-ac.*, *Tarax.*, *Verat.*, **Viol-t.,** Zinc.

Beim **Aufstehen** aus dem **Bett: Acon.,** Am-m., Ang., Ant-c., *Ant-t.*, Ars., *Asar.*, Aur., **Bell.,** *Bov.*, **BRY.,** Calad., **Calc., Caps.,** *Carb-an.*, **CARB-V.,** Caust., **Cham.,** *Chin.*, Cic., **Cina,** Clem., **COCC., CON.,** *Croc.*, Dig., *Dulc.*, Ferr., **Graph.,** *Guaj.*, Hell., **Hep.,** Hyos., **Ign.,** Kali-c., Kreos., **LACH.,** *Led.*, **Lyc., M-ambo.,** *M-arct.*, *M-aust.*, Mag-c., Mag-m., Meny., Merc., Mosch., **Nat-m.,** *Nit-ac.*, **Nux-v., Olnd.,** Par., *Petr.*, **Phos., Ph-ac.,** Plat., Plb., *Puls.*, *Ran-b.*,

Rhod., **Rhus-t.,** Ruta, **Sabin.,** **Samb.,** **Sel.,** *Sep.,* **Sil.,** **Spig.,** *Squil., Stann.,* **Staph.,** *Stram.,* Sul-ac., **Thuj.,** *Valer., Verat.*

Nach dem **Aufstehen** aus dem **Bett:** Acon., Am-c., **AM-M.,** Anac., Ang., Ant-c., Ant-t., Arg., *Ars., Bar-c.,* Bell., Borx., Bov., *Bry.,* **Calc.,** Camph., Cann-s., *Canth.,* Caps., Carb-an., **Carb-v.,** Caust., **Cham.,** *Cina, Coloc.,* Con., Croc., *Dulc.,* Euph., **Graph.,** **Guaj.,** **Hell.,** *Hep., Hyos.,* **Ign.,** Ip., *Kali-c.,* Kali-n., **LACH.,** Laur., Led., Lyc., *M-ambo.,* M-arct., *Mag-c., Mag-m.,* Mang., Meny., Mez., Mur-ac., Nat-c., **Nat-m.,** *Nit-ac.,* Nux-m., **Nux-v.,** **Olnd.,** *Par.,* **Phos.,** *Ph-ac.,* Plat., **Puls.,** **Ran-b.,** Rhod., **RHUS-T.,** Ruta, Sabad., *Sars., Sep., Sil.,* **Spig.,** *Spong.,* Squil., **Staph.,** Stram., **Sulph.,** Sul-ac., *Thuj., Valer.,* **Verat.,** Verb.

Beim **Aufstehen** vom **Sitze:** **Acon.,** Ambr., *Anac., Ang., Ant-c.,* **Ant-t.,** Arn., Ars., *Asar., Aur.,* **Bar-c.,** **Bell.,** Bov., **Bry.,** *Calc.,* Cann-s., Canth., **CAPS.,** *Carb-an.,* **Carb-v.,** **Caust.,** *Cham.,* **Chin.,** Cic., *Cocc.,* **CON.,** Croc., Dig., Dros., **Euph.,** **Ferr.,** *Graph.,* Kali-c., Kali-n., Lach., **Laur.,** **Led.,** **LYC.,** M-ambo., *M-arct., M-aust., Mang.,* Merc., Mur-ac., *Nat-c.,* **Nat-m.,** **Nit-ac.,** **Nux-v.,** **Olnd.,** **Petr.,** **PHOS.,** **Ph-ac.,** Plat., **PULS.,** Ran-b., Rhod., **RHUS-T.,** **Ruta,** *Sabad.,* **Sep.,** *Sil.,* **SPIG.,** **Staph.,** Stram., Stront-c., **Sulph.,** **Thuj.,** **Verat.**

Nach dem **Aufstehen** vom **Sitze:** *Alum.,* Bry., *Carb-v.,* Laur., M-ambo., M-aust., Olnd., *Puls.,* **RHUS-T.,** Verat. (Vergl. anfangende Bewegung)

Von **Aufstoßen:** **Agar.,** Alum., *Am-c.,* Ant-c., *Bar-c.,* Bell., *Bry., Calad.,* **Cann-s.,** *Caps.,* **CHAM.,** **Cocc.,** Cycl., *Hep., Kali-c.,* **Lach.,** Nux-v., Par., **Phos.,** *Plb., Puls., Rhod.,* **Rhus-t.,** Sabin., **Sep.,** Sil., *Spong.,* Stann., Staph., Sulph., **Verb.,** **Zinc.**

Von **Aufstützen:** (S. Auflehnen)

Von (hart) **Auftreten:** *Alum.,* Ambr., *Am-c.,* **Anac.,** **Ang.,** **Ant-c.,** *Arg.,* **Arn.,** Ars., **Asar.,** *Bar-c.,* **Bell.,** Borx., **BRY.,** Calad., **Calc.,** Camph., Canth., **Caust.,** Cham., Chel., **Chin.,** *Cocc.,* Coff., **CON.,** Dros., Dulc., Euphr., Ferr., **Graph.,** **Hell.,** Kali-c., Kali-n., Lach., **Led.,** **Lyc.,** M-ambo., Mag-c., **Mag-m.,** Meny., Merc.,

Nat-c., Nat-m., *Nit-ac.,* Nux-m., **Nux-v.,** Par., Petr., **Phos.,** *Plat.,* Plb., *Puls.,* Rhod., **RHUS-T.,** *Ruta,* **Sabad.,** *Sabin.,* Seneg., **Sep., SIL.,** *Spig., Spong.,* Stann., Staph., **Sulph.,** *Thuj., Verb., Viol-t.*

Von **Augen-Aufheben:** Ars., Bell., **Bry.,** Caps., **Chin.,** M-arct., *Puls.,* Sabin.

— **Drehen:** Bry., *Caps.,* Cupr., Lyc., *Nux-v.,* Puls., Rhus-t., *Sep.,* **Sil., Spig.**

— **Öffnen:** Acon., Arn., *Aur.,* Bell., *Borx.,* **Bry., Calc.,** Canth., *Chin.,* Cic., **Clem.,** Coff., *Con.,* **Croc.,** Euph., **Ign., Lyc.,** *M-ambo.,* Mag-m., **Nux-v.,** Phos., Plat., **Spig.,** Zinc.

— **Schließen:** *Agar., Arn., Ars.,* **Bell., BRY.,** *Calad., Calc., Carb-an., Caust.,* Chel., **Chin., Clem.,** Con., *Croc.,* Dig., Ferr., **Hell.,** Hep., Ign., *Kali-c., Lach.,* **Led.,** M-aust., **Mag-m.,** Mang., Nux-v., Op., Phos., Ph-ac., **Puls.,** Sars., Sep., *Spong.,* Staph., Sulph., Thuj.

Nach dem **Auskleiden:** Am-m., **ARS., Cocc., DROS.,** Hep., Mag-c., *Mez.,* **NUX-V., Olnd., Puls., RHUS-T.,** Sep., *Sil.,* **Spong.,** *Stann.*

Nach unterdrückten **Ausschlägen:** *Acon., Alum., Ambr.,* Am-c., **Ars., Bell., BRY.,** *Calad.,* Calc., Carb-an., *Carb-v.,* **Caust., Cham.,** Con., Cupr., *Dulc., Graph.,* **Hep.,** Iod., **IP.,** *Kali-c., Lach.,* **Lyc.,** *Merc.,* Mez., **Nat-c.,** Nit-ac., **Nux-m.,** *Op., Phos.,* **PH-AC., Puls., Rhus-t.,** *Sars., Sel.,* **Sep.,** *Sil.,* **Staph.,** *Stram.,* **Sulph.,** Sul-ac., *Thuj., Verat.,* Viol-t., Zinc.

Von geschlechtlichen **Ausschweifungen:** Acon., **Agar.,** Agn., Alum., *Anac.,* Ant-c., Arn., *Ars.,* Asaf., Aur., Bar-c., Bell., Borx., **Bov.,** Bry., *Calad.,* **CALC.,** Cann-s., Canth., Caps., Carb-an., **Carb-v.,** Caust., Cham., **Chin.,** *Cina,* Cocc., Coff., **Con.,** *Dulc., Ferr.,* Graph., *Ign.,* **Iod.,** Ip., **Kali-c.,** Led., *Lyc.,* M-ambo., M-aust., Mag-m., **Merc.,** Mez., *Mosch.,* **Nat-c.,** *Nat-m.,* Nit-ac., **Nux-v.,** Op., *Petr.,* **Phos., PH-AC.,** Plat., *Plb.,* **Puls.,** *Ran-b.,* Rhod., Rhus-t., Ruta, Sabad., Samb., *Sel.,* **SEP., Sil., Spig.,** *Squil.,* Stann., **STAPH.,** *Sulph.,* Thuj., Valer., Zinc.

Von **Ausspucken:** *Dig.*, **Led., Nux-v.**

Von **Ausstrecken** des Gliedes: **Alum.,** Am-c., Am-m., Anac., Ang., **Ant-c.,** *Arg.*, Arn., Aur., *Bar-c.*, Bell., Bov., **Bry., CALC.,** Cann-s., Caps., *Carb-v.*, *Caust.*, *Cham.*, **Chin.,** *Cina*, Clem., Con., Croc., Dig., Dros., Dulc., Ferr., Graph., Guaj., **Hep.,** Ign., Kali-c., *Laur.*, *Lyc.*, M-aust., **Mang.,** *Meny.*, Merc., Mur-ac., Nat-m., Nux-v., Petr., Phos., *Plat.*, Plb., Puls., Rheum, Rhus-t., **Ruta,** Sabin., Sel., **SEP.,** *Spig.*, Spong., Stann., *Staph.*, **SULPH., THUJ.,** Valer., Verat.

Von **Baden: Ant-c.,** *Calc.*, *Carb-v.*, *Caust.*, Mang., **Nit-ac., RHUS-T.,** *Sep.*, Sulph. (Vergl. Wasser)

— **kalt: Bell., Nit-ac., RHUS-T.,** *Sars.*, **SEP.**

— in der **See:** *Ars.*, **Rhus-t.,** *Sep.*

Von **Bauch-Aufblasen: Ign.**

— **Einziehen:** Acon., *Ambr.*, Ant-c., **Ant-t.,** Asaf., **Asar.,** Bar-c., Bell., Bov., Calc., Lyc., **Nux-v.,** *Phos.*, *Valer.*, **Zinc.**

Bei dem **Beischlaf:** Anac., Asaf., Bar-c., *Calad.*, **Graph., Kali-c.,** Lyc., Plat., **Sel.**

Nach dem **Beischlaf: AGAR.,** Agn., Anac., Asaf., Bar-c., Borx., **Bov., Calad., CALC.,** Canth., **Chin.,** Con., *Graph.*, **KALI-C.,** Lyc., Mag-m., Mosch., **Nat-c.,** Nat-m., Nit-ac., Nux-v., **Petr.,** *Ph-ac.*, Plb., Rhod., **Sel., SEP.,** Sil., *Staph.*

Von **Beißen,** (Zusammenbeißen der Zähne): *Alum.*, **AM-C.,** *Anac.*, *Bell.*, *Bry.*, Carb-an., Caust., Chin., Coff., *Colch.*, Dig., *Graph.*, **Guaj.,** Hell., **Hep.,** Hyos., **Ip.,** Lach., Mang., Merc., *Petr.*, Puls., **Rhus-t.,** Sars., **Sep.,** Sil., Spong., *Staph.*, *Sulph.*, *Sul-ac.*, **Verb.** (Vergl. Kauen)

Nach **Beleidigungen:** (S. Gemütsbewegung)

Von **Berührung:** **Acon.,** Agar., **Agn.,** *Ambr.,* Am-c., Am-m., *Anac.,* **ANG.,** Ant-c., **Ant-t.,** *Arg.,* **Arn.,** *Ars.,* Asar., Aur., Bar-c., **BELL.,** *Borx.,* Bov., **Bry.,** Calad., Calc., Camph., **Cann-s.,** *Canth.,* **Caps.,** *Carb-an.,* **Carb-v.,** Caust., **CHAM.,** Chel., Chin., Cic., **Cina,** *Clem.,* *Cocc.,* Coff., **COLCH.,** Coloc., Con., *Croc.,* **Cupr.,** Cycl., Dig., Dros., Dulc., **Euph.,** Euphr., *Ferr.,* *Graph.,* *Guaj.,* **Hell.,** **HEP.,** **HYOS.,** Ign., *Iod.,* Ip., Kali-c., Kali-n., **Kreos.,** *Lach.,* Laur., **Led.,** **LYC.,** *M-ambo.,* M-arct., *M-aust.,* **Mag-c.,** **Mag-m.,** Mang., Meny., *Merc.,* **Mez.,** Mosch., Mur-ac., Nat-c., *Nat-m.,* **Nit-ac.,** *Nux-m.,* **NUX-V.,** *Olnd.,* Op., **Par.,** Petr., Phos., **Ph-ac.,** *Plat.,* Plb., **Puls.,** **RAN-B.,** Ran-s., **Rhod.,** **Rhus-t.,** *Ruta,* Sabad., **SABIN.,** Sars., **Sec.,** Seneg., **SEP.,** **Sil.,** **SPIG.,** *Spong.,* *Squil.,* Stann., **STAPH.,** **Stram.,** **Stront-c.,** **SULPH.,** Sul-ac., **Tarax.,** *Teucr.,* Thuj., *Valer.,* **Verat.,** *Verb.,* Viol-o., Viol-t., Zinc.

Von **leiser Berührung:** *Ars.,* **BELL.,** **CHIN.,** **Ign.,** Mag-m., **NUX-V.,** **Phos.,** *Ph-ac.,* **Stann.**

Bei **Bewegung:** Acon., Agar., **Agn.,** Alum., Ambr., *Am-c.,* Am-m., *Anac.,* *Ang.,* Ant-c., *Ant-t.,* Arg., **Arn.,** Ars., Asaf., **Asar.,** Aur., *Bar-c.,* **BELL.,** Bism., *Borx.,* Bov., **BRY.,** **Calad.,** *Calc.,* **Camph.,** **Cann-s.,** *Canth.,* Caps., **Carb-an.,** Carb-v., Caust., Cham., **Chel.,** Chin., *Cic.,* Cina, Clem., **Cocc.,** **Coff.,** **COLCH.,** Coloc., Con., **Croc.,** *Cupr.,* Cycl., **Dig.,** Dros., Dulc., Euph., Ferr., **Graph.,** *Guaj.,* **Hell.,** **Hep.,** Hyos., Ign., **Iod.,** **Ip.,** Kali-c., Kali-n., *Kreos.,* Lach., Laur., **LED.,** **Lyc.,** M-ambo., M-arct., **M-aust.,** Mag-c., Mag-m., *Mang.,* Meny., **Merc.,** *Mez.,* Mosch., Mur-ac., Nat-c., **Nat-m.,** *Nit-ac.,* *Nux-m.,* **NUX-V.,** Olnd., Op., *Par.,* *Petr.,* **Phos.,** Ph-ac., Plat., *Plb.,* Puls., **Ran-b.,** Ran-s., **Rheum,** Rhod., Rhus-t., Ruta, Sabad., Sabin., Samb., **Sars.,** *Sec.,* **Sel.,** Seneg., Sep., Sil., **Spig.,** *Spong.,* **Squil.,** Stann., **Staph.,** *Stram.,* Stront-c., Sulph., *Sul-ac.,* Tarax., Teucr., Thuj., Valer., Verat., Verb., Viol-o., Viol-t., Zinc.

Bei **anfangender Bewegung:** Asar., *Bry.,* Calc., **CAPS.,** **Carb. veg.,** **Caust.,** Chin., Cina, Cocc., **CON.,** *Cupr.,* Dros., **EUPH.,** **FERR.,** Graph., *Lach.,* Led., **LYC.,** M-ambo., Mag-c., Nit-ac., *Petr.,* **Phos.,** *Plat.,* Plb., **PULS.,** *Rhod.,* **Rhus-t.,** *Ruta,* **Sabad.,** Sabin., **Samb.,** Sars., **Sil.,** *Thuj.,* *Valer.* (Vergl. Aufstehen)

Bei **falscher Bewegung:** Ars., **Bry.,** *Lyc.*

Bei **Bewegung** der **Arme: Acon.,** *Am-m.,* **Anac., Ang.,** *Ant-c.,* Bar-c., Borx., *Camph.,* **Dig.,** *Ferr.,* **Led.,** M-arct., Nux-m., Plb., Puls., **Ran-b., Rhus-t.,** Sep., *Spong., Sulph.,* Thuj., Viol-t.

— der **Augen:** Acon., *Agn.,* Alum., Arn., Ars., **Bell., BRY.,** Camph., **Caps.,** Carb-v., **Cham.,** *Chin.,* Clem., *Coloc., Con., Cupr.,* Dig., Dros., **Hep.,** Ign., **M-arct.,** M-aust., *Mang.,* Merc., Mosch., *Mur-ac.,* Nat-m., **Nux-v.,** Olnd., **Op.,** Plb., *Puls., Ran-s., Rhus-t., Sabad.,* Sabin., Seneg., Sep., **Sil., Spig.,** Spong., Stann., Stront-c., **Sulph., Valer.,** Zinc.

— der **Augenlider: Coloc.,** Mosch.

— des **Kopfs:** *Acon., Am-c.,* **Arn.,** *Bar-c.,* **Bell., Bry., Calc.,** Cann-s., **Caps.,** Carb-v., *Chin.,* Cocc., Coloc., **Cupr.,** *Euph.,* Graph., Ip., Kali-c., **Lyc.,** Mang., Mez., **Mosch.,** *Nat-c.,* Nat-m., *Ph-ac.,* Plat., *Puls.,* Rhod., Samb., **Sep.,** Sil., **Spig.,** Stann., Staph., Sulph., Sul-ac., Verat., Viol-od.

— des **leidenden Teils:** *Am-c., Anac.,* Ang., **Arn.,** Ars., *Asaf., Asar.,* Bar., **Bell., BRY.,** *Camph.,* **Cann-s., Caps.,** *Caust.,* **CHAM.,** *Chel.,* **Chin.,** Cic., **Cocc.,** Coff., Con., *Croc., Dig.,* Hep., Ign., Iod., Kali-c., **LED.,** M-ambo., *Mag-c., Mang., Meny.,* **Merc.,** Nat-c., Nat-m., **Nux-v.,** *Olnd.,* Petr., Plat., **Puls.,** Ran-b., *Rhus-t., Ruta, Sabad., Sabin.,* Samb., *Sars., Sel.,* Sep., **Spig.,** *Staph., Sulph., Thuj.,* Zinc.

Nach der **Bewegung: AGAR.,** *Am-c.,* **Anac.,** *Arn.,* **ARS.,** *Calad.,* Camph., **CANN-S., Carb-v.,** *Caust., Cocc.,* Coff., **Croc.,** *Dros.,* **Hyos.,** Iod., **Kali-c.,** Laur., M-aust., Merc., *Nit-ac., Nux-v.,* Olnd., *Phos., Plb.,* **PULS., RHUS-T., Ruta,** Sabin., Sep., *Spig.,* **Spong., STANN.,** *Staph.,* **Stram.,** Sul-ac., **VALER., Zinc.**

Bei halben **Bewusstsein:** Camph.

Beim **Biegen** (oder Drehen): **Am-m.,** Ang., Ant-t., Arn., **Bell.,** Bov., **Bry.,** Calc., Camph., Caps., Carb-an., Carb-v., Cham., **Chin., Cic.,** *Cocc.,* Con., Cycl., *Dros.,* Dulc., Euph., *Guaj.,* **Hep.,**

Ign., Iod., Ip., *Lach.*, Laur., M-arct., *Mag-c.*, Merc., *Mez.*, Mur-ac., **Nat-m.,** Nit-ac., Nux-v., *Petr.*, Ph-ac., Plat., *Plb.*, Puls., *Ran-b.*, *Rhod.*, **Rhus-t.,** Sabad., *Sabin.*, Samb., **Sel.,** Spig., **Spong., Stann.,** Staph., *Thuj.*, Verat., *Zinc.*

Beim **Biegen** (oder Drehen) des **leidenden Teils:** Acon., Am-c., **Am-m.,** *Anac.*, *Ang.*, **Ant-c.,** Ant-t., Arg., **Arn.,** Asaf., Aur., *Bar-c.*, **Bell.,** Borx., Bov., **Bry., CALC.,** Camph., Caps., Carb-an., Carb-v., Caust., Cham., **Chel., Chin., Cic.,** Cina, *Cocc.*, **Coff.,** Con., *Croc.*, Cupr., Cycl., Dig., *Dros.*, Dulc., Graph., Hep., Hyos., **IGN.,** Iod., Ip., **Kali-c.,** *Lach.*, Laur., Led., **Lyc.,** *M-ambo.*, M-arct., M-aust., **Mag-c.,** Merc., *Mez.*, Mur-ac., **Nat-m.,** *Nit-ac.*, **Nux-v.,** Olnd., Par., *Petr.*, Ph-ac., *Plat.*, Plb., **Puls.,** *Ran-b.*, Rhod., **Rhus-t.,** Ruta, Sabad., *Sabin.*, Samb., **Sel., Sep., Spig., Spong.,** *Stann.*, Staph., *Sulph.*, Tarax., Teucr., *Thuj.*, Valer., Verat., *Zinc.*

— nach **auswärts:** *Caps.*

— nach **einwärts:** Am-m., **Ign.,** *Staph.*, Verat.

— nach **rechts:** *Spig.*

— **rückwarts:** *Am-c.*, **Anac.,** *Ant-c.*, Asaf., Aur., **Bar-c., Calc.,** Caps., *Carb-v.*, *Caust.*, *Chel.*, Cina, Coff., **Con.,** Cupr., Dig., Dros., Dulc., **Ign., Kali-c.,** M-arct., M-aust., Nat-m., **Nit-ac.,** Nux-v., **Plat.,** Plb., **Puls.,** *Rhod.*, *Rhus-t.*, **SEP.,** *Stann.*, **Sulph.,** Teucr., Thuj., Valer.

— **rückwärts** und **vorwärts:** Asaf., **Chel.,** *Coff.*, Nux-v., Thuj.

— **seitwärts: Bell.,** *Borx.*, **Calc.,** Canth., *Chel.*, Chin., Cocc., **Kali-c.,** *Lyc.*, **Nat-m.,** Plb., Stann., Staph.

— **vorwärts:** Asaf., *Chel.*, **Coff.,** Nux-v., *Thuj.*

Von **Gebogen-halten:** Hyos., **Spong.,** Teucr., Valer.

Nach **Blutverlust:** (S. Säfteverlust)

Von **Brechwürgen: Asar.,** Olnd.

Von **Brillen:** Borx.

Beim **Bücken: Acon.,** *Agar.,* **Alum., AM-C,** *Am-m.,* Anac., Ang., *Ant-c.,* Ant-t., **Arg.,** *Arn.,* Ars., *Asaf., Asar.,* Aur., **Bar-c.,** Bell., **Borx.,** *Bov.,* **BRY., CALC,** *Camph.,* Cann-s., *Canth.,* **Caps.,** Carb-an., *Carb-v.,* Caust., **Cham.,** *Chel., Chin.,* **Cic.,** Cina, **Clem., Cocc.,** Con., **Coloc,** Con., **Croc.,** *Cupr., Cycl.,* Dig., **Dros.,** Dulc., Ferr., **Graph.,** *Hell.,* **Hep.,** Ign., **Ip., Kali-c., Kali-n.,** *Kreos.,* Lach., *Laur.,* **Led.,** Lyc., *M-ambo.,* M-arct., M-aust., **Mag-m., MANG., Meny., Merc.,** *Mosch.,* Mur-ac., *Nat-c., Nat-m.,* Nit-ac., Nux-m., Nux-v., **Olnd.,** Op., *Par.,* **Petr.,** Phos., *Ph-ac., Plat.,* **Plb.,** *Puls.,* Ran-b., *Rheum,* **Rhod.,** *Rhus-t.,* **Ruta,** Sabin., Samb., Sars., **Seneg., SEP., Sil., SPIG.,** Spong., Stann., Staph., **Stront-c.,** Sulph., *Sul-ac.,* Tarax., **Teucr., Thuj., VALER., Verat.,** *Verb.,* Viol-t., Zinc.

Nach (langem) **Bücken:** Alum., **Asar., Bov.,** Cann-s., **Caust., Hep.,** *Hyos.,* Meny., Nat-m., **Plat,** *Viol-t.* (Vergl. Aufrichten)

Von **China** (ohne Chinasiechtum): *Led.,* **Sel.**

Von **China-Missbrauch:** Am-c., **Ant-t., ARN., Ars.,** *Asaf.,* **Bell.,** *Bry.,* **Calc.,** *Caps.,* **CARB-V.,** Cham., **Cina,** Cupr., Cycl., Dig., **FERR.,** Hell., **IP., Lach.,** *Merc.,* **NAT-M.,** Nux-v., Phos., **Ph-ac.,** Plb., **PULS.,** Samb., **Sep.,** Stann., **Sulph.,** *Sul-ac.,* **Verat.**

In der (Abend-) **Dämmerung: Am-m.,** *Ang.,* **Ars., Calc.,** Dig., Nat-m., Plb., **PULS.,** *Rhus-t., Staph.,* Sul-ac., *Valer.*

Von **Dehnen** und **Renken: Am-c., RAN-B., Rhus-t.**

Beim **Denken** daran: **Bar-c.,** Dros., Hell., Olnd., Plb., **Ran-b.,** *Sabad., Spig., Spong., Staph.*

Von **Drehen:** (S. Biegen)

Von äußerem **Druck:** Acon., **AGAR.,** Alum., Ambr., Am-c., Am-m., Anac., **Ang.,** *Ant-c., Arg.,* Arn., Ars., Asaf., **BAR-C.,** Bell., Bism., Borx., Bov., Bry., **Calad.,** Calc., Camph., **Cann-s., Caps.,**

Carb-an., **Carb-v.,** Caust., Chin., **CINA,** Coloc., *Cupr.,* Dig., *Dros.,* Dulc., **Guaj.,** Hell., **HEP.,** *Hyos.,* Ign., **IOD.,** Ip., Kali-c., Kali-n., **Lach.,** Laur., *Led.,* **LYC., Mag-c,** Mag-m., Mang., Meny., *Merc., Mez.,* **Mosch.,** Mur-ac., Nat-c., **Nat-m., Nit-ac.,** Nux-m., Nux-v., **Olnd.,** *Phos.,* Ph-ac., **Plat.,** Puls., **Ran-b., Ran-s.,** Rhus-t., **Ruta,** *Sabad., Sabin., Samb., Sars.,* **Sel.,** Seneg., **Sep., SIL.,** Spig., **Spong.,** Stann., **Staph.,** *Stram.,* Stront-c., Sulph., Sul-ac., **Teucr.,** Thuj., **Valer.,** Verat., **Verb.,** Zinc.

Von **Druck** auf der **entgegengesetzten** (schmerzlosen) **Seite: Ambr.,** Arn., Bell., **BRY., Calc.,** *Cann-s.,* Carb-an., Carb-v., **Caust., Cham., Coloc., IGN., Kali-c.,** Lyc., **M-ambo., M-aust.,** Nux-v., **PULS., Rhus-t., Sep., Stann.,** Viol-o., **Viol-t.**

Von **Druck** der **Kleider:** *Am-c.,* Arn., *Asar.,* **Bry., CALC., Caps., Carb-v., Caust.,** Chin., *Coff.,* **Hep., LYC., NUX-V.,** Olnd., Op., Puls., *Ran-b.,* **Sars., Sep.,** *Spong.,* **Stann.,** Sulph.

Im **Dunkeln: Am-m.,** *Ars., Bar-c.,* **Calc., Carb-an.,** *Carb-v.,* Staph., *Stram., Stront-c.,* **Valer.**

Beim **Dunkelwerden:** (S. Dämmerung)

Nach **Durchfall:** (S. Säfteverlust)

Von **Durchnässung:** Am-c., Ant-t., *Ars.,* **Bell.,** *Borx.,* **Bry., CALC.,** *Camph.,* Carb-v., *Caust.,* **Colch., Dulc.,** *Euph.,* **Hep., Ip.,** *Lach.,* **Lyc.,** *Nit-ac.,* **Nux-m.,** *Phos.,* **Puls., RHUS-T., Sars.,** *Sec.,* **SEP.,** *Sulph.,* Verat., *Zinc.*

— im **Schweiß: Acon.,** *Calc.,* **Dulc., RHUS-T., Sep.**

— des **Kopfs:** Bar-c., **BELL.,** *Led.,* **Puls.**

— der **Füße:** Cham., Merc., *Nat-c.,* **Puls.,** *Rhus-t.,* **Sep., SIL.**

Von Warm-**Einhüllen: Acon., Asar.,** Aur., **Borx.,** Bry., **Calc.,** Carb-v., *Cham., Chin,* Coff., **Ferr.,** *Ign.,* **Iod.,** Lach., Led., **LYC., M-ambo., M-aust.,** Merc., Mosch., Mur-ac., Nit-ac., Nux-v., *Op.,*

Phos., Plat., Puls., Rhus-t., *Sec., Seneg.,* Sep., **Spig.,** *Staph., Sulph., Thuj.,* **Verat.** (Vergl. Wärme)

In der **Einsamkeit:** (S. Alleinsein)

Vor dem **Einschlafen:** Acon., Agar., **Agn.,** Alum., Ambr., Am-c., *Am-m.,* Anac., Ant-c., *Arn.,* **ARS.,** Asar., *Aur., Bar-c.,* **Bell.,** Bism., *Borx.,* **BRY., Calad., CALC.,** Camph., Canth., *Caps.,* **Carb-an., CARB-V.,** *Caust.,* Cham., Chel., **CHIN.,** Clem., *Cocc.,* Coff., Coloc., Con., Cycl., Dig., *Dulc.,* Euph., Euphr., **Graph.,** *Guaj.,* **Hep., Ign.,** *Ip.,* **Kali-c.,** Kali-n., **Kreos.,** *Lach., Laur.,* Led., **Lyc.,** M-ambo., M-arct., M-aust., *Mag-c., Mag-m.,* Mang., **MERC.,** Mez., Mosch., Mur-ac., *Nat-c., Nat-m.,* Nit-ac., Nux-m., *Nux-v.,* Par., Petr., **PHOS.,** *Ph-ac.,* Plat., Plb., **PULS.,** *Ran-b.,* Rheum, Rhod., **RHUS-T.,** Sabad., *Sabin.,* Samb., **Sars.,** *Sel.,* Seneg., **SEP., Sil.,** Spig., *Spong.,* Stann., *Staph., Stront-c.,* **Sulph.,** Sul-ac., *Tarax., Teucr., Thuj.,* Verat., Verb., Viol-t., Zinc.

Von **Entblößung:** Acon., *Agar., Ant-c., Arg., Arn.,* **Ars.,** Asar., **Aur,** *Bell.,* Borx., Bry., *Camph., Canth.,* Caps., Carb-an., *Cham., Chin.,* **Cic., Clem., Cocc.,** Coff., **Colch., Con.,** *Graph.,* Hell., **HEP.,** *Hyos.,* Ign., *Kreos.,* Lach., Led., *M-aust., Mag-c., Mag-m.,* Meny., Merc., Mur-ac., *Nat-c., Nat-m.,* **Nux-m., Nux-v.,** Phos., Ph-ac., Puls., Rheum, *Rhod.,* **RHUS-T.,** *Sabad.,* **SAMB.,** *Sep.,* **SIL., SQUIL.,** *Staph., Stram.,* **STRONT-C.,** Thuj. (Vergl. Kaltwerden)

— eines **Teils: Hep.,** *Rhus-t.,* **Sil.,** Squil., Stront-c.

Von **Erbrechen:** Acon., *Ant-t., Arn.,* **ARS., Asar.,** Bell., **Bry., Calc.,** *Caps.,* Cham., *Chin.,* Cina, Cocc., **Colch.,** *Coloc.,* Con., **CUPR.,** *Dig.,* **Dros.,** Ferr., *Graph.,* **Hyos.,** Iod., **IP.,** Lach., **Lyc.,** Mez., Mosch., *Nat-m.,* **Nux-v.,** *Op.,* **Phos., Plb., PULS.,** Ran-s., Ruta, Sabin., **Sars.,** *Sec.,* **Sep.,** *Sil.,* Stann., **SULPH., Verat.** (Vergl. Säfteverlust)

Von **Erfrierung: AGAR., Ars.,** Bell., **Borx.,** Bry., *Camph.,* **Carb-v., Colch.,** Hep., M-aust., Mur-ac., **NIT-AC.,** Nux-v., Petr., **Phos.,** Ph-ac., **PULS.,** Sulph., *Sul-ac.*

Von **Erhitzung:** *Acon.*, Am-c., **ANT-C.**, **Bell.**, **BRY.**, *Caps.*, **Carb-v.**, Coff., **Dig.**, *Hep.*, *Ign.*, *Ip.*, **KALI-C.**, Mez., *Nat-m.*, *Nux-m.*, *Nux-v.*, Olnd., **Op.**, *Sep.*, *Sil.*, Staph., **Thuj.**, **Zinc.**

— am **Feuer:** **Ant-c.**, *Bry.*, **Euph.**, Mag-m., *Merc.*, *Puls.*, **Zinc.**

Nach **Erkältung:** **Acon.**, Agar., *Alum.*, Am-c., Anac., **Ant-c.**, Arn., Ars., Aur., *Bar-c.*, **BELL.**, Borx., **BRY.**, **Calc.**, *Camph.*, **Carb-v.**, *Caust.*, **CHAM.**, **Chin.**, *Cocc.*, **Coff.**, **Coloc.**, **Con.**, *Croc.*, Cupr., **Cycl.**, Dig., Dros., **DULC.**, **Graph.**, **Hep.**, **HYOS.**, *Ign.*, **Ip.**, Kali-c., *Led.*, **Lyc.**, M-ambo., *M-arct.*, M-aust., Mag-c., **Mang.**, **MERC.**, *Nat-c.*, **Nat-m.**, **Nit-ac.**, *Nux-m.*, **NUX-V.**, *Op.*, Petr., **PHOS.**, Ph-ac., *Plat.*, **PULS.**, *Ran-b.*, **RHUS-T.**, Ruta, *Sabin.*, **Samb.**, *Sars.*, *Sel.*, **Sep.**, **SIL.**, **SPIG.**, Stann., *Staph.*, Stront-c., **Sulph.**, *Sul-ac.*, *Valer.*, **Verat.**

— mit **Durchnässung:** (S. Durchnässung)

— des **Kopfs:** **BELL.**, *Led.*, *Puls.*, **SEP.**

— der **Füße:** *Cham.*, **Puls.**, **SIL.**

Von **Ermüdung:** **Arn.**, Ars., *Cann-s.*, *Chin.*, **Coff.**, **RHUS-T.**, *Verat.*

Von **Erschütterung:** **Acon.**, **ARN.**, **Bell.**, **Bry.**, **CIC.**, **Hep.**, *Ign.*, Nux-v., *Ph-ac.*, Rhus-t., *Ruta.*

Beim **Erwachen:** Acon., Agn., *Alum.*, **AMBR.**, **Am-c.**, **Am-m.**, Anac., **Ant-c.**, Ant-t., **Arn.**, **ARS.**, Aur., *Bar-c.*, *Bell.*, Bism., Borx., Bov., *Bry.*, Calad., **CALC.**, Cann-s., Canth., **Carb-an.**, **Carb-v.**, **CAUST.**, *Cham.*, Chel., **Chin.**, Cic., Cina, Clem., **Cocc.**, Coff., Colch., *Con.*, *Croc.*, Cycl., **Dig.**, *Dros.*, Dulc., Euph., Euphr., Ferr., **Graph.**, Guaj., **HEP.**, *Hyos.*, **Ign.**, **Ip.**, **Kali-c.**, Kali-n., Kreos., *Lach.*, Laur., Led., **Lyc.**, **M-arct.**, M-aust., *Mag-c.*, *Mag-m.*, Mang., Meny., **Merc.**, Mez., Mosch., *Mur-ac.*, *Nat-c.*, **Nat-m.**, **NIT-AC.**, Nux-m., **Nux-v.**, Op., *Petr.*, **PHOS.**, *Ph-ac.*, Plat., **PULS.**, *Ran-b.*, Ran-s., Rheum, Rhod., **Rhus-t.**, *Ruta*, *Sabad.*, *Sabin.*, **Samb.**, *Sars.*, Sel., Seneg., **SEP.**, **Sil.**, *Spig.*, Spong., *Squil.*, **Staph.**, *Stram.*,

Stront-c., **SULPH.,** Sul-ac., *Tarax.,* Teucr., Thuj., Valer., *Verat.,* Viol-o., *Viol-t., Zinc.*

Von (angreifenden) **Erzählungen: Calc.,** *Cic.,* Ign., **Teucr.**

Vor dem **Essen:** Acon., *Alum.,* **Ambr.,** Am-c., *Am-m., Anac.,* Ang., Arn., *Ars., Bar-c.,* Bell., **Bov.,** Bry., **Calc., Cann-s.,** *Carb-an., Carb-v., Caust.,* Cham., **Chel., Chin.,** Colch., **Croc.,** Dulc., Euphr., **Ferr., Graph.,** Hell., *Hep.,* **Ign., IOD.,** *Kali-c.,* **Lach., LAUR.,** M-aust., *Mag-c.,* Mang., Meny., Merc., *Mez.,* Mosch., **NAT-C.,** *Nit-ac., Nux-v.,* Olnd., Petr., **PHOS., Plb., Puls.,** *Ran-b.,* **Rhus-t., Sabad.,** Sabin., Sars., Seneg., **Sep.,** Sil., *Spig.,* Squil., Stann., **Stront-c., Sulph., Tarax.,** *Valer., Verat., Verb.*

Beim Essen: Alum., *Ambr.,* **AM-C.,** Am-m., *Ang.,* Ant-c., *Ant-t.,* Arg., *Arn., Ars.,* Aur., **Bar-c.,** *Bell.,* Bism., *Borx.,* Bov., *Bry.,* **Calc.,** Cann-s., Canth., **CARB-AN., CARB-V., Caust., Cham.,** Chin., **Cic.,** Clem., **Cocc.,** Coff., *Colch.,* **CON.,** Cycl., Dig., Dros., Dulc., *Euph., Ferr.,* **Graph.,** Hell., **Hep.,** *Ign.,* Iod., **KALI-C.,** Kali-n., *Lach.,* Laur., Led., **Lyc.,** *M-ambo., M-arct.,* M-aust., *Mag-c.,* **Mag-m.,** Mang., *Merc.,* **Nat-c., Nat-m., NIT-AC.,** Nux-m., Nux-v., *Olnd.,* Petr., **Phos.,** Ph-ac., Plat., Plb., **Puls.,** Ran-b., *Ran-s., Rhod.,* Rhus-t., *Ruta,* Sabin., Samb., *Sars.,* Sec., **Sep.,** *Sil.,* Spig., Spong., Squil., *Staph.,* Stram., Sulph., Sul-ac., *Teucr.,* Thuj., Valer., *Verat.,* Verb., Zinc.

Nach dem **Essen:** Acon., *Agar.,* Agn., *Alum., Ambr., Am-c.,* **Am-m., Anac.,** Ang., *Ant-c.,* Ant-t., Arg., *Arn.,* **Ars.,** *Asaf.,* Asar., Aur., *Bar-c.,* Bell., Bism., *Borx.,* Bov., **BRY.,** Calad., **CALC.,** Camph., Cann-s., Canth., *Caps.,* **Carb-an., Carb-v., CAUST., Cham.,** Chel., **Chin.,** Cic., Cina, Clem., *Cocc.,* Coff., Colch., Coloc., **CON.,** Croc., **Cycl.,** *Dig.,* Dros., Dulc., Euph., Euphr., *Ferr.,* **Graph.,** Hell., *Hep., Hyos.,* Ign., *Iod.,* Ip., **KALI-C.,** Kali-n., Kreos., *Lach.,* Laur., Led., **LYC.,** M-ambo., M-arct., M-aust., *Mag-c.,* Mag-m., Mang., Meny., Merc., Mez., Mosch., Mur-ac., **Nat-c., NAT-M., Nit-ac.,** *Nux-m.,* **NUX-V.,** Olnd., Op., Par., **Petr., PHOS., Ph-ac.,** Plat., Plb., **Puls.,** Ran-b., Ran-s., Rheum, Rhod., **Rhus-t.,** Ruta, Sabad., *Sabin.,* Samb., *Sars.,* Sec., *Sel.,* Seneg., **SEP., SIL.,** Spig., Spong., Squil., *Stann.,* Staph., Stront-c., **SULPH.,** *Sul-ac.,* Tarax., Teucr., *Thuj.,* Valer., *Verat.,* Verb., Viol-t., **Zinc.**

Nach **Satt-Essen:** Bar-c., **Calc.,** *Carb-v.,* **LYC.,** *Nat-c.,* Nat-m., Nux-v., *Sep., Sil.,* **Sulph.**

Von **Schnell-Essen:** *Ars.,* **Ip.,** Led., **Nux-v.,** Sulph.

Von **Essen** verschiedener **Dinge:** (S. Genüsse)

Von **Fahren** im **Wagen: Borx.,** Calc., *Carb-v.,* **COCC.,** Colch., *Croc.,* Ferr., Graph., **Hep., Ign.,** Iod., *Kali-c.,* Lach., Lyc., *Mag-c.,* Nat-m., **Nux-m., Petr.,** *Phos.,* Plat., **Sel., SEP., Sil.,** *Staph.,* **Sulph.,** Valer.

— zu **Schiffe:** Ang., Ars., Bell., **COCC., Colch.,** *Croc., Euph.,* **Ferr.,** *M-arct.,* Nux-m., **PETR.,** Sec.

Nach Fahren im Wagen: *Graph.,* Kali-n., Nat-c., Nat-m., **Nit-ac.,** *Plat.*

Nach einem **Fall:** (S. Verletzung)

Im **Federbett:** Cocc., **Coloc.,** *Led., Lyc.,* **MANG., Merc.,** Sulph.

Von **festen Kleidern:** (S. Druck der Kleider)

Von **Festhalten** eines Dinges: *Coff.,* **Rhus-t.,** Spig. (Vergl. Anstrengung)

Bei **feuchtem** Wetter: (S. nasses Wetter)

Von **Feuerschein: Ant-c.,** *Bry.,* **Euph.,** Mag-m., *Merc., Puls.,* **Zinc.**

Vor dem **Fieber:** Acon., Ant-c., Ant-t., **Arn., ARS.,** Bar-c., *Bell., Bry.,* **Calc.,** Caps., **Carb-v.,** Caust., **CHIN., Cina,** Cocc., Ferr., Graph., *Hep.,* Hyos., *Ign.,* **Ip.,** Kali-c., Kali-n., Lach., Lyc., Mag-c., Merc., Nat-c., *Nat-m.,* Nit-ac., *Nux-v., Phos.,* Ph-ac., **PULS.,** Rhod., **Rhus-t.,** Ruta, *Sabad.,* Sabin., Samb., *Sep., Sil.,* Spig., **Sulph.,** Verat.

Beim Fieber: *Acon.,* Agar., Alum., Ambr., *Am-c.,* Am-m., Anac., Ang., **Ant-c.,** Ant-t., *Arn.,* **ARS.,** Aur., Bar-c., *Bell.,* Borx., Bov., **Bry.,** Calad., **Calc.,** Canth., Caps., Carb-v., Caust., **Cham., CHIN.,** *Cina, Cocc., Coff.,* Con., Croc., Dig., *Dros.,* Dulc., Euph., **Ferr.,** Graph., Hell., *Hep.,* Hyos., *Ign.,* Iod., **Ip., Kali-c.,** Kali-n., Kreos., Lach., Laur., Led., **Lyc.,** Mang., Meny., Merc., Mez., Mosch., Mur-ac., Nat-c., **Nat-m.,** Nit-ac., Nux-m., **NUX-V., Op.,** Petr., **Phos.,** *Ph-ac.,* Plat., **Puls.,** Ran-b., Rheum, *Rhod.,* **Rhus-t.,** Ruta, *Sabad.,* Samb., Sars., Sec., **SEP.,** Sil., Spig., *Staph., Stram., Stront-c.,* **Sulph.,** Sul-ac., Tarax., Teucr., Thuj., Valer., *Verat.,* Zinc.

Nach dem **Fieber:** *Ant-c., Ant-t.,* Arn., **ARS., Bell.,** Bry., *Carb-v.,* **CHIN.,** *Cina, Dig.,* **Hep.,** *Kali-c., Nat-m.,* **Nux-v.,** Phos., *Puls.,* Sep., Sil., Verat.

Bei **Fieber-Frost, -Hitze** usw.: (S. unter **Fieber**)

Im **Freien: Agar.,** Agn., Alum., Ambr., *Am-c., Am-m.,* Anac., Ang., Ant-c., Arn., Ars., Aur., Bar-c., *Bell.,* Borx., Bov., Bry., *Calad., Calc.,* **Camph.,** *Cann-s., Canth., Caps.,* **Carb-an., Carb-v.,** Caust., **Cham., Chel., Chin.,** Cic., *Cina,* **COCC., Coff.,** *Coloc.,* **Con.,** Dig., *Dros.,* Dulc., *Euph.,* **Ferr.,** Graph., **GUAJ.,** Hell., Hep., Hyos., *Ign.,* Iod., *Ip.,* Kali-c., *Kali-n.,* **Kreos., Lach.,** Laur., *Led.,* Lyc., *M-ambo.,* M-arct., *M-aust.,* Mag-c., Mag-m., Mang., Meny., *Merc.,* Mez., *Mosch., Mur-ac., Nat-c.,* Nat-m., *Nit-ac.,* **NUX-M., NUX-V.,** *Olnd.,* Op., **Petr.,** Phos., Ph-ac., Plat., Plb., Puls., Ran-b., *Rheum,* Rhod., *Rhus-t., Ruta, Sabad.,* Sabin., Sars., **Sel.,** Seneg., Sep., **SIL., Spig.,** Spong., Stann., *Staph.,* **Stram.,** Stront-c., Sulph., *Sul-ac.,* Tarax., **Teucr.,** *Thuj.,* **Valer.,** Verat., Verb., *Viol-t.,* Zinc.

Zwischen **fremden** Menschen: *Ambr., Bar-c., Lyc.,* Petr., **Sep., Stram.**

Im **Frühjahr:** Acon., **Ambr.,** *Aur.,* **Bell.,** *Bry.,* **Calc.,** *Carb-v.,* Dulc., *Lach.,* **Lyc.,** *Nat-m.,* Nux-v., *Puls.,* **Rhus-t.,** *Sep., Sil., Sulph.,* **Verat.**

Vor dem **Frühstück:** (S. Nüchtern)

Nach dem **Frühstücke:** Ambr., **Am-m.,** *Anac., Ars.,* Bell., Borx., **Bry., Calc.,** Carb-an., *Carb-v.,* **Caust., CHAM.,** Chin., **Con.,** Cycl., **Dig.,** Euph., **Graph.,** Hell., Ign., **Kali-c., Kali-n.,** Laur., *Lyc.,* Mag-c., Mang., **Nat-c., Nat-m.,** *Nit-ac., Nux-m.,* **NUX-V.,** Par., Petr., **PHOS.,** *Ph-ac., Plb.,* Puls., Rhod., *Rhus-t., Sars.,* **Sep.,** Sil., Stront-c., **Sulph.,** Valer., *Verat., Zinc.*

Nach einem **Fußbad:** (S. Durchnässung der Füße)

Beim **Gähnen:** Acon., Agar., *Am-c., Am-m.,* Anac., Ang., *Ant-t.,* Arg., **Arn.,** *Ars.,* Aur., Bar-c., Bell., *Borx., Bry.,* Calad., Calc., Canth., Caps., Carb-an., **Caust., Chel.,** Chin., **CINA,** *Cocc., Croc., Cycl.,* Dig., Ferr., **Graph.,** *Hep.,* **IGN.,** Ip., *Kali-c.,* **KREOS.,** Laur., *Lyc.,* **M-arct.,** M-aust., *Mag-c.,* Mag-m., Mang., **Meny.,** Mez., **Mur-ac.,** Nat-c., Nat-m., **NUX-V., Olnd.,** *Op., Par.,* Petr., **Phos.,** Ph-ac., Plat., *Puls.,* **RHUS-T.,** Ruta, **Sabad., SARS.,** Sep., *Sil., Stann.,* **Staph.,** *Sulph.,* Sul-ac., Teucr., Thuj., Verat., *Viol-o., Zinc.*

Nach Gähnen: *Am-m.,* Croc., **Nux-v.**

Von **Gedächtnis-Anstrengung:** M-ambo.

Bei **anfangendem Gehen:** *Acon., Ambr., Am-c.,* Anac., Ang., Ant-c., *Ant-t.,* Arn., Ars., *Asar.,* Aur., *Bar-c., Bell.,* Bov., **Bry.,** *Calc.,* Cann-s., Canth., **CAPS.,** Carb-an., **Carb-v., Caust.,** Cham., *Chin.,* Cic., Cina, *Cocc.,* **CON.,** Croc., Cupr., *Cycl.,* Dig., *Dros.,* **EUPH., FERR.,** *Graph.,* Kali-c., Kali-n., *Lach., Laur., Led.,* **LYC.,** *M-ambo.,* M-arct., M-aust., Mag-c., Mang., Merc., Mur-ac., Nat-c., *Nat-m., Nit-ac., Nux-v., Olnd., Petr.,* **Phos.,** *Ph-ac., Plat., Plb.,* **PULS.,** Ran-b., *Rhod.,* **Rhus-t., Ruta, Sabad.,** Sabin., **Samb.,** Sars., *Sep.,* **Sil.,** *Spig., Staph.,* Stram., Stront-c., *Sulph.,* **Thuj.,** *Valer., Verat.*

Während des **Gehens:** Acon., Agar., **Agn.,** Alum., Ambr., *Am-c.,* Am-m., *Anac., Ang.,* Ant-c., *Ant-t.,* Arg., **Arn.,** Ars., Asaf., **Asar.,** Aur., *Bar-c.,* **BELL.,** *Borx.,* Bov., **BRY., Calad.,** *Calc.,* **Camph., Cann-s.,** *Canth.,* Caps., **Carb-an.,** Carb-v., Caust., Cham., **Chel.,** Chin., *Cic.,* Cina, Clem., **Cocc., Coff., COLCH.,** Coloc., Con., **Croc.,** *Cupr.,* Cycl., **Dig.,** Dros., Dulc., Euph., Euphr., Ferr., **Graph.,** *Guaj.,* **Hell., Hep.,** Hyos., Ign., **Iod., Ip.,**

Kali-c., Kali-n., *Kreos.*, Lach., Laur., **LED.**, Lyc., M-ambo., M-arct., **M-aust.**, Mag-c., Mag-m., *Mang.*, Meny., **Merc.**, *Mez.*, Mosch., Mur-ac., Nat-c., **Nat-m.**, *Nit-ac.*, *Nux-m.*, **NUX-V.**, Olnd., Op., *Par.*, *Petr.*, **Phos.**, Ph-ac., Plat., *Plb.*, Puls., **Ran-b.**, Ran-s., **Rheum**, Rhod., Rhus-t., Ruta, Sabad., Sabin., Samb., **Sars.**, *Sec.*, **Sel.**, Seneg., Sep., Sil., **Spig.**, *Spong.*, **Squil.**, Stann., **Staph.**, *Stram.*, Stront-c., Sulph., *Sul-ac.*, Tarax., Teucr., Thuj., Valer., Verat., Verb., Viol-o., Viol-t., Zinc.

Beim **Gehen gebückt: Bry.**

— in der **Ebene:** Ran-b.

— im **Freien:** Acon., *Agar.*, *Agn.*, Alum., Ambr., *Am-c.*, Am-m., Anac., Ang., Ant-c., Arg., *Arn.*, Ars., *Asar.*, Aur., Bar-c., **Bell.**, Borx., Bov., **Bry.**, *Calad.*, *Calc.*, **Camph.**, *Cann-s.*, *Canth.*, Caps., **Carb-an.**, **Carb-v.**, *Caust.*, *Cham.*, **Chel.**, *Chin.*, Cic., *Cina*, Clem., **COCC.**, **Coff.**, **Colch.**, Coloc., **Con.**, *Croc.*, *Dig.*, Dros., Dulc, Euph., Euphr., *Ferr.*, *Graph.*, **Guaj.**, *Hell.*, *Hep.*, Hyos., Ign., *Iod.*, *Ip.*, Kali-c., Kali-n., *Kreos.*, *Lach.*, Laur., **Led.**, Lyc., M-ambo., M-arct., *M-aust.*, Mag-c., Mag-m., Mang., Meny., *Merc.*, Mez., Mosch., Mur-ac., Nat-c., *Nat-m.*, *Nit-ac.*, **Nux-m.**, **NUX-V.**, Olnd., Op., Par., *Petr.*, *Phos.*, Ph-ac., Plat., Plb., Puls., *Ran-b.*, Ran-s., *Rheum*, Rhod., Rhus-t., Ruta, *Sabad.*, Sabin., *Sars.*, **SEL.**, Seneg., *Sep.*, **Sil.**, **SPIG.**, Spong., Stann., *Staph.*, **Stram.**, Stront-c., *Sulph.*, *Sul-ac.*, Tarax., *Teucr.*, Thuj., *Valer.*, Verat., Verb., Viol-t., Zinc.

— **schnell:** Alum., **Ang.**, Arg., **Arn.**, **ARS.**, *Aur.*, **Bell.**, *Borx.*, **BRY.**, *Calc.*, **Cann-s.**, **Caust.**, Chel., *Chin.*, *Cina*, *Cocc.*, Coff., Croc., **Cupr.**, Dros., Hep., Hyos., **Ign.**, *Iod.*, Ip., **Kali-c.**, Laur., **Led.**, **Lyc.**, **Merc.**, Mez., Nat-c., **Nat-m.**, Nit-ac., Nux-m., **Nux-v.**, **Olnd.**, *Phos.*, *Rheum*, **Rhod.**, **Rhus-t.**, Ruta, *Sabin.*, **Seneg.**, *Sep.*, **Sil.**, **Spig.**, Spong., *Squil.*, Staph., **SULPH.**, Sul-ac., Verat., *Zinc.*

— über einen **schmalen Steg: Bar-c.**, *Ferr.*, Sulph.

— auf **Steinpflaster:** Ant-c., **Con.**, *Hep.*

— **an** oder **über Wasser:** *Ang.*, **Ferr.**, **Sulph.**

Beim **Gehen** im **Winde:** Acon., *Ars.,* **Asar.,** Aur., **BELL.,** Carb-v., *Cham., Chin.,* Con., *Euphr., Graph., Lach., Lyc.,* Mur-ac., Nat-c., Nux-m., **NUX-V., Phos.,** Plat., *Puls., Spig.,* Thuj.

Von **Gemütsbewegungen: Acon.,** Alum., Am-m., Ant-t., Arn., *Ars.,* Asar., **Aur.,** Bar-c., **Bell., Bry.,** *Calc.,* Caps., Carb-an., **Caust., Cham.,** Chin., Cic., *Cocc.,* **Coff.,** Colch., **COLOC.,** Con., Croc., *Cupr., Cycl.,* Ferr., Graph., Hep., **HYOS., IGN.,** Ip., *Kali-c., Lach.,* Laur., **Lyc.,** M-ambo., M-arct., M-aust., Mag-c., Mag-m., *Merc.,* Nat-c., **Nat-m.,** Nit-ac., Nux-m., **NUX-V.,** *Olnd.,* **Op.,** Petr., **Phos., PH-AC., Plat., PULS.,** Ran-b., *Rhus-t., Samb.,* Sec., Sel., Seneg., *Sep.,* Sil., Spong., Stann., **STAPH.,** *Stram.,* Stront-c., *Sulph.,* Teucr., **Verat.,** Verb., *Zinc.*

— **Ärger: ACON.,** Alum., Ant-t., **Ars.,** *Aur.,* **Bell., Bry.,** Calc., **CHAM.,** Chin., *Cocc.,* **Coff., COLOC.,** Croc., *Cupr., Hyos.,* **IGN.,** Ip., **Lyc.,** M-ambo., *M-arct.,* M-aust., Mag-c., Mag-m., Nat-c., *Nat-m.,* Nux-m., **NUX-V., Op.,** Petr., **Phos.,** *Ph-ac.,* **PLAT., Puls.,** Ran-b., Rhus-t., Samb., Sec., Sel., Sep., Sil., Stann., **STAPH.,** Stram., Sulph., *Verat., Zinc.*

— — mit **Angst: ACON.,** Alum., **ARS.,** *Aur.,* **Bell.,** *Bry., Calc.,* **Cham.,** *Cocc.,* Coff., **Cupr.,** Hyos., **IGN.,** *Lyc.,* Nat-c., Nat-m., **NUX-V., Op.,** Petr., Phos., **Plat., Puls.,** *Rhus-t.,* Samb., *Sep.,* Stann., *Stram., Sulph., Verat.*

— — mit **Heftigkeit: ACON.,** *Aur., Bell.,* **Bry., CHAM., Coff.,** Hyos., *Lyc.,* Nat-m., **NUX-V.,** *Phos.,* Sep., Sulph., Verat., Zinc.

— — mit **Indignation: COLOC.,** Ip., **Nux-v.,** *Plat.,* **STAPH.**

— — mit **Schreck: ACON., Bell.,** *Calc.,* Cocc., Cupr., **IGN.,** *Nat-c.,* **Nux-v., Op.,** *Petr.,* **Phos., Plat., Puls.,** Samb., Sep., *Sulph.,* Zinc.

— — mit stillem **Verdruss** und **Gram:** Alum., *Ars., Aur.,* Bell., **Cocc., Coloc.,** Hyos., **IGN., LYC.,** Nat-c., Nat-m., Nux-v., Phos., **Ph-ac,** Plat., Puls., **Staph.,** Verat.

Von **Gemütsbewegungen, Angst:** (S. Schreck)

— **Beleidigungen:** (S. Kränkung)

— **Eifersucht: HYOS., Ign.,** *Lach.,* Nux-v., *Ph-ac.*

— von traurigen **Erzählungen:** (S. Erzählungen)

— von übermäßiger **Freude: COFF.,** Croc., Cycl., Nat-c., *Op.,* **Puls.**

— **Furcht:** (S. Schreck)

— **Gram** und **Kummer:** Am-m., *Ars.,* Aur., Bell., Calc., Caps., Caust., *Cocc.,* **Coloc.,** Con., *Cycl., Graph.,* **Hyos., IGN.,** Kali-c., Lach., *Lyc.,* Nat-c., *Nux-v.,* Phos., **Ph-ac.,** Plat., **Puls.,** Rhus-t., **STAPH.,** Stram., **Verat.**

— von **Kränkung,** (Beleidigung): Acon., Ars., *Aur., Bell., Bry.,* Carb-an., **Cham., COLOC., IGN.,** Ip., *Lyc., Merc.,* **NAT-M.,** *Nux-v.,* **Ph-ac.,** *Plat., Puls.,* **Seneg., STAPH.,** Stram., *Sulph.,* Verat.

— unglückliche **Liebe:** *Aur., Caust.,* **Coff., HYOS., IGN.,** Kali-c., Lach., *Nux-v.,* **Ph-ac.,** Sep., **Staph.**

— **Schreck,** (Angst, Furcht): **ACON.,** Anac., *Arn., Ars., Aur.,* **Bell.,** *Bry.,* Calc., Carb-v., **Caust.,** *Cham.,* Cic., Cocc., **Coff., Cupr.,** Graph., Hep., **Hyos., IGN.,** *Lach.,* Laur., *Lyc.,* Merc., *Nat-m.,* **Nux-v., OP.,** *Phos.,* **Plat., PULS.,** Rhus-t., *Samb., Sec.,* Sep., Spong., Stann., *Stram.,* Sulph., *Verat.,* Verb., *Zinc.*

— von **Unarten** Anderer: *Colch.,* **Staph.**

— nach **Vorwürfen:** *Coloc.,* **Ign., OP.,** Ph-ac., **Staph.**

— nach **Widerspruch: Aur.,** Ign., Nux-v., *Olnd.*

— **Zorn:** *Acon.,* **Aur.,** *Bell.,* **BRY., CHAM.,** *Coff.,* **Coloc.,** *Ferr., Hyos.,* Ip., *Lyc., Nat-m.,* **NUX-V.,** *Olnd., Phos., Plat.,* Sep., Stront-c., Sulph., *Verat.*

Von verschiedenen **Genüssen** in **Speisen** und **Getränken:**

Austern: Lyc.

Backwerk: Ars., Carb-v., *Puls.*

Bier: Acon., *Ars.,* Asaf., *Bell.,* Chin., *Coloc.,* Euph., **Ferr.,** Ign., *Lyc., Mez.,* Mur-ac., **Nux-v.,** *Puls.,* **Rhus-t.,** *Sep.,* Sil., Stann., Staph., *Stram., Sulph., Teucr., Verat.*

— **frisches:** *Chin.,* Lyc., *Puls.,* Teucr.

Birnen: *Borx.,* Bry., **Verat.**

Blähende Speisen: Ars., **Bry.,** *Calc.,* Carb-v., *Chin.,* Cupr., Hell., *Kali-c.,* **Lyc.,** Nat-m., **Petr.,** *Puls., Sep.,* Sil., Verat.

Bohnen: (S. Hülsenfrüchte)

Branntwein: *Agar.,* **Ars.,** *Bell.,* Calc., *Chel., Chin.,* Cocc., Hep., Hyos., *Ign., Lach.,* Laur., **Led., NUX-V., OP,** *Puls.,* **Ran-b.,** Rhod., **Rhus-t.,** Ruta, *Spig.,* **Stram.,** *Sulph., Sul-ac., Verat.,* Zinc.

Brot: BRY, *Carb-an.,* Caust., Chin., Clem., Coff., *Kali-c., Merc.,* **Nat-m., Nit-ac., Nux-v.,** Olnd., Phos., *Ph-ac.,* **PULS.,** *Ran-s.,* **Rhus-t.,** *Ruta,* **Sars.,** Sec., **Sep.,** *Staph.,* **Sulph.,** *Sul-ac.,* Teucr., **Zinc.**

— **schwarzes,** (Roggen-): Bry., *Ign.,* **Kali-c., Lyc.,** Nat-m., *Nit-ac., Nux-v., Phos.,* **Ph-ac., Puls.,** Sulph.

Butter: Acon., Ant-c., Ant-t., **Ars.,** *Asaf.,* Bell., Carb-an., **CARB-V.,** Caust., Chin., Colch., **Cycl.,** *Dros.,* Euph., *Ferr., Hell.,* Hep., Ip., *Mag-m.,* Meny., Nat-c., Nat-m., *Nit-ac.,* Nux-v., Phos., **PULS., Sep.,** *Spong., Sulph.,* **Tarax.,** *Thuj.*

Butterbrot: Carb-an., Caust., **Chin.,** *Cycl.,* Meny., Nat-m., **Nit-ac.,** Nux-v., Phos., **PULS., Sep.,** *Sulph.*

Buchweizen: Ip., **PULS.,** *Verat.*

Eier: Colch., *Ferr.*

Eier-Geruch: Colch.

In **Eisen** Gekochtes: **Sulph.**

Erbsen: (S. Hülsenfrüchte)

Essig: ANT-C., Ars., Bell., *Borx., Caust., Dros.,* **Ferr.,** Kreos., *Lach.,* Nat-c., *Nat-m.,* Nux-v., Phos., *Ph-ac.,* Ran-b., **Sep.,** *Staph.,* **Sulph.**

Fettes: *Acon.,* Ant-c., Ant-t., **Ars., Asaf.,** Bell., Bry., *Carb-an.,* **CARB-V.,** Caust., Chin., **Colch., CYCL., Dros.,** *Euph.,* **FERR., Hell.,** Hep., *Ip.,* Kali-c., Mag-c., **Mag-m.,** Meny., Merc., Nat-c., *Nat-m.,* **Nit-ac.,** *Nux-v., Phos.,* **PULS.,** Ruta, **Sep.,** Sil., **Spong.,** Staph., **Sulph., TARAX., Thuj.,** Verat.

Fische: *Carb-an., Kali-c.,* **Plb.**

— **verdorbene:** Ars., **Carb-v., CHIN., Puls.**

Fleisch: Carb-an., Caust., **Colch., Ferr.,** *Mag-c., Mag-m.,* Merc., **Puls.,** *Ruta,* Sil., *Staph., Sulph.*

— **faules: CARB-V.,** *Chin.,* **Puls.**

— **frisches: Caust.**

— **geräuchertes: Calc., Sil.**

— **-Geruch:** Ars., *Colch.*

Früchte: (S. Obst)

Gebackenes: (S. Backwerk)

Gefrorenes: Ars., *Carb-v.,* **PULS.**

Geistige Getränke überhaupt: Acon., **Agar.,** Alum., Am-m., Anac., **Ant-c.,** *Arn.,* **Ars., Bell.,** *Borx., Bov.,* **Calc.,** Carb-an., *Carb-v.,* Caust., **Chel., Chin.,** *Cocc.,* **Coff.,** Con., Hep., *Hyos.,* **Ign., LACH.,** Laur., **Led., Lyc., Nat-c., Nat-m., Nux-m., NUX-V., OP.,** Petr., **Puls., RAN-B., Rhod., Rhus-t., Ruta,** *Sabad.,* **Sel.,** Sep., **Sil., Spig., Stram.,** Stront-c., Sulph., Sul-ac., **Verat., Zinc.**

Gemüse: *Ars.,* **Bry.,** *Cupr.,* **Hell.,** Lyc., **Nat-c.,** *Verat.*

Geräuchertes: Calc., Sil.

Heißes: *Bry., Carb-v.,* Ferr., **Puls.** (Vergl. Warmes)

Honig: Nat-c.

Hülsenfrüchte: *Ars.,* **BRY., Calc.,** Carb-v., *Chin.,* Cupr., Hell., *Kali-c.,* **LYC.,** *Nat-m.,* **Petr.,** *Puls., Sep.,* Sil., Verat.

Käse: *Coloc.*

Käse, verdorbener: Ars., Bry., Ph-ac., *Rhus-t.*

Kaffee: Ars., *Bell.,* Calc., **CANTH.,** Caps., *Carb-v.,* **CAUST., CHAM., Cocc.,** Coloc., **Hep., IGN., Ip.,** *Kali-n.,* **Lyc.,** M-ambo., Mag-c., Mang., **Merc.,** Nit-ac., **NUX-V.,** *Plat.,* **Puls.,** *Rhus-t., Sep.,* **Sulph.,** Sul-ac.

— **-Geruch:** *Sul-ac.*

Kalbfleisch: *Ars.,* **Calc., Caust.,** Chin., **IP., KALI-N.,** Nux-v., **Sep.,** *Sulph.,* Verat., **Zinc.**

Kaltes: *Agar., Alum., Ant-c.,* **ARS.,** Bar-c., Bov., Bry., Calc., Canth., Carb-v., Caust., Cham., **Con., Graph.,** Hell., *Ign.,* Kali-c., *Kali-n.,* **Kreos., LYC.,** Mag-c., Mag-m., **Mang.,** *Merc., Mur-ac.,* Nat-c., Nat-m., Nit-ac., **Nux-m., NUX-V.,** Par., Ph-ac., *Plb.,* Puls., **Rhod., RHUS-T.,** Sep., *Sil.,* **Spig., Sulph.,** Sul-ac., Thuj., **Verat.**

Kartoffeln: Alum, Am-m., *Coloc.,* **Sep., Verat.**

Kirschen: (S. Obst)

Knoblauch-Geruch: Sabad.

Kohl: Ars., **BRY.,** Calc., Carb-v., **Chin.,** *Cupr.,* Hell., Kali-c., **LYC.,** Nat-m., **PETR., Puls.,** *Sep.,* Sil., Verat.

Kuchen, warmer: *Kali-c.,* Puls.

Limonade: Sel.

Mehlspeisen: *Sulph.*

Milch: *Alum.,* **Ambr., Ang.,** *Ant-t.,* **Ars., Bry., CALC.,** Carb-an., **Carb-v., Cham., Chel., CHIN., CON., Cupr.,** Hell., *Ign.,* **Kali-c.,** *Lach.,* **Lyc., Nat-c., Nat-m., NIT-AC.,** Nux-m., **Nux-v., Phos.,** *Puls.,* Rhus-t., Sabin., *Samb.,* **SEP.,** *Sil., Spong.,* **SULPH.,** *Sul-ac.,* Zinc.

Muscheln: Lyc.

Obst: ARS., Borx., BRY., Carb-v., CHIN., Ign., Kreos., *Lyc.,* **Mag-m., Nat-c.,** Phos., **PULS.,** Rheum, *Rhod.,* Ruta, **Sel., Sep.,** Tarax., **VERAT.**

Öl: Bry., *Canth.,* **Puls.** (Vergl. Fettes)

Pfannkuchen: Bry., Ip., *Kali-c.,* **PULS.,** *Verat.*

Pfeffer: Ars., **Cina,** *Nat-c., Sep.,* Sil.

Pflaumen: (S. Obst)

Rüben, weiße: *Bry.,* **Puls.**

Salat: *Ars., Bry.,* **Calc.,** Carb-v., *Lach.,* Lyc.

Salziges: *Ars., Calc.,* **Carb-v., Dros.,** *Lyc.,* Nux-v.

Saueres: ANT-C., Ars., Bell., *Borx., Caust., Dros.,* **Ferr.,** Kreos., *Lach.,* Nat-c., *Nat-m., Nux-v.,* Phos., *Ph-ac.,* Ran-b., **Sep.,** *Staph.,* **Sulph.**

Sauerkraut: Ars., **BRY., Calc.,** Carb-v., **Chin.,** Cupr., *Hell.,* **Lyc.,** *Nat-m.,* **PETR., Phos., Puls.,** Sep., Verat.

Sauere Gerüche: *Dros.*

Schweinefleisch, (fettes): Acon., *Ant-c.,* Ant-t., *Ars.,* Asaf., Bell., **CARB-V.,** Caust., **Colch.,** *Cycl.,* **Ip., Nat-c., Nat-m., PULS., SEP.,** Tarax., **Thuj.**

— **-Geruch:** *Colch.*

Schwere Speisen: *Bry.,* Calc., **Caust.,** Cupr., **IOD.,** *Lyc.,* Nat-c., **Puls.,** Sulph.

Süßes: *Acon.,* Am-c., *Calc.,* **Cham., IGN., Merc.,** *Nat-c.,* **Sel.,** *Spig., Zinc.*

Suppen, warme: (S. Warmes)

Tabak: *Acon.,* Agar., *Alum.,* Ambr., Ang., **Ant-c.,** *Arg.,* Bell., *Bry., Calc.,* Camph., *Carb-an., Chin., Cic.,* **Clem., Cocc.,** Coloc., **Cycl., Euphr.,** Ferr., Hell., Hep., **IGN.,** Iod., **Ip., Lach., M-ambo.,** *M-arct.,* Mag-c., Meny., **Nat-m., Nux-v., Par.,** *Petr.,* **Phos., PULS.,** *Ran-b., Rhus-t.,* **Ruta,** Sabad., *Sabin., Sars.,* **Sel.,** Sep., *Sil.,* Spig., **SPONG., STAPH.,** *Sulph., Sul-ac.,* **Tarax.,** Thuj., Verat.

Tabak-Kauen: Ars.

Tee: *Chin., Coff.,* **Ferr.,** Lach., **SEL., Thuj.,** *Verat.*

Trocknes: *Agar.,* **CALC.,** Chin., *Ip.,* **Lyc., Nat-c.,** Nit-ac., *Nux-v.,* Petr., *Ph-ac.,* **Puls.,** Sars., *Sil.,* Sulph.

Ungekochtes, (Rohes): Ars., *Bry.,* Chin., *Lyc.,* **Puls., RUTA, Verat.**

Warmes: Acon., *Agn.*, Alum., **Ambr.**, *Am-c.*, **Anac.**, Ang., *Ant-t.*, Ars., *Asar.*, **Bar-c.**, **Bell.**, Borx., **BRY.**, *Calc.*, Canth., **Carb-v.**, *Caust.*, **Cham.**, Clem., *Cupr.*, **Euphr.**, *Ferr.*, *Hell.*, **Kali-c.**, *Lach.*, *Laur.*, M-arct., **M-aust.**, Mag-c., Mag-m., *Merc.*, **Mez.**, Nat-m., Nux-m., Nux-v., Par., **PHOS.**, **Ph-ac.**, **PULS.**, Rhod., Rhus-t., Sars., *Sep.*, Sil., Spig., Squil., Sulph., *Sul-ac.*, Thuj., Verat., Zinc.

Wasser, kaltes: Agar., **Alum.**, Anac., **Ars.**, **Bell.**, Borx., Calc., **CANTH.**, *Carb-an.*, Clem., **Croc.**, Hyos., **Ign.**, Kali-c., **Lyc.**, M-arct., Mang., *Merc.*, Mur-ac., *Nat-c.*, *Nux-m.*, **Nux-v.**, *Ph-ac.*, Puls., **Rhod.**, **RHUS-T.**, Sars., Sil., **Spig.**, Stram., **Sulph.**, *Sul-ac.*, **Teucr.**, *Verat.*

Wein: *Acon.*, Am-m., **Ant-c.**, **Arn.**, **ARS.**, Bell., *Borx.*, *Bov.*, **Calc.**, Carb-an., *Carb-v.*, **Coff.**, Con., **Lach.**, **LYC.**, **Nat-c.**, **Nat-m.**, **Nux-m.**, **NUX-V.**, **OP.**, Petr., *Puls.*, **RAN-B.**, Rhod., Rhus-t., *Ruta*, **Sabad.**, **Sel.**, **SIL.**, Stront-c., Verat., **ZINC.**

– **bleihaltiger:** Alum., Ars., **Bell.**, Chin., *Nux-v.*, **Op.**, *Plat.*, **Sulph.**, Sul-ac.

– **geschwefelter:** *Ars.*, Chin., **Merc.**, **PULS.**, *Sep.*

Wein, saurer: **ANT-C.**, **Ars.**, *Ferr.*, Sep., *Sulph.*

Würste, verdorbene, (Wurstgift): **Ars.**, **BELL.**, **Bry.**, Ph-ac., *Rhus-t.*

Wurzeln, (Möhren): *Calc.*, *Lyc.*

Zwiebeln: Thuj.

Beim **Geraderichten:** (S. Aufrichten und Ausstrecken)

Von **Geräusch:** **ACON.**, Alum., Am-c., *Anac.*, **Ang.**, **Arn.**, Aur., Bar-c., **Bell.**, *Borx.*, *Bry.*, *Calad.*, **Calc.**, Cann-s, Caps., *Carb-an.*, Caust., **Cham.**, *Chin.*, **COFF.**, **Colch.**, **Con.**, **Ign.**, Iod., *Ip.*, Kali-c., **Lyc.**, M-ambo., M-arct., *Mang.*, Merc., **Nat-c.**, Nit-ac.,

NUX-V., **Ph-ac.**, **Plat.**, Puls., *Sabad.*, **Sep.**, *Sil.*, **Spig.**, Stann., *Zinc.*

Von starken **Gerüchen:** **Acon.**, Agar., Anac., Asar., **AUR.**, *Bar-c.*, **BELL.**, Bry., Calc., Canth., **Cham.**, **Chin.**, *Cocc.*, **COFF.**, **Colch.**, *Con.*, *Cupr.*, **Graph.**, *Hep.*, **IGN.**, Kali-c., **LYC.**, Mag-c., Nat-c., **NUX-V.**, Petr., **PHOS.**, Plb., Puls., Sabad., *Sel.*, Sep., Spig., **Sulph.**, Valer.

Von **Geschlechtstrieb-Missbrauch:** (S. Ausschweifungen)

— **-Unterdrückung:** **CON.**, M-ambo.

In **Gesellschaft:** *Ambr.*, **Bar-c.**, Carb-an., Con., *Hell.*, **Lyc.**, *Mag-c.*, *Nat-c.*, Nat-m., Petr., *Phos.*, **Plb.**, **SEP.**, *Stann.*, Stram., *Sulph.*

Von **Gesichtsmuskeln-Verziehen:** *Bry.*, Olnd., Puls., *Spig.*

Bei **Gewitter:** *Bry.*, Caust., *Lach.*, **Nat-c.**, Nat-m., Nit-ac., Petr., *Phos.*, **Rhod.**, **Sil.**

In **Gewölben,** (Kirchen, Kellern): **ARS.**, **Bry.**, *Calc.*, **Carb-an.**, Caust., Lyc., **PULS.**, **Sep.**, **Stram.**

Von **glänzenden** Dingen: (S. Sehen)

Von **Gram:** (S. Gemütsbewegung)

Beim **Gurgeln:** Carb-v.

Von **Haare-Berühren:** Ars., Ambr., **Bell.**, *Chin.*, **Ferr.**, *Ign.*, **Nux-v.**, **Puls.**, Phos., *Ph-ac.*, Rhus-t., **SEL.**, *Stann.*

— **-Schneiden:** **BELL.**, *Led.*, *Puls.*, **Sep.**

— **-Zurückstreichen:** *Puls.*, *Rhus-t.*

Von **Hände-Arbeit:** **Am-m.**, **Bov.**, Ferr., *Kali-c.*, **Lach.**, Mag-c., *Merc.*, **NAT-M.**, *Nit-ac.*, **Sil.**, **Verat.**

Von **Hände-Überstreichen:** Teucr.

Beim **Hängenlassen** des Gliedes: **Alum.,** **Am-c.,** Ang., **CALC.,** *Caust.,* Cina, Dig., Hep., *Ign., Lyc.,* M-aust., Nat-m., Nux-v., Par., *Phos.,* Ph-ac., Plat., *Plb.,* Puls., *Ruta,* **Sabin.,** Stann., Stront-c., Sulph., Sul-ac., *Thuj.,* Valer,

Bei **Hals-Berühren:** *Bell.,* **Lach.**

— **-Drehen:** **Bell.,** *Bry.,* Hep.

Vor dem **Harnen:** Alum., Ang., **Ant-t.,** **Arn.,** Asaf., Aur., *Bell.,* **BORX.,** **Bry.,** Calc., *Cann-s., Canth.,* Caust., *Cham.,* Chel., *Chin.,* Cic., Cocc., Coff., *Colch.,* **COLOC.,** Con., Croc., **Dig.,** *Dulc., Graph., Hep.,* Hyos., Kreos., Merc., Mosch., Nat-c., **NUX-V.,** Op., **Ph-ac.,** Plb., **PULS.,** *Rhod.,* **Rhus-t.,** *Sabad.,* **Sulph.,** Sul-ac., Tarax., Thuj., Zinc.

Zu **Anfang** des **Harnens:** *Canth.,* Caust., *Clem,* **Merc.**

Beim Harnen: **Acon.,** *Alum.,* Ambr., Am-c., *Anac.,* Ang., *Ant-c.,* Ant-t., Arn., *Ars.,* Asaf., Asar., Bar-c., *Bell.,* Borx., Bov., *Bry.,* Calad., *Calc.,* Camph., **CANN-S.,** **CANTH.,** *Caps.,* Carb-an., *Carb-v., Caust., Cham.,* Chel., *Chin.,* **Clem.,** **Colch.,** Coloc., **Con.,** *Cupr.,* Cycl., Dig., *Dulc.,* Euph., Ferr., *Graph.,* Guaj., Hell., **HEP.,** Hyos., *Ign.,* **Ip.,** *Kali-c.,* Kali-n., Kreos., Lach., Laur., **LYC.,** M-aust., Mag-c., Mag-m., **MERC.,** *Mez., Mur-ac., Nat-c., Nat-m.,* **Nit-ac.,** *Nux- m.,* **Nux-v.,** Op., Par., *Petr.,* **Phos.,** **PH-AC.,** Plat., Plb., **PULS.,** Rheum, Rhod., *Rhus-t.,* Ruta, Sabad., Sabin., **Sars.,** Sec., *Seneg.,* **Sep.,** Sil., *Spig.,* Squil., Stann., *Staph.,* Stram., Stront-c., **Sulph.,** Sul-ac., Teucr., **THUJ.,** **Verat.,** Viol-t., *Zinc.*

Zu **Ende** des **Harnens:** Bry., **Canth.,** Petr., Phos., *Sulph.*

Nach dem **Harnen:** Agn., Alum., Ambr., **Anac.,** *Ang., Ant-t.,* **Arn.,** Ars., *Asaf., Asar.,* Bar-c., **Bell.,** *Borx.,* Bov., Bry., **Calc.,** Camph., **Cann-s.,** **CANTH.,** **Caps.,** Carb-v., *Chel.,* **Chin.,** *Clem.,* Colch., **COLOC.,** **Con.,** **Dig.,** Graph., *Guaj.,* **HEP.,** Ign., *Kali-c.,* Kreos., *Lach., Laur.,* Led., *Lyc.,* M-ambo., M-arct., Mag-c., **MERC.,** *Mur-ac.,* **Nat-c.,** **NAT-M.,** *Nit-ac.,* **Nux-v.,** **Par.,** *Phos.,* Ph-ac., Plat.,

Plb., **Puls.,** *Rhod.,* Rhus-t., **Ruta,** Sabad., *Sars., Sel., Seneg., Sep.,* Sil., Spig., Squil., *Stann.,* **Staph., Sulph.,** Sul-ac., Teucr., **THUJ.,** Verat., Viol-t., **Zinc.**

Von **Heben,** (Verheben): Alum., *Ambr.,* **Arn.,** *Bar-c.,* **Borx.,** Bry., **CALC.,** *Carb-an., Carb-v., Caust., Chin.,* Cocc., Coloc., Con., *Croc.,* Dulc., Ferr., **Graph.,** *Iod., Kali-c.,* Lach., **Lyc.,** Merc., *Mur-ac.,* **Nat-c.,** *Nat-m.,* Nit-ac., *Nux-v.,* Olnd., *Phos.,* **Ph-ac.,** Plat., Rhod., **RHUS-T.,** Ruta, *Sep.,* **Sil.,** Spig., *Stann.,* Staph., *Sulph.,* Sul-ac., Thuj., *Valer.*

— des **Armes: Acon.,** *Anac., Ant-c.,* **Bar-c.,** Borx., Bry., Caps., Chin., **CON., Cupr., Ferr.,** *Graph., Lach.,* **Led.,** Plb., *Ran-b., Sulph.,* Thuj.

— des leidenden **Gliedes:** Acon., *Am-m., Anac., Ant-c.,* Arg., **Arn.,** *Asar.,* **Bar-c., Bell.,** Borx., *Bry.,* Calc., Camph., Caps., Caust., Chin., Cic., Cina, *Cocc.,* Coff., Colch., Coloc., **CON.,** *Cupr.,* Dros., Euph., **Ferr.,** *Graph.,* Hep., Ign., **Kali-c.,** *Kreos.,* Lach., **Led.,** Lyc., M-aust., Mag-c., Mag-m., Merc., *Mez., Nat-c.,* Nat-m., Nit-ac., Nux-v., Olnd., *Petr.,* Phos., Plb., Puls., *Ran-b.,* **Rhus-t.,** Ruta, **Sil.,** *Stann., Sulph.,* Sul-ac., *Teucr.,* Thuj., Verat., *Verb.*

Bei **heiterem** Wetter: **Bry.,** *Plb.*

Im **Hellen:** (S., Licht)

Von **Heranziehen** des Gliedes: *Agar.,* Alum., Am-c., Anac., **Ant-t.,** Asar., *Bell.,* Borx., Carb-an., Carb-v., Cham., Chel., Chin., Coff., Dig., Dros., Dulc., Ferr., *Guaj.,* Hep., *Ign.,* Kali-c., *Mag-c.,* Mez., Mur-ac., *Nat-m.,* Nux-m., *Nux-v.,* Olnd., Par., Petr., Plat., *Puls.,* Rheum, *Rhod.,* **RHUS-T.,** *Sabad.,* Sabin., **SEC.,** Stann., Staph., Thuj., Verb., Zinc.

Im **Herbst:** *Aur.,* Bry., **Chin.,** *Colch., Merc.,* Nux-v., **RHUS-T.,** Stram., **Verat.**

Von **Holz-Geruch:** *Graph.*

Beim **Hunger:** *Aur.*, Canth., *Caust.*, *Graph.*, Hell., **Iod., Kali-c.,** *Olnd.*, Plat., *Rhus-t.*, **Spig.,** Verat.

Vor dem **Husten: Cina,** Croc., Led.

Beim Husten: Acon., Alum., *Ambr.*, *Am-c.*, Am-m., *Anac.*, Ang., Ant-c., *Ant-t.*, Arg., **Arn., Ars.,** Asaf., Asar., Aur., Bar-c., **BELL.,** Bism., Borx., **BRY.,** Calad., **Calc.,** Camph., Cann-s., Canth., **Caps.,** *Carb-an.*, **Carb-v.,** *Caust.*, *Cham.*, Chel., **Chin., Cina,** Cocc., Coff., Coloc., *Con.*, Croc., *Cupr.*, Dig., **DROS.,** Dulc., Euph., Euphr., Ferr., Graph., Guaj., Hell., **Hep.,** *Hyos.*, Ign., *Iod.*, **IP.,** *Kali-c.*, *Kali-n.*, *Kreos.*, Lach., Laur., *Led.*, *Lyc.*, M-ambo., M-arct., M-aust., Mag-m., Mang., Meny., *Merc.*, Mez., Mosch., Mur-ac., *Nat-c.*, **Nat-m.,** Nit-ac., Nux-m., **NUX-V.,** Olnd., Op., Par., Petr., **PHOS.,** *Ph-ac.*, Plb., **PULS.,** Rhod., **RHUS-T.,** Ruta, *Sabad.*, Sabin., *Samb.*, Sars., Sec., Sel., Seneg., **SEP.,** Sil., Spig., *Spong.*, **Squil.,** *Stann.*, Staph., Stront-c., **Sulph.,** Sul-ac., Teucr., Thuj., Valer., **Verat.,** Verb., *Zinc.*

Nach dem **Husten:** *Ars.*, Calad., *Chin.*, **Cina,** Croc., *Cupr.*, Dros., *Ferr.*, **Hyos.,** Ip., *Nux-v.*, **Phos., Sep.,** Squil., Sulph.

Nach Husten-Auswurf: Calad., Chin., *Sep.*

Von **Hutdruck:** Agar., *Alum.*, Ang., *Arg.*, Carb-an., **Carb-v.,** *Hep.*, Kali-n., Lach., *Laur.*, Led., *Lyc.*, Mez., **Nit-ac., Sil.,** Stront-c., Sulph., **Valer.**

Von **Insekten-Stichen:** (S. Mücken-Stiche)

Von **Kämmen** der Haare: **Bry.,** *Chin.*, Ign., Kreos., **Sel.**

Von **Kälte** überhaupt: **Acon., Agar.,** Alum., **Am-c.,** Anac., Ant-c., *Arg.*, *Arn.*, **ARS.,** Asar., **Aur., Bar-c., Bell., Borx.,** *Bov.*, *Bry.*, Calc., **CAMPH.,** *Canth.*, **Caps.,** *Carb-an.*, *Carb-v.*, **CAUST.,** Cham., *Chin.*, **Cic.,** *Clem.*, **Cocc.,** *Coff.*, Colch., Coloc., **Con.,** *Dig.*, **DULC.,** *Ferr.*, *Graph.*, **Hell., HEP., Hyos., Ign.,** Ip., **KALI-C.,** *Kreos.*, *Lach.*, Laur., Led., Lyc., *M-ambo.*, *M-aust.*, **Mag-c.,** *Mag-m.*, **Mang.,** *Meny.*, Merc., *Mez.*, **MOSCH.,** *Mur-ac.*, *Nat-c.*, Nat-m., Nit-ac., **Nux-m., NUX-V., Petr.,** *Phos.*, Ph-ac., Puls., **Ran-b.,**

Rheum, **Rhod.**, **RHUS-T.**, *Ruta*, **SABAD.**, *Samb.*, *Sars.*, Seneg., *Sep.*, **Sil.**, *Spig.*, *Spong.*, *Squil.*, *Staph.*, *Stram.*, **STRONT-C.**, Sulph., *Sul-ac.*, Thuj., Verat., *Verb.*, Viol-t., Zinc.

Beim **Eintritt** in die **Kälte: ARS.**, *Camph.*, *Carb-v.*, *Caust.*, Con., *Dulc.*, Kali-c., *Mosch.*, Nux-m., **Nux-v.**, Phos., Puls., **RAN-B.**, **Sabad.**, Sil., Spong., *Stront-c.*, **Verb.**

Von **kalten Genüssen:** (S. Genüsse)

Bei **kalter Luft: Acon.**, **Agar.**, Alum., **Am-c.**, Anac., Ant-c., Arn., **ARS.**, Asar., **AUR.**, **Bar-c.**, **Bell.**, Borx., *Bov.*, **Bry.**, **Calc.**, **CAMPH.**, Canth., **Caps.**, *Carb-an.*, **Carb-v.**, **CAUST.**, *Cham.*, Chin., *Cic.*, *Cina*, **Cocc.**, Coff., **Colch.**, Coloc., **Con.**, Dig., **DULC.**, *Ferr.*, Graph., **HELL.**, **HEP.**, **Hyosc.**, **Ign.**, Ip., **KALI-C.**, Kreos., Lach., Laur., **Lyc.**, M-ambo., *M-arct.*, M-aust., Mag-c., Mag-m., **Mang.**, Meny., **Merc.**, *Mez.*, **MOSCH.**, Mur-ac., *Nat-c.*, *Nat-m.*, Nit-ac., **NUX-M.**, **NUX-V.**, Par., **Petr.**, **Phos.**, *Ph-ac.*, Ran-b., **Rhod.**, **RHUS-T.**, *Ruta*, **SABAD.**, Samb., *Sars.*, Seneg., **Sep.**, *Sil.*, *Spig.*, *Spong.*, Squil., Staph., Stram., **STRONT-C.**, *Sulph.*, Sul-ac., Thuj., **Verat.**, Verb., Viol-t., Zinc.

Bei **kalter, nasser Luft:** Agar., **AM-c.**, *Ant-c.*, *Aur.*, Bar-c., Bell., *Borx.*, Bov., Bry., **CALC.**, Canth., *Carb-an.*, *Carb-v.*, Cham., *Chin.*, *Clem.*, **Colch.**, Con., *Cupr.*, **DULC.**, *Ferr.*, Hep., Ip., Kali-c., *Kali-n.*, **Lach.**, *Laur.*, **Lyc.**, *Mag-c.*, **Mang.**, **Merc.**, Mez., *Mur-ac.*, *Nat-c.*, *Nit-ac.*, **NUX-M.**, Nux-v., Petr., Phos., *Puls.*, *Rhod.*, **RHUS-T.**, **Ruta**, *Sars.*, *Seneg.*, Sep., Sil., *Spig.*, Stann., *Staph.*, **Stront-c.**, **Sulph.**, *Sul-ac.*, **Verat.**, *Zinc.*

Bei **kalter, trockner Luft: Acon.**, Alum., *Ars.*, **ASAR.**, *Bell.*, Borx., **Bry.**, *Carb-an.*, *Carb-v.*, **CAUST.**, *Cham.*, **HEP.**, **Ip.**, Laur., Mag-c., Mez., Mur-ac., **NUX-V.**, Rhod., **Sabad.**, *Sep.*, *Sil.*, Spig., **Spong.**, Staph., Sulph., Zinc.

Beim **Kaltwerden:** *Acon.*, *Agar.*, *Am-c.*, Ant-c., **Arn.**, **ARS.**, **Asar.**, **AUR.**, *Bar-c.*, *Bell.*, *Borx.*, Bov., **Bry.**, *Calc.*, **Camph.**, Canth., *Caps.*, Carb-an., Carb-v., **Caust.**, *Cham.*, *Chin.*, *Cic.*, Clem., **Cocc.**, *Con.*, Dig., **Dulc.**, Ferr., **Graph.**, *Hell.*, **Hep.**, **Hyos.**, *Ign.*, **KALI-C.**, *Kreos.*, Lach., **Lyc.**, M-ambo., M-aust., *Mag-c.*, Mag-m., *Mang.*,

Meny., *Merc.*, Mez., **MOSCH.**, Mur-ac., *Nat-c.*, Nat-m., *Nit-ac.*, *Nux-m.*, **NUX-V.**, *Petr.*, **Phos.**, *Ph-ac.*, Ran-b., Rhod., **RHUS-T.**, Ruta, **SABAD.**, Samb., Sars., **Sep.**, *Sil.*, Spig., *Spong.*, Squil., Staph., Stram., **Stront-c.**, *Sulph.*, Sul-ac., Thuj., *Verat.*, *Verb.*, Viol-t., Zinc.

Beim **Kaltwerden** eines **Teiles: Bell.**, *Cham.*, **Hell.**, **HEP.**, Led., Puls., **Rhus-t.**, **Sep.**, **SIL.**

Nach Kaltwerden: (S. Erkältung)

Beim **Kauen:** Acon, **Alum.**, **AM-C.**, **Am-m.**, Anac., Arg., Arn., Ars., *Aur.*, *Bell.*, Borx., Bov., **Bry.**, *Calc.*, Cann-s., Carb-an., *Carb-v.*, Caust., **Chin.**, Cocc., Coff., Colch., Dig., *Euph.*, **Euphr.**, *Graph.*, **Guaj.**, **HEP.**, **Hyos.**, **Ign.**, *Ip.*, Kali-c., Lach., M-ambo., Mag-c., Mang., **MENY.**, Merc., Nat-c., **Nat-m.**, *Nit-ac.*, Nux-v., **Olnd.**, Petr., **Phos.**, **Ph-ac.**, **Puls.**, Ran-b., **RHUS-T.**, **Sabin.**, Sars., *Seneg.*, **Sep.**, *Sil.*, Spig., *Spong.*, Squil., **Staph.**, Sulph., Sul-ac., Tarax., *Teucr.*, **Thuj.**, *Verat.*, **Verb.**, **Zinc.**

Nach Kauen: Sabin., *Staph.*

In **Kellern:** (S. Gewölbe)

Bei **Kindern** (vorzüglich): Acon., Agar., **Ambr.**, Ang., *Ant-c.*, Ant-t., Arn., Ars., Asaf., *Bar-c.*, **BELL.**, **Borx.**, *Bry.*, **CALC.**, Camph., *Canth.*, **CAPS.**, **CHAM.**, *Chin.*, **Cic.**, *Cina*, *Clem.*, **Cocc.**, Con., **Croc.**, *Cupr.*, Dig., *Dros.*, Euph., Ferr., Graph., *Hell.*, **HYOS.**, **Ign.**, **Iod.**, **Ip.**, Kali-c., *Kreos.*, *Lach.*, Laur., **Lyc.**, *Mag-c.*, **MERC.**, Mur-ac., *Nat-c.*, **Nux-m.**, Nux-v., Op., Plb., *Puls.*, **Rheum**, Rhus-t., Ruta, *Sabad.*, Sabin., Sec., Seneg., Sep., **SIL.**, Spig., **Spong.**, *Squil.*, Stann., Staph., **Sulph.**, Sul-ac., Thuj., *Verat.*, Viol-o., *Viol-t.*, Zinc.

In der **Kirche:** (S. Gewölbe)

Beim **Klavierspielen:** *Anac.*, *Calc.*, Kali-c., **Nat-c.**, **Sep.**, *Zinc.* (Vergl. Musik)

Von **Kleider-Ausziehen:** (S. Auskleiden)

Von festen **Kleidern:** (S. Druck der Kleider)

Beim **Knien: Cocc.,** Mag-c., *Sep.*

Von **Kohlendampf:** *Arn., Bov.*

Von **Kopf-Anstrengung:** (S. Anstrengung des Geistes)

— **Aufheben:** (S. Aufrichten)

— **Bedeckung:** (S. Hutdruck und Kopf-Einhüllen)

— **Biegen, rückwärts:** Bell., *Bry.,* Caust., *Chin.,* **Cic.,** Cupr., Cycl., *Dig.,* Dros., Kali-c., **Puls., Sep.,** *Spong., Valer.,* Viol-o.

— — **seitwärts:** Chin., **Spong.**

— — **vorwärts:** Viol-o.

Von **Kopf-Drehen:** Am-m., Anac., Ang., *Ant-c.,* **Arn.,** *Asar.,* Bar-c., **Bell.,** Bov., **Bry., CALC.,** Camph., Cann-s., Canth., *Carb-an., Carb-v.,* Caust., Cham., *Chin.,* **CIC.,** *Cocc.,* Coff., *Coloc.,* Cupr., *Dros.,* Dulc., **Hep.,** Hyos., **Ign.,** *Ip.,* **Kali-c.,** Lach., **Lyc.,** *Mag-c.,* Mez., **Nat-c., Nat-m.,** Nit-ac., Nux-**v.,** Par., Petr., Ph-ac., Plat., **Puls., Rhus-t.,** Sabad., Sabin., *Samb.,* Sars., **Sel., Sep.,** *Spig.,* **SPONG.,** *Stann.,* Staph., *Sulph.,* Thuj., Verat., Viol-t., Zinc.

— **Einhüllen: Acon.,** *Asar.,* Aur., **Borx.,** Bry., **Calc.,** *Carb-v., Cham., Chin.,* **Ferr.,** *Ign.,* **IOD.,** Lach., Led., **LYC., M-ambo., M-arct.,** Merc., Mur-ac., Nit-ac., *Op., Phos., Plat.,* **Puls.,** *Sec., Seneg.,* Sep., **Spig.,** *Staph., Sulph., Thuj.,* **Verat.**

— **Entblößen:** Acon., Agar., Ant-c., Arg., Arn., *Ars.,* **Aur., Bell.,** Camph., Canth., *Cham.,* Chin., *Cic., Clem., Cocc.,* Coff., **Colch., Con.,** Graph., **HEP., Hyos.,** Ign., Kreos., Lach., Led., M-aust., *Mag-c.,* Mag-m., Merc., Nat-c., Nat-m., **Nux-m., NUX-V.,** Ph-ac., Puls., Rhod., **RHUS-T.,** Sabad., **Samb.,** *Sep.,* **SIL., Squil.,** Staph., Stram., **Stront-c.**

Von **Kopf-Schütteln:** Acon., *Agn.*, Am-c., Anac., Ang., Ant-c., Ant-t., **Arn.**, *Asar.*, Bar-c., **BELL.**, Borx., **Bry.**, *Calad.*, Calc., *Camph.*, *Cann-s.*, Canth., *Carb-an.*, Carb-v., Caust., Cham., *Chel.*, Chin., Cic., *Cocc.*, *Coff.*, **Colch.**, *Croc.*, Cupr., *Dig.*, *Graph.*, Guaj., *Hell.*, **Hep.**, *Iod.*, *Ip.*, Kreos., **Led.**, *M-aust.*, Mang., *Merc.*, Mez., *Nat-m.*, Nit-ac., **Nux-m.**, **NUX-V.**, Par., Petr., *Phos.*, Plb., Puls., *Ran-b.*, *Rheum*, Rhus-t., *Ruta*, Samb., *Sars.*, Sec., *Sel.*, *Sep.*, Sil., **Spig.**, Spong., *Squil.*, *Staph.*, Stram., *Sulph.*, Sul-ac., Thuj., Verat.

Von **Kränkung:** (S. Gemütsbewegungen)

Von **Kratzen:** Am-m., **ANAC.**, Arn., *Ars.*, **Bism.**, Bov., **Calad.**, *Calc.*, Cann-s., *Canth.*, **CAPS.**, Carb-an., **Caust.**, Cham., Chel., *Coff.*, **Con.**, Cupr., Dros., *Guaj.*, Kreos., **Led.**, *M-ambo.*, Mag-c., Mang., *Merc.*, **Mez.**, Mur-ac., Nat-c., Par., *Phos.*, Ph-ac., **PULS.**, Seneg., *Sep.*, **Sil.**, *Spig.*, *Spong.*, Squil., Stann., *Staph.*, Stram., **Stront-c.**, Sulph.

— auf **Leinwand:** *Asar.*

Von **Kummer:** (S. Gemütsbewegungen)

Von **Kupferdampf:** *Camph.*, **Ip.**, Lyc., **Merc.**, *Nux-v.*, Op., **Puls.**

Von **Lachen:** *Acon.*, Ang., Arg., **Ars.**, *Aur.*, **Bell.**, **BORX.**, **Carb-v.**, **Chin.**, Coloc., Con., *Kali-c.*, Laur., **Mang.**, Mez., Mur-ac., Nat-m., Nux-v., **PHOS.**, **Plb.**, **Stann.**, Zinc.

Von **Läuten:** *Ant-c.*

Von **unrechter Lage:** *Staph.*, **Tarax.**

Von **Lage-Veränderung:** Acon., *Bry.*, **CAPS.**, **Carb-v.**, *Caust.*, **Con.**, **EUPH.**, **FERR.**, **Lach.**, **Lyc.**, Petr., **Phos.**, Ph-ac., Plat., Plb., **PULS.**, *Ran-b.*, Rhod., *Rhus-t.*, *Sabad.*, **Samb.**, *Sil.*, Thuj. (Vergl. anfangende Bewegung)

Von **Laufen:** Alum., **Ang.,** Arg., **Arn., ARS.,** *Aur.,* **Bell.,** *Borx.,* **BRY.,** *Calc.,* **Cann-s., Caust.,** Chel., *Chin., Cina, Cocc.,* Coff., Croc., **Cupr.,** Dros., Hep., Hyos., **Ign.,** *Iod.,* Ip., **Kali-c.,** Laur., **Led., Lyc., Merc.,** Mez., Nat-c., **Nat-m.,** Nit-ac., Nux-m., **Nux-v., Olnd.,** *Phos., Rheum,* **Rhod., Rhus-t.,** Ruta, *Sabin.,* **Seneg.,** *Sep.,* **Sil., Spig.,** Spong., *Squil.,* Staph., **SULPH.,** Sul-ac., Verat., *Zinc.*

Von **Lehnen** auf die Seite: Meny.

Von **Lesen:** Agar., **Agn.,** Alum., *Am-c., Ang., Arg., Arn.,* Ars., **Asaf.,** *Asar.,* Aur., *Bar-c.,* **Bell.,** Borx., *Bry.,* **CALC.,** Canth., Carb-v., *Caust.,* **Chin., Cina, Cocc.,** *Coff.,* **Con.,** *Croc., Cupr.,* Dros., **Dulc., Graph., Hep.,** *Ign.,* **Kali-c., Lyc.,** M-arct., *Mag-m.,* Mang., Meny., Merc., *Mez.,* Mosch., *Nat-c.,* **NAT-M.,** *Nit-ac.,* Nux-m., **Nux-v., Olnd.,** *Petr.,* **Phos.,** Ph-ac., Plat., *Puls.,* **Rhod., Ruta,** *Sabad.,* Sars., Sel., *Seneg.,* Sep., **SIL.,** Staph., Stram., **Sulph., Sul-ac.,** Tarax., Thuj., Valer., **Verb.,** Viol-o., Zinc. (Vergl. Sehen, angestrengtes)

— **laut: CARB-V.,** *Cocc.,* **Mang.,** Nit-ac., **Par., PHOS.,** *Sel.,* **Verb.** (Vergl. Sprechen)

Von **Licht** im Allgemeinen: **Acon.,** Agar., *Agn.,* Alum., Am-c., *Am-m., Anac.,* **Ant-c.,** Arn., *Ars., Asar.,* **Bar-c., Bell.,** *Borx., Bry.,* **CALC.,** Camph., Carb-an., *Caust., Cham.,* **Chin.,** Cic., *Cina, Clem.,* Cocc., *Coff., Colch.,* **CON., Croc.,** Cupr., *Dig.,* **Dros., EUPHR., GRAPH.,** *Hell.,* **Hep.,** *Hyos.,* **Ign.,** Kali-c., Kali-n., Lach., *Laur,* **Lyc.,** *M-arct.,* Mag-c., *Mag-m., Mang.,* **Merc.,** Mez., Mur-ac., **Nat-c.,** Nat-m., *Nit-ac.,* Nux-m., **Nux-v.,** Petr., **PHOS., Ph-ac.,** Plat., **Puls.,** Rhod., Rhus-t., Ruta, Samb., *Sars.,* Sel., *Seneg.,* **Sep., Sil.,** *Spig.,* Stann., Staph., **Stram., Sulph.,** Sul-ac., Tarax., Thuj., Valer., Verat., Zinc.

— der **Kerzen** (oder der Lampe): Agn., Am-m., Anac., **Bar-c., Bell.,** *Borx.,* **CALC.,** Carb-an., *Caust., Cina,* **CON., Croc., DROS., Graph., Hep., Ign.,** Kali-c., *Laur.,* **LYC.,** Mang., **MERC.,** Mez., *Nit-ac.,* Nux-m., Petr., **PHOS., Ph-ac.,** Plat., *Puls., Ruta,* Sars., *Seneg.,* **Sep., Sil.,** *Sulph.*

Von **Licht** der **Sonne:** *Acon.*, Agar., **Ant-c.**, Ars., *Asar.*, *Bar-c.*, *Bry.*, **CALC.**, *Camph.*, **Chin.**, **CON.**, **EUPHR.**, **GRAPH.**, **Ign.**, *Lach.*, M-arct., Mag-m., **Nat-c.**, *Nux-v.*, **PH-AC.**, **Puls.**, *Sel.*, Seneg., Stann., *Stram.*, **Sulph.**, *Valer.*, Verat., Zinc.

— des **Tages:** Am-m., **Ant-c.**, **Calc.**, **CON.**, **Dros.**, **EUPHR.**, **GRAPH.**, *Hell.*, **HEP.**, *Hyos.*, Mag-c., Mang., *Merc.*, Nit-ac., **NUX-V.**, Petr., **PHOS.**, *Ph-ac.*, *Rhod.*, Samb., *Sars.*, **Sep.**, **SIL.**, *Stram.*, *Sulph.*, Thuj.

Von unglücklicher **Liebe:** (S. Gemütsbewegungen)

Im **Liegen:** Acon., Agn., *Agar.*, *Alum.*, **Ambr.**, *Am-c.*, **Am-m.**, Anac., Ang., *Ant-c.*, *Ant-t.*, **Arg.**, Arn., **ARS.**, **Asaf.**, Asar., **AUR.**, Bar-c., Bell., *Bism.*, *Borx.*, *Bov.*, Bry., Calad., Calc., Camph., Cann-s., Canth., **CAPS.**, Carb-an., *Carb-v.*, Caust., **CHAM.**, Chel., Chin., Cic., Cina, *Clem.*, Cocc., Coff., Colch., *Coloc.*, **CON.**, Croc., Cupr., **Cycl.**, Dig., **DROS.**, **Dulc.**, **EUPH.**, **Euphr.**, **FERR.**, Graph., Guaj., Hell., Hep., *Hyos.*, *Ign.*, Iod., Ip., *Kali-c.*, **Kali-n.**, Kreos., *Lach.*, Laur., Led., **LYC.**, **M-ambo.**, *M-arct.*, M-aust., *Mag-c.*, **Mag-m.**, Mang., **MENY.**, Merc., Mez., **Mosch.**, **Mur-ac.**, **Nat-c.**, Nat-m., Nit-ac., Nux-m., Nux-v., Olnd., *Op.*, Par., Petr., Phos., **Ph-ac.**, **PLAT.**, Plb., **PULS.**, Ran-b., Rheum, **Rhod.**, **RHUS-T.**, **Ruta**, **Sabad.**, Sabin., **SAMB.**, Sars., Sec., Sel., *Seneg.*, **Sep.**, *Sil.*, Spig., Spong., Squil., *Stann.*, Staph., Stram., **Stront-c.**, *Sulph.*, Sul-ac., **TARAX.**, *Teucr.*, *Thuj.*, **Valer.**, *Verat.*, **Verb.**, *Viol-o.*, **Viol-t.**, Zinc.

— im **Bett:** *Acon.*, Agar., *Agn.*, *Alum.*, **AMBR.**, **Am-c.**, Am-m., Anac., *Ang.*, *Ant-c.*, **Ant-t.**, **Arg.**, Arn., *Ars.*, *Asaf.*, *Asar.*, **Aur.**, Bar-c., Bell., Bism., **Borx.**, *Bov.*, Bry., *Calad.*, *Calc.*, Camph., Cann-s., Canth., *Caps.*, *Carb-an.*, *Carb-v.*, Caust., *Cham.*, *Chel.*, *Chin.*, Cic., Cina, Clem., Cocc., *Coff.*, Colch., **Coloc.**, Con., Croc., *Cycl.*, Dig., **Dros.**, *Dulc.*, **Euph.**, *Euphr.*, **Ferr.**, *Graph.*, Guaj., *Hell.*, Hep., Hyos., *Ign.*, **IOD.**, **Kali-c.**, *Kali-n.*, Kreos., Lach., *Laur.*, **Led.**, **LYC.**, **M-ambo.**, **M-arct.**, M-aust., *Mag-c.*, Mag-m., **Mang.**, *Meny.*, **Merc.**, *Mez.*, *Mosch.*, *Mur-ac.*, *Nat-c.*, Nat-m., Nit-ac., Nux-m., Nux-v., Olnd., *Op.*, *Par.*, *Petr.*, **Phos.**, *Ph-ac.*, **Plat.**, *Plb.*, **PULS.**, *Ran-b.*, *Rheum*, **Rhod.**, *Rhus-t.*, *Ruta*, Sabad., *Sabin.*, *Samb.*, Sars., *Sec.*, **Sel.**, *Seneg.*, **Sep.**, *Sil.*, **Spig.**, Spong., Squil., *Stann.*, *Staph.*,

Stram., **Stront-c., Sulph.,** *Sul-ac.,* Tarax., *Teucr., Thuj., Valer.,* **Verat.,** *Verb., Viol-o.,* Viol-t., Zinc.

Im **Liegen** auf dem **Rücken:** Acon., Alum., Am-c., **Am-m.,** Ang., Arn., **Ars.,** Bar-c., Bell., Borx., Bry., Canth., **Caust., Cham.,** *Chin.,* Cina, Clem., Colch., **Coloc., Cupr.,** Dulc., *Euph., Ign.,* **Iod.,** Kali-c., **Kali-n.,** Lach., M-ambo., Mag-m., *Merc.,* Nat-c., Nat-m., **NUX-V.,** Par., **PHOS.,** Plat., *Puls.,* Ran-b., **Rhus-t., Sep., Sil.,** *Spig.,* Spong., *Stront-c., Sulph., Thuj.*

— auf der **Seite: ACON.,** Am-c., Am-m., **ANAC.,** *Ang.,* Arn., Bar-c., Bell., Borx., **BRY., Calad., CALC.,** Canth., **CARB-AN.,** Caust., Chin., **Cina,** Clem., Colch., **Con., Ferr., Ign., Ip., KALI-C., Kreos.,** Lach., **LYC.,** M-ambo., Mag-m., **Merc.,** Mosch., *Nat-c.,* Nat-m., *Nux-v.,* **Par.,** *Phos.,* Plat., **Puls.,** *Ran-b., Sabad.,* **Seneg.,** Sep., Sil., Spig., Spong., **STANN., Sulph.,** Thuj., Verat., *Viol-t.*

— auf der **rechten Seite:** Acon., **Am-m.,** Anac., **Borx.,** Bry., Calc., Carb-an., *Caust.,* Cina, Clem., Con., Ip., *Kali-c.,* Kreos., Lach., Lyc., M-ambo., **Mag-m., MERC.,** Nat-c., **Nux-v.,** Puls., Ran-b., Seneg., Spig., **Spong.,** Stann., Sulph., Thuj.

— auf der **linken** Seite: **Acon., Am-c.,** Anac., Ang., Arn., **Bar-c.,** Bell., *Bry.,* Calc., Canth., Carb-an., Chin., *Colch.,* Con., *Ip., Kali-c.,* Kreos., Lyc., Merc., **Nat-c., Nat-m., Par., PHOS.,** Plat., **PULS.,** Seneg., **Sep.,** *Sil.,* Spig., *Stann.,* **Sulph., Thuj.**

— auf der **schmerzhaften Seite: Acon.,** *Agar., Ambr.,* **Am-c.,** Am-m., Anac., Ang., Ant-c., Arg., Arn., **Ars., BAR-C.,** *Bell.,* Bry., **CALAD.,** *Calc.,* Cann-s., *Caps.,* Carb-an., *Carb-v., Caust.,* **Chin.,** *Cina,* Clem., Croc., Cupr., **Dros., Graph.,** *Guaj.,* **HEP.,** Hyos., *Ign.,* **IOD.,** *Kali-c., Kali-n.,* Lach., Led., **Lyc., Mag-c., Mag-m.,** Mang., Merc., Mez., **Mosch.,** Mur-ac., Nat-m., **Nit-ac., NUX-M., Nux-v.,** Olnd., **Par.,** *Petr.,* **Phos., Ph-ac.,** Plat., Ran-b., Ran-s., **Rheum,** Rhod., *Rhus-t.,* **RUTA, Sabad.,** Sabin., Samb., Sars., *Sel., Sep.,* **SIL., Spong.,** *Staph.,* Stram., Sulph., Tarax., Teucr., *Thuj.,* Valer., Verat., Verb.

— auf der **unschmerzhaften** Seite: **Ambr.,** *Arn.,* Bell., **BRY., Calc.,** *Cann-s.,* Carb-v., **Caust., CHAM., COLOC., Ign., Kali-c.,**

Lyc., **M-ambo.,** **M-aust.,** Nux-v., **PULS.,** **Rhus-t.,** **Sep.,** **Stann.,** Viol-o., **Viol-t.**

Im **Liegen tief** mit dem Kopf: **Ant-t.,** **Arg.,** **ARS.,** *Cann-s., Caps.,* **Chin.,** *Clem.,* **Colch.,** **Hep.,** **Kali-n.,** *Lach.,* M-aust., *Nux-v., Petr.,* Phos., **PULS.,** **Spig.,** Stront-c., *Sulph.*

Von **Lippen-Ablecken:** Valer.

Von **Luft, feuchter:** (S. Kälte und Wärme, nasse)

— **freier:** (S. im Freien)

— **kalter:** (S. kalte Luft)

— **trockner:** (S. Kälte und Wärme, trockne)

— **Einziehen:** *Alum.,* **ANT-C.,** **Bell.,** Bry., *Calc., Caust.,* Chin., *Cic., Cina, Hyos.,* Ign., Ip., Kali-n., *M-ambo.,* **M-arct.,** **Merc.,** Mez., *Nat-m., Nux-m.,* **Nux-v.,** Par., *Petr.,* Phos., Ph-ac., **Puls.,** Sabad., **Sabin.,** *Sars., Sel.,* **Sep.,** **Sil.,** **Spig.,** **Staph.,** Sulph., Thuj., Verb. (Vergl. Einatmen)

Von **Luft-Einziehen, kalter:** Alum., Ant-c., **Ars.,** **Aur.,** **Bell.,** **Bry.,** **Calc.,** *Camph.,* **CAUST.,** Cham., *Cina,* Dulc., **Hep.,** **HYOS.,** **Kali-c.,** M-ambo., *M-arct.,* **MERC.,** *Mosch., Nat-m.,* **Nux-m.,** **NUX-V.,** Par., *Petr.,* Phos., Puls., **Rhod.,** **Rhus-t.,** **SABAD.,** *Sars.,* Seneg., **Sep.,** **SIL.,** *Spig.,* Staph., **Stront-c.,** Sulph., Thuj., *Verat.*

Von **Magen verderben:** **Acon.,** **ANT-C.,** *Ant-t.,* **Ars.,** Bar-c., **Bry.,** *Calc.,* Caps., **Carb-v.,** Caust., *Cham.,* Chin., Cocc., **Coff.,** Colch., *Con.,* Cycl., *Euph.,* Ferr., *Ign.,* **IP.,** Lyc., **Nat-c.,** Nat-m., Nux-m., **NUX-V.,** *Phos.,* **PULS.,** Rhus-t., *Sep., Sil.,* Stann., **Staph.,** *Sulph.,* Sul-ac., *Verat.* (Vergl. Genüsse)

Bei **Masern:** **ACON.,** Ars., **Bell.,** **Bry.,** *Carb-v.,* Cham., Chin., *Coff., Dros.,* Hyos., Ign., **Ip.,** Mag-c., Nux-v., *Phos.,* **PULS.,** **Rhus-t.,** Stram., *Sulph.*

Nach Masern: *Ant-c.,* **Bell.,** Bry., *Cham.,* Chin., **Hyos.,** Ign., *Mosch.,* Nux-v., **Puls., Rhus-t.,** *Sulph.*

Von **Milzbrandgift: ARS.**

Vor dem **Monatlichen:** *Alum.,* **Am-c.,** Am-m., *Asar.,* **Bar-c.,** Bell., Borx., Bov., Bry., **CALC.,** Canth., Carb-an., **Carb-v.,** *Caust.,* Cham., Chin., Cina, *Cocc.,* Coff., **Con.,** Croc., **CUPR.,** Dulc., *Ferr., Graph.,* Hep., *Hyos.,* Ign., *Iod,* Ip., *Kali-c.,* Kali-n., **Kreos.,** Lach., **LYC.,** *Mag-c.,* Mag-m., *Mang.,* **Merc.,** Mez., Mosch., Mur-ac., Nat-c., **Nat-m.,** *Nux-m.,* Nux-v., Petr., **Phos., Ph-ac., Plat., PULS.,** Rhus-t., Ruta, Sabad., Sars., **Sep.,** *Sil.,* Spig., Spong., *Stann.,* Staph., **SULPH.,** Sul-ac., Valer., **VERAT., Zinc.**

Bei **Eintritt** des **Monatlichen: Acon.,** Asar., Bell., *Bry.,* **Caust., Cham.,** Cocc., *Coff., Graph.,* **HYOS.,** Ign., *Iod., Ip.,* **Lyc.,** *Mag-c.,* Mag-m., Merc., Mosch., *Nat-m.,* Nit-ac., **Phos., Plat., Puls.,** Ruta, Sars., **Sep.,** Sil., Staph.

Während des **Monatlichen:** Acon., Alum., Ambr., **AM-C., Am-m.,** Ars., Asar., Bar-c., *Bell., Borx., Bov.,* Bry., **Calc.,** Cann-s., Canth., Caps., *Carb-an., Carb-v., Caust.,* **CHAM.,** Chel., *Chin.,* **Cocc., Coff.,** *Con.,* Croc., *Cupr.,* Ferr., **GRAPH.,** Hep., **HYOS., Ign.,** Iod., **KALI-C.,** Kali-n., **Kreos.,** Lach., Laur., **Lyc., Mag-c., Mag-m.,** Merc., Mosch., Mur-ac., *Nat-c.,* Nat-m., Nit-ac., Nux-m., **Nux-v.,** Op., Petr., **Phos.,** Ph-ac., Plat., **PULS.,** Rhod., Rhus-t., *Sabin.,* Sars., Sec., Sel., **Sep.,** *Sil.,* Spong., Stann., Stram., Stront-c., **Sulph.,** Sul-ac., *Verat., Zinc.*

Nach dem **Monatlichen:** *Alum.,* Am-c., **BORX.,** Bov., Bry., *Calc.,* Canth., Carb-an., Carb-v., Chin., *Con.,* Cupr., **GRAPH.,** Iod., *Kali-c.,* **KREOS.,** Lach., **Lyc.,** *Mag-c., Merc.,* **Nat-m., NUX-V., Phos.,** *Ph-ac., Plat.,* Puls., Rhus-t., Ruta, *Sep.,* Sil., **Stram.,** Sulph., Sul-ac., Verat.

Von **unterdrücktem Monatlichen: Acon.,** *Agn., Alum.,* **Am-c.,** Arn., *Ars.,* Aur., **Bar-c.,** Bell., *Borx., Bry.,* **Calc.,** Carb-an., Carb-v., **Caust., Cham.,** Chel., Chin., **Cocc.,** Colch., *Coloc.,* **CON.,** *Croc.,* **Cupr.,** Dig., Dros., **DULC.,** Euphr., **Ferr., GRAPH.,** Guaj., Hell., *Hyos., Ign.,* Iod., **KALI-C.,** *Lach.,* **LYC.,** M-arct., *Mag-c.,*

Mag-m., Mang., *Merc.,* **Nat-m.,** Nit-ac., Nux-m., Petr., **Phos.,** Ph-ac., Plat., **PULS.,** *Rhod.,* Rhus-t., *Ruta,* **Sabad.,** Sabin., *Sars.,* Sec., **Sep., Sil., Staph.,** *Stram.,* Stront-c., **SULPH.,** Thuj., **Valer.,** *Verat., Zinc.*

Beim Neu-**Mond:** Alum., *Am-c.,* Calc., **Caust., Cupr.,** *Lyc.,* Sabad., **Sep.,** Sil.

Beim Voll-**Mond:** Alum., *Calc., Cycl.,* **Graph.,** *Nat-c.,* Sabad., *Sil.,* Spong., **Sulph.,** Teucr.

Beim abnehmenden **Mond:** *Dulc.*

Im **Mondschein:** *Ant-c.*

Von **Mücken-** (Insekten-) **Stichen:** *Acon., Ant-c.,* **Arn.,** Ars., **Bell., Calad.,** Caust., *Lach., Merc.,* Seneg., *Sep.,* Sil., Sulph.

Von **Müßigsein:** *Alum.,* Bar-c., **Con.,** *Croc.,* Ferr., **Ign.,** Lyc., Mag-m., **Nat-c.,** Nat-m., **Nux-v.,** Petr., *Plb.,* **SEP.,** *Sil., Tarax., Verat.*

Beim **Mund-Öffnen:** *Am-m.,* **Ang.,** Bry., *Caust.,* Cham., Cocc., Dros., *Hep.,* **MERC.,** Nux-v., Petr., **Phos.,** Puls., *Rhus-t.,* **Sabad.,** Sabin., Sil., *Spig., Spong.,* Sul-ac., Thuj., Verat.

— **-Schließen: Mez.,** Nux-v.

Von **Musik: Acon.,** *Ambr.,* Bry., *Calc.,* Carb-an., **Cham.,** *Coff.,* Ign., *Kali-c.,* Kreos., **Lyc., NAT-C., Nux-v.,** *Phos.,* **Ph-ac.,** *Puls.,* Sabin., **SEP.,** *Stann.,* Staph., **Viol-o.,** Zinc.

Von **Nachdenken:** (S. Anstrengung des Geistes)

Von **Nachtschwärmen:** *Ambr.,* Bry., *Colch.,* Ip., **Laur.,** Led., **Nux-v.,** Puls., *Rhus-t., Sabin.*

Von **Nachtwachen:** *Ambr.,* Bry., *Chin.,* **COCC., Colch.,** *Ip.,* **NUX-V.,** *Ph-ac., Puls.,* Ruta, Sabin., **Sel.,** Sep.

Beim **Nähen:** *Lach.*, **Nat-m.,** Sul-ac.

Von **narkotischen** Arzneien: Acon., Agar., *Ars.*, Aur., **BELL.,** *Bry.*, Calc., Canth., *Carb-v.*, Caust., **CHAM.,** Chin., **COFF.,** *Colch.*, Croc., *Cupr.*, **Dig.,** Dulc., Euph., Ferr., **GRAPH.,** Hep., **Hyos.,** Ign., **Ip., LACH., Lyc.,** *Merc., Mosch.*, Nat-c., Nat-m., Nit-ac., Nux-m., **NUX-V., Op.,** *Phos.*, Ph-ac., Plat., Plb., **Puls.,** *Rhus-t.*, Seneg., **Sep.,** *Staph.*, Sulph., **Valer.,** *Verat.*, Zinc.

Von **nassen** Aufschlägen: **AM-C.,** Am-m., **ANT-C.,** Bar-c., **Bell.,** *Borx.*, Bov., *Bry.*, **CALC., Canth., Carb-v., Cham., CLEM.,** *Con.*, Dulc., *Kali-c.*, **Kali-n.,** *Laur.*, **Lyc.,** Mag-c., **Merc.,** *Mez.*, Mur-ac., Nat-c., *Nit-ac., Nux-m.*, Nux-v., *Phos.*, Puls., **RHUS-T.,** *Sars.*, **Sep.,** *Sil.*, **Spig.,** Stann., *Staph.*, **Stront-c., SULPH.,** *Sul-ac., Zinc.*

Bei **nasskaltem** Wetter: (S. kalte Luft, nasse)

Bei **nebligem Wetter:** *Bry.*, Calc., **Cham., Chin.,** Dulc., **Mang.,** *Merc.*, **Nux-m.,** Plb., *Rhod.*, **RHUS-T., Sep.,** *Sulph.*, Verat.

Beim **Niederhocken:** Calc., *Coloc.*, Graph.

Nach dem **Niederlegen:** *Acon.*, Agar., Agn., *Alum.*, **AMBR., Am-c.,** Am-m., *Ang., Ant-c., Ant-t.*, **Arg.,** Arn., **ARS., Asaf.,** Asar., **AUR.,** Bar-c., Bell., *Bism., Borx.*, Bov., Bry., Calad., Calc., Canth., **Caps.,** Carb-an., Carb-v., *Caust.*, **Cham.,** Chel., *Chin.*, **Clem.,** Cocc., Coff., Colch., *Coloc.*, Con., Croc., Cupr., **Cycl.,** *Dros.*, **DULC., Euph., Euphr., Ferr.,** Graph., Guaj., Hell., Hep., **Hyos.,** *Ign.*, Ip., **Kali-c.,** *Kali-n.*, Lach., *Laur., Led.*, **LYC.,** *M-ambo.*, **M-arct.,** M-aust., **Mag-c., Mag-m.,** Mang., **Meny.,** Merc., *Mez., Mosch., Mur-ac., Nat-c., Nit-ac.*, Nux-m., Nux-v., Olnd., *Op.*, Par., Petr., Phos., *Ph-ac.*, **PLAT., Plb., PULS.,** Ran-b., Ran-s., *Rhod.*, **RHUS-T.,** *Ruta*, **Sabad.,** Sabin., **SAMB.,** Sars., Sel., *Seneg.*, **Sep.,** Sil., Spig., *Stann.*, Staph., **STRONT-C., Sulph., Sul-ac., Tarax.,** *Teucr.*, Thuj., *Valer., Verat., Verb., Viol-o., Viol-t., Zinc.*

Beim **Niedersetzen: Agn.,** Alum., Am-m., *Ant-t.*, Arg., *Aur.*, Bar-c., Bov., Bry., Caust., **Chel.,** Chin., **Coff.,** Croc., *Cycl.*, Graph., **Hell., Ip.,** *Kali-c., Lyc.*, **Mag-c.,** *Mang.*, Merc., Nit-ac., Phos.,

Ph-ac., *Puls.*, *Rhus-t.*, Ruta, *Sabin.*, **Samb.**, *Sars.*, Spig., **Spong.**, Squil., Thuj., **Valer.**, *Verat.*, Viol-t.

Nach dem **Niedersetzen:** (S. Sitzen)

Von **Niesen:** Acon., Am-c., **Am-m.**, *Ant-t.*, *Arn.*, **Ars.**, Bar-c., **Bell.**, **Borx.**, **Bry.**, *Calc.*, *Canth.*, **Carb-v.**, *Caust.*, **Cham.**, Chin., *Cina,* Con., **Dros.**, Euph., *Graph.*, Hell., *Hep.*, *Kali-c.*, Lach., Led., **Lyc.**, *Mag-c.*, Mag-m., **Merc.**, *Mez.*, Nat-c., Nat-m., Nit-ac., **Nux-v.**, Phos., **Puls.**, **Rhus-t.**, **Sabad.**, Sec., Seneg., **Sep.**, Sil., **Spig.**, Squil., Staph., *Sulph.*

Beim **Nord-Wind:** (S. Wind)

Nüchtern, (vor dem Frühstück): Acon., Alum., *Ambr.*, Am-c., *Am-m.*, Anac., Ars., **Bar-c.**, Bov., Bry., **CALC.**, *Cann-s.*, Canth., *Carb-an.*, Carb-v, Caust., **Chel.**, Chin., Cina, **CROC.**, *Ferr.*, Graph., Hell., *Hep.*, **Ign.**, **IOD.**, Kali-c., **Lach.**, *Laur.*, Lyc., Mag-c., Mag-m., Merc., *Mez.*, Nat-c., Nit-ac., *Nux-v.*, *Petr.*, Phos., **Plat.**, *Plb.*, Puls., **Ran-b.**, Ran-s., *Rhod.*, *Rhus-t.*, **Sabad.**, **Sep.**, **Spig.**, **STAPH.**, *Stront-c.*, *Sulph.*, **Tarax.**, Teucr., *Valer.*, Verat., **Verb.**

Beim warmen **Ofen:** (S. Wärme)

Nach **Ohnmacht:** Acon., Ars., *Chin.*, **Mosch.**, Nux-v., **Op.**, *Sep.*, Stram.

Nach **Onanie:** Agar, Alum., *Anac.*, **Arg.**, Ars., *Bov.*, *Calad.*, **CALC.**, **Carb-v.**, **CHIN.**, *Cina,* **CON.**, Dulc., Ferr., Ign., **Iod.**, *Kali-c.*, **Lyc.**, **Merc.**, Mosch., Nat-c., **Nat-m.**, Nux-m., *Nux-v.*, Petr., **Phos.**, **PH-AC.**, Plb., **Puls.**, **Sel.**, **SEP.**, *Sil.*, **Spig.**, Squil., **STAPH.**, **Sulph.** (Vergl. Ausschweifungen und Säfteverlust)

Von **Orgelspiel:** *Lyc.*

Beim **Ost-Wind:** (S. Wind)

Bei **Pocken,** (Blattern): *Am-m.*, **Ant-c.**, **ANT-T.**, *Arn.*, *Ars.*, **Bell.**, Bry., Canth., Cham., *Clem.*, *Cocc.*, *Hyos.*, **MERC.**, Nit-ac., **Puls.**, **RHUS-T.**, *Sil.*, Stram., **Sulph.**, *Thuj.*

Bei **Pocken,** (Blattern) **falschen:** *Acon.,* **Bell., Puls.,** *Rhus-t.*

Nach **Pollutionen:** *Agar.,* **Alum.,** Ars., Borx., Bov., Calc., Cann-s., *Carb-an., Carb-v.,* Caust., *Chin.,* **Iod., KALI-C.,** Led., Lyc., M-aust., *Merc.,* Mez., *Nat-c.,* **NUX-V.,** Petr., Phos., *Ph-ac., Plb., Puls., Ran-b.,* Rhod., *Sabad.,* **Sep.,** Sil., **Staph.,** Thuj. (Vergl. Säfteverlust)

Von **Quecksilber-Dämpfen:** Carb-v., **Chin.,** *Puls.,* **Stram.**

— **Missbrauch:** Acon., Agn., **Ant-c., Arg.,** Arn., Ars., **Asaf., AUR., Bell.,** *Bry., Calad.,* **Calc., CARB-V., Chin.,** Cic., Cina, **Clem.,** *Cocc.,* Coff., **Colch., Cupr.,** Dig., *Dulc.,* **Euph.,** Euphr., Ferr., *Graph.,* **Guaj., HEP., Iod., LACH.,** Laur., **Led., Mez.,** Nat-m., **NIT-AC.,** Nux-v., *Op., Ph-ac.,* Plat., **Puls.,** Rheum, *Rhod., Rhus-t.,* Sabad., **Sars.,** Sel., *Sep.,* **Sil.,** Spong., **STAPH.,** Stram., Stront-c., **SULPH.,** *Thuj., Valer.,* Verat., Viol-t., *Zinc.*

Von **Quetschungen:** (S. Verletzungen)

Von **Rasieren: Carb-an.**

Von **Rauch:** Calc., Caust., **Euphr.,** *Nat-m.,* Nux-v., Olnd., **Sep., SPIG.,** *Sulph.*

Nach einem **Rausch:** Acon., *Agar.,* **Am-m.,** *Ang.,* Arg., *Bell.,* **Bry., Carb-v.,** *Chin.,* **Cocc., Coff.,** *Ip.,* Kali-c., *Kali-n., Kreos.,* **Laur.,** Nat-m., Nux-m., **NUX-V., OP.,** Ph-ac., **Puls.,** *Rheum, Samb.,* **Spong.,** Squil., **Stram.,** Teucr., *Valer.*

Von **Reiben:** Am-m., **ANAC.,** Arn., *Ars.,* **Bism.,** Borx., **Calad.,** *Calc.,* Cann-s., *Canth.,* **Caps.,** Carb-an., **Caust.,** Cham., Chel., **Coff., CON.,** Cupr., Dros., *Guaj.,* Kreos., **Led.,** *M-ambo.,* Mag-c., Mang., *Merc.,* **Mez.,** Mur-ac., Nat-c., Par., Phos., Ph-ac., **PULS.,** Seneg., **Sep., Sil.,** *Spig., Spong.,* Squil., Stann., *Staph,* Stram., **STRONT-C.,** Sulph.

Von **Reiten:** Ars., *Graph.,* Mag-m., **Nat-c., SEP.,** Sil., *Spig.,* **Sul-ac.,** Valer.

Von **Rotzgift:** **Ars.,** Calc., *Ph-ac.,* Sulph.

In der **Ruhe:** Acon., *Agar., Alum., Ambr.,* Am-c., **Am-m.,** Anac., Ang., Ant-c., Ant-t., *Arg.,* Arn., *Ars., Asaf.,* Asar., **AUR.,** Bar-c., Bell., *Bism.,* Borx., *Bov.,* Bry., Calc., **CAPS.,** Carb-v., Caust., *Cham.,* Chin., Cic., *Cina,* Cocc., **Coloc, CON.,** Cupr., **CYCL., Dros., DULC., EUPH.,** *Euphr.,* **FERR.,** Guaj., Hep., Hyos., Ign., Kali-c., *Kali-n., Kali-n.,* Kreos., *Lach.,* Laur., **LYC., M-ambo.,** M-arct., M-aust., Mag-c., **Mag-m.,** Mang., **Meny.,** Merc., Mez., **Mosch.,** *Mur-ac., Nat-c.,* Nat-m., Nit-ac., Nux-m., Olnd., *Op.,* Par., Petr., Phos., **Ph-ac., Plat,** Plb., **PULS., Rhod., RHUS-T.,** *Ruta,* **SABAD.,** Sabin., **SAMB.,** Sars., Sel., Seneg., **Sep.,** Sil., Spig., Spong., Stann., Staph., *Stront-c.,* Sulph., Sul-ac., **TARAX.,** Teucr., *Thuj.,* **VALER.,** *Verat.,* **Verb., Viol-t.,** Zinc.

Nach der **Ruhe:** (S. anfangende Bewegung)

Von **Säfteverlust:** *Agar.,* Alum., Anac., Ant-c., Ant-t., *Arg.,* Arn., **Ars.,** *Bell.,* Borx., *Bov.,* Bry., **Calad., CALC.,** Cann-s., Canth., Caps., Carb-an., **Carb-v.,** Caust., Cham., **CHIN.,** *Cina,* Coff., **Con.,** Dig., Dulc., *Ferr.,* Graph., Hep., *Ign.,* **Iod.,** Ip., **Kali-c.,** Led., *Lyc.,* M-ambo., M-aust., Mag-m., **Merc.,** Mez., Mosch., *Nat-c., Nat-m.,* Nit-ac., Nux-m., **Nux-v.,** *Petr.,* **Phos., PH-AC.,** *Plb.,* **PULS.,** *Ran-b.,* Rhod., Rhus-t., Ruta, Sabad., Samb., *Sel.,* **SEP., Sil.,** *Spig.,* **Squil.,** Stann., **STAPH., Sulph.,** Thuj., Valer., Verat., *Zinc.*

Für **Säufer:** Acon., **Agar.,** Alum., Am-m., Anac., **Ant-c.,** *Arn.,* **Ars., Bell.,** *Borx., Bov.,* **Calc.,** Carb-an., *Carb-v.,* Caust., **Chel., Chin.,** *Cocc.,* **Coff.,** Con., Hep., *Hyos.,* **Ign., LACH.,** Laur., **Led., Lyc., Nat-c., Nat-m., Nux-m., NUX-V., OP.,** Petr., **Puls., RAN-B., Rhod., Rhus-t., Ruta,** *Sabad.,* **Selen.,** Sep., **Sil., Spig., Stram.,** Stront-c., Sulph., Sul-ac., **Verat., Zinc.**

Beim **Säugen** (Stillen) der Kinder: *Acon.,* Agn., *Ars.,* **Bell.,** *Borx.,* **Bry., CALC.,** Carb-an., *Carb-v.,* **Cham.,** Chel., **Chin.,** Cina, *Con.,* **Dulc.,** Ferr., Graph., Ign., *Iod.,* Ip., *Kali-c.,* Lach., Lyc., *Merc.,* Nat-c., Nat-m., *Nux-v., Phos.,* **Ph-ac., PULS.,** *Rheum, Rhus-t.,* Samb., Sec., Sel., **SEP.,** *Sil.,* Spig., *Squil.,* Stann., **Staph.,** Stram., *Sulph., Zinc.*

Für **Säuglinge:** (S. Kinder)

Von **Saugen** am Zahnfleisch: *Bov., Carb-v.,* Kali-c., **Nux-m.,** Nux-v., **Sil.,** Zinc.

Beim **Scharlachfieber:** (S. III. 4. unter Ausschlag)

Nach Scharlachfieber: AM-C., Aur., *Bar-c.,* **BELL., Bry., CHAM.,** *Dulc.,* Euph., **Hep,** *Hyos.,* **Lach.,** *Lyc.,* **Merc.,** *Nit-ac.,* Rhus-t., Sulph.

Von **Schaukeln:** Borx., *Carb-v.*

Von **Schießen:** *Borx.*

Zu **Anfang** des **Schlafs:** *Agn.,* Am-m., Arn., **ARS.,** Aur., *Bar-c., Bell.,* Borx., **BRY.,** *Calad.,* **Calc.,** Caps., **Carb-an., Carb-v.,** Caust., *Chin.,* Cocc., *Con.,* Dulc., **Graph.,** Guaj., *Hep., Ign.,* Ip., *Kali-c., Kreos.,* Lach., Laur., **Lyc.,** Mag-c., Mag-m., **Merc.,** *Mur-ac.,* Nat-c., Nat-m., Nux-v., **Phos.,** Ph-ac., **PULS.,** Ran-b., **Rhus-t.,** Sabin., *Sars.,* Sel., **SEP.,** *Sil.,* Spong., Staph., Stront-c., *Sulph.,* Tarax., Teucr., *Thuj.,* Verat.

Während des **Schlafs: Acon.,** Agn., *Alum.,* Ambr., *Am-c.,* Am-m., *Anac.,* Ang., Ant-c., *Ant-t., Arn.,* **ARS.,** Aur., **Bar-c., BELL.,** Bism., *Borx.,* **BRY.,** Calad., *Calc.,* Camph., Cann-s., Canth., Caps., *Carb-an.,* Carb-v., *Caust.,* **CHAM.,** Chel., **Chin.,** Cic., *Cina,* Clem., Cocc., Coff., Colch., Coloc., **Con.,** Croc., Cupr., Cycl., Dig., Dros., *Dulc.,* Euph., Ferr., *Graph.,* Guaj., Hell., **HEP., Hyos., Ign.,** *Ip.,* **Kali-c.,** Kali-n., Kreos., Lach., Laur., *Led.,* **Lyc., M-ambo.,** *M-arct., M-aust.,* Mag-c., Mag-m., Mang., Meny., **Merc.,** Mez., Mosch., **Mur-ac.,** *Nat-c., Nat-m., Nit-ac., Nux-v.,* **OP.,** Par., Petr., **Phos., Ph-ac.,** Plat., Plb., **PULS.,** Ran-b., Ran-s., **Rheum,** Rhod., *Rhus-t., Ruta,* Sabin., **Samb.,** Sars., Sel., Seneg., **Sep., SIL.,** Spig., Spong., Squil., *Stann.,* Staph., **STRAM.,** Stront-c., **SULPH.,** Sul-ac., Teucr., *Thuj.,* Valer., Verat., Verb., Viol-t., *Zinc.*

Nach dem **Schlaf: Acon.,** *Ambr.,* Am-m., *Anac.,* **Arn.,** Ars., *Asaf., Bell., Borx.,* Bov., *Bry.,* Calad., *Calc.,* **Camph., Carb-v., Caust.,** *Cham.,* Chel., Chin., *Cina, Cocc.,* Coff., **Con.,** Dig.,

Euphr., Ferr., *Graph.,* **Hep.,** Hyos., *Ign.,* Kali-c., Kreos., *Lach.,* **Lyc., M-ambo.,** *M-arct.,* Mag-c., *Nux-m.,* Nux-v., Olnd., **OP.,** *Ph-ac.,* **Puls., Rheum,** *Rhus-t.,* **Sabad.,** Samb., *Sel., Spig.,* Spong., *Squil., Stann.,* **Staph., STRAM., SULPH.,** *Thuj.,* **Verat.** (Vergl. Erwachen)

Nach **langem Schlaf:** Ambr., Anac., *Arn.,* Asaf., Bell., Borx., Bry., **Calc.,** *Carb-v.,* **Caust.,** Cocc., **Con.,** Dig., **Euphr., Graph., Hep.,** Hyos., Ign., Kali-c., Kreos., *Lyc.,* **M-ambo.,** M-arct., Mag-c., **Nux-v.,** *Ph-ac.,* Puls., Rhus-t., Spig., **Stram., SULPH.,** *Verat.*

Nach **Schlafen nachmittags:** Anac., *Bry.,* Chin., Lach., *Phos.,* **Puls., STAPH., Sulph.**

Von **Schlaf-Entbehrung:** (S. Nachtwachen)

Außer dem **Schlingen:** *Alum.,* **Ambr.,** Am-m., **Arn.,** Bell., **Caps.,** Carb-v., *Chel.,* Chin., Cocc., *Dig.,* Dros., *Graph.,* **IGN.,** Iod., Ip., **Lach.,** *Laur.,* **Led.,** *M-aust.,* Mag-c., *Mang., Merc., Mez.,* Nat-c., Nit-ac., *Nux-v.,* Olnd., *Par.,* Phos., *Ph-ac.,* Plat., *Puls., Rheum,* Rhus-t., Ruta, *Sabad., Sabin.,* Spig., **Spong.,** *Squil., Stann., Staph.,* Sulph., *Sul-ac., Tarax., Zinc.*

Beim **Schlingen:** *Acon.,* Alum., Ambr., Am-c., Am-m., *Anac.,* Ang., Ant-t., *Arg., Ars., Asaf.,* Aur., **Bar-c.,** *Bell.,* Borx., *Bov.,* **BRY.,** *Calc., Camph., Canth.,* Caps., Carb-an., Carb-v., Caust., *Cham., Chin.,* Cic., **Cocc.,** *Coff., Colch., Con.,* **Croc.,** Cupr., Dig., *Dros.,* Euph., *Ferr.,* Graph., *Hell.,* **HEP.,** *Hyos.,* Ign., *Iod.,* Ip., *Kali-c., Kali-n., Kreos., Lach.,* Laur., Led., *Lyc.,* M-aust., *Mag-c.,* Mag-m., Mang., *Meny.,* **Merc.,** Mez., Nat-c., *Nat-m.,* **Nit-ac., Nux-v.,** *Op.,* Par., **Petr., Phos.,** Ph-ac., *Plat.,* Plb., **Puls.,** *Ran-b., Rhod.,* **Rhus-t.,** *Ruta,* Sabad., Sabin., *Sars.,* Seneg., **Sep.,** Sil., *Spig.,* Spong., Stann., Staph., *Stram.,* Stront-c., **Sulph.,** Sul-ac., Tarax., **Thuj.,** *Verat.,* Zinc.

— **leer** (oder des Speichels): Arg., *Bar-c.,* Bell., Borx., Bov., **Bry.,** Caps., **COCC.,** Colch., *Croc.,* Graph., **Hep., Lach.,** Mang., **Merc.,** Mez., *Nux-v.,* Plat., **Puls., Rhus-t.,** *Ruta,* Sabad., Sabin., Spig., *Sulph., Thuj.,* Zinc.

Beim **Schlingen** der **Speisen:** *Alum.*, Ambr., Ars., **Bar-c.**, **BRY.**, Carb-v., Cham., Chin., Colch., Euph., **HEP.**, Ign., *Iod.*, **Nit-ac.**, **Nux-v.**, **Petr.**, **Phos.**, *Ph-ac.*, Ran-b., **Rhus-t.**, **Sep.**, **SULPH.**, *Zinc.*

— der **Getränke: BELL.**, **Canth.**, *Cina*, Cupr., *Hyos.*, *Ign.*, **Iod.**, *Lach.*, **Merc.**, Nat-m., **PHOS.**, Stram. (Vergl. Trinken)

Nach dem **Schlingen** der Speisen: **Ambr.**, Ars., *Bar-c.*, **Bry.**, Carb-v., Cham., Chin., Colch., Euph., *Hep.*, Ign., *Iod.*, *Nit-ac.*, **NUX-V.**, *Petr.*, **Phos.**, **Puls.**, Ran-b., **Rhus-t.**, *Sep.*, **Sulph.**, **ZINC.**

Von **Schluchzen** (Schluckauf): Acon., **AM-M.**, *Bell.*, Borx., **Bry.**, *Cic.*, Cocc., *Cupr.*, **Cycl.**, **Hyos.**, **Ign.**, Lyc., *Mag-m.*, Merc., Nat-c., Nux-m., **Nux-v.**, Par., *Puls.*, *Ran-b.*, Ruta, Sars., Spong., Staph., Stram, Stront-c., Sulph., **Teucr.**, *Verat.*, Verb.

Bei **Schneeluft: Calc.**, *Caust.*, **CON.**, **Lyc.**, Mag-m., Merc., Nat-c., *Nux-v.*, Phos., **Ph-ac.**, **Puls.**, *Rhus-t.*, **SEP.**, **Sil.**, **Sulph.**

Beim **Schnäuzen:** Acon., Agn., *Alum.*, Ambr., Am-c., *Ang.*, Ant-t., Arg., **Arn.**, **AUR.**, *Bar-c.*, **Bell.**, *Bry.*, **Calc.**, Cann-s., **Canth.**, Caps., Carb-an., Carb-v., **Caust.**, *Cham.*, Chel., Chin., Cina, Coff., **Colch.**, Con., Dig., Euph., Euphr., **HEP.**, *Hyos.*, Iod., **Kali-c.**, Kali-n., *Kreos.*, Led., Lyc., Mag-c., *Mag-m.*, Mang., Meny., **MERC.**, Mez., *Nat-m.*, Nit-ac., **Nux-v.**, Phos., **Ph-ac.**, Par., **PULS.**, **Ran-b.**, *Sabin.*, Sars., Sel., **Sep.**, *Sil.*, **SPIG.**, Spong., Stann., **Staph.**, Stram., Stront-c., **Sulph.**, Tarax., *Teucr.*, *Thuj.*, *Verat.*

Beim **Schnupfen:** Acon., Alum., Ambr., **Am-m.**, Anac., *Ant-t.*, Arn., **ARS.**, Bar-c., *Bell.*, Borx., Bov., *Bry.*, Calad., **Calc.**, Camph., Canth., Caps., Carb-an., **Carb-v.**, *Caust.*, **CHAM.**, *Chin.*, Cic., Cina, Cocc., Coff., Cupr., Dig., Dulc., Euph., *Euphr.*, **Graph.**, *Hell.*, **Hep.**, Ign., Ip., *Kali-c.*, Kali-n., Kreos., **Lach.**, Laur., **Lyc.**, M-arct., M-aust., Mag-c., Mag-m., Mang., **MERC.**, *Mez.*, Mosch., Mur-ac., *Nat-c.*, Nat-m., *Nit-ac.*, Nux-m., **NUX-V.**, Par., Petr., *Phos.*, Ph-ac., Plat., **PULS.**, *Rhod.*, *Rhus-t.*, **Sabad.**, Samb., Sars., Seneg., **Sep.**, Sil., **Spig.**, Spong., *Squil.*, Stann., *Staph.*, Sulph., Sul-ac., Thuj., Teucr., Verat., Zinc.

Von **unterdrücktem Schnupfen:** *Ambr., Am-c.,* Am-m., *Ars.,* **BRY., ** *Calad.,* **CALC.,** *Carb-v.,* Caust., Cham., **Chin.,** Cina, *Con.,* **Dulc.,** *Graph.,* Hep., **Ip.,** *Kali-c.,* Kreos., Lach., Laur., *Lyc.,* M-arct., *M-aust.,* Mag-c., Mag-m., Mang., Merc., Nat-c., *Nat-m.,* **Nit-ac.,** *Nux-m.,* **NUX-V.,** Par., *Petr., Phos.,* **Puls.,** *Rhod.,* Sabad., *Samb.,* Sars., **Sep., Sil.,** Spig., Spong., Stann., Stram., *Sulph.,* Sul-ac., *Teucr.,* Thuj., Verat., Zinc.

Nach **Schreck** (S. Gemütsbewegungen)

Beim **Schreiben:** *Acon.,* Agar., Alum., Am-c., *Am-m., Anac.,* Ant-c., Arn., **Asaf.,** Asar., Aur., *Bar-c.,* Borx., Bry., Calad., **CALC.,** Cann-s., Canth., *Carb-v.,* Caust., Cham., Chel., *Chin., Cic.,* **Cina, Cocc.,** Coloc., Croc., Dros., Euph., Ferr., *Graph., Hep., Ign.,* **KALI-C.,** Laur., Led., **Lyc.,** Meny., Mez., Mur-ac., *Nat-c.,* **NAT-M.,** Nit-ac., Nux-m., **Nux-v., Olnd.,** Par., Petr., *Phos.,* Ph-ac., Plat., Puls., *Ran-b.,* Rheum, **Rhod.,** Rhus-t., **Ruta,** *Sabad.,* Sabin., *Sars.,* Samb., *Seneg.,* **Sep., SIL.,** Spig., *Spong.,* Stann., Staph., Stront-c., *Sulph., Sul-ac.,* Thuj., *Valer., Zinc.*

Von **Schultern-Einziehen: Calc.,** Cycl.

Nach **Schwärmerei:** (S. Nachtschwärmen)

In der **Schwangerschaft:** *Acon.,* Alum., Ambr., Am-m., *Arn.,* Ars., Asaf., Bar-c., **BELL., Bry., Calc., Caps., Caust., CHAM.,** *Chin.,* Cic., **COCC.,** *Coff., Con.,* **CROC.,** Dulc., *Ferr.,* Graph., **Hyos.,** *Ign.,* **Ip.,** Kali-c., *Kreos., Lyc., Mag-c.,* Mag-m., Mang., Merc., *Mosch., Nat-m.,* **Nux-m.,** *Nux-v., Petr.,* Phos., **Plat., PULS., Rhus-t., SABIN., Sec.,** *Sel.,* **SEP.,** Sil., *Spig., Staph.,* **Sulph.,** *Valer., Verat.*

Von **Seitwärts-Schreiten: Caust.**

Beim **Schwindel: ACON.,** Agar., *Alum.,* Ambr., *Am-c.,* Am-m., Anac., *Ant-c., Ant-t.,* **Arg.,** Arn., **Ars.,** Asaf., Aur., *Bar-c.,* **Bell.,** Bov., *Bry.,* Calad., **CALC.,** Camph., *Canth., Carb-an.,* Carb-v., Caust., **Cham.,** Chel., *Chin.,* Cic., Cina, *Cocc.,* Coff., Coloc., Con., *Croc., Cupr.,* Dig., Dulc., *Ferr.,* Graph., Hell., *Hep., Hyos., Ign.,* Iod., *Ip.,* Kali-c., Kali-n., **Lach., Laur.,** Led., *Lyc.,*

Mag-c., Mag-m., **Merc.,** Mez., **Mosch.,** Nat-c., *Nat-m., Nit-ac., Nux-m.,* **NUX-V.,** Olnd., Op., Par., *Petr.,* **PHOS.,** Ph-ac., Plat., Plb., **PULS.,** Ran-s., Rhod., *Rhus-t.,* Ruta, *Sabad., Sabin.,* Sars., Sec., Sel., Seneg., *Sep.,* Sil, *Spig.,* Spong., Squil., Stann., Staph., **STRAM.,** *Stront-c., Sulph.,* **Verat.,** Verb., Zinc.

Beim **Schwitzen: Acon.,** Ambr., Anac., *Ant-c.,* **Ant-t.,** *Arn.,* **ARS.,** Bar-c., *Bell.,* **BRY.,** *Calc.,* Camph., Cann-s., Carb-v., **CAUST., CHAM.,** Chel., Chin., Cina, *Cocc., Coff., Coloc., Con.,* Croc., *Dig,* Dros., Dulc., *Ferr.,* Graph., **HYOS., Ign., Ip.,** Kali-n., Kreos., *Led., Lyc.,* M-arct., M-aust., **Mang., MERC.,** Mez., Mosch., Mur-ac., **Nat-c.,** Nat-m., **Nit-ac., Nux-v., OP.,** *Par.,* **Phos.,** *Ph-ac.,* Plb., **Puls.,** *Ran-b., Rhod.,* **RHUS-T., Sabad.,** Sabin., *Samb., Sel.,* **SEP.,** *Spong.,* Stann., Staph., **STRAM.,** *Stront-c.,* **SULPH.,** *Tarax., Thuj.,* Valer., **VERAT.**

Nach Schwitzen: *Ars.,* Bell., **Calc.,** *Carb-v.,* **CHIN.,** *Con.,* Ign., *Iod., Kali-c.,* Lyc., **Merc.,** Nat-c., Nat-m., Nux-v., Petr., *Phos.,* **PH-AC., Puls.,** Sel., **SEP.,** *Sil.,* Spig., *Squil.,* **Staph., Sulph.**

Von **unterdrücktem Schweiß:** *Acon.,* Am-c., Arn., *Ars.,* **BELL., Bry., CALC.,** Cann-s., **CHAM., CHIN.,** Coff., *Colch., Dulc., Graph.,* Hyos., Iod., Ip., *Kali-c., Led.,* **Lyc.,** Mag-c., **Merc.,** Nat-c., Nit-ac., *Nux-m.,* **Nux-v.,** *Olnd.,* Op., **Phos.,** *Ph-ac.,* Plat., *Puls.,* **Rhus-t.,** *Sabad., Sec., Seneg.,* **Sep.,** *Sil.,* Spong., Squil., Staph., **SULPH.,** *Teucr., Verb.,* Viol-o.

Beim **Sehen angestrengt,** (scharf): *Agar.,* Agn., Alum., Am-c., Am-m., Anac., Ang., Arg., *Arn.,* **Asaf.,** Asar., **Aur.,** *Bar-c., Bell., Borx.,* Bry., **CALC.,** *Canth.,* **Carb-v., Caust,** Cham., Chel., Chin., **Cic., CINA,** Cocc., Coff., *Con.,* **CROC.,** Cupr., *Dros., Dulc.,* Ferr., **Graph.,** Hep., *Ign.,* **KALI-C.,** Kreos., Laur., Led., **LYC.,** M-arct., Mag-c., Mag-m., Mang., Meny., Merc., Mez., Mosch., *Mur-ac.,* **Nat-c., NAT-M.,** Nit-ac., Nux-m., Nux-v., *Olnd.,* Par., *Petr.,* **Phos.,** Ph-ac., Plat., *Puls., Ran-b.,* Rheum, **RHOD.,** Rhus-t., **RUTA,** *Sabad.,* **Sars.,** Sel., **SENEG., Sep., SIL., Spig., Spong.,** *Staph.,* Stram., Stront-c., *Sulph., Sul-ac.,* Thuj., *Valer.,* Verb., Viol-o., Zinc.

— von Etwas **Drehendem:** Lyc.

Beim **Sehen angestrengt,** (scharf) in die **Ferne:** *Euphr.,* **Ruta.**

— über eine große **Fläche: Sep.**

— **geradeaus: Olnd.**

— **glänzender** Dinge: **BELL.,** Canth., **Hyos.,** Lach., *Phos.,* **Stram.**

— ins **Helle:** Am-m., Bell., **Bry., Calc.,** *Caust., Chel., Colch.,* Ign., *Kali-c.,* Kreos., **Mag-m., Merc.,** *Nux-v.,* **Phos.,** *Ph-ac.,* Sabad., Sep., *Zinc.* (Vergl. Licht)

— **herunterwärts:** Acon., **Calc., Olnd., Spig.,** *Sulph.*

— in die **Höhe:** Alum., Ars., **CALC.,** *Carb-v.,* Caust., *Cupr.,* Graph., Petr., Plat., *Plb.,* **Puls., Sabad.,** Sabin., **Sel.,** Sep., *Sil., Spig.,* **Thuj.,** *Zinc.*

Beim **Sehen** vor sich **nieder:** Acon., **Calc., Olnd., Spig.,** *Sulph.*

— **seitwärts: Bell.,** *Olnd.,* Spig.

— **lange** auf Etwas: *Cic.,* Kreos., Rheum., **Ruta, Spig.**

— **scharf** auf Etwas: (S. angestrengt)

— auf (fließendes) **Wasser:** *Arg.,* **BELL., Ferr., Hyos.,** Stram., *Sulph.*

— auf **Weißes:** *Cham.,* Graph., Kali-c., *Nat-m.,* Stram.

Beim **Singen:** *Agar.,* **Am-c.,** *Carb-an.,* **CARB-V.,** Cocc., **Dros.,** Mang., Nit-ac., *Par.,* **PHOS.,** Sars., Sel., *Spong.,* **Stann., Sulph.,** Verb.

Nach Singen: *Agar.,* **Hep.**

Im **Sitzen:** Acon., **Agar.,** Agn., *Alum.,* **Ambr.,** *Am-c., Am-m.,* Anac., **Ang.,** *Ant-c., Ant-t.,* **Arg.,** Arn., *Ars.,* **Asaf.,** Asar., *Aur.,* **Bar-c.,** Bell., *Bism., Borx.,* Bov., Bry., Calad., Calc., Camph., Cann-s., Canth., **CAPS.,** Carb-an., Carb-v., *Caust.,* Cham., Chel., *Chin.,* Cic., **Cina,** Clem., Cocc., Coff., Colch., Coloc., **CON.,** Croc., *Cupr.,* **CYCL.,** Dig., **Dros., DULC., EUPH., Euphr., Ferr.,** *Graph., Guaj.,* Hell., Hep., Hyos., Ign., Iod., Ip., Kali-c., *Kali-n.,* Kreos., **Lach.,** *Laur.,* Led., **LYC., M-ambo.,** *M-arct., M-aust., Mag-c.,* **Mag-m.,** Mang., **Meny.,** Merc., Mez., **Mosch., Mur-ac., Nat-c.,** Nat-m., Nit-ac., Nux-m., Nux-v., *Olnd., Op.,* Par., Petr., Phos., **Ph-ac., PLAT.,** Plb., **PULS.,** Ran-b., Ran-s., Rheum, **Rhod., RHUS-T., Ruta, Sabad.,** *Sabin.,* Samb., Sars., Sec., *Sel.,* **Seneg., SEP.,** *Sil.,* Spig., *Spong.,* Squil., *Stann.,* Staph., Stram., *Stront-c.,* Sulph., *Sul-ac.,* **Tarax.,** *Teucr., Thuj.,* **Valer.,** *Verat.,* **VERB.,** *Viol-o.,* **VIOL-T.,** *Zinc.*

— **aufrecht,** (gerade): Anac., *Ang.,* Ars., Bar-c., **Bell.,** Borx., Bry., Calad., *Carb-v.,* Caust., *Cham., Chel.,* Chin., Cina, **Colch., Coloc., Con.,** Dig., **Ign., KALI-C.,** Kreos., **Lyc.,** *M-aust.,* Mang., **Merc., Mez.,** Mosch., Nux-m., Nux-v., Op., Puls., **Rheum,** Rhus-t., *Sabad.,* Sars., *Spig., Spong., Staph.,* Sulph., Tarax., Verat., Verb., *Viol-t.*

Im **Sitzen krumm: Acon., Agn.,** *Alum.,* **Am-m.,** Ang., **ANT-T.,** Arg., **Ars.,** Asaf., Bar-c., Borx., Bov., *Bry.,* Caps., Carb-v., Caust., Cham., Chel., *Chin.,* **Cic., DIG.,** *Dulc.,* Ferr., *Hyos.,* Meny., *Nux-v.,* **Phos.,** Plb., *Puls., Rhod.,* **Rhus-t., Sabin., Samb.,** *Sep.,* Spig., Spong., **Squil.,** Stann., **Sulph.,** *Verb., Viol-t.*

Nach dem **Sitzen:** (S. Aufstehen vom Sitze und anfangende Bewegung)

Im **Sommer:** Ant-c., Bar-c., **Bell., Bry., Carb-v.,** Cham., Graph., *Lyc.,* **Nat-c.,** *Nat-m.,* Nux-v., **Puls.,** *Sel.,* Thuj.

In der **Sonne: Agar., ANT-C.,** Bar-c., *Bell.,* **Bry.,** *Calc.,* **Camph.,** *Clem.,* **Euphr.,** *Graph.,* Ign., *Iod., Ip.,* **Lach.,** Mag-m., **NAT-C.,** Nux-v., **PULS., Sel.,** Stann., *Sulph.,* **Valer.,** Zinc.

Von **Sonnenbrand:** Acon., **BELL.,** *Camph.,* Clem., **Hyos.**

Im **Sonnenlicht:** (S. Licht)

Nach Sonnen-Aufgang: Cham., *M-ambo.,* M-aust., **Nux-v.,** Puls.

— **Untergang:** Bry., Ign., **Puls.,** *Rhus-t.*

Von **Speisekrümchen:** *Nux-v.,* Staph.

Von **eingestoßenen Splittern: Carb-v.**, *Cic.,* Colch., *Hep.,* **Nit-ac.,** *Petr.,* Plat., Ran-b., **Sil.,** *Sulph.*

Von **Sprechen:** Acon., *Alum,* **Ambr.,** Am-c., *Am-m.,* **ANAC.,** Arg., **Arn.,** *Ars.,* Aur., Bar-c., **Bell.,** *Borx.,* **Bry., CALC., CANN-S.,** Canth., Caps., **Carb-v.,** *Caust.,* **Cham., CHIN.,** Cic., **COCC.,** *Coff.,* Con., Croc., *Dig.,* **Dros., Dulc.,** *Euphr.,* Ferr., **Graph.,** Hell., **Hep.,** Hyos., *Ign.,* **Iod.,** *Ip.,* Kali-c., *Led., Lyc., Mag-c.,* **Mag-m., MANG.,** Merc., Mez., Mur-ac., **NAT-C., NAT-M.,** Nux-m., *Nux-v., Par.,* Petr., **Phos., PH-AC.,** *Plat.,* Plb., Puls., Ran-b., **RHUS-T., Sars., SEL., Sep.,** *Sil.,* **Spig.,** Squil., **STANN.,** *Staph.,* Stram., Stront-c., **SULPH.,** *Sul-ac., Teucr.,* **Verat.**

Von **Sprechen anderer:** *Am-c.,* **Ars.,** *Chin,* Colch., Mang., **Nat-c., Nux- v.,** *Rhus-t.,* **Sep.,** Sil., *Verat., Zinc.* (Vergl. Geräusch)

— über **Unangenehmes: Calc.,** *Cic.,* Ign., **Teucr.,**

Von **Springen:** *Spig.* (Vergl. Laufen)

Im **Stehen:** Acon., *Agar.,* Agn., *Alum.,* Ambr., Am-c., **Am-m.,** *Arg.,* Arn., Ars., *Asaf.,* Asar., **Aur.,** Bar-c., Bell, Bism., *Bov.,* Bry., Calc., Camph., Cann-s., Canth., **Caps.,** Carb-an., Carb-v., *Caust.,* Cham., Chel., Chin., Cic., *Cina,* Cocc., Coff., *Coloc.,* **CON,** Croc., Cupr., **CYCL.,** Dig., *Dros., Dulc.,* **Euph., Euphr., Ferr.,** Graph., Guaj., Hell., Hep., *Ign.,* Kali-c., *Kali-n.,* Lach., Laur., Led., *Lyc., M-ambo., M-arct.,* M-aust., *Mag-c., Mag-m., Mang., Meny.,* Merc., Mez., *Mosch.,* Mur-ac., *Nat-c.,* Nat-m., Nit-ac., Nux-m., Nux-v., *Olnd.,* Op., Par., *Petr.,* Phos., **Ph-ac., Plat.,** Plb., **Puls.,** Ran-b., Rheum, *Rhod.,* **Rhus-t.,** Ruta, **Sabad.,** Sabin., **Samb.,** Sars., **Sep.,**

Sil., Spig., Spong., *Stann.*, Staph., Stram., *Stront-c.*, **Sulph.,** Sul-ac., **Tarax.,** Teucr., *Thuj.*, **VALER., Verat., Verb.,** *Viol-t., Zinc.*

Von **Steigen:** *Acon., Alum.,* **Am-c.,** Anac., **Ang.,** Ant-c., Arg., Arn., **ARS.,** Asar., *Aur.,* **Bar-c.,** Bell., **Borx., BRY., Calc.,** *Cann-s.,* Canth., Carb-v., Caust., Chin, Coff., **Cupr,** Dig., Dros., *Euph., Graph., Hell.,* Hep., *Hyos., Ign.,* Kali-c., **Kali-n.,** *Kreos., Lach.,* Led., Lyc., M-ambo., M-arct., M-aust., Mag-c., Mag-m., *Meny.,* **Merc.,** Mosch., Mur-ac., *Nat-c.,* Nat-m., *Nit-ac.,* Nux-m., **Nux-v.,** *Par., Petr.,* Phos., Ph-ac., Plat., Plb., Ran-b., *Rhus-t.,* Ruta, Sabad., **Seneg., Sep.,** Sil., **Spig., SPONG.,** *Squil., Stann., Staph., Sulph.,* Sul-ac., Tarax., *Thuj.,* Verb., **Zinc.**

Beim **Steigen hoch:** Acon., **Calc, Olnd., Spig.**, *Sulph.*

— **herauf:** (S. Steigen)

— **herunter:** *Am-m., Arg.,* Bar-c., Bell., Bry., Canth., Coff., **Con., Ferr.,** *Lyc.,* Meny., Nit-ac., Plb., **Rhod.,** Rhus-t., *Ruta, Sabin.,* Stann., Sulph., **Verat.**, Verb.

Für **Steinhauer: CALC.,** *Ip.,* **Lyc.,** *Nat-c.,* Nit-ac., Ph-ac., **Puls., SIL.,** Sulph.

Für **Stillende** (Mütter): (S. Säugen)

Beim **Stiefelausziehen:** *Calc., Graph.*

Von **Stoß:** (S. Verletzung)

Beim **Stricken:** (S. Händearbeit)

In der **Stube: Acon., Agn., ALUM.,** *Ambr.,* Am-c., Am-m., **Anac.,** *Ang.,* **Ant-c., Arg.,** *Arn.,* Ars., **Asaf., Asar.,** *Aur., Bar-c.,* Bell., *Borx., Bov.,* Bry., Calc., Camph., Cann-s., Canth., Caps., Carb-an., Carb-v., *Caust.,* Chel., *Cic.,* Cina, Coff., *Colch.,* Con., **CROC.,** Dig., Dulc., *Graph,* **Hell.,** Hep., Hyos., Ign., *Iod.,* Ip., Kali-c., Kali-n., *Laur., Lyc., M-arct.,* M-aust., **MAG-C., Mag-m.,** Mang., *Meny.,* Merc., **Mez.,** Mosch., Mur-ac., Nat-c., *Nat-m.,* Nit-ac., Nux-v., *Op.,* **Phos.,** *Ph-ac., Plat., Plb.,* **PULS.,** *Ran-b.,*

Ran-s., *Rhod.,* Rhus-t., Ruta, **SABIN.,** *Sars.,* Sel., *Seneg.,* Sep., Spig., **Spong.,** *Stann.,* Staph., *Stront-c., Sulph.,* Sul-ac., *Tarax.,* Thuj., *Verat., Verb.,* Viol-t., *Zinc.*

In der mit **Menschen gefüllten Stube:** *Ambr.,* Ars., *Bar-c.,* Carb-an., Con., **Hell., Lyc., Mag-c.,** *Nat-c.,* Nat-m., Petr., **Phos.,** *Plb.,* **Puls., Sep.,** *Stann.,* Stram., **Sulph.**

In der **warmen Stube:** *Acon.,* **Agn., Alum.,** *Ambr.,* **Anac., Ant-c.,** Arn., **Asar.,** Aur., Bar-c., Bell., Borx., Bry., Calc., *Cann-s.,* Carb-v., Caust., *Cina, Colch.,* **CROC.,** Dulc., Graph., *Hell.,* Hep., Ign., **IOD.,** *Ip.,* Kali-c., Laur., *Lyc., M-arct.,* Merc., *Mez.,* Mur-ac., Nat-c., *Nat-m.,* Nit-ac., Nux-v., *Op., Phos.,* Ph-ac., *Plat.,* **PULS.,** Rhus-t., **SABIN.,** *Sel.,* **Seneg,** Sep., Spig., *Spong.,* Staph., *Sulph., Thuj.,* Verat.

Beim **Eintritt** in die **Stube:** (S. Temperatur-Wechsel)

Bei **stürmischem** Wetter: (S. Wetter)

Vor dem **Stuhlgang:** *Acon.,* Agar., Agn., Alum., Ambr., Am-c., *Am-m.,* Anac., Ang., **Ant-t.,** Arn., *Ars.,* Asaf., *Asar.,* **Bar-c.,** Bell., **Borx.,** Bov., **Bry.,** *Calad., Calc.,* Camph., Cann-s., *Canth.,* **Caps.,** *Carb-an., Carb-v.,* **Caust., Cham.,** Chel., Chin., Cina, *Cocc., Colch.,* Con., Croc., Cupr., Cycl., *Dig.,* Dros., **Dulc.,** Euph., *Ferr.,* Graph., Guaj., Hell., Hep., Ign., **Kali-c.,** Kali-n., *Lach.,* Laur., Lyc., M-arct., *M-aust.,* Mag-c., *Mang.,* Meny., **MERC., Mez.,** Mosch., *Nat-c.,* Nat-m., Nit-ac., *Nux-v.,* Olnd., **Op.,** *Petr.,* **Phos.,** Ph-ac., Plat., **Puls.,** *Rheum, Rhod.,* **Rhus-t.,** Ruta, **Sabad.,** Sars., Sec., Sel., Seneg., *Sep.,* Sil., **Spig.,** Spong., Stann., *Staph.,* Stram., *Stront-c., Sulph.,* Sul-ac., *Thuj.,* Valer., **VERAT.,** Viol-o., Viol-t., Zinc.

Bei dem **Stuhlgang:** *Acon., Agar.,* Agn., *Alum.,* Ambr., *Am-c., Am-m., Anac., Ang.,* **Ant-c.,** Ant-t., Arg., Arn., **ARS.,** Asaf., Asar., Aur., *Bar-c.,* Bell., *Borx.,* Bov., *Bry., Calad.,* **Calc.,** Camph., Cann-s., *Canth.,* **Caps.,** *Carb-an.,* **Carb-v.,** *Caust.,* **CHAM.,** Chel., **Chin.,** Cocc., Colch., **Coloc.,** *Con.,* Cupr., Cycl., Dig., Dros., **Dulc.,** *Euph.,* **Ferr.,** *Graph.,* Guaj., *Hell.,* **Hep.,** Hyos., *Ign.,* Iod., **Ip.,** *Kali-c.,* Kali-n., Kreos., *Lach., Laur., Lyc.,* M-ambo., M-aust., Mag-c., Mag-m., Meny., **MERC.,** Mez., Mosch., *Mur-ac., Nat-c.,*

Nat-m., Nit-ac., *Nux-m.,* **Nux-v.,** *Olnd.,* Op., Par., Petr., **Phos.,** Ph-ac., Plat., Plb., **PULS.,** Ran-b., *Rheum,* Rhod., **Rhus-t.,** Ruta, *Sabin., Sars., Sel.,* Seneg., **Sep.,** *Sil.,* **Spig.,** *Spong.,* Squil., Stann., **Staph.,** Stram., *Stront-c.,* **SULPH.,** *Sul-ac.,* Tarax., Thuj., **VERAT.,** Verb., Viol-t., *Zinc.*

Nach dem **Stuhlgang:** Acon., Agar., Agn., *Alum., Ambr., Am-c., Am-m.,* Anac., Ang., Ant-t., Arg., Arn., **Ars.,** Asar., Bar-c., Bell., *Borx.,* Bov., Bry., **Calc.,** Camph., **Canth.,** *Caps., Carb-an.,* **Carb-v., CAUST.,** Cham., **Chin.,** *Cocc., Coloc., Con.,* Cupr., Dig., Dros., Dulc., Euph., Ferr., Graph., *Hell., Hep.,* Hyos., *Ign.,* Iod., Ip., **Kali-c.,** Kali-n., **Lach.,** Laur., *Lyc., M-ambo.,* M-arct., Mag-c., **Mag-m., Merc., Mez.,** Mur-ac., *Nat-c., Nat-m.,* **Nit-ac.,** *Nux-m.,* **NUX-V.,** Olnd., Op., Petr., **PHOS.,** Ph-ac., *Plat.,* Plb., *Puls.,* **Rheum,** Rhod., *Rhus-t.,* Ruta, Sabad., Sabin., Sars., Sec., **SEL.,** *Seneg., Sep.,* Sil., Spig., Spong., *Stann.,* **Staph.,** *Stront-c.,* **Sulph.,** Sul-ac., Tarax., *Teucr.,* Thuj., Valer., **Verat.,** Zinc.

Von **Tabak:** (S. Genüsse)

Beim **Tanzen:** *Borx.* (Vergl. Bewegung, Gehen, Laufen)

Nach Tanzen: Spong. (Vergl. nach der Bewegung usw.)

Bei **Temperatur-Wechsel:** Alum., **ARS., Carb-v.,** Caust., Graph., Lyc., Mag-c., *Nux-v., Phos.,* **Puls., RAN-B.,** Ran-s., *Rhus-t.,* **Sabin.,** *Spong.,* Sulph., Verat., **VERB.**

Beim **Trinken:** *Anac.,* Ars., **BELL., Bry., CANTH.,** Cham., **Cina,** *Colch.,* Con., Cupr., Ferr., **Hyos.,** Ign., **Iod., Lach.,** *Laur., Merc.,* Nat-m., **Phos.,** *Rhus-t., Sabad.,* Sabin., Sep., *Squil.,* **Stram.**

Nach **Trinken: Acon.,** *Ambr., Anac.,* Ang., **Ant-t., Arn., ARS.,** *Asaf.,* Asar., *Aur., Bell.,* **Bry.,** Cann-s., Canth., *Caps.,* Carb-v., Caust., *Cham.,* **CHIN.,** Cic., **COCC.,** Colch., **Coloc.,** *Con.,* **Croc.,** *Cupr., Dros.,* **Ferr.,** Graph., Hell., **Hep.,** Hyos., *Ign.,* Ip., Kali-c., Lach., Laur., *Lyc.,* Merc., *Mez.,* Mosch., Mur-ac., *Nat-c.,* **Nat-m., Nit-ac., NUX-V.,** Op., Petr., Phos., Ph-ac., *Plb.,* **Puls.,** Rhod., **RHUS-T.,** Ruta, Sabad., Sabin., Sec., Sel., *Sep.,*

SIL., Spig., Squil., Staph., Stram., **Sulph.,** Sul-ac., **Tarax., Teucr.,** Thuj., **VERAT.**

Von **Trinken** verschiedener **Getränke:** (S. Genüsse)

— von **Kaltem** und **Warmem:** (S. Genüsse)

— **schnell,** (hastig): **Ars.,** *Ip., Nat-m.,* **NIT-AC., Nux-v., SIL.,** *Sulph.*

Von **Übereinanderlegen** der Glieder: *Agar.,* Alum., Ang., Arn., **Asaf.,** *Aur.,* Bell., **Dig.,** Kali-n., Laur., Mur-ac., Nux-v., Phos., Plat., Rheum, *Rhus-t.,* Squil., *Valer.,* Verb. (Vergl. Berührung und Druck)

Von **Übersättigung:** (S. Magenverderben)

Beim **Umdrehen:** Agar., *Calc.,* Cham., **Ip.,** *Kali-c.,* Merc., Nat-m., *Par.,* Phos.

Beim **Umdrehen** im **Bett: Acon.,** Agar., Am-m., Anac., *Ars.,* Asar., **Borx., Bry.,** Calc., **Cann-s., Caps., Carb-v.,** *Caust.,* Chin., Cina, Cocc., **Con.,** Cupr., Dros., **Euph., Ferr.,** Graph., **Hep.,** *Kali-c.,* Kreos., Lach., Led., **Lyc.,** M-ambo., Mag-c., Merc., **Nat-m.,** Nit-ac., **Nux-v.,** Petr., *Phos.,* Plat., Plb., **PULS.,** Ran-b., *Rhod., Rhus-t.,* Ruta, *Sabad.,* Sabin., *Samb.,* Sars., **Sil., Staph., Sulph.,** Valer., Thuj.

Beim **Umsehen:** Calc., **Cic., CON., Ip.,** Kali-c.

Von **Unarten** anderer: (S. Gemütsbewegungen)

Von **Unmäßigkeit:** (S. Magenverderben)

Von **Unreinlichkeit: CAPS., Chin.,** Puls., *Sulph.*

Von **Verbrennung:** Agar., Alum., *Ant-c.,* **ARS.,** *Calc.,* **Carb-v., CAUST.,** *Cycl.,* Euph., **Kreos.,** *Lach., Mag-c., Rhus-t.,* Ruta, *Sec.,* **Stram.**

Bei der **Verdauung:** (S. nach dem Essen)

Von **Verheben:** (S. Heben)

Von **Verkältung:** (S. Erkältung)

Von **Verletzungen,** (Fall, Stoß, Quetschung) im **Allgemeinen:** **ARN.,** Borx., *Bry.,* Calc., Canth., Carb-v., *Cham.,* Chin., *Cic.,* **CON.,** Croc., **Dulc.,** *Euphr.,* **HEP.,** Hyos., **Iod.,** Kali-c., Kreos., **Lach.,** Laur., Lyc., M-ambo., Merc., Mez., Nat-c., Nat-m., Nit-ac., Nux-v., Par., **Phos.,** Ph-ac., Plat., Plb., **PULS., RHUS-T., Ruta,** *Samb.,* Sec., Seneg., *Sil.,* **Staph., Sulph., SUL-AC.,** Verat., Zinc.

Von **Verletzung** mit **Blutunterlaufung: ARN.,** *Bry.,* Cham., Chin., **Con.,** *Dulc.,* Euphr., Ferr., **Hep.,** *Lach.,* Laur., *Nux-v.,* Par., Plb., **Puls.,** *Rhus-t,* **Ruta,** Sec., **Sulph., SUL-AC.**

— stark **blutende: Arn., Carb-v.,** Croc., *Hep.,* Kreos., **LACH., M-ambo.,** *Merc.,* Nat-m., **PHOS.,** *Ph-ac., Puls.,* Rhus-t., **Sulph.,** *Sul-ac.,* Zinc.

— **geschnittene: Arn.,** Merc., *Nat-c.,* Ph-ac., Sil., **STAPH.,** *Sulph.,* **Sul-ac.**

— **gequetschte: ARN.,** Cic., **Con.,** *Euphr., Hep.,* Iod., *Puls.,* **Ruta,** Sulph., **Sul-ac.**

— **gestochene: Carb-v.,** *Cic.,* Hep., **NIT-AC.,** *Plb.,* Sil., *Sulph.*

— **weicher** Teile: **ARN.,** Cham., **Con.,** Dulc., Euphr., *Lach.,* **Puls.,** *Samb.,* Sulph., **Sul-ac.**

— der **Gelenke** mit Verrenkung: (S. Verrenkungen)

— der **Drüsen: Arn.,** Cic., **CON., Dulc.,** *Hep.,* **Iod.,** Merc., **Phos.,** Puls., *Rhus-t.,* **Sil.,** Sulph.

— der **Knochen** (und Knochenhaut): *Arn., Calc.,* Con., Hep., *Iod., Phos.,* **Ph-ac.,** *Puls.,* Rhus-t., **RUTA,** Sil., *Staph.*

SEP., Sil., Spig., *Spong.*, *Sulph.*, Sul-ac., Thuj., **Valer.**, Verat., Viol-o.

Von **Wein:** (S. Genüsse)

Von **Weinen:** *Ant-t.*, **Arn.**, **Bell.**, Borx., Canth., *Cham.*, **Croc.**, **Cupr.**, *Hep.*, Lach., M-arct., *Nit-ac.*, *Stann.*, **Teucr.**, **Verat.**

Beim **Weißfluss:** **Alum.**, Ambr., Am-c., Am-m., Anac., Ant-c., *Ars.*, Bell., Borx., Bov., **Calc.**, Cann-s., Canth., *Carb-an.*, Carb-v., Caust., Cham., Chin., Cocc., **Con.**, Dros., *Ferr.*, Graph., Hep., *Ign.*, Iod., **Kali-c.**, Kali-n., **KREOS.**, **Lyc.**, *Mag-c.*, *Mag-m.*, **MERC.**, Mez., *Nat-c.*, **NAT-M.**, Nit-ac., *Phos.*, Ph-ac., Plat., **Puls.**, Ran-b., Ruta, Sabin., Sec., **SEP.**, **Sil.**, *Sulph.*, *Sul-ac.*, Thuj., Zinc.

Bei **nassem Wetter:** Agar., **AM-C.**, *Ant-c.*, *Aur.*, Bar-c., Bell., *Borx.*, Bov., Bry., **CALC.**, Canth., *Carb-an.*, *Carb-v.*, Cham., *Chin.*, *Clem.*, Con., *Cupr.*, **DULC.**, *Ferr.*, Hep., Ip., Kali-c., *Kali-n.*, **Lach.**, *Laur.*, **Lyc.**, *Mag-c.*, **Mang.**, **Merc.**, Mez., *Mur-ac.*, *Nat-c.*, *Nit-ac.*, **NUX-M.**, Nux-v., Petr., Phos., *Puls.*, *Rhod.*, **RHUS-T.**, **Ruta**, *Sars.*, *Seneg.*, Sep., Sil., *Spig.*, Stann., *Staph.*, **Stront-c.**, **Sulph.**, *Sul-ac.*, **Verat.**, *Zinc.*

Bei **trocknem Wetter:** **Acon.**, Alum., *Ars.*, **ASAR.**, *Bell.*, Borx., **Bry.**, *Carb-an.*, *Carb-v.*, **CAUST.**, *Cham.*, **HEP.**, **Ip.**, Laur., Mag-c., Mez., Mur-ac., **NUX-V.**, Rhod., **Sabad.**, *Sep.*, *Sil.*, Spig., **Spong.**, Staph., Sulph., Zinc.

Bei **windigem** (stürmischem) **Wetter:** Acon., *Ars.*, *Asar.*, Aur., *Bell.*, Bry., *Carb-v.*, **Cham.**, **Chin.**, Con., *Euphr.*, Graph., **Lach.**, *Lyc.*, **Mur-ac.**, *Nat-c.*, **NUX-M.**, **Nux-v.**, **Phos.**, Plat., **Puls.**, **RHOD.**, *Rhus-t.*, Ruta, Spig., *Sulph.*, Thuj.

Von **Widerspruch:** **Aur.**, Ign., Nux-v., *Olnd.*

Im **Wind:** Acon., **Ars.**, *Asar.*, *Aur.*, **Bell.**, Bry., Calc., *Carb-v.*, **CHAM.**, **Chin.**, *Con.*, **Euphr.**, *Graph.*, **Lach.**, **LYC.**, Mur-ac., *Nat-c.*, Nux-m., **NUX-V.**, **PHOS.**, *Plat.*, **Puls.**, Spig., Sulph., *Thuj.*

Beim **Nord-Wind:** *Acon.,* Ars., **Asar.,** Bell., *Bry.,* Carb-an., Carb-v., **Caust.,** Cham., **Hep.,** *Ip.,* **Nux-v.,** *Sabad.,* **Sep.,** Sil., **SPONG.**

Beim **Ost-Wind:** *Acon.,* Ars., **Asar.,** Bell., *Bry.,* Carb-an., **Carb-v., Caust.,** Cham., **HEP.,** *Ip.,* **NUX-V.,** *Sabad., Sep., Sil.,* **SPONG.**

Im **Winter: Acon.,** *Agar.,* **Am-c., Arg., Ars., AUR.,** *Bar-c., Bell.,* Bov., **Bry.,** *Calc.,* **Camph.,** *Caps.,* Carb-an., *Carb-v.,* **Caust.,** *Cham.,* Cic., Cina, *Cocc.,* Colch., *Con.,* **Dulc.,** Ferr., **Hell., Hep.,** *Hyos., Ign., Ip.,* **Kali-c.,** *Lyc.,* Mag-c., *Mang., Merc.,* Mez., **Mosch.,** Nat-c., Nat-m., **Nux-m., NUX-V., Petr.,** *Phos.,* Ph-ac., **Puls.,** *Rhod.,* **RHUS-T.,** Ruta, **Sabad.,** Sars., **Sep.,** Sil., Spig., Spong., **Stront-c.,** *Sulph.,* **Verat.**

Bei **Witterungs-Wechsel:** Am-c., Ars., Borx., **Bry.,** *Calc.,* Colch., Dulc., Euph., *Graph.,* **Mang.,** *Merc.,* Nat-c., Nit-ac., **NUX-M.,** Nux-v., **PHOS.,** *Rheum,* **Rhod., RHUS-T.,** Sep., **SIL.,** Stront-c., *Sulph.,* Verat. (Vergl. Wetter, nasses und trocknes)

Bei **Wöchnerinnen** (vorzugsweise): *Acon., Ant-c.,* Ant-t., **Arn.,** Asaf., Asar., Aur., **BELL.,** Borx., Bov., **Bry., Calc.,** Camph., Canth., **Carb-an.,** Carb-v., Caust., **CHAM.,** *Chin.,* Cina, *Cocc.,* **Coff.,** Colch., Coloc., *Con.,* **Croc.,** Cupr., Dros., Dulc., **Ferr.,** Graph., Hep., **Hyos.,** *Ign.,* Iod., **Ip., Kali-c.,** *Kreos.,* Lach., Lyc., Mag-c., Mag-m., Merc., *Mosch.,* Mur-ac., Nat-c., *Nat-m.,* Nit-ac., Nux-m., **Nux-v.,** *Op., Phos.,* Ph-ac., **Plat., PULS.,** Rheum, **RHUS-T.,** Ruta, Sabad., *Sabin.,* **SEC., SEP.,** Sil., Stann., Stram., **Sulph.,** Sul-ac., Thuj., Verat., Zinc.

Von **Würmern:** *Acon.,* Alum., *Ambr., Anac., Ars., Asar.,* Bar-c., Bell., Borx., **CALC.,** Carb-an., Carb-v., Caust., Cham., **Chin.,** *Cic.,* **CINA,** Coff., Colch., Coloc., Croc., Dig., *Ferr.,* **Graph,** Hyos., *Ign.,* Iod., *Kali-c.,* Laur., Lyc., Mag-c., Mag-m., *Merc.,* Nat-c., *Nat-m.,* Nux-m., **Nux-v.,** *Petr., Phos.,* **Plat.,** *Puls.,* Rhus-t., *Ruta,* **Sabad.,** *Sabin.,* Sec., Sep., **SIL., Spig.,** *Spong.,* Squil., Stann., **SULPH.,** *Teucr., Valer.,* Zinc.

Von **Band-Würmern:** Alum., *Ambr.*, Anac., *Ars.*, **CALC.**, Carb-an., **Carb-v.**, Caust., *Chin.*, Cina, Coff., Colch., Croc., **GRAPH.**, *Ign.*, *Kali-c.*, Laur., Lyc., *Mag-m.*, *Merc.*, *Nat-c.*, Nat-m., **Nux-v.**, **Petr.**, **Phos.**, **PLAT.**, **PULS.**, Rhus-t., **SABAD.**, *Sabin.*, Sep., **SIL.**, Spig., Spong., *Stann.*, **SULPH.**, *Teucr.*, *Valer.*, Zinc.

Von **Maden-Würmern:** Acon., Alum., *Ambr.*, **Asar.**, **CALC.**, **CHIN.**, **CINA**, Colch., Croc., Dig., **FERR.**, Graph., Hyos., **IGN.**, Kali-c., Mag-c., *Merc.*, Nat-c., Nux-m., **Nux-v.**, Petr., *Phos.*, **Plat.**, Rhus-t., Sabad., Sabin., *Sep.*, **Sil.**, **Spig.**, **Spong.**, **Squil.**, **SULPH.**, **TEUCR.**, *Valer.*, Zinc.

Von **Spul-Würmern:** **Acon.**, **Anac.**, *Ars.*, *Bar-c.*, Bell., Borx., *Calc.*, Caust., **Cham.**, *Chin*, **Cic.**, **CINA**, Coloc., **Graph.**, Hyos., Iod., *Kali-c.*, *Lyc.*, Mag-c., Mag-m., *Merc.*, **Nat-m.**, Nux-m., Nux-v., Petr., Phos., **Ruta**, **SABAD.**, **Sec.**, **SIL.**, **SPIG.**, **SULPH.**, Valer.

Von **Wurstgift:** (S. Genüsse)

Von **Zähne-Putzen:** *Carb-v.*, Lyc., Ruta, **Staph.**

Von **Zähne-Stochern:** Kali-c., **Puls.**

— **-Zusammenbeißen:** *Alum.*, **AM-C.**, *Anac.*, *Bell.*, *Bry.*, Carb-an., Caust., Chin., Coff., *Colch.*, Dig., *Graph.*, **Guaj.**, Hell., **Hep.**, Hyos., **Ip.**, Lach., Mang., Merc., *Petr.*, Puls., **Rhus-t.**, Sars., **Sep.**, Sil., Spong., *Staph.*, *Sulph.*, *Sul-ac.*, **Verb.** (Vergl. Kauen)

Von **Zudecken:** (S. Einhüllen)

Von **Zugwind:** *Acon.*, Anac., **BELL.**, **Calc.**, **Caps.**, *Caust.*, Cham., **Chin.**, Coloc., Graph., **Hep.**, *Ign.*, **Kali-c.**, Lach., Led., M-aust., Merc., Mur-ac., *Nat-c.*, Nit-ac., *Nux-v.*, Phos., Puls., *Rhus-t.*, Sars., **Sel.**, *Sep.*, **SIL.**, Spig., **Sulph.**, *Valer.*, Verb.

Von **Zugreifen:** Acon., **Am-c.**, *Am-m.*, Arg., Arn., Bell., *Bov.*, *Bry.*, **Calc.**, *Cann-s.*, **Carb-v.**, **CAUST.**, **Cham.**, Chin., *Dros.*, Kali-c., Kali-n., Laur., *Led.*, **Lyc.**, Nat-c., Nat-m., Nux-m., Nux-v.,

Op., *Plat.*, **Puls.**, Rhus-t., Sabad., Sec., **Sil.**, Spig., *Verat.* (Vergl. Anfassen)

Von **Zunge-Ausstrecken:** Cocc.

Von gütlichem **Zureden:** *Bell.*, Chin., **Ign.**, **Nat-m.**, Nux-v., *Plat.*, *Sep.*, **Sil.**

Von **Zurückziehen** des Gliedes: Mosch.

Von **Zusammenbeißen** der Zähne: (S. Zähne)

---

3. BESSERUNG DURCH LAGE UND UMSTÄNDE

Beim Anfassen eines Gegenstandes: Spig.

Beim **Anlehnen:** Bell., **Carb-v.**, Dros., **FERR.**, *Kali-c.*, Mang., *Merc.*, Nux-v., Rhod., Rhus-t., *Sabad.*, Sabin., Seneg., Spig., *Staph.*

Beim **Anlehnen** an **Hartes:** *Bell.*, **Rhus-t.** (Vergl. Druck)

Von **Anstrengung** des **Geistes:** *Croc.*, Ferr., **Nat-c.**

— des **Körpers:** Canth., **Ign.**, Nat-m., **SEP.**, *Sil.*, Stann.

Von **Atem-Aufhalten: Bell.**

Beim **Aus-Atmen: ACON.**, *Agar.*, *Am-m.*, *Anac.*, Ang., *Arg.*, *Arn.*, Asaf., *Asar.*, Bar-c., **Borx.**, **BRY.**, *Calc.*, Camph., Canth., *Caps.*, Carb-an., Caust., *Cham.*, *Chel.*, Chin., Cina, Clem., Croc., Cycl., Euphr., *Guaj.*, Hell., Hep., *Ip.*, *Kali-c.*, *Kali-n.*, *Kreos.*, *Lyc.*, M-arct., **Meny.**, *Merc.*, Mosch., Nux-m., Olnd., Op., Plat., Plb., *Ran-b.*, Ran-s., **RHUS-T.**, *Sabad.*, **SABIN.**, Sars., *Sel.*, *Seneg.*, Sep., Spig., *Spong.*, **Squil.**, Stann., Sulph., Sul-ac., Tarax., *Valer.*, Verat.

Beim **Ein-Atmen:** *Ant-t., Asaf.,* Bar-c., Bry., Cann-s., Caust., **Chin.,** Cina, **COLCH., Cupr., Dig.,** *Dros.,* Dulc., **IGN.,** *Iod.,* **Lach.,** Mang., Meny., Nux-v., **Olnd.,** Ph-ac., **Puls.,** Ruta, Sabad., *Sep.,* **SPIG.,** Squil., **Stann.,** *Staph.,* Tarax., Verat., *Viol-o., Viol-t.*

Beim **Tief-Atmen:** Asaf., Bar-c., *Chin.,* **Colch., Cupr.,** *Dig.,* Dros., **Ign.,** Iod., **Lach.,** *Meny., Olnd., Puls.,* Sep., **Spig., Stann.,** Staph., Viol-t.

Von **Auflegen,** (Aufstützen) des Gliedes: *Alum.,* **Am-c., Calc.,** Caust., Dros., *Hep.,* Ign., Nux-v., *Phos.,* **Puls.,** Ruta, *Sabin.,* **Staph.,** *Sulph.,* Thuj.

Beim **Aufmerken** darauf: **Camph.,** Cic., **Hell.**

Beim **Aufrichten:** Acon., *Alum.,* **AM-C.,** Am-m., Ang., **Ant-t., ARS.,** Asaf., Aur., Bar-c., *Bell.,* **Borx.,** Bov., *Bry.,* **CALC.,** *Cann-s.,* Canth., Carb-v., Caust., **Cham.,** Chel., *Chin.,* Cic., Coloc., Con., **Dig.,** Ferr., Hell., *Hep.,* **Hyos., Ign., Kali-c.,** Laur., **Lyc.,** Mag-c., *Mang.,* Merc., Mosch., Nat-c., *Nat-m.,* Nux-m., Nux-v., *Olnd.,* Petr., Phos., *Puls.,* Rhus-t., **Sabin., SAMB., SEP., Sil.,** *Spig., Squil.,* Stann., *Sulph.,* Sul-ac., Teucr.

Beim **Aufsitzen:** (S. Sitzen aufrecht)

Beim **Aufstehen** aus dem **Bett:** *Am-m.,* Ang., *Arg.,* **Ars., AUR., Cups.,** Carb-an., Caust., *Chin.,* Cic., *Con.,* Dig., **DULC., Ferr.,** Hell., *Hyos.,* **Ign.,** *Kali-n.,* Kreos., Laur., **Led., Lyc.,** Mag-c., Merc., *Mosch., Nat-c.,* Par., **Plat.,** Plb., **PULS., Rhus-t.,** Sabin., **Samb., SEP.,** Stann., Sulph., Sul-ac., *Tarax., Teucr.,* **Verat.,** Zinc.

Nach dem **Aufstehen** aus dem **Bett:** *Acon., Agn.,* Agar., *Alum.,* **AMBR., Am-c.,** Am-m., Anac., *Ang., Ant-c.,* **Ant-t., Arg.,** Arn., **Ars.,** *Asaf., Asar.,* **Aur.,** Bar-c., **Bell.,** Bism., **Borx.,** *Bov.,* Bry., *Calad., Calc.,* Camph., Cann-s., Canth., *Caps.,* **Carb-an.,** *Carb-v.,* Caust., *Cham., Chel., Chin.,* Cic., Cina, Clem., Cocc., *Coff.,* Colch., **Coloc.,** Con., Croc., *Cycl.,* Dig., **Dros.,** *Dulc.,* **Euph.,** *Euphr.,* **Ferr.,** *Graph.,* Guaj., *Hell.,* Hep., Hyos., **Ign., IOD., Kali-c.,** *Kali-n.,* Kreos., Lach., *Laur.,* **Led., Lyc., M-ambo., M-arct.,** M-aust., **Mag-c.,** Mag-m., **Mang.,** *Meny.,* **Merc.,** *Mez., Mosch., Mur-ac.,*

Nat-c., Nat-m., Nit-ac., *Nux-m.*, **Nux-v.,** *Olnd.*, *Op.*, *Par.*, *Petr.*, **Phos.,** *Ph-ac.*, **Plat.,** *Plb.*, **PULS.,** *Ran-b.*, *Rheum*, **Rhod., Rhus-t.,** *Ruta*, Sabad., *Sabin.*, *Samb.*, Sars., *Sec.*, **Sel.,** *Seneg.*, **SEP.,** *Sil.*, **Spig.,** Spong., Squil., *Stann.*, *Staph.*, Stram., **Stront-c., Sulph.,** *Sul-ac.*, Tarax., *Teucr.*, *Thuj.*, *Valer.*, **Verat.,** *Verb.*, *Viol-o.*, Viol-t., Zinc.

Beim **Aufstehen** vom **Sitze:** Am-m., Arg., **Aur.,** Bar-c., Caust., *Chin.*, *Cycl.*, **Dulc., Ign.,** Kali-c., *Lyc.*, **Mag-c.,** *Mang.*, Merc., *Nat-c.*, Phos., *Plat.*, **Puls.,** *Rhus-t.*, Samb., **Sep.,** Spig., *Spong.*, Teucr., Valer., **Verat.,** Viol-t.

Nach dem **Aufstehen** vom **Sitze:** Acon., **Agar.,** Agn., *Alum.*, **Ambr.,** Am-c., Am-m., Anac., **Ang.,** *Ant-c.*, *Ant-t.*, **Arg.,** *Ars.*, **Asaf.,** Asar., *Aur.*, **Bar-c.,** Bell., *Bism.*, Borx., *Bov.*, Calc., Cann-s., Canth., **CAPS.,** Carb-v., *Caust.*, Cham., Chel., *Chin.*, Cic., **Cina,** Cocc., **CON.,** *Cupr.*, **CYCL.,** *Dig.*, **Dros., DULC., Euph.,** *Euphr.*, **Ferr.,** *Graph.*, *Guaj.*, Hell., Hep., Hyos., *Ign.*, Iod., Kali-c., *Kali-n.*, Kreos., **Lach,** *Laur.*, Led., **LYC., M-ambo.,** *M-arct.*, *M-aust.*, Mag-c., **Mag-m.,** Mang., **Meny.,** Merc., Mez., **Mosch., Mur-ac., Nat-c.,** Nat-m., Nit-ac., *Olnd.*, *Op.*, Par., Petr., Phos., **Ph-ac., PLAT.,** Plb., **PULS., Rhod., RHUS-T., Ruta, Sabad.,** *Sabin.*, *Samb.*, Sars., *Sel.*, **Seneg., SEP.,** *Sil.*, Spig., *Spong.*, *Stann.*, Staph., *Stront-c.*, Sulph., *Sul-ac.*, **Tarax.,** *Teucr.*, *Thuj.*, **Valer.,** *Verat.*, **VERB.,** *Viol-o.*, **VIOL-T.,** *Zinc.*

Von **Aufstoßen:** Agar., *Alum.*, *Ambr.*, Am-m., **ANT-T., Aur., Bar-c.,** *Borx.*, **Bry.,** Camph., **Canth., CARB-V.,** Chel., **Cocc.,** *Colch.*, **Dig., GRAPH., IGN.,** *Iod.*, **KALI-C.,** *Lach.*, Laur., **LYC.,** Mag-c., Mag-m., *Mosch.*, **Nat-c., Nit-ac., Nux-v.,** Olnd., *Par.*, Petr., *Phos.*, **Plat.,** *Rhod.*, Sabad., *Sabin.*, Sars., Sep., **Sil.,** Stront-c., **Sulph.,** *Sul-ac.*, Zinc.

Von **Aufstützen** des Gliedes: (S. Auflegen)

Von **Aufstützen** auf die **Knie:** *Euph.*

Von (hart) **Anftreten:** Caps.

Von **Augen-Blinzeln:** Asaf., *Croc.*, Stann.

Von **Augen-Öffnen:** *Agar., Arn., Ars.,* **Bell., BRY.,** *Calad., Calc., Carb-an., Caust.,* Chel., **Chin., Clem.,** Con., *Croc.,* Dig., Ferr., **Hell.,** Hep., Ign., *Kali-c., Lach.,* **Led.,** M-aust., **Mag-m.,** Mang., Nux-v., Op., Phos., Ph-ac., **Puls.,** Sars., Sep., *Spong.,* Staph., Sulph., Thuj.

— **-Schließen:** Acon., Arn., *Aur.,* Bell., *Borx.,* **Bry., Calc.,** Canth., *Chin.,* Cic., **Clem.,** Coff., *Con.,* **Croc.,** Euph., **Ign., Lyc.,** *M-ambo.,* Mag-m., **Nux-v.,** Phos., Plat., **Spig.,** Zinc.

Von **Ausstrecken** des Gliedes: *Agar.,* Alum., Am-m., Anac., **Ant-t.,** Asar., *Bell.,* Borx., Carb-an., Carb-v., Cham., Chel., Chin., Coff., Dig., Dros., Dulc., Ferr., *Guaj.,* Hep., *Ign.,* Kali-c., *Mag-c.,* Mez., Mur-ac., *Nat-m.,* Nux-m., *Nux-v.,* Olnd., Par., Petr., Plat., *Puls.,* Rheum, *Rhod.,* **RHUS-T.,** *Sabad.,* Sabin., **SEC.,** Stann., Staph., Thuj., Verb., Zinc.

Von **Befeuchten** des leidenden Teils: *Alum.,* **Am-m.,** Ant-t., *Ars.,* **ASAR.,** Borx., Bry., **Caust.,** Cham., **Chel., Euphr.,** Laur., *Mag-c.,* Mez., Mur-ac., *Nux-v.,* **PULS.,** *Rhod., Sabad.,* Sep., **Spig.,** Staph., Zinc.

Durch **Beißen:** Ars., Chin., *Cocc.,* Coff., Euph., Mag-m., **Staph.**

Von **Berührung:** Agar., *Alum.,* Am-c., Am-m., *Anac.,* Ant-c., Arn., Ars., **ASAF.,** Bell., **Bism.,** *Bry.,* **CALC.,** *Caust.,* Chel., Chin., Coloc., Con., **CYCL.,** *Dros.,* Euph., Euphr., Hep., Kali-c., Lyc., M-arct., **Mang., Meny., MUR-AC.,** *Nat-c.,* Nat-m., Olnd., Petr., **Phos.,** Ph-ac., *Plb.,* Sep., Spong., *Sulph., Tarax.,* **Thuj.,** Viol-t.

Von **Bewegung:** Acon., *Agar., Alum., Ambr.,* Am-c., **Am-m.,** Anac., Ang., Ant-c., Ant-t., *Arg.,* Arn., *Ars., Asaf.,* Asar., **AUR.,** Bar-c., Bell., *Bism., Bov.,* Bry., Calc., **CAPS.,** Carb-an., Carb-v., Caust., *Cham.,* Chin., Cic., *Cina,* Cocc., **Coloc., CON.,** Cupr., **CYCL., Dros., DULC., EUPH.,** *Euphr.,* **FERR.,** Guaj., Hep., Hyos., Ign., Kali-c., *Kali-n.,* Kreos., *Lach.,* Laur., **LYC., M-ambo.,** M-arct., M-aust., Mag-c., **Mag-m.,** Mang., **Meny.,** Merc., Mez., **Mosch.,** *Mur-ac., Nat-c.,* Nat-m., Nit-ac., Nux-m., Olnd., *Op.,* Par., Petr., Phos., **Ph-ac., Plat,** Plb., **PULS., Rhod., RHUS-T.,** *Ruta,* **SABAD.,**

Sabin., **SAMB.,** Sars., Sel., Seneg., **Sep.,** Sil., Spig., Spong., Stann., Staph., *Stront-c.,* Sulph., Sul-ac., **TARAX.,** Teucr., *Thuj.,* **VALER.,** *Verat.,* **Verb., Viol-t.,** Zinc.

Von **Bewegung, fortgesetzter: Ambr., Am-m.,** Bry., **CAPS.,** Carb-v., *Caust.,* Chin., Cina, **CON., Cycl., Dros., EUPH., FERR.,** Kali-c., **Lyc.,** *M-ambo.,* Plat., *Plb.,* **PULS.,** Rhod., *Rhus-t., Ruta,* **Sabad.,** Sabin., **SAMB.,** *Sep.,* **Sil.,** *Tarax.,* Thuj., **Valer., Verat.**

— des **leidenden** Teils: Acon., Agn., **Am-m.,** *Ang.,* Arn., **Ars.,** Asaf., *Asar.,* **Aur.,** Calc., **CAPS.,** *Cham.,* **Chin.,** *Cina,* **Con.,** Croc., **DULC., Euph., FERR.,** Kali-c., **Lyc.,** Mag-c., **Mag-m.,** *Meny.,* **Mosch.,** Mur-ac., *Nat-c.,* **Ph-ac., PULS., Rhod., RHUS-T., Sabad., Samb., Sep.,** Squil., Stann., *Stront-c.,* Sulph., **Tarax.,** *Thuj.,* **Valer.,** *Verb., Viol-t.*

Beim **Biegen** (oder Drehen) des leidenden Teils: Acon., Am-m., Arg., **BELL.,** *Calc., Cann-s.,* **Cham., Chin.,** Guaj., *Hep.,* Kali-c., *Lach.,* M-aust., Mang., *Meny.,* Mur-ac., Nux-v., Petr., **Puls.,** *Rheum, Rhus-t.,* Sabad., *Sabin.,* **Squil.,** *Teucr.,* **Thuj.,** Verat.

— **einwärts:** Am-m., **Bell.**

— **rückwarts:** Acon., **Bell.,** Cann-s., **Cham.,** *Chin.,* Kali-c., **Lach.,** M-aust., *Nux-v.,* Puls., Rhus-t., Sabad., *Sabin.,* **Thuj.,** Verat.

— **seitwärts:** *Meny.,* **Puls.**

— **vorwärts: Teucr.**

Von **Gebogen-halten:** *Puls.,* Rhus-t., **Squil.**

Nach **Blähungs-Abgang:** Ambr., *Anac., Ant-t., Arn., Asaf.,* Asar., *Aur.,* Bism., Borx., *Bry.,* Canth., Caps., **Carb-v., Cham., Chin.,** Cic., **Cocc.,** Coff., *Con., Graph.,* Guaj., Hep., *Hyos.,* **Ign.,** *Kali-c.,* Lach., Laur., **LYC.,** M-ambo., *M-arct., M-aust.,* Meny., Mez., Nat-m., Nit-ac., *Nux-m.,* **NUX-V.,** *Phos.,* Plat., **Plb., PULS.,** *Rheum,* **Rhod.,** Rhus-t., Ruta, Sabin., Sel., Sep., Sil.,

Spig., Spong., *Squil.*, **STAPH.**, Stram., Sulph., *Teucr.*, Thuj., **Verat.**, Verb., Zinc.

Nach **Bluten** des leidenden Teils: Bov., Sars., *Sel.*

Beim **Bücken:** *Anac.*, *Ang.*, **Ant-t.**, Arn., Ars., Bar-c., *Bell.*, **Cann-s.**, *Carb-an.*, Caust., Chin., Cina, **COLCH.**, **Con.**, Dig., Hell., **HYOS.**, Ign., Lach., Laur., *Lyc.*, M-aust., Mang., *Mez.*, Mosch., *Mur-ac.*, Nat-m., *Nit-ac.*, *Nux-v.*, Phos., Ph-ac., Puls., **Ran-b.**, Rhus-t., *Sabin.*, Sars., Spong., Staph., Sulph., Tarax., Valer., Verat., Verb., **Viol-t.**

In der **Dämmerung:** *Bry.*, **Phos.**

Von **Dehnen** und **Renken:** **Guaj.**, Sabin.

Beim **Denken** daran: **Camph.**, Cic., **Hell.**

Beim **Drechseln:** **Sep.**

Von **Drehen:** (S. Biegen)

Von äußerem **Druck:** Acon., **Agn.**, *Alum.*, Ambr., **Am-c.**, **Am-m.**, *Anac.*, Ant-c., Arg., Arn., *Ars.*, Asaf., **Aur.**, *Bell.*, Bism., **Borx.**, *Bov.*, *Bry.*, Calc., Camph., *Canth.*, *Caust.*, **Chel.**, Chin., Cina, **Clem.**, **Cocc.**, *Coloc.*, **CON.**, *Croc.*, *Dig.*, Dros., **Dulc.**, **Graph.**, Guaj., Hell., *Ign.*, Ip., Kali-c., *Kreos.*, Laur., Led., Mag-c., **MAG-M.**, **Mang.**, **MENY.**, Merc., Mez., Mosch., **Mur-ac.**, **NAT-C.**, Nat-m., Nux-m., *Nux-v.*, Olnd., **Par.**, Phos., **Ph-ac.**, **Plb.**, Puls., **Rhus-t.**, Ruta, Sabad., Sabin., Sep., Sil., *Spig.*, *Stann.*, *Sulph.*, *Sul-ac.*, *Thuj.*, *Verat.*, Verb., Zinc.

Im **Dunklen:** **Acon.**, Agar., *Agn.*, Am-c., *Am-m.*, *Anac.*, **Ant-c.**, Arn., *Ars.*, *Asar.*, **Bar-c.**, **Bell.**, *Borx.*, Bry., **CALC.**, Camph., Carb-an., *Caust.*, *Cham.*, **Chin**, Cic., *Cina*, *Clem.*, Cocc., *Coff.*, *Colch.*, **CON.**, **Croc.**, *Dig.*, **Dros.**, **EUPHR.**, **GRAPH.**, *Hell.*, **Hep.**, *Hyos.*, **Ign.**, Kali-c., Kali-n., Lach., *Laur.*, **Lyc.**, *M-arct.*, Mag-c., *Mag-m.*, *Mang.*, **Merc.**, Mez., Mur-ac., **Nat-c.**, Nat-m., *Nit-ac.*, Nux-m., **Nux-v.**, Petr., **PHOS.**, **Ph-ac.**, **Puls.**, Rhod.,

Rhus-t., Ruta, *Sars.*, Sel., *Seneg.*, **Sep., Sil.,** *Spig.*, Staph., **Stram., Sulph.,** Tarax., Thuj., Valer., Verat., Zinc.

Von **Einbohren** mit dem Finger (in Ohr oder Nase): Bell., **Chel.,** Lach., **NAT-C.,** *Par.*, **Phos.,** Rheum, *Rhus-t.*, **Spig.,** *Sulph.*, **Thuj.,** Zinc.

Von Warm-**Einhüllen:** Acon., *Agar.*, *Ant-c.*, *Arg.*, *Arn.*, **Ars.,** Asar., **Aur.,** *Bell.*, Borx., Bry., *Camph.*, *Canth.*, Caps., Carb-an., *Cham.*, *Chin.*, **Cic., Clem., Cocc.,** Coff., **Colch., Con.,** *Graph.*, Hell., **HEP.,** *Hyos.*, Ign., *Kreos.*, *Lach.*, Led., *M-aust.*, *Mag-c.*, *Mag-m.*, Meny., *Merc.*, Mur-ac., *Nat-c.*, *Nat-m.*, **Nux-m., Nux-v.,** Phos., Ph-ac., Puls., Rheum, **Rhod., RHUS-T.,** *Sabad.*, **SAMB.,** *Sep.*, **SIL., SQUIL.,** *Staph.*, *Stram.*, **STRONT-C.,** Thuj. (Vergl. Wärme)

In der **Einsamkeit:** *Ambr.*, **Bar-c.,** Carb-an., Con., *Hell.*, **LYC.,** *Mag-c.*, *Nat-c.*, Nat-m., Petr., *Phos.*, **Plb., SEP.,** *Stann.*, Stram., *Sulph.*

Beim **Einschlafen: Merc.**

Von **Einziehen** des Bauchs: **Ign.,** Sabin.

Von **Einziehen** des **leidenden** Teils: *Sabin.* (Vergl. Heranziehen)

Von **Entblößung: Acon.,** Ars., *Asar.*, Aur., **Borx.,** Bry., **Calc.,** Carb-v., *Cham.*, *Chin.*, Coff., **Ferr.,** *Ign.*, **Iod.,** Lach., Led., **LYC., M-ambo., M-arct.,** Merc., Mosch., Mur-ac., Nit-ac., Nux-v., *Op.*, *Phos.*, *Plat.*, *Puls.*, Rhus-t., *Sec.*, *Seneg.*, Sep., **Spig.,** *Staph.*, *Sulph.*, *Thuj.*, **Verat.** (Vergl. Kälte)

Nach **Erbrechen:** Acon., Colch., **Dig.,** *Hyos.*, *Nux-v.*, *Puls.*, **Sec.**

Beim **Erwachen:** Ambr., Am-m., **Ars.,** Bry., **Calad.,** Calc., Cham., *Chin.*, Cocc., **Colch.,** *Hell.*, Ign., *Ip.*, *Kreos.*, Lach., M-arct., Nat-c., **Nux-v., PHOS.,** Ph-ac., *Puls.*, Ruta, Sabin., *Samb.*, Sel., **SEP.,** Spig., Thuj.

Beim Essen: Alum., Ambr., Am-m., **ANAC.,** Arn., *Aur.,* Bell., **Caps.,** Carb-an., Carb-v., Cham., **Chel.,** Chin., Cocc., **Croc.,** Dig., Dros., Ferr., Graph., **IGN.,** Iod., **LACH.,** Laur., *Led.,* Lyc., M-arct., M-aust., Mag-c., *Mang., Merc.,* **Mez.,** Nat-c., Nit-ac., *Nux-v., Par.,* Phos., *Ph-ac.,* Plat., Puls., *Rheum,* Rhod., Rhus-t., *Sabad.,* Sabin., Sil., **Spig.,** *Spong.,* Squil., *Stann., Staph.,* Sulph., Sul-ac., *Tarax.,* **ZINC.**

Nach dem **Essen:** Acon., Alum., *Ambr.,* Am-c., Am-m., Anac., Ang., Arn., Ars., Bar-c., **Bov.,** Bry., *Calc.,* **Cann-s.,** Carb-an., Caust., Cham., **Chel.,** *Chin.,* **Ferr.,** *Graph.,* Hell., **Ign., IOD.,** Kali-c., *Lach.,* **Laur.,** *M-aust.,* Mag-c., *Mang.,* Meny., Merc., *Mez.,* Mosch., **NAT-C.,** Nux-v., Petr., **Phos.,** *Puls.,* Ran-b., *Rhus-t.,* **Sabad.,** Sars., *Sep.,* Sil., *Spig., Squil.,* Stann., **Stront-c.,** *Verat.*

— **satt:** Ars., **Iod.,** *Phos.*

Nach dem **Essen** verschiedener **Speisen:** (S. Geniisse)

Beim **Fahren** im Wagen: **Graph.,** *Kali-n.,* **NIT-AC.**

Von **Festbinden:** (S. Druck und Einhüllen)

Nach **Fleischessen:** (S. Genüsse)

Im **Freien: Acon., Agn., ALUM.,** *Ambr.,* Am-c., Am-m., **Anac.,** *Ang.,* **Ant-c., Arg.,** *Arn.,* Ars., **Asaf., Asar.,** *Aur., Bar-c.,* Bell., *Borx., Bov.,* Bry., Calc., Camph., Cann-s., Canth., Caps., Carb-an., Carb-v., *Caust.,* Chel., *Cic.,* Cina, Coff., *Colch.,* Con., **CROC.,** Dig., Dulc., *Graph.,* **Hell.,** Hep., Hyos., Ign., *Iod.,* Ip., Kali-c., Kali-n., *Laur., Lyc., M- arct.,* M-aust., **MAG-C., Mag-m.,** Mang., *Meny.,* Merc., **Mez.,** Mosch., Mur-ac., Nat-c., *Nat-m.,* Nit-ac., Nux-v., Op., **Phos.,** *Ph-ac., Plat., Plb.,* **PULS.,** *Ran-b.,* **Ran-s.,** *Rhod.,* Rhus-t., Ruta, **SABIN.,** *Sars.,* Sel., *Seneg.,* Sep., Spig., **Spong.,** *Stann.,* Staph., *Stront-c., Sulph.,* Sul-ac., *Tarax.,* Thuj., *Verat., Verb.,* Viol-t., *Zinc.*

Vor dem **Frühstück:** (S. Nüchtern)

Nach dem **Frühstück:** Acon., Alum., *Ambr.*, Am-c., *Am-m.*, Anac., Ars., **Bar-c.,** Bov., Bry., **CALC.,** *Cann-s.*, Canth., *Carb-an.*, Carb-v., Caust., **Chel.,** Chin., Cina, **CROC.,** *Ferr.*, Graph., Hell., *Hep.*, **Ign., IOD.,** Kali-c., **Lach.,** *Laur.*, Lyc., Mag-c., Mag-m., Merc., *Mez.*, Nat-c., Nit-ac., *Nux-v.*, *Petr.*, Phos., **Plat.,** *Plb.*, Puls., **Ran-b.,** Ran-s., *Rhod.*, *Rhus-t.*, **Sabad., Sep., Spig., STAPH.,** *Stront-c.*, *Sulph.*, **Tarax.,** Teucr., *Valer.*, Verat., **Verb.**

Nach Gähnen: Croc., M-ambo., **Staph.**

Beim **Gehen:** Acon., Agn., *Agar.*, *Alum.*, *Ambr.*, Am-c., **Am-m.,** Anac., Ang., Ant-c., Ant-t., *Arg.*, Arn., *Ars.*, *Asaf.*, Asar., **AUR.,** Bar-c., Bell., *Bism.*, *Bov.*, Bry., Calc., **CAPS.,** Carb-v., Caust., *Cham.*, Chin., Cic., *Cina,* Cocc., Coloc., **CON.,** Cupr., **CYCL., Dros., DULC., EUPH.,** *Euphr.*, **FERR.,** Graph., Guaj., Hep., Hyos., Ign., Kali-c., *Kali-n.*, Kreos., *Lach.*, Laur., **Lyc., M-ambo.,** M-arct., M-aust., Mag-c., **Mag-m.,** Mang., **Meny.,** Merc., Mez., **Mosch.,** *Mur-ac.*, *Nat-c.*, Nat-m., Nit-ac., Nux-m., Olnd., *Op.*, Par., Petr., Phos., **Ph-ac., Plat.,** Plb., **PULS.,** Ran-b., **Rhod., RHUS-T.,** *Ruta,* **SABAD.,** Sabin., **SAMB.,** Sars., Sel., Seneg., **Sep.,** Sil., Spig., Spong., Stann., Staph., *Stront-c.*, Sulph., Sul-ac., **TARAX.,** Teucr., *Thuj.*, **VALER.,** *Verat.*, **Verb., Viol-t.,** Zinc.

Beim Gehen gebückt: CON., Hyos., Lyc., Nux-v., **Rhus-t.,** Sabin., *Sulph.*, **Viol-t.**

— im **Freien:** *Acon.*, **ALUM.,** Ambr., Am-c., *Am-m.*, *Anac.*, Ang., *Ant-c.*, *Arg.*, Arn., Ars., *Asaf.*, *Asar.*, **Aur.,** Bar-c., Bell., Bism., Borx., Bov., Bry., Calc., **Caps.,** Carb-v., Caust., Cic., Cina, **Con., Dulc.,** Graph., Hep., Hyos., Ign., Kali-c., Kali-n., Laur., **Lyc.,** M-arct., M-aust., **Mag-c., Mag-m.,** Mang., *Meny.*, Merc., *Mez.*, *Mosch.*, Mur-ac., Nat-c., Nat-m., Nit-ac., Op., *Phos.*, *Ph-ac.*, *Plat.*, Plb., **PULS.,** *Rhod.*, **Rhus-t.,** Ruta, **Sabin.,** Sars., Sel., Seneg., *Sep.*, Spig., *Spong.*, Stann., Staph., Stront-c., Sulph., Sul-ac., **Tarax.,** Thuj., Verat., *Verb.*, *Viol-t.*, Zinc.

— **schnell:** Canth., **Ign.,** Nat-m., **SEP.,** *Sil.*, Stann.

Von **Geistes-Anstrengung:** (S. Anstrengung des Geistes)

Von **geistigen Getränken:** (S. Genüsse)

Von verschiedenen **Genüssen** in **Speisen** und **Getränken:**

Brot: Caust., *Laur.,* **Nat-c.,** Phos.

Essig: Asar., *Ign.,* Meny., **Puls.,** *Stram.*

Fleisch: Verat.

Geistige Getränke: (S. Wein)

Heißes: (S. Warmes)

Kaffee: Ars., Canth., **CHAM.,** *Coloc.*

Kaltes: Acon., *Agn.,* Alum., **Ambr.,** *Am-c.,* **Anac.,** Ang., Ant-t., Ars., *Asar.,* **Bar-c., Bell.,** Borx., **BRY.,** *Calc.,* Canth., **Carb-v.,** *Caust.,* **Cham.,** Clem., *Cupr.,* Dros., **Euph.,** *Ferr., Hell.,* **Kali-c.,** *Lach., Laur.,* M-arct., **M-aust.,** Mag-c., Mag-m., *Merc.,* **Mez.,** *Nat-m.,* Nux-m., Nux-v., *Par.,* **PHOS., Ph-ac., PULS.,** Rhod., Rhus-t., Sars., *Sep.,* Sil., Spig., Squil., Sulph., *Sul-ac.,* Thuj., Verat., Zinc.

Milch: Verat.

Obst: *Lach.*

Salziges: Mag-c.

Speck: **Ran-b.,** *Ran-s.*

Tabak: Borx., *Coloc.,* **Hep.,** *Merc., Nat-c.,* **Sep.,** Spig.

Tee: Ferr.

Warmes (Heißes): *Agar., Alum., Ant-c.,* **ARS.,** Bar-c., Bov., Bry., Calc., Canth., Carb-v., Caust., Cham., **Con., Graph.,** Hell.,

Ign., Kali-c., *Kali-n.*, **Kreos.**, **LYC.**, Mag-c., Mag-m., **Mang.**, *Mez.*, *Mur-ac.*, Nat-c., *Nat-m.*, Nit-ac., **Nux-m.**, **NUX-V.**, *Par.*, Ph-ac., *Plb.*, Puls., **RHUS-T.**, Sep., *Sil.*, **Spig.**, **Sulph.**, Sul-ac., Thuj., **Verat.**

Wasser, kaltes: Anac., *Ant-t.*, Ars., **Asar.**, Borx., **Bry.**, Calc., **CAUST.**, Cham., Clem., **Cupr.**, Kali-c., *Laur.*, **PHOS.**, **Puls.**, **SEP.**, *Thuj.*, Verat., *Zinc.*

— **warmes:** *Ars.*, **LYC.**, Mang., Nux-m., **Nux-v.**, **Rhus-t.**, *Verat.*

Wein: **Acon.**, *Agar.*, Bell., **Con.**, Graph., *Lach.*, Nux-v., **Op.**, Phos., *Sul-ac.*

Von **Geschlechtstrieb-Unterdrückung:** Calad.

In **Gesellschaft:** **Ars.**, Bov., *Con.*, **Dros.**, *Kali-c.*, **LYC.**, *Mez.*, **Phos.**, *Sil.*, **STRAM.**, Zinc.

Von **Haar-Aufbinden:** *Kali-n.*

Im **Halbschlaf:** **Sel.**

Von **Hand-Auflegen:** **Bell.**, *Calc.*, Canth., **Croc.**, *Dros.*, *Mang.*, **Meny.**, *Mur-ac.*, Nat-c., Olnd., *Par.*, Phos., *Rhus-t.*, Sabad., Sep., *Spig.*, Sulph., *Thuj.* (Vergl. Berührung und Druck)

Von **Hängenlassen** des Gliedes: Acon., *Am-m.*, *Anac.*, *Ant-c.*, Arg., **Arn.**, *Asar.*, **Bar-c.**, **Bell.**, Borx., *Bry.*, Calc., Camph., Caps., Caust., Chin., Cic., Cina, *Cocc.*, Coff., Colch., Coloc., **CON.**, *Cupr.*, Dros., Euph., **Ferr.**, *Graph.*, Hep., Ign., **Kali-c.**, Kreos., Lach., **Led.**, Lyc., M-aust., Mag-c., Mag-m., Merc., *Mez.*, *Nat-c.*, Nat-m., Nit-ac., Nux-v., Olnd., *Petr.*, Phos., Plb., Puls., *Ran-b.*, **Rhus-t.**, Ruta, **Sil.**, *Stann.*, *Sulph.*, Sul-ac., *Teucr.*, Thuj., Verat., *Verb.*

Von **Heben** des Gliedes: **Alum.**, **Am-c.**, Ang., **CALC.**, *Caust.*, Cina, Dig., Hep., *Ign.*, *Lyc.*, M-aust., Nat-m., Nux-v., Par., *Phos.*,

Ph-ac., Plat., *Plb.*, Puls., *Ruta,* **Sabin.,** Stann., Stront-c., Sulph., Sul-ac., *Thuj.*, Valer.

Von **Heißem:** (S. Genüsse)

Im **Hellen: Am-m.,** Anac., *Ars., Bar-c.,* **Calc., Carb-an.,** *Carb-v.,* Con., **Plat.,** Staph., *Stram.,* **STRONT-C., Valer.**

Von **Heranziehen** des Gliedes: **Alum.,** Am-c., Am-m., Anac., Ang., **Ant-c.,** *Arg.*, Arn., Aur., *Bar-c.,* Bell., Bov., **Bry., CALC.,** Cann-s., Caps., *Carb-v., Caust., Cham.,* **Chin.,** *Cina,* Clem., Con., Croc., Dig., Dros., Dulc., Ferr., Graph., Guaj., **Hep.,** Ign., Kali-c., *Laur., Lyc.,* M-aust., **Mang.,** *Meny.,* Merc., Mur-ac., Nat-m., Nux-v., Petr., Phos., *Plat.,* Plb., Puls., Rheum, Rhus-t., **Ruta,** Sabin., Sel., **SEP.,** *Spig.,* Spong., Stann., *Staph.,* **SULPH., THUJ.,** Valer., Verat.

Von **Kaffee:** (S. Genüsse)

In der **Kälte:** Acon., *Agn.,* Alum., *Ambr., Anac., Ant-c.,* **Ant-t.,** Arn., *Asar.,* Aur., Bar-c., Bell., Borx., Bry., *Calad.,* Calc., *Cann-s.,* Carb-v., Caust., *Cham.,* Chin., *Cina,* Cocc., *Colch.,* Coloc., *Croc.,* **Dros.,** Dulc., *Euph.,* Ferr., Graph., Hell., Hep., Ign., **IOD.,** *Ip.,* Kali-c., Lach., Laur., **Led.,** *Lyc.,* M-ambo., *M-arct.,* Merc., Mez., Mur-ac., Nat-c., *Nat-m.,* Nit-ac., Nux-m., Nux-v., *Op.,* Phos., Ph-ac., *Plat.,* **PULS.,** Rhus-t., Sabad., *Sabin.,* **Sec.,** *Sel.,* **Seneg.,** Sep., Sil., Spig., Spong., Staph., *Sulph., Teucr., Thuj.,* Verat.

Von **Kaltem:** (S. Genüsse)

Von **kalter Luft:** Agn., Ambr., Anac., *Ant-c.,* Ant-t., **Asar.,** Aur., *Bry.,* Calad., Calc., Cann-s., *Carb-v.,* Cham., Cina, *Cocc.,* **Colch.,** Croc., *Dros.,* Euph., Ign., **IOD.,** Ip., *Lach., Led.,* **Lyc.,** M-arct., Merc., Nat-m., *Nit-ac.,* Nux-v., Op., Phos., Plat., **PULS.,** Rhus-t., Sabin., *Sec., Sel.,* Seneg., *Sep.,* **Sulph.,** Teucr., Thuj.

Beim **Kaltwerden:** Acon., Agn., Alum., Ambr., Anac., Ant-c., Ant-t., Arn., Asar., Aur., Bar-c., Bell., Bov., **Bry.,** Calad., Calc., Cann-s., *Carb-v.,* Caust., **Cham.,** Chin., Cina, Clem., *Cocc.,* Coff., Colch., Coloc., Croc., **Dros.,** *Dulc.,* Euph., *Graph.,* Hell., Ign.,

IOD., Ip., Kali-c., **Led.**, **LYC.**, M-ambo., M-arct., Mang., **Merc.**, Mez., Mur-ac., Nat-c., Nat-m., Nit-ac., *Nux-m.*, Nux-v., Olnd., Op., Petr., Phos., *Ph-ac.*, Plat., **PULS.**, Rhus-t., *Sabad.*, **Sabin.**, Sars., **Sec.**, Sel., *Seneg.*, Sep., Sil., *Spig.*, *Spong.*, Staph., **Sulph.**, Teucr., *Thuj.*, **Verat.**

Von **kaltem Wasser:** (S. Genüsse und Waschen)

Von **Kauen:** Bry., Seneg.

Von **Kleider-Lösen:** *Am-c.*, Arn., *Asar.*, **Bry.**, **CALC.**, **Caps.**, **Carb-v.**, **Caust.**, Chin., *Coff.*, **Hep.**, **LYC.**, **NUX-V.**, Olnd., Op., Puls., *Ran-b.*, **Sars.**, **Sep.**, *Spong.*, **Stann.**, Sulph.

Von **Kopf-Anstrengung:** (S. Anstrengung des Geistes)

— **Biegen, rückwärts:** *Bell.*, **Cham.**, **Hep.**, M-aust., *Rhus-t.*, *Thuj.*, Verat.

— — **seitwärts:** *Puls.*, Sep.

—**-Einhüllen:** Acon., Agar., Ant-c., Arg., Arn., *Ars.*, **Aur.**, **Bell.**, Camph., Canth., *Cham.*, Chin., *Cic.*, *Clem.*, *Cocc.*, Coff., **Colch.**, **Con.**, Graph., **HEP.**, **Hyos.**, Ign., Kreos., Lach., Led., M-aust., *Mag-c.*, Mag-m., Merc., Nat-c., Nat-m., **Nux-m.**, **NUX-V.**, Ph-ac., Puls., Rhod., **RHUS-T.**, Sabad., **Samb.**, *Sep.*, **SIL.**, **Squil.**, Staph., Stram., **Stront-c.**

— **Entblößen:** **Acon.**, *Asar.*, Aur., **Borx.**, Bry., **Calc.**, *Carb-v.*, *Cham.*, *Chin.*, **Ferr.**, *Ign.*, **IOD.**, Lach., Led., **LYC.**, **M-ambo.**, **M- arct.**, Merc., Mur-ac., Nit-ac., Op., *Phos.*, *Plat.*, **Puls.**, *Sec.*, *Seneg.*, Sep., **Spig.**, *Staph.*, *Sulph.*, *Thuj.*, **Verat.**

— **Legen** auf den Tisch: *Ferr.*, **Sabad.**

— — auf die Seite: Meny.

— **Lehnen** an Etwas: **Bell.**, *Kali-c.*, **Merc.**, Rhod., *Sabad.*, Sabin., Seneg., *Spig.*

Von **Kopf-Schütteln:** Chin., *Cina,* **Lach.**

Von **Kratzen:** Agar., *Agn., Alum.,* Ambr., *Am-c.,* Am-m., *Anac.,* Ang., Ant-c., Ant-t., **Arn., ASAF.,** Bar-c., Bell., Borx., Bov., **Bry., CALC.,** Camph., Cann-s., **Canth.,** *Caps.,* Carb-an., *Caust., Chel.,* Chin., *Cic.,* Cina, Clem., Coloc., **CYCL.,** Dig., **Dros., Guaj.,** Hep., **Ign.,** Kali-c., *Kali-n.,* Kreos., *Laur., Led.,* M-arct., M-aust., *Mag-c.,* Mag-m., **Mang.,** *Meny., Merc.,* Mez., *Mosch.,* **MUR-AC., NAT-C.,** Nit-ac., Nux-v., *Olnd.,* **PHOS.,** Ph-ac., Plat., **Plb.,** Ran-b., *Rhus-t.,* **Ruta,** Sabad., Sabin., Samb., Sars., Sec., *Sel.,* Seneg., *Spig.,* Spong., *Squil.,* Stann., Staph., **Sulph.,** Sul-ac., *Tarax.,* **Thuj.,** Valer., Viol-t., **Zinc.**

Von **Lage-Veränderung:** Ars., *Cham.,* **IGN.**, *Ph-ac.,* Teucr., **Valer.,** *Zinc.*

Von **Laufen:** Caust., **Ign.,** Nat-m., **SEP.,** *Sil.,* Stann.

Durch **Lecken** mit der Zunge: Mang.

Von **Lesen:** Ferr., **Nat-c.**

Von **Licht:** *Am-m.,* Anac., Ars., Bar-c., *Calc.,* **Carb-an., Carb-v.,** Con., **Plat.,** *Staph., Stram.,* **STRONT-C.,** *Valer.*

Im **Liegen:** Acon., Agar., *Agn.,* Alum., Ambr., Am-c., Am-m., *Anac.,* Ang., Ant-c., Ant-t., Arg., **Arn.,** Ars., **Asar.,** Bar-c., **Bell.,** Borx., **BRY.,** *Calad.,* **Calc.,** *Camph., Cann-s.,* **Canth.,** Caps., **Carb-an.,** Carb-v., *Caust.,* Cham., *Chel.,* Chin., *Cic.,* Cina, *Cocc., Coff.,* **Colch.,** Coloc., Con., *Croc., Cupr., Dig.,* Dros., Dulc., Euph., Ferr., *Graph.,* Guaj., *Hell., Hep.,* Hyos., Ign., *Iod., Ip.,* Kali-c., Kali-n., *Kreos.,* Lach., Laur., *Led.,* Lyc., M-arct., *M-aust.,* Mag-c., Mag-m., Mang., *Merc.,* Mez., Mur-ac., Nat-c., **Nat-m.,** Nit-ac., *Nux-m.,* **NUX-V.,** *Olnd.,* Op., Par., Petr., Phos., Ph-ac., Plb., *Ran-b., Rheum,* Rhus-t., Ruta, Sabad., Sabin., *Sars., Sec.,* Sel., Seneg., Sep., Sil., *Spig.,* Spong., **Squil.,** Stann., *Staph., Stram.,* Sulph., Sul-ac., Teucr., Thuj., Verat., Zinc.

— im **Bett:** Acon., *Agar.,* Ambr., *Am-m., Anac.,* Ang., Ant-c., Ant-t., Arg., *Arn., Ars.,* Asar., Aur., Bar-c., *Bell.,* Bov., **BRY.,**

Calad., Calc., *Camph.*, *Cann-s.*, **Canth.,** Caps., Carb-an., Carb-v., **Caust.**, Cham., Chel., Chin., **Cic.,** *Cina,* Clem., **Cocc.,** Coff., *Colch.*, Coloc., **Con.,** *Croc.*, Cupr., *Dig.*, Dulc., Ferr., Graph., *Guaj.*, Hell., **Hep.,** *Hyos.*, Ign., Iod., Ip., Kali-c., Kali-n., Kreos., **Lach.**, Laur., Led., **Lyc.,** M-ambo., M-arct., *M-aust.*, Mag-c., *Mag-m.*, Merc., Mez., Mur-ac., Nat-c., *Nat-m.*, *Nit-ac.*, *Nux-m.*, **NUX-V.,** *Olnd.*, Par., Petr., *Phos.*, Ph-ac., *Puls.*, Ran-b., Rheum, Rhod., **Rhus-t.**, *Sabad.*, Sabin., Samb., *Sars.*, Sec., Sel., *Sep.*, **Sil.,** *Spig.*, *Spong.*, **SQUIL.,** Stann., **Staph., Stram.,** *Stront-c.*, *Sulph.*, Sul-ac., Tarax., Thuj., Valer., *Verat.*, Verb., Viol-t.

Im **Liegen** auf dem **Rücken: Acon.,** Am-c., Am-m., **Anac.,** Ang., *Arn.*, Bar-c., *Bell.*, Borx., **BRY.,** *Calad.*, **CALC.,** *Canth.*, **Carb-an.,** Caust., Chin., *Cina,* Clem., *Colch.*, *Con.*, *Ferr.*, *Ign.*, *Ip.*, **Kali-c.,** *Kreos.*, Lach., **Lyc.,** M-ambo., Mag-m., *Merc.*, Mosch., Nat-c., *Nat-m.*, *Nux-v.*, *Par.*, Phos., Plat., *Puls.*, Ran-b., Sabad., *Seneg.*, Sep., Sil., Spig., Spong., **Stann.,** *Sulph.*, Thuj., Verat., Viol-t.

— auf der **Seite:** Acon., Alum., Am-c., *Am-m.*, Ang., *Arn.*, *Ars.*, Bar-c., *Bell.*, Borx., *Bry.*, *Canth.*, *Caust.*, *Cham.*, Chin., Cina, Clem., Colch., *Coloc.*, *Cupr.*, Dulc., Euph., Ign., *Iod.*, Kali-c., *Kali-n.*, Lach., M-ambo., Mag-m., Merc., Nat-c., Nat-m., **NUX-V.,** Par., **Phos.,** Plat., Puls., Ran-b., *Rhus-t.*, *Sep.*, *Sil.*, Spig., Spong., Stront-c., Sulph., Thuj.

— auf der **schmerzhaften Seite:** *Ambr.*, *Arn.*, *Bell.*, **BRY., Calc.,** Cann-s., Carb-v., *Caust.*, **Cham., Coloc.,** *Ign.*, *Kali-c.*, Lyc., M-ambo., *M-aust.*, *Nux-v.*, **Puls.,** *Rhus-t.*, *Sep.*, *Stram.*, Viol-od., *Viol-t.*

— auf der **unschmerzhaften Seite:** *Acon.*, Agar., Ambr., *Am-c.*, Am-m., Anac., Ang., Ant-c., Arg., *Arn.*, *Ars.*, **Bar.,** *Bell.*, *Bry.*, **Calad.,** Calc., Cann-s., Caps., *Carb-an.*, Carb-v., Caust., *Chin.*, Cina, Clem., Croc., Cupr., *Dros.*, *Graph.*, Guaj., **Hep.,** Hyos., Ign., **Iod.,** Kali-c., Kali-n., Lach., Led., *Lyc.*, *Mag-c.*, *Mag-m.*, Mang., Merc., Mez., *Mosch.*, Mur-ac., Nat-m., *Nit- ac.*, **Nux-m., Nux-v.,** Olnd., *Par.*, Petr., *Phos.*, *Ph-ac.*, Plat., Ran-b., Ran-s., *Rheum,* Rhod., Rhus-t., **Ruta,** *Sabad.*, Sabin., Samb., Sars.,

Sel., Sep., **Sil., Spong.,** Staph., Stram., Sulph., Tarax., Teucr., Thuj., Valer., Verat., Verb.

Im **Liegen** auf der **rechten Seite: Acon., Am-c.,** Anac., Ang., Arn., **Bar-c.,** Bell., *Bry.,* Calc., Canth., Carb-an., Chin., *Colch.,* Con., *Ip., Kali-c.,* Kreos., Lyc, Merc., **Nat-c., Nat-m., Par., PHOS., Plat., **PULS.,** Seneg., **Sep.,** *Sil.,* Spig., *Stann.,* **Sulph., Thuj.**

— auf der **linken Seite:** Acon., **Am-m.,** Anac., **Borx.,** Bry., Calc., Carb-an., *Caust.,* Cina, Clem., Con., Ip., *Kali-c.,* Kreos., Lach., Lyc., M-ambo., **Mag-m., Merc.,** Nat-c., **Nux-v.,** Puls., Ran-b., Seneg., Spig., **Spong.,** Stann., Sulph., Thuj.

— auf **Hartem:** *Bell.,* **Rhus-t.**

— **hoch** mit dem **Kopf: Ant-t., ARS.,** *Cann-s., Caps.,* **Chin.,** *Clem.,* **Colch., Hep., Kali-n.,** *Lach.,* M-aust., *Nux-v., Petr.,* Phos., **PULS., Spig.,** Stront-c., *Sulph.*

— **horizontal:** *Arn., Spong.*

— **krumm: Colch., COLOC.,** *Puls.,* **Rheum,** Rhus-t.

Von **Mesmerismus:** Acon., *Bar-c.,* **Bell.,** Chin., *Con.,* **CUPR.,** *Graph.,* Ign., Iod., M-arct., *Nat-c.,* **Nux-v., PHOS.,** Sabin., *Sep.,* **Sil.,** Sulph., **Teucr.,** *Viol-o.*

Von **nassen Aufschlägen:** (S. Befeuchten)

Bei **nassem Wetter:** (S. Wetter)

Nach dem **Niederlegen:** Acon., Agar., Agn., Ambr., *Am-m., Anac.,* Ang., Ant-c., Ant-t., Arg., *Arn., Asaf.,* Aur., *Bar-c.,* **Bell.,** Bov., **BRY.,** Calad., **CALC.,** *Camph., Cann-s.,* **Canth.,** Caps., Carb-an., **Carb-v.,** Caust., Cham., *Chel.,* Chin., *Cic.,* **Cina,** Cocc., Coff., Colch., Coloc., Con., **Croc.,** Cupr., *Dig.,* Dros., Dulc., Euphr., **Graph.,** *Guaj.,* Hell., **Hep.,** Hyos., Ign., **Iod.,** Ip., Kali-c., Kali-n., *Kreos.,* Lach., Laur., Led., Lyc., M-ambo., M-arct., *M-aust.,* Mag-c., Mag-m., Merc., Nat-c., **NAT-M.,** Nit-ac., Nux-m., **NUX-V., Olnd.,** Par., *Petr.,* Phos., Ph-ac., Puls., Ran-b., *Rheum,*

Rhod., Rhus-t., Sabin., Samb., *Sars., Sec.,* Sel., *Sep.,* Sil., **Spig., Spong., SQUIL.,** Stann., **Staph., Stram.,** Sulph., Sul-ac., Tarax., Thuj., Valer., Verat., Verb.

Beim **Niedersetzen:** *Acon.,* Ambr., *Anac., Ang., Ant-c.,* Ant-t., Arn., Ars., *Asar.,* Aur., **Bar-c., Bell.,** Bov., *Bry., Calc.,* Cann-s., Canth., **CAPS.,** *Carb-an.,* **Carb-v., Caust.,** *Cham., Chin.,* Cic., *Cocc.,* **CON.,** Croc., Dig., Dros., **Euph., Ferr.,** *Graph.,* Kali-c., Kali-n., Lach., **Laur., Led.,** *Lyc.,* M-ambo., *M-arct., M-aust.,* Mang., Merc., Mur-ac., *Nat-c.,* **Nat-m.,** *Nit-ac.,* **Nux-v., Olnd., Petr., Phos.,** *Ph-ac.,* Plat., *Puls.,* Ran-b., Rhod., *Rhus-t., Ruta, Sabad.,* **Sep.,** *Sil.,* **Spig., Staph.,** Stram., Stront-c., **Sulph.,** *Thuj.,* Verat.

Nach dem **Niedersetzen:** (S. Sitzen)

Beim **Niesen:** Mag-m.

Nüchtern, (vor dem Frühstück): Agar., Alum., Ambr., Am-m., Anac., Ant-c., Arn., *Ars.,* Asaf., Bar-c., Bell., *Borx.,* **Bry.,** Calc., Caps., Carb-an., Carb-v., **Caust., CHAM., Chin.,** Cocc., **CON.,** *Cycl.,* **Dig.,** Euph., Ferr., *Graph.,* Hell., Hep., Hyos., Ign., Iod., **Kali-c.,** *Kali-n.,* Lach., Laur., *Lyc.,* Mag-c., Mang., *Nat-c.,* **NAT-M.,** *Nit-ac.,* **Nux-m.,** *Nux-v.,* Par., Petr., *Phos.,* **Ph-ac.,** Plb., Puls., Rhod., Rhus-t., Sabin., *Sars., Sel.,* Sep., **Sil.,** *Stann.,* Stront-c., *Sulph., Sul-ac., Thuj.,* Valer., Verat., **Zinc.**

Beim warmen **Ofen: (S. Wärme)**

Von **Reiben:** Agar., Agn., **Alum.,** Ambr, Am-c., *Am-m., Anac.,* Ang., *Ant-c.,* Ant-t., **Arn., Asaf.,** Bell., *Borx.,* Bov., *Bry.,* **CALC.,** Camph., Cann-s., **CANTH.,** *Caps., Carb-an.,* Caust., *Chel., Chin., Cic., Cina,* **Cycl., Dros., Guaj.,** Hep., **Ign.,** Kali-c., *Kali-n.,* Kreos., *Laur.,* M-arct., M-aust., *Mag-c., Mag-m., Mang., Meny.,* **Merc.,** *Mosch.,* **Mur-ac., NAT-C.,** Nit-ac., Nux-v., *Olnd.,* **PHOS.,** *Ph-ac.,* Plat., **PLB.,** Ran-b., *Rhus-t.,* **Ruta,** Sabad., Sabin., Samb., Sars., *Sec., Sel.,* Seneg., Spig., Spong., *Stann., Staph.,* **Sulph.,** Sul-ac., *Tarax.,* **Thuj.,** *Valer.,* Viol-t., **Zinc.**

In der **Ruhe:** Acon., Agar., **Agn.,** Alum., Ambr., *Am-c.,* Am-m., *Anac., Ang.,* Ant-c., *Ant-t.,* Arg., **Arn.,** Ars., Asaf., **Asar.,**

Aur., **BELL.,** Bism., *Borx.,* **BRY., Calad.,** *Calc.,* **Camph., Cann-s.,** *Canth.,* Caps., **Carb-an.,** *Carb-v.,* Caust., Cham., **Chel.,** Chin., *Cic.,* Cina, **Cocc., Coff., COLCH.,** Coloc., Con., **Croc.,** *Cupr.,* Cycl., **Dig.,** Dros., Dulc., Euph., Ferr., **Graph.,** *Guaj.,* **Hell., Hep.,** Hyos., Ign., **Iod., Ip.,** Kali-c., Kali-n., *Kreos.,* Lach., Laur., **LED.,** Lyc., M-ambo., M-arct., **M-aust.,** Mag-c., Mag-m., *Mang.,* Meny., **Merc.,** *Mez.,* Mosch., Mur-ac., Nat-c., **Nat-m.,** *Nit-ac., Nux-m.,* **NUX-V.,** Olnd., Op., *Par., Petr.,* **Phos.,** Ph-ac., Plat., *Plb.,* **Ran-b., Rheum,** Rhod., Rhus-t., Ruta, Sabad., Sabin., Samb., **Sars.,** *Sec.,* **Sel.,** Seneg., Sep., Sil., **Spig.,** *Spong.,* **Squil.,** Stann., **Staph.,** *Stram.,* Stront-c., Sulph., *Sul-ac.,* Teucr., Thuj., Verat., Viol-t., Zinc.

Nach der **Ruhe:** (S. Bewegung)

Von **Sattessen:** (S. Essen)

Von **Saugen** mit der Zunge: Mang.

Im **Schlaf**: *Am-m.,* Calad., *Hell., Phos.,* Samb.

Nach dem **Schlaf:** Ambr., Am-m., **Ars.,** Bry., **Calad.,** Calc., Cham., *Chin.,* Cocc., **Colch.,** *Hell.,* Ign., *Ip., Kreos.,* Lach., M-arct., Nat-c., **Nux-v., PHOS.,** Ph-ac., *Puls.,* Ruta, Sabin., *Samb.,* Sel., **Sep.,** Spig., Thuj.

Von **Schlingen:** *Alum.,* **Ambr.,** Am-m., **Arn.,** Bell., **Caps.,** Carb-v., *Chel.,* Chin., Cocc., *Dig.,* Dros., *Graph.,* **IGN.,** Iod., Ip., **Lach.,** *Laur.,* **Led.,** *M-aust.,* Mag-c., *Mang., Merc., Mez.,* Nat-c., Nit-ac., *Nux-v.,* Olnd., *Par.,* Phos., *Ph-ac.,* Plat., *Puls., Rheum,* Rhus-t., Ruta, *Sabad., Sabin.,* Spig., **Spong.,** *Squil., Stann., Staph.,* Sulph., *Sul-ac., Tarax., Zinc.*

Im **Schlummer:** *Hell.*

Nach **Schnäuzen: Mang.,** *Merc.,* **Sil.,** Stann.

Von **Schreiben:** *Ferr.,* Nat-c.

Von **Schultern-Zurückbiegen: Calc.,** Cycl.

Beim **Schweiße:** Ars., **Bov.,** Bry, **Calad.,** Calc., **CUPR.,** *Lyc.,* *Nat-c.,* Rhus-t.

— **kaltem:** Nux-v.

Nach Schwitzen: *Acon.,* Ambr., Am-m., Ant-t., Bar-c., Bell., Bov., **Bry., Calad., Canth., CHAM.,** Chel., Clem., Cocc., Coloc., **Graph.,** Hell, **Hep.,** Hyos., Ip., Kali-n., Led., *Lyc.,* M-arct., Mag-m., *Nat-m., Nit-ac., Nux-v.,* **Olnd.,** Op., Puls., Rhod., **RHUS-T.,** Sabad., Sabin., Samb., *Sel.,* Spong., Stram., **Stront-c.,** Sul-ac., Tarax., **Thuj.,** Valer., **Verat.**

Beim **Sehen angestrengt,** (scharf): *Agn., Ferr.,* **Nat-c.,** Petr., Ph-ac.

— **gerade aus: Bell.,** *Olnd.,* Spig.

— **herunterwärts: Sabad.**

— **seitwärts: Olnd.**

Im **Sitzen:** *Acon.,* Agar., Agn., Alum., Am-c., Am-m., *Anac.,* Ang., Ant-t., *Arn.,* Ars., Asaf., *Asar.,* Aur., Bar-c., *Bell., Borx.,* **BRY., Calad.,** *Calc., Camph., Cann-s.,* Canth., Caps., *Carb-an., Carb-v.,* Caust., *Cham., Chel.,* Chin., *Cic.,* Cina, Clem., Cocc., **Coff., COLCH.,** *Coloc.,* Con., *Croc.,* Cupr., Cycl., Dig., Ferr., Graph., Guaj., *Hell.,* Hep., *Hyos.,* Ign., *Iod., Ip.,* Kali-c., Kali-n., Kreos., Laur., *Led.,* M-arct., M-aust., Mag-c., Mag-m., Mang., Meny., **Merc.,** *Mez.,* Mosch., Nat-c., *Nat-m.,* Nit-ac., *Nux-m.,* **NUX-V.,** Op., Par., *Petr., Phos.,* Ph-ac., Plb., Puls., *Ran-b.,* Ran-s., **Rheum,** Rhus-t., Sabad., Sabin., Samb., *Sars., Sec.,* Sel., Sil., Spig., Spong., **Squil.,** Stann., *Staph., Stram.,* Sulph., Sul-ac., Tarax., Thuj., Valer., Verat., Zinc.

— **angelehnt:** (S. Anlehnen)

— **aufrecht: Acon., Agn.,** *Alum.,* **Am-m.,** Ang., **ANT-T.,** Arg., **Ars.,** Asaf., Bar-c., Borx., Bov., *Bry.,* Caps., Carb-v., Caust., Cham., Chel., *Chin.,* **Cic., DIG.,** *Dulc.,* Ferr., *Hyos.,* Meny.,

Nux-v., **Phos.,** Plb., *Puls., Rhod.,* **Rhus-t., Sabin., Samb.,** *Sep.,* Spig., Spong., **Squil.,** Stann., **Sulph.,** *Verb.,* Viol-t.

Im **Sitzen, krumm:** Anac., *Ang.,* Ars., Bar-c., **Bell.,** Bor., Bry., Calad., *Carb-v.,* Caust., *Cham., Chel.,* Chin., Cina, **Colch., Coloc., Con.,** Dig., **Ign., KALI-C.,** Kreos., **Lyc.,** *M-aust.,* Mang., **Merc., Mez.,** Mosch., Nux-m., Nux-v., Op., Puls., **Rheum,** Rhus-t., *Sabad.,* Sars., *Spig., Spong., Staph.,* Sulph., Tarax., Verat., Verb., *Viol-t.*

Im **Sonnenschein:** Anac., Con., **Plat.,** *Stram.,* **STRONT-C.** (Vergl. Licht)

Von **Speck:** (S. Genüsse)

Von **Sprechen:** Ferr.

Im **Stehen:** Agar., *Agn.,* Am-c., *Anac., Ang., Ant-t., Arn., Ars.,* **Asar.,** Bar-c., **BELL.,** *Borx., Bry.,* **Calad.,** *Calc., Camph.,* **Cann-s.,** *Canth., Carb-an.,* Carb-v., *Chel.,* Chin., *Cic.,* Cina, *Cocc., Coff.,* **Colch.,** Coloc., *Croc., Cupr., Dig.,* Euph., *Graph., Guaj., Hell., Hep.,* Ign., **Iod., Ip.,** *Kreos.,* **Led.,** *M-aust.,* Mang., Meny., *Merc.,* Mez., *Mur-ac., Nat-m.,* Nit-ac., Nux-m., **Nux-v.,** Par., Petr., **Phos.,** *Plb.,* **Ran-b.,** *Rheum,* Rhus-t., *Ruta, Sars., Sec.,* **Sel.,** *Spig., Spong.,* **Squil.,** Stann., *Staph., Stram.,* Sul-ac., Tarax., Thuj.

Beim **Steigen herauf:** *Am-m., Arg.,* Bar-c., Bell., Bry., Canth., Coff., **Con., Ferr.,** *Lyc.,* Meny., Nit-ac., Plb., **Rhod.,** Rhus-t., *Ruta, Sabin.,* Stann., Sulph., **Valer.,** Verb.

— **herunter:** *Acon., Alum.,* **Am-c.,** Anac., **Ang.,** Ant-c., Arg., Arn., **ARS.,** Asar., *Aur.,* **Bar-c.,** Bell., **Borx., BRY., Calc.,** *Cann-s.,* Canth., Carb-v., Caust., Chin., Coff., **Cupr.,** Dig., Dros., *Euph., Graph., Hell.,* Hep., *Hyos., Ign.,* Kali-c., **Kali-n.,** *Kreos., Lach.,* Led., Lyc., M-ambo., M-arct., M-aust., Mag-c., Mag-m., *Meny.,* **Merc.,** Mosch., Mur-ac., *Nat-c.,* Nat-m., *Nit-ac.,* Nux-m., **Nux-v.,** *Par., Petr.,* Phos., Ph-ac., Plat., Plb., Ran-b., *Rhus-t.,* Ruta, Sabad., **Seneg., Sep.,** Sil., **Spig., SPONG.,** *Squil., Stann., Staph., Sulph.,* Sul-ac., Tarax., *Thuj.,* Verb., **Zinc.**

Beim **Stricken:** Lyc.

In der **Stube: Agar.,** Agn., Alum., Ambr., *Am-c., Am-m.,* Anac., Ang., Arn., Ars., Aur., Bar-c., *Bell.,* Borx., Bov., Bry., *Calad., Calc.,* **Camph.,** *Cann-s., Canth., Caps.,* **Carb-an., Carb-v.,** Caust., **Cham., Chel., Chin.,** Cic., *Cina,* **COCC., Coff.,** *Coloc.,* **Con.,** Dig., *Dros.,* Dulc., *Euph.,* **Ferr.,** Graph., **GUAJ.,** Hell., *Hep.,* Hyos., *Ign.,* Iod., *Ip.,* Kali-c., *Kali-n.,* **Kreos., Lach.,** Laur., *Led.,* Lyc., *M-ambo.,* M-arct., *M-aust.,* Mag-c., Mag-m., Mang., Meny., *Merc.,* Mez., *Mosch., Mur-ac., Nat-c.,* Nat-m., *Nit-ac.,* **NUX-M., NUX-V.,** *Olnd.,* Op., **Petr.,** Phos., Ph-ac., Plat., Plb., Puls., Ran-b., *Rheum,* Rhod., *Rhus-t., Ruta, Sabad.,* Sabin., Sars., **Sel.,** Seneg., Sep., **SIL., Spig.,** Stann., *Staph.,* **Stram.,** Stront-c., Sulph., *Sul-ac.,* Tarax., **Teucr.,** *Thuj.,* **Valer.,** Verat., Verb., *Viol-t.,* Zinc.

Nach dem **Stuhlgang:** Acon., **Am-m.,** Ant-c., Ant-t., *Asaf.,* Aur., Bar-c., Bism., **Borx.,** *Bov.,* **BRY.,** *Canth., Caps., Cham., Cina,* Coff., **COLCH.,** Coloc., **Con.,** Croc., Cycl., *Dulc.,* Ferr., Guaj., Hep., Ip., Kreos., Mang., Meny., *Nat-c.,* Nat-m., Op., Par., **Puls.,** *Rheum,* **RHUS-T.,** Sabad., *Seneg.,* Sep., **SPIG.,** Squil., **Sulph.,** *Thuj., Verat.*

Von **Tabak:** (S. Genüsse)

Von **Tanzen:** Caust., **Ign.,** Nat-m., **SEP.,** *Sil.,* Stann.

Von **Tragen** (des Kindes auf dem Arme): *Ant-t.,* Bell., **Cham.,** Merc.

Nach **Trinken: Bry.,** *Carb-an.,* Ferr., *Graph., Ip.,* Mosch., *Nux-v., Olnd.,* **Phos.,** *Rhus-t.,* **Sil.,** *Spig., Tarax.*

— verschiedener **Getränke:** (S. Genüsse}

— von **Kaltem** und **Warmem:** (S. Genüsse)

Bei **trüber Luft: Bry.,** *Plb.*

Von **Wärme** überhaupt: **Acon., Agar.,** Alum., **Am-c.,** Anac., Ant-c., *Arg., Arn.,* **ARS.,** Asar., **Aur., Bar-c., Bell., Borx.,** *Bov.,*

Bry., Calc., **CAMPH.,** *Canth.*, **Caps.,** *Carb-an.*, *Carb-v.*, **CAUST.,** Cham., *Chin.*, **Cic.,** *Clem.*, **Cocc.,** *Coff.*, Colch., Coloc., **Con.,** *Dig.*, **DULC.,** *Ferr.*, *Graph.*, **Hell., HEP., Hyos., Ign.,** Ip., **KALI-C.,** *Kreos.*, *Lach.*, Laur., Led., Lyc., *M-ambo.*, *M-aust.*, **Mag-c.,** *Mag-m.*, **Mang.,** *Meny.*, Merc., *Mez.*, **MOSCH.,** *Mur-ac.*, *Nat-c.*, Nat-m., Nit-ac., **Nux-m., NUX-V., Petr.,** *Phos.*, Ph-ac., Puls., **Ran-b.,** *Rheum*, **Rhod., RHUS-T.,** *Ruta*, **SABAD.,** *Samb.*, *Sars.*, Seneg., *Sep.*, **Sil.,** *Spig.*, *Spong.*, *Squil.*, *Staph.*, *Stram.*, **STRONT-C.,** Sulph., *Sul-ac.*, Thuj., Verat., *Verb.*, Viol-t., Zinc.

Von **äußerer Wärme:** (S. Einhüllen)

Von **warmen Genüssen:** (S. Genüsse)

Von **warmer Luft: Acon., Agar.,** Alum., **Am-c.,** Anac., Ant-c., Arn., **ARS.,** Asar., **AUR., Bar-c., Bell.,** Borx., *Bov.*, **Bry., Calc., CAMPH.,** Canth., **Caps.,** *Carb-an.*, **Carb-v., CAUST.,** *Cham.*, Chin., *Cic.*, *Cina*, **Cocc.,** Coff., *Colch.*, Coloc., **Con.,** Dig., **DULC.,** *Ferr.*, Graph., **HELL., HEP., Hyos., Ign.,** Ip., **KALI-C.,** Kreos., Lach., Laur., **Lyc.,** M-ambo., *M-arct.*, M-aust., Mag-c., Mag-m., **Mang.,** Meny., **Merc.,** *Mez.*, **MOSCH.,** Mur-ac., *Nat-c.*, *Nat-m.*, Nit-ac., **NUX-M., NUX-V.,** Par., **Petr., Phos.,** *Ph-ac.*, Ran-b., **Rhod., RHUS-T.,** *Ruta*, **SABAD.,** Samb., *Sars.*, Seneg., **Sep.,** *Sil.*, *Spig.*, *Spong.*, Squil., Staph., Stram., **STRONT-C.,** *Sulph.*, Sul-ac., Thuj., **Verat.,** Verb., Viol-t., Zinc.

Beim **warmen Ofen:** Acon., Agar., Am-c., **ARS.,** *Aur.*, *Bar-c.*, Bell., Borx., *Camph.*, Canth., Caps., *Caust.*, *Cic.*, Cocc., Con., *Dulc.*, Hell., *Hep.*, Hyos., **IGN.,** *Kali-c.*, Mag-c., Mang., Meny., *Mosch.*, Nux-m., **Nux-v.,** Petr., Ran-b., Rhod., **Rhus-t.,** *Sabad.*, Sil., **Stront-c.,** *Sulph.*

Beim **Warmwerden:** *Acon.*, *Agar.*, *Am-c.*, Ant-c., **Arn., ARS.,** Asar., **AUR.,** *Bar-c.*, *Bell.*, *Borx.*, Bov., **Bry.,** *Calc.*, **Camph.,** Canth., *Caps.*, Carb-an., Carb-v., **Caust.,** *Cham.*, *Chin.*, *Cic.*, Clem., **Cocc.,** *Con.*, Dig., **Dulc.,** Ferr., **Graph.,** *Hell.*, **Hep., Hyos.,** *Ign.*, **KALI-C.,** *Kreos.*, Lach., **Lyc.,** M-ambo., M-aust., *Mag-c.*, Mag-m., *Mang.*, Meny., *Merc.*, Mez., **MOSCH.,** Mur-ac., *Nat-c.*, Nat-m., *Nit-ac.*, *Nux-m.*, **NUX-V.,** *Petr.*, **Phos.,** *Ph-ac.*, Ran-b., Rhod., **RHUS-T.,** Ruta, **SABAD.,** Samb., Sars., Sel., **Sep.,** *Sil.*, Spig., *Spong.*, Staph.,

Stram., **Stront-c.,** *Sulph.,* Sul-ac., Thuj., *Verat., Verb.,* Viol-t., Zinc.

Beim **Warmwerden** im **Bett:** Agar., *Am-c.,* Arn., **ARS.,** *Aur., Bar-c.,* Bell., **BRY.,** *Camph., Canth.,* **Caust.,** *Cic., Cocc.,* Con., Dulc., *Graph.,* **Hep.,** *Hyos.,* **Kali-c.,** Lach., **LYC.,** *Mosch., Nit-ac., Nux-m.,* **NUX-V.,** Phos., Ph-ac., *Rhus-t.,* **Sabad.,** *Sep., Sil.,* Spong., *Squil.,* Staph., Stram., *Stront-c.,* Sulph., Verat.

Von **Waschen:** *Alum.,* **Am-m.,** Ant-t., *Ars.,* **ASAR.,** Borx., Bry., **Caust.,** Cham., **Chel., Euphr.,** Laur., *Mag-c.,* Mez., Mur-ac., *Nux-v.,* **PULS.,** *Rhod., Sabad.,* Sep., **Spig.,** Staph., Zinc.

Von **Waschen** des **Gesichts: Asar.,** Mez., *Sabad.*

Von **Wassertrinken:** (S. Genüsse)

Von **Wein:** (S. Genüsse)

Von **Weinen:** *Anac.,* Ign., **Lyc.**

Bei **feuchtem Wetter: Acon.,** Alum., *Ars.,* **ASAR.,** *Bell.,* Borx., **Bry.,** *Carb-an., Carb-v.,* **CAUST.,** *Cham.,* **HEP., Ip.,** Laur., Mag-c., Mez., Mur-ac., **NUX-V.,** Rhod., **Sabad.,** *Sep., Sil.,* Spig., **Spong.,** Staph., Sulph., Zinc.

Bei **trocknem Wetter:** Agar., **Am-c.,** *Ant-c., Aur.,* Bar-c., Bell., *Borx.,* Bov., Bry., **CALC.,** Canth., *Carb-an., Carb-v.,* Cham., *Chin., Clem.,* Con., *Cupr.,* **DULC.,** *Ferr.,* Hep., Ip., Kali-c., *Kali-n.,* **Lach.,** *Laur.,* **Lyc,** *Mag-c.,* **Mang., Merc.,** Mez., *Mur-ac., Nat-c., Nit-ac.,* **NUX-M.,** Nux-v., Petr., Phos., *Puls., Rhod.,* **RHUS-T., Ruta,** *Sars., Seneg.,* Sep., Sil., *Spig.,* Stann., *Staph.,* **Stront-c., Sulph.,** *Sul-ac.,* **Verat.,** *Zinc.*

Von **Wischen** mit der Hand: Alum., Arn., **Asaf,** Bism., **CALC.,** Canth., **Caps.,** Carb-an., **Cina,** *Croc.,* **CYCL., Dros.,** Guaj., Ign., Mang., Meny., *Merc., Mur-ac.,* **NAT-C., Phos., Plb.,** *Puls., Ruta,* Sulph., *Thuj.,* Zinc.

Von **Zudecken:** (S. Einhüllen)

Durch **Zusammendrücken:** (S. Druck)

Von **Zusammenkrümmen:** (S. Liegen und Sitzen)

VII. ABTEILUNG

KONKORDANZEN DER HOMÖOPATHISCHEN ARZNEIEN

1. ACONITUM NAPELLUS

I. Anac., Ars, **Bell.,** Bry., Calc., Cham., Cocc., Graph., Hyos., Ign., Lach., *Lyc.,* Merc., Mosch., *Nat-m.,* Nux-v., Op., *Phos., Puls.,* Rhus-t., *Sep., Stram., Sulph., Verat.*

II. Arn., *Ars.,* **BELL., Bry., Calc.,** Canth., *Carb-v.,* Caust., **Cham., Chin.,** Cocc., Con., Dig., Dros., Dulc., Graph., *Hep., Hyos.,* **Ign.,** *Ip.,* Kali-c., **Lyc., Merc.,** Nat-c., *Nat-m.,* Nit-ac., **NUX-V.,** Op., Petr., **Phos.,** Ph-ac., Plat., Plb., **PULS., Rhus-t.,** Ruta, Sabad., Sec., **SEP.,** *Sil., Spig.,* Stann., Staph., Stram., **SULPH., Verat.,** Zinc.

III. 1. *Arn.,* **Ars.,** Asaf., Bar-c., **BELL., Bry., Calc.,** Canth., Carb-v., Caust., *Cham., Chin.,* Cocc., Ferr., Hyos., *Ign., Kali-c.,* **Lyc.,** *Merc.,* Nat-c., *Nat-m.,* Nit-ac., **NUX-V., Phos.,** Ph-ac., Plat., **Puls., RHUS-T., SEP.,** *Sil., Spig.,* Staph., Stram., **SULPH.,** Verat.

2. **Bell.,** Bry., Lyc., **Merc., Phos.,** Puls., *Sulph.*

3. *Bell.,* Calc., Lyc., **Merc.,** Phos., *Puls.,* Sulph.

4. Am-c., Arn., *Ars.,* **Bell., Bry.,** Caust., Cham., Dulc., Hep., Ip., Kali-c., Lach., *Lyc.,* **MERC.,** Mez., Nit-ac., Nux-v., *Phos.,* Ph-ac., **Puls., Rhus-t.,** Sec., Sep., *Sil., Staph.,* **Sulph.**

IV. Anac., *Ars., Bell.,* **Bry.,** *Calc.,* Caust., Cham., *Chin.,* Con., Graph., *Hep., Ign., Kali-c.,* Lach., Lyc., Merc., Nat-c., *Nux-v.,* Op., **Phos.,** Ph-ac., *Puls., Rhus-t., Sep., Sil.,* **Sulph.**

V. Arn., *Ars.,* **Bell., BRY.,** *Calc.,* Carb-v., *Cham.,* Chin., Cupr.,

Ferr., *Hep.*, Hyos., Ign., Iod., Ip., Kali-c., Kreos., *Lyc.*, **Merc.**, *Nat-m.*, Nit-ac., **NUX-V.**, *Op.*, **Phos.**, *Ph-ac.*, *Puls.*, **Rhus-t.**, Samb., Sec., *Sep.*, *Sil.*, Stann., *Stram.*, *Sulph.*, *Verat.*

VI. 1. Ant-c., Ant-t., *Arn.*, *Ars.*, Bry., *Calc.*, Caps., Carb-an., *Croc.*, Dulc., *Hep.*, *Ign.*, Iod., Kali-c., Mag-c., Mang., Merc., Nit-ac., Plb., *Rhus-t.*, Samb., Sep., Sil., Staph., Sulph.

2. Anac., Ars., Bar-c., Bell., Borx., **BRY.**, **Calc.**, Caust., *Cham.*, Hep., Ign., Kali-c., **Lyc.**, **Nux-v.**, *Phos.*, *Puls.*, **Rhus-t.**, Sabad., *Sabin.*, Sep., Squil., Sulph., Verat.

VII. Anac., Arn., **Ars.**, **BELL.**, **BRY.**, **Calc.**, Carb-v., Caust., *Cham.*, *Chin.*, Cocc., Dulc., Graph., *Hep.*, Hyos., *Ign.*, Ip., *Kali-c.*, Lach., **Lyc.**, **MERC.**, Nat-c., *Nat-m.*, Nit-ac., **Nux-v.**, Op., **PHOS.**, Ph-ac., **PULS.**, **RHUS-T.**, Sec., **Sep.**, *Sil.*, Spig., Staph., Stram., **SULPH.**, *Verat.*

Antid. *Acetum.*, Cham., *Coff.*, Nux-v., Verat., *Vinum.*

2. AGARICUS MUSCARIUS

I. Ant-c., **Bell.**, Bry., Cann-s., Hyos., *Lach.*, Nux-v., **OP.**, **Phos.**, **Stram.**, Verat.

II. Alum., Aur., **Bell.**, Bry., **CALC.**, Canth., Carb-v., *Caust.*, **Chin.**, Con., Hep., Ign., *Kali-c.*, Mang., **MERC.**, Mez., Nat-m., **Phos.**, **Ph-ac.**, **Puls.**, **Rhus-t.**, Sabin., Sars., **Sep.**, *Sil.*, Spig., Spong., *Staph.*, Stram., *Sulph.*, Zinc.

III. 1. Acon., Ars., Bar-c., **BELL.**, *Bry.*, **Calc.**, Canth., Caust., Cham., *Chin.*, **Cocc.**, Con., Cupr., Hyos., *Ign.*, Kali-c., Lyc., *Merc.*, Nat-m., **Nux-v.**, *Phos.*, Ph-ac., Puls., *Sep.*, *Sil.*, Stann., *Sulph.*, Zinc.

2. vacat.

3. Am-m., Bell., Caust., *Cocc.*, Hep., Merc., Phos., Puls., *Ruta.*

4. Ant-c., *Bry.*, **Calc.**, *Chin.*, Lach., *Led.*, *Lyc.*, Mag-c., Merc., Nat-m., Nit-ac., Petr., Phos., *Ph-ac.*, Puls., **Rhus-t.**, Sel., Sep., *Sil.*, *Sulph.*, Verat.

IV. Acon., Anac., *Ant-c.*, Cycl., *Lach.*, Nux-v., *Phos.*, Sulph.

V. Bell., *Bry.*, **Chin.**, Graph., *Hep.*, Lach., *Merc.*, **Nat-m.**, *Rhus-t.*, Samb., Sel., Sep., **Stram.**, Sulph.

VI. 1. Chel., *Kali-n.*, Nux-v.

2. *Ars.*, Bar-c., Bov., *Calc.*, Cann-s., Caps., *Carb-v.*, Chel., *Chin.*, Con., *Kali-c.*, **Lach.**, *Lyc.*, *Nat-c.*, Nux-m., Nux-v., **PULS.**, *Ran-b.*, Rhod., **RHUS-T.**, *Ruta*, **Sel.**, *Sep.*, **Sil.**, Spig., Stram., **Valer.**, Zinc.

VII. Ant-c., Ars., **Bell.**, *Bry.*, **Calc.**, Carb-v., Caust., **Chin.**, *Cocc.*, Con., Hep., Ign., *Kali-c.*, **Lach.**, *Lyc.*, **Merc.**, *Nat-m.*, *Nux-v.*, Op., **Phos.**, *Ph-a***C.**, **Puls.**, **RHUS-T.**, *Sel.*, **Sep.**, **Sil.**, *Stram.*, *Sulph.*, Valer., Zinc.

Antid. Camph., Coff., Puls., Vinum.

3. AGNUS CASTUS

I. Acon., Alum., Anac., Arn., Ars., **Aur.**, Bar-c., **Bell.**, *Calc.*, Caust., *Cham.*, Cocc., Con., Croc., **Graph.**, Hyos., **IGN.**, **LYC.**, Merc., Mez., Nat-c., *Nat-m.*, *Nux-v.*, Olnd., Op., Ph-ac., **Puls.**, *Rhus-t.*, *Sep.*, Sil., Stram., **SULPH.**, Thuj., *Verat.*, Zinc.

II. Arn., Ars., Calad., Calc., Canth., Chin., *Con.*, Cycl., *Graph.*, *Hep.*, *Ign.*, *Kali-c.*, **Lyc.**, **Merc.**, *Nux-v.*, *Ph-ac.*, **Puls.**, Rhod., *Rhus-t.*, Sabin., *Sel.*, Sep., Staph., **Sulph.**, Thuj., Zinc.

III. 1. *Arn.*, Bar-c., Bell., **Bry.**, **Calc.**, **Caust.**, Chin., Con., Graph., Ign., *Kali-c.*, Kali-n., Led., *Lyc.*, *Merc.*, Nat-c., Nat-m., Nux-v., *Phos.*, **Puls.**, Rhod., **Rhus-t.**, *Sep.*, Spong., Staph., **Sulph.**

2. Arn., **Bell.**, **BRY.**, Calc., *Carb-an.*, Chin., Clem., **Con.**, Graph., Kali-c., **Lyc.**, *Merc.*, **Phos.**, **Puls.**, *Rhus-t.*, Sil., Spong., **Sulph.**

3. *Chin.*, Cupr.

4. Arn., Asaf., Bar-c., **Bry.**, *Calc.*, *Caust.*, Con., Cycl., Euph., Graph., *Lach.*, *Led.*, **LYC.**, Merc., Mez., *Olnd.*, Phos., *Plat.*, **Puls.**, Ran-s., Rhus-t., *Sil.*, *Spong.*, **Staph.**, *Sulph.*

IV. Ant-t., Bry., *Croc.*, *Nux-m.*, Op., Verat.

V. Acon., Ant-t., **ARS.,** Bell., *Bry., Calc., Chin.,* Cocc., *Hell., Ip.,* Lyc., **Merc.,** Nit-ac., *Nux-m.,* **Nux-v., Phos., Puls.,** Rhus-t., *Sabad., Sep.,* **Spig., Sulph.,** Thuj., Verat.

VI. 1. Ant-c., Ant-t., Euphr., Nit-ac., Phos.

2. Acon., Arn., Asar., Bell., *Bry.,* Carb-an., Chel., Croc., Dig., Graph., *Hell.,* Hep., Lyc., M-aust., Merc., Nat-m., Nux-v., **Phos.,** *Puls., Rhus-t., Sabin.,* Squil., Sulph.

VII. *Arn.,* Ars., *Bell.,* **Bry.,** *Calc., Caust., Chin., Con.,* Croc., *Graph.* Hell., *Ign.,* Kali-c., **LYC., Merc.,** Nat-m., Nux-m., *Nux-v.,* **Phos., PULS., Rhus-t.,** *Sep.,* Sil., Spong., Staph., **SULPH.,** Verat.

Antid. Camph.

4. ALUMINA

I. Anac., *Aur.,* Bell., Carb-an., Cycl., *Ferr., Graph.,* Hyos., **Ign.,** *Lyc.,* Nat-m., Phos., **Plat.,** Puls., *Sulph., Sul-ac., Zinc.*

II. Anac., *Arn.,* Ars., **Bell.,** Bry., **CALC.,** Carb-an., **Carb-v., Caust.,** Cham., *Chin.,* Cocc., *Con.,* Ferr., *Graph.,* **Ign., Kali-c.,** *Kreos.,* **Lyc.,** Mag-m., **MERC.,** Nat-c., *Nat-m., Nit-ac.,* **Nux-v.,** Petr., **Phos.,** Ph-ac., Plat., Plb., **Puls.,** *Rhus-t.,* Ruta, *Sabad.,* **SEP., Sil.,** *Spig.,* Stann., *Staph.,* **SULPH.,** *Sul-ac.,* Thuj., Verat., *Zinc.*

III. 1. Acon., **Arn.,** *Asaf.,* **Bell.,** Bry., **CALC., Caust.,** Cham., *Chin., Cocc.,* Con., Dros., Graph., **Ign.,** Kali-c., Laur., Lyc., *Merc.,* Mez., *Nat-c., Nat-m.,* **NUX-V.,** Par., **Phos.,** *Ph-ac., Plat.,* Plb., **PULS., Rhus-t.,** Sabad., Sars., **Sep.,** Sil., Spig., *Spong., Stann.,* Staph., **SULPH.,** *Sul-ac.,* Tarax., Thuj., Verat., *Zinc.*

2. Bell., Con., Merc., *Phos.,* Puls., Spong., Sulph.

3. vacat.

4. Ant-c., Aur., *Bry.,* **Calc.,** *Cic.,* Con., *Dulc.,* **GRAPH., Hep.,** Lach., Led., *Lyc.,* Mang., Merc., *Nat-m.,* Nit-ac., *Petr.,* **Puls., Rhus-t.,** *Sabad.,* Sars., **SEP., Sil.,** Staph., **Sulph.,** Verat., *Zinc.*

IV. Ars., Bell., Bry., **Calc., Caust.,** Cham., *Con.,* Euphr., *Graph.,* Ign., M-ambo., Mag-m., Merc., *Nat-c.,* **NUX-V.,** *Phos.,* Ph-ac., Puls., *Rhus-t.,* Sabad., **Sep.,** *Sil.,* Staph., **SULPH.**

V. Agn., **Ars.,** Bell., Bov., **Bry.,** *Calc.,* Caps., *Cham., Chin.,* Hell., *Hep., Ign.,* Ip., *Kreos.,* **Lyc.,** Merc., Mez., Nat-m., Nux-m., **Nux-v.,** Phos., **Puls.,** Ran-b., *Rhus-t.,* Sabad., Sep., Sil., *Spig.,* Sulph., *Verat.*

VI. 1. Ant-c., Ars., Bell., Canth. Chin., Ign., *Lyc.,* Nat-m., Nux-v., *Puls.,* Staph.

2. Am-c., Anac., Ant-c., Bry., **Calc.,** Chin., **Croc.,** Hep., *Ign.,* Kali-c., Mang., Merc., Nux-v., Phos., **Puls.,** Ruta, **Sabin., SEP.,** Spig., Sulph., *Thuj.,* Zinc.

VII. Anac., Ant-c., Arn., Ars., Aur., *Bell., Bry.,* **Calc.,** Carb-v., *Caust.,* Cham., *Chin.,* Cocc., Con., Croc., Ferr., *Graph.,* Hep., **Ign.,** Kali-c., Kreos., **Lyc.,** *Merc.,* Nat-c., *Nat-m.,* Nit-ac., **Nux-v.,** Petr., **Phos.,** Ph-ac., Plat., **PULS.,** *Rhus-t.,* Sabad., Sabin., **SEP.,** *Sil.,* Spig., Spong., Stann., Staph., **SULPH.,** Sul-ac., Thuj., Verat., *Zinc.*

Antid. *Bry.,* (Camph.), Cham., Ip., Puls.

5. AMBRA GRISEA

I. Cic., Cocc., Hell., *Ign.,* **Lyc.,** Op, Ph-ac., Puls., Rhus-t., *Sil.,* Staph., Stram., Sulph.

II. Ant-c., Bell., Bry., Calc., Canth., Carb-v., Caust., *Chin.,* Ign., Kali-c., *Lyc., Merc.,* Nat-m., Nit-ac., Nux-v., *Phos.,* Puls., Rhus-t., **Sep.,** Sil., *Sulph.,* Verat.

III. 1. Arn., Bell., Bry., *Calc., Carb-v., Caust.,* Cham., Chin., Ferr., **Ign.,** Kali-c., *Lyc., Merc.,* **Nat-m., Nux-v.,** Petr., *Phos., Puls.,* Rhus-t., *Sep.,* Sil., **Sulph.,** Zinc.

2. *Ars.,* **Bell.,** Bry., Calc., *Carb-an., Clem.,* **Con.,** Dulc., Graph., Hep., *Lyc., Merc.,* Nit-ac., *Phos.,* Puls., Rhus-t., *Sil., Sulph.*

3. vacat.

4. Anac., Ars., Bell., Bry., Carb-v., *Caust.,* Con., Hep., **LYC.,** *Merc.,* Olnd., Rhus-t., Sec., *Sep.,* **Sil., Sulph.**

IV. Bry., *Calc.*, *Caust.*, Con., Hep., *Ign.*, Lyc., Nit-ac., Nux-v., Phos., Puls., Rhus-t., Sep., Sil., Staph., **Sulph.**

V. *Arn.*, *Bry.*, Calc., Caust., Graph., Hep., Kali-c., **Lyc.**, **Nux-v.**, *Phos.*, *Puls.*, **Rhus-t.**, Sep., **Sulph.**, Thuj.

VI. 1. Ant-c., Ant-t., Arn., Euphr., Kali-n., Nit-ac., Phos., Sep.

2. *Ars.*, Bry., **Calc.**, Caps., Caust., *Cham.*, Chin., Dulc., Ferr., Ign., Iod., Kali-c., **Lyc.**, M-ambo., Mag-m., *Nat-c.*, Nux-v., *Phos.*, Plat., **PULS.**, **Rhus-t.**, Sabad., Samb., **SEP.**, Stront-c., *Sulph.*, Tarax., Viol-t.

VII. Ant-c., Arn., *Ars.*, *Bell.*, *Bry.*, **Calc.**, Carb-an., Carb-v., **Caust.**, Cham., Chin., Clem., *Con.*, Dulc., Ferr., Graph., Hep., **Ign.**, Kali-c., **LYC.**, *Merc.*, Nat-c., Nat-m., Nit-ac., Nux-v., **Phos.**, **Puls.**, **Rhus-t.**, **SEP.**, **Sil.**, Staph., **SULPH.**

Antid. (Camph.), Coff., *Nux-v.*, *Puls.*, Staph.

6. AMMONIUM CARBONICUM

I. Bar-c., Cham., Cocc., *Lyc.*, Merc., Sep.

II. Bry., *Calc.*, Carb-an., *Carb-v.*, Caust., *Chin.*, Graph., Ign., Kali-c., *Lyc.*, *Merc.*, **Nat-c.**, *Nat-m.*, Nit-ac., *Nux-v.*, Petr., **PHOS.**, Puls., **Sep.**, Sil., Staph., *Sulph.*, Sul-ac., Verat., Zinc.

III. 1. Acon., Arn., Bar-c., **BELL.**, **Bry.**, **CALC.**, Canth., Carb-an., Carb-v., Caust., Cham., Chin., Croc., Ferr., *Graph.*, Hep., *Ign.*, Kali-c., **Lyc.**, *Merc.*, Nat-c., Nat-m., *Nux-v.*, Op., Petr., *Phos.*, **Puls.**, *Rhus-t.*, Sars., **Sep.**, Sil., Spong., Stann., Staph., Stront-c., **Sulph.**, Thuj.

2. *Arn.*, *Bell.*, Bry., Calc., *Carb-an.*, Carb-v., Chin., Graph., Kali-c., *Lyc.*, *Merc.*, *Phos.*, *Puls.*, Rhus-t., Sil., *Spig.*, Spong., Staph., *Sulph.*

3. Asaf., Bell., *Calc.*, Hep., Lyc., *Merc.*, Nit-ac., Phos., **Puls.**, Ruta, Sep., Sil., Sulph.

4. Acon., Ant-c., Arn., *Ars.*, **BELL.**, *Bry.*, *Calc.*, Caust., Clem., Cycl., *Dulc.*, *Graph.*, *Hep.*, Kali-c., Kreos., *Lach.*, Led., **Lyc.**, Mag-c., **Merc.**, Mez., Nat-c., Nit-ac., Olnd., **Phos.**, Ph-ac.,

Puls., Ran-b., **RHUS-T.,** Sabad., **Sep., Sil.,** Squil., *Staph.*, **SULPH.**

IV. Arn., **Ars.,** Calc., Carb-v., *Caust.*, Cocc., Graph., Hep., Ign., Ip., Kali-c., Lyc., M-arct., Mag-c., Nat-m., **Nux-v.,** Phos., *Puls.*, *Rhus-t.*, Sabad., **Sep.,** *Sil.*, *Staph.*, Sulph.

V. *Arn.*, *Ars.*, Bell., Bov., **Bry., Calc.,** Cham., **Chin.,** Croc., *Ferr.*, Graph., Hep., Iod., Kali-c., Kreos., *Lyc.*, Merc., *Nat-m.*, *Nux-v.*, Op, **PHOS.,** Ph-ac., *Puls.*, *Rhus-t.*, Sars., *Sep.*, Sil., **Sulph.,** Thuj.

VI. 1. Ant-c., Bell., *Kali-n.*, Lyc., Mag-c., Puls., Ran-s., Zinc.

2. Ant-c., *Ars.*, *Bar-c.*, Bell., *Bry.*, **CALC.,** *Carb-v.*, Caust., *Cham.*, Clem., Cocc., *Dulc.*, Graph., **Hep.,** Hyos., Ign., **Kali-c.,** Kali-n., **Lyc.,** Mag-m., Mang., **Merc.,** Nat-m., Nit-ac., *Nux-m.*, Nux-v., **Phos., Puls., RHUS-T.,** Ruta, **SEP.,** Sil., Spig., **Stront-c., SULPH., Verat.**

VII. Acon., Ant-c., *Arn.*, **Ars.,** Bar-c., **Bell., Bry., CALC.,** Carb-an., *Carb-v.*, *Caust.*, *Cham.*, *Chin.*, Clem., Cocc., Croc., Dulc., Ferr., **Graph., Hep.,** *Ign.*, **Kali-c.,** Kali-n., Kreos., Lach., **LYC.,** Mag-c., **Merc.,** *Nat-c.*, *Nat-m.*, *Nit-ac.*, Nux-m., **Nux-v.,** Op., Petr., **PHOS.,** Ph-ac., **PULS., Rhus-t.,** Ruta, Sabad., Sars., **SEP., Sil.,** Spig., Spong., *Staph.*, *Stront-c.*, **SULPH.,** Thuj., Verat., Zinc.

Antid. Arn., *Camph.*, Hep. — (***Noc.*** Lach.)

7. AMMONIUM MURIATICUM

I. Aur., Caust., Cham., Con., *Ign.*, **Lyc.,** Phos., Puls., Sep., Sulph.

II. Acon., Ars., *Aur.*, *Bell.*, Bry., Calc., Cham., Chin., Cocc., Hyos., *Ign.*, Lyc., Merc., Nat-c., *Nat-m.*, Nit-ac., **Nux-v.,** Phos., Puls., *Rhus-t.*, Sep., **Sil.,** Sulph., *Sul-ac.*, **Verat.**

III. 1. *Asaf.*, Bar-c., **Bell., Bry., Calc.,** Carb-v., **Caust.,** *Chin.*, Cocc., **Graph., Kali-c.,** Laur., Lyc., M-arct., *Merc.*, Mur-ac., *Nat-c.*, *Nat-m.*, Nit-ac., Nux-v., **Phos.,** *Puls.*, Rhod., **Rhus-t.,** Ruta, Sabad., Sabin., **SEP.,** Sil., *Spig.*, Spong., Stann., Staph.,

Sulph, Tarax., *Zinc.*

2. *Asaf.*, Bell., *Bry.*, **Calc.,** Caust., Cocc., Con., Graph., *Ign.*, **Kali-c., MERC.,** *Nat-m.*, Nit-ac., **PHOS., Puls.,** Ran-s., *Rhus-t.*, Sabad., *Sep.*, *Sil.*, Spig., *Sulph.*
3. Agar., Bry., *Cocc.*, *Hep.*, Ign., Ip., Led., Phos., **PULS.,** Rhus-t., **Ruta,** Sulph., Verat.
4. Acon., Am-c., Ars., *Bell.*, **Bry.,** Calc, Caust., Chin., Clem., Euph., *Graph.*, *Lach.*, *Led.*, Lyc., *Mez.*, **Olnd., Phos., PULS., Rhus-t.,** Sep., Staph., Sulph.

IV. Arn., *Ars.*, Bell., Bry., *Calc.*, *Chin.*, **Graph.,** Hep., Ign., *Kali-c.*, Lach., *Lyc.*, Merc., *Nux-v.*, *Phos.*, Puls., Sel., *Sil.*, *Sulph.*

V. Ars., Bry., *Calc.*, Caust., Euph., M-aust., *Merc.*, Phos., Puls., Ran-s., *Rhus-t.*, Sec., Verat.

VI. 1. Aur., Calc., *Carb-v.*, Chel., Croc., Iod., Kali-n., Nat-m., Nux-v., *Phos.*, Rhod., *Rhus-t.*, Squil.

2. *Ars.*, Aur., Bell., **Bry.,** *Calc.*, Caps., Carb-v., Caust., *Cham.*, Chin., Cic., Cocc., *Con.*, Cycl., Euphr., Ferr., Graph., Hep., Ign., Kali-c., Lach., *Lyc.*, Mag-m., Meny., Merc., Mur-ac., Nat-c., **Nat-m.,** Nit-ac., **Nux-v.,** *Phos.*, Ph-ac., **PULS., RHUS-T.,** Sabad., Samb., **Sep.,** Sil., *Spig.*, Spong., *Sulph.*, Valer., Verb.

VII. *Ars.*, Asaf., Aur., *Bell.*, **Bry., Calc.,** Carb-v., *Caust.*, Cham., *Chin.*, *Cocc.*, Con., *Graph.*, Hep., *Ign.*, *Kali-c.*, Lach., Led., *Lyc.*, *Merc.*, Nat-c., *Nat-m.*, Nit-ac., *Nux-v.*, Olnd., **PHOS., PULS., RHUS-T.,** Ruta, Sabad., **Sep.,** *Sil.*, Spig., *Sulph.*, Verat.

Antid. (Camph.), *Coff.*, (Hep.), Nux-v.

8. ANACARDIUM

I. Acon., Ars., Aur., **Bell.,** Bry., Calc., Con., Graph., Hell., **Hyos.,** Ign., **LYC.,** Merc., Nat-c., Nat-m., Nux-v., Op., Petr., Phos., *Ph-ac.*, Plat., *Puls.*, Rhus-t., Sep., **Stram., Sulph.,** *Verat.*

II. Alum., Arn., *Bell.,* **Calc., Chin.,** Cocc., Graph., Ign., **Kali-c.,** Kreos., **Lyc.,** Merc., *Nat-m., Nux-v.,* Petr., *Phos.,* **Ph-ac.,** Plat., Plb., **PULS.,** Rhus-t., Ruta, Sec., *Sep., Sil.,* Spig., Staph., **Sulph.,** *Verat.*

III. 1. Ang., Arn., Ars., *Asaf.,* Asar., **Bell.,** Bry., **Calc.,** Cann-s., Carb-v., *Caust.,* Chin., *Cocc., Con., Dulc.,* Ign., Kali-c., **Lyc.,** Nat-m., *Nit-ac., Nux-v., Olnd.,* Phos., Ph-ac., **PLAT., Puls., Rhus-t.,** Ruta, Sars., *Sep., Stann.,* Staph., **Sulph.,** *Sul-ac.,* Verat.

2. Ang., Calc., Caust., *Con.,* Phos., **Plat.,** Sil., Spong.

3. Bell., Merc., Puls., *Ruta.*

4. *Ars.,* Bell., *Bry., Caust., Cocc.,* **Con.,** Hep., Kali-c., **LYC.,** Merc., *Mez., Olnd.,* Op., *Ph-ac., Puls.,* Sec., **Sil., Sulph.**

IV. Acon., Bell., Bry., Con., Croc., Nux-v., Op., *Phos.,* Ph-ac., Puls., Sulph.

V. Ars., *Calc., Cham.,* Lyc., Nux-v., *Sep.,* Verat.

VI. 1. Calc., **Carb-v.,** Lyc., *Nat-m.,* Nux-v., Puls., Rhod., *Rhus-t.,* Sabad., Staph.

2. Acon., Bell., *Bry.,* **Calc.,** Caps., Carb-v., Cham., Chin., *Con.,* Ign., **Kali-c.,** Led., *Lyc.,* Mez., *Nat-c., Nat-m.,* Nux-v., Phos., Ph-ac, **PULS.,** Rhus-t., *Sep.,* Sil., Stann., *Sulph.,* Zinc.

VII. Acon., *Ars.,* **Bell.,** *Bry.,* **Calc.,** *Carb-v., Caust.,* Cham., *Chin., Cocc.,* **Con.,** Hyos., Ign., *Kali-c.,* **LYC.,** Merc., Mez., Nat-c., *Nat-m., Nux-v.,* Olnd., Op., *Phos.,* **Ph-ac.,** *Plat.,* **PULS.,** *Rhus-t.,* Ruta, *Sep., Sil.,* Stann., Staph., Stram., **Sulph.,** *Verat.*

Antid. *Coff.,* Juglans.

9. ANGUSTURA VERA

I. Acon., *Aur.,* **Bell.,** Cann-s., Cham., **Coff.,** *Croc., Hyos.,* Lyc., Nat-m., Nux-v., **Op.,** *Phos.,* Sep., Sulph., *Verat.,* Viol-o.

II. Arn., Ars., Aur., Bar-c., **BELL., Bry.,** *Calc.,* Camph., Caust., Chin., Cic., Cocc., *Con.,* Cupr., Dig., *Graph.,* **Hep.,** *Hyos., Ign.,* **Lyc.,** *Merc.,* Mur-ac., Olnd., **Op.,** *Petr.,* Ph-ac., Puls.,

Rhus-t., Sabad., Sec., Sep., Sil., Spig., *Spong.*, Squil., Staph., Stram., Sulph., Verat.

III. 1. Acon., Anac., Arn., **BELL.,** Bry., **Calc.,** Camph., Caust., *Cham.,* Chin., *Cic.,* Cina, Cocc., Coloc., **IGN.,** Ip., *Kali-c., Lyc.,* **Merc.,** *Nux-v., Petr.,* Phos., Ph-ac., **Plat.,** Puls., Sec., **Sep.,** Sil., Spig., *Stann., Sulph, Verat.*

2. Arn., *Bell., Calc.,* Carb-an., Chin., Con., Graph., Kali-c., Merc., Phos., *Plat.,* Puls., Rhus-t., *Sep.,* Sil., Spong., Sulph.

3. Lyc., Merc., *Ph-ac.,* Staph.

4. Arn., *Ars.,* Bry., *Caust.,* Con., **Lach., LYC.,** Olnd., **Ph-ac.,** *Puls.,* Rhus-t., *Sep., Sil.,* Spig., Spong., Stront-c., *Sulph.*

IV. Hep., Ign., Plat., *Rhus-t.,* Sep.

V. *Bell.,* Cham., Chin., Nux-v., *Puls., Sep.,* Sulph.

VI. 1. Bell., Bry., Caust., Lach., Lyc., Phos., Puls., Stront-c.

2. Arn., Ars., *Bell., Bry.,* Calc., Cann-s., Caps., Carb-v., Cham., Con., Cupr., Ferr., Hyos., Led., **Lyc.,** Mag-m., Merc., Nat-c., Nat-m., **Nux-v.,** Ph-ac., Puls., Ran-b., Rhod., *Rhus-t.,* Sabad., Seneg., **Sep.,** Sil., *Spig.,* Sulph.

VII. Arn., Ars., Aur., **BELL.,** *Bry., Calc.,* Caust., Cham., Chin., Cic., Coff., Con., Graph., Hep., Hyos., *Ign.,* Kali-c., Lach., **LYC.,** *Merc., Nux-v., Op.,* Petr., Phos., **Ph-ac.,** *Plat.,* **Puls.,** *Rhus-t.,* **SEP.,** Sil., Spig., Spong., **Sulph.,** Verat.

Antid. Coff.

10. ANTIMONIUM CRUDUM

I. Agar., Bell., Canth., *Hyos.,* **LACH.,** Lyc., *Op.,* **Phos.,** Plat., Puls., Stram., Sul-ac., Verat.

II. Acon., Arn., *Ars., Bell., Bry.,* **Calc.,** Canth., *Carb-v., Caust.,* Cham., *Chin.,* Dulc., Ferr., *Graph.,* Hep., Hyos., *Ign.,* Kali-c., Kreos., Lyc., **Merc., Nat-m.,** *Nit-ac., Nux-v.,* Petr., **Phos.,** Ph-ac., Plat., **Puls.,** *Rhus-t.,* **SEP., Sil.,** *Staph.,* **SULPH,** *Verat.*

III. 1. Arn., Ars., Asaf., *Bell.,* Bry., *Calc.,* Caps., Chin., Croc., Cupr.,

Ferr., Led., *Lyc.*, Merc., *Nux-v.*, **Puls.**, *Rhus-t.*, Sep., *Sulph.*
2. Acon., Arn., **Bell.**, *Bry.*, Carb-an., *Con.*, Hep., Lyc., *Merc.*, **Phos.**, **Puls.**, Rhus-t., Sil., *Sulph.*
3. **Asaf.**, Aur., *Chin.*, *Merc.*, **Ph-ac.**, **Puls.**, *Sil.*, Staph.
4. Acon., **Ars.**, Bell., *Bry.*, *Calc.*, Caust., Dulc., Graph., Hep., Lach., Led., *Lyc.*, *Merc.*, Nit-ac., Phos., **PULS.**, Ran-b., **Rhus-t.**, **Sep.**, *Sil.*, Staph., **SULPH.**

IV. *Ant-t.*, Ars., Bry., Calc., Carb-v., *Croc.*, *Ign.*, Nat-c., Nux-m., **Nux-v.**, *Op.*, **Phos.**, *Ph-ac.*, **PULS.**, Rhus-t., Sabad., *Sep.*, Sulph., Verat.

V. Ars., Bry., *Hep.*, Nat-m., Nux-v., *Rhus-t.*

VI. 1. Arn., Bell., Canth., Caps., Ign., *Lyc.*, Nit-ac., *Puls.*, Staph.
2. Ars., **Bell.**, *Bry.*, **CALC.**, Carb-v., *Chin.*, Clem., Con., Euphr., Graph., *Hep.*, Ign., Ip., *Lyc.*, *Merc.*, Nat-c., Nat-m., Nit-ac., **Nux-v.**, *Phos.*, **PULS.**, **Rhus-t.**, **Sep.**, *Sil.*, Spig., Staph., **SULPH.**

VII. Acon., Arn., *Ars.*, Asaf., **Bell.**, *Bry.*, *Calc.*, Canth., Carb-v., Caust., Chin., Con., Croc., Graph., Hep., Hyos., Ign., Lach., *Lyc.*, *Merc.*, Nat-m., Nit-ac., *Nux-v.*, Op., **Phos.**, Ph-ac., **PULS.**, **Rhus-t.**, **Sep.**, *Sil.*, Staph., **Sulph.**, Verat.

Antid. Hep., Merc.

11. ANTIMONIUM TARTARICUM

I. *Ars.*, Bar-c., *Bell.*, Bry., Calc., Hep., Hyos., Ign., Laur., *Merc.*, Nat-c., Nux-v., Phos., Puls., Rhus-t., Sil., Sulph.

II. *Arn.*, Ars., *Bell.*, **Bry.**, Calc., *Carb-v.*, Caust., Cham., *Chin.*, Cocc., Con., Hyos., *Ign.*, Kali-c., **Lyc.**, Nat-m., **NUX-V.**, **PHOS.**, Plb., **PULS.**, Rhus-t., *Sep.*, *Sil.*, *Staph.*, **Sulph.**, **Verat.**

III. 1. Acon., Alum., Arn., Ars., Asaf., Bell., *Calc.*, Cann-s., Caust., Con., Graph., Hep., Iod., Ip., Kreos., Lach., *Merc.*, Mosch., *Nux-v.*, Phos., **Puls.**, Spig., *Sulph.*, Verat.
2. Bell., Phos., Sulph.
3. vacat.

4. *Ant-c.,* Ars., *Bell.,* Carb-v., Lyc., **Merc., Puls., Rhus-t.,** *Sulph.,* Verat.

IV. Ars., **Bry.,** Con., *Croc.,* Cupr., *Ign.,* Laur., **Nux-m.,** Nux-v., **Op.,** Phos., Ph-ac., **PULS.,** Rhus-t., Verat.

V. *Ars.,* Bell., Bry., Chin., Graph., Hep., Kali, Lyc., *Merc.,* **Nux-v., Phos., PULS.,** *Rhus-t., Sep.,* **Sulph.,** Verat.

VI. 1. Bell., Bry., Carb-v., Caust., Lach., *Lyc.,* Mez., *Puls., Ran-s.,* Stront-c.

2. Acon., *Ars.,* Bry., Carb-v., Chin., Colch., **Dig.,** Ign., Iod., Kali-c., Led., Lyc., Nit-ac., *Nux-v.,* Phos., **PULS., Rhus-t.,** *Sep., Spig.,* **Sulph.,** *Verat.*

VII. Arn., *Ars., Bell., Bry.,* Calc., Carb-v., Caust., Chin., Con., Dig., Hep., Ign., Kali-c., *Lyc., Merc.,* Nux-m., **Nux-v.,** Op., **Phos., PULS., Rhus-t.,** Sep., Sil., Spig., **Sulph.,** *Verat.*

Antid. Cocc., *Ip., Op.,* Puls., Sep.

12. ARGENTUM

I. Acon., **Bell.,** Bry., **Calc.,** *Laur.,* **Nux-v.,** Op., *Phos., Puls.,* Rhus-t., *Stram.,* Verat.

II. Alum., *Bell., Bry.,* **CALC., Chin.,** *Kali-c.,* Kreos., Lyc., *Merc.,* Nat-m., Nit-ac., Phos., *Puls.,* Sabad., **Sep.,** Spig., Stann., Sulph., Sul-ac.

III. 1. Alum., **Asaf.,** *Aur.,* **Bell.,** *Bry.,* **Calc., Caust., Chin.,** Cocc., Con., Cycl., Ign., **KALI-C., Lyc., Merc.,** *Mez.,* Nat-c., **Nat-m.,** Nux-v., *Olnd., Phos.,* Ph-ac., Plat., **Puls.,** Rhod., *Rhus-t.,* Ruta, Sabin., *Sep.,* Sil., *Spig.,* Spong., *Stann., Staph., Stront-c.,* **Sulph.,** Sul-ac., Tarax., **Zinc.**

2. Arn., Ars., *Bell.,* Bry., Calc., Carb-an., Cic., *Con.,* Ign., *Lyc.,* Merc., Phos., Puls., Rhus-t., Ruta, **Sep.,** *Spong.,* Sulph.

3. Asaf., Bell., Bism., Cupr., **Cycl.,** Lyc., Phos., Ruta, Sabin., *Staph.*

4. *Asaf.,* Bell., *Bry.,* Calc., Cocc., *Cycl., Hep.,* Kali-c., *Lyc.,* **MERC.,** Mez., *Phos.,* **Puls.,** *Rhus-t.,* Sabin., *Sep.,* **SIL.,** Spig., *Staph.,* **Sulph., Zinc.**

IV. ?

V. *Ars., Cham.,* Chin., Nux-m., *Nux-v.,* Puls., Rhus-t., Samb., **Sep.,** Sil., Spig., Verat.

VI. 1. *Asaf.,* Laur., Nat-c., Sabad., **Sep.,** *Sil.,* Staph., *Sul-ac.,* Teucr., Valer., Viol-t.

2. *Acon.,* Ambr., Ant-c., Ars., Asaf., *Aur., Borx.,* Bry, *Calc.,* Caps., **Con.,** Dros., Dulc., *Euph.,* Ferr., *Hep.,* Kali-c., Lach., **LYC.,** Mag-m., Meny., *Merc.,* Phos., Plat., **PULS.,** *Rhod.,* **Rhus-t.,** Ruta, *Sabad.,* **Sep.,** *Sil.,* **Stront-c.,** Valer.

VII. Acon., Ars., **Asaf.,** Aur., **Bell.,** *Bry.,* **CALC.,** Caust., *Chin., Con., Cycl.,* Hep., *Kali-c.,* Laur., **Lyc., Merc.,** Mez., Nat-m., Nux-v., **Phos., PULS.,** Rhod., **Rhus-t.,** Ruta, Sabad., Sabin., **SEP., Sil.,** Spig., Spong., Stann., *Staph.,* Stront-c., *Sulph.,* Sul-ac., Zinc.

Antid. *Merc.,* Puls.

13. ARNICA MONTANA

I. Acon., Bar-c., *Bell.,* Bry., Cham., Lyc., Nat-m., *Nux-v.,* Puls., Rhus-t., *Sep.,* Stram., Sulph., *Verat.*

II. *Acon.,* Alum., Ars., Bar-c., **Bell.,** *Bry., Calc.,* Canth., Carb-v., Caust., *Cham.,* **Chin.,** Cocc., Colch., *Con.,* Graph., Hep., Hyos., *Ign.,* Kali-c., *Lyc.,* **Merc.,** *Nat-m.,* Nit-ac., **Nux-v.,** *Phos.,* **PULS.,** *Rhus-t.,* Ruta, Sabad., **Sep.,** *Sil.,* Spig., Stann., *Staph.,* Stram., **Sulph.,** Thuj., *Verat.*

III. 1. *Acon.,* Alum., Ars., Asaf., Asar., Bar-c., **BELL., Bry., CALC.,** Canth., *Caust.,* **CHIN.,** Cocc., *Con.,* Croc., Ferr., Graph., Hep., Ign., *Kali-c., Lyc.,* **Merc.,** Mez., Nat-c., *Nat-m.,* Nit-ac., Nux-m., **Nux-v., PHOS.,** Ph-ac., *Plat.,* **PULS., RHUS-T.,** Ruta, **Sep.,** *Sil., Spig., Stann.,* **SULPH.,** Thuj., Verat., Zinc.

2. *Acon.,* Ars., Asaf., Bar-c., **BELL., BRY.,** *Calc.,* **Carb-an.,** Carb-v., Caust., **Chin.,** Clem., **CON.,** Dulc., Graph., *Hep.,* Iod., Kali-c., **Lyc., Merc.,** Nat-c., Nux-v., **PHOS.,** Plat., **PULS., RHUS-T.,** *Sep., Sil.,* Spig., *Spong.,* **Sulph.,** Thuj.

3. Arg., Chin., Cycl.
4. Acon., *Ars.*, Asaf., *Bell.*, *Bry.*, *Calc.*, *Caust.*, Chin., *Con.*, Graph., **Hep.**, Hyos., Kali-c., **Lach.**, Led., **Lyc.**, **Merc.**, Nit-ac., Nux-v., Petr., **Phos.**, Ph-ac., **PULS.**, **Rhus-t.**, Sec., **Sep.**, *Sil.*, *Staph.*, Stront-c., **SULPH.**, *Sul-ac.*

IV. *Ars.*, Bell., *Bry.*, Calc., Chin., *Graph.*, *Ign.*, Kali-c., Lyc., *Mag-c.*, Merc., **NUX-V.**, **PHOS.**, **Puls.**, Rhus-t., Sep., *Sil.*, Sulph., Sul-ac., Thuj.

V. Acon., Bell., Bry., *Calc.*, Carb-v., Chel., *Chin.*, Ferr., *Graph.*, Hep., Hyos., Ip., Kali-c., Merc., Nit-ac., **Nux-v.**, Phos., *Puls.*, *Rhus-t.*, Sep., Sil., **Sulph.**, Thuj., Verat.

VI. 1. Ant-c., Ant-t., Ars., Carb-v., Chin., Colch., *Lyc.*, Mag-c., *Nit-ac.*, Phos., **Puls.**, Ran-s., Sep.
2. *Acon.*, Ambr., *Ars.*, **BELL.**, **Bry.**, **Calc.**, Cann-s., *Caps.*, *Carb-v.*, Caust., Cham., **Chin.**, Cocc., Colch., **Con.**, Ferr., Graph., **Hep.**, *Ign.*, Ip., Kali-c., Lach., *Led.*, *Lyc.*, Merc., Nat-c., **Nat-m.**, **Nux-v.**, *Phos.*, Ph-ac., **Puls.**, **RHUS-T.**, Ruta, *Sep.*, **Sil.**, *Spig.*, Staph., **SULPH.**, Sul-ac., Verat.

VII. *Acon.*, *Ars.*, Asaf., Bar-c., **Bell.**, **Bry.**, **Calc.**, Carb-an., *Carb-v.*, *Caust.*, Cham., **Chin.**, Cocc., Colch., *Con.*, Ferr., *Graph.*, *Hep.*, Hyos., *Ign.*, *Kali-c.*, Lach., Led., **Lyc.**, Mag-c., *Merc.*, Nat-c., *Nat-m.*, *Nit-ac.*, **Nux-v.**, **Phos.**, Ph-ac., Plat., **PULS.**, **Rhus-t.**, Ruta, **Sep.**, **Sil.**, *Spig.*, Stann., Staph., **Sulph.**, Sul-ac., Thuj., *Verat.*

Antid. Am-c., *Camph.*, Chin., Cic., Ferr., Ign., *Ip.*, Seneg., — (**Noc.** *Vinum.*)

14. ARSENICUM ALBUM

I. *Acon.*, *Anac.*, Aur., **BELL.**, Bry., **Calc.**, Cupr., Graph., *Hyos.*, Laur., **LYC.**, Nat-c., Nat-m., **Nux-v.**, *Op.*, Phos., Ph-ac., **PULS.**, *Rhus-t.*, Sep., **STRAM.**, Sulph., **Verat.**

II. *Acon.*, Arn., Bar-c., **Bell.**, **Bry.**, *Calc.*, *Carb-v.*, Caust., *Cham.*, **Chin.**, Cocc., Con., Cupr., Dig., Dulc., Ferr., Graph., **Hep.**, Hyos., *Ign.*, *Ip.*, *Kali-c.*, **Lyc.**, **Merc.**, Nat-c., *Nat-m.*, *Nit-ac.*,

Nux-v., Op., **Phos.,** *Ph-ac.,* Plb., **Puls.,** *Rhus-t.,* Sec., **Sep.,** *Sil.,* Spig., Staph., Stram., **SULPH., Verat.**

III. 1. **Acon.,** Anac., *Arn.,* Bar-c., **Bell.,** *Bry.,* **Calc.,** Cann-s., Canth., *Carb-v., Caust., Cham.,* **Chin.,** Cocc., *Con., Cupr.,* Dig., Dulc., *Ferr.,* Graph., Hyos., *Ign.,* Iod., *Kali-c.,* **Lyc., Merc.,** *Nat-m., Nit-ac.,* **Nux-v.,** Op., *Phos.,* Ph-ac., Plat., **Puls.,** *Rhus-t.,* Sec., **Sep.,** *Sil.,* Spig., Squil., *Stann.,* Staph., *Stram.,* Stront-c., **SULPH.,** *Verat.,* Zinc.

2. **Bell., Con.,** Hep., Merc., *Phos., Sil., Sulph.*

3. Asaf., *Calc.,* Merc., Staph., Sulph.

4. Acon., Ant-c., *Asaf., Bell., Bry.,* Calc., Carb-an., *Carb-v., Caust.,* Chin., Con., Cycl., Dulc., Graph., *Hep.,* Hyos., Kreos., **LACH., Lyc., Merc.,** Mez., Nit-ac., *Phos.,* Ph-ac., Plb., **Puls., Rhus-t.,** *Sec., Sep.,* **SIL.,** Squil., Staph., **Sulph.,** Verat.

IV. *Bell., Bry.,* Calc., Carb-v., Cham., Chin., *Hep.,* Ign., **Kali-c.,** Lyc., Mag-c., Merc., Mur-ac., **Nux-v.,** Op., *Phos.,* Ph-ac., **Puls.,** *Rhus-t., Sep.,* **Sil.,** *Sulph.*

V. **Acon., Bell., BRY.,** Calc., Cham., **CHIN.,** Cocc., Lach., Lyc., **Merc.,** Nux-m., **NUX-V.,** Op., *Phos., Ph-ac.,* **PULS., Rhus-t.,** Sabad., Samb., *Sep.,* Sil., *Spig.,* Squil., Staph., Stann., **Sulph.,** *Verat.*

VI. 1. Arn., *Chin.,* Dros., *Ferr.,* Ign., Kali-c., Mag-c., Mang., Merc., Nat-m., Nux-v., Plb., *Rhus-t.,* Thuj.

2. Acon., Aur., Bell., **Bry.,** Calc., *Carb-v., Caust., Cham.,* **Chin.,** Colch., Dros., Dulc., Ferr., *Hep.,* Ip., Kali-c., *Lyc., Merc.,* Mosch., Nit-ac., Nux-m., **NUX-V.,** *Phos.,* **PULS., Rhus-t.,** Sabad., Samb., **Sep.,** *Sil.,* Stram., *Stront-c., Sulph.,* Verat.

VII. *Acon.,* Anac., Arn., Asaf., **Bell., Bry., Calc.,** *Carb-v.,* Caust., *Cham.,* **Chin.,** Cocc., Con., Cupr., Dulc., Ferr., Graph., *Hep.,* Hyos., Ign., Ip., *Kali-c.,* Lach., **Lyc., Merc.,** Nat-m., Nit-ac., **Nux-v.,** Op., **Phos.,** *Ph-ac.,* Plb., **PULS, Rhus-t.,** Sec., **Sep., Sil.,** Spig., Squil., Staph., *Stram.,* Stront-c., **Sulph.,** *Verat.*

Antid., Carb-v., Chin., Ferr., Graph., *Hep.,* Iod., *Ip.,* Lach., *Nux-v.,* Samb., Verat.

15. ASA FOETIDA

I. *Alum.,* Aur., *Ign.,* Lyc., Phos., *Plat.,* Puls., Sulph., Sul-ac., Zinc.

II. Arn., Ars., Aur., *Borx.,* Bry., *Calc.,* **Carb-v.,** *Caust.,* Cham., **CHIN.,** Con., *Ign.,* Laur., *Lyc., Merc.,* **Nit-ac.,** Nux-v., Phos., Plat., Plb., **PULS.,** Ran-b., Sel., Sep., Sil., Spig., Staph., *Sulph.,* Thuj., Valer., Verat., *Zinc.*

III. 1. Acon., Alum., Anac., Arg., *Arn.,* Asar., **Bell.,** *Bry.,* **Calc.,** *Caust., Chin., Cocc.,* Con., Cupr., Dulc., Ferr., Graph., *Ign.,* Iod., *Kali-c.,* **Lyc.,** *Merc.,* Mez., *Mosch., Nat-c.,* Nat-m., Nux-m., **Nux-v.,** Olnd., *Phos., Plat.,* **PULS., Rhus-t.,** Sabin., *Sep.,* Sil., **Spig.,** Spong., *Stann., Staph.,* Stront-c., **Sulph.,** *Tarax.,* Thuj., *Valer.,* Zinc.

2. Am-m., Bell., *Bry.,* **Calc.,** Cocc., *Con.,* Ign., *Merc.,* Nat-m., **Phos., Puls.,** Ran-s., Rhus-t., Sep., Spong., **Sulph.**

3. Bell., **Calc.,** Chin., Hep., *Lyc.,* **MERC.,** Mez., Nit-ac., Phos., **Ph-ac., Puls.,** Ruta, Sep., **SIL.,** *Staph.,* **Sulph.**

4. Acon., **Ars.,** Bell., Bry., *Calc.,* Carb-v., *Caust.,* **Hep.,** *Lach., Lyc.,* **Merc.,** Nit-ac., Phos., Ph-ac., Plb., **PULS,** Rhus-t., Sec., Sep., **SIL.,** Staph., **Sulph.,** Thuj.

IV. Ars., Bry., Kali-c., *Nat-c.,* Nux-m., Nux-v., Phos., *Puls.,* Sep.

V. *Ars.,* Cocc., Phos., *Puls.,* Samb., Spig.

VI. 1. Bell., Kali-n., Lyc., Puls.

2. Arg., Arn., Ars., Aur., Bell., *Calc.,* Caps., *Carb-v., Chin.,* Cina, Cocc., Con., **Cycl.,** Dros., Dulc., Euph., Euphr., *Ferr.,* Hep., Kali-c., Lach., **Lyc.,** Mag-m., Merc., Mur-ac., Nat-c., Nat-m., Nux-v., *Phos.,* **PULS.,** Rhod., Rhus-t., *Ruta,* Sabad., **Sep.,** Sil., **Sulph.,** *Tarax.*

VII. Alum., Arn., *Ars.,* Aur., *Bell., Bry.,* **Calc.,** *Carb-v., Caust., Chin.,* Cocc., Con., Cycl., Ferr., Hep., *Ign.,* Kali-c., Lach., **Lyc., Merc.,** Nat-c., Nat-m., Nit-ac., Nux-v., **Phos.,** Ph-ac., Plat., **PULS.,** Rhus-t., Ruta, **Sep., Sil.,** Spig., Staph., **Sulph.,** Tarax., Thuj., Valer., Zinc.

Antid., Camph., Caust., *Chin.,* Merc., Puls. — Elec.

16. ASARUM EUROPAEUM

I. *Cocc.,* Con., **Ign.,** Lyc., Mez., Nat-m., Op., *Ph-ac.,* **PULS.,** Rhus-t., Sep., **SIL.,** Stram.

II. Acon., Arn., *Bell.,* Bry., *Calc.,* Caust., Cham., *Chin.,* Con., Graph., *Kali-c.,* Kreos., *Lyc.,* **Merc.,** Nat-m., Nit-ac., **Nux-v.,** *Phos.,* **PULS.,** *Sep.,* Sil., *Spig., Sulph.,* Verat.

III. 1. Acon., Alum., Anac., *Arn.,* Asaf., Aur., *Bell.,* Bry., Calc., Canth., **Chin., Cocc.,** Coff., Con., Cupr., *Ign.,* Iod., Kali-c., Lyc., Mez., Mosch., Nat-m., *Nux-m.,* **Nux-v.,** *Phos., Plat.,* **PULS.,** Rhus-t., *Sep.,* Sil., Spig., *Stann.,* Staph., *Sulph.,* Sul-ac., Valer., **Verat.**

2. Hyos.

3. vacat.

4. *Caust.,* Chin., Merc., Phos., *Plat., Puls.,* **Rhus-t.,** Spig., *Sulph.*

IV. Bry., Calc., Ign., Kali-c., Nux-v., Sulph.

V. Acon., Bell., Calc., **Cham.,** Merc., Nux-v., Rhus-t., Spig., Sulph., *Verat.*

VI. 1. Bell., Lyc., Puls., Valer.

2. *Acon.,* Agn., Anac., Ant-c., Arn., *Bell.,* **Bry.,** Calc., **CAUST.,** Cham., Chel., Chin., Colch., Con., Croc., Euphr., Ferr., **Hep.,** *Iod.,* Ip., Kali-c., Led., *Lyc.,* Merc., Mez., **Nux-v., Phos.,** Plat., **PULS.,** Rhus-t., Sabad., Sep., Sil., *Spig., Spong.,* Sulph.

VII. Acon., Arn., *Bell.,* Bry., Calc., *Caust.,* Cham., *Chin.,* Cocc, Con., Hep., Ign., Iod., Kali-c., *Lyc.,* Merc., Mez., Nat-m., **Nux-v.,** *Phos.,* Plat., **PULS.,** *Rhus-t.,* Sep., *Sil., Spig., Sulph.,* Verat.

Antid. Acetum., Camph.

17. AURUM

I. *Anac.,* Ars., **BELL.,** Calc., Caust., Cham., Coff., Graph., **Hyos.,** *Ign.,* **LYC.,** Nat-c., Nux-v., Op., Phos., *Plat., Puls.,*

Rhus-t., Sep., *Stram.,* **Sulph.,** Sul-ac., **Verat.**

II. Agar., Am-c., Am-m., *Arn.,* Ars., Asaf., **Bell.,** *Bry.,* **CALC.,** Canth., Carb-an., *Carb-v.,* **Caust.,** *Cham.,* **Chin.,** Clem., *Con., Graph.,* Hep., *Hyos.,* Ign., **Kali-c., Lyc.,** M-arct., **Merc.,** *Nat-c., Nat-m., Nit-ac.,* **Nux-v.,** Op., **Phos.,** *Ph-ac.,* Plat., *Plb.,* **PULS.,** *Rhus-t.,* Ruta, Sabin., Sec., **SEP., Sil.,** *Spig., Staph.,* Stram., **Sulph.,** Sul-ac., *Thuj., Verat., Zinc.*

III. 1. *Acon.,* Ambr., Anac., *Arg., Arn.,* Asaf., Asar., **Bell.,** *Bry., Calc.,* Canth., Carb-v., *Caust.,* Cham., **CHIN.,** Cocc., Coff., *Con., Ferr., Graph.,* Hep., Ign., *Kali-c.,* Kali-n., **LYC.,** Mag-c., **Merc.,** Mez., *Nat-c.,* **Nat-m.,** *Nit-ac.,* **Nux-v., Phos.,** Plat., **PULS.,** Rhus-t., Sabin., Seneg., **Sep.,** *Sil., Spig., Stann.,* Staph., Stront-c., **Sulph.,** Tarax., Valer., Verat., *Zinc.*

2. Arn., **Bell.,** Carb-an., Iod., Lyc., Merc., Phos., *Puls.,* Rhus-t., Sil., Spong., Sulph.

3. *Asaf.,* Bell., Calc., Chin., Cycl., Lyc., **MERC.,** Mez., Nit-ac., Phos., *Ph-ac.,* Puls., Ruta, Sep., **Sil.,** Staph., Sulph.

4. Alum., Ars., Bell., *Bry.,* **Calc.,** Caust., Cic., Clem., Con., Dig., Graph., *Hep., Lyc.,* **MERC.,** Nat-m., Nit-ac., Petr., *Phos.,* Ph-ac., **Puls.,** *Rhus-t.,* **Sep.,** *Sil.,* Spig., Staph., **Sulph.,** Verat., Zinc.

IV. Ars., Bell., Calc., Coff., Dulc., Ferr., *Kali-c.,* Lyc., Mag-c., *Nat-c.,* **Nux-v.,** Phos., Puls., **Sep., Sil.,** *Sulph.*

V. **ACON.,** Arn., *Ars., Bell., Bry.,* **Calc.,** Carb-v., *Chin.,* Con., Ferr., Hep., Kali-c., *Lyc.,* Mag-c., Nat-m., Nit-ac., Nux-m., **Nux-v.,** *Phos., Puls.,* **RHUS-T.,** Samb., *Sep., Sil.,* Stram., *Sulph.*

VI. 1. Acon., Arn., Ars., Calc., Con., Croc., Dros., Ferr., Hep., Ign., *Iod.,* Kali-c., Kali-n., Mag-c., Mag-m., Merc., Nat-m., Nit-ac., Nux-v., Phos., *Rhus-t.,* Squil.

2. Acon., Am-c., **Ars.,** *Bell.,* Bry., *Caps., Caust.,* Cham., Cocc., Colch., **Con.,** Cycl., **Dulc.,** *Euph., Ferr.,* **Hep.,** *Hyos., Ign., Kali-c.,* **Lyc.,** Mag-m., Merc., *Mosch.,* Nux-m., **Nux-v.,** Phos., Ph-ac., *Plat.,* **PULS.,** *Rhod.,* **RHUS-T., Sabad., Samb., Sep.,** Sil., Staph., **Stront-c.,** Sulph., *Tarax.,* Valer., Verat.

VII. Acon., Arn., *Ars.,* Asaf., **BELL.,** Bry., **Calc.,** Carb-v., *Caust.,* Cham., *Chin., Con.,* Dulc., *Ferr.,* Graph., **Hep.,** *Hyos.,* Ign., *Kali-c.,* **LYC.,** Mag-c., **Merc.,** Nat-c., *Nat-m., Nit-ac.,* **Nux-v.,**

Phos., Ph-ac., Plat., **PULS.,** Rhus-t., Samb., **SEP., Sil.,** Spig., Staph., Stram., Stront-c., **SULPH.,** *Verat.,* Zinc.

Antid. Bell., *Camph.,* Chin., *Coff.,* Cupr., *Merc.,* Puls., Spig.

18. BARYTA CARBONICA

I. Anac., *Arn., Bell.,* Caust., Cham., Cocc., *Hell.,* Hyos., Ign., Kali-c., *Lyc.,* Nux-v., Op., *Puls.,* Rhus-t., Sep., Stram., Verat.

II. Alum., Arn., *Ars.,* **Bell.,** Bry., **CALC.,** Carb-v., *Caust., Chin.,* Con., *Graph.,* Hep., Ign., **Kali-c.,** Kreos., **Lyc., Merc.,** Mez., Nat-c., *Nat-m., Nit-ac., Nux-v.,* Olnd., Par., Petr., **Phos.,** *Puls., Rhus-t.,* Ruta, *Sabad., Sep.,* **Sil.,** Spig., *Staph.,* **Sulph.,** *Verat.*

III. 1. *Acon.,* Agn., *Arn.,* Ars., Asaf., **Bell.,** *Bry., Calc.,* Canth., Carb-v., Caust., *Cham.,* **Chin.,** Cocc., Con., Croc., Cupr., Cycl., Ferr., *Graph.,* Hyos., Ign., *Kali-c.,* **Lyc.,** M-arct., **Merc.,** Mez., *Nat-c., Nat-m.,* **Nux-v., Phos.,** Ph-ac., Plat., **PULS., Rhus-t.,** Sabin., **Sep.,** *Sil.,* Spig., Spong., Stann., Staph., *Stront-c.,* **SULPH.,** Thuj., Verat., Zinc.

2. *Bell.,* **Bry.,** Carb-an., Caust., Cham., Clem., **CON.,** Graph., *Lyc.,* Merc., Nux-v., **PHOS., PULS.,** *Rhus-t.,* Sil., *Spong.,* **Sulph.**

3. Cocc., Ruta.

4. Arn., Bry., **Calc.,** *Caust.,* Cham., Con., *Cycl.,* Dulc., *Graph.,* **Hep.,** *Led., Lyc.,* **Merc.,** *Nit-ac.,* Olnd., Petr., Phos., *Plat.,* **Puls., RHUS-T.,** Sabad., **SEP., SIL.,** Spig., *Spong.,* **Staph., SULPH.,** Verat., **Viol-t.**

IV. Ars., Calc., **Chin.,** Kali-c., *Nat-c.,* Nux-v., **Phos.,** Puls., Rhus-t., Sep., Sil., **SULPH.,** Viol-t.

V. Acon., Arn., Bell., *Bry.,* Calc., Caust., Chin., Graph., Kali-c., **Lyc., Nux-v.,** *Phos., Puls.,* Rhus-t., *Sep., Sulph.,* Thuj.

VI. 1. Arn., *Ars.,* Calc., Carb-v., Chin., Ferr., Iod., Kali-n., Nat-m., *Nux-v.,* Plb., Rhod., *Rhus-t.*

2. *Acon.,* Agar., *Am-c.,* Ars., *Bell., Bry.,* Calc., Caps., Carb-v., Caust., *Cham.,* Cic., Cocc., **Con.,** Dulc., Ferr., Graph., **Hep.,** *Ign.,* Iod., **Kali-c.,** Led., **Lyc.,** Merc., Mosch., Nat-m.,

Nit-ac., Nux-v., Petr., **Phos.,** *Ph-ac.,* Plat., **Puls.,** Ran-b., *Rhus-t.,* Ruta, *Sabad.,* **SEP., SIL.,** Spig., Staph., **Sulph.**

VII. Acon., *Arn., Ars.,* **Bell.,** *Bry.,* **Calc.,** Carb-v., *Caust., Cham., Chin.,* Cocc., *Con.,* Cycl., Ferr., *Graph., Hep.,* Ign., *Kali-c.,* Led., **Lyc., Merc.,** Nat-c., Nat-m., Nit-ac., **Nux-v.,** Petr., **PHOS.,** Ph-ac., Plat., **PULS., Rhus-t.,** Ruta, Sabad., **Sep., Sil.,** Spig., Spong., *Staph.,* **SULPH.,** Verat., Viol-t.

Antid. Ant-t., Bell., *Camph.,* Dulc.

19. BELLADONNA

I. Acon., *Anac., Aur.,* Bar-c., *Bry.,* Cham., Cic., Coff., Cupr., **HYOS.,** Ign., **Lyc.,** Nat-m., Nux-v., **Op.,** Phos., *Ph-ac.,* Plat., Puls., *Rhus-t.,* Sep., **Stram.,** Sulph., **Verat.**

II. *Acon.,* Ant-c., Arn., *Ars., Aur.,* Bar-c., **Bry., CALC.,** *Canth.,* Caps., Carb-v., *Caust., Cham., Chin.,* Cic., Cocc., *Con.,* Cupr., Dros., Euphr., *Graph., Hep.,* **Hyos.,** *Ign.,* Ip., *Kali-c.,* Kreos., **Lyc., Merc.,** Nat-c., *Nat-m., Nit-ac.,* **Nux-v.,** Olnd., *Op.,* Petr., **Phos.,** Ph-ac., Plat., Plb., **PULS.,** *Rhus-t.,* Ruta, Sabad., Sec., **Sep., Sil.,** *Spig.,* Stann., *Staph., Stram.,* **SULPH,** *Verat.,* Zinc.

III. 1. *Acon.,* Ang., *Arn., Ars., Asaf.,* **Bry., CALC.,** *Canth., Caust., Cham., Chin., Cic.,* Cocc., *Con., Cupr.,* Dulc., *Ferr.,* **Hyos.,** *Ign., Kali-c.,* **Lyc., Merc.,** Nat-c., *Nat-m.,* Nit-ac., **NUX-V.,** *Op., Phos., Plat.,* Plb., **PULS., Rhus-t.,** Sabin., Sec., **SEP.,** *Sil., Spig.,* Stann., *Staph., Stram.,* Stront-c., **SULPH.,** Thuj., *Verat.*

2. Acon., **Arn., Bry.,** Calc., Carb-an., *Chin.,* Clem., *Con.,* Hyos., Iod., **LYC., MERC., PHOS., Puls.,** Rhus-t., Sep., *Sil.,* Spong., **Sulph.**

3. Arg., Asaf., **Calc.,** Caust., Chin., Con., Cupr., Cycl., Dros., Hell., Hep., Kali-c., *Lyc.,* **MERC.,** Nit-ac., *Phos.,* **Puls.,** Ruta, Sabin., Sars., *Sep., Sil.,* Spig., Staph., Sulph.

4. Acon., *Am-c.,* **Ars.,** Asaf., *Bry., Calc.,* Caust., Chin., Con., Dulc., Ferr., Graph., *Hep.,* Hyos., *Kali-c., Lach.,* **Lyc.,**

MERC., Mez., Nit-ac., Olnd., *Phos.,* **PULS., RHUS-T.,** Sec., **Sep.,** *Sil.,* Staph., **Sulph.,** Verat.

IV. *Ars.,* Bry., Calc., Cham., Chin., Graph., **Hep.,** Hyos., *Ign.,* Kali-c., Led., Lyc., *Merc., Nux-v.,* **Phos.,** Ph-ac., **PULS.,** Rhus-t., **Sep.,** Sil., Spig., Stram., **Sulph.**

V. **ACON., Ars., Bry.,** Calc., *Cham., Chin.,* Cocc., Ferr., Graph., *Hep.,* **Hyos.,** Ign., Iod., **Merc.,** Nat-m., Nit-ac., **NUX-V.,** *Phos.,* Ph-ac., **PULS., Rhus-t.,** Sabad., *Sep.,* Sil., Stram., **Sulph.,** Thuj., Verat.

VI. 1. Ant-t., Bry., Caust., Kali-n., Lach., *Lyc.,* Mez., Phos., *Puls.,* Ran-s., Stront-c.

2. *Acon.,* Ant-c., *Arn., Ars.,* Bar-c., **BRY., Calc.,** Canth., Caps., Carb-v., Caust., **Cham.,** *Chin., Colch., Con.,* Croc., Cupr, Ferr., **Hep., Hyos.,** *Ign.,* Ip., *Kali-c.,* Lach., *Led., Lyc., Merc.,* Nat-m., Nux-m., **Nux-v.,** *Op., Phos.,* Ph-ac., **PULS., Rhus-t., SEP.,** *Sil., Spig.,* Stram., Stront-c., **Sulph.**

VII. *Acon.,* Arn., *Ars.,* Asaf., Aur., Bar-c., **Bry., Calc.,** Canth., *Caust., Cham., Chin.,* Cic., Cocc., *Con.,* Cupr., Ferr., Graph., *Hep.,* **Hyos.,** *Ign., Kali-c.,* Lach., Led., **Lyc., Merc.,** Nat-m., Nit-ac., *Nux-v., Op.,* **Phos.,** Ph-ac., Plat., **PULS., Rhus-t.,** Sec., **Sep.,** *Sil.,* Spig., Staph., *Stram.,* Stront-c., **Sulph.,** Verat.

Antid. *Coff.,* Hep., *Hyos.,* Op., Puls., Vinum. – (***Noc.*** Acetum., Dulc.)

20. BISMUTHUM

I. Alum., Aur., Bell., Carb, an., *Ferr.,* Graph., Ign., Plat., *Zinc.*

II. *Acon.,* Arn., *Ars.,* **Bell.,** Bry., Calc., Cham., *Chin.,* Cocc., Hell., **Ign.,** *Lyc., Merc.,* **Nux-v.,** Phos., Ph-ac., **Puls.,** Sec-c., *Sep.,* Spong., Stann., *Sulph.,* Verat.

III. 1. Ars., **BELL.,** *Bry.,* Calc., *Caust.,* **Chin.,** Colch., Dulc., **Kali-c.,** *Lyc.,* Merc., Nat-m., Nux-v., Olnd., *Puls., Rhus-t.,* Sabin., *Sep.,* Sil., Stann., Staph., Sulph.

2. vacat.
3. Arg., Cycl.
4. Acon., Arn., **Ars.,** *Bell.,* Bry., *Calc.,* Caps., Caust., Kali-c., *Lach.,* **Led.,** *Lyc., Merc.,* Mez., Nux-v., *Op., Phos.,* Plat., **Puls.,** *Rhus-t.,* Sep., **Sil.,** Spong., *Staph.,* Sulph.

IV. Ant-c., Bry., **Calc.,** Cann-s., Carb-an., Carb-v., Chin., Graph., Hep., *Ign.,* Kali-c., Lach., *Lyc.,* Nat-c., **Nux-v.,** Phos., *Puls.,* Rhus-t., Sabad., **Sep.,** *Sil.,* Staph., **Sulph.**

V. Acon., Arn., Ars., Bell., *Carb-v.,* Cham., *Cocc.,* Hyos., *Kali-c.,* Lyc., Merc., Nux-v., Op., *Phos.,* Sep., Sil., Stann., Sulph.

VI. 1. Alum., Ant-c., *Bell.,* Canth., Ign., Kali-n., *Lyc.,* Nit-ac., *Puls.,* Sel., Sil., Staph., *Thuj.*
2. Asaf., Aur., **CAPS., Con., Cycl.,** Dros., *Dulc., Euph., Ferr., Lyc.,* M-ambo., *Mag-m.,* **Meny.,** Mosch., Ph-ac., *Plat.,* **PULS.,** Rhod., *Rhus-t., Sabad.,* Samb., **Sep.,** *Stront-c., Tarax.,* Valer., Verb., Viol-t.

VII. Acon., Arn., **Ars., BELL.,** *Bry.,* **Calc.,** *Caps.,* Carb-v., Caust., *Chin.,* Cocc., Con., Cycl., Dulc., Ferr., **Ign., Kali-c.,** Lach., Led., **Lyc.,** Meny., *Merc.,* **Nux-v.,** Op., *Phos.,* Plat., **PULS., Rhus-t.,** Sabad., **SEP., Sil.,** Stann., *Staph.,* **Sulph.**

Antid. *Calc.,* Caps. (Nux-v.)

21. BORAX VENETA

I. Bell., Calc., Lyc., Nat-m., *Nux-v.,* Phos., Rhus-t., *Sep.,* Sulph.

II. Alum., Arn., Ars., Asaf., Aur., Bar-c., *Bell., Bry.,* **CALC.,** *Carb-v., Caust., Cham., Chin.,* Dulc., *Graph,* Hep., Ign., *Kali-c.,* Lach., *Lyc.,* **Merc.,** Mez., *Nat-m.,* Nit-ac., **Nux-v.,** *Petr., Phos.,* Plb., **Puls.,** *Rhus-t.,* Ruta, **Sep.,** *Sil., Spig., Staph., Sulph.*

III. 1. Acon., Arn., *Ars.,* Asaf., *Bell., Bry.,* **CALC.,** *Carb-v.,* Cham., Chin., *Graph.,* Hell., Ign., Kali-c., *Lyc.,* **Merc.,** Nat-m., *Nux-v.,* **Phos., Puls.,** Rhus-t., *Sep.,* Sil., Stann., Staph., **Sulph.,** Zinc.

2. *Bell.,* Bry., *Ign.,* Iod., Merc., Nux-v., Phos., Puls., Sulph.
3. ?
4. Bar-c., Bry., *Calc.,* Cham., *Graph., Hep., Lyc.,* Merc., Nit-ac., Petr., *Rhus-t., Sep.,* **Sil.,** Squil., Staph., *Sulph.*

IV. **Ars.,** Calc., Ign., **Kali-c.,** Mur-ac., Nux-v., Puls., *Ran-b.,* Sep., *Sil.*

V. **Acon.,** Bell., *Bry., Calc.,* Cham., *Hep.,* Nat-m., *Nux-v., Rhus-t., Verat.*

VI. 1. *Ign.,* Kali-c., *Kali-n.,* Nux-v., Ph-ac., Rhus-t., Thuj.
2. *Acon., Am-c., Ars.,* Bell, *Bry.,* **Calc.,** Caps., Cocc., Ferr., Graph., *Ign.,* Iod., *Kali-c.,* **LYC.,** M-ambo., M-arct., *Mang.,* **Merc., NUX-V.,** Phos., **Puls., Rhus-t.,** Sabad., *Sep.,* **Sil., Spig.,** Stront-c., *Sulph.,* **Verat.**

VII. Acon., *Ars., Bell.,* **Bry., CALC.,** Carb-v., Cham., Chin., *Graph.,* Hep., *Ign., Kali-c.,* **Lyc., Merc.,** Nat-m., **NUX-V.,** Petr., *Phos.,* **Puls., Rhus-t., Sep., Sil.,** Spig., Staph., **Sulph.,** Verat.

Antid. Cham., Coff. — (**Noc.** *Acetum.,* Vinum.)

22. BOVISTA LYCOPERDON

I. Alum., Bell., Calad., *Calc.,* Cic., Cocc., Hell., Hyos., *Ign.,* **Lyc.,** Merc., Nat-m., *Nux-v., Op., Puls.,* Rhus-t., Sep., Sil., *Sulph.,* **Verat.**

II. *Ant-c., Bell.,* Bry., *Calc.,* **Caust.,** *Kreos.,* Lach., Led., Nat-c., *Nat-m.,* Nux-v., Phos., *Ph-ac.,* Plat., **RHUS-T., SEP.,** Sil., Spig., **Staph.,** *Sulph.,* Verat.

III. 1. Acon., Am-m., Arn., Aur., *Bell., Bry., Calc., Caust.,* Chin., **Kali-c.,** Laur., Lyc., Mag-m., *Nat-m., Phos.,* Plb., Puls., *Rhus-t.,* Sars., **Sep.,** Spig., *Stann.,* Staph., *Sulph.,* Zinc.
2. Phos., Sulph.
3. Agar., Am-m., *Cocc., Hep.,* Phos., Puls., *Ruta,* Verat.
4. Ars., Bar-c., Calc., *Carb-v., Clem.,* Cupr., *Dulc.,* **Graph.,** Ip., Kali-c., Kreos., Lach., Led., Lyc., Mag-c., Merc., Petr., Phos., Puls., **Rhus-t.,** Sel., **SEP.,** Sil., **Staph.,** Sulph., *Verat.*

IV. Kali-c., Sil.

V. *Acon.*, Arn., Bell., *Bry.*, **CALC.**, **Cham.**, *Hep.*, Ign., *Lyc.*, *Merc.*, *Nat-m.*, Nux-v., **Rhus-t.**, *Sep.*, Sulph., *Verat.*

VI. 1. Ant-c., Arn., Calc., Ign., Rhus-t., Sep.
2. **CALC.**, Cann-s., **Carb-v.**, **Chin.**, Con., **Iod.**, Kali-c., Merc., *Nat-c.*, **Phos.**, Ph-ac., **Puls.**, **Sep.**, **Sil.**, Staph., Sulph.

VII. Acon., Ant-c., Arn., *Bell.*, *Bry.*, **CALC.**, *Carb-v.*, *Caust.*, Cham., Chin., Cocc., Graph., Hep., Ign., Iod., *Kali-c.*, Kreos., *Lyc.*, *Merc.*, Nat-c., *Nat-m.*, Nux-v., **Phos.**, Ph-ac., **Puls.**, **RHUS-T.**, **SEP.**, *Sil.*, **Staph.**, **Sulph.**, **Verat.**

Antid. Camph.

23. BRYONIA ALBA

I. **BELL.**, Calc., *Hyos.*, Lyc., Nat-m., *Nux-v.*, Op., **Rhus-t.**, Sep., Stram., *Sulph.*, *Verat.*

II. *Acon.*, Arn., **Ars.**, *Aur.*, **BELL.**, Borx., **Calc.**, Canth., *Carb-v.*, *Caust.*, **Cham.**, *Chin.*, Con., Dig., Graph., Hep., *Hyos.*, *Ign.*, *Kali-c.*, Kreos., *Lyc.*, **MERC.**, Nat-c., *Nat-m.*, Nit-ac., **NUX-V.**, Petr., *Phos.*, Ph-ac., Plb., **PULS.**, *Rhus-t.*, Sabad., **SEP.**, **Sil.**, *Spig.*, *Staph.*, **Sulph.**, **Verat.**, Zinc.

III. 1. *Acon.*, Arn., Ars., Asaf., **BELL.**, **Calc.**, *Canth.*, Carb-v., *Caust.*, Cham., *Chin.*, Con., Graph., *Ign.*, Kali-c., **Lyc.**, **Merc.**, Mez., *Nat-m.*, Nit-ac., **Nux-v.**, **Phos.**, **PULS.**, **RHUS-T.**, **SEP.**, *Sil.*, *Spig.*, Stront-c., **SULPH.**
2. **BELL.**, Calc., *Con.*, Lyc., *Merc.*, **PHOS.**, *Puls.*, Rhus-t., **Sulph.**
3. *Arg.*, *Asaf.*, Bell., Calc., Chin., Cupr., *Cycl.*, Ign., *Lyc.*, **Merc.**, Mez., *Nit-ac.*, *Phos.*, *Ph-ac.*, *Puls.*, *Rhod.*, **Rhus-t.**, *Ruta*, Sabin., Sil., **Staph.**, **SULPH.**, Thuj.
4. *Acon.*, Ant-c., Arn., **Ars.**, Asaf., Bar-c., *Bell.*, *Calc.*, *Caust.*, Chin., Cic., Con., *Graph.*, *Hep.*, Ip., Kali-c., Lach., Led., **Lyc.**, *Merc.*, Mez., Nat-m., Nux-v., *Phos.*, **PULS.**, **Rhus-t.**, *Sep.*, **Sil.**, Spig., Spong., *Staph.*, **Sulph.**, Viol-t.

IV. Acon., Ant-t., Ars., Bell., *Calc.*, Caust., *Chin.*, Cic., **Con.**,

Croc., Hep., **Ign.,** Lyc., M-arct., Mag-c., Merc., Nat-c., Nux-m., **Nux-v., Op., PHOS.,** *Ph-ac.,* **PULS., Rhus-t.,** Sabad., *Sep., Sil.,* **SULPH.**

V. **Acon., Ars.,** *Bell., Calc.,* Cham., **Chin.,** Dig., *Ferr.,* Graph., Hep., Hyos., Iod., Ip., Kali-c., **Lyc.,** *Merc., Nat-m.,* **NUX-V., Phos.,** Ph-ac., **PULS.,** *Rhus-t.,* **Sep.,** Sil., Spig., Stram., **SULPH.,** Verat.

VI. 1. Bell., Lach., Lyc., Puls.

2. *Acon.,* Arn., *Ars.,* **Bell., Calc.,** Caps., *Carb-v., Caust., Cham., Chin.,* Cocc., Colch., Coloc., Con., *Hep.,* Hyos., Ign., Ip., Kali-c., Led., **Lyc.,** Nat-c., **Nux-v.,** Op., *Phos.,* **PULS., Rhus-t.,** Sabin., **Sep.,** *Sil.,* Spig., Stann., Stram., **Sulph.,** Verat.

VII. *Acon.,* Arn., *Ars.,* Asaf., **Bell., Calc.,** Canth., Carb-v., *Caust.,* Cham., Chin., **Con.,** Graph., Hep., Hyos., *Ign.,* Ip., Kali-c., **Lyc., Merc.,** Mez., Nat-c., *Nat-m.,* Nit-ac., **Nux-v.,** Op., **Phos.,** Ph-ac., **PULS., Rhus-t., Sep.,** *Sil.,* Spig., Staph., Stram., **SULPH.,** Verat.

Antid. *Acon.,* Alum., *Camph., Cham.,* Clem., *Coff.,* Ign., Mur-ac., Nux-v., Puls., *Rhus-t.,* Seneg.

24. CALADIUM SEGUINUM

I. *Cocc., Ign.,* **Lyc., PULS.,** Sil., Verat.

II. Acon., Arn., *Ars., Bry.,* Calc., Carb-v., Cham., *Chin., Cocc.,* Con., Dulc., Hell., Hyos., *Lyc.,* Mag-m., *Merc.,* Nat-c., *Nat-m.,* Nit-ac., **Nux-v.,** Olnd., Op., Petr., *Phos.,* **PULS.,** Rhus-t., Sabad., *Sep., Sil.,* Spig., Staph., **Sulph.,** *Verat.*

III. 1. **ACON., Ars.,** Bar-c., *Bell., Bry.,* Calc., Canth., Carb-v., *Cham.,* Chel., Cocc., Guaj., *Ign.,* Kali-c., Kali-n., *Lyc., Merc.,* Mez., Mur-ac., Nat-m., Nux-m., **NUX-V.,** Par., *Phos.,* **Puls.,** *Rhus-t.,* Sabad., Sars., Seneg., **Sep.,** Sil., Stann., Stram., **Sulph.,** *Verat.*

2. ?

3. vacat.

4. Acon., Ant-t., Ars., *Bell.*, *Bry.*, Carb-v., **CAUST.**, Con., Hep., Ign., Kali-c., Lach., Led., Lyc., *Merc.*, **Mez.**, Nit-ac., Nux-v., Phos., *Puls.*, Ran-b., **Rhus-t.**, *Sep.*, **Sil.**, Squil., Staph., **Sulph.**

IV. Ars., **Bell.**, **Bry.**, *Calc.*, Carb-v., Chin., Con., *Graph.*, *Hep.*, **Ign.**, Kali-c., Led., *Lyc.*, *Merc.*, Nux-v., **Phos.**, **Puls.**, *Rhus-t.*, Sel., *Sep.*, *Sil.*, *Sulph.*, Teucr.

V. Ars., *Bry.*, *Calc.*, Cham., *Merc.*, Mez., *Nux-v.*, *Phos.*, *Puls.*, *Rhus-t.*, *Sep.*, **Sulph.**

VI. 1. Ant-t., Bell., Bry., Caust., Lach., Led., *Lyc.*, Merc., Phos., *Puls.*, *Ran-s.*, Stront-c.

2. Agar., Ars., *Bell.*, **Bry.**, *Calc.*, *Cann-s.*, Carb-an., Carb-v., *Chin.*, Cocc., Coff., Colch., Con., *Graph.*, *Hep.*, *Iod.*, Ip., Kali-c., *Led.*, *Lyc.*, *Merc.*, Nat-m., **Nux-v.**, **PHOS.**, **PULS.**, Rhus-t., Sel., **SEP.**, *Sil.*, Staph.

VII. Acon., *Ars.*, *Bell.*, **Bry.**, *Calc.*, Carb-v., Caust., Cham., Chin., Cocc., Con., Graph., Hep., *Ign.*, Kali-c., Led., **Lyc.**, **Merc.**, Mez., Nat-m., **Nux-v.**, **Phos.**, **PULS.**, *Rhus-t.*, **Sep.**, *Sil.*, Staph., **Sulph.**, Verat.

Antid. (Camph.), Caps.

25. CALCAREA CARBONICA

I. **Bell.**, *Lyc.*, Nux-v., *Op.*, Puls., **Rhus-t.**, Sep., *Stram.*, Sulph., Verat.

II. Acon., Am-c., Anac., *Ant-c.*, Arn., *Ars.*, *Aur.*, Bar-c., **BELL.**, *Bry.*, Canth., Caps., Carb-an., *Carb-v.*, *Caust.*, Cham., *Chin.*, Cina, Clem., Cocc., *Con.*, Croc., Euphr., *Graph.*, *Hep.*, *Hyos.*, *Ign.*, Ip., *Kali-c.*, *Kreos.*, **Lyc.**, Mag-m., **Merc.**, Mez., *Nat-c.*, **Nat-m.**, *Nit-ac.*, **Nux-v.**, Olnd., Par., Petr., **Phos.**, **PULS.**, *Rhus-t.*, *Ruta*, Sabad., Sec., **Sep.**, **SIL.**, *Spig.*, Stann., **Staph.**, **SULPH.**, Sul-ac., Thuj., *Verat.*, *Zinc.*

III. 1. *Acon.*, Alum., Ant-c., Arn., *Ars.*, **BELL.**, *Bry.*, Canth., Caps., Carb-v., *Caust.*, *Cham.*, *Chin.*, Cina, *Cocc.*, *Con.*, *Cupr.*, Ferr., *Graph.*, *Hyos.*, *Ign.*, Iod., Ip., *Kali-c.*, **LYC.**, *Merc.*, Mez.,

Nat-c., *Nat-m.*, *Nit-ac.*, **Nux-v.**, Petr., *Phos.*, Plat., Plb., **Puls.**, Rhod., **Rhus-t.**, Sec., **SEP.**, **Sil.**, *Spig.*, Spong., *Stann.*, Staph., *Stram.*, Stront-c., **SULPH.**, Zinc.

2. Ang., **Bell.**, *Bry.*, Clem., Con., Dulc., Kali-c., Lyc., **MERC.**, Nat-m., **Phos.**, *Puls.*, Rhod., Sil., *Spong.*, Staph., **SULPH.**

3. **Asaf.**, *Bell.*, Hep., *Lyc.*, **Merc.**, Mez., *Nit-ac.*, *Phos.*, Ph-ac., **Puls.**, *Sep.*, **Sil.**, Staph., **Sulph.**

4. Ant-c., Arn., Ars., Asaf., Bar-c., *Bell.*, *Bry.*, Carb-v., Caust., Chin., Clem., *Con.*, *Dulc.*, *Graph.*, *Hep.*, Lach., Led., **Lyc.**, **Merc.**, Mez., Nat-c., Nat-m., *Nit-ac.*, Petr., *Phos.*, Ph-ac., **Puls.**, **Rhus-t.**, **SEP.**, **SIL.**, *Staph.*, **SULPH.**, Verat., Viol-t.

IV. Ars., *Bell.*, *Bry.*, Carb-v., Caust., Chin., *Con.*, *Graph.*, Ign., Kali-c., *Merc.*, **Nat-c.**, **NUX-V.**, **Phos.**, Ph-ac., **PULS.**, **Rhus-t.**, **SEP.**, Sil., **Sulph.**

V. **Acon.**, Anac., *Ars.*, *Bell.*, **Bry.**, *Cham.*, Chin., Ferr., Hep., Ign., Kali-c., **Lyc.**, **Merc.**, *Nat-m.*, Nit-ac., **Nux-v.**, Phos., *Puls.*, **Rhus-t.**, *Sel.*, **SEP.**, Spig., **SULPH.**, *Verat.*

VI. 1. Ars., Aur., Carb-v., Croc., Ign., Kali-n., *Nat-m.*, *Nux-v.*, Phos., Rhus-t., Squil.

2. Am-c., Anac., Ars., Bell., *Bry.*, Caps., Carb-v., Caust., Cham., *Chin.*, *Con.*, Croc., Graph., *Ign.*, Iod., *Kali-c.*, **Lyc.**, Merc., *Nat-c.*, *Nat-m.*, Nux-m., *Nux-v.*, *Phos.*, Ph-ac., Plat., **Puls**, *Rhus-t.*, Sabad., Sel., **SEP.**, *Sil.*, *Spig.*, Stann., Staph., **Sulph.**

VII. Acon., Anac., Ant-c., Arn., *Ars.*, Asaf., Aur., **Bell.**, *Bry.*, Caps., Carb-v., Caust., Cham., *Chin.*, Clem., Cocc., *Con.*, Croc., Dulc., *Graph.*, Hep., Hyos., *Ign.*, *Kali-c.*, **Lyc.**, **Merc.**, Mez., *Nat-c.*, *Nat-m.*, *Nit-ac.*, **Nux-v.**, Petr., **Phos.**, Ph-ac., **PULS.**, **Rhus-t.**, Sel., **SEP.**, **Sil.**, Spig., Spong., Stann., *Staph.*, Stram., **SULPH.**, Verat., Zinc.

Antid. Bry., Camph., Chin., **Nit-ac.**, *Nux-v.*, Sulph. — Nit-s-d.

---

26. CAMPHORA OFFICINALIS

I. Ars., Aur., **BELL.,** Con., Cupr., **Hyos., Lyc., Nat-m.,** Op., Puls., *Rhus-t., Stram., Verat.*

II. Acon., Alum., Anac., *Ang.,* **Ars., BELL., Bry.,** *Cham.,* Chin., *Cic.,* Con., *Cupr.,* Hep., *Hyos.,* **Ign.,** *Kali-c., Lyc.,* Merc., Nux-v., *Op., Puls.,* Rhus-t., Sep., Staph., Stram., *Sulph.,* **Verat.**

III. 1. Acon., Ang., Arn., Ars., **BELL.,** *Bry., Calc.,* Caust., Cham., *Chin., Cic.,* **COCC.,** Con., *Cupr., Hyos.,* **Ign., Ip.,** Laur., *Lyc., Merc.,* Mosch., Nux-m., **Nux-v., Op.,** Phos., Plat., *Puls.,* Rhus-t., Sec., **Sep.,** Sil., Stann., *Stram.,* **Sulph.,** Thuj., **Verat.**

2. Bar-c., *Bell.,* Bry., Carb-an., Clem., Con., Graph., Lyc., Merc., Nux-v., Phos., Puls., Sil., Sulph.

3. ?

4. Acon., Arn., *Ars., Bell.,* Bry., Calc., Dulc., Hep., *Lyc., Merc.,* Nit-ac., Nux-v., Phos., Ph-ac., *Puls.,* **Rhus-t.,** *Sec., Sep., Sil., Sulph.,* Verat.

IV. **Ant-t.,** Bry., Con., **Croc.,** Cupr., Nux-m., **Op.,** Ph-ac., Puls., *Verat.*

V. *Acon.,* **ARS., Bell.,** Calc., Chin., *Con.,* Hell., Kali-n., Laur., Merc., Nux-m., **Nux-v., Phos.,** Ph-ac., *Puls., Rhus-t.,* **Sabad.,** *Samb., Sep.,* Spig., Sulph., **Verat.**

VI. 1. **?**

2. Acon., Agar., *Arn.,* **Ars.,** *Aur., Bell.,* **Bry.,** Carb-an., Carb-v., **Caust.,** Chel., *Cocc.,* Coff., *Colch., Con.,* Dig., *Dulc.,* Graph., *Hell.,* **HEP.,** Hyos., **Kali-c.,** Led., Lyc., Merc., *Mosch., Nux-m.,* **NUX-V.,** *Phos.,* Puls., Ran-b., Rheum, **RHUS-T., Sabad.,** *Sel.,* Sep., Sil., Spig., Squil., Staph., Stram., **Stront-c.**

VII. *Acon.,* Ang., Ant-t., Arn., **ARS.,** Aur., **BELL., Bry.,** Calc., Caust., Cham., Chin., Cic., *Cocc.,* **Con.,** Croc., *Cupr.,* Dulc., Hell., *Hep.,* **Hyos.,** *Ign.,* Ip., *Kali-c.,* **Lyc., Merc.,** Mosch., Nat-m., *Nux-m.,* **Nux-v., Op.,** *Phos.,* Ph-ac., **Puls., Rhus-t.,** *Sabad.,* Sec., **Sep.,** *Sil., Stram.,* Stront., **Sulph., VERAT.**

Antid. Op., Nit-s-d. — (***Noc.*** Kali-n.)

27. CANNABIS SATIVA

I. Acon., Aur., **Bell.,** Calc., *Cocc., Con., Hyos., Ign.,* **LYC.,** *Merc., Nat-c.,* Nux-v., **OP.,** *Phos.,* **Ph-ac.,** *Plat.,* **Puls.,** *Rhus-t., Sep., Sil.,* **STRAM.,** Sulph., **Verat.**

II. Ant-t., Arn., *Bell.,* Bry., *Calc.,* **Caust.,** Chin., *Con.,* Dulc., Euphr., **Hep.,** *Ign.,* Kali-c., Lyc., *Merc., Nux-v.,* **Phos., PULS.,** Rhus-t., Ruta, Sep., Sil., Staph., **Sulph.,** Sul-ac., Verat., Zinc.

III. 1. *Acon.,* Anac., Arn., *Ars.,* **BELL.,** *Bry.,* **Calc.,** Canth., Caust., Cham., Chin., *Cocc.,* Con., Dulc., Graph., Hyos., *Ign.,* Ip., Laur., Lyc., *Merc.,* Nux-m., **NUX-V.,** Phos., *Plat., Puls., Rhus-t., Sep.,* Sil., Spig., Spong., Stann., *Sulph.,* Sul-ac., **Verat.**

2. Bell., Phos.

3. *Cocc.,* Hep., Puls., *Ruta.*

4. Acon., Arn., *Ars.,* Bell., *Bry.,* Calc., Carb-an., *Caust.,* Chin., Cocc., Graph., Kali-c., Kreos., *Lyc., Merc., Mez.,* Nit-ac., Nux-v., *Phos.,* Plat., *Puls.,* **Rhus-t.,** Sabad., Sec., Sep., Sil., Staph., *Sulph.,* Verat.

IV. Bism., Chin., Hep., *Nat-c.,* Nux-v., Sabad., Sep., Sil.

V. *Acon.,* Ars., **Bry.,** Merc., **Puls., Rhus-t.,** Sulph., **VERAT.**

VI. 1. Ars., Ferr., Hep., *Mang.,* Nat-c., Nux-v., Sabad., Sep., Sil., Sul-ac.

2. Acon., Agar., Ang., Ant-t., **Arn.,** *Ars., Bell.,* **Bry.,** Calad., Caps., Carb-v., Caust., *Cham.,* Chin., *Cocc., Colch.,* Con., Ferr., *Hep., Ign.,* **Iod.,** Kali-c., *Led.,* **Lyc.,** *Merc.,* **Nat-m.,** Nit-ac., **Nux-v.,** Olnd., *Phos.,* Ph-ac., **PULS.,** *Ran-b.,* **RHUS-T.,** Sel., *Sep., Sil., Spig.,* Stann., Staph., **Sulph.,** Viol-t.

VII. *Acon.,* Ant-t., *Arn., Ars.,* **Bell., Bry.,** *Calc.,* Carb-v., *Caust.,* Cham., *Chin.,* **Cocc.,** Colch., *Con.,* Dulc., Ferr., Graph., *Hep.,* Hyos., *Ign.,* Iod., Kali-c, Led., **Lyc.,** Mang., **Merc.,** Mez., Nat-c., Nat-m., Nit-ac., **Nux-v.,** Op., **Phos.,** Ph-ac., *Plat.,* **PULS.,** Ran-b., **Rhus-t,** Ruta, Sabad., **Sep., Sil.,** Spig.,

Stann., Staph., Stram., **Sulph.**, Sul-ac., **Verat.**

Antid. Camph.

28. CANTHARIS VESICATORIA

I. Aur., *Bell.*, Cic., Cupr., **Hyos.**, Ign., Lach., **Lyc.**, Op., Phos., *Plat.*, Puls., Sil., **Stram.**, Sulph., *Verat.*

II. Acon., Alum., Ambr., Ant-c., *Arn.*, Ars., Aur., Bar-c., **BELL.**, *Bry.*, **Calc.**, Caps., *Carb-v.*, *Caust.*, *Cham.*, *Chin.*, Cocc., Colch., Con., Graph., *Hep.*, Hyos., *Ign.*, Ip., Kali-c., Lach., Laur., **Lyc.**, **Merc.**, Mez., Nat-c., Nat-m., *Nit-ac.*, **Nux-v.**, Op., *Phos.*, Ph-ac., *Plb.*, **PULS.**, Ran-b., *Rhus-t.*, *Sabad.*, Sabin., Sars., **SEP.**, **Sil.**, *Staph.*, Stram., **SULPH.**, Thuj., **Verat.**, *Zinc.*

III. 1. *Acon.*, Alum., *Arn.*, Ars., Asar., **BELL.**, *Bry.*, *Calc.*, Carb-v., *Cham.*, **Chin.**, Cocc., Con., Cupr., Dros., Ferr., Hell., Hyos., *Ign.*, Ip., *Kali-c.*, Laur., *Lyc.*, *Merc.*, Mosch., Nat-c., Nit-ac., **Nux-v.**, **Phos.**, Ph-ac., Plat., Plb., **PULS.**, *Rhus-t.*, Ruta, Sabad., Sabin., Sars., **Sep.**, Sil, Spig., Stann., Staph., **Sulph.**, *Verat.*, Zinc.

2. *Acon.*, *Arn.*, **BELL.**, Bry., Con., *Merc.*, **Phos.**, Puls., Rhus-t., *Sil.*, *Sulph.*

3. *Arg.*, Aur., *Bell.*, Calc., Caust., *Chin.*, Cocc., Con., *Cupr.*, Cycl., Dros., Kali-c., Lyc., *Merc.*, Phos., Ph-ac., Puls., Rhod., Rhus-t., Ruta, *Sabin.*, Sep., *Staph.*

4. Acon., Am-m., Arn., *Ars.*, *Bell.*, **Bry.**, Calc., Carb-v., *Caust.*, Chin., Cycl., Graph., Hep., Kali-c., Lach., Led., *Lyc.*, *Merc.*, Mez., Nit-ac., Nux-v., Olnd., *Phos.*, Ph-ac., **Puls.**, **Rhus-t.**, *Sep.*, Sil., Spong., *Staph.*, **Sulph.**, Thuj., Viol-t.

IV. Lach., Nat-c., *Nux-v.*, Phos., Sep., Sil., Staph.

V. *Acon.*, Arn., **Ars.**, **BELL.**, **Bry.**, *Calc.*, Camph., *Cham.*, Chin., Hell., *Hep.*, Laur., Lyc., *Merc.*, Nit-ac., Nux-m., **Nux-v.**, **Phos.**, Ph-ac., Puls., *Rhus-t.*, Sabad., **SEP.**, Sil., Spig., *Sulph.*, *Verat.*

VI. 1. Alum., Ant-c., Calc., *Ign.*, *Nux-v.*, Sil., *Staph.*, Sulph.

2. Arn., **Bell.**, **Bry.**, **Calc.**, *Carb-v.*, *Caust.*, *Cham.*, Clem., Cocc., Colch., *Con.*, Graph., **Hep.**, *Ign.*, Iod., Kali-c., Lach., **Lyc.**,

MERC., Nat-c., **Nux-v., Phos., Puls., Rhus-t.,** *Sep., Sil., Spig.,* Squil., Staph., *Stront-c.,* **Sulph.,** *Thuj.*

VII. *Acon.,* Alum., *Arn.,* Ars., Aur., **BELL., Bry., Calc.,** Carb- v., Caust., *Cham., Chin.,* Cocc., Con., Cupr., Graph., *Hep.,* Hyos., *Ign.,* Kali-c., Lach., Laur., **Lyc., Merc.,** Nat-c., Nit-ac., **Nux-v., PHOS.,** Ph-ac., Plat., **Puls., Rhus-t.,** Sabad., Sabin., **Sep., Sil.,** Spig., *Staph.,* Stram., **SULPH.,** Thuj., *Verat.,* Zinc.

Antid. Acon., *Camph.,* Laur., *Puls.* — (**Noc.** Coff.)

29. CAPSICUM ANNUUM

I. *Anac.,* Ars., Aur., **Bell.,** Calc., Caust., Cham., Cocc., Con., Croc., *Hyos., Ign.,* **LYC.,** Merc., *Nat-c.,* **Nat-m.,** *Op.,* Phos., *Ph-ac.,* Puls., Sep., Sil., Staph., *Stram.,* Sulph., Sul-ac.

II. Acon., *Ars.,* **Bell.,** *Bry., Calc., Canth.,* Caust., *Cham.,* Hep., Hyos., Ign., Kali-c., *Lyc.,* **Merc.,** Mez., Nat-c., **NUX-V.,** Op., Phos., Ph-ac., **PULS.,** *Rhus-t., Sep.,* Sil., *Staph.,* **Sulph.,** Verat.

III. 1. *Acon.,* Ars., **BELL., Bry., Calc.,** Caust., *Cham.,* Chin., *Cocc.,* Con., Croc., Hyos., Ign., Kali-c., *Laur.,* **Lyc.,** *Merc.,* **Nux-v.,** Olnd., **Phos., PULS., Rhus-t.,** Sabad., *Sep., Sil.,* Spig., **Sulph.,** Verat.

2. **Bell.,** Bry., Calc., *Clem.,* Con., *Lyc., Puls.,* Rhus-t., *Sulph.*

3. **Asaf.,** Aur., Calc., Chin., Con., Hep., *Lyc., Merc.,* Mez., Phos., *Ph-ac., Puls., Ruta,* Sep., *Sil.,* Staph., Sulph.

4. Acon., Ars., Asaf., Bell., *Bry., Calc.,* Caust., Chin., Cocc., Lach., **Lyc., Merc.,** Mez., Olnd., Phos., **PULS., Rhus-t.,** Sep., **SIL.,** *Spig.,* Staph., *Sulph.*

IV. **Ars.,** Aur., *Coff.,* Hep., **Kali-c.,** Nat-c., *Nux-v., Sep.,* **Sil.**

V. *Acon., Ars.,* **Bry.,** *Calc.,* **Cham.,** *Chin., Hep.,* **Ign.,** Lach., Lyc., Merc., Nat-m., **Nux-v.,** Op., Phos., Puls., **Rhus-t.,** Sabad., Samb., *Sep.,* Spig., Sulph., *Verat.*

VI. 1. Ant-c., Ant-t., Arn., *Ars.,* Bry., Calc., Cann-s., Canth., Caust., Dros., Ferr., *Ign.,* Kali-c., Kali-n., Lyc., *Mag-c.,*

Mang., Merc., Nux-v., Puls., Ran-s., *Rhus-t.*, Samb., Staph., Sulph., Sul-ac., Thuj.

2. *Acon.*, Arn., Aur., Bar-c., *Bell.*, Borx., **Bry.**, *Calc.*, Cann-s., *Carb-v.*, *Caust.*, *Cham.*, Chin., Cina, Cocc., **Con.**, Cycl., Dros., Dulc., *Euph.*, *Ferr.*, **Hep.**, Kali-c., Lach., Led., **Lyc.**, Mag-m., Meny., Merc., Mosch., Nat-m., *Nux-v.*, Phos., Ph-ac., Plat., **PULS.**, Rhod., **Rhus-t.**, Ruta, *Sabad.*, *Samb.*, Sel., **Sep.**, *Sil.*, *Spig.*, Staph., Stront-c., *Sulph.*, Tarax., Thuj., *Valer.*, Verat., Verb.

VII. *Acon.*, *Ars.*, Asaf., Aur., **Bell.**, **Bry.**, **Calc.**, Caust., *Cham.*, Chin., Cocc., Con., *Hep.*, Hyos., *Ign.*, Kali-c., **LYC.**, **Merc.**, Nat-c., Nat-m., **Nux-v.**, Op., *Phos.*, Ph-ac., **PULS.**, **Rhus-t.**, Sabad., Samb., **Sep.**, **Sil.**, Spig., Staph., **Sulph.**, Verat.

Antid. Calad., Camph., Chin., *Cina.*

30. CARBO ANIMALIS

I. Alum., Aur., Bell., Coff., Croc., *Ferr.*, Graph., **Ign.**, Mez., *Mosch.*, **Nat-c.**, *Op.*, Petr., *Phos.*, *Plat.*, Seneg., Sep., Sil., Spig., Stram., Sulph., Sul-ac., Thuj., Verat., **Zinc.**

II. *Alum.*, Am-c., Ant-c., Aur., Bar-c., Bell., Bry., **Calc.**, **CARB-V.**, **Caust.**, Chel., Chin., *Con.*, Cycl., *Graph.*, *Ign.*, *Kali-c.*, *Lyc.*, Mag-m., **Merc.**, Nat-c., *Nat-m.*, Nit-ac., **Nux-v.**, Op., *Petr.*, *Phos.*, Plb., *Puls.*, Rhus-t., Ruta, Sabad., **SEP.**, **Sil.**, Staph., **Sulph.**, Sul-ac., Thuj., Verat., Verb.

III. 1. Am-c., Ars., Asaf., Bar-c., **Bell.**, Bry., *Calc.*, *Carb-v.*, Caust., Cham., Chin., Cocc., Coloc., **GRAPH.**, Hep., *Ign.*, **Kali-c.**, **Lyc.**, Mag-m., *Merc.*, Mur-ac., Nat-c., *Nat-m.*, Nit-ac., **Nux-v.**, Olnd., Op., Petr., *Phos.*, Plat., **Puls.**, **Rhus-t.**, Ruta, *Sabin.*, **Sep.**, *Sil.*, Stann., *Staph.*, Stront-c., **Sulph.**, Thuj., Zinc.

2. *Arn.*, **BELL.**, Bry., Con., Graph., Hep., Iod., Lach., *Lyc.*, **Merc.**, *Phos.*, **PULS.**, **SIL.**, *Sulph.*, Thuj.

3. *Asaf.*, Cocc., *Ruta.*

4. Ant-c., Arn., **ARS.**, Bell., *Bry.*, Carb-v., Caust., Clem., Con.,

Dulc., Graph., *Hep.,* **Lach.,** *Lyc., Merc.,* Nit-ac., **Phos.,** Puls., Ran-b., *Rhus-t., Sep.,* **Sil.,** Staph., **SULPH.,** *Thuj.*

IV. Ars., **Calc.,** Chin., *Graph.,* Hep., Ign., **Kali-c.,** Lach., Lyc., Merc., Nux-v., *Phos., Puls.,* Ran-b., Rhus-t., **Sep.,** *Sil.,* **Sulph.**

V. Ant-t., Ars., Bry., Calc., **Graph.,** Hep., *Kali-c.,* **Lyc.,** Nat-m., Nux-v., *Phos.,* Rhus-t., **SEP.,** *Sulph.*

VI. 1. Arn., Ars., Colch., Ferr., Kali-n., *Mag-c.,* Mang., Merc., Nit-ac., Stront-c.

2. *Am-c.,* Am-m., Anac., Arn., *Ars., Bell.,* **BRY., Calc., CARB-V.,** Chin., Cocc., *Con., Graph.,* Hep., Ign., **Kali-c.,** Led., **Lyc.,** *Merc., Nat-m., Nit-ac.,* **Nux-v., Phos., PULS.,** *Rhus-t.,* Sel., *Sep., Sil.,* Spig., Stann., Stront-c., **Sulph.**

VII. Alum., Am-c., Arn., *Ars.,* Asaf., *Bell., Bry., Calc., Carb-v.,* Caust., Chin., Cocc., Con., Ferr., **Graph.,** Hep., *Ign., Kali-c.,* Lach., **Lyc., Merc.,** Nat-c., Nat-m., Nit-ac., *Nux-v.,* Op., Petr., **PHOS.,** Plat., **Puls.,** *Rhus-t.,* Ruta, **SEP., Sil.,** Staph., Stront-c., **SULPH.,** Thuj., Zinc.

Antid. Ars., Camph., Nux-v., Vinum.

31. CARBO VEGETABILIS

I. Acon., Anac., *Aur.,* **Bell.,** Bry., Calc., Cham., Cocc., *Ign., Lyc., Nux-v.,* Phos., Puls., Rhus-t., Sulph., *Verat.*

II. Acon., Alum., Am-c., Ant-t., *Arn., Ars.,* Asaf., Aur., *Bell., Bry.,* **Calc.,** Canth., *Carb-an., Caust., Cham.,* **Chin.,** Clem., Cocc., Con., Dulc., *Graph.,* Hep., *Ign., Kali-c.,* Kreos., Led., **Lyc., Merc.,** *Nat-c., Nat-m.,* **Nit-ac., NUX-V.,** *Petr.,* **Phos.,** Ph-ac., Plb., **PULS.,** Ran-b., Rhod., *Rhus-t.,* Sabad., **SEP., Sil., Staph., SULPH.,** Thuj., *Verat.,* Zinc.

III. 1. *Acon.,* Ambr., Arn., *Ars.,* Bar-c., *Bell., Bry.,* **Calc.,** Canth., Carb-an., *Caust.,* Cham., Chel., *Chin.,* Cocc., Con., Dulc., Ferr., **Graph.,** Ign., *Kali-c.,* Kreos., Laur., **Lyc.,** *Merc.,* Mez., Nat-c., *Nat-m.,* Nit-ac., **Nux-v.,** Op., Petr., *Phos.,* Ph-ac., Plat., **Puls.,** Ran-b., Rhod., **Rhus-t.,** Sars., Seneg., **SEP.,**

Sil., Spig., Spong., Stann., *Staph.*, Stram., **SULPH.,** Verat., *Zinc.*
2. Arn., **Bell.,** *Bry.*, Carb-an., Graph., **Lyc.,** Merc., Phos., Puls., Sulph.
3. Asaf., Merc., Ph-ac., Ruta, Sulph.
4. Ant-t., *Ars.*, Asaf., Bell., Bry., Calc., Carb-an., *Caust.*, Chin., Clem., Con., *Graph.*, Hep., Ip., Kali-c., Kreos., *Lach.*, **LYC.,** *Merc.*, Mez., *Nit-ac.*, Nux-v., Petr., *Phos.*, Ph-ac., *Puls.*, **Rhus-t.,** Sel., *Sep.*, **Sil.,** Staph., **Sulph.,** Verat.

IV. Bell., Bry., *Calc.*, *Graph.*, Ign., Kali-c., Merc., Nux-v., Phos., **Puls., RHUS-T., SEP.,** Sil., Sulph.

V. **ACON.,** *Arn.*, **Ars.,** *Bell.*, *Bry.*, *Calc.*, *Cham.*, Chin., Cocc., Cupr., *Hep.*, Ign., Ip., Kali-c., *Lyc.*, *Merc.*, Nat-m., Nit-ac., *Nux-v.*, Op., *Phos.*, Ph-ac., *Puls.*, **Rhus-t, Sep.,** *Sil.*, Stann., Stram., **Sulph., Verat.**

VI. 1. Calc., Lyc., Nat-c., *Nat-m.*, Nux-v., Phos., Puls., Rhod., *Rhus-t.*, *Sabad.*, *Sep.*, *Staph.*
2. *Ars.*, *Bell.*, *Bry.*, **Calc.,** Caps., Carb-an., Caust., *Cham.*, *Chin.*, Cocc., Colch., *Con.*, Euph., Ferr., Graph., *Hep.*, Ign., *Kali-c.*, Lach., **Lyc.,** *Merc.*, Nat-c., Nat-m., *Nit-ac.*, *Nux-v.*, **Phos.,** Ph-ac., **PULS.,** *Rhus-t.*, Sel., **SEP., Sil.,** *Spig.*, *Staph.*, Stram., **Sulph.,** Verat.

VII. Acon., Arn., *Ars.*, Asaf., Aur., **Bell.,** *Bry.*, **Calc.,** Carb-an., Caust., Cham., *Chin.*, Cocc., Con., *Graph.*, Hep., Ign., *Kali-c.*, Kreos., Lach., **LYC., Merc.,** Nat-c., Nat-m., *Nit-ac.*, **Nux-v.,** Petr., **Phos.,** Ph-ac., **PULS.,** Rhod., **Rhus-t.,** Sabad., **SEP.,** *Sil.*, Spig., *Staph.*, Stram., **SULPH,** *Verat.*, Zinc.

Antid. Ars., *Camph.*, Coff., Lach., *Nit-s-d.*

32. CAUSTICUM

I. Bar-c., Calc., Cham., Con., Ign., *Lyc.*, **Puls.,** Sep.

II. Acon., Alum., Ant-c., Arn., *Ars.*, Aur., Bar-c., **Bell.,** Bov., *Bry.*, **CALC.,** Cann-s., *Canth.*, *Carb-v.*, *Cham.*, *Chin.*, Clem., *Con.*, *Graph.*, *Hep.*, Ign., *Kali-c.*, Kreos., Led., *Lyc.*, **Merc.,**

Nat-c., **Nat-m.,** *Nit-ac.,* **Nux-v.,** Op., *Par.,* Petr., **Phos.,** *Ph-ac., Plb.,* **Puls., Rhus-t.,** Ruta, Sabad., **SEP., Sil.,** *Spig.,* **Staph., SULPH.,** *Thuj., Verat.,* Zinc.

III. 1. Acon., Alum., *Arn., Ars.,* Asaf., Aur., **Bell., Bry., CALC.,** Carb-v., Cham., *Chin.,* Cic., *Cocc.,* Coloc., *Con.,* Croc., Dulc., *Graph.,* Hep., *Ign.,* Iod., **Kali-c.,** Kreos., **LYC.,** Mag-c., **Merc.,** *Nat-c.,* **Nat-m.,** Nit-ac., **Nux-v.,** Petr., **Phos.,** Ph-ac., *Plat.,* **PULS.,** Rhod., **RHUS-T.,** Sabad., Sars., Sec., Seneg., **SEP.,** *Sil., Spig.,* Spong., *Stann.,* Staph., Stram., *Stront-c.,* **SULPH.,** Tarax., Thuj., Valer., *Verat., Zinc.*

2. Bell., Bry., Calc., *Con.,* Kali-c., Lyc., Merc., **Phos.,** *Puls.,* Rhus-t., Sil., Spong., **Sulph.**

3. *Bell., Calc.,* Chin., Con., Dros., Hell., Lyc., *Merc.,* Ph-ac., *Puls., Ruta,* Sep.

4. Arn., **Ars.,** *Asaf., Bry., Calc., Carb-v.,* Chin., Con., Dulc., Graph., *Hep., Lach.,* Led., **Lyc., Merc.,** *Mez., Nit-ac.,* Phos., **PULS.,** Ran-b., Ran-s., **RHUS-T.,** *Sep.,* **Sil.,** *Staph., Stront-c.,* **Sulph.,** Thuj.

IV. Bell., Bry., **Calc., Con.,** *Graph.,* Ign., Merc., Nat-c., **Nux-v.,** *Phos.,* Ph-ac., *Rhus-t., Sep., Sil.,* Staph., **Sulph.**

V. Acon., *Arn.,* Ars., **Bell.,** Bry., *Calc.,* Graph., Kali-c., Lyc., Merc., **Nux-v.,** Phos., **Puls., RHUS-T.,** *Sep., Sulph.,* **Verat.**

VI. 1. Ant-c., Bell., Bry., Lach., Lyc., Mez., Phos., Puls.

2. Acon., *Ars.,* **Asar.,** Bell., *Bry., Calc.,* Carb-v., *Cham.,* Con., **Hep.,** Ign., Kali-c., *Lyc.,* **Nux-v.,** *Phos.,* **PULS.,** *Rhus-t., Sabad.,* **SEP.,** Sil., Sulph.

VII. Acon., Arn., *Ars.,* Asaf., Asar., *Bell., Bry.,* **Calc.,** *Carb-v.,* Cham., Chin., *Con.,* Graph., Hep., Ign., *Kali-c.,* Lach., **Lyc.,** *Merc.,* Mez., Nat-c., Nat-m., Nit-ac., *Nux-v.,* **Phos.,** Ph-ac., **PULS., RHUS-T.,** Ruta, Sabad., **SEP.,** *Sil.,* Spig., Staph., Stront-c., **SULPH.,** Thuj., Verat., Zinc.

Antid. Asaf., Coff., Coloc., Nux-v., *Nit-s-d.* — (**Noc.** Coff., Phos., Acetum.)

---

33. CHAMOMILLA

I. **ACON.,** Anac., Ars., **Aur., Bell.,** *Calc., Caust.,* Graph., **Ign., LYC.,** *Merc.,* Nat-m., **NUX-V.,** *Phos.,* Plat., **PULS.,** *Sep.,* Stram., *Sulph.,* **Verat.**

II. **Acon.,** Alum., *Arn.,* **Ars., Bell., Bry.,** *Calc.,* Canth., Caps., *Carb-v., Caust.,* **Chin.,** Cocc., *Con.,* Croc., *Dig.,* Dulc., *Graph., Hep., Hyos.,* **Ign.,** *Ip., Kali-c.,* Lach., **Lyc., MERC.,** Nat-c., *Nat-m.,* Nit-ac., **NUX-V.,** Petr., **Phos.,** *Ph-ac., Plb.,* **PULS., Rhus-t.,** Sabad., Sec., **Sep.,** *Sil., Spig.,* Stann., *Staph.,* Stram., **SULPH., Verat.,** Zinc.

III. 1. **Acon.,** Agar., Alum., Ambr., Ang., Arn., **Ars.,** Aur., *Bar-c.,* **BELL., Bry., Calc.,** *Canth.,* Caps., Carb-v., *Caust.,* **Chin.,** *Cic., Cocc.,* Coff., Con., Croc., *Cupr., Ferr.,* Graph., **Hyos., Ign.,** Iod., *Ip.,* Kali-c., **Lyc., Merc.,** Mosch., Nat-c., Nat-m., Nit-ac., **NUX-V.,** *Op., Petr.,* **Phos.,** Ph-ac., *Plat.,* **Puls., Rhus-t.,** Sabin., *Sec.,* **SEP.,** *Sil.,* Spig., Spong., Stann., Staph., *Stram.,* **Sulph.,** *Verat.,* Zinc.

2. *Bell.,* Bry., *Con.,* Kali-c., *Lyc.,* Merc., *Phos.,* Puls., *Sil., Sulph.*

3. Arg., Bell.

4. Acon., Ars., Asaf., Bell., *Bry.,* **Calc.,** Caust., Con., Graph., **Hep.,** *Lach.,* **Lyc.,** *Merc., Nit-ac., Petr.,* **PULS., Rhus-t.,** *Sep.,* **SIL., Staph., SULPH.**

IV. **Ars., Bell.,** *Bry., Calc., Chin., Hep., Kali-c.,* Merc., *Nux- v., Phos.,* Ph-ac., **PULS.,** *Rhus-t.,* Sabad., *Sep.,* Sil., *Sulph.*

V. **Acon., Ars., Bell., Bry., Calc.,** *Chin., Hep.,* Ign., Laur., Lyc., **Merc.,** Nat-m., **NUX-V.,** *Op., Phos.,* Ph-ac., **Puls., Rhus-t.,** Sec., **Sep.,** Sil., Stram., **Sulph., Verat.**

VI. 1. Graph., Mang., Stront-c.

2. *Acon.,* Ambr., Am-c., Arn., *Ars.,* **Bell., BRY., Calc.,** *Caps., Carb-v., Caust., Chin., Cocc.,* Coff., Coloc., *Con., Graph., Hep., Hyos., Ign.,* Ip., *Kali-c., Lach.,* Led., **Lyc.,** *Merc.,* Nat-c., Nat-m., Nux-m., **NUX-V.,** Op., **Phos.,** *Ph-ac.,* Plat., **PULS., Rhus-t.,** Sabin., **Sep.,** *Sil., Spig.,* Staph., Stram., **Sulph.,** *Verat.*

VII. **Acon.,** Arn., *Ars.,* Aur., **BELL., Bry., Calc.,** Caps., Carb-v., *Caust., Chin.,* Cocc., *Con.,* Graph., *Hep.,* Hyos., *Ign.,* Ip.,

Kali-c., Lach., **Lyc., Merc.,** Nat-m., Nit-ac., **NUX-V.,** Op., Petr., **Phos.,** Ph-ac., Plat., **PULS., Rhus-t.,** Sec., **Sep., Sil.,** Spig., Staph., Stram., **SULPH., Verat.**

Antid. *Acon.,* Alum., Borx., Camph., **Cocc.,** *Coff.,* Coloc., *Ign., Nux-v.,* **Puls.**

34. CHELIDONIUM MAJUS

I. *Acon., Bell.,* Calc., *Nat-m.,* Nux-v., Rhus-t., *Stram.,* Verat.

II. Alum., Anac., Arn., Ars., Aur., *Bell.,* Borx., *Bry., Calc.,* Carb-v., Caust., Cham., Chin., Cocc., Con., Graph., Hep., *Ign.,* Kali-c., Lyc., Mag-m., *Merc.,* Mez., Nat-m., *Nux-v.,* Olnd., Petr., **Phos.,** Ph-ac., Plb., **Puls.,** Rhus-t., Ruta, Sabad., **SEP.,** *Sil.,* Spig., Staph., Stram., **Sulph.,** Sul-ac., Thuj., *Verat.,* Verb., Zinc.

III. 1. **Acon.,** Alum., Arn., **Ars.,** Bar-c., *Bell.,* Bry., *Calc.,* Canth., Carb-v., *Caust.,* Cham., Chin., **Cocc.,** Con., Cycl., Dulc., Graph., Guaj., **Ign.,** Kali-c., Laur., **LYC.,** Merc., Mez., Mosch., *Nat-c.,* Nat-m, **NUX-V., Phos.,** *Ph-ac.,* Plat., Plb., Puls., *Rhus-t.,* Ruta, Sabad., Sec., **Sep.,** Spig., Spong., Stann., Staph., **Sulph.,** Tarax., *Verat., Zinc.*

2. Ars., Bell., *Chin., Cocc.,* Dig., *Merc.*

3. vacat.

4. Arn., **Bar.,** Bell., Borx., Bry., *Calc.,* Canth., *Caust., Cham.,* Chin., Con., **Graph.,** Hep., Lyc., *Merc.,* **Nit-ac.,** Nux-v., Petr., Phos., **Puls., Rhus-t.,** Sabad., **Sep., Sil.,** Squil., Staph., **SULPH.,** *Viol-t.*

IV. Mur-ac., **Nux-v.,** Phos., Rhus-t., Sulph.

V. **ACON.,** *Arn.,* Ars., **Bell.,** *Bry.,* Calc., Camph., Caust., *Chin.,* Dig., Ferr., Hyos., Ip., Kali-n., Nit-ac., Nux-v., Phos., *Puls., Rhus-t.,* Sabad., Sep., Spig., Stram., Sulph., Thuj., Verat.

VI. 1. Kali-n., Nux-v.

2. Arn., *Bell.,* Bry., **Calc.,** Camph., Cann-s., Carb-an., Cham., *Chin.,* Cocc., Coff., Con., Croc., Graph., **Ign.,** Iod., Kali-c., *Lach.,* Led., Lyc., *Nat-c.,* Nat-m., Nux-m., **Nux-v.,** *Phos.,*

Puls., *Ran-b.*, *Rhus-t.*, Sabad., **Sel.**, Sep., Sil., **SPIG.**, Staph., Stram.

VII. **Acon.**, Arn., Ars., Bar-c., **Bell.**, *Bry.*, **Calc.**, Caust., Cham., *Chin.*, *Cocc.*, Con., Graph., *Ign.*, Kali-c., *Lyc.*, *Merc.*, Nat-c., Nat-m., Nit-ac., **NUX-V.**, **Phos.**, Ph-ac., **Puls.**, **Rhus-t.**, Sabad., Sel., **Sep.**, Sil., *Spig.*, Staph., Stram., **Sulph.**, Verat., Zinc.

Antid. Camph.? Coff.?

35. CHINA OFFICINALIS

I. Acon., Anac., Ars., Bell., Calc., Caust., Cham., Cocc., Con., Graph., **Ign.**, *Lyc.*, Merc., Nat-c., *Nat-m.*, Nux-v., *Phos.*, Ph-ac., Plat., **PULS.**, Rhus-t., Sep., *Sil.*, Staph., Sulph.

II. Acon., Anac., Ant-c., Ant-t., *Arn.*, **Ars.**, Aur., **Bell.**, *Bry.*, **Calc.**, Canth., *Carb-v.*, Caust., *Cham.*, Cocc., *Con.*, Dulc., *Ferr.*, Graph., Hep., Hyos., *Ign.*, Ip., *Kali-c.*, Kreos., **Lyc.**, **Merc.**, Nat-c., *Nat-m.*, *Nit-ac.*, **NUX-V.**, **PHOS.**, Ph-ac., Plb., **PULS.**, *Rhus-t.*, Sec., **Sep.**, *Sil.*, Spig., Stann., Staph., Stram., **SULPH.**, **Verat.**

III. 1. Acon., *Arn.*, *Ars.*, Bar-c., **Bell.**, *Bry.*, **Calc.**, Canth., Carb-v., Cham., Cocc., Colch., Con., Dig., *Ferr.*, Graph., Hell., Hyos., Ign., Ip., *Kali-c.*, *Lyc.*, *Merc.*, Nat-c., Nat-m., Nit-ac., **Nux-v.**, *Phos.*, Ph-ac., Plb., **PULS.**, **Rhus-t.**, **Sep.**, Sil., Spig., Stann., Staph., **SULPH.**, Teucr., Thuj., Verat., Zinc.

2. Arn., **BELL.**, *Bry.*, Calc., Iod., Lyc., Merc., Phos., **Puls.**, *Sulph.*

3. **Asaf.**, **MERC.**, **Ph-ac.**, **Puls.**, Rhod., Rhus-t., *Ruta*, Sil.

4. Ant-c., *Arn.*, **Ars.**, *Asaf.*, *Bell.*, *Bry.*, *Calc.*, Carb-v., *Caust.*, Con., Dulc., Ferr., *Graph.*, *Hep.*, Lach., Led., **Lyc.**, *Merc.*, Nat-m., Nit-ac., Nux-v., Petr., Phos., *Ph-ac.*, **Puls.**, **Rhus-t.**, Sel., **Sep.**, **Sil.**, Staph., **SULPH.**, Thuj., Verat.

IV. Acon., *Ars.*, Bell., *Bry.*, *Calc.*, Carb-an., Cham., Graph., Hep., *Ign.*, *Kali-c.*, Lach., Lyc., Merc., Nat-c., **Nux-v.**, **Phos.**, Ph-ac., **Puls.**, Ran-b., **Rhus-t.**, Sep., *Sil.*, **SULPH.**

V. **Acon., Ars., BELL., Bry.,** *Calc., Cham.,* Con., *Dig, Ferr.,* Graph., Hep., Hyos., *Ip., Merc.,* **Nat-m., Nux-v.,** *Phos., Ph-ac.,* **PULS.,** *Rhus-t.,* Sabad., Samb., Sel., **Sep.,** Sil., Spig., Staph., Stram., **SULPH.,** *Thuj.,* Verat.

VI. 1. Alum., Arn., *Ars.,* Ip., Nat-m.

2. Acon., Ant-c., Arn., *Ars.,* **Bell., Bry., Calc.,** Caps., *Carb-v., Cham.,* Cocc., Colch., *Con.,* Ferr., Graph., *Hep.,* Ign., Iod., Kali-c., Lach., Led., *Lyc.,* Mang., *Merc.,* Nat-c., *Nat-m.,* Nit-ac., Nux-m., **Nux-v., Phos.,** *Ph-ac.,* **PULS.,** *Rhus-t.,* Ruta, *Sel.,* **Sep.,** *Sil.,* Spig., Stann., *Staph.,* **SULPH.,** Thuj., Verat.

VII. *Acon., Arn.,* **Ars.,** Asaf., **Bell., Bry., Calc.,** Carb-v., Caust., *Cham.,* Cocc., *Con., Ferr.,* Graph., Hep., *Ign.,* Ip., Kali-c., **Lyc., Merc.,** Nat-c., *Nat-m.,* Nit-ac., **Nux-v., Phos., Ph-ac., PULS., Rhus-t.,** Sel., **Sep.,** *Sil.,* Spig., Staph., **SULPH.,** Thuj., Verat.

Antid. *Arn.,* **Ars.,** *Bell.,* Calc., **Carb-v.,** *Ferr.,* **Ip.,** Merc., Nat-c., Nat-m., **Puls.,** Sep., *Sulph.,* **Verat.** — Salv., Thea. — (***Noc.*** Dig., Led., Sel.)

36. CICUTA VIROSA

I. Anac., Aur., Bar-c., **Bell.,** Caust., Cupr., Hell., **Hyos.,** *Lyc.,* Nat-m., Op., Phos., Ph-ac., Plat., **Puls.,** Rhus-t., Sil., *Stram.,* Sulph., Verat.

II. Anac., Ang., *Ars.,* **BELL.,** Bry., Calc., *Camph.,* Cham., Chin., Cocc., *Cupr.,* Cycl., Dig., Ferr., Graph., Hep., Hyos., **Ign.,** *Lyc., Merc.,* Nat-m., *Nux-v.,* Olnd., Op., Phos., Ph-ac., **Puls.,** Rhus-t., Ruta, Sabad., Sec., *Sep.,* Sil., Spig., Stram., **Sulph.,** Thuj., *Verat.*

III. 1. Anac., *Ang., Arn.,* Ars., **BELL.,** *Bry., Calc.,* Camph., Carb-v., **Caust., Cham.,** *Cocc.,* Con., **Cupr.,** Dros., Graph., **Hyos., Ign.,** *Ip.,* Kali-c., Lyc., *Merc.,* Mez., Mosch., Nat-m., Nux-v., Olnd., **OP.,** Petr., Phos., **Plat.,** Plb., Ruta, **Sec., Sep.,** Sil., Stann., **Stram., Sulph.,** *Sul-ac.,* Verat., Zinc.

2. Arn., Carb-an., Con., Sep.
3. ?
4. Ant-c., Bry., *Calc., Clem.,* **Dulc., Graph.,** Hep., Kali-c., Kreos., Lach., *Lyc., Merc.,* Nat-c., Petr., Phos., Puls., Ran-b., **RHUS-T., SEP.,** Sil., *Staph.,* **Sulph.**

IV. Bell., **Bry.,** Chin., Ign., Lyc., **Nux-v.,** Phos., **Puls.,** Rhus-t., *Sulph.*

V. Rhus-t.

VI. 1. Ant-c., *Bell.,* Canth., Ign., *Lyc.,* Nit-ac., Puls., Sel., *Sil.,* Staph., Thuj.
2. *Acon.,* Am-m., *Arn., Ars.,* Aur., *Bell., Bry., Calc.,* Carb-v., Caust., Cham., **Cocc.,** Colch., **Con.,** Croc., Graph., **HEP.,** Ign., Ip., *Kali-c., Lyc.,* **Nat-m.,** Nit-ac., Nux-m., **Nux-v.,** Phos., Puls., Rhod., **RHUS-T.,** Ruta, Samb., Sel., *Sep.,* **Sil.,** *Spig., Spong., Squil., Stront-c.,* Sulph.

VII. Anac., Ang., Arn., Ars., **BELL., Bry.,** *Calc.,* Camph., Caust., Cham., *Cocc.,* Con., *Cupr.,* Dulc., *Graph., Hep., Hyos.,* **Ign.,** Ip., Kali-c., **Lyc.,** *Merc., Nat-m.,* **Nux-v.,** Op., Phos., Plat., **PULS., Rhus-t.,** Ruta, Sec., **Sep., Sil.,** Spig., Staph., *Stram.,* **Sulph.,** Verat.

Antid. *Arn.,* Op., Tab.

37. CINA MARITIMA

I. Cham., Ign., Lyc., **Plat.,** *Puls., Sul-ac.*

II. *Acon.,* Anac., Arg., *Ars.,* Aur., *Bell., Bry.,* **CALC., CHIN.,** Cocc., Con., *Cupr., Ferr.,* Hyos., **IGN.,** Kali-c., **Lyc.,** Merc., Nat-m., **Nux-v.,** Olnd., **Phos.,** *Ph-ac., Plat.,* **Puls.,** Rhus-t., **Sabad.,** Sec., **Sep., Sil., Spig.,** Stann., Staph., *Sulph.,* Sul-ac., *Verat.,* Verb., Zinc.

III. 1. Alum., Anac., *Ang., Arn., Asaf.,* **Bell., CALC.,** Caust., Cham., Chin., Cocc., *Dulc.,* Ign., **Kali-c.,** Lyc., Merc., Nat-c., Nat-m., Nit-ac., *Nux-v.,* **PLAT.,** Puls., *Sabin., Sep.,* Sil., Spig., Sul-ac.
2. Merc.

3. ?
4. Acon., *Ars.,* Asaf., *Bell., Bry.,* Hep., Lach., *Lyc.,* **Merc., PULS.,** Rhus-t., *Sil.,* Sulph.

IV. Ars., Caust., **Ign.,** *Kreos.,* **NUX-V., RHUS-T.,** Sars.

V. Acon., Bry., *Cham.,* Chin., *Hep.,* Ip., Nat-m., Verat.

VI. 1. Ant-c., Arn., **Ars.,** Bar-c., Calc., Canth., Caps., **Chin.,** Ign., Lyc., *Nat-m.,* Plb., Puls., Rhus-t., Sabad., Staph., Sulph.
2. Acon., Asaf., *Bell.,* Bry., **CALC.,** *Caps., Carb-v.,* Chin., Ferr., Graph., *Hep.,* Ign., Kali-c., Lach., **Lyc., Nat-m., Nux-v.,** Olnd., *Phos.,* Plat., Puls., *Rhod., Rhus-t., Ruta,* Sabad., **Sep., SIL.,** *Spig.,* **Sulph.**

VII. Acon., Arn., *Ars.,* Asaf., *Bell.,* Bry., **CALC.,** Caps., Cham., **Chin.,** Ferr., Hep., **Ign.,** Kali-c., **Lyc.,** Merc., *Nat-m.,* **Nux-v.,** Phos., **Plat., PULS.,** *Rhus-t.,* Sabad., *Sep.,* **Sil.,** Spig., *Sulph.,* Sul-ac., Verat.

Antid. Camph., Caps., *Chin.,* (Ip.) Pip-n.

38. CLEMATIS ERECTA

I. Calc., Cocc., Ign., Merc., *Ph-ac., Puls.,* **Sil.,** *Sulph., Zinc.*

II. Alum., Ars., Bell., Bry., **CALC.,** Carb-v., *Caust.,* Cham., Cocc., **Hep.,** Kali-c., **Lyc., Merc.,** Nat-m., Nit-ac., *Nux-v.,* Petr., Phos., *Ph-ac., Puls.,* **RHUS-T., Sep., Sil.,** *Spig.,* Staph., **Sulph.,** Sul-ac., **Thuj.,** Verat.

III. 1. Alum., Arn., *Bell.,* Bry., *Calc.,* Cham., Chin., Cocc., Graph., Ign., Lyc., *Merc.,* Mez., Nat-c., Nux-v., Phos., Plat., *Puls., Rhus-t.,* Sep., Spong., *Sulph.,* Sul-ac.
2. **Bell.,** *Bry.,* Calc., Carb-an., **Con.,** Merc., Phos., *Puls.,* Sil., **Sulph.**
3. Asaf., Calc., *Puls.*
4. Am-c., Am-m., Ant-c., **Ars.,** Bell., Bov., Calc., Carb-an., Carb-v., Caust., Con., Dulc., *Graph.,* Hep., Kali-c., Kreos., *Lach.,* Led., *Lyc.,* Mag-c., **Merc.,** *Nit-ac.,* Petr., *Phos.,* Puls., **Rhus-t., SEP., SIL., Staph., Sulph.,** Viol-t.

IV. *Calc.,* Nux-v., *Phos.,* Sil., *Sulph.*

V. ?

VI. 1. Acon., Arn., Aur., *Calc.*, Con., Nat-m., Nit-ac., Phos., Rhus-t.

2. **Am-c.,** *Ant-c.,* Ars., *Aur., Bell.,* **Calc.,** Cocc., *Colch.,* Con., Dulc., **Hep.,** *Lyc., Merc.,* Nux-m., *Nux-v., Puls.,* **RHUS-T.,** Samb., Sep., *Sil.,* Spig., **Stront-c.,** *Sulph.*

VII. Am-c., Ant-c., Ars., Aur., *Bell.,* Bry., **CALC.,** Caust., Cocc., *Con.,* Graph., *Hep., Lyc.,* **Merc.,** Nit-ac., Nux-v., *Phos.,* Ph-ac., **Puls., Rhus-t.,** *Sep.,* **Sil.,** Spig., Staph., Stront-c., **SULPH.,** Thuj.

Antid. Bry., Camph.

39. COCCULUS INDICUS

I. Acon., *Bell.,* Calc., Hell., Hyos., **Ign.,** *Lyc.,* Nux-v., Op., Phos., *Ph-ac.,* **PULS.,** Rhus-t., Sep., Sil., Stram., Sulph., Verat.

II. Acon., Alum., Anac., *Arn., Ars.,* Aur., **Bell., Bry., Calc.,** Canth., Caps., *Carb-v.,* Caust., *Cham.,* **Chin.,** *Con.,* Cupr., Graph., Hep., *Hyos.,* **Ign., Kali-c., LYC., Merc.,** Nat-c., *Nat-m.,* Nit-ac., *Nux-***V.,** *Op.,* Petr., *Phos.,* Plb., **PULS., Rhus-t.,** *Sabad., Sep.,* **Sil.,** Spig., *Stann., Staph.,* Stram., **Sulph.,** *Sul-ac., Thuj.,* **Verat.,** Zinc.

III. 1. *Acon.,* Alum., Anac., Arn., Ars., Asaf., Asar., **BELL.,** *Bry.,* **Calc.,** Camph., *Caust., Cham.,* Chel., *Chin.,* Cic., *Con.,* Ferr., Graph., Hell., *Hyos.,* **IGN.,** Ip., *Kali-c.,* Lach., Laur., **Lyc.,** *Merc.,* Mez., Mosch., *Nat-m.,* Nit-ac., **NUX-V.,** Olnd., Op., Petr., *Phos.,* Ph-ac., *Plat.,* Plb., **PULS, RHUS-T.,** Ruta, Sec., **Sep., Sil.,** Spig., Spong., *Stann.,* Staph., Stram., **Sulph.,** Sul-ac., Thuj., **Verat.,** Zinc.

2. *Ars.,* **Bell.,** Bry., *Calc., Con.,* Merc., *Phos.,* Sulph.

3. Chin., Cycl., Hep., *Puls., Ruta,* Sabin., Sil., Staph.

4. Acon., Arn., *Ars.,* Bar-c., *Bell.,* **Bry.,** Calc., **Caust.,** Con., Dulc., Hep., Kali-c., Lach., **Lyc., Merc.,** Nat-m., Nit-ac., *Phos.,* Ph-ac., **PULS., Rhus-t.,** Sabad., **Sep., Sil.,** Spong.,

Squil., Staph., **SULPH.,** Thuj.
IV. Bell., Con., Nux-v., Phos., Puls., Sep., Sil.
V. *Acon.,* Arn., **ARS., Bell.,** *Bry.,* Calc., Carb-v., Caust., *Cham.,* Chin., Hep., Ip., *Kali-c.,* Kreos., *Lyc.,* **Merc., Nux-v.,** Op., *Phos.,* **Puls., Rhus-t.,** Sec., *Sep., Sil.,* Spig., Stann., *Staph., Sulph., Verat.*
VI. 1. *Am-c., Ant-c.,* Asaf., Asar., **Bell.,** Coloc., Ign., *Kali-n.,* Laur., **Lyc.,** *Nit-ac.,* **Puls.,** Ran-b., Sil., *Thuj.,* Valer., *Zinc.*
2. Am-c., Arn., *Ars.,* Aur., *Bell.,* **Bry.,** Calc., *Camph.,* Cann-s., Caps., Carb-an., *Carb-v.,* Caust., **Cham.,** Chel., Chin., Cic., Coff., Colch., **Con.,** Dulc., *Graph.,* **HEP., Ign.,** Ip., *Kali-c.,* Lach., Led., **Lyc.,** Mang., Merc., *Nat-m.,* Nux-m., **NUX-V.,** Petr., *Phos., Puls.,* Rhod., **Rhus-t.,** Sabad., **Sel.,** *Sep.,* **SIL.,** Spig., Squil., Staph., *Stront-c.,* Sulph.

VII. Acon., Am-c., Arn., *Ars.,* **Bell.,** *Bry., Calc.,* Camph., Carb-v., Caust., *Cham.,* Chin., *Con.,* Graph, Hep., Hyos., **Ign.,** Ip., *Kali-c.,* Lach., **Lyc.,** *Merc.,* Nat-m., Nit-ac., **Nux-v.,** Op., Petr., **Phos.,** Ph-ac., **PULS., Rhus-t.,** Ruta, Sabad., Sel., *Sep.,* **Sil.,** Spig., Stann., Staph., Stram., *Sulph.,* Sul-ac., Thuj., Verat., Zinc.

Antid. *Camph.,* Cham., Cupr., Ign., *Nux-v.* — ***Noc.*** Coff.

40. COFFEA CRUDA

I. *Aur., Bell.,* **Hyos.,** Lach., Nux-v., **OP.,** Phos., Stram., Sulph., ac., Verat., Viol-o.
II. Acon., Arn., **AUR., BELL.,** Bry., Calc., Cham., **Chin.,** Con., Graph., Hep., **LYC.,** Merc., **Nux-v.,** *Phos.,* Puls., **Sep.,** Spig., Stram., Sulph.
III. 1. Acon., Arn., *Asar.,* Aur., **Bell.,** Bry., Calc., Canth., *Cham.,* **Chin.,** Cocc., Con., Ferr., Hyos., Ign., Lyc., Nat-c., Nux-m., **NUX-V.,** Op., Petr., Phos., *Puls.,* Rhus-t., Sep., *Sil.,* Stram., Sulph., Teucr., Verat.
2. vacat.
3. vacat.

4. **Acon.,** Arn., Ars., **Bell.,** *Bry.,* Calc., Hyos., Ip., Kali-c., Led., Lyc., Merc., Nux-v., Op., Phos., Ph-ac., Puls., *Rhus-t.,* Sep., Sil., Squil., Sulph.

IV. *Ars.,* Calc., *Kali-c.,* Nux-v., Puls., *Sep., Sil.*

V. **Ars.,** Bry., Calc., Lyc., Nux-v., *Puls.,* Sep.

VI. 1. Dros., Ign., Kali-c., Kali-n., *Nux-v.,* Ph-ac., Rhus-t., Squil.

2. Acon., Arn., **Bell, Bry.,** Calad., Calc., Camph., Carb-an., *Carb-v.,* **Cham., Chel.,** Chin., *Cocc.,* Colch., Con., Graph., Hep., Hyos., *Ign.,* Ip., Lach., Led., *Lyc.,* Merc., Nat-m., Nux-m., **NUX-V.,** Op., Phos., **Puls., Sel.,** *Sep., Sil., Spig.,* Staph., Stram.

VII. *Acon.,* Arn., *Ars., Aur.,* **BELL., Bry.,** *Calc., Cham.,* Chel., *Chin.,* Cocc., Con., *Hyos.,* Ign., Kali-c., **Lyc.,** Merc., **NUX-V.,** *Op., Phos.,* **Puls.,** Rhus-t., Sel., **Sep.,** *Sil.,* Spig., Stram., Sulph., Verat.

Antid. Acon., Cham., Ign., *Nux-v.,* Puls. — ***Noc.*** Canth., Caust., Cocc., Ign.

41. COLCHICUM AUTUMNALE

I. Bell., Calc., Caust., Con., Ign., *Lyc.,* Merc., *Nat-c.,* Op., Ph-ac., Puls., *Rhus-t.,* **Sep.,** *Sil.*

II. Acon., Alum., Ant-c., Arn., Ars., Aur., **Bell.,** *Bry.,* **Calc.,** Canth., Caust., Cham., Dig., Hep., *Ign., Kali-c., Lyc.,* Mag-m.., **MERC.,** Nat-c., *Nat-m.,* Nit-ac., **Nux-v.,** *Puls., Rhus-t.,* **SEP.,** Sil., *Spig., Staph.,* **Sulph.,** *Verat.*

III. 1. Acon., Ant-c., *Arn.,* **Ars., Bell.,** Bry., *Calc.,* Caust., Cham., **Chin.,** Cocc., Coloc., Dig., Hell., Ign., Kali-c., Lyc., *Merc.,* Nat-c., **Nux-v.,** Phos., Ph-ac., **Plat., Puls.,** Rhod., **RHUS-T.,** Sec., **Sep.,** Spig., Spong., Squil., **Sulph.,** Zinc.

2. vacat.

3. Bell., *Calc.,* Chin., *Puls.,* Rhus-t., Sep.

4. Acon., Ars., Bell., **Bry.,** *Calc.,* Caust., Ip., *Led.,* **Lyc.,** *Merc.,* **PULS., Rhus-t.,** Sil., Spong., **Sulph.**

IV. ?

V. *Ars.*, Calc., Cham., **Hep.,** Nat-m., *Nux-v.*, *Rhus-t.*, *Sil.*, Sulph.
VI. 1. Mag-c., *Nit-ac.*, Stront-c.
2. Arn., Ars., Asar., Aur., **Bell.,** **Bry.,** *Calad.*, Calc., Cann-s., *Cocc.*, Coff., *Con.*, **Hep.,** Hyos., *Ign.*, Iod., Ip., *Led.*, *Lyc.*, *Merc.*, Nat-m., *Nux-m.*, **NUX-V.,** *Phos.*, **Puls.,** Ran-b., Rheum, Rhus-t., Sars., Sel., *Sep.*, Sil., **Spig.,** *Squil.*, Staph., Stront-c., *Sulph.*

VII. Acon., Arn., *Ars.*, **Bell.,** *Bry.*, **Calc.,** Caust., Cham., Chin., Cocc., Con., *Hep.*, *Ign.*, Kali-c., Led., **Lyc.,** **Merc.,** Nat-c., Nat-m., Nit-ac., **Nux-v.,** Phos., Plat., **PULS.,** **RHUS-T.,** **SEP.,** *Sil.*, *Spig.*, Squil., Staph., **Sulph.**

Antid. Bell., Camph., Cocc., *Nux-v.*, *Puls.*

42. COLOCYNTHIS

I. Anac., Aur., *Cupr.*, Hyos., Lyc., Stram., Verat.
II. Arn., Bell., *Calc.*, Canth., Carb-v., Chin., Ign., Kali-c., *Lyc.*, **Merc.,** Nat-m., Nit-ac., **Nux-v.,** Petr., *Phos.*, **Ph-ac.,** **PULS.,** *Rhus-t.*, **Sep.,** Sil., **Spig.,** **Sulph.,** Thuj., Valer., Verat.
III. 1. Ang., Arn., Asaf., *Bell.*, *Calc.*, **Caust.,** Chin., *Cocc.*, Con., **Graph.,** *Ign.*, *Kali-c.*, *Lyc.*, Merc., Nat-m., Nit-ac., *Nux-v.*, Petr., Phos., Ph-ac., **Plat.,** *Puls.*, *Rhus-t.*, **Sep.,** Sil., Spig., Spong., Stront-c., *Sulph.*, Sul-ac., Thuj., Verat.
2. *Bell.*, Carb-an., Con., Lyc., Phos., Puls., Sulph.
3. Arg., Bell., Ph-ac., Puls., Staph.
4. Acon., *Arn.*, *Bell.*, *Phos.*, **Puls.,** Rhus-t., Sulph.
IV. Bell., *Nux-v.*, Puls.
V. Acon., Ars., *Bell.*, **Bry.,** Canth., Chin., Hyos., Merc., Nux-v., Phos., Stram., Sulph.
VI. 1. Asaf., *Bell.*, Ign., *Lyc.*, Nit-ac., **Puls.,** Sil., Zinc.
2. Ars., Aur., Bell., *Bry.*, Calc., **Cham.,** Con., Dros., *Ferr.*, Hep., **Ign.,** Kali-c., *Lyc.*, M-ambo., Mang., *Merc.*, Nat-m., **Nux-v.,** Phos., Ph-ac., Plat., **PULS.,** Rhod., *Rhus-t.*, **Sep.,** Spig., **Staph.,** Sulph., Verat.

VII. Arn., **Bell.,** Bry., Calc., Caust., Cham., Chin., Con., Graph., *Ign.,* Kali-c., **Lyc.,** *Merc.,* Nat-m., Nit-ac., **Nux-v.,** *Phos.,* Ph-ac., Plat., **PULS.,** *Rhus-t., Sep.,* Sil., Spig., Staph., *Sulph.,* Verat.

Antid. *Camph.,* (Caust.), (Cham.), Coff., *Staph.*

43. CONIUM MACULATUM

I. Anac., *Bell.,* Bry., *Calc.,* Cann-s., Caust., Graph., Hell., *Hyos., Ign.,* Laur., **Lyc.,** Nat-c., **Nat-m.,** Nux-m., Nux-v., Op., Petr., *Phos.,* **Ph-ac., PULS., Rhus-t.,** Sep., **Sil., STRAM.,** Sulph., **Verat.**

II. Acon., *Arn.,* Ars., Aur., **Bell.,** *Bry.,* **Calc.,** Cann-s., *Caust., Cham.,* **Chin.,** Cocc., Euphr., *Graph., Hep., Hyos., Ign.,* Kali-c., **Lyc, Merc.,** *Nat-m.,* Nit-ac., **Nux-v.,** Olnd., Op., *Petr.,* **Phos.,** Ph-ac., **PULS.,** *Rhus-t., Sabad.,* **Sep., Sil.,** Spig., *Staph., Stram.,* **Sulph.,** *Verat.*

III. 1. Acon., Alum., Anac., *Arn., Ars.,* Asaf., Aur., **BELL.,** *Bry.,* **Calc.,** *Caust.,* Cham., **Chin.,** *Cocc.,* Cupr., Graph., *Ign.,* Iod., *Kali-c.,* **Lyc.,** *Merc.,* Mosch., Nat-c., Nat-m., Nit-ac., **Nux-v.,** Olnd., Op., *Phos.,* Ph-ac., Plat., **Puls.,** *Rhus-t.,* **Sep.,** *Sil., Spig.,* Spong., Stann., Staph., Stram., Stront-c., **Sulph.,** Valer.

2. *Ars.,* **Bell.,** Bry., Carb-an., Cham., Clem., Hep., Lyc., Nit-ac., **PHOS.,** Puls., *Rhus-t.,* **Sep.,** Sil., Spong., **Sulph.**

3. Asaf., Bell., *Calc.,* Lyc., **Merc., Nit-ac., PULS.,** Ruta, *Sep.,* Sil., Staph., **Sulph.**

4. *Arn., Ars.,* Bar-c., *Bell., Bry.,* **Calc.,** Carb-v., Caust., Clem., Dulc., *Graph., Hep.,* Kali-c., Lach., **Lyc.,** *Merc.,* Mez., Nit-ac., Nux-v., Petr., Phos., Ph-ac., **Puls., Rhus-t., Sep., SIL.,** Staph., Stront-c., **SULPH.,** Sul-ac., Viol-t.

IV. Ant-t., Bell., **Bry., Calc.,** Caust., Croc., **Graph.,** Hep., Ign., M-ambo., Merc., *Nat-c.,* Nux-m., **NUX-V., Op., Phos.,** *Ph-ac.,* Puls., *Sep.,* **Sil., Sulph.**

V. **Ars.,** Aur., Bell., Camph., Chin., **Nux-v.,** Phos., Puls., **RHUS-T.,** Sep., Sulph., Verat.

VI. 1. *Acon., Arn.,* Aur., Calc., Croc., *Dros.,* Euphr., *Hep.,* Nat-m.,

Nux-v., Phos., *Rhus-t.*
2. Acon., Arn., Ars., *Aur.*, Bar-c., Bell., Bry., **Calc. Caps.,** *Carb-v.,* Caust., Cham., Chin., Cocc., Cycl., *Dulc., Euph.,* **Ferr.,** Graph., Hep., Ign., *Kali-c.,* **LYC.,** Merc. Nat-c., *Nat-m.,* **Nux-v., Phos.,** *Ph-ac.,* Plat., **PULS., Rhus-t.,** Sabad., *Samb.,* **Sep., Sil.,** Spig., **Sulph.,** Tarax., Valer., Viol-t.

VII. Acon., *Arn., Ars.,* Aur., **Bell.,** *Bry.,* **Calc.,** Caps., Carb-v., *Caust.,* Cham., *Chin.,* Cocc., Dulc., Ferr., *Graph., Hep.,* Hyos., *Ign.,* Kali-c., **Lyc.,** *Merc.,* Nat-c., *Nat-m., Nit-ac.,* **Nux-v.,** Op., Petr., **Phos.,** *Ph-ac.,* **PULS., Rhus-t.,** Sabad., **Sep., Sil.,** Spig., Staph., Stram., **SULPH.,** Verat.

Antid. Coff., Nit-ac., *Nit-s-d.* (Vinum., Plinius Bd. XIV 28.)

44. CROCUS SATIVUS

I. Anac., Aur., **Bell.,** Carb-an., *Hyos.,* Lyc., Nat-c., **Op.,** Plat., *Stram.,* **Verat.,** *Zinc.*

II. Acon., *Bell.,* Bry., **Calc.,** Caust., Cham., Chin., *Con.,* Hep., Hyos., Lyc., *Merc.,* **NUX-V., Phos.,** Ph-ac., *Puls.,* Rhus-t., *Sep., Spig., Sulph.,* Verat., Zinc.

III. 1. Acon., Alum., **Arn.,** Asar., Aur., *Bell.,* Bry., **Calc.,** Carb-v., Caust., *Chin.,* Cocc., Ferr., Graph., Hyos., Ign., Kali-c., *Lyc.,* **Merc.,** Nat-m., Nit-ac., Nux-v., Phosph., Plat., **PULS.,** Rhod., **Rhus-t.,** *Sep.,* Sil., Spig., **SULPH.**
2. vacat.
3. vacat.
4. Asaf., Bar-c., Calc., Carb-v., *Cham.,* Chin., *Hep.,* Kali-c., Lyc., *Merc.,* Nit-ac., Petr., **PULS.,** Rhus-t., *Sep.,* **Sil.,** Spig., **SULPH.**

IV. **Ant-t.,** Ars., Bry., *Con.,* Cupr., Ign., Lach., Laur., M-ambo., *Nux-m., Nux-v.,* **Op.,** *Phos.,* Ph-ac., *Puls.,* Rhus-t., Sil., Staph., Verat.

V. *Bell., Bry.,* Hep., *Sulph.*

VI. 1. Dros., *Ign.,* Kali-c., Kali-n., **Nux-v.,** Ph-ac., **Rhus-t.,** Squil.
2. *Alum.,* Anac., Arn., Asar., *Bell., Bry.,* **Calc.,** Cann-s., Caps.,

Cham., *Chel., Cocc.,* Graph., Hep., Ign., **Iod.,** Lyc., Merc., Nat-m., Nux-v., *Phos.,* **PULS.,** *Rhus-t.,* Ruta, **Sabin.,** Seneg., *Sep.,* Sil., *Spig.,* Staph., Sulph.

VII. Alum., Ant-t., Arn., **Bell.,** *Bry.,* **Calc.,** Cham., Chin., Cocc., Con., *Hep.,* Hyos., *Ign.,* Iod., Kali-c., *Lyc., Merc.,* **Nux-v.,** *Op., Phos.,* Ph-ac., **PULS., Rhus-t.,** Sabin., **Sep.,** *Sil., Spig.,* **Sulph.,** *Verat.*

Antid. Acon., *Op.*

45. CUPRUM

I. Anac., *Ars., Aur.,* **Bell.,** Cic., **Hyos.,** *Lyc.,* Nat-m., Nux-v., *Op.,* Rhus-t., **STRAM., Verat.**

II. Acon., Ang., **Ars.,** Aur., **BELL.,** *Bry.,* Camph., Cham., **Chin.,** Cic., Cina, Cocc., Con., Hep., *Hyos., Ign., Ip., Lyc.,* Merc., Nit- ac., **Nux-v.,** *Op., Phos., Ph-ac., Puls., Rhus-t., Sec., Sep.,* Sil., Stann., Stram., **Sulph., VERAT.**

III. 1. Acon., *Ars.,* Bar-c., **BELL.,** Bry., **Calc.,** Caust., **Cham.,** *Chin., Cic.,* Cocc., *Con.,* **Hyos.,** *Ign.,* Ip., Lach., *Lyc., Merc., Nux-v.,* **Op.,** Phos., Ph-ac., Puls., **Sec.,** *Sep., Sil.,* Stann., *Stram.,* **Sulph.,** *Verat.*

2. Ars., **Bell.,** Bry., Carb-an., **Con.,** Merc., Phos., Rhus-t., Sep., *Sulph.*

3. Arg., *Chin.,* Sabin., Staph.

4. Am-m., Ant-c., Ars., *Bell.,* **Calc.,** Clem., Dulc., Hep., *Led.,* Mag-c., *Merc.,* Phos., Puls., Rhus-t., **Sep., Sil., Verat.**

IV. Ant-t., Croc., Ign., Op., Puls.

V. **Acon.,** Bell., Camph., **Carb-v.,** Dig., Guaj., Hyos., Laur., Merc., Op., Sil., *Stram.,* **VERAT.**

VI. 1. Chin., Ferr., Graph.

2. Ang., Arn., *Ars.,* **Bell., Bry.,** *Calc.,* Carb-v., Caust., Cham., Colch., Ign., **Lyc.,** *Merc.,* **Nux-v.,** *Phos.,* **PULS.,** Rhus-t., *Sep.,* Sil., *Spig.,* **Sulph,** Verat.

VII. Acon., **Ars.,** Aur., **BELL.,** *Bry., Calc.,* Carb-v., Cham., *Chin.,* Cic., *Con.,* **Hyos.,** *Ign.,* Ip., *Lyc., Merc., Nux-v., Op., Phos.,* Ph-ac., *Puls.,* Rhus-t., Sec., **Sep.,** *Sil., Stram.,* **Sulph., VERAT.**

Antid. Aur., Bell., *Camph.,* Chin., Cocc., Dulc., *Hep.,* Ip., Merc., Nux-v. — Saccharum.

46. CYCLAMEN EUROPAEUM

I. Anac., *Aur., Bell.,* Con., Graph., Hyos., *Ign.,* Lyc., Nux-m., Op., Ph-ac., Plat., Puls., Rhus-t., Sep., *Stram.,* Sulph., Verat.

II. *Alum.,* Anac., Ars., *Bell., Bry.,* **Calc.,** Caust., **Chin.,** Con., Hyos., Ign., Kali-c., **Lyc.,** *Merc.,* **Nux-v.,** Petr., Phos., Ph-ac., **PULS.,** Rhus-t., *Sep.,* Sil., *Spig.,* Staph., **Sulph.,** Thuj., *Verat.,* Verb.

III. 1. *Acon., Anac., Arn., Ars., Bar-c., Bell.,* Calc., **Carb-v.,** Caust., Cham., Chel., *Chin.,* **Cocc.,** Guaj., Ign., Kali-c., *Lyc.,* Nat-m., Nux-m., *Nux-v.,* Olnd., **PHOS.,** *Ph-ac.,* Plat., *Puls., Rhus-t., Ruta,* Sabin., Sep., **Staph.,** *Sulph.,* Sul-ac., Tarax., Zinc.

2. **Bell.,** Bry., Calc., *Cocc.,* Con., Lyc., Sulph.

3. *Arg.,* Phos.

4. Arn., **Ars.,** Asaf., Bar-c., *Bry.,* **Calc.,** Carb-v., Caust., Cocc., Con., Graph., Hep., Lach., *Lyc.,* **Merc.,** *Nit-ac.,* Petr., Phos., **PULS., RHUS-T., SEP.,** *Sil.,* Spong., *Staph.,* **SULPH.,** Thuj., Viol-t.

IV. Ars., Calc., Kali-c., Nux-v.

V. Acon., **Ars., Bell.,** Euph., Hell., Ign., Nux-m., *Nux-v.,* Phos., **Puls.,** *Rhus-t., Sabad.,* **SEP.,** *Spig.,* **Sulph.**

VI. 1. Ant-t., Bell., Bry., Caust., Cham., Lach., Led., *Lyc.,* Mez., Phos., *Puls., Ran-s.,* Stront-c.

2. Am-m., Ars., *Asaf.,* Aur., Calc., **Caps.,** Carb-v., **Con.,** *Dros., Dulc., Euph.,* Euphr., **Ferr., Lyc.,** M-ambo., Mag-m., Meny., Mur-ac., Nat-c., Nit-ac., Phos., Ph-ac., *Plat.,* **PULS., Rhus-t.,** Ruta, *Sabad., Samb.,* **Sep.,** Sulph., **Tarax.,** *Valer., Verb.,* Viol-t.

VII. Acon., Anac., Arn., *Ars.*, Asaf., Aur., Bar-c., **Bell.** Bry., *Calc.*, Caps., Carb-v., Caust., Chin., Cocc., *Con.*, Euph., Ferr., Ign., Kali-c., **Lyc.**, Merc., Nit-ac., Nux-m., *Nux-v.*, *Phos.*, Ph-ac., Plat., **PULS.**, **Rhus-t.**, Ruta, Sabad., **Sep.**, Sil., Spig., Staph., **Sulph.**, Tarax., Valer., Verat., Verb., Viol-t

---

Antid. Camph., *Coff.*, Puls.

47. DIGITALIS PURPUREA

I. Acon, **Anac.**, Ars., Aur., **Bell.**, Calc., *Graph.*, Ign., **Lyc.**, **PULS.**, **Rhus-t.**, Stram., Sulph.

II. *Acon.*, *Ars.*, **BELL.**, *Bry.*, *Calc.*, Canth., *Cham.*, *Chin.*, Cic., Clem., Cocc., *Con.*, Euphr., *Hep.*, *Hyos.*, Ign., Kali-c., *Lyc.*, **Merc.**, Nat-m., Nux-v., Op., **Phos.**, *Ph-ac.*, **PULS.**, *Rhus-t.*, *Ruta*, Sec., **Sep.**, *Sil.*, Spig., Stann., Staph., **SULPH.**, Thuj., **Verat.**

III. 1. *Acon.*, Alum., Arn., *Ars.*, Aur., **Bell.**, Bry., *Calc.*, Canth., Carb-v., Caust., Cham., **CHIN.**, *Cocc.*, Colch., *Con.*, Cupr., Ferr., Hell., *Ign.*, Iod., Kali-c., Lach., *Lyc.*, *Merc.*, Mez., Nat-m., Nit-ac., **NUX-V.**, Olnd., Op., **Phos.**, *Ph-ac.*, Plat., Plb., *Puls.*, Rhus-t., Seneg., **Sep.**, Spig., Stann Staph., **SULPH.**, *Verat.*

2. Bry., Con., Puls.

3. ?

4. Acon., Ant-c., Arn., *Ars.*, Aur., Bar-c., **Bell.**, **Bry.**, *Calc.*, *Caust.*, Cham., Chel., **Chin.**, Cocc., Graph., Hell., *Lach.*, Led., **LYC.**, **Merc.**, Mez., *Nit-ac.*, Nux-v., *Olnd.*, Op., Phos., Plat., **PULS.**, **Rhus-t.**, *Sep.*, Sil., Spong., Squil., **Staph.**, **SULPH.**, **VERAT.**

IV. Ars., Puls.

V. **Acon.**, Ars., **Bell.**, **Bry.**, Chel., **CHIN.**, Hep., *Hyos.*, *Kali-n.*, *Nat-m.*, *Ph-ac.*, *Sep.*, **Stram.**, *Sulph.*, Verat.

VI. 1. ?

2. Acon., Am-m., **Ant-t.**, *Arn.*, *Ars.*, Bell., **Bry.**, Calc., Cann-s., Carb-an., Carb-v., Caust., Cham., *Chin.*, Cic., Cocc., *Colch.*, Con., *Graph.*, *Hep.*, **Ign.**, Iod., Ip., **Kali-c.**, Led., Lyc., Merc., Nat-c., *Nat-m.*, **NUX-V.**, **Phos.**, **Puls.**, Ran-b., *Rhus-t.*, Sabin.,

Samb., *Sep.*, Sil., *Spig.*, Squil., *Staph.*, **Sulph.**, Zinc.

VII. *Acon.*, Anac., Ant-t., Arn., *Ars.*, Aur., **Bell.**, **Bry.**, *Calc.*, Caust., Cham., **Chin.**, Cocc., Colch., *Con.*, Graph., Hep., Hyos., *Ign.*, Kali-c., Lach., **Lyc.**, *Merc.*, Nat-m., Nit-ac., *Nux-v.*, Olnd., Op., *Phos.*, *Ph-ac.*, **PULS.**, *Rhus-t.*, **Sep.**, Sil., Spig., *Staph.*, Stram., **SULPH.**, *Verat.*

Antid. *Camph.*, Nux-v., Op., Serpentaria. – ***Noc.*** Chin., Nit-s-d.

48. DROSERA ROTUNDIFOLIA

I. Bar-c., Bell., *Caust.*, *Cic.*, Lyc., *Puls.*, **Sul-ac.**, Zinc.

II. Acon., Alum., Arn., Ars., **Bell.**, *Bry.*, **CALC.**, Canth., Caps., Carb-v., *Caust.*, Cham., Chin., Cocc., Con., Hep., *Hyos.*, **Ign.**, Ip., *Kali-c.*, Led., *Lyc.*, **Merc.**, Nat-c., *Nat-m.*, Nit-ac., **Nux-v.**, Par., **Phos.**, **Puls.**, *Rhus-t.*, Sabad., **Sep.**, **Sil.**, Spig., Staph., Stram., **Sulph.**, *Verat.*

III. 1. Acon., *Alum.*, Arg., *Arn.*, Asaf., **Bell.**, Bry., **Calc.**, *Canth.*, Carb-v., Caust., Cham., **Chin.**, Cic., *Cocc.*, Con., **Ign.**, Ip., *Kali-c.*, Laur., Led., Lyc., *Merc.*, Mez., Mosch., Mur-ac., Nat-c., Nat-m., Nit-ac., Nux-v., *Par.*, **Phos.**, Ph-ac., *Plat.*, **Puls.**, *Ran-s.*, *Rhus-t.*, **Ruta**, Sabin., Sars., *Sep.*, Sil., Spig., Spong., Stann., *Staph.*, **Sulph.**, *Sul-ac.*, Teucr., Verat., Zinc.

2. vacat.

3. Arg., Bell., Chin., Cupr., Merc., *Rhus-t.*, Ruta, Sabin., Staph., Sulph.

4. *Agn.*, Arn., *Bar-c.*, Bell., **Bry.**, *Calc.*, Caust., *Cycl.*, *Graph.*, Hep., *Led.*, Lyc., Merc., Mez., *Nat-c.*, Nat-m., *Nit-ac.*, *Olnd.*, Petr., *Plat.*, **PULS.**, Ran-s., *Rhus-t.*, *Sep.*, Sil., *Spong.*, *Staph.*, **SULPH.**, Thuj., Viol-t., Zinc.

IV. Calc., *Nux-v.*, Sil.

V. **Ars.**, Cham., Chin., Nux-v., *Rhus-t.*, *Sulph.*

VI. 1. Ign., Kali-c., *Kali-n.*, *Nux-v.*, Ph-ac., *Rhus-t.*

2. Am-m., Arg., *Ars.*, Asaf., Bry., *Calc.*, *Caps.*, Carb-v., Cham.,

Con., *Cycl.*, Dulc., Euph., *Ferr.*, Graph., Hep., *Iod.*, Led., **Lyc.**, M-ambo., *Mag-m.*, Meny., Merc., Mosch., Nat-c., Nux-v., **Phos.**, *Ph-ac.*, Plat., **PULS.**, Rhod., *Rhus-t.*, Ruta, Sabad., Samb., **SEP.**, *Sulph.*, Tarax., Valer., Verat., Verb., Viol-t.

VII. Alum., Arg., Arn., *Ars.*, Bar-c., *Bell.*, *Bry.*, **Calc.**, Canth., Caps., Carb-v., *Caust.*, Cham., *Chin.*, Cic., Cocc., Con., Cycl., Graph., Hep., *Ign.*, Kali-c., Led., *Lyc.*, *Merc.*, Nat-c., Nat-m., Nit-ac., **Nux-v.**, Par., *Phos.*, Ph-ac., Plat., **PULS.**, Ran-s., **Rhus-t.**, Ruta, **Sep.**, *Sil.*, Spong., *Staph.*, **SULPH.**, Sul-ac., Verat., Zinc.

Antid. Camph.

49. DULCAMARA

I. Ars., Bell., Lach., *Lyc.*, Plat., Stram., *Verat.*

II. Ant-c., Arn., **Ars.**, *Bell.*, Bry., Calc., Carb-v., Caust., *Cham.*, *Chin.*, Graph., Hyos., Ign., Ip., Kali-c., Laur., Lyc., **Merc.**, Nat-c., Nat-m., *Nit-ac.*, *Nux-v.*, Olnd., *Phos.*, Ph-ac., Plat., Plb., **PULS.**, Rhus-t., *Sep.*, Sil., Spig., Stann., Staph., *Sulph.*, Sul-ac., Verat.

III. 1. *Acon.*, Anac., Arn., *Ars.*, *Asaf.*, **BELL.**, Bism., *Bry.*, **CALC.**, Carb-v., Caust., *Chin.*, Cina, Cocc., Con., Graph., Hell., Hyos., Kali-c., Laur., *Lyc.*, *Merc.*, Mez., Mur-ac., *Nat-c.*, Nat-m., *Nit-ac.*, *Nux-v.*, Olnd., Phos., Plat., **Puls.**, Rhod., **Rhus-t.**, Ruta, Sel., **Sep.**, *Sil.*, *Spig.*, *Stann.*, Staph., **Sulph.**, Verat., Zinc.

2. Ars., **Bell.**, Bry., *Con.*, *Hep.*, *Lyc.*, *Sil.*, **Sulph.**

3. Calc., Merc., Puls.

4. Acon., Am-c., *Ant-c.*, *Ars.*, *Bell.*, Bov., *Bry.*, **Calc.**, *Caust.*, Chin., Con., Graph., Hep., Kali-c., *Lach.*, *Led.*, **Lyc.**, Mag-c., **Merc.**, *Mez.*, *Nat-c.*, *Nit-ac.*, Olnd., Petr., *Phos.*, Ph-ac., *Puls.*, **RHUS-T.**, Sec., **SEP.**, *Sil.*, *Staph.*, **Sulph.**, *Verat.*

IV. Aur., Sep., Sil., Sul-ac.

V. Arn., Bry., Lyc., *Sep.*, Staph.

VI. 1. *Ars.*, Cann-s., Dros., *Ferr.*, Ign., Kali-c., Mag-c., Mang., Merc., Rhus-t., Samb., Thuj.
2. Am-c., *Ars.*, **Aur.,** Bry., Calc., Camph., **Caps.,** Caust., Cham., *Con.*, *Cycl.*, Euph., *Ferr.*, Graph., *Hep.*, *Kali-c.*, **Lyc.,** Mosch., Nux-m., *Nux-v.*, Phos., Plat., **Puls., RHUS-T., Sabad.,** *Samb.*, *Sep.*, Sil., *Stront-c.*, Sulph., Tarax., Verat., Verb.

VII. Acon., Ant-c., Arn., **Ars.,** Aur., **Bell.,** *Bry.*, *Calc.*, Caps., Caust., Cham., Chin., *Con.*, Ferr., Graph., Hep., *Kali-c.*, Lach., **LYC.,** *Merc.*, Mez., Nat-c., *Nit-ac.*, Nux-v., Olnd., Phos., Plat., **Puls., Rhus-t.,** Sabad., Samb., **SEP.,** *Sil.*, Spig., Stann., Staph., **Sulph.,** *Verat.*

Antid. *Camph.*, Cupr., Ip., Merc. (***Noc.*** Bell., Lach.)

50. EUPHORBIUM OFFICINARUM

I. Cann-s., *Cocc.*, Con., Led., Lyc., Puls., Sep., Sil., Sul-ac., Thuj.

II. Acon., Arn., Ars., Asaf., **Bell.,** *Bry.*, **Calc.,** Caps., Carb-v., *Caust.*, *Chin.*, Cocc., Colch., Con., Graph., Hell., Hep., *Ign.*, *Kali-c.*, Led., **Lyc.,** *Merc.*, Mez., Nat-c., *Nat-m.*, Nit-ac., *Nux-v.*, *Phos.*, **Puls.,** *Rhod.*, **Rhus-t.,** Ruta, Sabin., **SEP.,** *Sil.*, Spig., Spong., *Staph.*, Stront-c., **SULPH.,** Verat., Zinc.

III. 1. Acon., Anac., Arn., Ars., Asar., *Bell.*, *Bry.*, **Calc.,** Canth., Caps., Carb-v., Caust., Chin., Colch., Croc., Ign., *Kali-c.*, Lach., **Lyc., MERC.,** Mez., Mur-ac., Nat-m., Nit-ac., *Nux-v.*, *Phos.*, Plat., *Puls.*, Rhod., *Rhus-t.*, Sabad., *Sep.*, Sil., Stann., Stront-c., **SULPH.,** *Sul-ac.*, Verat.
2. Bell., Bry., Calc., Merc., Phos., Sulph.
3. Asaf., Ph-ac., Sulph.
4. *Ars.*, Asaf., Bry., Calc., Caust., **LACH., Led., Lyc.,** Merc., Mez., Olnd., **PULS.,** Sec., **Sil.,** Spong., **Sulph.**

IV. Calc., *Chin.*, Ign., Lach., Phos., Rhus-t., Sulph.

V. **Acon., Ars., Bell.,** *Bry.*, Calc., Cham., Cycl., Ign., Merc., Nux-v., *Phos.*, **PULS.,** Rhus-t., *Sabad.*, *Sep.*, Spig., *Sulph.*

VI. 1. Carb-v., Nat-m.
2. Ambr., Arg., Ars., Asaf., *Aur.*, Bar-c., Bell., Bry., **Caps.,** *Carb-v.*, Cham., **Con.,** *Cycl.*, Dros., *Dulc.*, **FERR.,** Kali-c., **Lyc.,** M-ambo., *Mag-m.*, Meny., Mosch., Phos., Ph-ac., *Plat.*, **PULS.,** *Rhod.*, *Rhus-t.*, Ruta, *Sabad.*, *Samb.*, *Sep.*, Sil., Stront-c., Sulph., *Tarax.*, *Valer.*, Verat., Verb.

VII. Acon., *Ars.*, Asaf., **Bell.,** *Bry.*, **Calc.,** Caps., Carb-v., Caust., Chin., Cocc., Con., Cycl., Ferr., Ign., Kali-c., *Lach.*, Led., **Lyc.,** *Merc.*, Mez., Nat-m., Nux-v., *Phos.*, Plat., **PULS.,** Rhod., *Rhus-t.*, Sabad., **Sep.,** *Sil.*, Spig., **SULPH.,** Sul-ac., Verat.

Antid. Camph., Succus. citri.

51. EUPHRASIA OFFICINALIS

I. Bell., Ign., Phos., Puls., Sep., Sil., Sulph.
II. *Acon.*, **Bell., Calc.,** Cann-s., *Caust.*, Chin., Clem., **Con.,** Dig., **Hep.,** Hyos., *Lyc.*, *Merc.*, Nat-m., Nit-ac., *Nux-v.*, *Phos.*, **PULS.,** Rhus-t., Ruta, *Sep.*, **Sil.,** Spig., Staph., Stram., **SULPH.**
III. 1. Agar., Ars., **Bell., Calc.,** Caust., Cham., Chin., Cocc., Con., Dros., *Graph.*, *Ign.*, Kali-c., Lyc., M-arct., *Merc.*, Nat-m., Nit-ac., *Nux-v.*, **Phos.,** *Puls.*, **Rhus-t.,** *Sep.*, *Sil.*, Spig., Spong., *Stann.*, Staph., **Sulph.**
2. vacat.
3. vacat.
4. Bry., Merc., Ph-ac., Staph., Sulph., Thuj.
IV. *Calc.*, *Con.*, **Graph.,** Nat-c., **NUX-V.,** *Phos.*, *Sep.*, Sil., Sulph.
V. ?
VI. 1. Arn., Mag-c., Nat-c., Nit-ac.
2. Am-m., Ant-c., Asar., *Calc.*, Caps., Caust., Cham., Chin., **CON.,** Cycl., Dros., Euph., Ferr., *Graph.*, *Hep.*, Ign., *Lyc.*, M-ambo., *Meny.*, Nat-c., *Nux-v.*, **Phos.,** *Ph-ac.*, Plat., **Puls.,** *Rhus-t.*, Ruta, *Sabad.*, **Sep.,** *Sulph.*, Tarax., Valer., Verb.

VII. Acon., *Bell.,* **Calc.,** Caust., Cham., Chin., **Con.,** Dros., *Graph., Hep.,* Ign., Lyc., Meny., Merc., Nat-c., Nat-m., Nit-ac., **Nux-v., PHOS.,** Ph-ac., **Puls.,** *Rhus-t.,* Ruta, Sabad., **Sep.,** *Sil.,* Spig., Stann., Staph., **SULPH.**

Antid. Camph.

52. FERRUM

I. Acon., Aur., Coff., Nux-v., Plat., Zinc.

II. Acon., Ant-c., Arn., **Ars.,** *Bell., Bry., Calc.,* Canth., Caps., Carb-v., *Cham.,* **CHIN.,** Cina, Graph., Hep., *Hyos.,* **Ign.,** *Ip.,* Kali-c., **Lyc., Merc.,** Nat-m., *Nit-ac.,* **Nux-v., PHOS.,** Ph-ac., *Plat.,* **Puls.,** *Rhus-t.,* Sabad., **Sep.,** *Sil.,* Spig., Stann., Stram., **SULPH.,** Verat.

III. 1. *Acon.,* Ambr., *Arn., Ars.,* Asaf., Aur., Bar., **Bell.,** *Bry.,* **Calc.,** Canth., Caps., *Carb-v.,* Caust., *Cham.,* **CHIN.,** Cocc., Con., Cupr., Graph., *Hyos.,* Ign., Iod., Ip., *Kali-c.,* **Lyc.,** *Merc.,* Nat-m., Nit-ac., **Nux-v.,** Op., *Phos.,* Ph-ac., **PULS.,** *Rhus-t.,* Sabin., Sec., **Sep.,** *Sil.,* Spig., Stann., **Sulph.,** Verat.

2. Bell., Bry., Lyc.

3. *Asaf.,* **Calc.,** *Lyc., Merc.,* Nit-ac., *Phos.,* Puls., **Sil.,** *Sulph.*

4. Ars., *Bell.,* Bry., **Calc.,** *Chin.,* **Lyc.,** Merc., Nat-m., Phos., Ph-ac., Puls., Rhus-t., *Sep.,* Spig., **Sulph.,** Verat.

IV. Ars., Bell., Chin., *Sil.,* Sulph.

V. **ACON.,** Ars., *Bell.,* Bry., *Calc.,* **CHIN.,** Hyos., *Iod.,* **LYC.,** Phos., *Puls., Sep., Sulph.,* Verat.

VI. 1. *Ars.,* Dros., Kali-c., Mag-c., Mang., Merc., Rhus-t., Thuj.

2. *Acon.,* Am-m., Arn., *Ars., Aur.,* Bar-c., Bell., Bry., Calc., **Caps.,** *Carb-v.,* Caust., Cham., *Chin.,* Cina, Cocc., **CON.,** *Cycl.,* Dulc., **Euph.,** Euphr., Ign., Kali-c., Lach., Led., **Lyc.,** M-ambo., Mag-m., Meny., Nat-c., Nat-m., *Nux-v., Phos.,* Ph-ac., *Plat.,* **PULS.,** Rhod., **Rhus-t., Sabad.,** *Samb.,* Sel., *Sep., Sil.,* Spig., *Sulph.,* **Tarax.,** Teucr., *Valer.,* Verat.

VII. *Acon.,* Arn., **Ars.,** Aur., **Bell.,** *Bry.,* **Calc.,** Caps., Carb-v., Cham., **CHIN.,** Con., Hyos., Ign., Ip., Kali-c., **LYC.,** *Merc.,*

Nat-m., Nit-ac., *Nux-v.,* **Phos.,** Ph-ac., Plat., **Puls.,** *Rhus-t.,* Sabad., **Sep., Sil.,** Spig., **SULPH.,** Tarax., Verat.

Antid. Ars., *Chin.,* Ip., *Puls.,* Verat., *Thea.*

53. GRAPHITES

I. Bell., Cham., **IGN.,** *Lyc.,* Nat-m., Nux-v., **Puls.,** *Rhus-t.,* Sep., Stram., Sulph., Verat.

II. Acon., Alum., *Arn.,* Ars., Aur., Bar-c., **BELL.,** Borx., Bry., **CALC.,** Canth., *Carb-v.,* **Caust.,** *Cham., Chin., Con., Hep., Ign., Kali-c.,* **Lyc., Merc.,** *Nat-m., Nit-ac.,* **Nux-v.,** Op., **Petr.,** *Phos.,* Plat., Plb., **PULS.,** *Rhus-t., Sabad.,* Sec., **Sep., Sil.,** Spig., **Staph., SULPH.,** Thuj., *Verat.,* Zinc.

III. 1. Acon., Alum, Am-c., Am-m., *Arn., Ars.,* Asaf., Aur., Bar-c., **Bell.,** *Bry.,* **CALC.,** Carb-an., *Carb-v., Caust.,* Cham., *Chin., Cocc.,* Coloc., Con., Ferr., Hyos., *Ign.,* Iod., *Kali-c.,* **LYC.,** Meny., *Merc.,* Mez., Nat-c., **Nat-m.,** Nit-ac., *Nux-v.,* Petr., *Phos.,* Ph-ac., Plat., **Puls., Rhus-t., Sep.,** *Sil.,* Spig., Spong., Stann., Staph., Stront-c., **Sulph.,** Thuj., Verat., *Zinc.*

2. *Bell.,* **Bry.,** Carb-an., **Con.,** Lyc., Merc., **Phos., PULS.,** Rhus-t., Spong., **Sulph.**

3. Con., Merc., *Nit-ac., Puls., Sulph.*

4. Ant-c., Arn., Ars., *Bar-c.,* Bell., *Bry.,* **Calc.,** Carb-v., Cham., Chin., Cic., Clem., *Con.,* Dulc., *Hep.,* Kali-c., Lach., **Lyc.,** *Merc.,* Nat-m., *Nit-ac., Petr.,* Phos., Ph-ac., *Puls.,* **RHUS-T.,** Sabad., **SEP.,** *Sil.,* Spong., Squil., *Staph.,* **Sulph.,** Viol-t.

IV. Ars., Bell., Bry., **CALC.,** Caust., Chin., Con., Hep., Ign., Kali-c., Lach., Lyc., Merc., Nat-c., **Nux-v.,** Op., **Phos.,** *Puls.,* **Sep.,** *Sil., Sulph.*

V. Acon., Ant-c., *Arn., Ars.,* Bar-c., *Bell.,* Bry., *Calc., Chin.,* Hep., *Kali-c.,* **Lyc.,** *Merc.,* Nit-ac., **Nux-v., Phos.,** *Puls., Rhus-t.,* **Sep.,** Sil., Staph., **Sulph.,** *Thuj.*

VI. 1. Cham., Mang., Stront-c.

2. Acon., Agn., Am-c., Am-m., *Arn., Ars.,* Aur., *Bell.,* Borx., **BRY.,** Calad, **CALC.,** Camph., Carb-an., *Carb-v., Caust., Cham.,* Chel., Chin., Cina, *Cocc.,* Coff., **Con.,** Croc., Dig., Dulc., Euphr., Hell., **Hep.,** Hyos., *Ign.,* Iod., Ip., **Kali-c.,**

Kreos., Led., **Lyc.,** Mag-m., *Merc.,* Nat-c., **Nat-m., NUX-V.,** *Olnd.,* **PHOS.,** Ph-ac., *Puls.,* Rhod., **Rhus-t.,** Ruta, *Sabad.,* Sars., **Sep., Sil., Spig.,** Squil., *Staph.,* **Sulph.,** Verat.

VII. Acon., *Arn., Ars.,* Bar-c., **Bell., Bry., CALC.,** Carb-an., Carb-v., *Caust., Cham., Chin.,* Cocc., *Con., Hep., Ign., Kali-c.,* **LYC., Merc.,** *Nat-m., Nit-ac.,* **Nux-v.,** Petr., **Phos., PULS., Rhus-t.,** Sabad., **SEP.,** *Sil.,* Spig., *Staph.,* **SULPH.,** Thuj., Verat., Zinc.

Antid. *Ars.,* Nux-v., Vinum.

54. GUAJACUM OFFICINALE

I. *Anac.,* Bell., *Hyos., Lyc.,* Nat-m., Ph-ac., Plat., *Stram.,* Verat.

II. Acon., Arn., *Ars., Bell., Calc.,* Carb-v., **Caust.,** *Chin.,* Cocc., Con., Dulc., *Graph.,* Hep., *Kali-c.,* **Lyc., MERC.,** Nat-c., Nat-m., **Nux-v.,** Phos., **Ph-ac., Puls.,** Rhus-t., *Ruta,* **Sep.,** *Sil.,* Spig., Stann., **Staph., Sulph.,** Thuj., Verat., *Zinc.*

III. 1. Acon., Alum., Anac., *Ars.,* Bar-c., *Bell.,* Bry., **Calc.,** Caps., Caust., Cham., Chin., *Cocc.,* Graph., Ign., *Kali-c., Lyc.,* Merc., Nat-c., *Nat-m.,* **Nux-v.,** Petr., Phos., Ph-ac., Plat., **Puls.,** *Rhus-t., Sep.,* Sil, *Spig.,* Spong., Stann., *Sulph.,* Thuj., Verat.

2. vacat.

3. Asaf., Calc., Lyc., Merc., Mez., Ph-ac., Sil., *Staph.,* Sulph.

4. Asaf., *Bry.,* Calc., Caust., *Puls.,* Rhus-t.

IV. *Ars., Bell., Bry.,* **Calc.,** *Carb-v.,* Chin., **Graph.,** *Hep., Ign., Lach., Lyc.,* Merc., Nux-v., Phos., *Puls., Rhus-t., Sep., Sil.,* Spig., **Sulph.**

V. Acon., Carb-v., Chin., Cupr., Laur., Sep., Sil., **Verat.**

VI. 1. Carb-v., Hep., Laur., Mang., *Nat-c.,* Nat-m., Nux-m., *Sep.,* Sil., Staph., Sulph., Valer.

2. Agar., Am-c., Arn., Asaf., Bry., *Calc.,* Camph., Carb-an., *Carb-v.,* Cham., Chel., Chin., *Cocc.,* Coff., Con., *Hep.,* Ign., Ip., Kreos., *Lach.,* Lyc., Merc., Nat-m., *Nux-m., Nux-v.,*

Olnd., Phos., Puls., Ran-b., *Rhus-t.,* Ruta, *Sel.,* Sep., **Sil.,** Spig., Staph., Stram., Sulph., Teucr., Thuj., Valer., Verb., Zinc.

VII. Acon., Anac., *Ars.,* Asaf., *Bell., Bry.,* **CALC., Carb-v.,** *Caust.,* **Chin.,** *Cocc., Graph., Hep.,* Ign., Kali-c., Lach., **Lyc., Merc.,** Nat-c., *Nat-m.,* Nux-m., *Nux-v.,* Phos., *Ph-ac.,* **Puls.,** *Rhus-t.,* Ruta, **Sep., Sil.,** Spig., *Staph.,* Stram., **Sulph.,** Thuj., *Verat.,* Zinc.

Antid. ?

55. HELLEBORUS NIGER

I. Acon., *Anac.,* Ars., Bar-c., **BELL.,** Bov., Bry., Caust., Cham., *Cic.,* Cocc., Con., Cycl., Graph., *Hyos., Ign..,* Laur., **Lyc.,** Meny., Merc., *Nat-m., Nux-m.,* Nux-v., *Op.,* Phos., *Ph-ac.,* **PULS., Rhus-t.,** Sep., Sil., Spig., Staph., *Stram.,* Sulph., Verat.

II. Acon., Ant-c., Arn., *Ars.,* **Bell., Bry.,** *Calc.,* Canth., Caps., Carb-v., *Caust.,* Cham., *Chin.,* Cocc., Colch., Cupr., Dros., Dulc., *Graph.,* Hep., *Hyos.,* Ign., *Ip., Kali-c.,* Led., **LYC.,** Mag-m., Merc., Nat-c., Nat-m., *Nux-v.,* Olnd., Op., Petr., **Phos.,** Ph-ac., **PULS.,** *Rhus-t., Sep.,* Sil., Spig., *Staph.,* Stram., **Sulph.,** Sul-ac., *Verat.,* Zinc.

III. 1. Alum., Ant-c., *Arn.,* Ars., Asaf., Bar-c., **BELL.,** Borx., *Bry.,* **Calc.,** Canth., *Caust.,* **CHIN., Cocc.,** Colch., **Con.,** Dig., Dros., *Dulc.,* Graph., *Ign.,* Ip., **Kali-c.,** Laur., *Lyc.,* M-arct., Meny., **Merc.,** Mez., Mosch., Mur-ac., Nat-c., *Nat-m.,* Nit-ac., Nux-m., Nux-v., Olnd., Op., *Phos., Plat.,* Plb., **Puls.,** *Ran-s.,* **Rhus-t.,** Ruta, Sabad., *Sabin., Sars.,* **Sep.,** Sil., *Spig.,* Spong., *Stann., Staph.,* **Sulph.,** Sul-ac., *Tarax.,* Thuj., Verat., *Zinc.*

2. Bell., Calc., *Merc.,* Puls., Sep.

3. Bell., Merc., Phos., Puls., Sulph.

4. Ant-c., Arn., Ars., *Bell., Bry.,* Calc., Caust., *Chin.,* Cocc., Con., Dulc., Graph., Kali-c., Lach., **Lyc.,** Merc., Nat-m.,

Nit-ac., Nux-v., Phos., **PULS., Rhus-t.,** Samb., *Sec.,* **Sep.,** Sil., Spig., Spong., Squil., Stann., Staph., **SULPH.,** Verat.

IV. ?

V. **Ars., BELL.,** Bry., Calc., Camph., *Cham.,* Merc., Nux-m., *Nux-v.,* Op., Phos., Ph-ac., *Puls.,* Rhus-t., Sabad., Samb., *Sep.,* **Spig.,** *Verat.*

VI. 1. Bell., *Bry.,* Caps., *Caust.,* Lyc., Mag-c., Mez., *Sul-ac.*

2. *Acon., Agn.,* Ant-c., *Arn., Ars., Asar.,* Aur., **Bell., BRY.,** Calc., **Camph.,** Cann-s., Carb-v., *Caust.,* Chel., Chin., Cocc., Coff., Colch., Con., Croc., Dulc., *Graph.,* **Hep.,** Ip., *Kali-c., Led., Lyc., Mag-c., Mag-m.,* Merc., Mosch., Nat-m., Nux-m., **NUX-V.,** Petr., **PHOS., PULS.,** *Ran-b.,* **Rhus-t.,** *Sabad.,* Sabin., **Sep.,** *Sil.,* Spig., Spong., Squil., Staph., *Stront-c.,* Sulph.

VII. Acon., Ant-c., Arn., *Ars.,* **BELL., Bry.,** *Calc.,* Camph., *Caust.,* Cham., *Chin., Cocc.,* Colch., Con., Dulc., *Graph.,* Hep., Hyos., Ign., Ip., *Kali-c.,* Led., **Lyc.,** Mag-c., Mag-m., **Merc.,** *Nat-m.,* Nux-m., **Nux-v.,** Op., **Phos.,** Ph-ac., **PULS., Rhus-t.,** Sabad., Sabin., **Sep.,** Sil., *Spig.,* Spong., Stann., *Staph.,* Stram., **Sulph.,** Sul-ac., *Verat.,* Zinc.

Antid. Camph., *Chin.*

56. HEPAR SULPHURIS CALCAREUM

I. Aur., Bell., Calc., Caust., Con., *Lyc.,* Nat-m., *Phos.,* Puls., Sil., **Sulph.**

II. *Acon.,* Alum., Ant-c., *Arn.,* **Ars.,** Bar-c., **BELL.,** *Bry.,* **Calc.,** Camph., Cann-s., *Canth., Carb-v.,* **Caust.,** *Cham., Chin.,* Clem., Colch., *Con.,* Cupr., Dig., Euphr., *Graph., Hyos.,* Ign., Ip., *Kali-c.,* Laur., **Lyc., MERC.,** Nat-c., *Nat-m., Nit-ac.,* **Nux-v.,** Olnd., *Op., Petr.,* **Phos.,** *Ph-ac.,* Plb., **PULS., Rhus-t.,** Ruta, Sabad., Sel., **Sep., Sil.,** *Spig., Spong., Staph.,* Stram., **SULPH.,** *Thuj., Verat.,* Zinc.

III. 1. Acon., *Arn.,* Ars., Aur., **Bell.,** *Bry.,* **Calc.,** Canth., **Caust.,** *Chin.,* Cocc., Graph., *Ign., Kali-c., Lyc.,* **Merc.,** Nat-c.,

Nat-m., **Nux-v., Phos., Puls.,** *Rhus-t.*, Ruta, **Sep., Sil.,** *Spig.*, Spong., Stann., Stront-c., **Sulph.,** Thuj., Verat., *Zinc.*

2. *Ars.*, **BELL.,** Con., Dulc., Lyc., *Merc.*, **Phos., SIL., Sulph.**
3. **Asaf.,** *Calc.*, Lyc., *Merc.*, Nit-ac., Ph-ac., **PULS.,** Sep., **Sil.,** Staph., *Sulph.*
4. Acon., Alum., Ant-c., Arn., **Ars.,** *Asaf.*, Bar-c., *Bell.*, Borx., *Bry.*, **Calc.,** Carb-v., *Caust.*, Cham., Chin., Clem., *Con.*, Dulc., **Graph.,** *Lach.*, **Lyc., Merc.,** Mez., Nat-m., *Nit-ac.*, Nux-v., *Petr.*, Phos., **PULS.,** Ran-b., **Rhus-t., Sep., SIL.,** Spig., Squil., *Staph.*, **SULPH.,** Verat., Viol-t., Zinc.

IV. Acon., **Ars., BELL., Bry., Calc.,** *Cham.*, Chin., Con., Graph., *Ign.*, *Kali-c.*, Lyc., **Merc.,** *Nux-v.*, Op., **Phos., PULS.,** *Rhus-t.*, **SEP.,** *Sil.*, **Sulph.**

V. **Acon.,** Arn., *Ars.*, **Bell., Bry.,** *Calc.*, Carb-v., **Cham., Chin.,** Colch., Graph., Ign., Ip., Kali-c., Kreos., Lyc., *Merc.*, *Nat-m.*, Nit-ac., Nux-m., **Nux-v.,** Op., Phos., Ph-ac., *Puls.*, **RHUS-T.,** Samb., Sec., *Sep.*, **Sil.,** Spig., **SULPH.,** Thuj., *Verat.*

VI. 1. Acon., Arn., Guaj., *Mang.*, Nat-c., Nit-ac., Rhus-t., Sep., Sil.

2. Acon., Am-c., Ant-c., Arn., *Ars.*, Asar., Aur., Bar-c., **Bell., BRY.,** Calad., **Calc.,** Camph., Cann-s., Caps., *Carb-v.*, **Caust.,** *Cham.*, *Chin.*, Cic., *Cocc.*, Colch., *Con.*, Croc., Dulc., *Graph.*, Hyos., Ign., Iod., **Ip.,** Kali-c., Lach., **Lyc., Merc.,** *Nat-m.*, *Nit-ac.*, *Nux-m.*, **NUX-V., Phos.,** Ph-ac., **Puls., RHUS-T.,** Ruta, Sabad., Samb., Sars., Sel., **SEP., SIL.,** *Spig.*, Spong., Squil., *Staph.*, *Stront-c.*, **Sulph.,** Thuj., Verat.

VII. *Acon.*, Arn., *Ars.*, Asaf., **Bell.,** *Bry.*, **Calc.,** Carb-v., *Caust.*, *Cham.*, *Chin.*, Con., *Graph.*, Ign., Ip., Kali-c., *Lyc.*, **Merc.,** *Nat-m.*, Nit-ac, *Nux-v.*, **Phos.,** Ph-ac., **Puls.,** *Rhus-t.*, **Sep., SIL.,** Spig., Staph., **SULPH.,** Thuj., Verat.

Antid. Acetum veget., *Bell.*, Cham., Sil.

---

57. HYOSCYAMUS NIGER

I. Acon., *Anac.*, Ars., Aur., **BELL.,** Cic., Coff., Cupr., Hell., Ign., Lach., **Lyc.,** Nat-c., Nat-m., Nux-v., **Op.,** Phos., *Ph-ac.*, *Plat.*, Puls., Rhus-t., Sep., **STRAM.,** Sulph., **VERAT.**

II. *Acon.*, *Ars.*, **BELL.,** Bry., *Calc.*, Camph., *Canth.*, Caust., *Cham.*, *Chin.*, Cocc., *Con.*, Cupr., Dig., Dulc., Ferr., *Hep.*, *Ign.*, Ip., Kali-c., *Lyc.*, *Merc.*, *Nat-m.*, Nit-ac., **Nux-v.,** *Op.*, **Phos., PULS.,** Rhus-t., Ruta, Sabin., *Sec.*, *Sep.*, *Sil.*, Spig., Spong., **Stram., Sulph.,** *Verat.*

III. 1. *Acon.*, *Ars.*, **BELL.,** *Bry.*, *Calc.*, Camph., Caust., **Cham.,** *Chin.*, *Cic.*, *Cocc.*, Con., *Cupr.*, Dulc., *Ferr.*, *Ign.*, *Ip.*, *Lyc.*, *Merc.*, Nit-ac., Nux-m., *Nux-v.*, **Op.,** *Phos.*, Plat., Plb., **Puls.,** *Rhus-t.*, *Sec.*, *Sep.*, *Sil.*, **STRAM.,** *Sulph.*, Verat.

2. **Bell.,** Bry., Carb-an., Con., *Hep.*, *Lyc.*, Merc., Phos., Sil., Sulph.

3. vacat.

4. **Ars.,** *Bell.*, Bry., *Lyc.*, Merc., Phos., Rhus-t., *Sec.*, *Sulph.*

IV. **Bell.,** Ign., Merc., *Nux-v.*, Op., Puls.

V. **Acon.,** Arn., **BELL., Bry.,** Calc., Chin., Dig., Ferr., Nat-m., Phos., Puls., Rhus-t., Sil., *Stram.*, *Sulph.*

VI. 1. Am-c., *Bell.*, Bry., Caps., Caust., Colch., Hell., Lyc., Mez., Sul-ac.

2. Acon., Am-c., *Ars.*, *Aur.*, **BELL., Bry.,** *Calc.*, Caps., *Caust.*, **Cham.,** Cocc., Coff., *Colch.*, Con., Dulc., Graph, *Hep.*, **Ign.,** Ip., *Kali-c.*, **Lyc.,** Merc., *Nux-m.*, **Nux-v.,** *Phos.*, Ph-ac., Plat., **Puls., Rhus-t.,** Sabad., Sabin., Samb., **Sep.,** *Sil.*, Staph., *Stront-c.*, Sulph., Verat.

VII. *Acon.*, *Ars.*, **BELL., Bry.,** Calc., Caust., *Cham.*, Chin., Cocc., Con., Cupr., Hep., *Ign.*, Ip., **Lyc.,** Merc., Nat-m., *Nux-v.*, *Op.*, *Phos.*, Plat., **Puls.,** Rhus-t., Sec., Sep., Sil., **Stram.,** *Sulph.*, Verat.

Antid. *Bell.*, Camph., Chin., *Stram.*

---

58. IGNATIA AMARA

I. *Acon., Aur.,* Cham., Cocc., Con., *Graph.,* **LYC.,** Nat-m., *Op.,* Phos., Ph-ac., *Plat.,* **PULS.,** *Rhus-t.,* Sep., *Sil.,* Sulph.

II. *Acon.,* Alum., Ant-c., Arn., *Ars.,* Asaf., **Bell.,** *Bry.,* **Calc.,** *Canth.,* Carb-v., Caust., *Cham.,* **CHIN.,** Cina, Cocc., Con., Ferr., *Graph.,* Hep., *Hyos.,* Ip., *Kali-c., Lyc., Merc.,* Nat-c., *Nat-m.,* Nit-ac., **NUX-V.,** Op., Petr., **Phos.,** Ph-ac., Plat., Plb., **PULS.,** Ran-b., *Rhus-t.,* Sabad., Sabin., Sec., **Sep.,** *Sil.,* Spig., Spong, Squil., Stann., *Staph.,* Stram., **SULPH.,** Teucr., Thuj., **Verat.,** Zinc.

III. 1. *Acon.,* Alum., Ambr., Ang., Arn., *Ars.,* Asaf., **BELL., Bry., CALC.,** Canth., Carb-v., **Caust.,** *Cham.,* Chel., *Chin.,* Cic., **Cocc.,** *Con.,* Croc., Dros., Graph., Hyos., Ip., **Kali-c.,** Laur., **Lyc., Merc.,** Mosch., Mur-ac., Nat-c., *Nat-m.,* Nit-ac., **NUX-V.,** Op., *Petr.,* **Phos.,** Ph-ac., *Plat.,* Plb., **Puls.,** Ran-b., **Rhus-t.,** Sec., **SEP.,** *Sil., Spig., Stann., Staph., Stram.,* **SULPH.,** Thuj., *Verat., Zinc.*

2. *Bell., Con.,* Merc., Puls., Rhus-t., *Sep.,* **Spong.,** *Sulph.*

3. Ph-ac., Rhus-t., Ruta.

4. Arn., Bell., **Bry.,** *Calc.,* Caust., *Hep.,* Lyc., Merc., Mez., Nux-v., **Puls., Rhus-t., SEP.,** Sil., Staph., **Sulph.**

IV. Bell., **Bry.,** *Calc.,* Chin., Con., *Graph.,* Hep., Lyc., Merc., Nat-c., **NUX-V.,** *Phos.,* **Puls., Rhus-t.,** *Sep.,* Sil., *Sulph.*

V. **Acon.,** Arn., **ARS., Bell., Bry.,** *Calc.,* Caps., *Cham., Chin.,* Hep., Lyc., *Merc.,* **NUX-V.,** Phos., **Puls., RHUS-T., Sep.,** Sil., Spig., *Sulph., Verat.*

VI. 1. *Ant-c.,* Arn., Ars., Calc., Kali-c., Kali-n., Lyc., Nit-ac., Nux-v., Puls., Rhod., Rhus-t., Staph., Thuj.

2. Acon., Arn., Ars., *Bell.,* **Bry., Calc.,** Caust., *Cham.,* Chel., Chin., Cocc., Coff., Colch., Coloc., Con., Graph., Hep., Hyos., *Kali-c.,* Lach., **LYC.,** Merc., Nat-c., *Nat-m.,* **NUX-V.,** *Phos.,* Ph-ac., Plat., **PULS., Rhus-t.,** Sel., **SEP.,** Sil., *Spig.,* **Staph., Sulph.**

VII. *Acon.,* Arn., *Ars.,* **Bell., Bry., Calc.,** Caust., *Cham., Chin.,* Cocc., Con., Graph., Hep., *Kali-c.,* **Lyc.,** *Merc.,* Nat-m., **NUX-V.,** *Phos.,* Ph-ac., Plat., **PULS., RHUS-T., Sep.,** *Sil.,* Spig., *Staph.,* **SULPH.,** Verat.

Antid. Arn., Camph., Cham., Cocc., *Coff.*, *Nux-v.*, *Puls.* — (***Noc.*** Coff., Tab.)

59. IODIUM

I. Acon., *Aur.*, *Bell.*, Carb-an., Ferr., *Graph.*, Ign., *Lyc.*, Nat-c., Nat-m., Phos., Plat., *Puls.*, Rhus-t., Sulph., Zinc.

II. Acon., Ant-t., Arn., *Ars.*, Bell., *Bry.*, **Calc.**, *Carb-v.*, Caust., Cham., **Chin.**, Cina, Dros., Graph., Hep., Hyos., Ign., Kali-c., Lach., Laur., **LYC.**, **Merc.**, Nat-c., *Nat-m.*, Nit-ac., **Nux-v.**, **PHOS.**, **PULS.**, Rhus-t., Seneg., **Sep.**, Sil., Spig., *Spong.*, Stann., Staph., **Sulph.**, **Verat.**, Zinc.

III. 1. Ambr., Anac., *Ars.*, Asaf., Asar., **Bell.**, Bry., **Calc.**, Caust., Cham., *Chin.*, Cocc., *Con.*, Cupr., Ferr., Graph., Ign., *Kali-c.*, **Lyc.**, *Merc.*, Nat-m., Nit-ac., Nux-m., **Nux-v.**, Op., **Phos.**, Ph-ac., Plat., **Puls.**, Rhus-t., Sec., Sel., *Sep.*, **Stann.**, Stram., **Sulph.**, Teucr., Verat.

2. Arn., *Bell.*, Chin., Nux-v., *Puls.*, Rhus-t.

3. Asaf., Bell., *Calc.*, Lyc., **Merc.**, Nit-ac., Puls., Sep., Sil., Sulph.

4. Acon., Am-c., Arn., **Ars.**, *Bell.*, **Bry.**, *Calc.*, Chin., Con., Kali-c., **Lyc.**, *Merc.*, Nit-ac., *Phos.*, *Ph-ac.*, Puls., *Rhus-t.*, *Sil.*, **Sulph.**

IV. *Ars.*, Aur., *Kali-c.*, Mag-c., Nat-c., *Nux-v.*, Phos., Sep., Sil., Thuj.

V. **ACON.**, Ars., Bell., Bry., Calc., Carb-v., Cham., Ferr., Hep., Kali-c., **Lyc.**, **Merc.**, Op., **PHOS.**, Ph-ac., *Sep.*, *Sil.*, *Stann.*, Sulph., Verat.

VI. 1. Acon., Arn., **Ars.**, Cham., Colch., Dulc., *Ferr.*, Hep., Ign., *Kali-c.*, Kali-n., *Mag-c.*, Mag-m., *Mang.*, *Merc.*, Nit-ac., Plb., *Rhus-t.*, Samb., Sil., Stront-c., *Thuj.*

2. Ambr., *Asar.*, Bar-c., Bell., Borx., Bry., *Calad.*, **Calc.**, Cann-s., *Carb-v.*, Chel., Chin., *Colch.*, *Croc.*, Dros., Ferr., Graph., *Hep.*, Lach., *Led.*, **Lyc.**, M-ambo., M-arct., *Merc.*, Nat-c., Nat-m., *Nux-v.*, **Phos.**, Ph-ac., **PULS.**, Ran-b., Sabad., *Sel.*, **Sep**, *Sil.*, **Spig.**, Squil., **Staph.**, *Sulph.*, Verat.

VII. *Acon.*, Arn., **Ars.,** Asar., **Bell.,** *Bry.*, **Calc.,** Carb-v., Cham., *Chin.*, Colch., Ferr., Graph., Hep., Ign., *Kali-c.*, **LYC.,** Mag-c., **MERC.,** Nat-c., Nat-m., Nit-ac., **Nux-v., PHOS.,** Ph-ac., **PULS.,** *Rhus-t.*, Sel., **Sep.,** *Sil.*, Spig., Stann., Staph., **Sulph.,** Verat.

Antid. *Ars.*, **Bell.,** Camph., Chin., Coff., **Hep.,** *Phos.*, Sulph.

60. IPECACUANHA

I. Acon., Bell., Cham., Con., Ign., Lyc., *Nat-m.*, *Phos.*, Ph-ac., *Puls.*, Sep., Sil., Sulph.

II. *Acon.*, Ant-c., Arn., *Ars.*, **Bell.,** *Bry.*, *Calc.*, Canth., Caps., Carb-v., *Cham.*, **Chin.,** Cocc., Con., Cupr., Dros., Dulc., Ferr., Hep., *Hyos.*, Ign., Kali-c., *Lyc.*, *Merc.*, Nat-m., **Nux-v., Phos.,** Plat., **PULS.,** *Rhus-t.*, Sabad., Sabin., Sec., **Sep.,** Sil., Spig., Stann., Staph., Stram., **Sulph.,** *Verat.*

III. 1. Acon., Alum., Ang., Arn., Ars., **BELL.,** Bry., **Calc.,** *Camph.*, Cann-s., *Canth.*, Carb-v., Caust., **CHAM.,** *Chin.*, *Cic.*, **Cocc.,** Con., *Cupr.*, Dros., Ferr., Hell., **Hyos., IGN.,** Kali-c., Lach., **Lyc.,** *Merc.*, **Mosch.,** Nat-m., Nit-ac., Nux-m., **Nux-v.,** Op., Petr., *Phos.*, Ph-ac., **Plat.,** Plb., **Puls.,** Rhod., Rhus-t., *Sec.*, **Sep.,** Sil., *Stann.*, Staph., *Stram.*, **Sulph., Verat.,** Zinc.

2. vacat.

3. *Hep.*, Puls.

4. Acon., *Ars.*, *Bell.*, **BRY.,** Calc., Carb-v., Caust., Chin., Lach., *Led.*, *Lyc.*, Merc., Mez., Olnd., Ph-ac., **Puls.,** Rhus-t., Sil., Spong., *Sulph.*, Verat.

IV. Calc., Sulph.

V. **Acon.,** Agn., **Ars.,** Bell., *Bry.*, Calc., Carb-v., Caust., *Cham.*, *Chin.*, Cocc., Graph., Hep., Ign., *Lyc.*, *Merc.*, Nit-ac., **Nux-v.,** *Phos.*, **Puls.,** *Rhus-t.*, Sabad., **Sep.,** *Sil.*, **Sulph.,** *Thuj.*, **VERAT.**

VI. 1. Ant-c., Arn., Ars., Calc., Ign., Rhod.

2. *Acon.*, Ant-c., Arn., *Ars.*, *Asar.*, **Bell., BRY.,** Calad., **Calc.,** Cann-s., Carb-an., Carb-v., *Caust.*, Cham., Chel., Chin., *Cocc.*, Coff., *Colch.*, Croc., Dig., Graph., **Hep.,** Ign., Led., *Lyc.*, *Merc.*, Nat-c., *Nat-m.*, Nit-ac., **NUX-V., Phos., PULS.,**

Ran-b., *Rhus-t.*, Sabad., Sars., Sel., **Sep.,** Sil., Spig., Spong., Squil., Staph., **Sulph.,** Verat.

VII. *Acon.*, Arn., *Ars.*, **Bell., Bry.,** *Calc.*, Carb-v., Caust., *Cham.*, *Chin.*, Cocc., Cupr., Hep., Hyos., *Ign.*, **Lyc.,** *Merc.*, Nat-m., **Nux-v., Phos.,** Plat., **PULS.,** *Rhus-t.*, Sec., **Sep.,** Sil., **Sulph.,** *Verat.*

Antid. Arn., *Ars.*, *Chin.*, Nux-v., Tab.

61. KALIUM CARBONICUM

I. Acon., Anac., *Bell.*, Calc., Cham., Graph., *Ign.*, *Lyc.*, Nat-m., *Nux-v.*, Op., Ph-ac., Plat., **Puls.,** *Rhus-t.*, Sil., *Stram.*, Verat.

II. Acon., Alum., Am-m., Anac., Ant-c., *Arn.*, Ars., Aur., Bar-c., **Bell.,** Borx., *Bry.*, **Calc.,** Canth., Carb-an., Carb-v., **Caust.,** Cham., *Chin.*, Cocc., Con., Dros., Dulc., Ferr., *Graph.*, Hep., Hyos., *Ign.*, Kreos., **Lyc.,** Mag-c., Mag-m., **Merc.,** Nat-c., *Nat-m.*, Nit-ac., **Nux-v.,** Petr., **Phos.,** *Ph-ac.*, Plat., **PULS.,** *Rhus-t.*, Sabad., Sabin., **SEP.,** *Sil.*, Spig., Stann., Staph. **Sulph.,** Thuj., Verat., Zinc.

III. 1. *Acon.*, Alum., Arn., Ars., Asaf., **Bell.,** *Bry.*, **Calc.,** Canth., Carb-an., Carb-v., *Caust.*, Cham., *Chin.*, Cocc., Con., Ferr., Graph., Hep., *Ign.*, **Lyc., Merc.,** Mez., Nat-c., *Nat-m.*, Nit-ac., *Nux-v.*, *Phos.*, Ph-ac., Plat., **Puls.,** Rhod., *Rhus-t.*, Sabin., **SEP.,** *Sil.*, Spig., Spong., Stann., *Staph.*, *Stront-c.*, **Sulph.,** Tarax., Thuj, Verat., *Zinc.*

2. Bell., *Bry.*, *Con.*, *Lyc.*, *Phos.*, Puls., *Sil.*, Spong., *Sulph.*

3. Bell., Chin., Merc.

4. Acon., Arn., **Ars., Bell.,** *Bry.*, *Calc.*, Caust., *Chin.*, Con., Dulc., *Graph.*, *Hep.*, Lach., **Lyc., Merc.,** Nit-ac., **Phos.,** Ph-ac., **PULS., Rhus-t.,** Sec., **SEP., Sil.,** Spig., Squil., Staph., **SULPH.**

IV. **ARS.,** *Calc.*, Coff., Hep., Nat-c., **Nux-v.,** *Sep.*, *Sil.*

V. **Acon.,** *Arn.*, *Ars.*, **Bell., Bry., Calc.,** *Carb-v.*, Caust., Cham., *Chin.*, Cocc., Ferr., *Graph.*, Hep., Ign., **Lyc.,** *Merc.*, *Nat-m.*,

Nit-ac., **Nux-v.,** Op., **PHOS.,** *Ph-ac., Puls.,* **Rhus-t.,** Samb., **SEP.,** Sil., *Stann.,* Staph., Stram., **SULPH.,** Thuj., Verat.

VI. 1. Ars., Dros., Ign., Rhus-t.

2. Acon., Ambr., Am-c., Anac., Arn., *Ars.,* Aur., Bar-c., *Bell.,* **BRY., Calc.,** Carb-an., Carb-v., *Caust., Cham.,* Chin., Cocc., *Con.,* Dulc., Ferr., *Graph.,* Hep., Hyos., *Ign.,* **LYC.,** *Merc.,* Nat-c., *Nat-m.,* Nit-ac., **Nux-v.,** *Phos.,* Ph-ac., **Puls.,** Rhod., *Rhus-t.,* Sabad., Sel., Seneg., **SEP., Sil.,** Spig., Stront-c., **Sulph.**

VII. *Acon.,* Anac., Arn., **Ars., Bell., Bry., Calc.,** Carb-an., Carb-v., *Caust.,* Cham., *Chin.,* Cocc., Con., Ferr., *Graph.,* Hep., *Ign.,* **LYC., Merc.,** Nat-c., *Nat-m.,* Nit-ac., **Nux-v.,** Op., **Phos.,** Ph-ac., Plat., **PULS., Rhus-t., SEP., Sil.,** Spig., Stann., Staph., Stram., Stront-c., **SULPH.,** Thuj., Verat., Zinc.

Antid. Camph., Coff., *Nit-s-d.*

62. KALIUM NITRICUM

I. *Bell.,* Bry., Calc., *Nux-v.,* Op., Ph-ac., Puls., *Rhus-t.,* Sep., Sil., *Stram.,* Sulph., Verat.

II. Acon., Ambr., Arg., Arn., Ars., Asaf., Aur., *Bar-c., Bell., Bry.,* **Calc.,** Canth., Carb-v., *Caust.,* Cham., *Chin.,* Colch., *Con.,* Croc., Ferr., *Graph.,* Hep., Hyos., *Ign.,* **Kali-c.,** *Kreos.,* Led., *Lyc.,* Mang., **Merc.,** *Mez.,* Mur-ac., Nat-c., *Nat-m.,* Nit-ac., Nux-v., Olnd., **Phos.,** *Ph-ac.,* **Puls., Rhus-t.,** Ruta, Sabin., Sars., Sec., Seneg., **SEP.,** *Sil., Spig,* Squil., *Stann., Staph.,* Stram., **Sulph.,** Sul-ac., Thuj., Zinc.

III. 1. Acon., Arg., *Arn.,* Ars., Asaf., Aur., **BELL., Bry., CALC.,** *Canth.,* Carb-v., *Caust.,* Cham., *Chin.,* Cocc., Con., Dros., Graph., *Ign.,* **Kali-c.,** Laur., **Lyc., Merc.,** Mosch., Nat-c., *Nat-m.,* Nit-ac., **Nux-v.,** Par., **Phos.,** Ph-ac., Plat., **PULS., Rhus-t.,** Sabad., Sabin., Sars., **Sep.,** Sil., *Spig.,* Stann., *Staph.,* **Stront-c., Sulph.,** Sul-ac., Verat., *Zinc.*

2. Bell., Puls., Rhus-t., Spong.

3. *Cycl.,* Phos.
4. Arn., Bell., *Bry.,* Canth., Caust., *Chin.,* Cycl., *Phos.,* **Rhus-t.,** *Sep., Sulph.*

IV. Ars., Aur., Bell., Calc., Hep., Kali-c., Nat-c., **Nux-v.,** Phos., Sep., Sil.

V. **Acon.,** Arn., **Bell.,** Bry., Chel., Chin., **Dig.,** *Hyos.,* Sep., *Stram.*

VI. 1. Bell., Lyc., *Nux-v.,* Puls., Rhus-t., *Thuj.*
2. Am-c., Ars., Borx., *Bry.,* **Calc.,** *Cham.,* Ip., Kali-c., *Lyc.,* **Merc.,** Nux-v., *Rhus-t.,* Seneg., **Sep.,** *Spig.,* Stront-c., Sulph.

VII. Acon., Arn., Ars., **BELL., Bry., Calc.,** Canth., Caust., Cham., *Chin.,* Ign., Kali-c., *Lyc., Merc.,* Nat-m., **Nux-v.,** *Phos.,* Ph-ac., *Puls.,* **RHUS-T., SEP.,** Sil., Spig., Staph., Stram., Stront-c., *Sulph.*

Antid. Nit-s-d. — (***Noc.*** Camph.)

63. KREOSOTUM

I. *Acon., Anac.,* **Bell.,** Bry., Cham., Graph., *Lyc.,* **Nat-m.,** Phos., *Puls.,* Rhus-t., *Sulph.*

II. Alum., Anac., **Ant-c.,** Arg., Ars., Bar-c., **BELL.,** Bov., *Bry.,* **CALC.,** *Carb-v., Caust.,* **Chin.,** Hep., **KALI-C.,** Led., Lyc., **Merc.,** Nat-c., **Nat-m.,** Nit-ac., *Nux-v.,* **Par., Phos., Ph-ac.,** Plat., **Puls., RHUS-T.,** Sabad., **SEP., Sil., Spig., Staph., Sulph.,** Sul-ac., Verat., Verb., Zinc.

III. 1. **Acon.,** Arn., Asaf., **Bell.,** Bry., *Calc.,* Carb-v., *Caust.,* Cham., Chin., Cocc., *Ferr.,* Hep., Ign., *Kali-c.,* Lyc., Nat-m., *Nux-v.,* Op., *Phos.,* **Puls., Rhus-t.,** Sabad., **SEP.,** Sil., *Spig.,* Staph., *Sulph.,* Thuj., Zinc.
2. Ars., **Bell.,** *Con., Hep.,* Merc., Phos., Sep., *Sil.,* **Sulph.**
3. Ars., *Asaf., Calc., Lyc., Merc.,* Mez., **NIT-AC.,** *Phos.,* Ph-ac., *Puls.,* Rhus-t., Ruta, *Sil., Staph.,* **SULPH.**
4. Ant-c., **ARS.,** Bell., Calc., Carb-an., **Carb-v.,** *Caust.,* Clem., *Graph., Hep.,* Kali-c., **Lach., LYC., Merc.,** Olnd., *Petr.,* Phos.,

Puls., **RHUS-T., SEP., Sil.,** Staph., **Sulph.**

IV. Ars., Bry., Cina, **Ign.,** Lyc., Mur-ac., *Nux-v.,* Phos., Puls., **Rhus-t.,** Sars., Sep., Sil.

V. Acon., *Ars., Bry., Calc., Chin., Hep.,* Lyc., Merc., *Nux-v., Phos.,* Puls., **Rhus-t.,** Sil.

VI. 1. Agar., *Ant-c.,* Chel., Ign., *Kali-n.,* Nit-ac., **Nux-v.,** Ran-b., Staph.

2. *Ars.,* Borx., Bry., Calc., Carb-an., Carb-v., Chel., *Con., Graph.,* Ign., Kali-c., **Lyc.,** Merc., Nux-m., **NUX-V.,** Phos., Puls., **Rhus-t.,** Sep., Sil., Spig., Stram., Sulph.

VII. Acon., Anac., Ant-c., *Ars.,* Asaf., **Bell.,** Bry., *Calc.,* Carb-v., Caust., Chin., Con., Graph., *Hep.,* Ign., Kali-c., Lach., **Lyc.,** *Merc.,* Nat-m., Nit-ac., **Nux-v.,** Par., **Phos.,** Ph-ac., **Puls., RHUS-T., Sep., Sil.,** Spig., *Staph.,* **SULPH.**

Antid. Nux-v.

64. LACHESIS MUTA

I. Acon., *Bell.,* Coff., **HYOS., Lyc.,** Nat-m., Nux-v., *Op.,* **Phos.,** Plat., **Stram., Verat.**

II. Acon., Ant-c., Ars., Bar-c., **Bell.,** Borx., *Bry.,* **Calc.,** *Canth.,* Carb-v., *Caust.,* **Cham.,** Chin., *Con., Graph.,* Hep., *Hyos.,* Ign., Kali-c., Kreos., **Lyc., MERC.,** *Mez.,* Nat-m., *Nit-ac.,* **Nux-v.,** Petr., **Phos., PULS.,** *Rhus-t.,* Sabad., Sel., **Sep.,** *Sil.,* Spig., Spong., **Staph.,** *Stram.,* **SULPH.,** Thuj., *Verat.,* Zinc.

III. 1. Acon., Am-c., **Arn.,** Ars., Bar-c., **Bell.,** Bry., Calc., Canth., Caust., Cham., **Chin.,** *Cocc., Cupr.,* Dig., *Ferr.,* Graph., *Hyos.,* Ign., Ip., Lyc., *Merc.,* Nit-ac., *Nux-v.,* **Op.,** *Phos.,* Ph-ac., *Plb.,* **Puls.,** Sel., *Sep.,* Sil., Spig., Stram., **Sulph.,** Verat.

2. Bell., *Carb-an., Hep.,* Merc., *Sil., Sulph.*

3. Bell., Calc., Caust., Chin., Dros., Lyc., *Merc.,* Phos., Ph-ac., Puls., *Ruta,* Staph.

4. *Acon.*, Ant-c., *Arn.*, **ARS.**, *Asaf.*, **Bell.**, *Bry.*, *Calc.*, Carb-an., Carb-v., *Caust.*, Cham., Con., Euph., Graph., *Hep.*, Kali-c., Kreos., Led., **LYC.**, *Merc.*, Mez., Op., Petr., *Phos.*, Ph-ac., **PULS.**, **Rhus-t.**, Sec., Sel., **Sep.**, **SIL.**, *Staph.*, **Sulph.**, Verat.

IV. Acon., **Bry.**, *Calc.*, **Chin.**, Graph., Hep., *Ign.*, Lyc., Nux-v., Op., **Phos.**, Rhus-t., Sel., Sil., **Sulph.**

V. *Acon.*, **ARS.**, Bell., **Bry.**, *Calc.*, Caps., Hell., *Lyc.*, *Merc.*, *Nux-v.*, Op., *Phos.*, Ph, ac., *Puls.*, *Rhus-t.*, Samb., *Sep.*, *Spig.*, *Squil.*, Sulph.

VI. 1. Ant-c., Ant-t., Arn., Bell., *Bry.*, Caps., Caust., *Lyc.*, Mez., Phos., *Puls.*, Rhus-t., Sabad., Staph., Stront-c.

2. *Agar.*, *Ambr.*, Ant-c., Arn., *Ars.*, Bar-c., **Bell.**, **Cham.**, *Chel.*, *Chin.*, Cina, *Cocc.*, Coff., *Con.*, Dulc., *Ferr.*, Graph., Hep., **Ign.**, Iod., Led., **Lyc.**, M-ambo., *Merc.*, *Nat-c.*, *Nat-m.*, *Nux-m.*, **NUX-V.**, Op., **Phos.**, Plat., **PULS.**, *Ran-b.*, Rhod., **Rhus-t.**, *Ruta*, Sabad., *Sel.*, *Sep.*, *Sil.*, *Spig.*, *Staph.*, *Stram.*, *Sulph.*, Tarax., Valer., *Verat.*, Verb., Zinc.

VII. *Acon.*, Ant-c., Arn., *Ars.*, Bar-c., **Bell.**, *Bry.*, *Calc.*, Canth., Carb-an., *Cham.*, *Chin.*, Cocc., Con., Ferr., Graph., Hep., *Hyos.*, Ign., **LYC.**, *Merc.*, Mez., Nat-m., Nit-ac., *Nux-v.*, *Op.*, **PHOS.**, Ph-ac., **PULS.**, *Rhus-t.*, Ruta, Sabad., Sel., *Sep.*, *Sil.*, Spig., *Staph.*, *Stram.*, **Sulph.**, *Verat.*

Antid. Ars., *Bell.*, *Merc.*, Nux-v., Ph-ac. — *Acida*, Cerevisia, Vinum. — (***Noc.*** Am-c., Dulc., Nit-ac., Psor.)

65. LAUROCERASUS

I. Acon., **BELL.**, *Bry.*, Calc., Cann-s., Cham., **Con.**, *Hyos.*, Ign., *Lyc.*, Nat-c., *Nat-m.*, Nux-v., Op., **Phos.**, **Ph-ac.**, **Puls.**, *Rhus-t.*, Sep., Sil., **Stram.**, Sulph., **Verat.**

II. Alum., Ambr., Arn., Asaf., **Bell.**, Bry., Calc., **Canth.**, Carb-v., *Caust.*, Cham., **Chin.**, Cocc., Dros., Dulc., Graph., *Hep.*, **Hyos.**, Ign., Iod., Ip., *Kali-c.*, *Lyc.*, Merc., *Nat-c.*, Nat-m., *Nit-ac.*, **Nux-v.**, Op., **PHOS.**, *Plb.*, **PULS.**, Rhus-t., Ruta,

Sep., Sil., Stann., Staph., Stram., *Sulph.*, Verat., **Zinc.**

III. 1. *Acon.*, *Alum.*, *Arn.*, Ars., Asaf., **Bell.**, *Bry.*, **Calc.**, Canth., Caps., Carb-v., Caust., Chel., *Chin.*, *Cocc*, Con., Dros., Dulc., Hell., Hyos., *Ign.*, Kali-c., Lyc., Merc., Mosch., Nat-c., Nit-ac., Nux-m., *Nux-v.*, Olnd., *Op.*, Par., *Phos.*, *Ph-ac.*, *Plb.*, *Puls.*, **Rhus-t.**, *Sabad.*, Sars., *Sep.*, Sil., Spig., Stann., Staph., Stram., **Sulph.**, Verat., Zinc.

2. Bell., *Phos.*, Spong.

3. vacat.

4. Bell., *Bry.*, Con., Phos., Puls., *Rhus-t.*, Sep., **Sulph.**

IV. Ant-t., Ars., Croc., Nux-v., Phos., Ph-ac., Sil.

V. **Acon.**, *Ars.*, **Bell.**, Bry., *Calc.*, Canth., *Carb-v.*, *Cham.*, *Cupr.*, Guaj., Lyc., **Merc.**, Nux-v., **Phos.**, *Sep.*, Stram., Sulph., Sul-ac., **VERAT.**

VI. 1. Ant-c., *Bell.*, Coloc., Ign., *Kali-n.*, *Lyc.*, Nat-c., Nit-ac., *Puls.*, Ran-b., Sil., Thuj., Valer., Zinc.

2. Bar-c., Bell., Bry., *Calc.*, Carb-v., Caust., Chel., Con., Croc., Ferr., Ign., Iod., Lach., Lyc., Merc., Nat-c., **Nux-v.**, **PHOS.**, *Puls.*, Rhus-t., Sabad., **Sep.**, Spig., Staph., Stront-c., Sulph., Verat.

VII. *Acon.*, Alum., Arn., Ars., **BELL.**, **Bry.**, **Calc.**, Canth., Carb-v., Caust., Cham., Chin., Cocc., *Con.*, *Hyos.*, *Ign.*, Kali-c., **Lyc.**, *Merc.*, *Nat-c.*, Nat-m., Nit-ac., **Nux-v.**, Op., **PHOS.**, *Ph-ac.*, Plb., **Puls.**, **Rhus-t.**, Sabad., **Sep.**, Sil., Staph., *Stram.*, **Sulph.**, **Verat.**, **Zinc.**

Antid. Camph., *Coff.*, Ip., *Op.*

66. LEDUM PALUSTRE

I. Cham., Cocc., Ign., Lyc., Merc.

II. Acon., Ambr., *Arn.*, Ars., *Bell.*, Bov., Bry., **Calc.**, Canth., Carb-v., **Caust.**, Cham., *Chin.*, Con., Croc., Dros., Ferr., Graph., *Hep.*, Hyos., *Ign.*, Ip., *Kali-c.*, Kreos., **Lyc.**, *Merc.*, Nat-c., Nat-m., Nit-ac., *Nux-v.*, *Petr.*, *Phos.*, Ph-ac., **Puls.**, **Rhus-t.**, *Ruta*, *Sabin.*, *Sec.*, **SEP.**, *Sil.*, Spig., *Staph.*, Stram., Stront-c., **SULPH.**, Sul-ac., Verat., *Zinc.*

III. 1. Acon., Ant-c., Arn., Ars., **Bell, Bry., Calc,** Caps., *Chin.,* Colch., Dros., Ign., Kali-c., *Lyc.,* M-arct., **Merc.,** Nit-ac., **Nux-v.,** Petr., *Phos.,* Plat., **Puls., RHUS-T.,** Ruta, Sabad., Sabin., **Sep.,** Spig., Spong., Stann., Staph., **Sulph.,** Teucr., Verat., Zinc.

2. Bry., Phos., Sulph.

3. Asaf., Cocc., Hep., Ign., Ip., Merc., Ph-ac., Puls., *Ruta,* Sil., Verat.

4. Acon., Am-m., Ant-c., Arn., Ars., Bar-c., *Bell.,* **BRY., Calc.,** *Caust., Dulc.,* Euph., Graph., Hep., Ip., *Lach.,* **Lyc.,** Mag-c., **Merc.,** Mez., *Olnd.,* Petr., *Phos.,* Ph-ac., Plat., **PULS., Rhus-t.,** Sec., **Sep., Sil.,** Spong., Squil., *Staph.,* **SULPH.,** *Verat.*

IV. Ars., **Bell.,** Bry., *Calc.,* Con., *Graph.,* Hep., *Ign.,* Nux-m., Nux-v., Op., *Phos., Puls.*

V. **ACON.,** Ars., *Calc.,* Chin., Iod., *Ip.,* **Lyc.,** M-arct., Merc., Mur-ac., Nit-ac., *Nux-v.,* Op., *Phos., Puls.,* Rhus-t., Sabad., Samb., **SEP.,** Sil., Spig., *Sulph., Verat.*

VI. 1. Ant-t., Bell., Bry., Caust., Cham., Lach., *Lyc.,* Mang., Mez., Phos., *Puls.,* Ran-s., Rhus-t., Sabad., Stront-c.

2. **Arn.,** Ars., Bar-c., **BELL., BRY.,** Calad., Cann-s., *Caps.,* Caust., Cham., Chel., Chin., Cocc., Coff., *Colch., Con.,* Dros., Ferr., Graph., Hell., Hep., Ign., *Iod.,* Kali-c., *Lyc.,* **Merc.,** *Nat-m.,* **NUX-V.,** *Phos.,* **Puls.,** *Ran-b., Rhod.,* **Rhus-t.,** *Sel., Sep., Sil.,* **Spig.,** Staph., Stront-c., *Sulph., Verat.*

VII. Acon., Arn., Ars., **Bell., Bry., Calc.,** Caust., Cham., Chin., Con., Graph., Hep., *Ign.,* Ip., Kali-c., **Lyc., Merc.,** *Nux-v.,* Petr., *Phos.,* **PULS., Rhus-t.,** Ruta, **Sep.,** *Sil.,* Spig., Staph., **Sulph.,** *Verat.*

Antid. Camph. (***Noc.*** Chin.)

67. LYCOPODIUM CLAVATUM

I. *Acon.,* **Anac.,** *Ars.,* **Aur.,** Bar-c., **BELL.,** Calc., Caust., Cham., Cic., Cocc., Graph., Hell., **HYOS., Ign.,** Lach.,

Nat-c., Nat-m., *Nux-v.*, *Op.*, Phos., *Ph-ac.*, **Plat.**, **PULS.**, Rhus-t., *Sep.*, Sil., **STRAM.**, *Sulph.*, **VERAT.**

II. Acon., Agn., Alum., *Arn.*, **Ars.**, Aur., Bar-c., **Bell.**, *Bry.*, **CALC.**, *Canth.*, Caps., Carb-v., *Caust.*, *Cham.*, **Chin.**, Clem., Cocc., *Con.*, Cupr., Dulc., Ferr., *Graph.*, *Hep.*, Hyos., Ign., Ip., *Kali-c.*, **Merc.**, Nat-c., *Nat-m.*, Nit-ac., *Nux*-**V.**, Op., Petr., **PHOS.**, Ph-ac., Plb., **PULS.**, *Rhus-t.*, Ruta, Sabad., Sec., Sel., **SEP.**, **Sil.**, *Spig.*, Stann., *Staph.*, Stram., **SULPH.**, Thuj., *Verat.*, Zinc.

III. 1. *Acon.*, Anac., Arn., *Ars.*, Asaf., Aur., Bar-c., **Bell.**, *Bry.*, **CALC.**, Canth., Caps., Carb-v., **Caust.**, *Cham.*, Chel., **Chin.**, *Cocc.*, *Con.*, Cupr., *Ferr.*, *Graph.*, *Hyos.*, *Ign.*, Iod., Ip., *Kali-c.*, M-aust., *Merc.*, Nat-c., *Nat-m.*, *Nit-ac.*, **Nux-v.**, Olnd., Op., Petr., *Phos.*, Ph-ac., Plat., **Puls.**, **Rhus-t.**, Sec., **SEP.**, *Sil.*, *Spig.*, Spong., *Stann.*, *Stram.*, Stront-c., **Sulph.**, Zinc.

2. Arn., **BELL.**, Bry., Calc., Carb-an., *Con.*, Hep., **Merc.**, Nit-ac., *Phos.*, Puls., Rhus-t., Sep., Sil., Spong., *Sulph.*

3. **Asaf.**, Bell., **Calc.**, Hep., **Merc.**, Mez., **Nit-ac.**, **Phos.**, Ph-ac., *Puls.*, Sep., **Sil.**, *Staph.*, **Sulph.**

4. Acon., Agn., Anac., Ant-c., Arn., **Ars.**, *Bell.*, **Bry.**, **CALC.**, *Carb-v.*, Caust., Chin., Cocc., *Con.*, Dulc., **Graph.**, *Hep.*, *Kali-c.*, *Lach.*, Led., *Merc.*, *Nit-ac.*, *Olnd.*, *Phos.*, *Ph-ac.*, Plat., **Puls.**, **Rhus-t.**, Sec., **Sep.**, **SIL.**, *Staph.*, **SULPH.**

IV. Arn., *Ars.*, *Bell.*, *Bry.*, *Calc.*, Carb-an., Chin., Cic., Graph., Hep., **Ign.**, Kali-c., Merc., Mur-ac., **Nux-v.**, **Phos.**, **PULS.**, Ran-b., **Rhus-t.**, Sel., *Sep.*, *Sil.*, **Sulph.**, Teucr.

V. **Acon.**, *Ars.*, Aur., **Bry.**, **CALC.**, Chin., *Ferr.*, Graph., Iod., Kali-c., Merc., Nat-m., *Nux-v.*, Op., **PHOS.**, **Puls.**, Rhus-t., *Sep.*, Spig., *Sulph.*, Verat.

VI. 1. Alum., *Ant-c.*, **Bell.**, Canth., *Ign.*, Kali-n., Nit-ac., **PULS.**, Ran-b., Sil., *Staph.*, *Thuj.*, Valer.

2. Acon., Am-c., Arn., *Ars.*, Aur., *Bell.*, Borx., **BRY.**, **CALC.**, Caps., *Carb-v.*, Caust., *Cham.*, Chin., Cocc., Colch., **Con.**, Dros., Dulc., Euph., *Ferr.*, *Graph.*, Hep., *Ign.*, Iod., *Kali-c.*, *Merc.*, Nat-c., *Nat-m.*, **NUX-V.**, Petr., **Phos.**, *Ph-ac.*, Plat., **PULS.**, Rhod., **Rhus-t.**, Ruta, Sabad., Samb., **Sep.**, **Sil.**, *Spig.*, Staph., **Sulph.**, Verat.

VII. *Acon.*, Arn., *Ars.*, Aur., **Bell.**, *Bry.*, **CALC.**, Carb-v., Caust., Cham., *Chin.*, Cocc., *Con.*, Ferr., *Graph.*, Hep., Hyos., *Ign.*, *Kali-c.*, **Merc.**, Nat-m., *Nit-ac.*, **Nux-v.**, **Phos.**, Ph-ac., Plat., **PULS.**, **Rhus-t.**, **Sep.**, **Sil.**, Spig., Staph., Stram., **SULPH.**, Verat.

Antid. Acon., Camph., Cham., *Puls.*

68. MAGNESIUM CARBONICUM

I. *Calc.*, Phos.

II. Agn., *Am-c.*, Am-m., Ant-c., *Bell.*, Bry., **Calc.**, **Caust.**, Cham., Cocc., *Con.*, Ferr., **Graph.**, Hep., Hyos., **Kali-c.**, Kreos., *Lyc.*, **Merc.**, **Nat-m.**, Nit-ac., *Nux-v.*, Petr., **Phos.**, Ph-ac., Plb., **PULS.**, *Rhus-t.*, Ruta, Sabin., **SEP.**, **Sil.**, Stann., Staph., **SULPH.**, Zinc.

III. 1. Alum., Am-m., Arg., *Arn.*, Ars., Asaf., Asar., Aur., Bar-c., **Bell.**, Bov., *Bry.*, **Calc.**, *Canth.*, Carb-v., **CAUST.**, *Chin.*, *Cocc.*, *Con.*, Dros., Dulc., Graph., Hell., *Hep.*, *Ign.*, **Kali-c.**, *Lyc.*, Mag-m., **Merc.**, Mez., Nat-c., **Nat-m.**, *Nit-ac.*, *Nux-v.*, **Phos.**, *Ph-ac.*, *Plat.*, **Puls.**, *Rhod.*, *Rhus-t.*, Ruta, Sars., **Sep.**, *Sil.*, *Spig.*, **Stann.**, Staph., Stront-c., **Sulph.**, Tarax., *Zinc.*

2. Con., Lyc., *Phos.*

3. Caust.

4. Am-c., Arn., *Bell.*, Bry., *Calc.*, Chin., Clem., Con., **Dulc.**, *Led.*, Lyc., **Merc.**, Nat-m., Nit-ac., Olnd., Petr., *Phos.*, *Ph-ac.*, Puls., *Rhus-t.*, Sec., *Sep.*, **Sil.**, Staph., Sulph., *Verat.*

IV. *Arn.*, **Ars.**, Bry., Graph., *Kali-c.*, **Nux-v.**, **PHOS.**, Puls., Sep., *Sil.*

V. Ars., Bry., Chin., Colch., Graph., Hep., *Merc.*, Nit-ac., Nux-m., Rhus-t., Squil., *Sil.*

VI. 1. Arn., Ars., Mang., Merc., Nit-ac., Stront-c.

2. *Acon.*, Alum., Am-c., Ars., *Aur.*, Bell., *Caps.*, Dulc., *Hell.*, Hep., Hyos., Ign., *Kali-c.*, **Lyc.**, *Mag-m.*, *Nux-v.*, Phos., **PULS.**, *Rhus-t.*, Sabad., Sabin., **Sep.**, Sil., Spong., Stront-c., Sulph.

VII. Am-c., Arn., *Ars.*, Aur., *Bell.*, Bry., *Calc.*, *Caust.*, Chin., Cocc., *Con.*, Dulc., Graph., Hell., Hep., Ign., *Kali-c.*, *Lyc.*, Mag-m., **Merc.**, *Nat-m.*, Nit-ac., *Nux-v.*, **PHOS.**, Ph-ac., **Puls.**, *Rhus-t.*, **Sep.**, **Sil.**, Stann., Staph., Stront-c., *Sulph.*, Zinc.

Antid. ?

69. MAGNESIUM MURIATICUM

I. Calc., Ign., Nat-c., Nux-v., Ph-ac., *Puls.*, **Sil.**, Sulph.
II. Alum., Am-c., Ars., *Bell.*, *Bry.*, **Calc.**, Carb-v., Caust., Cham., **Chin.**, Cocc., Graph., *Ign.*, **Kali-c.**, *Lyc.*, **Merc.**, Mez., *Nat-c.*, **NAT-M.**, Nit-ac., **Nux-v.**, Op., **Phos.**, *Puls.*, *Rhus-t.*, *Sep*, *Sil.*, Staph., **Sulph.**, Thuj., Verat., Zinc.
III. 1. *Arn.*, *Asaf.*, Aur., **BELL.**, Bov., *Bry.*, **Calc.**, Canth., Carb- v., *Caust.*, Cham., *Chin.*, *Cocc.*, Con., Ferr., Graph., Hep., *Ign.*, *Kali-c.*, *Lyc.*, M-arct., *Merc.*, Nat-c., Nat-m., *Nux-v.*, *Phos.*, Plat., **Puls.**, *Rhus-t.*, Sabin., **Sep.**, **Sil.**, Spig., Stann., Staph., Stront-c., **Sulph.**, Thuj., Verat., Zinc.
2. Bell., Bry., Carb-an., Clem., Con., Graph., *Lyc.*, Puls.
3. Bell., *Lyc.*, Merc., Staph.
4. Bry., *Lyc.*, Nat-m., Puls., *Sep.*
IV. Bry., *Calc.*, Chin., Con., **Graph.**, M-ambo., *Merc.*, *Nux-v.*, **PHOS.**, Ph-ac., *Puls*, Rhus-t., **Sep.**, **SIL**, **Sulph.**
V. ?
VI. 1. *Acon.*, Ars., Calc., Carb-an., Cham., Dulc., Hep., Ign., Iod., Kali-c., Led., Mang., Merc., Sil.
2. Acon., Ambr., Am-c., *Am-m.*, Arg., Ars., Asaf., *Aur.*, Bar-c., Bell., Bry., Calc., **Caps.**, Carb-v., Cham., Chin., Clem., Cocc., **Con.**, *Cycl.*, **Dros.**, **Dulc.**, *Euph.*, **Ferr.**, Graph., Hell., Hep., Kali-c., **LYC.**, M-ambo., *Mag-c.*, **Meny.**, Merc., *Mosch.*, *Nat-c.*, Nit-ac., Nux-v., *Phos.*, **Ph-ac.**, Plat., **PULS.**, **Rhod.**, **Rhus-t.**, Ruta, **Sabad.**, Samb., **SEP.**, Spong., Sulph., **Tarax.**, *Valer.*, Verb., Viol-t.

VII. *Bell., Bry.,* **Calc.,** Cham., *Chin.,* Cocc., Con., Dulc., Ferr., *Graph.,* Ign., *Kali-c.,* **LYC., Merc.,** Nat-c., Nat-m., *Nux-v.,* **Phos.,** Ph-ac., **PULS.,** *Rhus-t.,* **SEP., Sil., Sulph.**

Antid. Camph.

70. MAGNETIS POLI AMBO

I. Carb-an., Nux-v., *Ran-s.,* Sep., Spig., *Verat.*

II. Ambr., Ant-c., *Arn.,* Ars., Bell., *Bry.,* **Calc.,** Canth., Carb-an., **Carb-v.,** *Caust.,* Cham., **Chin.,** Dulc., **Graph.,** Hell., **Ign.,** Kali-c., Kreos., Lach., Led., **Lyc.,** M-arct., *M-aust.,* Merc., Nat-c., *Nat-m.,* **Nit-ac., NUX-V.,** Par., Petr., **PHOS.,** Plb., **PULS.,** *Rhus-t., Sabin.,* **Sep., Sil., Spig.,** *Squil.,* **Staph.,** *Stram.,* **SULPH.,** Teucr., Thuj., **Verat.,** Zinc.

III. 1. *Acon.,* Alum., Anac., **Arn.,** Ars., Asaf., *Bell., Bry.,* **Calc.,** Carb-v., *Caust.,* Cham., *Chin., Cocc.,* Croc., Hep., Hyos., **Ign.,** *Kali-c., Lyc., M-arct., M-aust.,* Merc., Mez., *Nat-c., Nat-m.,* Nit-ac., Nux-m., **NUX-V.,** Olnd., Petr., **Phos.,** Ph-ac., Plat., **Puls.,** Rhod., **RHUS-T.,** Ruta, **Sep.,** Sil., **SPIG.,** *Stann.,* Staph., Stram., **SULPH.,** Sul-ac., *Verat.,* Zinc.

2. Merc., *Phos., Sulph.*

3. ?

4. Bry., Con., *Lyc.,* Merc., Phos., *Puls.,* Rhus-t., Sep., **Sil., Sulph.,** Sul-ac.

IV. Bry., *Calc.,* **Con.,** Graph., Ign., Nat-c., **Nux-v.,** Op., **PHOS., Ph-ac., Puls.,** Sep., Sil., Sulph.

V. ?

VI. 1. Ambr., Am-m., Ant-c., Ant-t., Arn., Calc., Croc., Euphr., *Kali-n.,* Nit-ac., **Phos.,** Rhod., Rhus-t., Sep.

2. *Acon., Ambr.,* Arg., Aur., Borx., Bry., *Calc., Caps.,* Cham., Coloc., **Con.,** *Cycl., Dros.,* Dulc., **Euph.,** Euphr., **FERR.,** *Ign.,* Iod., Kali-c., **LYC.,** *M-arct.,* M-aust., Mag-m., Meny., Mosch., Nux-v., Phos., *Ph-ac., Plat.,* **PULS., Rhod., Rhus-t.,** *Sabad.,* Samb., **Sep.,** *Spig.,* Sulph., *Tarax.,* Valer., Verat., Verb., *Viol-t.*

VII. Acon., Ambr., Arn., *Bry.*, **Calc.**, Carb-v., Caust., Chin., *Con.*, Ferr., Graph., *Ign.*, Kali-c., **Lyc.**, M-arct., M-aust., Merc., Nat-c., Nat-m., Nit-ac., **Nux-v.**, **PHOS.**, Ph-ac., **PULS.**, Rhod., **Rhus-t.**, **Sep.**, *Sil.*, **Spig.**, Staph., **SULPH.**, *Verat.*

Antid. *Ign.*, Elec., Galv.

71. MAGNETIS POLUS ARCTICUS

I. Calad., *Ign.*, Lyc., *M-ambo.*, *Puls.*, Sulph.

II. Arn., *Aur.*, Bell., Bry., *Calc.*, Canth., Carb-v., *Caust.*, **Cham.**, Chin., Cocc., **Graph.**, *Ign.*, Kali-c., *Lyc.*, **M-ambo.**, *M-aust.*, *Merc.*, *Nat-c.*, Nit-ac., **Nux-v.**, **Phos.**, Plat., Plb., **Puls.**, *Rhus-t.*, Sep., *Sil.*, **Staph.**, Sulph., Thuj., **Verat.**, Zinc.

III. 1. Acon., Alum., Arn., *Asaf.*, Bar-c., **Bell.**, *Calc.*, Cann-s., Caust., *Chin.*, *Cocc.*, Con., Croc., Graph., Ign., *Kali-c.*, Lyc., **M-ambo.**, *M-aust.*, *Merc.*, *Nat-c.*, Nat-m., Nit-ac., Nux-m., **Nux-v.**, Olnd., Par., **Phos.**, *Plat.*, **PULS.**, Rhod., **Rhus-t.**, Sabad., *Sep.*, Sil., **SPIG.**, Spong., *Stann.*, Staph., **Sulph.**, Tarax., Thuj., Verat.

2. Bell., *Calc.*, Con., Merc., Phos., *Spong.*, Sulph.

3. *Chin.*, Merc., **Ph-ac.**, Puls., Rhod., Ruta.

4. Arn., Bar-c., Bry., Calc., Caust., Ign., Lyc., Plat., *Puls.*, Ran-s., *Rhus-t.*, **Sep.**, *Sil.*, Spig., Spong., **SULPH.**

IV. Ant-t., Ars., *Bry.*, Calc., Caust., Con., Croc., *Hep.*, *Ign.*, Kali-c., Lyc., *Nux-v.*, Op., *Phos.*, *Puls.*, *Rhus-t.*, *Sep.*, Sil., Sulph.

V. **ACON.**, Arn., *Bry.*, *Calc.*, Cocc., *Hep.*, Ip., Kali-n., **Lyc.**, Mur-ac., *Nux-v.*, Phos., Puls., *Rhus-t.*, Sabad., Sep., **Spig.**, *Sulph.*, **Verat.**

VI. 1. Kali-n., *Phos.*

2. Acon., Ambr., Am-c., *Borx.*, Calc., *Ferr.*, *Iod.*, Kali-c., **Lyc.**, **M-ambo.**, M-aust., Merc., Nux-v., Phos., *Puls.*, Rhus-t., Sep., Sil., **Spig.**, Sulph., *Verat.*

VII. *Acon.*, Arn., Bell., *Bry.*, **Calc.**, Caust., Cham., Chin., Cocc., Con., Graph., Hep., *Ign.*, Kali-c., **Lyc.**, **M-ambo.**, *M-aust.*,

Merc., Nat-c., **Nux-v., Phos.,** Ph-ac., Plat., **PULS., Rhus-t.,** *Sep., Sil.,* **Spig.,** Spong., Staph., **Sulph.,** *Verat.*

Antid. Ign., *M-aust.*, Galv.

72. MAGNETIS POLUS AUSTRALIS

I. *Acon.*, Aur., *Cham.*, Lyc., Merc., *Nux-v.*, Phos., Puls., Sep., Sulph.

II. Ars., *Bell., Calc.,* **Canth.,** Chin., Croc., Hyos., *Ign., Lyc., M-ambo.*, M-arct., Nat-m., **Nux-v.,** Phos., Puls., Rhus-t., Sabin., *Sec., Sep.,* **Staph.,** *Sulph.*, Verat., *Zinc.*

III. 1. Acon., *Agn.*, Alum., Ambr., *Arn.*, Ars., Asaf., *Bell., Bry.,* **Calc.,** Carb-an., Carb-v., *Caust.*, Cham., *Chin.*, Cocc., Colch., Ferr., *Graph.*, Hyos., *Ign.*, Kali-c., **Lyc., M-ambo.,** *M-arct., Merc.,* **Nat-c.,** *Nat-m.*, Nit-ac., *Nux-v.*, Petr., **Phos.,** Plat., **PULS.,** Rhod., **RHUS-T.,** Ruta, *Sep., Sil., Spig.,* Spong., Stann., **Sulph.,** Thuj., Zinc.

2. Bell., Puls., Rhus-t., Spong.

3. ?

4. Arn., Caust., **GRAPH.,** *M-ambo.*, M-arct., Merc., *Puls.*, Rhus-t., Sil., **Sulph.**

IV. Hep., *Ign., Rhus-t., Sep.*

V. Ars., *Caust.*, Merc., Nux-m., *Nux-v.*, Plat., Puls., **RHUS-T.,** Sabad., *Samb.*, Verat.

VI. 1. Kali-n., *Phos.*

2. Agn., Ambr., Arn., *Bell.*, **BRY.,** Carb-an., Cham., Kali-c., M-ambo., M-arct., Merc., Nat-m., Nux-v., **Phos.,** *Puls.*

VII. Acon., Agn., Arn., Ars., *Bell., Bry.,* Calc., Canth., Caust., Cham., Chin., Graph., *Ign., Lyc., M-ambo.*, M-arct., *Merc.*, Nat-c., Nat-m., **Nux-v., Phos., PULS., RHUS-T.,** *Sep.*, Sil., Staph., **Sulph.,** Zinc.

Antid. Ign., *M-arct.*, Zinc., Galv.

73. MANGANUM

I. Acon., *Anac.*, Ign., *Lyc.*, Merc., Nux-v., Ph-ac., **Puls.**, Sil., Sulph.

II. Am-c., Anac., Asaf., Bell., *Bry.*, *Calc.*, Canth., *Carb-v.*, **Caust.**, Chin., *Con.*, Dros., Graph., Hep., *Kali-c.*, Kreos., Laur., *Lyc.*, **Merc.**, *Nat-m.*, **Phos.**, Ph-ac., Plat., **PULS.**, *Rhus-t.*, Sabad., Sabin., Sars., **Sep.**, *Sil.*, Spig., Spong., Stann., Staph., Stront-c., *Sulph.*, Verat., Zinc.

III. 1. Acon., Alum., Arn., *Ars.*, **Bell.**, *Bry.*, **Calc.**, Canth., *Caust.*, Cham., *Chin.*, Cocc., *Con.*, Dros., Graph., Ign., *Kali-c.*, *Lyc.*, *Merc.*, Mez., Nat-c., Nat-m., Nit-ac., *Nux-v.*, *Phos.*, Plat., **Puls.**, *Rhus-t.*, *Sep.*, *Sil.*, Spig., Spong., Stann., Staph., Stront-c., **Sulph.**, Thuj., Verat., Zinc.

2. *Bell.*, Carb-an., Lyc., Merc.

3. *Bell.*, *Calc.*, Chin., **Merc.**, Phos., **Puls.**, *Ruta*, Sil., *Staph.*

4. Alum., *Bry.*, **Calc.**, Graph., *Hep.*, *Nat-m.*, *Petr.*, Phos., **PULS.**, **Rhus-t.**, **Sep.**, *Sulph.*, Zinc.

IV. Ars., Kali-c., Mag-c., Nat-c., *Nux-v.*, Sep., *Sil.*

V. Ars., Nux-v., Sabad., Sep.

VI. 1. Hep., Sil.

2. **Am-c.**, *Ars.*, Aur., Bell., *Borx.*, **Bry.**, **Calc.**, Cham., *Chin.*, Cocc., Coloc., Con., Dros., *Dulc.*, Graph., *Hep.*, Ign., Kali-c., **Lyc.**, **Merc.**, Nat-c., **Nux-m.**, Nux-v., **Phos.**, *Rhod.*, **RHUS-T.**, *Ruta*, **Sep.**, Sil., *Spig.*, *Stront-c.*, **SULPH.**, Thuj., **Verat.**

VII. Am-c., Ars., *Bell.*, *Bry.*, **Calc.**, Caust., Chin., Con. Graph., Hep., Kali-c., **Lyc.**, **Merc.**, Nat-m., Nux-v., **Phos.**, **PULS.**, **Rhus-t.**, Ruta, **Sep.**, *Sil.*, Spig., Staph., Stront-c., **Sulph.** Verat.

Antid. Coff.

74. MENYANTHES TRIFOLIATA

I. Bell., Hell., Hyos., Ign., *Lyc.*, Merc., *Nat-c.*, *Op.*, Phos., Puls., Sil., Staph., *Stram.*, Zinc.

II. *Bell.*, *Bry.*, *Calc.*, Carb-an., Carb-v., *Caust.*, Chel., Chin.,

Con., Graph., Ign., Kali-c., *Lyc.,* Merc., Mez., Nat-m., Nit-ac., Nux-v., Petr., Phos., **PULS.,** Rhus-t., **Sep., Sil.,** Spig., Staph., **Sulph.,** Verat., Zinc.

III. 1. Alum., Arn., *Asaf.,* **Bell.,** Bry., **Calc.,** Caust., Chin., Cocc., Graph., **Ign.,** Kali-c., Lyc., M-arct., *Merc.,* Mur-ac., Nat-c., Nat-m., *Nux-v., Phos.,* Plat., *Puls., Rhus-t.,* Sabad., *Sep.,* Sil., Spig., Spong., **Stann.,** *Staph.,* **Sulph.,** Tarax., Thuj., Zinc.

2. **Calc.,** Clem., Rhod., Spong.

3. vacat.

4. Led., *Lyc., Staph.*

IV. ?

V. *Ars.,* Bell., Calc., *Hell.,* Lyc., Nux-m., Nux-v., *Phos.,* Puls., **Sep., Spig.,** Sulph.

VI. 1. *Bell., Bry.,* Caps., Caust., *Lach., Lyc.,* Mez., *Puls.,* Ran-s., Stront-c.

2. Am-m., Arg., Asaf., *Aur.,* **CAPS.,** Cham., *Con.,* **Cycl.,** *Dros.,* **Dulc.,** *Euph.,* Euphr., *Ferr.,* **Lyc.,** *M-ambo.,* **Mag-m.,** *Mosch.,* Mur-ac., *Ph-ac., Plat.,* **Puls.,** *Rhod.,* **RHUS-T., Sabad.,** Samb., **Sep., Tarax.,** *Valer., Verb.,* Viol-t.

VII. **Bell.,** Bry., **Calc.,** Caps., Caust., Ign., **LYC.,** Merc., Nux-v., Phos., **PULS.,** *Rhus-t.,* Sabad., **Sep.,** Sil., Spig., Staph., *Sulph.,* Tarax.

75. MERCURIUS VIVUS

I. Acon., Anac., *Calc., Hell., Ign., Lyc., Nat-c., Nux-v., Op.,* Phos., *Ph-ac., Puls., Rhus-t.,* **Sep.,** *Sil.,* Staph., Stram., *Sulph.*

II. Acon., Alum., Arn., *Ars.,* Aur., **Bell.,** Borx., *Bry.,* **CALC.,** Canth., Carb-v., *Caust.,* Cham., *Chin.,* Clem., Con., Graph., *Hep.,* Kali-c., Kreos., *Lyc.,* Nat-c., *Nat-m., Nit-ac., Nux-v.,* Petr., **Phos.,** Ph-ac., Plat., Plb., **PULS, Rhus-t.,** Ruta, Sabad., Sel., **Sep., Sil.,** *Spig.,* Staph., Stram., **SULPH.,** Thuj., *Verat.*

III. 1. Acon., Arn., Ars., Asaf., **Bell.,** *Bry.,* **Calc.,** Canth., Carb-v., *Caust.,* Cham., Chin., Cic., Cocc., Con., Croc., Ferr., Graph., Hell., Hep., Hyos., *Ign., Kali-c., Lyc.,* Nat-c., Nat-m., Nit-ac.,

Nux-v., Phos., Plat., **PULS.,** Rhod., **RHUS-T.,** Sabad., **Sep.,** *Sil.,* Spig., *Staph.,* **SULPH.,** Thuj., Verat., Zinc.

2. **BELL.,** Bry., Calc., *Lyc.,* **Phos.,** Puls., Sil., Spong., **Sulph.**
3. **ASAF.,** *Bell.,* **Calc.,** Chin., Hep., *Lyc.,* Nit-ac., Phos., *Ph-ac., Puls., Sep.,* **SIL.,** Staph., *Sulph.*
4. Acon., **Ars.,** Asaf., *Bell.,* Bry., *Calc.,* Caust., Dulc., Graph., **Hep.,** Lach., *Lyc., Nit-ac.,* Phos., **Puls., RHUS-T., Sep., SIL.,** Staph., **SULPH.,** Thuj., Verat.

IV. Acon., *Ars., Bell.,* **Bry., Calc.,** Caust., Cham., Chin., *Con.,* Graph., *Hep.,* Ign., Kali-c., Lyc., M-ambo., Nat-c., Nux-v., **PHOS.,** *Ph-ac.,* **Puls.,** *Rhus-t.,* **SEP., Sil., Sulph.**

V. **Acon., ARS., Bell., Bry.,** *Calc.,* Carb-v., *Cham.,* Chin., Cocc., Cupr., Graph., *Hep.,* Ign., *Iod.,* Ip., Laur., Mosch., **Nux-v., Phos.,** *Ph-ac.,* Plat., **Puls., Rhus-t.,** *Sec.,* Sel., *Sep.,* Sil., *Sulph.,* Valer., **Verat.**

VI. 1. *Ars.,* Ferr., *Hep.,* Ign., Kali-c., *Mag-c., Mang., Nit-ac.,* Rhus-t., Samb., Thuj.

2. Acon., *Am-c.,* Ant-c., Arn., *Ars.,* Aur., **Bell.,** Borx., **Bry., Calc.,** Canth., *Carb-v.,* Caust., *Cham.,* Chin., Cocc., Colch., Coloc., Con., Dros., Graph., **Hep.,** *Ign., Iod.,* Ip., *Kali-c.,* Lach., *Led.,* **LYC.,** *Mang., Nat-m.,* Nit-ac., **Nux-v., Phos.,** Ph-ac., **PULS., Rhus-t.,** Sabad., **Sep.,** *Sil.,* **Spig.,** *Staph., Stront-c.,* **SULPH.,** *Verat.*

VII. Acon., *Ars.,* Asaf., **Bell.,** *Bry.,* **Calc.,** Carb-v., Caust., Cham., Chin., Con., Graph., *Hep.,* Ign., Iod., Kali-c., *Lyc.,* Mang., Nat-c., Nat-m., Nit-ac., *Nux-v.,* **Phos.,** Ph-ac., **PULS., Rhus-t., Sep., Sil.,** Spig., Staph., **SULPH.,** Thuj., Verat.

Antid. Asaf., Aur., *Bell.,* Camph., *Carb-v., Chin.,* **Hep.,** Lach., Mez., **Nit-ac.,** Op., Sars., Sep., Sil., Staph., *Sulph.* — Elec.

76. MEZEREUM

I. Acon., Bell., Calc., Cham., Cocc., *Con.,* Hell., **IGN.,** *Lyc., Merc.,* Nat-c., Nat-m., Nux-v., **Op.,** Phos., **Ph-ac., Puls.,** *Rhus-t., Sep.,* **Sil.,** Staph., Stram.

II. Am-c., *Arn.*, *Ars.*, Bar-c., *Bell.*, Bry., **Calc.**, *Canth.*, Caps., Carb-v., *Caust.*, Cham., *Chin.*, *Cocc.*, Con., *Graph.*, Hep., *Ign.*, *Kali-c.*, **LYC.**, **Merc.**, Nat-c., *Nat-m.*, Nit-ac., *Nux-v.*, Par., *Petr.*, **PHOS.**, Ph-ac., *Puls.*, *Rhus-t.*, Ruta, Sabin., **SEP.**, *Sil.*, *Spig.*, Stann., *Staph.*, **Sulph.**, *Thuj.*, Verat., **Zinc.**

III. 1. Acon., Alum., Arg., Arn., *Asaf.*, **Bell.**, *Bry.*, **Calc.**, Carb-v., Caust., *Chin.*, Cocc., Con., *Ign.*, **Kali-c.**, Lyc., Merc., Nat-c., *Nat-m.*, **Nux-v.**, *Phos.*, Plat., **Puls.**, **Rhus-t.**, **Sep.**, Spig., Spong., *Stann.*, *Staph.*, Stront-c., **Sulph.**, Thuj., *Zinc.*

2. Bell., *Bry.*, Con., Phos., Sulph.

3. *Asaf.*, Calc., Lyc., *Merc.*, *Ph-ac.*, *Sil.*, Staph., Sulph.

4. Acon., Am-c., Am-m., Ant-c., *Ars.*, *Bell.*, **Bry.**, *Calc.*, Carb-v., **CAUST.**, Con., Dulc., Euph., *Hep.*, Ip., **Lach.**, *Led.*, **LYC.**, **Merc.**, Nux-v., *Olnd.*, Petr., Phos., **PULS.**, **Rhus-t.**, *Sep.*, **Sil.**, Spong., *Staph.*, **Sulph.**, Verat.

IV. ?

V. **Acon.**, **Arn.**, **Ars.**, *Bell.*, **Bry.**, **CALC.**, Canth., **Cham.**, *Chin.*, *Hep.*, *Ign.*, Lyc., **Merc.**, Nat-m., Nit-ac., **NUX-V.**, *Phos.*, **Puls.**, **Rhus-t.**, *Sep.*, Sil., *Sulph.*, *Verat.*

VI. 1. Ant-t., Bell., Bry., Caust., Lach., Lyc., Phos., Puls., Stront-c.

2. Ambr., **Anac.**, *Bell.*, Bry., *Caps.*, Carb-v., Caust., Cham., Colch., Con., Euph., Ign., *Kali-c.*, Lach., Led., Lyc., Mag-m., *Merc.*, Nux-v., *Phos.*, **Puls.**, Sil.

VII. Acon., Arn., *Ars.*, Asaf., **Bell.**, **Bry.**, **Calc.**, Carb-v., *Caust.*, Cham., Chin., Cocc, *Con.*, Hep., **Ign.**, *Kali-c.*, Lach., **Lyc.**, **MERC.**, Nat-m., **Nux-v.**, **Phos.**, Ph-ac., **PULS.**, **Rhus-t.**, **Sep.**, **Sil.**, *Staph.*, **Sulph.**, Verat., Zinc.

Antid. *Acetum.*, Bry., Camph., *Merc.*, Rhus-t.

77. MOSCHUS

I. Acon., Ars., *Bell.*, Bry., **Calc.**, Con., Laur., *Merc.*, *Nat-m.*, **Nux-v.**, Op., **Phos.**, Ph-ac., **Puls.**, Rhus-t., *Sil.*, **Stram.**, Sulph., *Verat.*, Zinc.

II. *Acon.*, Ant-c., Ars., **Bell.,** *Bry.*, **Calc.,** *Carb-v.*, Caust., Cham., *Chin.*, Cocc., Con., Cupr., Hell., Ign., Ip., Kali-c., Lyc., *Merc.*, Nat-c., Nat-m., Nit-ac., **Nux-v.,** Olnd., Op., **Phos.,** Ph-ac., Plat., **PULS.,** Sabin., Seneg., **SEP.,** *Sil.*, Spig., Staph., Stram., *Sulph.*, Sul-ac., Verat., Zinc.

III. 1. Acon., Anac., Ang., Arn., *Asaf.*, **Bell.,** Bry., *Calc.*, Canth., Carb-v., *Caust.*, *Cham.*, *Chin.*, **COCC.,** *Con.*, Dros., Hyos., **Ign.,** *Ip.*, *Kali-c.*, **Lyc.,** Mag-m., Nat-m., Nux-m., **Nux-v.,** Olnd., *Op.*, Petr., **Phos.,** Ph-ac., **Plat., Puls.,** *Rhus-t.*, Sabin., Sec., **Sep.,** Sil., Stann., Staph., *Stram.*, *Sulph.*, Sul-ac., Valer., *Verat.*

2. vacat.

3. vacat.

4. Acon., Arn., Bell., **Bry.,** *Calc.*, Caust., *Merc.*, *Phos.*, Plat., Puls., **Rhus-t.,** Sep., *Verat.*

IV. *Bry.*, Con., Hep., Ign., Nux-v., *Phos.*, Puls., *Rhus-t.*, *Sep.*, Sulph.

V. **Acon.,** *Arn.*, *Ars.*, **BELL., BRY.,** *Calc.*, Caust., Cham., *Chel.*, Chin., Hyos., M-aust., **Merc.,** *Nux-v.*, *Phos.*, *Ph-ac.*, Plat., Puls., *Rhus-t.*, *Sep.*, Sil., Stann., Stram., *Verat.*

VI. 1. Ign., Ran-b., Sel., Thuj., Valer.

2. Acon., Agar., **Ars., Aur.,** *Bar-c.*, Bell., *Camph.*, **Caps.,** *Caust.*, Cocc., *Con.*, Cycl., Dros., **Dulc.,** Euph., Ferr., Hell., *Hep.*, Hyos., *Kali-c.*, **Lyc.,** M-ambo., *Mag-m.*, Meny., Nux-m., **Nux-v.,** Phos., *Ph-ac.*, Plat., Puls., *Rhod.*, **Rhus-t., SABAD., Sep.,** *Stront-c.*, Tarax., *Valer.*, Verb., Viol-t.

VII. *Acon.*, Arn., *Ars.*, Aur., **Bell., Bry.,** *Calc.*, Caps., Carb-v., *Caust.*, Cham., Chin., Cocc., *Con.*, Dulc., Hep., Hyos., Ign., Ip., Kali-c., *Lyc.*, Mag-m., *Merc.*, Nat-m., **Nux-v.,** Op., **PHOS.,** *Ph-ac.*, *Plat.*, **Puls., Rhus-t.,** Sabad., **Sep.,** Sil., *Stram.*, Sulph., Valer., *Verat.*

Antid. Camph.

---

78. MURIATICUM ACIDUM

I. Ign., Ph-ac., Puls., Sil., Sulph.

II. Anac., Ang., Ant-c., Arg., Arn., Ars., Asaf., *Bar-c., Bell.,* Bry., **Calc.,** Camph., Canth., *Carb-v.,* **Caust.,** Cham., **Chin.,** *Graph.,* Hep., Hyos., *Ign.,* **Kali-c.,** Kreos., **Lyc.,** *Merc.,* Nat-c., *Nat-m., Nux-v.,* Olnd., Petr., **Phos.,** *Ph-ac.,* **PULS.,** Rhus-t., Sabad., Sabin., **SEP.,** Sil., *Spig.,* Squil., *Staph.,* **SULPH.,** Thuj., *Zinc.*

III. 1. Acon., Alum., Am-m., Arn., Ars., *Asaf.,* **Bell.,** *Bry.,* **Calc.,** *Carb-v.,* **Caust.,** *Chin.,* Cocc., *Con.,* Dros., Dulc., *Graph.,* Hell., Hep., **Ign., KALI-C.,** *Lyc.,* M-arct., Meny., **Merc.,** Mez., **Nat-c.,** *Nat-m.,* Nit-ac., **Nux-v.,** Phos., Ph-ac., Plat., **Puls.,** Rhod., **Rhus-t.,** Ruta, *Sabad.,* **SEP.,** *Sil.,* **Spig.,** Spong., *Stann.,* **Staph., Sulph.,** Tarax., Teucr., Thuj., *Zinc.*

2. *Bry., Phos.,* Puls., Rhus-t.

3. ?

4. Arn., Ars., *Asaf.,* Bar-c., Bell., Bry., **CALC.,** Chin., *Con.,* Cycl., Dulc., *Graph.,* **Hep.,** Kali-c., **Lyc., Merc.,** Nat-m., Nit-ac., *Phos.,* Ph-ac., *Puls., Rhus-t.,* Sabad., Sec., *Sep.,* **SIL,** Staph., **SULPH.,** Thuj.

IV. **Ars.,** Bell., *Bry.,* Calc., Chin., Graph., Hep., *Ign., Kali-c.,* Kreos., *Lyc.,* Meny., **NUX-V., Phos.,** *Puls.,* Ran-b., **Rhus-t.,** Sabad., **Sep., Sil.,** Sulph.

V. **Acon.,** Bry., Chin., M-arct., Op., Sabad., Samb., **Spig.**

VI. 1. *Bell.,* Lach., *Lyc., Puls.,* Ran-b., Valer.

2. Am-m., Arn., Ars., **Asaf.,** Bry., *Calc.,* Caps., Cham., Cina, *Con.,* **Cycl.,** Dros., Dulc., Ferr., Ign., Lach., *Lyc.,* M-ambo., Mag-m., Mang., *Meny., Nat-c.,* Nux-v., **Phos.,** Ph-ac., *Puls.,* Rhod., **Rhus-t.,** *Ruta,* Sabad., Sep., *Sulph.,* Viol-t.

VII. Acon., Arn., Ars., *Asaf., Bell., Bry.,* **Calc.,** Carb-v., Caust., *Chin.,* Con., Cycl., Graph., Hep., *Ign., Kali-c.,* **Lyc.,** Meny., *Merc.,* Nat-c., Nat-m., *Nux-v.,* **Phos.,** Ph-ac., **PULS., Rhus-t.,** Sabad., **Sep.,** *Sil., Spig.,* Staph., **Sulph.,** Zinc.

Antid. Camph., *Bry.*

79. NATRIUM CARBONICUM

I. *Anac.,* Ars., Aur., *Bell.,* Calc., Con., Croc., Hyos., Ign., **Lyc.,** Merc., **Op.,** Phos., **Ph-ac.,** Puls., Rhus-t., Sep., Sil., Staph., *Stram.,* Sulph.

II. *Acon.,* Ambr., Am-c., Am-m., Anac., Arn., *Ars., Aur.,* Bar-c., *Bell., Bry.,* **CALC.,** Canth., *Carb-v.,* **Caust.,** Cham., **Chin.,** Con., *Graph.,* Hep., *Ign.,* **Kali-c.,** *Kreos., Lyc.,* **Merc.,** *Nat-m.,* Nit-ac., **Nux-v.,** Petr., *Phos., Ph-ac.,* Plat., Plb., **PULS., Rhus-t.,** Sabad., Sabin., Sel., **SEP., Sil.,** *Spig.,* Stann., *Staph.,* **Sulph.,** Thuj., *Verat.,* Zinc.

III. 1. *Acon.,* Alum., Anac., *Arn.,* Ars., *Asaf.,* Aur., Bar-c., **Bell.,** *Bry.,* **CALC.,** Canth., Carb-v., *Caust.,* Cham., *Chin.,* Cocc., Coff., Con., Cupr., Dulc., Graph., Hep., *Ign., Kali-c.,* **Lyc.,** M-arct., M-aust., **Merc.,** Mez., *Nat-m.,* Nit-ac., **Nux-v.,** Petr., **Phos.,** Ph-ac., *Plat.,* **Puls.,** Rhod., **Rhus-t.,** *Sabad.,* **Sep.,** *Sil., Spig.,* Spong., *Stann.,* Staph., **Sulph.,** Tarax., Thuj., Valer., Verat., Zinc.

2. Arn., **Bell.,** *Bry.,* **Calc.,** Carb-an., Chin., Clem., *Con.,* Kali-c., **Lyc.,** *Merc., Phos., Puls.,* Rhus-t., *Sep., Sil.,* Spong., *Sulph.*

3. ?

4. Am-c., Ant-c., Arn., *Ars.,* Bar-c., *Bell.,* Bry., **Calc.,** Cham., Clem., Con., **Dulc.,** *Graph.,* Hep., **Lyc.,** *Merc.,* **Nit-ac., Phos.,** Ph-ac., **Rhus-t.,** Sel., **SEP.,** *Sil.,* Squil., Staph., **Sulph.,** Viol-t.

IV. Ars., Aur., *Calc.,* Cann-s., Chin., Con., Graph., Hep., Ign., **Kali-c., NUX-V.,** Op., *Phos.,* Puls., Sabad., **SEP.,** *Sil.,* Sulph., Sul-ac.

V. *Kali-c.,* Lyc., *Sep.,* **Sulph.**

VI. 1. Guaj., Hep., *Sep.,* Sul-ac.

2. Acon., Ant-c., Arn., Ars., Asaf., Bell., *Bry.,* **CALC.,** *Carb-v.,* Caust., Cham., Chel., *Chin.,* **Con.,** Cycl., Dros., *Graph., Ign.,* Kali-c., **Lyc.,** Mag-m., Merc., *Nat-m.,* **Nux-v., Phos.,** *Ph-ac.,* Plb., **Puls.,** *Rhus-t.,* Ruta, Sabad., Sel., **SEP.,** *Sil.,* **Sulph.,** Thuj.

VII. Acon., Arn., *Ars.,* Aur., *Bell.,* Bry., **CALC.,** Carb-v., Caust., *Chin., Con., Graph., Ign., Kali-c.,* **Lyc.,** *Merc.,* Nat-m., Nit-ac.,

Nux-v., **Phos.,** *Ph-ac.,* **Puls.,** *Rhus-t.,* Sabad., **SEP., Sil.,** Staph., **SULPH.**

Antid. *Camph.,* Nit-s-d.

80. NATRIUM MURIATICUM

I. *Acon.,* Alum., Anac., **Bell.,** Bry., Calc., Cic., *Con.,* Cupr., Graph., Hell., **Hyos.,** *Ign.,* Laur., *Lyc.,* Nux-m., *Nux-v.,* Op., Petr., *Phos.,* Ph-ac., Plat., *Puls., Rhus-t.,* Sep., Sil., **Stram.,** Sulph., **Verat.**

II. Acon., Anac., Ant-c., Arn., Ars., Aur., Bar-c., **Bell.,** *Bry.,* **CALC.,** Carb-v., **Caust.,** *Chin.,* Cocc., Con., Dulc., Ferr., Graph., Hep., Hyos., Ign., **Kali-c.,** Kreos., Led., **Lyc.,** *Merc.,* Nit-ac., *Nux-v.,* Petr., **Phos.,** Ph-ac., Plat., **PULS., Rhus-t.,** Ruta, Sec., **SEP., Sil.,** Spig., Staph., **SULPH.,** Verat., Zinc.

III. 1. Acon., Ambr., *Arn.,* Ars., Aur., **Bell.,** *Bry.,* **Calc.,** Carb-v., **Caust.,** Cham., Chin., *Cocc.,* Con., Ferr., *Graph., Ign., Kali-c.,* **Lyc.,** *Merc.,* Mez., Nat-c., Nit-ac., **Nux-v.,** Petr., **Phos.,** Plat., **Puls.,** Rhod., **Rhus-t.,** Ruta, **SEP.,** *Sil., Spig.,* Stann., Staph., **SULPH.,** Thuj., Verat., Zinc.

2. Bell., Calc., Phos., **Puls.,** Sulph.

3. Asaf., Aur., Calc., Chin., *Lyc.,* Nit-ac., **Puls.,** Sil., *Sulph.*

4. Alum., Ars., Bell., *Bry.,* **Calc.,** Chin., Con., **Graph.,** *Hep., Kali-c.,* Lyc., **Merc.,** *Nit-ac., Petr.,* Phos., Ph-ac., **Puls., RHUS-T.,** *Sel.,* **SEP.,** *Sil.,* **SULPH.,** Thuj.

IV. *Bry., Calc.,* Caust., Chin., Con., Ign., Nux-v., *Op., Phos., Sep.,* **SIL., Sulph.**

V. **Acon.,** Ars., Bell., **BRY.,** *Calc.,* Cham., **Chin.,** *Dig., Ferr., Hep.,* Hyos., *Kali-c., Lyc., Nux-v., Op.,* Phos., *Ph-ac.,* Puls., *Rhus-t.,* Samb., Sec., *Sep.,* Stram., **Sulph.**

VI. 1. Calc., *Carb-v.,* Nux-v., Rhod., Rhus-t., Sep., Staph.

2. Acon., Am-m., Ant-c., *Arn.,* Ars., *Bell.,* **Bry., CALC.,** Cann-s., *Carb-v.,* Caust., Cham., *Chin.,* Cic., Cina, *Cocc., Con.,* Ferr., *Graph., Hep., Ign.,* Ip., *Kali-c.,* **Lyc.,** Merc., *Nat-c.,* Nit-ac**., Nux-v.,** Olnd., **Phos.,** Ph-ac., *Puls., Rhus-t.,* Ruta, Sel., **Sep., Sil.,** Spig., Squil., *Staph.,* **Sulph.**

VII. Acon., Arn., Ars., *Bell.,* **Bry., CALC.,** Carb-v., Caust., *Chin.,* Cocc., Con., Ferr., *Graph.,* Hep., Hyos., Ign., *Kali-c.,* **Lyc.,** Merc., Nit-ac., *Nux-v.,* Op., **Petr., Phos.,** Ph-ac., **PULS., Rhus-t., SEP., Sil.,** Staph., **SULPH.,** Verat.

Antid. Camph., Nit-s-d.

81. NITRICUM ACIDUM

I. Acon., **Anac.,** *Ars.,* Aur., Bar-c., *Bell., Calc.,* Caust., Cupr., Graph., Hell., Hyos., Ign., **Lyc.,** Nat-c., Nat-m., Nux-m., Nux-v., Ph-ac., **Puls.,** *Rhus-t., Stram., Sulph.*

II. Alum., Arn., *Ars., Aur.,* **Bell.,** *Bry.,* **CALC.,** Canth., Carb-an., **Carb-v.,** *Caust.,* Cham., *Chin.,* Clem., Con., Dulc., Ferr., *Graph., Hep.,* Hyos., Ign., *Kali-c.,* Kreos., *Lyc.,* **MERC.,** Nat-c., *Nat-m.,* **Nux-v., PHOS.,** *Ph-ac.,* **PULS.,** *Rhus-t.,* Ruta, **Sep.,** *Sil., Spig.,* Stann., *Staph.,* Stram., **SULPH.,** Sul-ac., *Thuj.,* Verat., Zinc.

III. 1. *Acon., Anac., Arn., Ars.,* Asaf., Aur., **Bell.,** *Bry.,* **Calc.,** Canth., *Carb-v., Caust.,* Cham., **Chin.,** *Cocc., Con., Dulc.,* Ferr., *Graph.,* Hyos., Ign., *Kali-c.,* **Lyc.,** *Merc.,* Nat-c., **Nat-m., Nux-v.,** Petr., **Phos.,** Ph-ac., *Plat.,* Plb., **PULS.,** Rhod., *Rhus-t.,* Ruta, **Sep.,** *Sil.,* Spig., Spong., Stann., Staph., Stram., Stront-c., **SULPH.,** Verat., *Zinc.*

2. **Bell.,** Bry., *Calc.,* Carb-an., Cham., Chin., **Con.,** Dulc., Ign., Kali-c., Lyc., **Merc.,** Nux-v., **Phos.,** *Puls., Rhus-t.,* **Sil.,** Spong., **SULPH.**

3. Asaf., Calc., Con., Graph., *Lyc., Merc., Phos.,* **Puls.,** Rhus-t., Ruta, Sep., *Sil.,* Staph., **SULPH.**

4. *Ars.,* Asaf., Bar-c., Bell., Bry., *Calc., Carb-v.,* Caust., Cham., Con., Dulc., Graph., **Hep., Lyc., Merc.,** Petr., *Phos.,* **Puls., Rhus-t.,** *Sep.,* **Sil.,** Staph., **SULPH.,** Thuj.

IV. Ars., *Calc.,* Caust., Con., Hep., Ign., Phos., Puls., Sep., Sil., *Sulph.*

V. **Acon.,** *Arn., Ars., Bell., Bry., Calc.,* Carb-v., *Cham., Chin.,* Graph., Hep., Hyos., Ign., *Ip.,* Kali-c., Led., *Lyc.,* **MERC.,** Nat-c., Nat-m., **Nux-v.,** Op., Petr., **PHOS.,** Ph-ac., **Puls.,**

Ran-b., **Rhus-t.,** Sabad., **Sep.,** *Sil.,* Spong., Stram., **SULPH.,** Verat.

VI. 1. *Ant-c.,* Bell., Kali-n., Lyc., Puls.

2. Acon., *Ars.,* Bar-c., Bell., **Bry.,** *Calc.,* **CARB-V.,** Cham., *Chin.,* Colch., *Con.,* Graph., **Hep.,** Ign., Kali-c., **Lyc.,** *Merc., Nat-m.,* **Nux-v., Phos., PULS., Rhus-t., SEP.,** *Sil.,* Staph., **SULPH.,** Verat.

VII. Acon., Anac., Arn., *Ars.,* Aur., *Bell., Bry.,* **Calc.,** *Carb-v.,* Caust., Cham., *Chin., Con.,* Dulc., *Graph., Hep.,* Hyos., Ign., Kali-c., **Lyc., Merc.,** Nat-c., *Nat-m., Nux-v.,* **Phos.,** Ph-ac., **PULS., Rhus-t., Sep., Sil.,** Staph., Stram., **SULPH.,** Verat.

Antid. Camph., *Hep.,* Mez., Sulph. — (**Noc.** Lach.)

82. NUX MOSCHATA

I. Alum., **Bell.,** Bry., Cann-s., Carb-an., *Con.,* Cycl., *Graph.,* **Hell., Hyos.,** Ign., Kali-c., Laur., *Lyc.,* Merc., *Nat-c.,* **Nat-m.,** Nux-v., **Op.,** *Phos., Ph-ac.,* **Plat.,** *Puls.,* **Rhus-t.,** Sep., Sil., Spig., **STRAM.,** Sul-ac., *Thuj., Verat.,* Zinc.

II. Anac., Ant-c., Arn., Bell., *Bry.,* **Calc.,** *Carb-v.,* Caust., *Cham., Chin.,* Cocc., Con., *Graph.,* Hyos., Ign., Ip., *Kali-c., Kreos., Lyc.,* Merc., Nat-c., *Nat-m.,* Nit-ac., **Nux-v.,** Op., **Phos.,** Ph-ac., Plat., Plb., **PULS.,** Rhus-t., Ruta, **Sep.,** Sil., Spig., Stann., Staph., Stram., **Sulph., Verat.**

III. 1. *Acon., Arn.,* Ars., Asar., Bar-c., **Bell.,** *Bry., Calc.,* Camph., Canth., Caust., *Cham., Chin., Cocc.,* Coff., *Con.,* Cupr., Hyos., *Ign.,* Iod., Ip., Kali-c., *Laur., Lyc.,* Merc., Mosch., *Nat-c.,* **NUX-V.,** *Olnd., Op., Phos.,* Ph-ac., *Plat.,* **Puls., Rhus-t.,** Ruta, Sabad., *Sep., Sil., Spig.,* Stann., *Stram.,* **Sulph.,** *Sul-ac.,* Valer., *Verat.*

2. Bell., Cham., Iod., Puls., Rhus-t., Sec., Spong.

3. ?

4. Arn., **Bell.,** Bry., **Calc., Chin.,** *Led.,* **LYC.,** *Nit-ac.,* Nux-v., **Phos.,** *Ph-ac., Puls.,* **Rhus-t.,** Sec., **Sep.,** Sil., **Sulph.**

IV. **ANT-T.,** Bry., *Con., Croc.,* Kali-c., **Op.,** Phos., Ph-ac., Puls., Rhus-t., Verat.

V. **Ars.,** Bry., Cham., *Chin.,* Colch., Hep., Lyc., *Nux-v.,* Phos., *Puls., Rhus-t., Sabad., Sil.,* **Spig.,** *Sulph.*

VI. 1. Hep., Mang., Nat-c., Sil.

2. Agar., *Am-c., Ars.,* Aur., Bar-c., *Bell.,* Borx., Bry., *Calc.,* Camph., Caust., Cham., Chel., Chin., Cic., *Cocc.,* Coff., Colch., *Con.,* Dulc., Guaj., *Hep.,* Hyos., Ign., Kreos., *Lach., Lyc., Mang.,* Merc., **Nux-v.,** Petr., Ran-b., *Rhod.,* **Rhus-t.,** Ruta, Sabad., Sel., **SIL.,** Spig., Stram., *Stront-c.,* Sulph., Verat.

VII. Ant-t., Arn., Ars., **Bell.,** *Bry., Calc.,* Cham., *Chin.,* Cocc., *Con.,* Graph., Hep., Hyos., Ign., Kali-c., **Lyc.,** Merc., Nat-c., Nat-m., **NUX-V.,** *Op.,* **Phos.,** *Ph-ac.,* Plat., **PULS., RHUS-T.,** Sabad., *Sep.,* **Sil.,** *Spig., Stram.,* **Sulph.,** *Verat.*

Antid. Camph., *Sem. carvi.*

83. NUX VOMICA

I. **Acon.,** *Anac.,* Ars., *Aur., Bell.,* Bry., **Calc.,** *Cham.,* Cocc., Hyos., *Lyc.,* Nat-m., Op., Phos., *Puls., Rhus-t.,* Sep., *Stram.,* Sulph., **Verat.**

II. *Acon.,* Arn., **Ars.,** Aur., **Bell.,** *Borx.,* **Bry., Calc.,** Canth., Carb-v., *Caust.,* **Cham., Chin.,** Cocc., Coff., *Con.,* Croc., Cupr., Euphr., Ferr., Graph., Hep., Hyos., *Ign., Ip., Kali-c.,* Kreos., **Lyc., Merc.,** Nat-c., *Nat-m.,* Nit-ac., Op., Petr., **Phos.,** Ph-ac., Plat., Plb., **PULS.,** *Rhus-t.,* Sabin., **Sep.,** *Sil.,* Spig., *Staph.,* Stram., **SULPH.,** *Verat.*

III. 1. **Acon.,** Ambr., *Arn.,* Ars., Asaf., Aur., **BELL.,** *Bry.,* **Calc.,** Canth., Carb-v., *Caust., Cham.,* **Chin.,** Cina, **Cocc.,** Coff., Con., *Ferr.,* Graph., Hep., Hyos., *Ign.,* Iod., Ip., *Kali-c.,* **Lyc., Merc.,** Mez., Nat-c., *Nat-m.,* Nit-ac., Petr., **Phos.,** *Plat.,* **PULS., RHUS-T.,** Ruta, Sabad., **SEP.,** *Sil., Spig.,* Spong., *Stann., Staph.,* Stront-c., **Sulph.,** Teucr., *Verat.,* Zinc.

2. Arn., **Bell.,** Bry., Calc., *Chin.,* Con., *Ign., Iod.,* Lyc., *Merc.,*

Phos., **PULS.,** *Sil.,* Spong., **Sulph.**
3. *Chin.,* Cocc., Dros., Merc., **Puls.,** *Ruta.*
4. *Acon.,* Arn., *Ars., Bell.,* **Bry.,** *Calc.,* Carb-v., *Caust.,* Con., Hep., Ip., Kali-c., Lach., Led., **LYC.,** *Merc., Mez.,* Nit-ac., *Phos.,* **Puls.,** Ran-b., **RHUS-T.,** Sec., **SEP., Sil.,** Squil., Staph., **SULPH.**

IV. Ant-t., *Ars.,* Bell., Bry., **Calc.,** Chin., *Con.,* Croc., **Graph.,** Hep., **Ign., Kali-c.,** Kreos., *Nat-c.,* **Phos., Puls., RHUS-T.,** *Sep.,* Sil., Sulph.

V. **Acon., ARS.,** Bar-c., **Bell., BRY., Calc.,** Caps., Caust., **Cham., Chin.,** Dulc., *Hep.,* Ign., Ip., *Lyc., Merc.,* Nat-m., Op., **Phos.,** Ph-ac., **PULS., RHUS-T.,** Sabad., Samb., **Sep.,** Sil., Spig., **Sulph.,** Verat.

VI. 1. Ars., *Chel.,* Dros., Ferr., Ign., Kali-c., **Kali-n., Rhus-t.,** *Squil., Thuj.*
2. Acon., Am-m., Arn., **ARS.,** Asar., Aur., **Bell., BRY., Calc.,** Carb-v., **Caust., Cham.,** *Chin., Cocc.,* Coff., Colch., Con., Graph., **Hep.,** Hyos., *Ign.,* Ip., *Kali-c.,* Lach., Led., **Lyc.,** Merc., Mosch., Nat-c., *Nat-m.,* Nit-ac., Nux-m., Op., **Phos., Puls.,** Ran-b., **RHUS-T.,** Sabad., Sel., **Sep., Sil.,** *Spig.,* **Sulph.**

VII. *Acon.,* Arn., **Ars.,** Aur., **Bell., Bry., Calc.,** Carb-v., *Caust., Cham.,* **Chin.,** Cocc., Con., Ferr., Graph., *Hep.,* Hyos., *Ign.,* Ip., *Kali-c.,* **Lyc.,** *Merc.,* Nat-c., Nat-m., Nit-ac., Op., **Phos., PULS., RHUS-T., Sep.,** *Sil.,* Spig., Spig., Staph., **Sulph.,** Verat.

Antid. Acon., Camph., Cham., Cocc., *Coff., Ign.,* Puls. — *Spirituosa,* Vinum. — (**Noc.** *Acetum.,* Zinc.)

84. OLEANDER

I. Acon., Arn., Bar-c., **Bell.,** *Bry.,* Cann-s., Cham., Cic., Cocc., **CON., Hell.,** *Hyos.,* Ign., *Laur.,* **Lyc.,** Merc., **NAT-M.,** *Nux-m., Nux-v., Op., Phos.,* **Ph-ac.,** *Puls.,* **Rhus-t., SEP.,** Sil., **Stram.,** Sulph., **Verat.**

II. Anac., Ang., Arn., *Ars.,* Aur., Bar-c., **Bell.,** *Bry.,* **Calc.,** Caps., *Caust.,* Chel., **Chin.,** Cic., Cina, Cocc., Con.., Ferr., *Graph.,* Hep., Hyos., Ign., Ip., Kali-c., *Lyc., Merc.,* Mez., *Nat-m., Nux-v.,* Op., Petr., **Phos.,** *Ph-ac.,* **Puls.,** *Rhus-t.,* Ruta, *Sabad.,* Sec., *Sep.,* **Sil.,** *Spig.,* Stann., **Staph.,** *Sulph.,* Verat.

III. 1. Acon., Alum., *Anac.,* Arg., Arn., Ars., *Asaf.,* **Bell.,** Bism., *Bry.,* **Calc.,** Caps., *Caust.,* **Cocc., Con,** Cupr., Hell., Ign., *Kali-c., Laur.,* **LYC.,** Merc., Nat-m., *Nux-m., Nux-v.,* Op., Phos., Ph-ac., **Plat., PULS., RHUS-T.,** *Ruta,* Sabad., **Sep.,** Sil., *Spig.,* Stann., *Staph.,* **Sulph.,** *Sul-ac.,* Tarax., Thuj., *Verat.,* Verb.

2. vacat.

3. ?

4. *Agn.,* Am-m., Anac., Ars., Bar-c., *Bry.,* Calc., Caust., Ip., Lach., *Led.,* **LYC.,** Mez., Ph-ac., *Plat., Puls.,* Rhus-t., *Sec.,* Sil., *Spong.,* **Staph., Sulph.**

IV. *Ign.,* **Nux-v.,** *Phos., Sabad.*

V. Acon., **Ars.,** Bell., Bry., *Calc.,* Lyc., Nux-v., Ph-ac., *Sep., Sulph.*

VI. 1. Acon., Con., Hep., Nit-ac.

2. Acon., Arn., Bar-c., *Bell.,* **Bry., Calc.,** Caps., Carb-v., Caust., Cham., Chin., Cina, Cocc., Colch., Con., Cupr., *Graph., Hep.,* **Ign.,** Kali-c., Lach., Led., *Lyc.,* **Nat-m., Nux-v.,** *Phos.,* Puls., Rhod., **Rhus-t.,** Ruta, *Sep.,* **Sil., SPIG.,** *Staph.,* Sulph., Thuj., Verat.

VII. Acon., Anac., Arn., *Ars.,* Bar-c., **Bell., Bry., Calc.,** Caust., Chin., Cocc., *Con.,* Graph., Hell., Hep., *Ign.,* Kali-c., Laur., **LYC.,** Merc., *Nat-m.,* Nux-m., **Nux-v.,** Op., *Phos., Ph-ac.,* Plat., **Puls., Rhus-t.,** Ruta, Sabad., **Sep.,** *Sil., Spig., Staph.,* **Sulph.,** Verat.

Antid. Camph.

---

85. OPIUM

I. Acon., Arn., Ars., *Aur.*, Bar-c., **BELL.,** Cocc., **Coff., HYOS., Ign.,** *Lach., Lyc.,* Nat-c., Nat-m., Nux-v., *Phos.,* Ph-ac., Puls., Rhus-t., *Sep.,* Sil., **Stram., Verat.**

II. *Acon.,* Arn., *Ars.,* **BELL.,** *Bry., Calc.,* Camph., Canth., Caps., Caust., *Cham., Chin.,* Cocc., Con., *Cupr., Dig.,* Dulc., Graph., **Hep., HYOS.,** *Ign.,* Ip., *Kali-c.,* Laur., *Lyc., Nat-m.,* Nit-ac., **Nux-v.,** *Phos.,* Ph-ac., Plb., **Puls.,** Rhus-t., Ruta, Samb., Sec., *Sep., Sil.,* Spong., Staph., **Stram., Sulph.,** *Verat.*

III. 1. *Acon.,* Anac., Arn., Ars., **BELL.,** *Bry.,* Calc., Camph., Carb-v., *Cham., Chin., Cic.,* **Cocc.,** Coff., *Con., Cupr.,* Dig., Ferr., **HYOS.,** *Ign.,* Iod., Ip., Kali-c., Lach., *Laur.,* **Lyc.,** *Merc.,* Nux-m., *Nux-v., Olnd.,* Phos., Ph-ac., *Plat.,* Plb., *Puls.,* **Rhus-t.,** Samb., **Sec.,** *Sep., Sil.,* Spig., **Stram.,** *Sulph., Verat.*

2. vacat.

3. ?

4. *Acon.,* **Arn., Ars., BELL., Bry.,** Calc., Chin., Con., Dig., *Dulc.,* Graph., Hyos., *Kali-c., Lach.,* Led., **Lyc., Merc.,** Nux-v., Phos., Ph-ac., **Puls.,** *Rhus-t.,* Sec., Sep., *Sil.,* Squil., **Sulph.,** Verat.

IV. Acon., **ANT-T.** Ars., Bell., **BRY.,** Calc., **Con., Croc.,** Hep., Ign., Laur., M-arct., Nat-c., Nat-m., **NUX-M.,** Nux-v., *Phos.,* Ph-ac., *Puls.,* Sep., Staph., Sulph., Verat.

V. **ACON., Ars.,** *Bell., Bry.,* Calc., Caps., *Carb-v.,* **Cham.,** *Chin.,* Cocc., Cupr., Dig., Ferr., Hep., Hyos., Iod., Ip., *Kali-c., Lyc.,* Merc., *Nat-m., Nux-v., Phos., Ph-ac.,* Puls., **Rhus-t.,** Samb., Sec., **Sep.,** Sil., Spig., **Stram.,** *Sulph.,* **Verat.**

VI. 1. Con., *Rhus-t.*

2. *Acon.,* Ant-c., *Ars., Bell., Bry.,* Caust., *Cham.,* Coff., Ferr., Hep., *Ign.,* Kali-c., Lach., *Lyc.,* Merc., Nat-m., **NUX-V.,** Phos., Plat., **Puls.,** *Ran-b., Rhus-t.,* Sabad., Sep., Sil., Spig., *Stram., Sulph.,* Verat., Zinc.

VII. **Acon.,** Ant-t., Arn., **Ars., BELL., Bry.,** Calc., *Cham., Chin.,* Cocc., Coff., *Con.,* Cupr., Dig., Hep., **Hyos.,** *Ign., Kali-c.,* Lach., Laur., **Lyc.,** Merc., Nat-m., Nux-m., **Nux-v.,** *Phos.,* Ph-ac., **Puls., Rhus-t.,** Sec., *Sep., Sil.,* **Stram., Sulph., Verat.**

Antid. Camph., Coff., Con., *Ip.*, Merc., Plb. – *Vinum*, Vanil.

86. PARIS QUADRIFOLIA

I. *Anac.*, *Bell.*, Cupr., **Hyos.**, Lach., **Lyc.**, *Plat.*, **Stram.**, *Verat.*
II. Alum., Anac., Ant-c., Arg., Arn., *Ars.*, Bar-c., *Bell.*, *Bry.*, **CALC.**, *Carb-v.*, **Caust.**, Cham., *Chin.*, Graph., *Hep.*, Kali-c., Kreos., *Lyc.*, *Merc.*, Mez., Nat-c., Nat-m., Nit-ac., *Nux-v.*, Petr., **PHOS.**, Ph-ac., **Puls.**, **Rhus-t.**, Sabad., Sabin., Seneg., **Sep.**, Sil., Squil., Stann., **Staph.**, **Sulph.**, Thuj., Verat., *Zinc.*
III. 1. Acon., Alum., Arg., *Arn.*, Ars., Bar-c., **Bell.**, *Bry.*, **Calc.**, Canth., Caust., Cham., *Chin.*, Cocc., Con., *Dros.*, Graph., *Ign.*, *Kali-c.*, *Lyc.*, M-arct., **Merc.**, Nat-c., Nat-m., **Nux-v.**, **Phos.**, Plat., **PULS.**, **Rhus-t.**, Ruta, **Sep.**, *Sil.*, **Spig.**, Spong., *Stann.*, Staph., *Stront-c.*, **Sulph.**, Tarax., Verat., Zinc.
2. Merc., Spong.
3. Phos., Ruta.
4. Am-c., Ars., *Bar-c.*, Bell., **Bry.**, *Calc.*, *Caust.*, Cham., Clem., *Con.*, **Graph.**, *Hep.*, Kali-c., Lach., Lyc., *Merc.*, Mez., *Nit-ac.*, Olnd., *Petr.*, Phos., *Puls.*, Ran-b., **RHUS-T.**, **Sep.**, **Sil.**, Spig., *Squil.*, *Staph.*, **Sulph.**, *Viol-t.*
IV. Bry., Ign., *Nux-v.*, Phos., Rhus-t., Sulph.
V. Ars., Bell., **Bry.**, *Lyc.*, **NUX-V.**, Puls., Rhus-t., *Sep.*, *Sulph.*
VI. 1. Hep., Nat-c., *Sep.*
2. Acon., *Am-c.*, Anac., Arn., Bar-c., Bry., *Calc.*, Caps., Carb-v., Graph., Hep., *Ign.*, Lach., Lyc., *Nat-c.*, Nat-m., Nux-v., *Phos.*, *Puls.*, *Sep.*, Spig., Spong., **Sulph.**

VII. Anac., Arn., Ars., Bar-c., *Bell.*, **Bry.**, **Calc.**, Caust. Chin., Graph., Hep., Ign., Kali-c., **Lyc.**, *Merc.*, Nat-c., **Nux-v.**, **Phos.**, **Puls.**, **Rhus-t.**, **SEP.**, Sil., Spig., *Staph.*, **SULPH.**, Verat.

Antid. Camph., *Coff.*

87. PETROLEUM

I. Acon., Anac., **Bell.,** *Bry.,* Calc., Con., Graph., Hell., Hyos., Laur., *Lyc.,* Merc., **Nat-m.,** Nux-m., *Nux-v.,* Op., Phos., Ph-ac., Puls., **Rhus-t., Sep.,** Sil., Spig., **Stram., Sulph.,** *Verat.*

II. Acon., Ang., Ant-c., *Arn., Ars.,* Bar-c., **Bell.,** Borx., *Bry.,* **CALC.,** *Carb-v.,* **Caust.,** Cham., Chel., *Chin., Con.,* Dulc., **Graph.,** Hep., Ign., **Kali-c.,** Kreos., Led., **Lyc., Merc.,** Mez., Mur-ac., Nat-c., *Nat-m.,* Nit-ac., **Nux-v.,** Olnd., **Phos.,** Ph-ac., **PULS., Rhus-t.,** *Ruta,* Sabad., Sabin., **Sep., Sil.,** *Spig., Staph.,* **SULPH.,** Thuj., Verat., Zinc.

III. 1. Ambr., *Ang., Arn.,* Aur., *Bell., Bry.,* **Calc.,** *Caust., Cham., Chin.,* Cic., *Cocc., Graph.,* **Ign.,** Ip., *Kali-c.,* **Lyc.,** *Merc.,* Nat-c., **Nat-m.,** *Nit-ac., Nux-v., Phos., Plat.,* Puls., **Rhus-t., SEP.,** *Sil., Spig.,* Stann., **Sulph.,** Thuj., Verat.

2. *Bell.,* Carb-an., **Lyc.,** Merc., Phos., Puls.

3. Asaf., *Calc.,* Con., Merc., Nit-ac., **PULS.,** Ruta, Sil., *Sulph.*

4. Ant-c., Ars., Asaf., Bar-c., Bell., Bov., Bry., **Calc.,** Carb-v., Caust., *Cham.,* Clem., Con., Dulc., **Graph., Hep.,** *Kreos.,* **Lach.,** Led., **Lyc.,** *Merc.,* Mez., Nat-m., *Nit-ac.,* Olnd., Phos., Ph-ac., *Puls.,* **Rhus-t.,** Sars., **SEP., SIL.,** Squil., *Staph.,* **SULPH.,** Verat.

IV. Bry., *Calc.,* Con., Ign., Lyc., Nux-v., **Sil.,** Sulph.

V. *Acon., Arn.,* Ars., **Bell.,** *Bry., Calc.,* Carb-v., Cham., Chin., Hep., Ign., Merc., Nit-ac., **Nux-v.,** Phos., Ph-ac., Puls., **Rhus-t.,** *Sep.,* Sil., Stann., **Sulph.**

VI. 1. Ant-t., Phos., Ran-b., Rhus-t.

2. Acon., Agar., *Am-c.,* Ars., Aur., *Bar-c.,* Bell., **BRY., Calc.,** Camph., Caps., *Carb-v., Caust., Chin.,* **Cocc.,** *Con.,* Dulc., Ferr., Hell., **Hep.,** Ign., *Kali-c.,* **Lyc.,** Mang., Merc., Mosch., Nat-m., Nit-ac., *Nux-m.,* **NUX-V., Phos.,** *Puls.,* Rhod., Rhus-t., Sabad., **SEP.,** *Sil.,* Spig., Stront-c., *Sulph.,* Verat.

VII. Acon., Arn., Ars., Bar-c., **Bell., Bry., CALC.,** Carb-v., *Caust.,* Cham., Chin., Cocc., *Con., Graph., Hep.,* Ign., Kali-c., **LYC.,** *Merc., Nat-m., Nit-ac.,* **Nux-v., Phos., Puls., Rhus-t., SEP., Sil.,** Spig., Staph., **SULPH.,** Verat.

Antid. Nux-v.

88. PHOSPHORUS

I. **Acon.,** Aur., **Bell.,** Bry., *Calc.,* Cham., Coff., Con., Hell., *Hyos.,* Ign., Lach., Laur., Lyc., Merc., Mosch., Nat-c., *Nat-m.,* **Nux-v.,** *Op.,* **Ph-ac.,** *Plat.,* **PULS.,** Rhus-t., *Sep., Sil.,* Staph., **Stram.,** *Sulph.,* Valer., **Verat.,** Zinc.

II. *Acon.,* Alum., Anac., Ant., *Arn.,* **Ars.,** Aur., Bar-c., **BELL.,** *Bry.,* **CALC.,** *Carb-v., Caust., Cham.,* Chel., **Chin.,** *Con.,* Dros., Ferr., Graph., *Hep.,* Hyos., Ign., *Ip., Kali-c.,* Kreos., Led., **Lyc., Merc.,** Mez., *Nat-m., Nit-ac.,* **Nux-v.,** Olnd., Par., Petr., *Ph-ac.,* Plat., Plb., **PULS.,** *Rhus-t., Ruta,* **Sep., Sil.,** *Spig.,* Squil., *Stann., Staph.,* Stram., **SULPH.,** Sul-ac., *Verat.,* Zinc.

III. 1. *Acon.,* Alum., *Arn.,* Ars., Asaf., *Bar-c.,* **Bell., Bry., Calc.,** *Canth.,* Carb-v., *Caust., Cham.,* **Chin.,** *Cocc., Con.,* Dros., *Ferr., Graph.,* **Ign.,** Iod., Ip., *Kali-c.,* **Lyc., Merc.,** Mosch., Nat-c., *Nat-m., Nit-ac.,* **NUX-V.,** Par., Petr., Ph-ac., *Plat.,* **PULS., Rhus-t.,** Ruta, Sabad., **Sep.,** *Sil., Spig.,* Spong., *Stann.,* Staph., *Stront-c.,* **SULPH.,** Sul-ac., Thuj., *Verat.,* Zinc.

2. Arn., Ars., Bar-c., **BELL.,** *Bry.,* Calc., Carb-an., Caust., **Con.,** Hep., *Lyc.,* **Merc.,** *Puls., Rhus-t., Sil.,* Spong., **Sulph.**

3. *Asaf.,* Bell., *Calc.,* **Lyc., Merc.,** Mez., Nit-ac., Ph-ac., Puls., *Sil.,* Staph., *Sulph.*

4. *Acon.,* Am-c., *Arn.,* **Ars.,** Asaf., *Bell., Bry., Calc.,* Carb-an., Carb-v., Caust., Clem., *Con.,* Dulc., Graph., Hep., Kali-c., **Lach., Lyc.,** *Merc.,* Nat-c., Nat-m., *Nit-ac.,* Ph-ac., **Puls.,** *Rhus-t., Sep.,* **Sil.,** Staph., Stront-c., **SULPH.,** Thuj.

IV. Acon., *Ant-t.,* Ars., *Bell.,* **Bry., Calc.,** Caust., Cham., Chin., *Con., Croc., Graph.,* Hep., Ign., Kali-c., M-arct., Mag-c., *Merc.,* Nat-m., Nux-m., **Nux-v.,** Op., Ph-ac., **PULS., Rhus-t.,** Sars., **SEP.,** *Sil.,* **Sulph.**

V. **Acon.,** Arn., **Ars., Bell., BRY.,** *Calc.,* Carb-v., *Cham., Chin.,* Croc., Ferr., Graph., Hyos., *Iod., Kali-c.,* **LYC., Merc.,** Nat-m., **Nux-v.,** *Op.,* **Ph-ac., Puls.,** Rhus-t., *Sep., Sil.,* Spig., Stann., *Stram., Sulph.,* Thuj., Verat.

VI. 1. Ant-t., Carb-v., Staph.

2. Acon., Agn., Am-c., Arn., *Ars.,* Asaf., Bar-c., *Bell.,* **Bry.,** Calad., **Calc.,** Cann-s., *Carb-v.,* Caust., Cham., *Chin.,* Cocc., Colch., *Con.,* Dros., Euphr., *Graph.,* Hep., Ign., Iod., Ip.,

Kali-c., Lach., **Lyc.,** Mang., *Merc., Nat-c.,* Nat-m., Nit-ac., **NUX-V.,** Ph-ac., **PULS., Rhus-t.,** Sabad., Sel., **SEP.,** *Sil.,* Spig., Squil., Staph., **Sulph.,** Thuj.

VII. *Acon.,* Arn., *Ars.,* Asaf., Bar-c., **Bell., Bry., Calc.,** Carb-v., Caust., Cham., *Chin., Con.,* Graph., Hep., Ign., Iod., Ip., Kali-c., Lach., **Lyc., Merc.,** Nat-c., Nat-m., Nit-ac., **Nux-v.,** Op., *Ph-ac.,* Plat., **PULS.,** *Rhus-t.,* **Sep., Sil.,** Spig., Stann., Staph., Stram., **SULPH.,** Thuj., Verat.

Antid. Camph., Coff., *Nux-v.,* Vinum. — (***Noc.*** Rhus-t.?)

89. PHOSPHORICUM ACIDUM

I. Acon., Anac., Ars., **BELL.,** Bry., *Calc.,* Cann-s., Cic., Cocc., *Con., Hell.,* **Hyos.,** *Ign.,* Kali-c., *Laur., Lyc.,* Merc., Mez., *Nat-c., Nat-m.,* Nux-m., Nux-v., **Op.,** *Phos.,* **Puls., Rhus-t.,** Sabad., **Sep., Sil.,** Staph., **STRAM.,** *Sulph., Verat.*

II. Acon., *Alum.,* Anac., Arg., Arn., *Ars.,* Aur., Bar-c., *Bell., Bry.,* **Calc.,** *Canth.,* Carb-v., **CAUST.,** Cham., **Chin.,** Cocc., Con., Croc., Cupr., Dros., Dulc., Ferr., Graph., *Hep., Ign.,* **Kali-c.,** Kali-n., *Kreos.,* Led., *Lyc.,* Mag-c., **Merc.,** Mur-ac., *Nat-c., Nat-m., Nit-ac.,* Nux-v., Petr., **Phos.,** Plat., Plb., **PULS., Rhus-t.,** *Ruta,* Sars., Sec., Seneg., **SEP.,** *Sil., Spig.,* Stann., *Squil.,* Stann., *Staph.,* Stram., **Sulph., Thuj.,** *Valer.,* Verat., Verb., *Zinc.*

III. 1. *Acon., Alum.,* Ambr., Anac., Arg., *Arn., Ars.,* Bar-c., **Bell.,** *Bry.,* **Calc.,** Canth., *Carb-v.,* **Caust.,** Cham., **CHIN.,** *Cocc.,* Con., Cupr., Dros., Ferr., Graph., **Ign.,** Iod., **Kali-c.,** Laur., **Lyc.,** Mag-c., *Merc.,* Nat-c., Nat-m., Nit-ac., **NUX-V.,** Olnd., Op., **Phos.,** Plat., Plb., **Puls., Rhus-t.,** *Sars.,* Sec., **Sep.,** Sil., Spig., *Stann.,* Staph., Stram., Stront-c., **SULPH.,** Sul-ac., Tarax., Teucr., Thuj., Verat., *Zinc.*

2. Bell., **Con.,** *Plat.,* Rhus-t., **Sep.,** *Spong.,* Sulph.

3. **Asaf.,** Calc., Merc., Puls., *Sil.,* Staph., *Sulph.*

4. Acon., Arn., **Ars.,** Asaf., *Bell.,* Bry., *Calc.,* Chin., Con., Dulc., Graph., *Hep., Lach.,* **LYC.,** *Merc., Nit-ac.,* Olnd., Petr., *Phos.,*

Puls., Rhus-t., Sec., Sel., **Sep., Sil., Sulph.,** Thuj., Verat.

IV. Acon., Ant-t., Ars., *Bell., Bry.,* Calc., Cham., Chin., **Con.,** Croc., Hep., *Ign.,* Kali-c., M-ambo., *Merc.,* Nat-c., Nux-m., **Nux-v.,** Op., **Phos., Puls.,** Sabad., Sep., *Sil., Sulph.*

V. **Acon., ARS., ***Bell.,* **Bry., Calc.,** Cham., **Chin.,** Dig., Hep., Hyos., Ign., Iod., **Merc.,** Nat-m., Nux-v., Op., **Phos.,** Puls., *Rhus-t.,* Sec., Sep., Sil., Stann., **Stram.,** *Sulph.*

VI. 1. Ign., Rhus-t.

2. Acon., Am-m., Arn., Ars., Aur., Bar-c., *Bell., Bry.,* **Calc.,** Caps., *Carb-v., Cham.,* **Chin.,** Cocc., **Con.,** Cycl., Dros., Dulc., Euph., Ferr., Graph., Hep., Ign., Iod., Kali-c., **Lyc.,** M-ambo., Mag-m., Meny., Merc., Mosch., *Nat-c., Nat-m., Nux-v., Phos.,* Plat., **PULS.,** Rhod., *Rhus-t.,* Sabad., Samb., **SEP.,** *Sil.,* Spig., *Staph.,* **Sulph.,** Tarax., Valer., Verat., Verb.

VII. *Acon.,* Alum., Arn., **Ars.,** Asaf., **Bell.,** *Bry.,* **Calc.,** Carb-v., Caust., Cham., **Chin.,** Cocc., **Con.,** Graph., Hep., Hyos., *Ign., Kali-c.,* **Lyc., Merc.,** *Nat-c., Nat-m.,* Nit-ac., *Nux-v.,* Op., **Phos.,** Plat., **PULS., Rhus-t.,** Sec., **SEP., Sil.,** Spig., Stann., Staph., *Stram.,* **SULPH.,** Verat., Zinc.

Antid. Camph., *Coff.*

90. PLATINUM

I. Alum., *Aur., Bell.,* Graph., **Hyos., IGN., LYC., Phos.,** *Puls.,* Sil., **Stram.,** Sulph., **VERAT.,** Zinc.

II. Acon., Alum., Anac., *Arn.,* Ars., Asaf., Asar., Bar-c., **Bell.,** Borx., Bry., **Calc.,** Canth., *Carb-v., Caust.,* **Cham., Chin.,** Cina, Cocc., Coff., Con., Croc., *Ferr., Graph.,* Hyos., *Ign.,* Ip., **Kali-c.,** *Kreos., Lyc.,* Mang., **Merc.,** Nat-c., *Nat-m.,* Nux-m., **Nux-v.,** Op., Petr., **Phos.,** *Ph-ac.,* Plb., **PULS., Rhus-t.,** Sabad., **Sabin.,** *Sec.,* **Sep.,** *Sil., Spig.,* Stann., Staph., Stram., **Sulph.,** Sul-ac., Thuj., Verat., *Zinc.*

III. 1. *Acon.,* Alum., **Anac.,** *Ang., Arn.,* Ars., *Asaf.,* Asar., **BELL.,** Bry., **Calc.,** Cann-s., *Caust.,* Cham., Chin., *Cic.,* Cina,

Cocc., Con., Graph., Hyos., **Ign.,** *Ip., Kali-c., Lyc., Merc.,* Mez., *Mosch.,* Nat-c., Nat-m., Nit-ac., Nux-m., **Nux-v.,** Olnd., Op., Petr., *Phos.,* **Puls.,** *Rhus-t.,* Sabad., *Sec.,* **Sep.,** *Spig., Stann.,* Staph., *Stram.,* **Sulph.,** Sul-ac., Thuj., Verat., *Zinc.*

2. *Arn.,* Calc., **Con.,** *Rhus-t.,* **Sep.,** *Spong.*
3. ?
4. Acon., Agn., Arn., *Bar-c.,* Bell., Bry., *Calc.,* Caust., Colch., Graph., *Led.,* **LYC.,** *Merc., Nit-ac., Nux-v.,* **Olnd.,** Phos., Ph-ac., **Puls.,** Ran-s., **Rhus-t.,** Sabad., *Sec., Sep.,* Sil., Spig., Spong., **Staph., SULPH.**

IV. Ign., *Rhus-t.,* Sep.

V. **Acon.,** Ars., Bell., Calc., Carb-v., Cham., Cocc., Cupr., **Merc.,** Op., Rhus-t., *Sec.,* Sil., **Verat.**

VI. 1. Caps., Sul-ac.

2. Acon., Am-m., Ars., **Aur.,** Bar-c., Bell., *Calc.,* **Caps.,** Cham., **Con.,** *Cycl.,* Dros., **Dulc.,** *Euph.,* **Euphr.,** *Ferr.,* Graph., *Ign.,* Lach., **Lyc.,** M-ambo., Mag-m., *Meny.,* Mosch., Nat-c., Nit-ac., Nux-v., *Ph-ac.,* **PULS.,** Rhod., *Rhus-t.,* **Sabad.,** *Samb.,* **SEP.,** Sil., Spig., Stront-c., *Sulph.,* **Tarax.,** *Valer.,* **Verb.,** *Viol-t.*

VII. *Acon.,* Alum., Anac., *Arn.,* Ars., Aur., Bar-c., **Bell., Calc.,** Caps., Caust., Cham., Chin., Cocc., *Con.,* Ferr., Graph., Hyos., **Ign.,** Kali-c., **LYC., Merc.,** Nit-ac., *Nux-v.,* Olnd., *Phos.,* Ph-ac., **PULS., RHUS-T.,** Sabad., *Sec.,* **SEP.,** Sil., Spig., Staph., Stram., **Sulph.,** *Verat.,* Zinc.

Antid. Puls.

91. PLUMBUM

I. Ars., Aur., *Bell.,* **Hyos., LYC.,** Nat-c., Op., *Puls., Stram.,* Sul-ac., Verat.

II. *Acon.,* Arn., *Ars.,* Aur., **BELL., Bry.,** *Calc., Canth.,* Caust., *Cham., Chin.,* Cocc., Graph., Hep., Hyos., Ign., *Kali-c., Laur.,* **Lyc.,** *Merc.,* Nat-c., Nit-ac., **Nux-v., Op., PHOS.,** Ph-ac.,

PULS., *Rhus-t.,* Ruta, **Sep.,** Sil., Stann., *Staph.,* Stram., **Sulph.,** Thuj., *Verat.,* Verb., Zinc.

III. 1. Acon., Alum., Arn., Ars., **BELL.,** Bry., **Calc.,** Canth., *Caust.,* Cham., **Chin.,** Cic., *Cocc.,* Con., Cupr., Hyos., *Ign.,* Kali-c., Lach., Laur., *Lyc.,* Merc., Mosch., Nat-m., Nit-ac., **Nux-v.,** Olnd., *Op., Phos., Puls.,* Rhus-t., Ruta, Sabin., Sec., *Sep., Sil.,* Stram., **Sulph.,** *Verat.*

2. **Bell.,** Bry., Con., Merc., Nux-v., Phos., **Puls.,** *Sulph.*

3. **Asaf.,** *Bell., Calc.,* **Lyc., MERC.,** *Nit-ac.,* **PHOS.,** *Puls.,* Sep., **Sil.,** Staph., **Sulph.**

4. **ARS.,** *Asaf., Bell.,* **Bry.,** *Calc.,* Carb-v., Cham., *Chin., Con.,* Dulc., Ferr., Hep., Kali-c., Lach., Laur., **Lyc., Merc.,** Nat-m., Nit-ac., Op., *Phos.,* Ph-ac., Puls., **Sec.,** *Sep.,* **SIL.,** Squil., **SULPH.**

IV. Ant-t., Nux-m., *Op.,* Verat.

V. Acon., Cham., *Op.,* Phos.

VI. 1. Arn., Ars.

2. Ars., Asaf., **Calc.,** Caps., Cham., Cocc., Con., *Cycl., Dros.,* Graph., *Ign., Lyc., Mang., Nat-c.,* Nux-v., **Phos.,** *Puls.,* Rhus-t., Sabad., **Sep.,** *Sulph.* Thuj., Verat.

VII. Acon., *Ars.,* Asaf., **BELL.,** *Bry.,* **Calc,** Cham., *Chin.,* Cocc., Con., Hyos., Ign., Kali-c., Laur., **Lyc, Merc.,** Nat-c., Nit-ac., *Nux-v.,* **Op., PHOS., PULS.,** Rhus-t., Sec., **Sep., Sil.,** Stram., **SULPH.,** *Verat.*

Antid. Alum., Bell., Hyos., **Op.,** *Plat.,* Stram. — Elec.

92. PULSATILLA PRATENSIS

I. **Acon.,** Anac., Arn., *Ars.,* Aur., Bar-c., **Bell.,** Bry., **Calc.,** Cann-s., *Caust., Cham.,* Cic., **Cocc.,** *Con.,* Graph., *Hell., Hyos.,* **IGN.,** Lach., Laur., **LYC.,** Merc., Nat-c., *Nat-m.,* **Nux-v.,** Op., **Phos., Ph-ac.,** *Plat.,* **Rhus-t.,** *Sep.,* **Sil., Stram.,** *Sulph.,* **Verat.**

II. Acon., Arn., *Ars.,* Asaf., *Bell., Bry.,* **Calc.,** Cann., Canth., Carb-v., *Caust., Cham., Chin.,* Cocc., *Con.,* Cupr., Cycl.,

Dulc., Euphr., *Graph.,* Hyos., Ign., Ip., *Kali-c., Lyc.,* **Merc.,** Nat-c., *Nat-m.,* Nit-ac., **NUX-V.,** Par., Petr., **PHOS.,** Ph-ac., Plat., Plb., *Rhus-t.,* Sabad., Sabin., Sec., **SEP.,** **Sil.,** Spig., Spong., Stann., *Staph.,* **SULPH.,** Thuj., Valer., *Verat.*

III. 1. *Acon.,* Anac., Arn., *Ars., Asaf.,* Aur., Bar-c., **BELL., Bry.,** **Calc.,** *Canth.,* Caps., *Carb-v.,* **Caust.,** *Cham.,* **Chin.,** Cic., **Cocc.,** Colch., Con., Croc., Cupr., *Ferr., Graph.,* Hyos., *Ign.,* Iod., *Kali-c.,* Kreos., Laur., **Lyc.,** M-arct., **Merc.,** Mez., *Nat-m.,* Nit-ac., Nux-m., **NUX-V.,** Olnd., Par., Petr., **Phos.,** *Plat.,* **RHUS-T.,** Sabad., Sabin., Sec., **Sep.,** *Sil.,* **Spig.,** *Stann.,* *Staph.,* Stram., Stront-c., **SULPH.,** Tarax., *Thuj.,* Verat., Zinc.

2. Acon., *Arn.,* **BELL., Bry.,** Calc., *Carb-an.,* Chin., *Con., Lyc.,* **Merc., Phos.,** *Rhus-t.,* Sil., *Spong.,* **Sulph.**

3. *Asaf.,* Bell., *Calc.,* Con., Hep., *Merc.,* **Nit-ac.,** Sep., *Sil.,* **Sulph.**

4. *Acon.,* Am-m., Arn., **Ars., Asaf.,** *Bell.,* **Bry., Calc.,** Carb-v., *Caust.,* Clem., Con., Euph., *Graph.,* **Hep., Lach.,** *Led.,* **Lyc.,** **Merc.,** *Nit-ac.,* Phos., Plat., **Rhus-t., Sep., SIL.,** Spong., Staph., **SULPH.**

IV. *Ant-t., Ars., Bell.,* **BRY., Calc.,** Carb-v., Cham., Chin., Con., Croc., Graph., *Hep.,* Ign., Led., Merc., Nux-m., *Nux-v.,* Op., **PHOS.,** *Ph-ac., Rhus-t.,* **Sep.,** Sil., Stram., *Sulph.,* Verat.

V. **Acon.,** Arn., **ARS.,** *Bell.,* **Bry.,** Calc., Caust., *Chin.,* Hell., Ign., Ip., *Lyc., Merc.,* **NUX-V., Phos., Rhus-t.,** Sep., *Spig.,* Staph., *Sulph., Verat.*

VI. 1. Ant-c., *Bell.,* Canth., *Ign.,* **Lyc.,** Ran-b., *Rhus-t.,* Sabad., *Staph.,* Valer.

2. *Acon.,* Ambr., Am-c., Anac., Arn., **Ars.,** Aur., *Bell.,* **Bry.,** **Calc.,** Cann-s., **Caps.,** *Carb-v.,* Caust., *Cham.,* Chin., Colch., Coloc., **Con.,** Croc., Cupr., Cycl., *Dulc., Euph.,* **Ferr.,** Graph., *Hep.,* Hyos., **Ign., Iod.,** Ip., Kali-c., Led., **LYC.,** Mag-c., Merc., Nat-c., Nat-m., Nit-ac., *Nux-v.,* Op., **Phos.,** *Ph-ac., Plat.,* **Rhus-t.,** Sabad., Sabin., Samb., **SEP.,** *Sil.,* Spig., *Staph.,* Stram., Stront-c., **Sulph.,** Tarax., Thuj., Valer., Verat., Viol-t.

VII. *Acon.*, Arn., **Ars.**, Asaf., **BELL.**, **Bry.**, **Calc.**, **Canth.**, Caps., Carb-v., *Caust.*, *Cham.*, *Chin.*, Cocc., *Con.*, Ferr., Graph., *Hep.*, Hyos., *Ign.*, Iod., Kali-c., Lach., **LYC.**, **Merc.**, Nat-m., Nit-ac., **Nux-v.**, **PHOS.**, *Ph-ac.*, *Plat.*, **RHUS-T.**, Sabad., **Sep.**, **Sil.**, Spig., Spong., *Staph.*, Stram., **SULPH.**, Thuj., *Verat.*

Antid. Cham., *Coff.*, Ign., Nux-v., Acetum.

93. RANUNCULUS BULBOSUS

I. Bell., Con., Laur., *Lyc.*, Nat-c., Phos., *Ph-ac.*, *Sep.*, Sil., Stram., Sulph.

II. *Acon.*, Arn., Asaf., Aur., *Bell.*, **BRY.**, **Calc.**, *Canth.*, *Carb-v.*, Caust., **Chin.**, *Cocc.*, Dulc., Hep., **IGN.**, *Kali-c.*, Lach., Laur., **Lyc.**, *Merc.*, Mez., Nat-c., Nat-m., **Nux-v.**, *Phos.*, **Puls.**, *Rhus-t.*, Sabad., **Sep.**, *Sil.*, **Spig.**, Squil., *Stann.*, **Staph.**, **Sulph.**, Thuj., *Verat.*, **Zinc.**

III. 1. *Acon.*, Alum., Asaf., *Bell.*, **Bry.**, *Calc.*, Canth., Carb-v., *Caust.*, *Chin.*, Chin., Cocc., **Ign.**, Kali-c., Lyc., *Merc.*, Nat-m., **Nux-v.**, Par., *Phos.*, **Puls.**, **RHUS-T.**, Sabad., **Sep.**, Sil., *Spig.*, Spong., Stann., Sulph., Verat., Zinc.

2. ?

3. vacat.

4. **Ant-c.**, **Ars.**, Bell., *Bry.*, *Caust.*, Clem., Con., Dulc., *Graph.*, Hep., *Lach.*, *Lyc.*, *Merc.*, Phos., Puls., **RHUS-T.**, *Sep.*, **Sil.**, Staph., **Sulph.**, Viol-t.

IV. **Ars.**, Bell., Borx., Calc., Carb-an., Chin., Hep., *Ign.*, **KALI-C.**, Lyc., *Merc.*, Mur-ac., *Nux-v.*, *Phos.*, *Puls.*, Rhus-t., **Sep.**, **Sil.**, *Sulph.*

V. Acon., Arn., *Ars.*, *Bry.*, Calc., *Chin.*, Lyc., Nat-m., Nit-ac., *Nux-v.*, *Phos.*, **Puls.**, **Rhus-t.**, Sep., Sil., Spig., *Sulph.*, Verat.

VI. 1. Ant-c., Ign., Kali-n., Nit-ac., Staph.

2. Arn., *Ars.*, Bar-c., **Bell.**, Calc., *Cann-s.*, *Chel.*, *Colch.*, Hell., *Hep.*, Ign., *Iod.*, Lach., *Led.*, Nat-m., **NUX-V.**, *Rhus-t.*, Sabad., *Sel.*, Sep., Sil., **Spig.**, **Staph.**

VII. Acon., Ant-c., **Ars., Bell., Bry.,** *Calc.,* Caust., *Chin.,* Hep., **Ign.,** *Kali-c.,* Lach., **Lyc.,** *Merc.,* Nat-m., **NUX-V.,** *Phos.,* **Puls., RHUS-T., SEP., Sil.,** *Spig., Staph.,* **Sulph.,** Verat., Zinc.

Antid. Bry., *Camph.,* Rhus-t. — (***Noc.*** Acetum., Nit-s-d., *Spir. vini., Staph.,* Sulph., *Vinum.*)

94. RANUNCULUS SCELERATUS

I. *Acon., Bell.,* Calc., Laur., Mosch., Nat-m., Nux-v., Phos., *Puls.,* Rhus-t., Stram., Vetrat.

II. **Am-c.,** Aur., Bry., *Calc.,* Carb-an., Carb-v., Caust., Chin., Graph., *Kali-c., Kreos., Lyc.,* Merc., Mez., Nat-m., Nit-ac., **PHOS.,** Ph-ac., Rhus-t., Sil., **Spig.,** *Sulph., Thuj.,* Verat., **Zinc.**

III. 1. Alum., *Arn.,* **BELL.,** *Calc., Canth.,* Carb-v., Caust., *Chin.,* Cocc., Con., *Dros.,* Graph., Hell., Ign., *Kali-c.,* Laur., Merc., Mez., Nat-c., Nat-m., Nit-ac., *Nux-v.,* Phos., Ph-ac., **Plat., Puls.,** *Rhus-t.,* Sars., **Sep.,** Sil., Spig., *Spong.,* Stann., Staph., **Sulph.,** Zinc.

2. Bell., Merc., Phos., Puls., *Spong.*

3. ?

4. Ars., Asaf., *Bry.,* Calc., *Caust.,* Hep., **Lyc.,** Merc., Nux-v., Plat., *Puls.,* **RHUS-T.,** *Sep.,* **SIL.,** Staph., **Sulph.**

IV. Ars., Coff., Kali-c., Sil.

V. **Acon,** Ars., Bell, *Bry., Cham.,* Chin., Hep., Hyos., Nat-m.

VI. 1. Mang., Rhus-t.

2. Acon., Agn., Alum., Croc., Hell., *Mag-c., Puls., Sabin.,* Spong.

VII. *Acon.,* Am-c., Ars., **Bell.,** *Bry., Calc.,* Caust., Chin., *Kali-c., Lyc.,* Merc., Nat-m., Nux-v., *Phos.,* Plat., **PULS., Rhus-t.,** *Sep.,* **Sil.,** Spig., *Spong.,* **Sulph.,** *Zinc.*

Antid. Camph.

---

95. RHEUM PALMATUM

I. Acon., Ars., **Bell.,** Bry., Calc., Con., Hell., Laur., *Nat-m.,* Nux-v., Op., Phos., *Ph-ac.,* **Puls.,** *Rhus-t.,* Sep., Sil., Stram., Sulph., Verat., Zinc.

II. Ant-c., Arn., *Ars.,* Bell., Borx., **Bry.,** *Calc.,* Canth., Carb-v., **Cham., Chin.,** Dulc., Graph., Hep., Ign., Kali-c., *Lyc.,* **Merc.,** *Nat-c.,* Nat-m., Nit-ac., **Nux-v., Phos.,** *Ph-ac.,* **Puls., RHUS-T.,** *Sep.,* Spig., Staph., **SULPH., Verat.**

III. 1. Acon., Arn., *Asaf.,* **Bell., Calc.,** Caust., Cham., *Chin.,* Cocc., Colch., Con., Graph., Ign., *Kali-c., Lyc.,* Merc., Mez., Nat-c., *Nat-m.,* **Nux-v.,** Phos., Plat., **PULS.,** *Rhus-t.,* **Sep., Stann.,** Staph., **Sulph.,** Verat.

2. *Bell.,* Calc., Merc., *Phos.,* Spong., Sulph.

3. vacat.

4. ?

IV. ?

V. **Cham.,** Chin., Hep., Ip., Merc., *Sep., Sulph.,* **Verat.**

VI. 1. Ars., *Dros.,* Ferr., Ign., *Kali-c.,* Kali-n., Nux-v., *Rhus-t.,* Thuj.

2. *Arn.,* **Bell., Bry.,** Calad., Chin., Cocc., Coff., *Colch., Croc.,* Graph, *Hep., Ign., Iod.,* Led., *Lyc.,* **Merc.,** Nat-m., **Nux- v.,** Phos., Puls., Sil., Spig., Spong., Squil., *Staph.,* Sulph.

VII. Arn., Ars., **BELL.,** Bry., *Calc., Cham., Chin,* Hep., Ign., Kali-c., Lyc., **Merc.,** Nat-m., **Nux-v.,** *Phos.,* Ph-ac., **Puls., Rhus-t.,** *Sep.,* Staph., **SULPH.,** *Verat.*

Antid. Camph., *Cham.,* Coloc., Merc., *Nux-v.,* Puls.

96. RHODODENDRON CHRYSANTHUM

I. Acon., Ars., **Bell.,** Bov., Bry., Calc., Cocc., Con., *Hell.,* Hyos., Kali-c., Laur., *Nat-m.,* Nux-m., *Nux-v., Op.,* Phos., **Ph-ac., Puls.,** *Rhus-t.,* Sep., Sil., *Stram.,* Sulph., Verat., Zinc.

II. Acon., Am-c., Am-m., Arn., Asaf., Aur., Bar-c., *Bry.,* **Calc.,** *Carb-v., Caust.,* Cham., *Chin.,* Clem., Con., *Graph.,* Hep.,

Ign., Kali-c., Lyc., **Merc.,** Mez., Nat-c., Nat-m., Nit-ac., *Nux-v.,* Petr., **Phos.,** *Ph-ac.,* **PULS., Rhus-t.,** Sabin., **Sep., Sil.** Spig., Stann., **Staph.,** Stront-c., **SULPH.,** Thuj., Verat., Zinc.

III. 1. Acon., Alum., Ambr., Arg., *Arn.,* Asaf., *Bell., Bry.,* **CALC.,** Canth., *Carb-v., Caust.,* Cham., *Chin., Cocc.,* Con., Croc., Dros., Dulc., Graph., Hell., *Ign.,* Ip., **Kali-c., Lyc.,** Meny., **Merc.,** Mez., Nat-c., *Nat-m., Nit-a c., Nux-v.,* Olnd., *Phos.,* Ph-ac., *Plat.,* **Puls., RHUS-T.,** Ruta, Sabad., **SEP.,** *Sil., Spig.,* Spong., *Stann., Staph.,* **Sulph.,** Tarax., Thuj., Verat., *Zinc.*

2. **ARN.,** *Bell.,* Bry., *Calc.,* Chin., Clem., **CON.,** Puls., *Spong.,* Sulph.

3. **Asaf.,** Bell., *Calc., Chin.,* **MERC.,** Phos., *Ph-ac., Puls.,* Ruta, *Sil.,* Sulph.

4. *Ant-c.,* Ars., *Bry.,* Calc., Caust., Chin., **LYC.,** Merc., Plat., Puls., **RHUS-T., Sec.,** Sep., *Sil.,* Staph., *Sulph.,* Verat.

IV. *Ars.,* Con., *Ign.,* Kali-c., Op., *Puls.,* Sep., Sil.

V. **ARS.,** Bry., Calc., Caust., *Chin,* Con., *Merc.,* **Nux-v.,** *Phos.,* Ph-ac., Puls., *Rhus-t.,* **Sep.,** Staph., Sulph.

VI. 1. Ant-c., Arn., Calc., Ign., Rhus-t., Sep.

2. Acon., Am-c., *Ars.,* **Aur.,** *Bell.,* Bry., *Calc,* **Caps.,** Carb-v., Cham., *Cina, Cocc.,* **Con.,** Dros., *Dulc., Euph., Ferr.,* Graph., *Hep., Ign.,* **Kali-c.,** Led., **LYC.,** M-ambo., Mag-m., *Mang.,* Merc., Mosch., *Nat-m., Nux-m.,* **Nux-v.,** Olnd., *Phos.,* Ph-ac., Plat., **Puls., RHUS-T.,** *Ruta,* Sabad., Samb., Seneg., **Sep., SIL., Spig.,** *Stront-c.,* Sulph., Tarax., Valer., **Verat.,** Verb.

VII. Acon., Arn., *Ars.,* Asaf., Aur., *Bell., Bry.,* **Calc.,** Carb-v., Caust., *Chin.,* Cocc., **Con.,** Graph., *Ign., Kali-c.,* **Lyc., Merc.,** Nat-m., **Nux-v.,** *Phos., Ph-ac.,* Plat., **PULS., RHUS-T.,** Ruta, **Sep., Sil.,** Staph., **Sulph.,** Veratr, Zinc.

Antid. Bry., Camph., *Clem., Rhus-t.*

---

97. RHUS TOXICODENDRON

I. *Acon.*, Anac., Arn., Ars., **BELL.**, *Bry.*, *Calc.*, Cann-s., Cic., Cocc., **Con.**, Graph., **Hell.**, *Hyos.*, *Ign.*, Kali-c., *Laur.*, **Lyc.**, Mez., Nat-c., *Nat-m.*, Nux-m., **Nux-v.**, **Op.**, Petr., Phos., **Ph-ac.**, **Puls.**, Sep., *Sil.*, Spig., Staph., **STRAM.**, *Sulph.*, *Verat.*

II. Acon., Ant-c., Arg., Arn., *Ars.*, Bar-c., *Bell.*, *Bry.*, **Calc.**, Carb-v., **Caust.**, *Cham.*, *Chin.*, Graph., Hep., Ign., Ip., *Kali-c.*, *Kreos.*, *Led.*, Lyc., **Merc.**, Mur-ac., Nat-c., Nat-m., Nit-ac., *Nux-v.*, Olnd., Petr., *Phos.*, *Ph-ac.*, Plat., **Puls.**, Sabad., Sabin., Sel., **SEP.**, *Sil.*, Spig., Squil., *Staph.*, **SULPH.**, Valer., Verat., Verb.

III. 1. **Acon.**, Alum., Am-m., Anac., Ant-c., Arg., *Arn.*, *Ars.*, *Asaf.*, Bar-c., **BELL.**, **Bry.**, **Calc.**, Canth., Caps., Carb-v., *Caust.*, Cham., **Chin.**, Cic., **Cocc.**, Colch., Con., Croc., Dros., *Ferr.*, *Graph.*, Hyos., *Ign.*, *Kali-c.*, Led., **Lyc.**, M-arct., **Merc.**, *Nat-c.*, *Nat-m.*, Nit-ac., Nux-m., **NUX-V.**, *Olnd.*, Par., Petr., *Phos.*, Ph-ac., *Plat.*, **PULS.**, *Sabad.*, Sabin., Sel., **SEP.**, *Sil.*, **Spig.**, Spong., *Stann.*, *Staph.*, *Stram.*, Stront-c., **SULPH.**, Sul-ac., Thuj., Zinc.

2. **Bell.**, *Bry.*, **Con.**, Dulc., Hep., Lyc., *Merc.*, **PHOS.**, **PULS.**, **Spong.**, *Sulph.*

3. Arg., **Asaf.**, *Calc.*, *Chin.*, Lyc., Merc., *Nit-ac.*, Phos., *Ph-ac.*, **PULS.**, *Ruta*, Sil., *Staph.*, **Sulph.**.

4. Acon., *Arn.*, **Ars.**, Bar-c., *Bell.*, Borx., *Bry.*, *Calc.*, Carb-v., **Caust.**, Clem., Dulc., **GRAPH.**, Kali-c., *Lach.*, **Lyc.**, **MERC.**, Mez., Nat-m., Nit-ac., Phos., Plat., **Puls.**, Ran-b., Sec., Sel., **SEP.**, *Sil.*, Spong., Staph., **SULPH.**, Verat., Viol-t.

IV. Ars., *Bry.*, *Calc.*, Carb-v., *Chin.*, Hep., *Ign.*, Lyc., Merc., **Nux-v.**, *Phos.*, Plat., *Puls.*, **Sep.**, **Sulph.**

V. **Acon.**, **ARS.**, **Bell.**, **Bry.**, *Calc.*, Caps., Caust., **Cham.**, *Chin.*, **Hep.**, Ign., *Ip.*, **Merc.**, Nit-ac., **Nux-v.**, Op., Phos., **PULS.**, Sabad., Samb., *Sec.*, Sep., Sil., Spig., Stram., **SULPH.**, **Verat.**

VI. 1. *Ars.*, Dros., *Ign.*, *Kali-c.*, *Kali-n.*, **Nux-v.**, Ph-ac., Samb., Squil., Thuj.

2. Acon., Agn., *Am-c.*, Am-m., Ant-t., Arn., **Ars.**, Aur., Bell., Borx., **BRY.**, *Calc.*, Caps., Caust., *Cham.*, Cic., Clem., Cocc., *Con.*, *Dulc.*, Euph., *Ferr.*, *Hep.*, Kali-c., **Lyc.**, Merc., Mosch.,

Nat-m., Nit-ac., *Nux-m.,* **Nux-v.,** *Phos.,* **Puls.,** *Sabad.,* Sabin., *Samb.,* **Sep., Sil.,** Spig., Squil., *Stront-c.,* **Sulph.,** Viol-t.

VII. Acon., Arn., *Ars., Bell.,* **Bry.,** *Calc.,* Caust., Cham., Chin., Con., Graph., Hep., Ign., Kali-c., *Lyc., Merc.,* Nat-m., Nit-ac., **Nux-v.,** *Phos.,* Ph-ac., **PULS.,** Sabad., **Sep.,** *Sil.,* Spig., Staph., Stram., **SULPH.,** Verat.

Antid. Bell., *Bry.,* Camph., Coff., Sulph. — (***Noc.*** Phos.?)

98. RUTA GRAVEOLENS

I. *Anac.,* Ars., Aur., Bell., *Calc.,* Con., *Graph.,* Hell., **Ign., LYC.,** Merc., *Nat-c.,* N.vom., Phos., Ph-ac., **PULS.,** *Rhus-t.,* Sep., *Sil.,* Staph., *Stram., Sulph.*

II. *Acon.,* Alum., Anac., **Arn.,** Ars., Aur., Bar-c., **Bell.,** Bry., **CALC.,** *Canth.,* Caps., Carb-v., **Caust.,** *Chin.,* Cocc., Con., *Dig.,* Dros., Euphr., *Graph., Hep., Hyos.,* Ign., *Kali-c.,* Kreos., Led., **Lyc., Merc.,** *Nat-m.,* Nit-ac., *Nux-v.,* Op., Petr., **Phos.,** *Ph-ac.,* Plb., **Puls.,** *Rhus-t.,* Sabad., Sars., Sec., Seneg., **Sep., Sil.,** Spig., Squil., *Staph.,* Stram., **SULPH.,** Thuj., Verat., Zinc.

III. 1. Acon., Alum., Anac., Arg., **Arn.,** *Bell., Bry., Calc.,* Canth., Carb-v., **CAUST.,** *Chin.,* Cic., **Cocc.,** Con., Cupr., *Dros.,* Dulc., Hell., Hep., *Ign., Kali-c.,* Led., *Lyc.,* M-ambo., *Merc.,* Mez., *Nat-c., Nat-m.,* Nit-ac., Nux-m., **Nux-v.,** *Olnd.,* **Phos.,** Ph-ac., *Plat.,* Plb., *Puls.,* Rhod., *Rhus-t.,* Sabad., **Sep.,** Sil., Spig., *Stann., Staph.,* **Sulph.,** Sul-ac., Teucr., **Verat.,** Verb., Zinc.

2. Arn., Carb-an., Con., Phos., *Rhus-t.*

3. **Asaf.,** Bell., *Calc., Chin.,* Dros., Hep., Lyc., **Merc.,** Nit-ac., Phos., **PH-AC., PULS.,** Sep., **Sil.,** Staph., *Sulph.*

4. **Arn.,** Ars., Asaf., **Bry.,** Calc., Caust., Chin., Dulc., Kali-c., Lach., **Led., LYC.,** Mang., *Merc.,* Phos., Ph-ac., **Puls., Rhus-t., Sep.,** *Sil.,* **Staph., Sulph.**

IV. ?

V. Ars., Cham., *Chin.*, Merc., Puls., Rhus-t., **SEP.**, *Sulph.*, Verat.

VI. 1. ?

2. Am-c., Arn., *Asaf.*, Bar-c., *Bry.*, **CALC.**, *Caps.*, Chin., *Cina*, Cocc., Con., Cycl., Dros., Dulc., **Hep.**, Kali-c., *Lach.*, **LYC.**, Mang., *Merc.*, *Nat-c.*, **Nat-m.**, Nux-m., *Nux-v.*, *Phos.*, Ph-ac., **Puls.**, *Rhod.*, **Rhus-t.**, *Sep.*, **Sil.**, Spig., Stront-c., **Sulph.**, *Thuj.*, Verat., Zinc.

VII. *Arn.*, Asaf., Bell., Bry., **Calc.**, Caust., *Chin.*, Cocc., Con., Dros., Hep., Ign., Kali-c., Led., **Lyc.**, **Merc.**, Nat-c., Nat-m., Nux-v., *Phos.*, *Ph-ac.*, **PULS.**, **Rhus-t.**, **Sep.**, **Sil.**, *Staph.*, **SULPH.**, Verat.

Antid. Camph?

99. SABADILLA

I. *Acon.*, *Anac.*, Ars., **BELL.**, Bry., Calc., Cann-s., Cocc., Hell., *Hyos.*, *Ign.*, Laur., *Lyc.*, *Nat-c.*, Nat-m., Nux-v., *Op.*, *Phos.*, **Ph-ac.**, Puls., *Rhus-t.*, *Sep.*, Sil., Staph., **Stram.**, *Sulph.*, Verat., Zinc.

II. *Acon.*, Alum., Arn., Ars., Bar-c., *Bell.*, *Bry.*, **Calc.**, Canth., *Carb-v.*, *Caust.*, *Cham.*, *Chin.*, Cina, Cocc., *Con.*, *Graph.*, *Ign.*, *Kali-c.*, Kreos., *Lyc.*, **Merc.**, Nat-c., *Nat-m.*, Nit-ac., *Nux-v.*, Olnd., *Petr.*, *Phos.*, Ph-ac., **PULS.**, *Rhus-t.*, *Sep.*, **SIL.**, Spig., *Staph.*, **Sulph.**, Verat.

III. 1. *Acon.*, Alum., Arn., Asaf., *Bell.*, Bry., **Calc.**, Canth., Caust., Chin., Cocc., Graph., Ign., Kali-c., Laur., *Lyc.*, **Merc.**, Mez., *Nat-c.*, Nat-m., **Nux-v.**, Olnd., **Phos.**, **Plat.**, **Puls.**, Rhod., **Rhus-t.**, Ruta, *Sep.*, Sil., *Stann.*, *Staph.*, **Sulph.**, Sul-ac., Thuj., Verat.

2. *Bell.*, *Bry.*, **Calc.**, Con., Merc., *Phos.*, Puls., Spong., *Sulph.*

3. Asaf., *Chin.*, *Merc.*, Puls., *Rhus-t.*, Ruta, Sep., *Sil.*

4. Arn., *Bar-c.*, Bell., *Bry.*, Calc., Cocc., **Graph.**, Lyc., **MERC.**, *Plat.*, Puls., **Rhus-t.**, Sec., Sep., **SIL.**, *Staph.*, **SULPH.**, Viol-t.

IV. Ant-c., Graph., **Ign., NUX-V.,** Olnd., Phos., Puls., Rhus-t., *Sep.,* Staph., Sulph.

V. *Acon.,* **ARS.,** *Bell., Bry.,* Calc., Camph., Cham., *Chin., Hell.,* Ign., *Ip.,* Kali-n., Lyc., Merc., **Nux-m., Nux-v.,** *Phos.,* Ph-ac., *Puls.,* **Rhus-t.,** Sep., *Spig., Sulph., Verat.*

VI. 1. *Carb-v.,* Lyc., Puls., Sep., Staph.

2. Acon., Am-m., Arn., **Ars.,** Asar., *Aur.,* Bar-c., Borx., *Bry., Calc.,* Camph., **Caps.,** Carb-v., **Caust.,** Cham., Chel., *Con.,* Cycl., **Dulc.,** *Euph.,* **Ferr.,** Graph., *Hep., Ign.,* Iod., Ip., *Kali-c.,* Lach., **Lyc.,** Meny., Merc., *Mosch.,* Nat-c., Nux-m., **NUX-V.,** *Phos.,* Plat., **PULS.,** Ran-b., **RHUS-T.,** *Samb.,* **Sep.,** *Sil.,* Spig., Spong., *Stront-c.,* Sulph., *Tarax.,* Valer., Verb.

VII. *Acon.,* Arn., *Ars.,* Bar-c., *Bell., Bry.,* **Calc.,** Carb-v., Caust., Cham., Chin., Cocc., Con., Graph., *Ign.,* Kali-c., *Lyc.,* **Merc.,** Nat-c., Nux-m., **Nux-v., Phos.,** Ph-ac., Plat., **PULS., RHUS-T., Sep., Sil.,** Spig., *Staph.,* **Sulph.,** Verat.

Antid. Camph., Puls.

100. SABINA

I. Acon., Ars., Bell., *Calc.,* Graph., Hyos., *Lach.,* Merc., Mosch., Nat-m., Nux-v., Op., *Phos., Puls.,* Sil., Staph., *Stram., Verat.,* Zinc.

II. *Arn.,* Ars., **Bell.,** *Bry.,* **Calc.,** Canth., Carb-v., *Caust., Cham.,* **Chin.,** Cocc., Colch, Con., Croc., *Ferr.,* Graph., Hyos., *Ign., Ip.,* **Kali-c.,** Kreos., Led., *Lyc., Merc.,* Mez., Mosch., *Nat-c., Nat-m.,* Nit-ac., **Nux-v.,** Petr., *Phos., Ph-ac., Plat.,* **PULS., Rhus-t.,** Ruta, Sabad., Sec., **Sep.,** Sil., *Staph.,* Stram., **Sulph.,** Thuj., *Zinc.*

III. 1. *Arn., Asaf.,* Aur., Bar-c., **BELL.,** *Bry., Calc., Canth.,* Carb-v., *Caust., Chin.,* Cocc., Colch., Con., Cycl., Ferr., Graph., Ign., **Kali-c.,** Lyc., *Merc.,* Nat-m., Nit-ac., *Nux-v., Phos.,* **PULS., Rhus-t., Sep.,** Sil., Spong., *Staph.,* Stront-c., **Sulph.,** Thuj., *Zinc.*

2. *Bell.,* Bry., Calc., **Con.,** Merc., *Phos., Puls., Rhus-t.,* **SPONG.,** *Sulph.*
3. **Asaf.,** Bell., Calc., Chin., Cycl., Lyc., **Merc.,** Mez., Phos., **Ph-ac.,** Puls., *Ruta, Sil.,* Staph., Sulph.
4. Ant-c., Arn., **ARS.,** *Bar-c., Bell.,* **Bry.,** Calc., Camph., Caust., Con., Graph., *Hep.,* Lach., Led., *Lyc.,* **Merc.,** *Nit-ac.,* Phos., **Puls.,** *Ran-b.,* **Rhus-t.,** *Sec.,* Sep., *Sil., Staph.,* **SULPH.**

IV. *Ars.,* Aur., Bell., Bry., Chin., Hep., Ign., Kali-c., Lyc., Nat-m., Nux-v., *Phos.,* Rhus-t., *Sep., Sil.,* **Sulph.**

V. Acon., **Ars.,** *Bell.,* Bry., Nux-v., *Puls.,* **Rhus-t.,** Sabad., Spig., Verat.

VI. 1. Ign., Kali-c., Ph-ac.
2. **Acon.,** *Agn., Alum.,* Am-c., Anac., Ant-c., Ant-t., Arn., Ars., Asar., Bell., Borx., **Bry.,** Calc., *Caps.,* Carb-v., **Cham.,** Cocc., *Croc.,* Hell., Hep., Hyos., Ign., Iod., Led., *Lyc.,* Mag-c., Mag-m., Merc., Phos., Ph-ac., **PULS**., Ran-b**., RHUS-T.,** Samb., Sec., *Sep.,* Sil., Spig., Spong., Squil., Staph., *Sulph.*

VII. Acon., Arn., *Ars.,* Asaf., **Bell.,** *Bry., Calc.,* Caust., Cham., Chin., Con., Graph., Hep., Ign., Kali-c., *Lyc., Merc.,* Nat-m., Nit-ac., Nux-v., *Phos.,* Ph-ac., **PULS., Rhus-t.,** Sec., *Sep., Sil.,* Spong., *Staph.,* **Sulph.,** Zinc.

Antid. Camph., Puls.

101. SAMBUCUS NIGRA

I. Bell., Hyos., Lyc., Op., Phos., Plat., Stram., Sulph.

II. *Acon.,* Arn., *Ars.,* Aur., **Bell., Bry., Calc.,** *Carb-v.,* Caust., *Cham.,* **Chin.,** Con., Cupr., **Hep.,** *Hyos., Ign., Ip., Kali-c., Lyc., Merc.,* Nit-ac., *Nux-v., Op.,* **PHOS.,** *Ph-ac.,* **Puls.,** *Rhus-t.,* **Sep.,** Sil., *Spig., Spong.,* Squil., *Stann., Stram.,* **Sulph,** Verat.

III. 1. *Acon.,* Ars., **BELL.,** *Bry.,* Calc., Chin., Con., Cupr., Ferr., Ign., Iod., *Lach.,* Lyc., *Merc.,* **Nux-v., OP.,** Phos., Puls., **Rhus-t.,** *Sep.,* Sulph., Verat.
2. Phos., Puls., Sulph.

3. ?
4. Acon., *Arn.*, *Ars.*, **BELL.**, *Bry.*, Caust Chin., Dig., Dulc., Kali-c., Lach., Led., *Lyc.*, **Merc.**, Op., *Phos.*, **Puls.**, **Rhus-t.**, Sabin., Sep., Sil., **Sulph.**, Verat.

IV. Ars., Hep., Kali-c., Sep., Sil.

V. **Acon.**, **ARS**, Aur., *Bell.*, *Bry.*, *Calc.*, Carb-v., Cham., *Chin.*, Hell., *Hep.*, Iod., Kali-c., Kreos., Lyc., Merc., Nat-m., Nux-m., **NUX-V.**, Op., Phos., **Ph-ac.**, Puls., **Rhus-t.**, Sabad., **SEP.**, *Sil.*, Spig., **Squil.**, Stann., Stront-c., *Sulph.*, Verat.

VI. 1. Ant-c., Arn., *Ars.*, Calc., Caps., *Ign.*, Kali-c., Lyc., Mag-c., Mang., Merc., Plb., Puls., *Rhus-t.*, Sulph., Thuj.
2. Acon., Ambr., *Am-m.*, *Ars.*, **Aur.**, **Caps.**, Carb-v., Cham., **CON.**, *Cycl.*, *Dulc.*, **Euph.**, **Ferr.**, *Hep.*, Hyos., **Lyc.**, M-ambo., Mag-m., Meny., Mosch., Nux-v., Phos., Ph-ac., *Plat.*, **Puls.**, Rhod., **RHUS-T.**, *Sabad.*, *Sep.*, *Sil.*, Squil., *Stront-c.*, Sulph., *Tarax.*, *Valer.*, Verb.

VII. *Acon.*, Arn., **Ars.**, Aur., **Bell.**, *Bry.*, Calc., Caps., Carb-v., Cham., *Chin.*, Con., Ferr., *Hep.*, Hyos., Ign., Kali-c., *Lyc.*, *Merc.*, *Nux-v.*, *Op.*, *Phos.*, Ph-ac., **Puls.**, **RHUS-T.**, **Sep.**, *Sil.*, Squil., **Sulph.**, Verat.

Antid. Ars., Camph.

102. SARSAPARILLA

I. Aur., Ign., Lyc., Phos., Plat.

II. Acon., Alum., *Arn.*, Asaf., Bar-c., Bell., *Bry.*, Calc., *Canth.*, Carb-v., **Caust.**, *Chin.*, Con., Graph., Hep., Ign., *Kali-c.*, Kali-n., Laur., *Lyc.*, *Merc.*, Nat-c., Nat-m., *Nux-v.*, Petr., **Phos.**, **Ph-ac.**, **Puls.**, *Rhus-t.*, Ruta, Sep., *Sil.*, Spig., Squil., *Staph.*, Stront-c., *Sulph.*, *Sul-ac.*, Thuj., Verat., *Zinc.*

III. 1. *Alum.*, Anac., *Arn.*, Asaf., Bar-c., *Bell.*, Bry., **Calc.**, *Caust.*, **Chin.**, *Cocc.*, Dros., Graph., Hell., Ign., *Kali-c.*, Laur., Lyc., Merc., Nat-c., Nat-m., Nux-v., *Phos.*, *Ph-ac.*, Plat., *Puls.*, Rhus-t., *Sep.*, Sil., *Stann.*, Staph., Stront-c., **Sulph.**, *Sul-ac.*, Thuj., Zinc.

2. Acon., **Bell.,** *Merc., Phos.,* Sil., *Sulph.*
3. Bell., Caust., *Merc.,* Puls., Sep.
4. Ant-c., Bar-c., Bell., **Calc.,** Dulc., Hep., Led., Lyc., **Merc.,** Petr., Puls., *Rhus-t.,* **Sep.,** *Sil.,* Staph., *Sulph.,* Verat.

IV. Bell., Bry., Chin., Graph., Ign., Kali-c., Kreos., Lyc., Merc., Nux-v., *Phos.,* Puls., Rhus-t., Sep., Sil., Sulph.

V. Bov., Sep.

VI. 1. Ant-c., Ign., Nux-v., *Staph.*
2. Arn., *Bell.,* **Bry., Calc.,** Cann-s., Carb-an., *Carb-v., Colch.,* Croc., *Graph.,* **Hep.,** Iod., Ip., **Lyc.,** *Merc.,* Nat-m., Nit-ac., *Nux-v., Phos.,* Puls., *Rhus-t.,* **Sep.,** Spig., Staph., *Sulph.*

VII. Arn., **Bell.,** Bry., *Calc.,* Caust., Chin., Graph., Hep., Ign., Kali-c., *Lyc.,* **MERC.,** Nux-v., **Phos.,** Ph-ac., *Puls.,* Rhus-t., **Sep.,** Sil., Staph., **Sulph.,** Sul-ac.

Antid. Bell., Merc.

103. SECALE CORNUTUM

I. Acon., **Anac., Ars., Bell.,** Croc., Cupr., *Hell.,* **Hyos.,** *Ign.,* Lach., **Lyc.,** Merc., **Nat-c.,** Nat-m., Nux-m., Nux-v., **Op.,** Par., *Phos., Ph-ac., Plat.,* Rhus-t., Sabad., Sep., Sil., *Staph.,* **STRAM.,** *Sulph.,* Verat.

II. *Acon.,* Arn., **Ars., BELL.,** *Bry.,* **Calc.,** Canth., Caust., **Cham.,** Chel., **Chin.,** Cic., Cocc., Con., Croc., *Cupr.,* Dig., Ferr., Hep., **Hyos.,** *Ign.,* **Ip.,** Kali-c., Led., **Lyc.,** *Merc., Nat-m.,* Nit-ac., **Nux-v., Op., Phos.,** Ph-ac., *Plat.,* Plb., **Puls.,** *Rhus-t., Sabin.,* **Sep.,** *Sil.,* Squil., **Stram., Sulph.,** *Verat.*

III. 1. Acon., Arn., *Ars.,* **BELL.,** Bry., *Calc.,* Caust., **Cham.,** Chel., *Chin.,* Cic., *Cocc.,* Con., **Cupr.,** Ferr., Graph., **Hyos.,** *Ign.,* Ip., *Lyc., Merc.,* **Nux-v., Op.,** *Phos.,* Ph-ac., *Plat.,* Plb., *Puls., Rhus-t., Sep.,* Sil, *Stram., Sulph., Verat.,* Zinc.
2. *Cham.,* Con., Iod., Nit-ac.
3. *Ars.,* Sep.
4. Acon., Arn., **ARS.,** Asaf., *Bell., Bry., Calc.,* Chin., Dulc., Iod., Kali-c., Lach., **Lyc., Merc.,** *Olnd.,* Phos., **Ph-ac.,** *Plat.,* Plb.,

Puls., **Rhus-t.,** Sabin., Sep., **Sil.,** Squil., **Sulph.,** *Verat.*

IV. *Ant-t., Bell.,* Bry., Con., Croc., Ign., Led., **Nux-m.,** Nux-v., **Op.,** Phos., Ph-ac., Puls., Verat.

V. **ACON.,** Arn., *Ars.,* **Bell., Bry., Calc.,** *Cham.,* Chin., Cocc., Dulc., *Hep.,* Hyos., *Kali-c.,* Lach., Led., *Lyc.,* **MERC.,** Nat-m., Nux-v., *Op., Phos.,* **Ph-ac.,** Plat., *Puls.,* **Rhus-t,** *Samb.,* Sep., *Sil.,* Stann., Stram., **Sulph.,** *Verat.*

VI. 1. ?

2. *Ant-t.,* Bell., *Bry.,* Calc., Caps., **Cham.,** Cocc., Croc., Dros., Hyos., *Iod., Led.,* Lyc., Nux-m., Plat., **PULS., Rhus-t., Sabin.,** Sep., *Sulph.,* Verat.

VII. *Acon.,* Ant-t., Arn., **Ars., BELL.,** *Bry., Calc.,* **Cham.,** Chin., Cocc., Con., Croc., Cupr., *Hyos.,* Ign., Iod., Ip., Kali-c., Led., **Lyc.,** *Merc.,* Nat-m., Nux-m., Nux-v., **Op.,** *Phos., Ph-ac., Plat.,* **Puls., Rhus-t.,** Sabin., *Sep., Sil., Stram.,* **Sulph.,** *Verat.*

Antid. Camph., Op.

104. SELENIUM

I. Anac., Bell., *Con.,* Hell., *Hyos.,* Ign., **Lyc.,** Merc., Nat-c., Nat-m., Op., Rhus-t., **Stram.,** *Verat.*

II. Acon., Agn., Ant-c., Arn., Ars., Bell., *Bry.,* Calad., **Calc.,** Canth., Caps., Carb-v., *Caust.,* **Chin., Con., Graph.,** Hep., Ip., **Kali-c.,** *Lach.,* **Lyc., MERC.,** *Nat-c.,* Nat-m., *Nit-ac., Nux-v.,* Petr., *Phos.,* **Puls.,** *Rhus-t.,* **Sep., Sil.,** Spig., Stann., Staph., **Sulph.,** Thuj., Verat.

III. 1. Acon., Asar., Aur., Bar-c., *Bell.,* Calc., **Chin.,** Cocc., Coff., Ign., *Iod.,* Kali-c., *Lyc., Merc.,* Mez., Nat-c., **NUX-V.,** *Phos., Puls., Rhus-t., Sep.,* Stann., **Sulph.**

2. *Arn., Bell.,* Bry., Carb-an., Caust., Chin., Kali-c., *Lyc.,* Merc., Puls., Sil., *Sulph.*

3. vacat.

4. Ars., Asaf., Bry., Carb-v., *Caust.,* Chin., Graph., *Kali-c.,* Kreos., *Lach., Lyc., Merc.,* Nat-c., Ph-ac., **Rhus-t., SEP.,** *Sil., Staph., Sulph.*

IV. *Ars.,* Bell., Borx., **Bry.,** *Calc.,* Carb-v., *Chin,* Graph., Hep., Ign., Kali-c., Lach., Lyc., *Merc.,* Nux-v., *Phos., Puls., Rhus-t.,* **Sep.,** Sil., Spig., *Sulph.*

V. Acon., Ant-t., Ars., *Bell.,* Bry., **CALC.,** Cham., *Chin., Graph.,* Hep., Kali-c., Lyc., **MERC.,** *Nux-v., Phos.,* Puls., Rhus-t., **Sep., Sulph.,** Thuj., Verat.

VI. 1. Nit-ac., Sil.

2. Agar., Arn., **Bell., Bry,** Calad., **Calc.,** Camph., Cann-s., Carb-an., *Carb-v.,* Cham., *Chel.,* **Chin., Cocc.,** *Coff.,* Colch., Ferr., Graph., *Hep.,* Ign., *Iod.,* Ip., *Kali-c., Lach.,* Led., *Lyc.,* Merc., Nat-c., **Nat-m.,** Nux-m., **NUX-V.,** *Phos., Puls., Ran-b., Rhus-t., Sep., Sil.,* **Spig.,** Spong., Staph., Sulph., Verat.

VII. Arn., Ars., *Bell., Bry., Calc.,* Carb-v., Caust., **Chin.,** Cocc., Con., Graph., Hep., Ign., Iod., *Kali-c.,* Lach., **Lyc., Merc.,** Nat-c., Nat-m., *Nux-v., Phos., Puls., Rhus-t.,* **Sep.,** *Sil.,* Spig., Staph., **Sulph.,** Verat.

Antid. Ign., Puls. — (***Noc.*** Chin., Vinum.)

105. SENEGA

I. **Anac.,** Ars., *Aur.,* **Bell.,** Calc., Coff., Croc., *Hyos.,* Lyc., Merc., *Nat-c., Op.,* **Phos.,** Ph-ac., Sep., *Stram.,* Sulph., Zinc.

II. Acon., Arg., *Ars.,* Bell., **Bry., Calc.,** *Carb-v., Caust.,* Cham., Chin., Hep., Ign., Iod., Kali-c., Lach., *Lyc,* **Merc.,** Nit-ac., **Nux-v.,** Par., **PHOS.,** Ph-ac., **Puls.,** *Rhus-t.,* Ruta, **Sep.,** Sil., Spig., Spong., *Stann.,* **SULPH.,** Thuj., Verat., Zinc.

III. 1. Acon., Alum., Ars., Aur., **Bell.,** *Bry.,* **CALC.,** Caps., *Carb-v., Caust., Chin.,* Cocc., Con., Croc., Ferr., Graph., Hyos., Kali-c., **Lyc.,** *Merc.,* Nat-m., *Nux-v., Phos.,* **Puls.,** *Rhus-t., Sep.,* Sil., Stann., **Sulph,** Zinc.

2. ?

3. vacat.

4. Ars., Bell., Bry., Calc., *Chin.,* Led., Lyc., Puls., Sil.

IV. *Bell.,* Ign., Puls., Verat.

V. **Acon.,** *Arn.,* **Bell., Bry., CALC.,** Carb-v., Chin., Ferr., Iod., Kali-c., **LYC.,** Op., **Phos.,** Ph-ac., Rhus-t., Sep., *Sil.,* **Sulph.**

VI. 1. ?

2. Acon., Ang., Bar-c., Borx., **Bry.,** *Calc.,* Cina, Dros., Iod., *Kali-c.,* Led., **Lyc.,** *Merc.,* Nat-m., *Puls., Rhod.,* Rhus-t., Ruta, Sep., Sil., *Spig.,* Sulph.

VII. Acon., Ars., **Bell., Bry., CALC.,** Carb-v., Caust., Chin., Kali-c., **LYC.,** *Merc.,* Nux-v., **Phos.,** *Puls.,* Rhus-t., *Sep.,* Sil., **Sulph.**

Antid. Arn., Bell., *Bry.,* Camph.

106. SEPIA OFFICINALIS

I. *Acon.,* Anac., Ars., Aur., **Bell.,** *Bry., Calc.,* Caust., Cham., Cocc., Con., Graph., Hell., Hyos., **Ign., LYC.,** Merc., *Nat-c.,* Nat-m., *Nux-v., Op., Phos.,* **Ph-ac., PULS.,** *Rhus-t.,* Sil., *Stram., Sulph., Verat.*

II. Acon., Arn., *Ars.,* Aur., *Bell., Bry.,* **Calc.,** Canth., Carb-v., **Caust.,** Cham., *Chin.,* Con., Cupr., Graph., Hep., Ign., Ip., **Kali-c.,** Kreos., *Led.,* **Lyc.,** Mag-c., **Merc.,** Nat-c., *Nat-m.,* Nit-ac., **Nux-v.,** Petr., **Phos.,** *Ph-ac.,* Plat., Plb., **PULS., Rhus-t.,** Sabin., Sec., *Sil.,* Spig., Stann., *Staph.,* Stram., **SULPH.,** Thuj., Valer., Verat., Zinc.

III. 1. *Acon.,* Alum., Anac., Arn., Ars., Aur., Bar-c., **BELL.,** *Bry.,* **Calc.,** Canth., Carb-v., **Caust.,** *Cham.,* **Chin.,** Cic., *Cocc., Con.,* Dros., Ferr., Graph., **Ign.,** Iod., **Kali-c., Lyc., Merc.,** Nat-c., *Nat-m., Nit-ac.,* **NUX-V.,** Petr., **Phos.,** Ph-ac., *Plat.,* Plb., **Puls.,** Rhod., **RHUS-T.,** Sabad., Sec., *Sil., Spig., Stann.,* Staph., Stram., **SULPH.,** Valer., Verat., Zinc.

2. Arn., *Bell.,* Bry., Calc., **CON.,** *Ign., Lyc.,* Merc., Phos., Plat., Rhus-t., **Sil.,** Spong., **Sulph.**

3. Asaf., *Bell.,* **Calc.,** Hep., Lyc., **Merc.,** Nit-ac., *Puls., Sil.,* Sulph.

4. Am-m., *Ant-c.,* Arn., **Ars.,** Bar-c., *Bell.,* Bov., *Bry.,* **Calc.,**

Carb-v., *Caust.*, Chin., *Clem.*, *Con.*, *Dulc.*, *Graph.*, *Hep.*, Ign., Kali-c., *Lach.*, Led., **Lyc.**, **Merc.**, *Nat-c.*, Nat-m., *Nit-ac.*, Nux-v., *Petr.*, *Phos.*, Ph-ac., Plat., **Puls.**, **RHUS-T.**, Sel., **SIL.**, Spig., *Staph.*, **SULPH.**, Thuj., *Verat.*, Zinc.

IV. *Ars.*, Bell., *Bry.*, **CALC.**, Carb-v., Caust., *Cham.*, Chin., *Graph.*, *Hep.*, Kali-c., *Merc.*, Nat-c., *Nux-v.*, **Phos.**, **Puls.**, **Rhus-t.**, Sil., *Sulph.*

V. **Acon.**, *Arn.*, **Ars.**, **Bell.**, **Bry.**, **CALC.**, Carb-v., Caust., *Cham.*, *Chin.*, Dig., Ferr., Graph., *Hep.*, Hyos., Ign., Iod., Ip., *Kali-c.*, Kreos., Lach., **Lyc.**, *Merc.*, Nat-c., *Nat-m.*, Nit-ac., **NUX-V.**, *Op.*, **Phos.**, *Ph-ac.*, *Puls.*, **Rhus-t.**, Sabin., Samb., Sel., Sil., *Spig.*, Stann., *Stram.*, **SULPH.**, Thuj., *Verat.*

VI. 1. Carb-v., Nat-c., Nat-m., Sabad., Staph., Sul-ac.

2. Acon., Ambr., Am-c., Ant-c., *Ars.*, Bar-c., *Bell.*, **Bry.**, Calad., **CALC.**, Caps., Carb-v., *Caust.*, *Cham.*, *Chin.*, Cocc., Colch., Coloc., *Con.*, Cupr., Cycl., Dulc., *Hep.*, *Ign.*, Kali-c., *Lyc.*, Mang., Merc., *Nat-c.*, Nat-m., Nit-ac., **Nux-v.**, **Phos.**, Ph-ac., Plat., **PULS.**, **Rhus-t.**, Sabin., Sel., *Sil.*, Spig., Staph., **Sulph.**, Thuj., Verb., Viol-t.

VII. *Acon.*, Ant-c., Arn., *Ars.*, Aur., Bar-c., **Bell.**, **Bry.**, **CALC.**, Carb-v., *Caust.*, *Cham.*, *Chin.*, Cocc., *Con.*, Dulc., Graph., *Hep.*, *Ign.*, *Kali-c.*, Lach., Led., **Lyc.**, **Merc.**, *Nat-c.*, *Nat-m.*, *Nit-ac.*, **Nux-v.**, Op., Petr., **Phos.**, *Ph-ac.*, Plat., **PULS.**, **RHUS-T.**, Sabin., Sel., **Sil.**, Spig., Stann., Staph., Stram., **SULPH.**, Thuj., *Verat.*, Zinc.

Antid. Acon., Ant-c., Ant-t., — *Acetum veg.*, *Nit-s-d.* — (**Noc.** Lac.)

107. SILICEA TERRA

I. Bell., *Calc.*, Cann-s., *Cocc.*, **Con.**, Hyos., **Ign.**, Laur., **Lyc.**, Merc., *Nat-m.*, Nux-v., *Op.*, **Phos.**, **PH-AC.**, Plat., **PULS.**, **Rhus-t.**, *Sep.*, Staph., **Stram.**, *Sulph.*, Verat.

II. Acon., Am-c., Am-m., Ant-c., *Arn.*, *Ars.*, Asaf., *Aur.*, Bar-c., **Bell.**, *Bry.*, **CALC.**, Canth., Carb-an., *Carb-v.*, **Caust.**,

Cham., Chel., Chin., Cina, *Cocc.,* **Con.,** Cupr., Dros., Dulc., Euphr., **Graph.,** Hep., *Hyos.,* Ign., Ip., **Kali-c.,** Kreos., **LYC.,** **Merc.,** Mez., Nat-c., **Nat-m.,** *Nit-ac.,* **Nux-v.,** Op., *Petr.,* **Phos.,** Plat., **PULS.,** Rhod., **Rhus-t.,** Ruta, *Sabad., Sec.,* **Sep.,** Spig., Stann, **Staph.,** Stram., **SULPH.,** Thuj., *Verat.,* Zinc.

III. 1. *Acon.,* Arn., Ars., Aur., Bar-c., **Bell,** *Bry.,* **CALC.,** Canth., Carb-v., *Caust.,* Cham., *Chin., Cocc.,* Coff., Con, Croc., Cupr., Dulc., Ferr., Graph., Hep., Hyos., *Ign., Kali-c.,* **Lyc.,** M-arct., *Merc.,* Mez., Nat-c., *Nat-m.,* Nit-ac., **Nux-v.,** Petr., *Phos.,* Ph-ac., *Puls.,* **Rhus-t.,** Sec., **Sep.,** *Spig.,* Spong., *Stann.,* Staph., Stront-c., **Sulph.,** Thuj., Valer., Verat., Zinc.

2. Arn., Ars., **BELL.,** Bry., Calc., Carb-an., Chin., *Con.,* **Hep.,** *Lyc., Merc.,* **Phos.,** Puls., Sep., **Sulph.**

3. **ASAF.,** Bell., **Calc.,** Hep., *Lyc.,* **MERC.,** *Nit-ac.,* Phos., Ph-ac., *Puls.,* Sep., *Staph., Sulph.*

4. Acon., **ARS.,** *Asaf.,* Bar-c., *Bell.,* Bry., **Calc.,** Carb-an., Carb-v., *Caust., Cham.,* Chin., Clem., *Con.,* Dulc., *Graph.,* **HEP., Lach.,** Led., **LYC., MERC.,** *Nit-ac., Petr., Phos.,* **Puls., Rhus-t., Sep.,** Squil., *Staph.,* **SULPH.,** Verat.

IV. **Ars.,** Bell., **Bry.,** *Calc.,* Caust., *Chin., Hep.,* Ign., *Kali-c.,* Lyc., Mag-c., Merc., Nat-m., **Nux-v.,** Op., **Phos.,** *Puls.,* Rhus-t., **Sep., SULPH.**

V. **Acon.,** Arn., **Ars.,** Aur., **Bell., Bry.,** *Calc., Carb-v., Cham., Chin.,* Colch., Cupr., *Hep.,* Hyos., Ign., Iod., Ip., Kali-c., Kreos., *Lyc., Merc.,* Nat-m., Nux-m., *Nux-v.,* Op., **Phos.,** Ph-ac., *Puls.,* **Rhus-t.,** Samb., Sec., *Sep.,* Spig., Stram., *Sulph., Verat.*

VI. 1. Hep., Mang., *Staph.,* Sul-ac.

2. Acon., *Arn., Ars., Bar-c., Bell.,* Borx., *Bry.,* Calad., **Calc.,** Caps., Carb-v., *Caust., Cham.,* Chin., Cina, *Cocc.,* **Con.,** Ferr., Graph., **Hep.,** Hyos., Ign., Iod., **Kali-c.,** Led., **Lyc.,** *Nat-m.,* Nit-ac., **Nux-m., NUX-V.,** *Phos.,* Ph-ac., *Puls., Rhod.,* **RHUS-T.,** Ruta, Sabad., Samb., *Sep., Spig.,* Stront-c., **Sulph.,** Verat.

VII. Acon., Arn., *Ars.,* Asaf., Aur., Bar-c., **Bell.,** *Bry.,* **CALC.,** Carb-v., *Caust.,* Cham., *Chin.,* Cocc., *Con.,* Graph., **Hep.,** Hyos., Ign., *Kali-c.,* **LYC., Merc.,** *Nat-m.,* Nit-ac., Nux-m.,

Nux-v., Op., Petr., **Phos.,** Ph-ac., **Puls., Rhus-t.,** Sec., **Sep.,** Spig., *Staph.*, Stram., **SULPH.,** Verat.

Antid. Camph., *Hep.*

108. SPIGELIA ANTHELMIA

I. Acon., Anac., Ars., **Bell.,** Bry., Calc., Carb-an., *Con.*, Cycl., **Graph.,** Hell., Hyos., *Ign.*, **Lyc.,** Merc., **Nat-c.,** Nat-m., Nux-m., *Op.*, Petr., Phos., Plat., *Puls.*, **RHUS-T.,** Sep., **Stram.,** *Sulph.*, Thuj., Verat.
II. *Acon.*, Anac., Arn., Ars., Aur., *Bell.*, *Bry.*, **CALC.,** Carb-v., **Caust.,** *Chin.*, Con., *Graph.*, Hep., Ign., **Kali-c.,** Kreos., Led., *Lyc.*, *Merc.*, Nat-c., *Nat-m.*, *Nux-v.*, Petr., *Phos.*, *Ph-ac.*, **PULS.,** Ran-b., **Rhus-t.,** Sabin., Seneg., **Sep.,** Sil., *Squil.*, Stann., *Staph.*, **SULPH.,** Valer., Verat., *Zinc.*
III. 1. Acon., *Arn.*, Ars., *Asaf.*, Aur., **BELL.,** *Bry.*, **Calc.,** Carb-v., *Caust.*, Cham., *Chin.*, Cocc., Con., Hep., Ign., *Kali-c.*, *Lyc.*, M-arct., *Merc.*, Mez., *Nat-c.*, *Nat-m.*, **Nux-v., Phos.,** *Plat.*, **PULS.,** Rhod., **RHUS-T., Sep.,** *Sil.*, Spong., *Stann.*, Staph., Stront-c., **SULPH.,** *Sul-ac.*, Thuj., Zinc.
2. *Arn.*, *Aur.*, **Bell.,** Carb-an., Chin., Con., Iod., *Lyc.*, *Phos.*, *Puls.*
3. Chin., *Ph-ac.*, **Puls.**
4. Acon., *Arn.*, Ars., Bar-c., *Bell.*, **Bry.,** Calc., Caust., Chin., *Con.*, Hep., Kali-c., *Lyc.*, Merc., Nat-m., Nux-v., Phos., Plat., **PULS., Rhus-t., SEP.,** *Sil.*, **SULPH.**
IV. *Phos.*, Sulph.
V. *Acon.*, **Ars.,** Bell., *Bry.*, *Calc.*, Cham., *Hell.*, Ign., *Lyc.*, Merc., Nux-m., *Nux-v.*, *Phos.*, **PULS.,** Rhus-t., **Sep.,** *Verat.*
VI. 1. Carb-v., *Mang.*, *Sabad.*, Staph., Valer.
2. Acon., Am-m., Arn., Ars., Asar., **Bell.,** Borx., **Bry., CALC.,** Caps., *Carb-v.*, **Cham.,** *Chel.*, *Chin.*, Cocc., Coff., **Colch.,** Con., Croc., Ferr., Graph., *Hep.*, **Ign., Iod.,** Kali-c., Kali-n., *Lach.*, Led., **Lyc.,** M-arct., **Merc.,** Nat-c., *Nat-m.*, **NUX-V.,** *Phos.*, **PULS.,** Ran-b., *Rhus-t.*, Sabad., *Sel.*, **Sep.,** *Sil.*, *Staph.*, *Sulph.*, Verat.

VII. *Acon., Arn., Ars.,* Aur., **Bell., Bry., Calc.,** Carb-v., Caust., Cham., *Chin., Con.,* Graph., Hep., *Ign.,* Iod., Kali-c., **Lyc.,** *Merc.,* Nat-c., Nat-m., *Nux-v.,* **Phos.,** Ph-ac., Plat., **PULS., Rhus-t., Sep.,** Sil., Staph., **Sulph.,** Verat.

Antid. Camph., *Puls.*

109. SPONGIA TOSTA

I. Alum., Anac., *Aur.,* Bell., Calc., Cann-s., Carb-an., Caust., Cham., *Con.,* Hyos., *Ign., Lyc., Merc.,* **Nat-c.,** *Op., Phos.,* Ph-ac., Plat., Puls., Rhus-t., Sep., Sil., Spig., Staph., *Stram.,* Sulph., Verat.

II. Acon., Ang., Arn., Ars., **Bell.,** *Bry.,* **Calc., Carb-v.,** *Caust., Cham.,* **Chin.,** Cina, Con., **Dros.,** Graph., **Hep.,** *Hyos.,* **Ign.,** *Iod., Ip.,* Kali-c., Kreos., Laur., Mang., **Merc.,** Nat-c., Nat-m., Nit-ac., **Nux-v.,** Petr., **PHOS., Puls.,** *Rhus-t.,* Sabin., Samb., Seneg., *Sep.,* Sil., Spig., Stann., Staph., **Sulph.,** Thuj., *Verat.,* Zinc.

III. 1. Acon., Alum., Arn., Ars., *Asaf.,* **Bell.,** *Bry.,* **Calc.,** Cann-s., Canth., Carb-v., Caust., Cham., Chin., *Cocc., Con.,* Dulc., Graph., *Hep., Ign., Iod., Kali-c., Lyc.,* Meny., *Merc.,* Mez., Nat-c., *Nat-m.,* Nit-ac., **Nux-v., Phos.,** *Plat.,* **Puls., Rhus-t., Sep.,** Sil., *Spig., Stann.,* Staph., **Sulph.,** Thuj., Valer., Zinc.

2. *Bell., Bry.,* Calc., Caust., **CON.,** Ign., Lyc., **Merc.,** *Phos., Plat.,* **Puls., Rhus-t.,** Sabin., Sep., Sil., Staph., Sulph.

3. Arg., Bell., Cupr., Cycl., Kali-c., Lyc., Merc., Ph-ac., Sabin., *Staph.*

4. Am-m., Arn., *Bar-c.,* Bell., **Bry.,** *Calc.,* **Caust.,** Chin., Cocc., Colch., Con., Cycl., Euph., *Graph.,* Ip., Kali-c., Lach., *Led.,* **Lyc.,** *Merc.,* Mez., Nit-ac., *Olnd.,* Phos., Plat., **PULS.,** Ran-s., **Rhus-t.,** Sabad., Sep., Sil., Spig., *Staph.,* **Sulph.,** *Viol-t.*

IV. Hep., Lach., Phos., Sulph.

V. **Acon., Arn.,** *Ars.,* **Bell., BRY.,** Calc., Carb-v., Chin., *Graph., Hyos.,* Ign., Lyc., Merc., *Nit-ac.,* Nux-v., **Phos.,** Ph-ac., Puls., *Rhus-t., Sep., Sil.,* Stann., *Stram., Sulph.*

VI. 1. Cham., Graph., Mang., Stront-c.

2. *Acon.*, Am-m., Anac., Ant-c., Arn., *Ars.*, Asaf., **Asar.,** Borx., **Bry.,** *Calc.*, Caps., *Carb-v.*, Caust., Cic., Croc., Hell., **Hep.,** *Ign.*, *Ip.*, Kali-c., Lach., *Lyc.*, *Mag-c.*, *Mag-m.*, Merc., *Nat-m.*, **NUX-V.,** Phos., **Puls.,** Rhus-t., Ruta, Sabad., Sabin., *Sel.*, *Sep.*, Sil., Valer.

VII. Acon., Arn., Ars., **Bell., BRY., Calc.,** Carb-v., *Caust.*, Cham., Chin., **Con.,** Graph., *Hep.*, Hyos., **Ign.,** Iod., Ip., Kali-c., **Lyc., Merc.,** Nat-c., Nat-m., Nit-ac., **Nux-v., PHOS.,** Plat., **PULS., Rhus-t.,** Sabin., **Sep.,** *Sil.*, Spig., Stann., *Staph.*, Stram., **Sulph.**

Antid. Camph.

110. SQUILLA MARITIMA

I. *Acon.*, **Anac.,** *Ars.*, **Bell.,** Calc., Con., *Ign.*, *Lyc.*, **Nat-c.,** *Nat-m.*, Nux-v., *Op.*, **Phos.,** *Ph-ac.*, Plat., **Puls.,** *Sep.*, *Sil.*, Staph., *Stram.*, **Sulph.,** *Verat.*, Zinc.

II. *Acon.*, Arg., *Arn.*, *Ars.*, Bar-c., **Bell.,** *Bry.*, **Calc.,** Canth., Caps., Carb-v., Caust., *Cham.*, *Chin.*, Dig., Graph., Hep., **IGN.,** *Kali-c.*, *Lyc.*, *Merc.*, Mur-ac., Nat-m., *Nux-v.*, **Phos.,** *Ph-ac.*, Plb., **Puls.,** Ran-b., **Rhus-t.,** Sabad., *Sep.*, Sil., *Spig.*, Stann., *Staph.*, Stram., *Sulph.*, Verat., *Zinc.*

III. 1. Acon., **Ars., Bell.,** *Bry.*, Calc., *Canth.*, *Cham.*, **Chin.,** Con., Ferr., Hyos., **Ign.,** *Merc.*, Nat-m., *Nux-v.*, Op., *Phos.*, Plb., *Puls.*, Rhus-t., Sec., *Sep.*, **Sulph.,** Verat.

2. Ars., **Bell.,** Carb-an., *Con.*, Hep., *Lyc.*, Merc., *Phos.*, Puls., *Sil.*, Sulph.

3. vacat.

4. Arn., **Ars.,** Asaf., *Bell.*, **Bry.,** *Calc.*, *Caust.*, Chin., Dulc., Graph., Hep., Ign., Kali-c., Lach., Led., *Lyc.*, **Merc.,** Nit-ac., *Phos.*, Ph-ac., *Puls.*, **RHUS-T.,** Sec., **Sep., SIL.,** Sulph.

IV. ?

V. Acon., Arn., **Ars.,** Bell., Bry., Calc., Cocc., Coff., Hell., Ign., Kali-c., *Lach.*, Lyc., Merc., Nux-m., *Nux-v.*, Op., Phos., Ph-ac., Puls., *Rhus-t.*, *Samb.*, *Sep.*, *Sil.*, Spig., Sulph.

VI. 1. Kali-n., Nux-v., Rhus-t.
2. Acon., Agn., *Arn.*, Ars., Asar., *Bell.*, **Bry.**, Calad., Calc., Cann-s., Chin., Cic., Cocc., *Colch.*, Con., Dig., Graph., **Hep.**, Iod., Ip., Led., Lyc., Merc., Nat-m., **NUX-V.**, *Phos.*, Ran-b., **Rhus-t.**, Sabin., *Samb.*, Sel., *Sil.*, Spig., Staph., Stront-c., Sulph.

VII. Acon., Arn., **Ars.**, **Bell.**, *Bry.*, *Calc.*, Cham., *Chin.*, Con., Hep., *Ign.*, Kali-c., *Lyc.*, *Merc.*, Nat-m., *Nux-v.*, Op., **Phos.**, Ph-ac., *Puls.*, **Rhus-t.**, Samb., *Sep.*, **Sil.**, Spig., Staph., **Sulph.**, Verat.

Antid. Camph.

111. STANNUM

I. *Acon.*, Ambr., *Anac.*, *Ars.*, Aur., Bar-c., **Bell.**, Bry., *Calc.*, Caust., Cham., Chin., Cic., *Cocc.*, *Con.*, Graph., Hell., Hyos., **Ign.**, **Lyc.**, *Merc.*, Mur-ac., *Nat-c.*, Nat-m., Nux-m., Nux-v., *Op.*, *Phos.*, *Ph-ac.*, Plat., **Puls.**, *Rhus-t.*, Sabad., Sec., *Sep.*, *Sil.*, *Staph.*, *Stram.*, **Sulph.**

II. Acon., Arn., *Ars.*, *Bell.*, *Bry.*, **Calc.**, Carb-v., *Caust.*, Cham., *Chin.*, Cocc., Con., Cupr., Dros., Ferr., Graph., Hep., Ign., Ip., *Kali-c.*, *Lyc.*, *Merc.*, Nat-c., Nat-m., **Nux-v.**, Petr., **PHOS.**, Ph-ac., **PULS.**, Rhus-t., **Sep.**, Sil., Spig., Spong., Staph., **Sulph.**, Sul-ac., Thuj., Verat.

III. 1. Alum., Arn., Ars., Asaf., **Bell.**, *Bry.*, **CALC.**, Canth., Carb-v., **Caust.**, Cham., **Chin.**, *Cocc.*, Con., Cupr., Dulc., Ferr., Graph., Hyos., **Ign.**, *Iod.*, Ip., **Kali-c.**, **Lyc.**, *Merc.*, Mez., *Nat-c.*, *Nat-m.*, **NUX-V.**, **Phos.**, Ph-ac., Plat., **PULS.**, *Rhus-t.*, **Sep.**, *Sil.*, *Spig.*, Spong., Staph., *Stront-c.*, **Sulph.**, Valer., *Verat.*, Zinc.
2. **Bell.**, *Calc.*, Merc., Phos., *Rhod.*, Sulph.
3. ?
4. *Arn.*, *Bry.*, Calc., Chin., *Cocc.*, Cycl., Graph., Lyc., **Merc.**, Nit-ac., Nux-v., Phos., *Puls.*, **RHUS-T.**, *Sep.*, *Sil.*, Staph., **SULPH.**, Sul-ac., Thuj.

IV. Ars., Bell., *Bry.*, Calc., Chin., *Ign.*, *Lyc.*, Mur-ac., Nat-c., Nux-v., *Phos.*, **Puls.**, *Rhus-t.*, Sabad., *Sep.*, *Sil.*, Sulph.
V. **ACON.**, *Arn.*, **Ars.**, *Bell.*, **Bry.**, *Calc.*, *Carb-v.*, *Cocc.*, Hell., **Iod.**, *Kali-c.*, *Lyc.*, **Merc.**, *Nux-v.*, *Op.*, Petr., **PHOS.**, **Ph-ac.**, *Puls.*, *Rhus-t.*, *Samb.*, Sec., **Sep.**, *Sil.*, Spong., Staph., Stram., *Sulph.*, Verat.
VI. 1. ?
2. *Anac.*, Bell., **Bry.**, **Calc.**, Cann-s., *Carb-v.*, Caust., Cham., *Chin.*, Hep., *Ign.*, *Kali-c.*, Lyc., Phos., *Puls.*, *Rhus-t.*, Sep., Sulph.

VII. Acon., Anac., Arn., *Ars.*, **Bell.**, **Bry.**, **Calc.**, Carb-v., Caust., Cham., *Chin.*, *Cocc.*, Con., Graph., *Ign.*, Iod., *Kali-c.*, **Lyc.**, *Merc.*, Nat-c., Nat-m., *Nux-v.*, Op., **Phos.**, Ph-ac., **PULS.**, **Rhus-t.**, **Sep.**, *Sil.*, Staph., **Sulph.**, Verat.

Antid. Puls.

112. STAPHYSAGRIA

I. Acon., *Anac.*, **Bell.**, *Calc.*, Cham., *Chin.*, Cocc., **Con.**, Graph., *Hell.*, Hyos., **IGN.**, **LYC.**, *Merc.*, *Nat-c.*, **Nat-m.**, Nux-v., *Op.*, **Phos.**, **Ph-ac.**, *Plat.*, **PULS.**, *Rhus-t.*, *Sep.*, **SIL.**, **Stram.**, **Sulph.**, Verat., Zinc.
II. Acon., Ant-c., *Arn.*, Ars., Asaf., Aur., Bar-c., **Bell.**, *Bry.*, **CALC.**, *Canth.*, Carb-v., **Caust.**, Cham., *Chin.*, Clem., Cocc., Con., Dig., Dulc., *Graph.*, Hep., *Ign.*, *Kali-c.*, Kreos., Lach., **Lyc.**, **Merc.**, Mez., Nat-c., Nat-m., Nit-ac., **Nux-v.**, Olnd., Petr., *Phos.*, *Ph-ac.*, **PULS.**, Rhod., **Rhus-t.**, *Ruta*, Sabad., Sars., **Sep.**, *Sil.*, Spig., Stann., Squil., **SULPH.**, Thuj., Verat., *Zinc.*
III. 1. Acon., Anac., Arg., Ars., *Asaf.*, **Bell.**, *Bry.*, **CALC.**, Canth., *Carb-v.*, *Caust.*, Cham., *Chin.*, Cocc., Con., Graph., Hell., *Ign.*, **Kali-c.**, *Lyc.*, **Merc.**, *Mez.*, Mur-ac., Nat-c., Nat-m., Nit-ac., **Nux-v.**, **Phos.**, *Plat.*, **PULS.**, Rhod., **RHUS-T.**, Ruta, Sabad., Sabin., **Sep.**, Sil., *Spig.*, Spong., *Stann.*, Stront-c., **Sulph.**, Sul-ac., Tarax., Teucr., Thuj., Valer., Verat., *Zinc.*

2. Aur., **Bell.,** Bry., *Calc.,* Ign., Lyc., *Merc.,* Phos., *Puls.,* Rhus-t., **Spong.,** *Sulph.,* Zinc.
3. Arg., **Asaf.,** *Calc.,* Cycl., *Lyc.,* **Merc.,** *Mez.,* Nit-ac., Phos., **Ph-ac.,** Puls., Ruta, **Sil.,** *Sulph.*
4. Acon., Am-m., Ant-c., *Ars.,* Asaf., *Bar-c.,* Bell., Bov., *Bry., Calc.,* Carb-v., Caust., Cham., *Clem., Con.,* Dulc., *Graph., Hep.,* Kali-c., *Lach.,* Led., **LYC., Merc.,** Mez., Nat-c., Nit-ac., Nux-v., *Olnd., Petr., Phos.,* Ph-ac., *Plat.,* **Puls., RHUS-T.,** Sabad., Sec., **Sep., SIL.,** Spong., **Sulph.,** Sul-ac., *Thuj.,* Viol-t.

IV. Ars., Calc., *Caust.,* Chin., Graph., **Ign.,** Nit-ac., **Nux-v.,** Op., Phos., Puls., *Rhus-t.,* Sabad., *Sulph.*

V. Acon., Arn., **Ars.,** Bar-c., **Bell.,** *Bry., Calc.,* Caust., Cham., *Chin.,* Cocc., Graph., Ign., Kali-c., *Lyc., Merc.,* Nux-v., Phos., Ph-ac., **Puls.,** *Rhus-t.,* **Sep.,** *Spig.,* Squil., *Sulph.,* Verat.

VI. 1. Bell., *Carb-v., Lyc.,* Puls., Sabad., *Valer.*
2. *Arn.,* Bell., Bry., **Calc.,** Cann-s., **Carb-v.,** Chel., *Chin.,* Cocc., Colch., *Coloc.,* Con., *Croc.,* Dig., Graph., **Hep., Ign., Iod.,** Lach., *Lyc., Merc., Nat-m.,* **NUX-V.,** Olnd., *Phos.,* **Ph-ac., PULS.,** *Ran-b.,* **Sep.,** Sil., **Spig.,** *Sulph.*

VII. Acon., Arn., Ars., *Asaf.,* Bar-c., *Bell., Bry.,* **Calc.,** *Carb-v., Caust.,* Cham., *Chin.,* Cocc., Con., *Graph.,* Hep., *Ign.,* Kali-c., Lach., **Lyc., Merc.,** Mez., Nat-c., Nat-m., Nit-ac., *Nux-v.,* Olnd., *Phos., Ph-ac.,* Plat., **PULS.,** *Rhus-t.,* Ruta, Sabad., *Sep., Sil.,* Spig., Spong., **Sulph.,** Thuj., Verat., Zinc.

Antid. Camph. — (***Noc.*** Ran-b.)

113. STRAMONIUM

I. Acon., *Anac.,* Ars., Aur., **Bell.,** Cann-s., Cic., Cocc., Con., Cupr., Hell., **HYOS.,** Ign., Laur., **Lyc.,** Nat-c., Nat-m., Nux-v., **Op.,** Phos., *Ph-ac., Plat.,* Puls., *Rhus-t.,* Sep., Sil., Sulph., **Verat.**

II. *Acon.,* Arn., *Ars.,* **Aur., BELL.,** *Bry.,* **Calc.,** Camph., Canth., Carb-v., *Cham., Chin.,* Cic., Cocc., Con., Cupr.,

Hep., **HYOS.,** Ign., *Ip.*, Lach., **Lyc.,** *Merc.*, Nat-m., *Nit-ac.*, *Nux-v.*, **Op., Phos.,** Ph-ac., **Puls.,** Rhus-t., Ruta, *Sec.*, Sep., *Sil.*, Squil., **Sulph.,** *Verat.*

III. 1. *Acon.*, Anac., Arn., *Ars.*, **BELL.,** *Bry.*, *Calc.*, Caust., *Cham.*, Chin., *Cic.*, Cocc., Con., *Cupr.*, **HYOS.,** *Ign.*, Iod., Ip., Kali-c., *Lyc.*, *Merc.*, Nat-m., Nit-ac., *Nux-v.*, **Op.,** Phos., *Plat.*, *Puls.*, *Rhus-t.*, *Sec.*, *Sep.*, Sil., *Sulph.*, Verat.

2. Bell., Calc., Lyc., Merc., Spong., Sulph.

3. vacat.

4. **Ars., Bell.,** *Bry.*, *Hyos.*, Lyc., Puls., Rhus-t., Sulph.

IV. *Ars.*, **Bell.,** *Bry.*, Cham., *Hep.*, *Hyos.*, Ign., Lyc., Merc., *Op.*, Phos., Ph-ac., *Puls.*, Sil., Sulph., *Verat.*

V. **ACON.,** Ars., **Bell., BRY.,** Calc., Carb-v., Cham., *Chin.*, *Dig.*, Ferr., *Hyos.*, Kali-c., Lyc., Merc., Nat-m., Nit-ac., *Nux-v.*, *Op.*, **Phos.,** *Ph-ac.*, Puls., **Rhus-t.,** *Sep.*, Sil., Spong., Stann., *Sulph.*, Verat.

VI. 1. Kali-n., Nux-v., Rhus-t.

2. Acon., Agar., **Ars., Bell.,** *Bry.*, *Calc.*, *Carb-v.*, Cham., Chel., Chin., Coff., Con., Graph., *Hep.*, Ign., Kreos., Lach., *Lyc.*, Merc., Nat-c., Nux-m., **NUX-V.,** *Op.*, *Phos.*, **Puls.,** Rhus-t., Sel., Sep., *Sil.*, *Spig.*, *Sulph.*, Verat.

VII. *Acon.*, **Ars., BELL., Bry.,** *Calc.*, Carb-v., *Cham.*, Chin., Cic., Con., Cupr., Hep., **HYOS.,** Ign., **Lyc.,** *Merc.*, Nat-m., Nit-ac., *Nux-v.*, **Op.,** *Phos.*, Ph-ac., Plat., **Puls.,** *Rhus-t.*, Sec., Sep., *Sil.*, **Sulph.,** *Verat.*

Antid. *Bell.*, Hyos., *Nux-v.* — *Acetum.*, Acet-veg., *Citri succus.*, Tab.

114. STRONTIUM

I. Acon., Anac., Ars., Aur., Bar-c., Bell., Bry., **Calc.,** *Cham.*, Hep., *Ign.*, Ip., *Lyc.*, Merc., *Nux-v.*, *Phos.*, *Puls.*, Sep., *Stram.*, *Sulph.*, Verat.

II. *Acon.*, Arn., *Bell.*, *Bry.*, **Calc., Caust.,** Cham., Chin., Con., Ferr., Graph., Ign., **KALI-C.,** *Led.*, *Lyc.*, **Merc.,** Nat-c.,

Nat-m., Nux-v., Par., *Petr.,* Phos., Ph-ac., **Puls.,** Rhod., **RHUS-T., Sabin., SEP.,** *Sil.,* Spig., Staph., **SULPH.,** Sul-ac., Thuj., Verat., *Zinc.*

III. 1. Acon., Alum., Am-c., Anac., Arn., Ars., *Asaf.,* Bar-c., **BELL.,** *Bry.,* **Calc., Caust.,** Cham., Chin., Cocc., Con., *Graph.,* Hep., Hyos., *Ign.,* **Kali-c.,** *Lyc.,* **Merc.,** Mez., Nat-c., *Nat-m.,* Nit-ac., **Nux-v.,** Par., *Phos.,* Ph-ac., *Plat.,* **Puls., Rhus-t.,** Sabin., Sars., **Sep.,** *Sil., Spig., Stann.,* Staph., **Sulph.,** Sul-ac., Thuj., *Zinc.*

2. Bar-c., **Bry.,** Caust., **Con.,** Graph., Kali-c., **Phos., Puls., Rhus-t.,** Spong., **Sulph.**

3. Bell., Chin., Dros., Kali-c., Merc., *Ruta.*

4. Arn., Bar-c., **CAUST.,** *Con.,* Kali-c., Lach., Led., Merc., Nux-v., *Phos.,* Plat., **Puls.,** *Rhus-t.,* Sep., Sil., *Sulph.*

IV. Calc., *Hep.,* Kali-c., *Phos.,* Puls., Sep., Sulph.

V. Acon., *Ars., Bell.,* Bry., Calc., Colch., *Hep.,* Kali-c., *Merc.,* **Nux-v.,** Phos., **Rhus-t.,** Samb., Sep., Sil., Squil., Sulph.

VI. 1. Cham., Mang., Puls.

2. Am-c., *Ars., Aur.,* Bell., *Calc.,* Caps., Caust., Cham., Clem., Colch., Con., *Dulc.,* **Hep.,** Hyos., Kali-c., *Lyc.,* Merc., Mosch., *Nux-m., Nux-v.,* Plat., Puls., **RHUS-T.,** *Sabad., Samb., Sep., Sil.,* Squil., Sulph., Verat.

VII. Acon., Ars., Bar-c., *Bell., Bry.,* **Calc., Caust.,** Cham., *Con.,* Graph., *Hep.,* Ign., **Kali-c.,** *Lyc.,* **Merc.,** Nat-m., **Nux-v., Phos.,** Plat., **PULS., RHUS-T., Sep.,** *Sil.,* **SULPH.,** Zinc.

Antid. Camph.

115. SULPHUR

I. *Acon., Anac.,* Ars., *Aur.,* **BELL.,** *Bry.,* **Calc.,** Caust., Cham., Cic., Cocc., Con., Graph., Hell., *Hyos.,* **Ign., LYC.,** Merc., Nat-c., *Nat-m., Nux-v.,* Op., Petr., *Phos., Ph-ac.,* Plat., **Puls., Rhus-t.,** Sabad., *Sep., Sil.,* Staph., **Stram.,** *Verat.*

II. *Acon.,* Am-c., Arn., *Ars.,* Bar-c., **Bell.,** Borx., *Bry.,* **CALC.,** Cann-s., Canth., Carb-v., **Caust.,** Cham., *Chin.,* Cina, Cocc.,

Con., Cupr., Dig., Dulc., Euph., Euphr., Ferr., *Graph.*, Hep., Hyos., Ign., Ip., *Kali-c.*, Kreos., Led., **Lyc.**, *Merc.*, Nat-c., *Nat-m.*, Nit-ac., **Nux-v.**, Petr., **PHOS.**, Ph-ac., Plb., **PULS.**, **Rhus-t.**, Ruta, Sabad., Sabin., Sec., **SEP.**, **Sil.**, *Spig.*, Stann., *Staph.*, Stram., Thuj., Valer., *Verat.*, Zinc.

III. 1. *Acon.*, Ambr., Am-c., Anac., Ant-c., *Arn.*, **Ars.**, *Asaf.*, Bar-c., **BELL.**, **Bry.**, **CALC.**, Cann-s., Canth., Caps., *Carb-v.*, **Caust.**, *Cham.*, **Chin.**, Cic., *Cocc.*, Colch., *Con.*, Croc., Cupr., Dulc., *Ferr.*, *Graph.*, *Hep.*, Hyos., *Ign.*, Iod., Ip., **Kali-c.**, **LYC.**, **MERC.**, Nat-c., **Nat-m.**, *Nit-ac.*, Nux-m., **Nux-v.**, Op., Petr., **Phos.**, Ph-ac., *Plat.*, Plb., **PULS.**, Rhod., **RHUS-T.**, Sabad., Sec., **SEP.**, *Sil.*, *Spig.*, Spong., *Stann.*, Staph., Stram., Stront-c., Tarax., Thuj., *Verat.*, *Zinc.*

2. **BELL.**, *Bry.*, Calc., *Con.*, Hep., Lyc., **MERC.**, **Phos.**, Puls., Rhus-t., **Sil.**, Spong.

3. **Asaf.**, **Calc.**, Lyc., *Merc.*, **Nit-ac.**, Phos., Ph-ac., **Puls.**, Rhus-t., *Sil.*, Staph.

4. Acon., Am-c., Ant-c., Arn., **Ars.**, Asaf., Bar-c., *Bell.*, *Bry.*, **CALC.**, Carb-v., *Caust.*, Cham, Chin., Colch., *Con.*, Cycl., *Dulc.*, Ferr., *Graph.*, Hell., *Hep.*, *Kali-c.*, Kreos., *Lach.*, Led., **LYC.**, **MERC.**, Nat-c., Nat-m., *Nit-ac.*, Petr., *Phos.*, Ph-ac., Plat., **Puls.**, **Rhus-t.**, Sabad., Sec., **SEP.**, **Sil.**, Spig., Spong., Squil., Staph., Verat.

IV. **Ars.**, *Bell.*, **Bry.**, **Calc.**, Carb-v., Cham., *Chin.*, Con., Graph., **Hep.**, Ign., Kali-c., *Lyc.*, *Merc.*, Nat-m., *Nux-v.*, Op., **PHOS.**, **PULS.**, **Rhus-t.**, **Sep.**, **Sil.**

V. **Acon.**, Ambr., Arn., **Ars.**, **BELL.**, **BRY.**, **Calc.**, Caps., Carb-v., Caust., *Cham.*, **Chin.**, Cocc., Dig., Ferr., **Hep.**, Hyos., Ign., Iod., Ip., Kali-c., **Lyc.**, **Merc.**, Nat-m., Nit-ac., **Nux-v.**, Op., Petr., **Phos.**, *Ph-ac.*, **Puls.**, **RHUS-T.**, Samb., *Sec.*, **SEP.**, Sil., Spig., Stann., Stram., Thuj., *Verat.*

VI. 1. Ant-c., Arn., *Ars.*, Calc., Caps., *Ign.*, Lyc., Plb., Puls., *Rhus-t.*

2. Acon., Ambr., Am-c., Am-m., Ang., *Ant-c.*, Arn., **Ars.**, Bar-c., *Bell.*, **BRY.**, **CALC.**, Cann-s., *Carb-v.*, Caust., *Cham.*, *Chin.*, Cocc., Colch., *Con.*, Cupr., Dros., *Graph.*, *Hep.*, Ign., *Kali-c.*, Led., **Lyc.**, Mang., *Merc.*, Nat-c., *Nat-m.*, *Nit-ac.*, **Nux-v.**, Op., *Phos.*, Ph-ac., **Puls.**, **Rhus-t.**, Ruta, Sabin., **SEP.**, *Sil.*, *Spig.*, Staph., Stram., Thuj., *Verat.*

VII. *Acon.*, Ant-c., Arn., **Ars.**, Asaf., **Bell.**, **Bry.**, **CALC.**, Carb-v., *Caust.*, *Cham.*, *Chin.*, Cocc., *Con.*, Ferr., *Graph.*, *Hep.*, Hyos., *Ign.*, *Kali-c.*, **LYC.**, **Merc.**, Nat-c., *Nat-m.*, *Nit-ac.*, *Nux-v.*, Op., Petr., **Phos.**, Ph-ac., **PULS.**, **RHUS-T.**, Sec., **Sep.**, **Sil.**, Spig., Staph., Stram., *Verat.*

Antid. Acon., Camph., Cham., *Chin.*, *Merc.*, **Puls.**, Rhus-t., *Sep.*

116. SULPHURICUM ACIDUM

I. *Alum.*, Anac., *Aur.*, **Bar-c.**, **Bell.**, Carb-an., *Caust.*, Cic., Con., *Ferr.*, *Graph.*, Hell., *Hyos.*, **Ign.**, **LYC.**, Merc., Nat-c., Phos., *Plat.*, **Puls.**, Sep., Sulph., *Zinc.*

II. Alum., Am-c., Am-m., Aur., Bell., **Bry.**, **CALC.**, *Carb-v.*, *Caust.*, *Cham.*, **Chin.**, Cocc., Con., *Graph.*, *Ign.*, Ip., **Kali-c.**, Kreos., *Lyc.*, Mag-m., *Merc.*, Nat-c., **Nat-m.**, *Nit-ac.*, **Nux-v.**, Petr., **Phos.**, Ph-ac., *Plat.*, Plb., **Puls.**, **Rhus-t.**, **Sep.**, *Sil.*, *Spig.*, *Stann.*, Staph., **Sulph.**, *Thuj.*, *Verat.*, Verb., *Zinc.*

III. 1. Acon., *Alum.*, *Anac.*, Arg., *Arn.*, Asaf., Asar., *Bell.*, Bry., *Calc.*, Canth., Carb-v., *Caust.*, Chin., Cic., *Cocc.*, Dros., *Graph.*, *Ign.*, *Kali-c.*, Laur., *Lyc.*, Merc., Mez., Mosch., *Nat-m.*, Nit-ac., *Nux-m.*, **Nux-v.**, Olnd., **Phos.**, Ph-ac., **PLAT.**, **Puls.**, **Rhus-t.**, Ruta, *Sabad.*, Sabin., Sars., **Sep.**, Sil., *Spig.*, *Stann.*, *Staph.*, **Sulph.**, Verat., *Zinc.*

2. Arn., Ars., *Aur.*, *Bell.*, **Carb-an.**, **Con.**, *Hep.*, Ign., Iod., Lach., Lyc., Nux-v., *Phos.*, Puls., **Sep.**, Sulph.

3. ?

4. Am-m., **ARN.**, *Ars.*, Bell., **Bry.**, *Calc.*, Carb-v., *Chin.*, Cic., *Con.*, Cycl., *Graph.*, *Hep.*, Ign., Kali-c., *Lach.*, *Lyc.*, *Merc.*, Mez., Nit-ac., Nux-v., Petr., *Phos.*, Ph-ac., **Puls.**, **Rhus-t.**, Ruta, Sec., *Sep.*, *Sil.*, *Staph.*, **SULPH.**, Thuj.

IV. Ars., Graph., Kali-c., *Mag-c.*, *Nat-c.*, **Nux-v.**, Phos., *Sep.*, Sil.

V. Acon., Bell., Calc., Cham., Chin., Kali-c., *Merc.*, Phos., Rhus-t., Sep., Sulph., *Verat.*

VI. 1. Cann-s., Hep., Mang., Nat-c., Sabad., *Sep.*, Sil.

2. *Am-c.*, **Arn.**, Ars., *Bell.*, **Bry.**, Calc., Camph., *Carb-v.*, *Cham.*,

Chel., Chin., *Cocc.*, **CON.**, Dulc., Graph., *Hep.*, Kali-c., Lach., Led., *Lyc.*, Mang., Merc., Nat-c., *Nat-m.*, Nit-ac., Nux-m., **Nux-v.**, *Phos.*, Puls., **Rhus-t.**, Ruta, Sel., *Sep.*, Sil., *Spig.*, Stront-c., **Sulph.**

VII. Alum., *Arn.*, Ars., Aur., *Bell.*, *Bry.*, *Calc.*, Carb-an., Carb-v., Caust., Cham., Chin., Cocc., *Con.*, *Graph.*, Hep., *Ign.*, *Kali-c.*, Lach., **Lyc.**, *Merc.*, Nat-c., Nat-m., Nit-ac., **Nux-v.**, **Phos.**, Plat., **Puls.**, **Rhus-t.**, **SEP.**, *Sil.*, Spig., Stann., Staph., **Sulph.**, Verat., Zinc.

Antid. Puls.

117. TARAXACUM OFFICINALE

I. Aur., *Bell.*, Cann-s., Carb-an., Cic., Croc., Cupr., *Hyos.*, Ign., Nat-c., **Op.**, Phos., Spong., *Stram.*, Verat., Zinc.

II. *Arn.*, Asaf., *Bell.*, Bry., *Calc.*, Carb-v., **Caust.**, Cham., **CHIN.**, Cocc., Cupr., Cycl., Graph., Hep., *Ign.*, *Kali-c.*, Led., **Lyc.**, **Merc.**, Mur-ac., *Nat-c.*, Nat-m., Nit-ac., **Nux-v.**, Petr., **Phos.**, Ph-ac., **Puls.**, Rhod., *Rhus-t.*, Sabin., *Sep.*, Sil., *Spig.*, Stann., *Staph.*, **SULPH.**, Thuj., Verat., *Zinc.*

III. 1. Acon., *Alum.*, Arg., *Arn.*, Ars., **ASAF.**, Asar., **BELL.**, *Bry.*, **Calc.**, Carb-v., Caust., *Chin.*, Cocc.,Con., Hell., *Ign.*, **Kali-c.**, **Lyc.**, **Merc.**, Mez., *Nat-c.*, *Nat-m.*, Nit-ac., **Nux-v.**, Olnd., *Phos.*, Plat., **Puls.**, **Rhus-t.**, Sabad., *Sep.*, *Sil.*, **Spig.**, *Spong.*, *Stann.*, *Staph.*, **Sulph.**, *Thuj.*, Zinc.

2. vacat.

3. ?

4. *Bar-c.*, **Bry.**, *Caust.*, *Cycl.*, *Graph.*, **LYC.**, Merc., Olnd., *Puls.*, **RHUS-T.**, Sabad., **Sep.**, Sil., *Spong.*, **STAPH.**, *Sulph.*, Viol-t.

IV. Ign., Lyc., *Nux-v.*, *Phos.*, Rhus-t., Sil., Sulph.

V. Ars., Caps., *Cham.*, Nux-v., Op., Rhus-t., *Sep.*

VI. 1. Dros., Kali-c., *Nux-v.*, *Rhus-t.*

2. Ars., *Aur.*, Bry., *Caps.*, Carb-v., Cham., *Con.*, **Cycl.**, Dros., *Dulc.*, *Euph.*, **Ferr.**, Ign., Lach., *Lyc.*, M-ambo., *Mag-m.*,

Meny., Phos., Ph-ac., *Plat.*, **PULS.**, Rhod., **Rhus-t.**, *Sabad.*, *Samb.*, **Sep.**, Sulph., **VALER.**, Verb., Viol-t.

VII. Arn.., Asaf., *Bell.*, *Bry.*, Calc., Caust., Cham., Chin., Cycl., *Ign.*, Kali-c., **Lyc.**, Merc., Nat-c., **Nux-v.**, Op., *Phos.*, **Puls.**, **RHUS-T.**, Sabad., **Sep.**, Sil., Spig., Spong., *Staph.*, *Sulph.*, Zinc.

Antid. Camph.?

118. TEUCRIUM MARUM VERUM

I. Anac., Aur., Cham.

II. Am-m., Arn., Aur., *Bry.*, *Calc.*, *Carb-v.*, Caust., Cham., **Chin.**, Cycl., Dulc., *Graph.*, *Ign.*, *Kali-c.*, Kreos., *Lyc.*, Merc., Nit-ac., **Nux-v.**, *Phos.*, Ph-ac., *Plb.*, **PULS.**, Ran-b., Rhus-t., Ruta, Sabad., Sep., *Sil.*, Spig., Stann., *Staph.*, **Sulph.**, Sul-ac., Verat.

III. 1. Ambr., Arg., Ars., Bell., Bry., *Calc.*, Canth., *Carb-v.*, *Caust.*, Cham., **CHIN.**, *Cocc.*, Colch., Con., Cupr., *Ign.*, Iod., **Kali-c.**, **Lyc.**, M-arct., **Merc.**, Nat-m., **Nux-v.**, **Phos.**, **Ph-ac.**, **Puls.**, Rhod., Rhus-t., Ruta, **Sep.**, Sil., Stann., *Staph.*, *Sulph.*, *Zinc.*

2. Con., Ign., *Merc.*, Rhus-t., *Spong.*

3. ?

4. *Calc.*, Dulc., *Graph.*, Led., Lyc., M-aust., **Merc.**, *Phos.*, Sabad., **SIL.**, Staph., **Sulph.**

IV. Bell., Bry., Calc., Ign., Lyc., Merc., Phos., Puls., Rhus-t., Sep., Sil., Sulph.

V. Kali-c., Lyc., Phos., Sulph.

VI. 1. Carb-v., Lyc., Mang., Mur-ac., Kali-n., Puls., Ran-b., Sabad., Spig., *Staph.*, *Valer.*

2. Agar., Bry., Calc., Carb-v., Cham., *Chin.*, Cina, Cocc., *Ferr.*, Guaj., Hep., *Ign.*, Lach., **Nux-v.**, Petr., **Sil.**, *Spig.*, Spong., Sulph., **Valer.**

VII. Bry., *Calc.*, *Carb-v.*, Caust., Cham., **Chin.**, Cocc., Graph., *Ign.*, Kali-c., **Lyc.**, **Merc.**, **Nux-v.**, **Phos.**, Ph-ac., **Puls.**, Rhus-t., Sabad., Sep., **SIL.**, Spig., Spong., *Staph.*, **Sulph.**, Valer.

Antid. Camph.?

119. THUJA OCCIDENTALIS

I. Acon., Anac., Ars., Aur., Bar-c., *Calc.*, Caust., *Cham.*, *Cocc.*, *Con.*, *Graph.*, Hell., **IGN.**, **LYC.**, **Merc.**, **Nat-c.**, *Nux-v.*, Op., Phos., Ph-ac., Plat., **PULS.**, *Rhus-t.*, **Sep.**, *Sil.*, Staph., *Stram.*, *Sulph.*, Verat.

II. Am-m., *Arn.*, Ars., *Aur.*, Bar-c., Bell., Bry., *Calc.*, *Cann-s.*, **Canth.**, Carb-v., **Caust.**, *Chin.*, *Clem.*, Cocc., Cycl., Graph., Hep., *Ign.*, **KALI-C.**, *Kreos.*, Led., *Lyc.*, **MERC.**, Mez., *Nat-c.*, Nat-m., **Nit-ac.**, *Nux-v.*, Par., *Phos.*, *Ph-ac.*, Plat., **Puls.**, *Rhus-t.*, Sabin., **Sep.**, *Sil.*, Spig., *Staph.*, **Sulph.**, **Zinc.**

III. 1. Acon., Alum., *Arn.*, Ars., **Asaf.**, Bar-c., **Bell.**, *Bry.*, **CALC.**, Carb-an., *Caust.*, *Chin.*, *Cocc.*, Coloc., Con., Croc., Dros., Ferr., *Graph.*, Hell., Hep., *Ign.*, **Kali-c.**, Lyc., M-arct., Meny., **MERC.**, Mez., Mur-ac., Nat-c., *Nat-m.*, Nit-ac., *Nux-v.*, Par., Petr., **Phos.**, Ph-ac., Plat., **Puls.**, **Rhus-t.**, Ruta, Sabad., Sabin., Sars., **Sep.**, *Sil.*, **Spig.**, *Spong.*, Stann., **Staph.**, Stront-c., **Sulph.**, Tarax., Verat., *Zinc.*

2. Ars., *Bell.*, *Bry.*, Calc., *Carb-an.*, Clem., *Con.*, Hep., *Kali-c.*, Lach., Lyc., **Merc.**, **Phos.**, Puls., Rhus-t., *Sil.*, Spong., **Sulph.**

3. Ars., Asaf., Bell., Kali-c., **Merc.**, Ph-ac., *Rhus-t.*, Ruta, Sabin., Sil., *Staph.*, *Sulph.*

4. Acon., Ant-c., Arn., *Ars.*, Asaf., *Bell.*, Bry., *Calc.*, Carb-an., Carb-v., Caust., Chin., Con., Cycl., Dulc., Graph., *Hep.*, Hyos., Kali-c., Lach., **Lyc.**, **Merc.**, Mez., Mur-ac., Nat-c., Nat-m., *Nit-ac.*, Petr., *Phos.*, *Ph-ac.*, **Puls.**, **Rhus-t.**, **Sep.**, **SIL.**, *Staph.*, **SULPH.**

IV. Ars., Bry., Chin., Graph., Ign., Kali-c., **Nux-v.**, *Phos.*, Puls., Sulph.

V. **Acon.,** Ambr., Ars., **Bell.,** Bry., **Calc.,** Caust., Cham., Chin., Ferr., Graph., Hep., Iod., Ip., Kali-c., **Lyc.,** *Merc.,* Nit-ac., **Nux-v.,** Op., **Phos.,** *Puls., Rhus-t.,* Sel., **Sep.,** Spig., *Sulph.,* **Verat.**

VI. 1. Ars., Dros., Ferr., Kali-c., *Kali-n., Nux-v.,* Rhus-t.

2. Acon., Alum., Am-c., Asaf., Bar-c., Bell., **Bry.,** *Calc.,* Canth., Caps., *Carb-v., Cham.,* Chin., Cocc., Con., Cycl., *Dros.,* Graph., **Hep.,** Lyc., Mang., Merc., Nat-c., Nat-m., Nit-ac., Nux-v., Olnd., *Phos.,* Ph-ac., **Puls.,** Rhus-t., *Ruta,* **Sep.,** Sil., **Sulph.,** Verat.

VII. Acon., Arn., *Ars.,* Asaf., Bar-c., *Bell., Bry.,* **Calc.,** Canth., Carb-an., Carb-v., Caust., Cham., Chin., Cocc., Con., Dros., Graph., Hep., Ign., *Kali-c., Lyc.,* **MERC.,** Nat-c., Nat-m., Nit-ac., *Nux-v.,* **Phos.,** Ph-ac., **Puls., Rhus-t.,** Ruta, *Sep.,* **Sil.,** Spig., *Staph.,* **SULPH.,** Verat., Zinc.

Antid. Camph., *Merc.,* Puls., Sulph.

120. VALERIANA OFFICINALIS

I. Acon., Ang., Aur., **Bell.,** Bry., Calc., Cic., *Coff.,* Ferr., **Hyos.,** *Ign.,* Lach., *Lyc.,* Nat-m., Nux-v., **Op., PHOS.,** Ph-ac., Plat., *Puls.,* Rhus-t., **Stram.,** *Sulph.,* **Verat.,** *Zinc.*

II. Ant-c., Arn., Ars., Bell., Bry., *Calc.,* Carb-v., Caust., *Chin.,* Cocc., Con., Dulc., Graph., Ign., Kali-c., Lyc., Merc., *Nat-m.,* Nit-ac., Nux-v., Petr., *Phos.,* Ph-ac., Plat., **PULS.,** Rhus-t., *Sep.,* Sil., Spig., Stann., Staph., **Sulph.**

III. 1. Acon., Anac., Arn., Ars., *Asaf.,* Asar., Aur., **Bell.,** Bry., *Calc.,* Caust., **Chin.,** Cocc., *Con.,* Ferr., **Ign.,** Kali-c., *Lyc., Merc., Mosch., Nat-c.,* Nit-ac., Nux-m., **Nux-v.,** Petr., *Phos.,* Ph-ac., **Plat., Puls.,** *Rhus-t., Sep., Sil., Spig.,* Spong., *Stann.,* Staph., *Sulph.*

2. vacat.

3. Bell., Calc., Chin., Merc., **Puls.,** *Ruta.*

4. *Bry.,* **Calc.,** *Cic.,* Nat-m., Petr., Phos., Ph-ac., Plat., *Puls.,* Rhus-t., *Sep., Sulph.,* Verat.

IV. Ars., Bell., Calc., Carb-v., *Graph.*, Puls., Rhus-t., Sep., Sulph.

V. Acon., *Bell.*, Bry., *Cham.*, Hep., Merc., Phos., *Rhus-t.*, Sep., Sulph.

VI. 1. Arg., *Carb-v., Laur., Sil.*, Spig., **Staph.,** Teucr., Viol-t.

2. *Agar., Am-m.*, Arg., Ars., *Aur.*, Bar-c., Bry., *Calc.*, **Caps.,** Carb-an., Carb-v., *Cham.*, Chel., **Con.,** *Cycl.*, Dros., *Dulc., Euph.*, Euphr., **Ferr.,** Guaj., Lach., **Lyc.,** M-ambo., Mag-m., Meny., Mosch., *Ph-ac., Plat.*, **PULS.,** Rhod., **Rhus-t.,** Ruta, **Sabad., Samb.,** Sel., *Sep., Sil.*, Spig., Spong., *Tarax.*, Teucr., Verb., Viol-t.

VII. Ars., Aur., *Bell.*, Bry., **Calc.,** Carb-v., Cham., Chin., Con., Ferr., Ign., *Lyc.*, Merc., Nat-m., Nux-v., **Phos.,** Ph-ac., *Plat.*, **PULS., Rhus-t., Sep.,** *Sil.*, Spig., Staph., **Sulph.,** Verat.

Antid. Camph., *Coff.*, Puls.

121. VERATRUM ALBUM

I. *Acon.*, Anac., Arn., Ars., *Aur.*, **Bell.,** *Bry.*, Calc., Cann-s., Cham., Cic., Cocc., Con., Cupr., **Hyos.,** Ign., Lach., Laur., **Lyc.,** *Nat-m.*, **Nux-v., Op.,** *Phos., Ph-ac.*, Plat., **Puls.,** *Rhus-t., Sep.*, Sil., **STRAM.,** Sulph.

II. *Acon.*, Ant-c., Arn., *Ars.*, Aur., **Bell., Bry.,** *Calc.*, Canth., Carb-v., Caust., *Cham., Chin., Cocc.*, Con., *Cupr.*, Dig., Graph., *Hep.*, Hyos., **Ign.,** *Ip.*, Kali-c., **Lyc.,** *Merc.*, Nat-m., **Nux-v.,** Op., **Phos.,** Ph-ac., Plat., **PULS.,** *Rhus-t.*, Sabad., Sec., **Sep.,** *Sil.*, Spig., Squil., Stann., Staph., Stram., **Sulph.,** Sul-ac., Zinc.

III. 1. *Acon.*, Arn., *Ars.*, Asar., **Bell.,** *Bry., Calc.*, Cann-s., Canth., *Caust., Cham.*, **Chin.,** Cic., **Cocc.,** *Cupr.*, Dig., Dulc., Ferr., Graph., Hyos., *Ign.*, Iod., *Ip., Kali-c., Lyc.*, **Merc.,** Mosch., Nat-c., *Nat-m.*, Nit-ac., Nux-m., **NUX-V.,** Op., Petr., **Phos.,** Ph-ac., Plat., Plb., **Puls.,** *Rhus-t., Ruta,* Sabad., *Sec.*, **Sep.,** *Sil.*, Spig., *Stann., Staph.*, Stram., **Sulph.**

2. **BELL.,** *Bry.*, **Calc.,** Carb-an., *Con., Lyc.*, **Merc.,** *Phos.*, **Puls.,**

Spong., **Sulph.**
3. Arg., Asaf., Bell., Calc., *Cocc., Cupr.,* Cycl., *Lyc., Merc.,* Nit-ac., **Phos.,** Ph-ac., *Puls.,* **Ruta,** Sabin., *Sil.,* **Staph.,** Sulph.
4. Ant-c., *Ars.,* Bar-c., *Bell., Bry.,* **Calc.,** Caust., *Chin.,* Cupr., Dig., Dulc., Hep., Ip., *Lach.,* **Led.,** *Lyc.,* Mag-c., **Merc.,** Mez., Nat-m., Petr., *Phos.,* Ph-ac., Plat., **Puls., Rhus-t.,** Sec., **SEP.,** *Sil., Staph., Sulph.*

IV. *Ant-t.,* Ars., *Bell.,* Bry., Calc., Caust., *Con., Croc.,* Nat-c., *Nux-m.,* Nux-v., *Op., Phos., Ph-ac., Puls.,* Sep., Sulph.

V. **ACON., Ars.,** *Bell.,* **Bry.,** *Calc.,* Camph., *Carb-v.,* Caust., **CHAM.,** Chin., Cina, *Cupr., Hep.,* Ign., Iod., *Ip., Laur., Lyc.,* **Merc.,** *Nux-v., Op., Phos.,* Ph-ac., Plat., *Puls.,* **RHUS-T.,** Sabad., **Sep.,** *Spig.,* Stram., *Sulph.*

VI. 1. Anac., Ant-c., Arn., *Calc., Carb-v.,* Ign., *Nat-m., Nux-v.,* Rhod., *Rhus-t.,* Sep., Staph.
2. *Acon.,* Am-c., Ant-t., Arn., *Ars.,* Bell., Borx., *Bry.,* **Calc.,** Caps., *Carb-v., Cham., Chin.,* Cocc., Coloc., *Con.,* Cupr., Dros., Euph., *Ferr.,* Graph., Hep., Iod., Ip., Lach., Led., **Lyc.,** M-ambo., Mang., *Merc.,* Nat-m., Nit-ac., *Nux-v., Phos.,* Ph-ac., **PULS.,** Rhod., **Rhus-t., Sep.,** Sil., *Spig.,* Staph., Stram., Stront-c., **SULPH.,** Thuj.

VII. *Acon.,* Arn., *Ars.,* **Bell., Bry., Calc.,** Carb-v., Caust., *Cham., Chin.,* Cocc., Con., *Cupr.,* Hep., Hyos., Ign., Ip., **Lyc., Merc.,** Nat-m., **Nux-v.,** *Op.,* **Phos.,** *Ph-ac.,* Plat., **PULS., Rhus-t.,** Ruta, **Sep.,** *Sil.,* Spig., *Staph.,* Stram., **Sulph.**

Antid. Acon., *Camph.,* Chin., Coff.

122. VERBASCUM THAPSUS

I. Acon., **BELL.,** Bry., Calc., Chin., Cic., *Con., Graph.,* **Hyos., Ign., LYC.,** Merc., *Nat-c.,* Nat-m., **Op., Phos.,** Plat., *Puls., Rhus-t., Sil.,* Staph., **STRAM.,** *Sulph.,* **Sul-ac.,** *Valer.,* **Verat.,** Viol-o., Zinc.

II. Alum., Anac., Arg., *Bell.,* **Bry.,** Calc., Caust., *Chin.,* Ign.,

Kali-c., Kreos., Lyc., Mag-m., *Merc.*, Nat-m., Nux-v., Olnd., Petr., Phos., *Ph-ac.*, **Plat.,** *Plb.*, *Puls.*, Rhus-t., *Sep.*, *Spig.*, Stann., Staph., *Sulph.*, **Sul-ac.,** Thuj., Verat.

III. 1. Acon., Alum., Arn., *Asaf.*, *Bell.*, *Bry.*, Calc., Canth., **CHIN.,** Con., Dros., Ign., *Kali-c.*, Merc., Nux-m., *Nux-v.*, *Olnd.*, Par., *Phos.*, Ph-ac., *Plat.*, Plb., **Puls.,** *Rhus-t.*, *Ruta,* Sabad., **SEP.,** *Spig.*, Spong., Staph., **Sulph.,** *Sul-ac.*, Verat.

2. vacat.

3. ?

4. Bell., Bry., Led., Phos., Plat., Puls., Rhus-t., *Sulph.*

IV. *Ars.*, Kali-c., Mag-c., *Nux-v.*, Sep., Sul-ac.

V. Bell., Bry., Caust., Lyc., *Nux-v.*, **Puls.,** *Rhus-t.*

VI. 1. Carb-v., Guaj., Hep., Nat-c., *Nat-m.*, Sep.

2. Am-c., Am-m., Ang., Aur., Bar-c., Calc., **Caps.,** Cina, **Con.,** *Cycl.*, **Dulc.,** *Euph.*, *Ferr.*, **Hep.,** Iod., Lach., **Lyc.,** Mag-m., Meny., Mosch., Phos., Ph-ac., *Plat.*, **Puls.,** *Ran-b.*, *Rhod.*, **RHUS-T.,** Ruta, **Sabad.,** Samb., **SEP.,** Sil., Stront-c., **Tarax.,** *Valer.*, Viol-t.

VII. *Bell.*, *Bry.*, Calc., Caps., *Chin.*, Con., Dulc., Hep., Hyos., Ign., Kali-c., *Lyc.*, Merc., Nat-c., Nat-m., Nux-v., Olnd., Op., *Phos.*, Ph-ac., *Plat.*, Plb., **PULS., Rhus-t.,** Ruta, Sabad., **Sep.,** Sil., Spig., Staph., Stram., *Sulph.*, **Sul-ac.,** Tarax., Valer., Verat.

Antid. Camph.

123. VIOLA ODORATA

I. *Acon.*, *Anac.*, Aur., **BELL.,** *Bry.*, *Calc.*, *Coff.*, Con., Graph., Hell., Hyos., Lach., Lyc., Nat-m., *Nux-v.*, **Op.,** Petr., **Phos.,** Ph-ac., *Puls.*, **Rhus-t.,** *Sep.*, **Stram., Sulph.,** Valer., **Verat.**

II. Acon., Aur., *Bell.*, Bry., Calc., Chin., Kali-c., Lyc., Nat-m., Nux-v., Phos., Plat., *Puls.*, *Sep.*, Spig., Sulph.

III. 1. Acon., Arn., Bell., Calc., Caust., *Chin.*, *Con.*, Ferr., Iod., Lyc., Nux-**v., Phos.,** Plat., *Puls.*, Rhus-t., Sep., Spig., *Sulph.*

2. vacat.

3. vacat.
4. *Arn.*, Bell., Bry., Caust., Kali-c., Lyc., *Phos.*, Plat., *Puls.*, *Rhus-t.*, Sep., Spig., *Sulph.*

IV. Bry., Caust., *Ign.*, M-arct., **Nux-v.**, Phos., Puls., **Rhus-t.**, Sep., Staph.

V. ?

VI. 1. Dros., Kali-c., *Nux-v.*, *Rhus-t.*
2. Colch., Dros., Ign., Lyc., Nux-v., Olnd., Phos., **Puls.**, Sabad., *Sep.*, *Spig.*

VII. Acon., Arn., *Bell.*, *Bry.*, Calc., Caust., Chin., Con., Ign., Kali-c., *Lyc.*, **NUX-V.**, Op., **Phos.**, Plat., **PULS.**, **Rhus-t.**, **Sep.**, *Spig.*, Stram., *Sulph.*, Verat.

Antid. Camph.

124. VIOLA TRICOLOR (JACEA)

I. *Con.*, Ign., Nat-m., *Phos.*, *Ph-ac.*, *Puls.*, Sep., *Sil.*, Sulph.

II. Ant-c., *Arn.*, Ars., Bar-c., *Bell.*, Bry., *Calc.*, Cann-s., Carb-v., **Caust.**, Chin., Graph., Hep., Ign., *Kali-c.*, Kreos., Lyc., **Merc.**, Nat-c., *Nat-m.*, *Nit-ac.*, Nux-v., *Phos.*, *Ph-ac.*, *Puls.*, **RHUS-T.**, Sabin., **Sep.**, *Sil.*, *Spig.*, Staph., **Sulph.**, Thuj., Verat., Zinc.

III. 1. Arn., *Asaf.*, **Bell.**, Bry., *Calc.*, Caust., *Chin.*, Cocc., Colch., Coloc., Con., Dros., Graph., Ign., Kali-c., Lyc., M-arct., Meny., Merc., Mur-ac., *Nat-c.*, Nat-m., Nit-ac., Nux-v., Phos., Puls., **Rhus-t.**, Sabad., *Sep.*, Sil., *Spig.*, *Spong.*, Stann., Staph, **Sulph.**, Tarax., Zinc.
2. ?
3. ?
4. Ant-c., Arn., Ars., *Bar-c*, Bell., **Bry.**, *Calc.*, Caust., *Cham.*, Clem., Con., Cycl., Dulc., **Graph.**, *Hep.*, *Led.*, Lyc., **Merc.**, Nat-c., *Nit-ac.*, Petr., **Puls.**, Ran-b., **RHUS-T.**, Sabad., Sars., **Sep.**, **Sil.**, Spong., Squil., **STAPH.**, *Sulph.*

IV. Ars., Bry., Calc., Carb-an., *Chin.*, Hep., Ign., Kali-c., Lach., Lyc., Merc., *Nux-v.*, **Phos.**, Puls., Ran-b., Rhus-t., Sep., Sil.,

Staph., **Sulph.**

V. Acon., *Ars.*, Bell., Bry., *Cham.*, Nux-v., Phos., Ph-ac., Puls., Rhus-t., *Sep.*

VI. 1. Arg., Sil., Staph., Teucr., Valer.

2. Ambr., Am-m., Bry., *Caps.*, Cham., Coloc., **Con.,** *Cycl., Dros., Dulc., Euph., Ferr.*, Ign., **Lyc.,** *M-ambo.*, Mag-m., Meny., Mosch., Ph-ac., *Plat.*, **PULS.,** Rhod., **Rhus-t.,** Sabad., **Sep.,** Tarax., Valer., *Verb.*

VII. Arn., Ars., Bar-c., *Bell., Bry., Calc.*, Caust., Cham., Chin., *Con.*, Cycl., Dros., Dulc., Graph., Hep., Ign., Kali-c., *Lyc.*, **Merc.,** Nat-c., Nat-m., Nit-ac., Nux-v., **Phos.,** *Ph-ac.*, **PULS., RHUS-T.,** Sabad., **SEP., Sil.,** Spig., Spong., *Staph.*, **Sulph.**

Antid. Camph., Rhus-t.

125. ZINCUM

I. Acon., Alum., *Anac.*, Ars., *Aur.*, **Bell.,** Bry., *Calc.*, Carb-an., Cham., Chin., Coff., Con., Croc., Cycl., Ferr., Graph., Hell., *Hyos.*, **Ign.,** Lach., *Lyc.*, Merc., Mosch., Nat-c., *Nat-m.*, Nux-v., *Op.*, Petr., **Phos.,** Ph-ac., *Plat., Puls.*, Rhus-t., Sep., *Sil.*, Staph., **Stram.,** *Sulph.*, Valer., *Verat.*

II. Acon., Am-c., Ant-c., *Arn.*, Ars., Asaf., *Aur., Bell., Bry., Calc., Canth., Carb-v.*, **Caust.,** Cham., **Chin.,** Con., Ferr., Graph., Hep., **Kali-c.,** Kreos., Laur., Led., **Lyc.,** *Merc., Mez.*, Nat-c., Nat-m., **Phos., Ph-ac.,** Plat., **Puls., Rhus-t.,** *Sabin.*, Sec., **SEP.,** *Sil.*, Squil., **Staph.,** Stront-c., **SULPH.,** Thuj.

III. 1. Acon., Alum., Arg., *Arn., Ars.*, **Bell., Bry., Calc.,** *Carb-v.*, **Caust.,** Cham., *Chin., Cocc.*, Con., Ferr., *Graph.*, Hell., Hep., **Ign., Kali-c., Lyc., Merc.,** *Mez.*, Nat-c., **Nat-m.,** Nit-ac., **Nux-v., Phos.,** *Ph-ac., Plat.*, **PULS.,** *Ran-s.*, Rhod., **Rhus-t.,** Sabin., Sars., Sec., **SEP.,** Sil., *Spig., Stann., Staph., Stront-c.*, **SULPH.,** Thuj.

2. **Bell.,** *Calc.*, **Con.,** Hep., Ign., Lyc., Merc., *Phos.*, Puls., Rhus-t., *Sep.*, Sil., Spong., Staph., **Sulph.**

3. *Arg.,* Bell., Calc., *Chin., Cocc.,* Con., Cupr., *Lyc., Merc.,* Phos., *Puls., Rhus-t.,* **Ruta,** Sabin., **Sep.,** Sil., Staph., Sulph.
4. Alum., Ant-c., Arn., *Bry., Calc.,* Caust., Cic., **Graph.,** *Hep.,* Ign., Lyc., *Mang.,* Nat-m., Nit-ac., Petr., Phos., Ph-ac., **Puls.,** *Rhus-t.,* **SEP., Sulph.**

IV. Acon., **Chin., Ign.,** Lach., Op., Phos., Sil., *Sulph.*

V. *Acon., Bell.,* Bry., *Chin.,* Merc., *Phos.,* **Ph-ac.,** Puls., *Rhus-t., Sep.,* Stram.

VI. 1. Am-c., Ant-c., Bell., Lyc., Nit-ac., Puls.
2. Anac., Arn., *Ars., Bry.,* **Calc.,** Cham., Chin., **IGN.,** *Lach.,* Lyc., Merc., *Nat-c., Nat-m.,* **Nux-v.,** Phos., Puls., *Rhus-t., Ruta, Sep.,* Sil., Sulph., Thuj.

VII. Acon., Arn., Ars., Aur., **Bell.,** *Bry.,* **Calc.,** Carb-v., Caust., Cham., **Chin.,** Cocc., Con., Graph., Hep., **Ign.,** Kali-c., Lach., *Lyc., Merc.,* Mez., Nat-c., *Nat-m.,* Nux-v., **Phos.,** *Ph-ac.,* Plat., **Puls., Rhus-t.,** Ruta, Sabin., **SEP.,** *Sil., Staph.,* Stram., **SULPH.**

Antid. Camph., Hep., *Ign.* – (**Noc.** Cham., *Nux-v.,* Vinum.)

NAMEN DER ARZNEIEN UND IHRE ABKÜRZUNGEN

1. Acon. —Aconitum napellus
2. Agar. — Agaricus muscarius
3. Agn. — Agnus castus
4. Alum. — Alumina
5. Ambr. — Ambra grisea
6. Am-c. — Ammonium carbonicum
7. Am-m. —Ammonium muriaticum
8. Anac. — Anacardium
9. Ang. — Angustura vera
10. Ant-c. — Antimonium crudum
11. Ant-t. — Antimonium tartaricum
12. Arg. — Argentum metallicum (foliatum)
13. Arn. — Arnica montana
14. Ars. — Arsenicum album
15. Asaf. — Asa foetida
16. Asar. — Asarum europaeum
17. Aur. — Aurum metallicum (foliatum)
18. Bar-c. — Baryta carbonica
19. Bell. — Belladonna
20. Bism. — Bismuthum
21. Borx. — Borax veneta
22. Bov. — Bovista lycoperdon
23. Bry. — Bryonia alba
24. Calad. — Caladium seguinum
25. Calc. — Calcarea carbonica
26. Camph. — Camphora officinalis
27. Cann-s. — Cannabis sativa
28. Canth. — Cantharis vesicatoria

29. Caps. — Capsicum annuum
30. Carb-an. — Carbo animalis
31. Carb-v. — Carbo vegetabilis
32. Caust. — Causticum
33. Cham. — Chamomilla
34. Chel. — Chelidonium majus
35. Chin. — China officinalis
36. Cic. — Cicuta virosa
37. Cina — Cina maritima
38. Clem. — Clematis erecta
39. Cocc. — Cocculus indicus
40. Coff. — Coffea cruda
41. Colch. — Colchicum autumnale
42. Coloc. — Colocynthis
43. Con. — Conium maculatum
44. Croc. — Crocus sativus
45. Cupr. — Cuprum metallicum
46. Cycl. — Cyclamen europaeum
47. Dig. — Digitalis purpurea
48. Dros. — Drosera rotundifolia
49. Dulc. — Dulcamara
50. Euph. — Euphorbium officinarum
51. Euphr. — Euphrasia officinalis
52. Ferr. — Ferrum metallicum
53. Graph. — Graphites
54. Guaj. — Guajacum officinale
55. Hell. — Helleborus niger
56. Hep. — Hepar sulphuris calcareum
57. Hyos. — Hyoscyamus niger
58. Ign. — Ignatia amara
59. Iod. — Iodium
60. Ip. — Ipecacuanha
61. Kali-c. — Kalium carbonicum
62. Kali-n. — Kalium nitricum
63. Kreos. — Kreosotum
64. Lach. — Lachesis muta
65. Laur. — Laurocerasus
66. Led. — Ledum palustre
67. Lyc. — Lycopodium clavatum
68. Mag-c. — Magnesium carbonicum

69. Mag-m. — Magnesium muriaticum
68. M-ambo. — Magnetis poli ambo
71. M-arct. — Magnetis polus arcticus
72. M-aust. —Magnetis polus australis
73. Mang. — Manganum
74. Meny. — Menyanthes trifoliata
75. Merc. — Mercurius vivus
76. Mez. — Mezereum
77. Mosch. — Moschus
78. Mur-ac. — Muriaticum acidum
79. Nat-c. — Natrium carbonicum
80. Nat-m. — Natrium muriaticum
81. Nit-ac. — Nitricum acidum
82. Nux-m. — Nux moschata
83. Nux-v. — Nux vomica
84. Olnd. — Oleander
85. Op. — Opium, (Papaver somniferum)
86. Par. — Paris quadrifolia
87. Petr. — Petroleum
88. Phos. — Phosphorus
89. Ph-ac. — Phosphoricum acidum
90. Plat. — Platinum metallicum
91. Plb. — Plumbum metallicum
92. Puls. — Pulsatilla pratensis
93. Ran-b. — Ranunculus bulbosus
94. Ran-s. — Ranunculus sceleratus
95. Rheum — Rheum palmatum (Rhabarbarum)
96. Rhod. — Rhododendron chrysanthum
97. Rhus-t. — Rhus toxicodendron
98. Ruta — Ruta graveolens
99. Sabad. — Sabadilla
100. Sabin. — Sabina
101. Samb. — Sambucus nigra
102. Sars. — Sarsaparilla
103. Sec. — Secale cornutum
104. Sel. — Selenium metallicum
105. Seneg. — Senega
106. Sep.— Sepia officinalis
107. Sil. — Silicea terra
108. Spig. — Spigelia anthelmia

109. Spong. — Spongia tosta
110. Squil. — Squilla maritima
111. Stann. — Stannum metallicum
112. Staph. — Staphysagria
113. Stram. — Stramonium
114. Stront-c. — Strontium carbonicum
115. Sulph. — Sulphur
116. Sul-ac. — Sulphuricum acidum
117. Tarax. — Taraxacum officinale
118. Teucr. — Teucrium marum verum
119. Thuj. — Thuja occidentalis
120. Valer. — Valeriana officinalis
121. Verat. — Veratrum album
122. Verb. — Verbascum thapsus
123. Viol-o. — Viola odorata
124. Viol-t. — Viola tricolor (Jacea)
125. Zinc. — Zincum metallicum

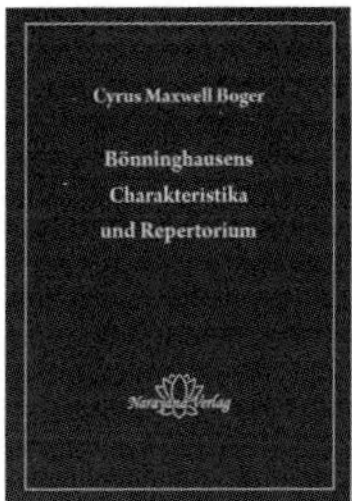

Cyrus Maxwell Boger

Bönninghausens Charakteristika und Repertorium

960 Seiten, geb., mit Goldprägung, € 98,-

Erstmals ist das große Werk des berühmten amerikanischen Homöopathen und Kenner der Bönninghausen-Methode Cyrus M. Boger auch in der deutschen Übersetzung erhältlich. Als Vorlage der Übersetzung diente die letzte noch zu Bogers Lebzeiten veröffentlichte Ausgabe aus dem Jahr 1905. Das Buch umfasst die wichtigsten Repertorien von Bönninghausen sowie wichtige Nachträge aus dem reichen Erfahrungsschatzes Bogers.
Abgerundet wird das BBCR von einer Materia Medica, die rund 131 Arzneien enthält. Dem Anwender steht hiermit ein Werk zur Verfügung, das die gesamte Erfahrung Bönninghausens enthält, wie es von Boger zusammengetragen, ergänzt und für seine weiteren Werke wie den Synoptic Key und General Analysis weiterentwickelt wurde.
Zur schnelleren Auffindbarkeit wurde für den Repertorium-Teil ein Daumenregister hinzugefügt.

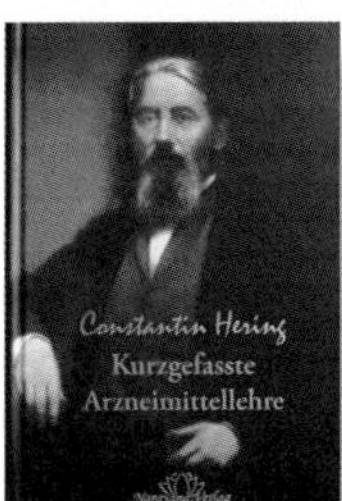

Constantin Hering

Kurzgefasste Arzneimittellehre

944 Seiten, geb., mit Goldprägung, € 48,-

Constantin Herings Kurzgefasste Arzneimittellehre ist einer der großen Klassiker der homöopathischen Literatur mit zeitloser Gültigkeit und diente Generationen von Homöopathen als Grundlage ihrer Mittelkenntnisse. Hering war einer der herausragendsten Homöopathen seiner Zeit. Er verhalf der Homöopathie in Amerika zu einer bis dahin nicht gekannten Blüte.
Die Kurzgefasste Arzneimittellehre enthält die wesentlichen Symptome aus Herings zehnbändigem Werk Leitsymptome unserer Materia Medica. Sie ist die ideale Arzneimittellehre, um in Kürze die wesentlichen und absolut verlässlichen Charakteristika von über 200 Arzneimitteln zu erlernen.
Die vorliegende Neuausgabe basiert auf der Übersetzung von Bruno Gisevius von 1898. Sie wurde gründlich bearbeitet und zahlreiche Übersetzungsfehler wurden behoben.

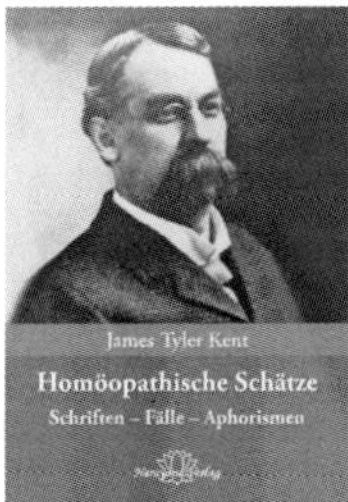

James Tyler Kent

Homöopathische Schätze

352 Seiten, geb., € 68,-

James Tyler Kent hat die Homöopathie wie kaum ein anderer geprägt. Sein Repertorium wird heute noch weltweit von Millionen Homöopathen eingesetzt. Die Homöopathischen Schätze sind eine einmalige Sammlung von Erfahrungsberichten und Weisheiten des großen Vordenkers. Sie bieten eine Fülle an Informationen zur Theorie der Homöopathie, viele klinische Tipps aus der Praxis mit eindrücklichen Fällen sowie inspirierte Ansprachen und die berühmten Aphorismen.

Die Artikel umfassen verschiedenste Themen wie den Wert der Erfahrung, die homöopathische Ausbildung, Anweisungen zum Gebrauch des Repertoriums, Potenzwahl, die Heilbarkeit von Krebs und Tuberkulose, das Studium der Materia Medica, Heilungsverläufe, Sterbebegleitung mit den wichtigsten Mitteln, Miasmen und Fallaufnahme.

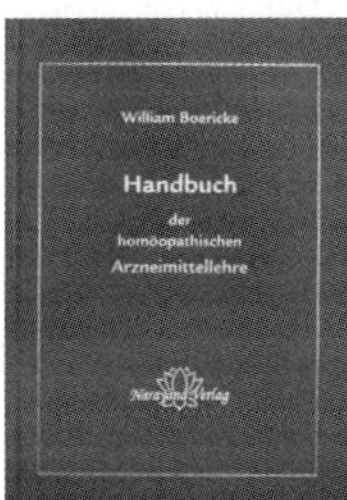

William Boericke

Handbuch der homöopathischen Arzneimittellehre

960 Seiten, geb., Taschenbuchausgabe € 38,-
752 Seiten, geb., Lexikonausgabe € 35,-

Die vorliegende Neuübersetzung ist die preislich günstigste und gleichzeitig umfassendste Boericke-Ausgabe. Sämtliche kleinen Mittel, die Boericke entweder im Anhang oder unter anderen Mitteln nur als Querverweise nannte, wurden in dieser Ausgabe alphabetisch integriert und mit einem Sternchen als solche kenntlich gemacht. Damit umfasst der Boericke mehr als 1.200 Mittel. Die kleinen pflanzlichen Mittel wurden außerdem nach neuerer und älterer botanischer Nomenklatur mit ihrer Familienzugehörigkeit versehen. Über 80 neue wichtige Arzneimittel wurden aufgenommen. Bei diesen Mitteln wurden auch Entdeckungen von Rajan Sankaran, Jan Scholten, Massimo Mangialavori und Louis Klein berücksichtigt, was gerade diese neuen Mittel besonders interessant macht. Ferner wird bei fast 800 Mitteln die neue Information der Farbvorliebe angegeben, die es so bisher nirgends gab. Allein schon dadurch ist das Werk einzigartig. Ein ideales Nachschlagewerk mit Pfiff!

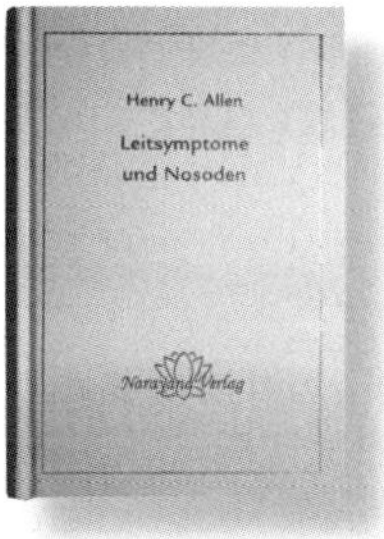

Henry C. Allen

Leitsymptome und Nosoden

520 Seiten, geb., € 25,-

Es gibt viele Versuche, die Leitsymptome von Mitteln zu finden, doch nur wenigen ist dies so gut geglückt wie H.C. Allen. Mehrere Generationen von homöopathischen Ärzten haben erfolgreich mit diesem Werk gearbeitet, wie z.B. die Ärzte der renommierten Schule von Calcutta. Mit seinem klinisch betonten Ansatz behandelten sie erfolgreich schwerste Krankheiten. Der moderne psychologische Schwerpunkt hat heute zum Teil diesen Ansatz etwas verdrängt, doch die beiden Methoden können sich bestens ergänzen, wenn man sie kennt und mit ihnen umgehen kann.

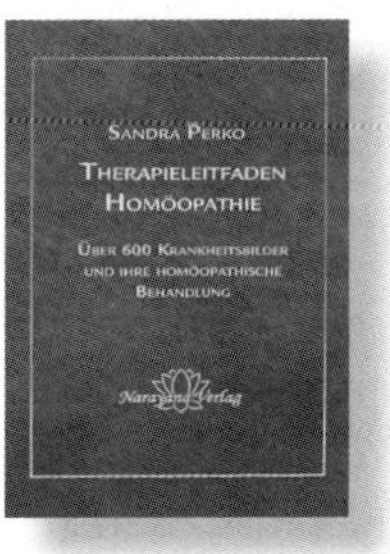

Sandra Perko

Therapielcitfaden Homöopathie

736 Seiten, geb.,€ 85,-

Dieser Leitfaden schließt eine Lücke in der homöopathischen Literatur. Er ist wie ein Repertorium nach Symptomen geordnet, beschreibt jedoch unter den einzelnen Beschwerden die jeweils wichtigsten Arzneimittel und wie diese differenziert werden können. Es vereint somit Repertorium und Arzneimittellehre in einem Werk. Im englischsprachigen Raum ist das Werk bereits ein Bestseller.

Sandra Perko führt über 600 Krankheitsbilder an – von Fibromyalgie, Aneurysma und Amblyopie über Bronchitis, Anämie und Makuladegeneration bis zu Menopausenbeschwerden und Hyperaktivität.

Besonders wertvoll ist das Werk zum Auffinden von „kleinen" Arzneimitteln, die bei der üblichen Repertorisation durch das Überwiegen der „großen" Polychreste schnell übersehen werden. Diese weniger bekannten Mittel gelten bei manchen Indikationen jedoch fast als Spezifikum. Hier gibt das Buch ungeahnte Mittelhinweise. Z.B. gibt Sandra Perko bei „Rhinitis" Mittel wie Hippozaenium, Mangifera indica, Sticta und Titanium an, welche so mancher Therapeut bei der Repertorisation schnell außer Acht gelassen hätte.

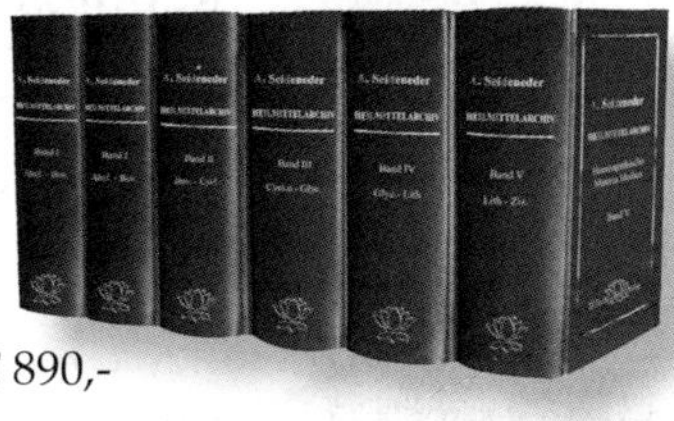

Armin Seideneder

Heilmittelarchiv

Homöopathische Materia Medica

6 Bände, insgesamt 12.064 Seiten, geb., € 890,-

Dieses Monumentalwerk enthält 1.380 Arzneimittel und ist besonders durch relevante toxikologische Symptome und aussagekräftige Kasuistiken erweitert worden. Das Ziel von Armin Seideneder war, eine möglichst komplette Sammlung aller homöopathischen Primärquellen zur Verfügung zu stellen. Es ist die wohl weltweit umfangreichste Sammlung dieser Art. Enthält die Essenz von über 500 verschiedenen Quellen wie Hahnemann, Boger/Bönninghausen, Hartlaub, Jahr, Hering, Guernsey, Lippe, Rückert, Baehr, Wolf , Stapf's Archiv für homöopathische Heilkunst, sowie zahllosen Zeitschriften - alle vereint in einem Werk. Der Anschaffungspreis des Werks stellt somit nur einen Bruchteil des Gesamtwerts der Einzelwerke dar.

Für das Heilmittelarchiv wurde in erster Linie die deutschsprachige homöopathische Literatur bis 1900 dokumentiert, in Form von Arzneimittelprüfungen ebenso wie von Heilungsberichten und Erfahrungen.

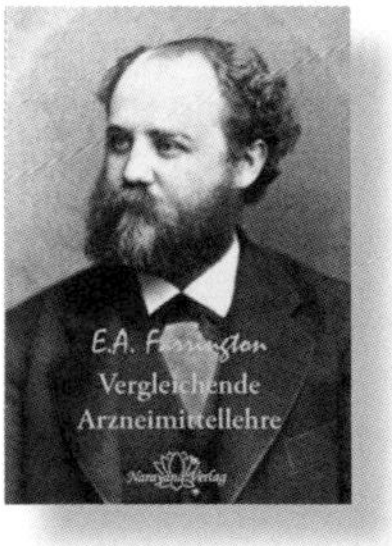

Ernest Albert Farrington

Vergleichende Arzneimittellehre

664 Seiten, geb., € 69,-

Farringtons „Vergleichende Arzneimittellehre" zählt zu den Klassikern der homöopathischen Literatur. Farrington vermag es auf meisterliche Weise, verwandte und ähnliche Arzneimittel zu differenzieren und ermöglicht somit einen tieferen Zugang zur homöopathischen Materia Medica.

In seinem Werk arbeitet Farrington zunächst die Unterschiede innerhalb von Mittelgruppen wie den Kalium- und Quecksilbersalzen, Halogenen und Spinnenmitteln heraus. Im Hauptteil des Buches vergleicht und differenziert er eine Vielzahl homöopathischer Arzneimittel. Er geht dabei alphabetisch und nach dem Kopf-Fuß-Schema vor. Farrington wählt aber nicht allein die Form der reinen Aufzählung und Gegenüberstellung der Symptome, sondern vergleicht auch treffend die Wesenszüge ähnlicher Arzneimittel.

Narayana Verlag

Blumenplatz 2, D-79400 Kandern
Tel: +49 7626-974970-0, Fax: +49 7626-974970-9
info@narayana-verlag.de

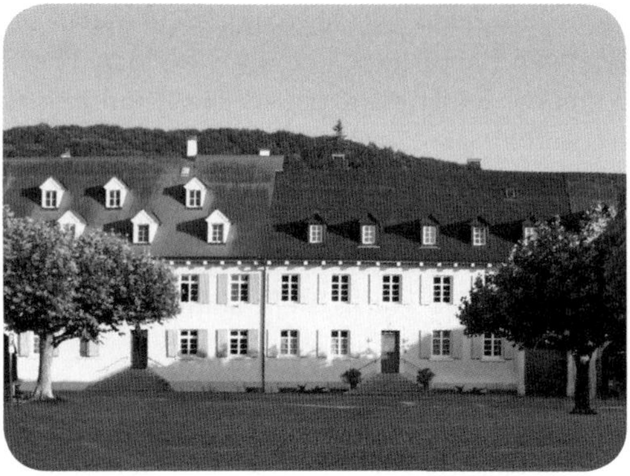